万病验方秘笈（上）

U0867539

杂病验方秘笈

蓝　洋　编著

中医古籍出版社

图书在版编目（CIP）数据

万病验方秘笈/蓝洋编著. －北京：中医古籍出版社，2010.6

ISBN 978－7－80174－811－9

Ⅰ.①万... Ⅱ.①蓝... Ⅲ.①验方－汇编 Ⅳ.①R289.5

中国版本图书馆 CIP 数据核字（2010）第 014692 号

万病验方秘笈（上）
杂病验方秘笈

蓝 洋 编著

责任编辑 徐小鹏 李艳艳
封面设计 映象视觉
出版发行 中医古籍出版社
社 址 北京东直门内南小街 16 号（100700）
印 刷 北京金信诺印刷有限公司
开 本 787mm×1092mm 1/16
印 张 27
字 数 820 千字
版 次 2016 年 1 月第 2 版 2016 年 1 月第 2 次印刷
印 数 0001～2000 册
书 号 ISBN 978－7－80174－811－9
定 价 42.00 元

作者简介

本书作者蓝洋是四川省蓬安县河舒乡蓝家湾人，出生于1954年5月6日，从小喜爱祖国古代中医文化，在幼年时曾跟随多名老师学习中医药理论和操作技术，少年时期就认识数百种中草药药材并对此精心研究。通过半个多世纪的拼搏努力，在工作中治病救人无数，攻破了很多国家与世界医学难题，如妇科疾病、哮喘、糖尿病、乙肝、溃疡性疾病、各种顽固性痛症，特别是在世界医学界首先发现大腹病的治疗方法而且攻破了这种病，解决了世界医学一大难题。并于2000年应国家卫生部邀请前往北京人民大会堂参加中国与国际人体健康论坛大会；2002年应中华医学会、中国中医协会的邀请，参加在北京人民大会堂召开的全国第二届名医大会，同年参加在北京政协礼堂举办的中联亚太国际名医大会；2006年应中华医学临床研究医学会的邀请，参加在温州召开的中华杰出疑难病特色医学专家学术交流会，同年应国际特效名中医专家协会的邀请参加在广州召开的中华杰出疑难病特色医学专家学术交流会；2007年应中华医学临床研究医学会的邀请，参加在石家庄召开的中华杰出疑难病特色医学专家学术交流会，同年参加在南昌召开的中华杰出疑难病特色医学专家学术交流会，而且先后被任命为国际特效名中医专家协会会员、中华医学临床研究医学会会员、特色疑难病专科专家、中华医学临床研究疑难病攻克总会会长。

作者查阅了古今大量医学书籍，历时半个世纪之多撰写中医专著名为《外用验方秘笈》，本书共收集各类病症为995种，外用药方4 998条；内服药方《杂症验方秘笈》，病症为2 783种，有效药方6 713方；《丹方秘笈》病症572种，有效验方1 301条。三本书共计总有疾病4 350余种，总有效验方为12 012方。

编者　蓝洋

2009年4月1日

前　言

本书是为了更好地继承和发扬祖国数千年来的医药文化成果，将“天气养五脏让人长寿”“地味养六腑让人健康”之精华医学详细道出，揭开了我国古代中医神秘的面纱。众所周知，中草药在我国大江南北遍野皆是，与各种有形与无形的疾病斗争，效果显著，并且安全、可靠，对人体无毒副作用，同时可增强抵抗力，所以美、英、日等发达国家都在研究这一自然学科。而我国史书上早有记载，如华佗的护身秘笈与李时珍的护身秘笈，由于为人类健康作出了巨大贡献而成为举世公认、历史悠久的医药文化瑰宝，因此可以说“一书在手衣食无愁，救人救己健康长寿”。在漫长的历史进程中，各代名家通过长期实践，积累了丰富的经验，逐步总结出了一整套独特而完整的中医药理论体系与方药秘笈，以及大量有效的治疗方法。人们在后来的临床运用中，由于用药途径不同，逐步分为内治法和外治法两大类。内治法可治内病，亦可治外病，这早已为人们所熟知了，而外治法可治外病亦可治内病，人们就知之甚少了。那么，作为我国医药行业人员来说，更应该将已有的经验挖掘出来献给人类的健康事业。在此我们仅收集和整理了各方面医学知识、中草药外用治病方面的一些数据，结合自身多年临床的实践经验，撰写中医专著《外用验方秘笈》，本书共收集各类病症 995 种，外用药方 4 998 条，内服药治病方剂《杂症验方秘笈》，病症为 2 783 种，有效药方 6 713 方，民间常用的有效验方《丹方秘笈》，病症 572 种、有效验方 1 301 条，三本书共计总有疾病 4 350 余种，有效验方为 12 012方。尽管编者已经做出了最大努力，但由于本人水平所限，不当之处仍然在所难免，恳请广大读者提出宝贵意见。我们在此采用抛砖引玉的方法，希望能激发出这一领域的能人异士和创造更多医学成果，把祖国的中医事业发展到一个新的台阶，将中医文化推向国际市场，用内外治法的优势为全人类健康做出更大贡献，为中国人民争光。

编者　蓝洋

2009 年 4 月 1 日

目　录

头部疾病

头痛，现代医学认为是由颅内炎症、缺氧、出血、肿瘤、机械损伤、颅神经、副鼻窦病变等神经、精神因素引起的一种病症。头痛症范围甚广，涉及内、外、神经、精神、五官等各科疾病，祖国医学将其分外感和内伤两大类。外感头痛多因感受风寒湿热所致。中医临床表现认为外感头痛有拘急收紧感，痛连项背甚则如裂，恶风畏寒或发热，面红耳赤口渴欲饮，鼻流浊涕，便秘尿黄等症状。内伤头痛是因情志失调、久病体虚、饮食不节、劳累过度、房事过频或跌扑损伤，高血压、脑血管病变等因素，使脉络不通、瘀血停滞而发。内伤头痛有头痛眼花两侧跳痛，波及巅顶，痛有定处遇劳则甚，面色萎黄，食欲不振，口干口苦，恶心呕吐，心烦易怒，神疲乏力，胸脘痞闷等特征。伴有高热的头痛多属于病毒和上呼吸道感染，剧烈头痛多见于脑膜炎，偏头痛多为脑出血或脑肿瘤，高血压常痛在头后部平卧摇头加重，直立减轻者多属血管性头痛。我国古代人对头部症状已有明确的认识，浅而近者名头痛，其痛卒然而起，易于解散。深而远者为头风，其痛作止不常，愈后随触复发，应当验其邪气的来源而治。头痛甚则脑昼痛，手足寒至节，名真头痛（脑瘤），天三阳六腑清阳之气会在此，三阴五脏精华的血亦旺在此，大气六淫之邪，人气五脏之逆皆能相害，或微复其清明或瘀塞其经络，因与气相薄菀而成热，使脉满，脉满则痛，若邪气稽留则脉亦满，而气血乱所以痛，甚是因满实，若寒湿所侵虽真气虚但久与相薄成热，所以邪客于脉外则血泣脉寒，寒则脉缩卷紧急引外小络痛，得温则痛止此为虚痛，如因风者自抽制恶风，或自汗因暑热或有汗或无汗，如恶热而痛，因湿则头重而痛，遇天阴尤甚，因痰饮亦头昏重而痛愦愦欲吐，因寒者细急恶寒，气虚者遇劳则痛甚则脉大，血虚者善惊惕其脉芤此为病形之分，更兼所见症状治之无不愈矣。头痛须分六经：太阳头痛恶风寒脉浮紧。少阳头痛往来寒热脉弦细。阳明头痛自汗发热不恶寒脉浮缓长实。太阴头痛必有痰，体重或腹痛为痰痹脉沉缓。少阴头痛三阴三阳经不流行，而足寒气逆为寒厥脉沉细。厥阴头痛项痛或吐痰沫，冷厥脉浮缓。若风从上受则风邪伤上，邪从外入客经络使人振寒头痛身重恶寒，此为伤寒头痛，头痛耳鸣九窍不利者，是气虚头痛。如气上不下头痛巅疾者，是下虚上实寒湿头痛，厥逆头痛者所犯大寒内至体骨髓，以脑为主、脑逆所以头痛齿亦痛，心烦头痛者，病在膈中为湿热头痛。如正偏头痛、首风、脑风、雷头风、眉棱骨痛、眼眶痛、头风屑、头重、头摇、天白蚁等，总之浅而近者名头痛，其痛卒然而起易于解散。深而远者为头风，其痛作止不常，愈后经常复发，皆当验其邪所从来而治之。凡头痛皆以风药治之为多，高顶之上唯风可到，故味之薄者为阴中之阳，自地升天也，当然亦有三阴三阳之异，若阴症头痛可用温中药统治。

头痛辨证

如头痛甚者，脑昼痛而手足寒至节，名真头痛（又名脑瘤），头象天三阳六府，清阳之气皆会于此，三阴五脏精华之血，亦皆汪于此，大气六淫之邪，人气五脏之逆，皆能相害，或微复其清明，或瘀塞其经络，因与其气相薄，而成热则脉满，满则痛，若邪气稽留，则脉亦满，而气血乱行故痛甚，此皆为实，若寒湿所侵虽真气虚，不与相薄成热，然其邪客于脉外，则血泣脉寒，寒则脉缩卷紧急，外引小络纤痛，得温则痛止，此痛为虚也。如因风者，则抽缩或自汗。因暑热者，或有汗或无汗，此皆恶热而痛。因湿者则头重而痛，天阴更甚。因痰饮者，头昏重而痛愦愦欲吐。因寒者细急恶寒，若气虚者，过劳则痛甚、脉大者是血虚善惊惕，其脉芤是病形分之，更兼所见症参之无不治矣。

正头痛有效治法

如正头痛者，足阳明之脉起于目内，上额交巅直入络脑还出下行项，病则衡头痛目似脱，项似拔此为正头痛。

治法1　用白附子、川芎各30克，共放入新瓦上或烤箱内焙至干枯取出，共研成细末，放在清水中化开无渣为度，用油纸摊在地上去净火毒，装入消毒瓶内盖紧不可走失药气，每次取出6克药末、加入葱白15克，共研如泥作成两个小饼，贴在患者两边太阳穴处，固定2~3小时，每日贴药一次，连贴数日。

治法2　用羌活、防风、柴胡、川芎、炙甘草、黄芩、黄连、法半夏各10克，细辛5克，共加水煎取浓汁饭后温服，每日1剂服2~3次，连续服药数日。

治法3　用羌活、白芷、川芎、防风、薄荷、荆芥各10克，甘草8克，细辛5克，共加水煎取浓汁饭后温服，每日1剂服2~3次，本方亦可治诸风上攻偏正头痛，连续服药数日。

治法4　用若头痛剧烈者，用手指按头上有一处按之更酸痛者，可用斑蝥1个去净头翅足，研成细末放在清水中化开无渣为度敷在痛处，外核桃壳盖上固定过夜取下，可见痛处皮肤有一小水泡，即用银针刺破流出黄水头痛自愈，再用紫药水搽患处3~5日。

治法5　用硝石适量研成细末放在清水中化开无渣为度，装入消毒瓶内盖紧不可走失药气，每次用小吸管取少许药粉喷入患者鼻腔内，每日2~3次，连续喷药数日。

治法6　若头痛连眼者可用牛蒡子、生石膏各30克共研成细末放在清水中化开无渣为度，装入消毒瓶内盖紧不可走失药气，每次取10克饭后用茶水冲服，日服2~3次，连续服药数日。

治法7　用艾叶适量揉如棉状，厚包头部痛处固定，外用熨斗烧热熨在艾叶上，日熨3~5次，连熨数日。

治法8　头痛如斧劈者，此为血逆作痛，可用川乌、川芎各10克，共研成细末烧烟熏碗，然后刮下碗内的黑粉，饭后用茶水调服，每日服2~3剂连服1~3日。

治法9　头痛不止者，可用杨梅适量研成细末放在清水中化开无渣为度，装入消毒瓶内盖紧不可走失药气，每次取少许喷如患者鼻腔内，日喷3~5次使患者取喷嚏。

治法10　忽然头痛者，此为外风之感，可用白僵蚕适量研成细末放在清水中化开无渣为度，装入消毒瓶内盖紧不可走失药气，每次饭后取6克用开水冲服，日服2~3次，连服数日。

诸种头痛

如诸种头痛者，治法如下：

治法　用川芎、羌活、白芷、柴胡、苍术、细辛、吴茱萸、当归各5克共加水煎取浓汁饭后温服，每日1剂服2~3次，连续服药数日。

各种头痛年久不愈

如各种头痛年久不愈者，治法如下：

治法用羌活、防风、柴胡、川芎、炙甘草、黄芩、黄连、法夏各10克，细辛3克，共加水煎取浓汁饭后温服，每日1剂服2~3次，连服数剂。

四时伤寒头痛

因风从上受之、风邪伤上、邪从外入于经络，合入振寒头痛身重恶寒，此为伤寒头痛。而四时伤寒，头痛、烦躁、自汗、咳嗽、吐利者，可用内服治法。

治法　用藁本、枳壳、桔梗各10克，陈皮、茯苓、白术、北芪各6克，共加水煎取浓汁饭后温服，每日1剂服2~3次，连续数剂。

风盛头痛

风盛头痛者

治法　用南杏仁去净皮尖适量，加水研如浆糊过滤取浓汁，煎如麻糊状每次饭后服1碗，日服2~3次，连服7日后大汗出，诸风渐灭，此时须防风冷，忌食猪鸡鱼蒜醋。

气虚头痛

若头痛耳鸣九窍不利者，为气虚头痛，有效治法有2个：

治法1　用绿茶叶适量研成细末用水调成糊状摊在碗内，将碗口向下用巴豆40粒，分作两次烧烟熏碗内，让药曝干取出研成细末放在清水中化开无渣为度，装入消毒瓶内盖紧不可走失药气，每次饭后取0.6克用开水冲服，日服2~3次，连服数日。

治法2　用川芎适量研成细末放在清水中化开无渣为度，装入消毒瓶内盖紧不可走失药气，每次饭后取6克用茶水冲服，日服2~3次，连服数日。

气厥头痛

气厥头痛者，治法如下：

治法　用天台乌药、川芎各30克，共研成细末放在清水中化开无渣为度，装入消毒瓶内盖紧不可走失药气，每次饭后取6克用茶水冲服，日服2~3次，连服数日。

厥逆头痛

奇病论中有厥逆头痛者是冬月大寒犯脑，内至骨体髓，髓以脑为主，脑逆所以令人头痛齿亦痛。有效治法如下。

治法　用黄芪、麻黄各10克，羌活、苍术各5克，白芷、僵蚕、黄柏各3克，防风、升麻、甘草各2克，黑附子1克，共加水煎浓汁饭后温服（名羌活附子汤），每日1剂服2~3次，连服数剂。

痰厥头痛

痰厥头痛者，治法有2个：

治法1　用苏叶150克，猪牙皂荚去皮子炙100克，芫花醋炒焦30克，共研成细末放在清水中化开无渣为度，炼蜜为丸阴干装入消毒瓶内盖紧不可走失药气，每次饭后取10克用荆芥汤送服，日服2~3次，连服1~3日。

治法2　用生白附子、生天南星、生半夏各30克，共研成细末放在清水中化开无渣为度，用生姜汁调合成饼蒸熟为丸阴干，装入消毒瓶内盖紧不可走失药气，每次饭后取10克用生姜汤送服，日服2~3次，连服1~3日。

喘急头痛

若喘急头痛者，治法如下：

治法　用（孙思邈方）石膏汤：石膏、浮小麦各30克，淡竹叶、淡豆豉、栀子各9克，共加水煎浓汁饭后温服，每日1剂服2~3次，连续服药数剂。

风寒湿热头痛

如心烦头痛者病在膈中，亦为湿热头痛。有风寒湿热则浊阴上涌而作实矣。

治法　用羌活、防风入太阳经各32克，柴胡入少阳皆辛轻上升祛风胜湿之药22克，川芎入厥阴协通阴阳血气之使16克，炙甘草入太阴散寒缓痛、辛甘发散为阳16克，黄芩、黄连酒炒各32克，二药苦寒以羌防之属，升之则能去湿热于高顶之上矣，用酒炒非独制寒亦欲上升。共研成细末放在清水中化开无渣为度，装入消毒瓶内盖紧不可走失药气，每次饭后取10克用温茶冲服，日服2~3次，连续3~5日自愈。如少阴头痛可加细辛6克共用。

寒湿头痛

如气上不下、头痛顶疾者、下虚上实为寒湿头痛，湿气在表头痛头重。治法如下：

治法　用蔓荆子6克，羌活、独活各5克，藁本、防风、川芎、炙甘草各3克，共加水煎浓汁饭后温服（名羌活胜湿汤），每日1剂服2~3次，连服1~2剂。

痰热头痛

痰热头痛者，治法如下：

治法　用瓜蒌1个，牛蒡子125克，共焙枯研成细末放在清水中化开无渣为度，装入消毒瓶内盖紧不可走失药气，每次饭后取10克用温白酒冲服，在服药期间忌食动风发热之物，日服2~3次，连服数日。

风火头痛

如久风化火头痛、及偏正头风，治法如下：

治法　用川芎、白芷、羌活、防风、荆芥、薄荷、炙甘草各35克，细辛18克，共研成细末放在清水中化开无渣为度，装入消毒瓶内盖紧不可走失药气，每次饭后取7克用开水冲入饭后温服，每日1剂服2~3次，连服3~5剂。

风火头痛恶风寒脉浮紧

如恶风寒脉浮紧者，为太阳头痛，治法如下：

治法　用羌活、防风、红豆各3克，共研成细末放在清水中化开无渣为度，装入消毒瓶内盖紧不可走失药气，每次用小吸管取少许药粉喷入患者鼻腔内，日喷3~5次，连吹1~3日自愈。或用川芎、羌活之类煎服。

风火头痛往来寒热

如往来寒热，脉弦细者为少阳头痛。少阳头痛，是偏头痛，是指足少阳之脉，起于目锐皆上抵头角，病则头角额痛，左痛多有痰、属风火、或血虚。右痛属痰热或气虚。如少阳头痛者，治法有2个：

治法1　用柴胡、半夏各10克，黄芩、党参各6克，甘草3克，生姜3片，红枣2枚，共加水煎取浓汁饭后温服（名小柴胡汤），每日1剂服2~3次，连服3~5剂。

治法2　用黄芩一味晒干研成细末放在清水中化开无渣为度，装入消毒瓶内盖紧不可走失药气，每次取6克用茶酒冲服，日服2~3次，连服1~3日。

阳明头痛

如自汗发热不恶寒者，脉浮缓长实者为阳明头痛。阳明头痛是正头痛，是指足阳明之脉起于目内，与上额交顶直入络脑，还出引下项，病则头痛目似脱项似拔。如自汗发热恶热而渴者，此为阳明头痛，宜用白虎汤加白芷即可。如血虚头痛从鱼尾相连痛者上药不治，少阳头痛如痛在太阳厥阴者，顶项痛者勿用，如头痛治法有3个：

治法1　用羌活、防风、柴胡、川芎、升麻、细辛、藁本之类者应分各经，出用黄芩、黄连、黄柏、知母、石膏、生地之类，应分各脏泻火，如用茯苓、泽泻，为道湿热，在至高之分，当以轻剂即之从缓治之，若急服之、上热未除中寒又生。

治法2　用石膏、川芎、白芷各10克共研成细末放在清水中化开无渣为度，装入消毒瓶内盖紧不可走失药气，每次饭后取10克用茶水冲服，每日1剂服2~3次，连服1~3日。

治法3　用白芷一味洗晒3~5次，然后研成细末放在清水中化开无渣为度，炼蜜为丸阴干，装入消毒瓶内盖紧不可走失药气，每次饭后取3

克用茶水，或荆芥汤送服，日服2~3次，连服1~3日。

少阳头痛

头偏痛是指足少阳之脉，起于目锐皆上抵头角，病者头角额痛，左痛多有痰属风火或血虚，右痛属痰热或气虚。治法有3个：

治法1　用前川芎、荆芥各12克，甘草、羌活、白芷各6克，防风5克，白菊花、细辛各3克，薄荷2.5克，僵蚕1克（名清空膏），减去羌防芎的一半，加柴胡45克，散少阳相火，共研成细末放在清水中化开无渣为度，装入消毒瓶内盖紧不可走失药气，每次取10克饭后用温茶冲服，日服2~3次，连续3~5日。

治法2　用柴胡、半夏各10克，黄芩、党参各6克，甘草3克，生姜3片，红枣2枚，共加水煎取浓汁饭后温服（名小柴胡汤），每日1剂服2~3次。

治法3　用(《中医杂志》）益母祛风汤：牛膝60克，川芎30克，茺蔚子、钩藤各15克，香附、菊花各10克，桂枝、甘草各6克，共加水煎取浓汁饭后温服，每日1剂服2~3次。

偏头痛鼻塞

如偏头痛鼻塞者，治法有2个：

治法1　用白芷、细辛、花粉、石膏各6克，共研成细末放在清水中化开无渣为度，水滴为丸黄豆大，每次取1粒，左边头痛塞右鼻腔内，右边头痛塞左鼻腔内，见患者出汗时即将药取出，每日早晚各塞1次，连塞1~3日。

治法2　用川芎、白芷各21克，荆芥、柴胡、防风、羌活各9克，元胡、牛蒡子、法夏各10克，细辛3克后下，共加水煎取浓汁饭后温服，每日1剂服2~3次，连服3~5剂。

偏头痛一边鼻塞不闻香臭

治偏头痛一边鼻塞不闻香臭，常流清涕诸药不效者，治法有6个：

治法1　用朱砂水飞、川芎、石膏、冰片各120克，麦冬去心90克，人参、茯苓、甘草、细辛各60克，犀角生用、栀子各30克，阿胶炒珠45克，共研成细末放在清水中化开无渣为度，炼蜜为丸弹子大（名芎犀丸），每服2丸饭后茶酒任下，日服2~3次，连服3~5日。

治法2　用荜茇5克研成细末放在清水中化开无渣为度，装入消毒瓶内盖紧不可走失药气，每次临用时先让患者含温开水一口，然后取少许药末吹入患者鼻腔内，每日吹2~3次，连吹3~5日。

治法3　用苍耳子30克，威灵仙12克，白芷、菊花各10克，地龙3克，全蝎、甘草各2克，共加水煎取浓汁饭后温服，每日1剂服2~3次，连服5~7日。

治法4　用紫河车、钩藤炙、全蝎各18克，共研成细末，每次取1克饭后用黄酒送服，日服2~3次，连续3~5日。

治法5　用白芷、细辛、花粉、石膏各6克，共研成细末放在清水中化开无渣为度，水调为丸，每次取1粒药丸，左边头痛塞入右边鼻腔内，右边头痛塞入左边鼻腔内，见患者汗出时即将药丸取下，每日早晚各塞1次，连续1~3日。

治法6　用川芎、白芷各21克，荆芥、柴胡、防风、羌活各9克，元胡、牛子、法半夏各10克，细辛3克后下，共加水煎取浓汁饭后温服，每日1剂服2~3次，连服3~5剂。

太阴头痛

如太阴头痛者必有痰体，重或肠痛为痰痹，脉沉缓，治法如下：

治法　用苍术、半夏、南星之类主之。太阴头痛脉缓有痰者，可用羌活、防风、川芎、甘草、加半夏各45克，共研成细末放在清水中化开无渣为度，每次取10克饭后用白酒冲服，日服2~3次，连续2~3日。

少阴头痛

如少阴头痛者，是三阴三阳经血不流行，足寒气逆为寒厥其脉沉细，治法如下：

治法　用（黄萸附子细辛汤），主之。少阴头痛者可用内服处方：熟附子10克，麻黄5克，细辛3克，共加水煎取浓汁饭后温服（名麻黄附子细辛汤），每日1剂服2~3次，连服3~5剂。

厥阴头痛项亦痛

厥阴头痛项亦痛，或吐痰沫冷厥其脉浮缓，治法有2个：

治法1　用生姜15克，党参12克，吴茱萸10克，红枣5枚，共加水煎取浓汁饭后温服（名吴茱萸汤），每日1剂服2~3次，连续3~5剂。

治法2　用当归、熟附子各15克，干姜10克，炙甘草5克，共加水煎取浓汁（名当归四逆汤），饭后温服，每日1剂服2~3次，连服3~5剂。

凡阴证头痛者，应用温中之药主之。或用千金外用药治之无不神效。

天行

如一二日壮热头痛（名天行），治法如下：

治法　用水解散、或用大黄朴硝各等份，共

研成细末放在清水中化开无渣为度，每次取井底泥与药末各适量，共调成饼贴患者两太阳穴处，每日早晚各换药1次，连续1~2日。

肾虚头痛

肾虚头痛者终年头似痛非痛，此是肾水不足邪气上攻而作痛，治法有2个：

治法1　用山药、山茱萸、熟地各12克，共加水煎取浓汁饭后温服，服药后痛症加重不须惊怕，每日1剂服2~3次，连服2~3剂。

治法2　用硫磺18克，天台乌药12克共研成细末放在清水中化开无渣为度，蒸饼为丸，每次饭后取5克用茶水送服，日服2~3次，连服3~5日。

诸风上攻正偏头痛年久不愈

如外因正偏头痛年久不愈，及风湿热上涌头目及脑苦痛不止者，头为六阳之会，其象为清空之位。诸风上攻正偏头痛者，风中于脑作止无时，如恶风有汗者为中风，憎寒状热是风邪在表，鼻塞是风寒伤于皮毛，腠理密微不泻，壳气并于鼻故塞，头晕目眩者。治法有3个：

治法1　用川芎、荆芥各12克，甘草、羌活、白芷各6克，防风5克，白菊花、细辛各3克，薄荷2.5克，僵蚕1克，共研成细末放在清水中化开无渣为度，装入消毒瓶内盖紧不可走失药气，每次取10克，用茶冲入饭后温服（名清空膏），日服2~3次，连续3~5日。

治法2　用羌活、白芷、川芎、防风、薄荷、荆芥各10克，甘草8克，细辛3克，共加水煎取浓汁饭后温服，每日1剂服2~3次，连服3~5剂。

治法3　用紫河车、钩藤炙、全蝎各18克共研成细末放在清水中化开无渣为度，装入消毒瓶内盖紧不可走失药气，每次饭后取药末1克白酒送服，日服2~3次，连服1~3日。

风热上攻头目偏正作痛

如风热上攻头目偏正作痛者，治法有2个：

治法1　用麻黄去根节、生石膏各30克，葛根23克，首乌15克共研成粗末，每次取药末10克加生姜3片，用水煎取浓汁饭后温服，日服2~3次，连服1~2日。

治法2　用川芎酒洗、生石膏、白芷各24克共研成细末放在清水中化开无渣为度，装入消毒瓶内盖紧不可走失药气，每次取药末12克，饭后用茶调成糊状温服（名石膏散），日服2~3次，连服1~2日。

风热上攻头目昏痛

如风热上攻头目昏痛、项背拘急、鼻塞声重及皮肤现顽麻瘾疹瘙痒者，治法如下：

治法　用羌活、防风、川芎、僵蚕酒洗炒、蝉蜕、藿香、厚朴、人参、茯苓各60克，陈皮、荆芥、炙甘草各15克共研成细末放在清水中化开无渣为度，装入消毒瓶内盖紧不可走失药气，每次取药末10克饭后用茶调服（名消风散），如治疮癣者用酒调服，日服2~3次，连服3~5日。

风热上攻头目昏痛项部拘急

如风热上攻头目昏痛，项部拘急，鼻塞声重及皮肤顽麻，瘾疹瘙痒者，治法如下：

治法　用荆芥15克，羌活、防风、川芎，用四者之辛浮，以治头目项之风，白僵蚕酒洗炒、蝉蜕二味之清扬，以去皮肤之风，藿香各63克，川厚朴姜汁炒16克，二者以去恶散满，人参、茯苓各63克，陈皮去白、炙甘草各15克，用四味以补正调中，使风邪无留之处，共研成细末放在清水中化开无渣为度，装入消毒瓶内盖紧不可走失药气，每次饭后取10克用温茶冲服（名消风散），日服2~3次，连续3~5日。若治疮癣用白酒冲服。

头旋眼黑头痛

如头旋眼黑头痛者，治法如下：

治法　用黄芪、羌活、黄柏共酒炒各30克，防风7克，知母酒炒、生地酒浸、柴胡、升麻各15克，炙甘草10克，共研成细末放在清水中化开无渣为度，装入消毒瓶内盖紧不可走失药气，每次取15克加水煎数沸后，再加入蔓荆子2克，川芎1克再同煎10分钟临睡前热服（名安神散），日服2~3次，连服1~2剂。

虚热头痛

如治虚热头痛者，治法如下：

治法　大黄皆以酒炒，黄芩、黄连、知母、黄柏、防风、荆芥、薄荷各10克，共加水煎取浓汁饭后温服，每日1剂服2~3次，连续3~5日。

头额两太阳穴痛

如头额两太阳穴痛者，治法有8个：

治法1　用喷鼻法：先让患者含一口水，以瓜蒂神妙散0.2克，吹入患者鼻腔内，少时流出黄水即愈。瓜蒂神妙散制作：芒硝、雄黄、川芎、黎芦、薄荷叶、苍耳子各30克，天竺黄15克，共研成细末放在清水中化开无渣为度，装入消毒瓶内盖紧不可走失药气，每次用小吸管装少许药粉喷入患者鼻腔内，或用硝石末少许吹入鼻内，左痛吹右、右痛吹左。

治法2　用石膏、芒硝、川郁金、川白芷各6克，薄荷叶9克共研成细末放在清水中化开无渣为度，装入消毒瓶内盖紧不可走失药气，临用时让病人先含一口水，然后再将药末0.2克，吹入患者鼻腔内（名白芷散），日吹3~5次，连吹1~3日。

治法3　用青黛8克，羌活、薄荷叶各6克，石膏5克，蔓荆子、川芎各4克，郁金、芒硝、防风、细辛根各3克，赤小豆3粒共研成细末放在清水中化开无渣为度，装入消毒瓶内盖紧不可走失药气，临用时让病人先含一口水，然后再将药末0.2克，吹入患者鼻腔内（名川芎散），日吹3~5次，连吹2~3日。

治法4　用麻黄烧存性15克，芒硝8克，麝香、片脑各0.5克，共研成细末放在清水中化开无渣为度，装入消毒瓶内盖紧不可走失药气，临用时让病人先含一口水，然后再将药末0.2克，吹入患者鼻腔内（名如圣散），日吹3~5次，连吹3~5日。

治法5　用蚯蚓粪12克，乳香6克，麝香1克，共研成细末放在清水中化开无渣为度，装入消毒瓶内盖紧不可走失药气，临用时将药末卷入纸筒内，至下烧火上吸烟（名火筒散），日吸3~5次，连吸1~3日。

治法6　用荜茇子去皮15克，大枣15枚去核，共研如泥涂在纸上，然后将纸卷成筒搽入患者鼻腔内，一日夜让患者鼻腔内流出清涕。

治法7　用荜茇30克研成细末，加入猪胆汁拌匀，然后装入猪胆内悬挂阴干，加入元胡、青黛、白芷、川芎各30克，共研成细末放在清水中化开无渣为度，用无根水为丸绿豆大，每用时让病人平睡，取一粒药丸用无根水化开灌入患者两鼻腔内，少时觉药味至喉有少酸时即起坐，口咬一枚铜钱让鼻流净涎沫。

治法8　用生白萝卜汁5克，让病人平睡灌入患者两鼻腔内，或左痛灌左，右痛灌右，每日早晚各灌一次，连灌3~5日。

风热及神经性头痛

若风热头痛、神经性头痛、头部湿疹及慢性毛囊炎（又名发际疮），急性结膜炎、目眩耳鸣、眼鼻发干、酒渣鼻、粉刺（又名痤疮），口舌生疮、牙龈肿痛、大便燥结小便短赤者，治法有8个：

治法1　用酒炒大黄360克，黄芩300克，菊花、白芷、连翘各180克，黄柏120克，栀子、桔梗、防风、薄荷各60克，川芎、荆芥各30克，共研成细末放在清水中化开无渣为度，炼蜜为丸（名上清丸），每次取10克食后用温开水送服，日服2~3次，连服1~3日。

治法2　用大黄、朴硝各10克共研成细末放在清水中化开无渣为度，用井底泥调作两饼，贴两太阳穴处，每日换药1次，连贴1~2日。

治法3　用石南叶10克研成细末放在清水中化开无渣为度，装入消毒瓶内盖紧不可走失药气，每次取少许吹入患者鼻腔内，每日早晚各吹1次，连吹3~5日。

治法4　用内服处方：川芎、荆芥、白芷、防风、薄荷、菊花、钩藤、蔓荆子、僵蚕、细茶叶、甘草各5克，共加水煎取浓汁饭后温服（名菊花茶调散），每日1剂服2~3次，连服1~3剂。

治法5　用内服处方：羌活、防风各10克，黄芩、柴胡各6克，川芎、甘草各5克，黄连3克，共加水煎取浓汁饭后温服（名清空膏），每日1剂服2~3次，连服1~3剂。

治法6　用内服处方：茶叶6克，川芎3克，共加水煎取浓汁空心温服，每日1剂服2~3次，连服1~3日。

治法7　用内服处方：菊花、石膏、川芎各10克，共研成细末放在清水中化开无渣为度，装入消毒瓶内盖紧不可走失药气，每次取5克用茶水冲入饭后温服，日服2~3次，连服1~3日。

治法8　用内服处方：荆芥穗、石膏各20克，共研成细末放在清水中化开无渣为度，装入消毒瓶内盖紧不可走失药气，每次饭后取6克用茶水冲服，日服2~3次，连服1~3日。

神经性头痛

如神经性头痛者，治法如下：

治法　用两面针、大风艾、豨莶草、钩藤、苍耳子、土茯苓、救必应、磨盘草各15克，雀不站20克，五加皮10克，杜仲20克，共加水煎取浓汁饭后温服，每日1剂服2~3次，连服3~5日。

头顶痛（名脑风）

如头顶痛者：治法有2个：

治法1　用藁本、升麻、防风各10克，均用酒炒后共加水煎取浓汁饭后温服，每日1剂服2~3次，连服3~5日。

治法2　用荆芥、薄荷、粉葛、藿香各10克，麻黄、细辛各5克，共加水煎取浓汁分次兑酒温服，每日1剂服2~3次，连续3~5日。

脑漏

脑漏者，治法如下：

治法　用人参、白术、川芎、当归、陈皮各3克，北芪、防风、白芷、木通、辛夷花各2克，细辛、升麻、炙甘草各1克，共加水煎取浓汁饭后温服，每日1剂服2~3次，连服10~15剂。

头痛而晕、心悸易慌舌淡脉虚涩者

若头痛而晕、心悸易慌舌淡脉虚涩者是血虚，治法如下：

治法　用生地、白芍、当归各10克，川芎6克（名四物汤），加菊花、蔓荆子、黄芩、甘草各10克，共加水煎取浓汁饭后温服（名加味四物汤），每日1剂服2~3次，连服1~3剂。

外感风邪偏正头痛

若外感风邪偏正头痛，头顶作痛恶寒发热鼻塞者，治法有2个：

治法1　用川芎、荆芥、白芷、防风、薄荷、羌活、细茶叶、甘草各5克，细辛2克，共加水煎取浓汁饭后温服（名川芎调散），每日1剂服2~3次，连服1~3剂。

治法2　用白芷125克，川芎、制川乌、炙甘草各50克，薄荷、细茶叶各40克，共研成细末放在清水中化开无渣为度，装入消毒瓶内盖紧不可走失药气（名偏正头痛方），每次取3克用开水冲入食后温服，日服2~3次，连服1~3日。

头痛牙痛失血

如水亏火胜六脉浮而洪大，有头痛牙痛失血等症者，治法如下：

治法　用熟地35克，生石膏18克，麦冬7克，知母、牛膝各5克，共加水煎取浓汁饭后温服（名玉女煎），每日1剂服2~3次，连服2~3剂。

轻症头痛

如太阳轻症头痛者，治法有2个：

治法1　用羌活、防风、苍术、黄芩、生地各6克，白芷、川芎各5克，甘草3克，细辛1.5克，共加水煎取浓汁饭后温服（名九味羌活汤），每日1剂服2~3次，连服3~5剂。

治法2　用葛根、桂枝、白芍各15克，麻黄、甘草各10克，红枣3枚，生姜3片，共加水煎取浓汁，饭后温服（名葛根汤），每日1剂服2~3次，连服3~5剂。

顽固性头痛

如顽固性头痛者，治法如下：

治法　用山羊脑1具，川芎、藁本、蔓荆子各6克共加水煎取浓汁，加白糖少许饭后温服，每日1剂服2~3次，连服15~20剂。

气逆头痛不可忍

如肾气不足，气逆上行头痛不可忍者，为之肾厥，其脉举之则弦、按之则如石坚，治法如下：

治法　用硫磺70克，煅石膏、半夏汤洗、朴硝各5克，共研成细末放在清水中化开无渣为度，生姜汁调和为丸，桐子大阴干，装入消毒瓶内盖紧不可走失药气，每次饭后取20丸，用生姜汤送服（名玉真丸），日服2~3次，连服1~2剂，外用艾条100壮灸关元穴。

血虚头痛

如血虚头痛者，治法如下：

治法　用当归70克，沙参18克，鹿茸10克，共用白酒煎取浓汁（名当归补血汤），或用加味左归饮，饭后温服，每日1剂服2~3次，连服3~5剂。

湿热头痛

如湿热头痛者，治法如下：

治法　用黑丑7粒，春砂仁1粒，共研成细末放在清水中化开无渣为度，装入消毒瓶内盖紧不可走失药气，每次取少许吹入患者鼻腔内，日吹2~3次，连吹1~3日。

头痛齿亦痛

治头痛齿亦痛，治法有2个：

治法1　用北芪、麻黄各3克，黑附子0.3克，羌活、苍术各1.5克，白芷、僵蚕、黄柏各1克，防风、升麻、甘草各0.6克，共加水煎取浓汁饭后温服（名羌活附子汤），每日1剂服2~3次，连服3~5日。

治法2　用升麻、石膏各15克，打碎共加水煎取浓汁饭后温服，每日1剂服2~3次，连续3~5剂。

收缩性头痛

治收缩性头痛者，治法如下：

治法　用川芎20克，神曲、草决明、白芍各15克，苍术、栀子、香附、白蒺藜、钩藤各10克，菊花、甘草各6克，共加水煎取浓汁饭后温服，每日1剂服2~3次，连服1~5剂。

上午头痛

治上午头痛者，治法如下：

治法　用川芎、菊花各30克，金银花25克，黄芩、苍耳子各12克，辛夷花、防风、蔓荆子、白芷、薄荷、蒲公英、连翘各10克，全蝎、甘草各5克，共加水煎浓汁饭后温服，每日1剂服2~3次，连服3~5剂。

血管性神经头痛

治血管性神经头痛及腰麻或后脑痛者，治法有2个：

治法1　用白芷30克，加水煎取浓汁饭后温服，每日1剂服2~3次，连服1~3剂。

治法2　用川芎、羌活、白芷、菊花、钩藤各15克，当归12克，天麻、全蝎各10克，细辛5克，共加水煎取浓汁饭后温服，每日1剂服2~3次，连续2~3剂。

见烟火头痛

治到缓处或见烟火头痛发作，是由积热为病，治法如下：

治法　用羌活9克，知母、黄芩酒炒各5克，黄柏酒炒、北芪各3克，防风、升麻各2克，柴胡、藁本、黄连酒炒、生地、甘草各1.5克，当归、苍术泔浸各1克，川芎、荆芥、蔓荆子各0.6克，细辛、红花各0.3克，共加水煎浓汁饭后温服（名清上泻火汤），每日1剂服2~3次，连服3~5日。

头痛胸痛

治头痛胸痛饮食减少、咽嗌不利、寒冷、左寸脉弦急，治法如下：

治法　用苍术3克，麻黄、羌活各1.5克，吴茱萸1克，藁本、柴胡、升麻、当归、黄柏、北芪、黄连、黄芩各0.6克，法夏、川乌、蔓荆子各0.3克，细辛、红花各0.1克，共加水煎取浓汁饭后温服（名麻黄吴茱萸汤），每日1剂服2~3次，连服3~5日。

巅顶头痛如破

若巅顶头痛如破者，治法如下：

治法　用雄黄、全蝎各10克，天麻、薄荷、甘松、白附子去皮、白芷、苍术米泔水浸炒、川芎、川乌汤泡去皮、草乌汤泡去皮、防风、细辛、甘草各3克，共研成细末放在清水中化开无渣为度，用冷面调和为丸（名天麻饼子），每次取10克，用葱白煎汤空心送服，日服2~3次，连续数剂。

颅外伤头痛

治颅外伤头痛者，治法如下：

治法　用川芎、白芍、熟地、山萸肉各30克，怀山药15克，白芷、香附、白芥子、丹皮各10克，甘草6克，共加水煎取浓汁饭后温服，每日1剂服2~3次，连服3~5剂。

眉棱骨痛

眉棱骨痛者，眉骨是目系的所过，上抵于脑。若诸阳经或挟外邪结成风热毒上攻于目睛而痛，亦是目系与眉骨牵痛，若胸膈风痰上攻或湿气内结，寒迫下焦痛在项互引眉间，如痛有酸者有抽者有重者有昏闷者应辨证治之。治法有4个：

治法1　用防风、羌活、甘草各10克，黄芩酒炒3克冬不用、如吃热物痛者倍用，共加水煎取浓汁饭后温服（名选奇汤），每日1剂服2~3次，连续3~5日。

治法2　用生半夏20克用温开水泡7次，生姜10片，共用水煎取浓汁去渣，加入沉香末1克冲入药汁内饭后温服（名玉液汤），每日1剂服2~3次，连服1~3剂。

治法3　用黄芩、白芷、羌活、防风、柴胡、川芎、荆芥各10克，甘草8克，共加水煎取浓汁饭后温服，每日1剂服2~3次，连续3~5日。

治法4　用白芷、黄芩各50克共研成细末放在清水中化开无渣为度，装入消毒瓶内盖紧不可走失药气，每次饭后取15克用热茶冲服，日服2~3次，连服3~5日。

太阳穴风寒头痛

如太阳穴风寒头痛、及半边头痛者，治法有6个：

治法1　用生姜3片桑皮纸包好用水浸湿放灰火中煨熟，取出趁热贴在印堂及两太阳穴处固定，每日换药1次，连贴1~2日。

治法2　用细辛、辛夷花各1.5克，胡椒10粒，桂心1克，麝香0.1克，红砒0.03克，共研成细末放在清水中化开无渣为度、枣肉为丸黄豆大，每次各取1粒放胶布中心贴在两太阳穴处，每日换药1次，连贴2~3日。

治法3　用白芷、细辛、石膏、乳香、没药各去净油各10克，共研成细末放在清水中化开无渣为度，装入消毒瓶内盖紧不可走失药气（名白芷细辛吹鼻散），每次取少许吹入患者鼻腔内，日吹2~3次，连吹2~3日。

治法4　用当归、木通各15克共用白酒浸泡3日夜后，共煎成浓汁取出趁热饮下，饮药后平卧取汗。

治法5　用川芎、当归、熟地、连翘、薄荷各6克，共放入碗内用开水冲入让患者用鼻吸此药气，待药温后即饮，每日1剂服2~3次，连服1~3剂。

治法6　用大附子或大川乌头2枚去皮蒸熟，川芎、老生姜各30克，共焙干研成细末放在清水中化开无渣为度，装入消毒瓶内盖紧不可走失药气，每次饭后取3克用茶水冲服，日服2~3次，连服1~3日。

继发性脑萎缩症

继发性脑萎缩症者，治法如下：

治法　用黑芝麻25克，山楂、枸杞子各15克，核桃仁10克，共研如泥再用鲜藕、葡萄各500克，共榨汁加蜜糖1千克，与药共熬成膏，每次取15毫升用开水冲服，日服2～3次，连服数剂。

软血管降血脂

软血管降血脂者，治法如下：

治法　用海带、绿豆各150克，黑芝麻、桑椹子各60克，荷叶50克，黑白木耳各10克，共研成细末放在清水中化开无渣为度，装入消毒瓶内盖紧不可走失药气，每次取50克，用白糖开水冲服（名双耳汤），日服2～3次，连服3～5剂。

头风诸症

头风必害眼，经所谓东风生于春，病在肝俞、在颈项目者肝之窍，肝风动则邪害空窍也。寸口脉紧急，或短或弦或浮皆为头痛。浮滑为风痰易治，短涩为虚难治，浮弦为风、浮洪为火、细或缓为湿。右寸滑或大或弦而有力为痰火积热，紧盛为食积。右关脉洪大为胃热上攻，沉细为阴甚伤寒。但头痛身不热，如头痛目痛脉急短涩者，是真头痛（即是脑瘤），难治。治法有12个：

治法1　外用诸方用五倍子、全蝎、土狗各5克，各焙至干枯共研成细末放在清水中化开无渣为度，加陈醋调作成饼子，如钱大吹干备用，每次当病发作时，再用陈醋浸透炙热，贴在患者两边太阳穴，固定睡觉（名痛风饼子），每日换药1次，连贴2～3日。

治法2　用蓖麻子、乳香各15克，共研如泥作成两饼，贴在患者两太阳穴，用油纸将药盖上外用纱布包扎固定（名气攻头痛方）。

治法3　用天南星、川芎各15克，共研成细末放在清水中化开无渣为度，与连须葱白共研如泥，作成两饼贴在患者两太阳穴，用油纸将药盖上外用纱布包扎固定（名止痛太阳丹），每日换药1次，连贴1～2日。

治法4　用荜茇子去皮、大枣去核各15克，共研如泥敷在纸上，将药纸卷成小筒搽入鼻腔内，一日夜待鼻流下清涕后取下。

治法5　用荜茇30克研成细末，用猪胆汁调成膏状，装入猪胆内悬挂当风处吹干，取出加元胡、青黛、白芷、川芎各30克，共研成细末放在清水中化开无渣为度，用无根水调和为丸绿豆大阴干，装入消毒瓶内不可走失药气，每次让病人平睡，取1粒药丸用无根水化开灌入鼻腔内，少时觉药味至喉中有少酸时，即坐起口咬铜钱一枚口中流出涎沫。

治法6　用生白萝卜适量研取自然汁，装入消毒瓶内不可走失药气，让病人平睡用小吸管将萝卜汁灌入鼻腔内，左边痛灌左边，右边痛灌右边，每日早晚各灌1次，连续3～5日。

治法7　用荆芥、石膏煨各30克，共研成细末放在清水中化开无渣为度，装入消毒瓶内盖紧不可走失药气，每次取6克，加生姜3片，连须葱白3寸，共加水煎浓汁饭后温服（名荆芥散），日服2～3次，连服1～2剂。

治法8　用川芎、细辛去苗、羌活、槐花苦凉，入肝与大肠血分，凉血而疏风热，炙甘草、香附、石膏、荆芥、薄荷、菊花、防风、茵陈各15克，能治湿热头痛、头眩，共研成细末放在清水中化开无渣为度，装入消毒瓶内盖紧不可走失药气，每次饭后取10克，用温茶冲入饭后温服（名川芎散），日服2～3次，连服3～5剂，此为治头风偏正头痛昏眩之妙方。

治法9　用草决明25千克放入烤箱内焙至干枯制作枕头，让患者长期睡枕。

治法10　用葶苈子300克，研成细末放在清水中化开无渣为度，装入消毒瓶内不可走失药气，分为10次煎浓汁洗头，每日洗1～2次，连洗5～6日。

治法11　用乳香、蓖麻仁各10克，共研如泥作成两个小饼，贴在患者两边太阳穴，用油纸将药盖上外用纱布包扎固定，每日换药1次，连贴2～3日。

治法12　用石楠藤叶适量研成细末放在清水中化开无渣为度，装入消毒瓶内盖紧不可走失药气，每次取少许吹入鼻腔内，每日早晚各吹一次，连续3～5日。

头痛恶风

头痛恶风者（名头风头痛），治法有2个：

治法1　取荆芥穗30克，加水煎取浓汁饭后温服，外用甘菊花3千克，装入枕心内让患者睡觉时枕之数日。

治法2　用乳香、蓖麻仁各30克，共研如泥作成二饼，贴在患者两太阳穴处，用油纸将药盖上外用纱布包扎固定，解开头发出气，每日早晚各换药1次，连贴1～3日。

头风热痛

头风热痛者，治法如下：

治法　用山豆根50克研成细末放在清水中化开无渣为度，用香油调成两饼贴在患者两太阳穴处，用油纸将药盖上外用纱布包扎固定，每日早晚各换药1次，连贴1~3日。

头风畏寒

头风畏寒者，治法如下：

治法　用荞麦粉适量，水调作成饼，每次取两个饼蒸熟，取出趁热贴在患者头顶及两太阳穴处，用油纸将药盖上外用纱布包扎固定，冷则即换，每日贴药后让患者睡觉，盖被取汗。

头风久痛不止

如头风久痛不止或不能眠者，治法有2个：

治法1　用荆芥叶30克，加水煎浓汁洗头不可入眼，每日早晚各洗1次，连洗3~5日。

治法2　用通草30克，放瓦上焙至焦枯存性，取出研成细末放在舌头上化开无渣为度，装入消毒瓶内盖紧不可走失药气，每饭后取3克加酒调服，日服2~3次，连服1~3日。

头风眼风

如头风眼风者，治法有5个：

治法1　用荆芥、熟石膏各6克，生姜3片，连须葱白3寸，共加水煎取浓汁饭后温服（名荆芥散），每日1剂服2~3次，连服1~3剂。

治法2　用川芎、细辛根、羌活、槐花、炙甘草、香附、石膏、荆芥、薄荷、菊花、防风、茵陈各5克，共加水煎取浓汁饭后温服（名川芎散），每日1剂服2~3次，连服1~3剂。

治法3　用荞麦粉适量，加水调和作成4枚小饼如钱大，贴在患者眼睛四角，再用米大艾条烤荞麦饼，每次烤1小时，日烤2~3次，连烤3~5日。

治法4　用香附子35克，藿香叶、甘草各10克，共研成细末放在清水中化开无渣为度，装入消毒瓶内盖紧不可走失药气，每次取10克饭后用盐汤冲服，日服2~3次，连服1~3日。

治法5　如头风眼盲者，可用野苋菜适量，加水煎取浓汁趁热装入壶内，让患者熏双眼，日熏数次，连续数日。

头风湿热遇风即发

如头风湿热上盛而遇风即发者，治法如下：

治法　用羌活、防风、黄芩酒炒各4克，炙甘草3克，黄连酒炒2克，柴胡、川芎各1克，共加水煎取浓汁饭后温服（名清空膏），每日1剂服2~3次，连服1~3剂。

头风白屾

如头风白屾者，治法如下：

治法　用川芎、香附、雄黄、细辛、川乌尖各3克，共研成细末放在清水中化开无渣为度，装入消毒瓶内盖紧不可走失药气，分成3次饭后茶调服，每日1剂服3次，连服3~5日。

头风脑中空痛

如头风脑中空痛者，治法有2个：

治法1　用川芎、当归各10克，共研成细末放在清水中化开无渣为度，装入消毒瓶内盖紧不可走失药气，用黄牛脑一具拌匀分成三份，每次取一份用热酒冲服饮醉即卧，醒来自安，每日早晚各服1次，连服1~2日。

治法2　用大生附子1枚切片，与250克绿豆同煮熟后，去净附子吃豆饮汤，每日1剂，服2~3次，连服1~3剂。

偏正头风

如偏正头风远年近日，及鼻塞不闻香臭者，治法有5个：

治法1　用细辛3条，甜瓜蒂7条，丁香7粒，粳米7粒，赤小豆20克，冰片0.015克，麝香0.3克，共研成细末放在清水中化开无渣为度，装入小口瓶内不可走失药气，每次用时先让患者口含一口水，然后各取豆大一粒塞入左右鼻腔内，少时鼻内流出涎沫即安，每3日作1次，连作3~5次。

治法2　用野生真茯神90克研成细末放在清水中化开无渣为度，装入消毒瓶内盖紧不可走失药气，每次取10克，饭后用温酒冲服，日服2~3次，连服3~5日。

治法3　用生姜3片取鲜桑白皮包好，外用湿纸包好放入灰火中煨热，取出生姜趁热贴在患者印堂及两太阳穴处，用油纸将药盖上外用纱布包扎固定少时。

治法4　用白僵蚕适量炒香研成细末放在清水中化开无渣为度，装入消毒瓶内盖紧不可走失药气，每次取3克，饭后用葱汤冲服，日服2~3次，连服1~3日。

治法5　用延胡7枚，青黛6克，牙皂两条去皮子，共研成细末放在清水中化开无渣为度，水调为丸黄豆大阴干装入消毒瓶内盖紧不可走失药气，每次取1丸用开水化开灌入患者鼻腔内，左痛灌左，右痛灌右，口咬铜钱一枚少时口中流出涎液。

偏正头痛阴雨即发者，治法有3个：

治法1　用桂心50克研成细末放在清水中化开无渣为度，装入消毒瓶内盖紧不可走失药气，用白酒调成糊状涂头顶及额上，每日早晚各换药1次，连涂1~3日。

治法2　用白芷、稻米各15克共炒香研成细末放在清水中化开无渣为度，用开水调合成饼隔水蒸熟，取出趁热贴在患处用油纸将药盖上外用纱布包扎固定，每日早晚各换药1次，连贴1~3日。

治法3　用鹅不食草适量阴干，放入好烧酒内浸泡一夜，日间取出晒干夜晚又放入浸泡，来回七次，然后取出晒干研成细末放在清水中化开无渣为度，装入消毒瓶内盖紧不可走失药气，每次取少许药粉，用纱布包好塞入患者鼻腔内，左痛塞左鼻右痛塞右鼻，每日早晚各换药1次，鼻腔塞入药后少时鼻内流出冷水，流净。

偏头风

如偏头风者，左痛属风、属血虚，治法如下：

治法　用荆芥、薄荷，血虚用川芎、当归各10克，共研成细末放在清水中化开无渣为度，装入消毒瓶内盖紧不可走失药气，每次取5克用茶冲入饭后温服（名川芎散），日服2~3次，连续3~5日。

偏头风右痛

若右痛属痰热，治法有3个：

治法1　用荆芥、薄荷，血虚用川芎、当归各10克，苍术、半夏各10克，属热加黄芩10克共研成细末放在清水中化开无渣为度，装入消毒瓶内盖紧不可走失药气，每次取5克用茶冲入饭后温服，日服2~3次，连续2~3日。

治法2　用前川芎、荆芥各12克，甘草、羌活、白芷各6克，防风5克，白菊花、细辛各3克，薄荷2.5克，僵蚕1克，共研成细末放在清水中化开无渣为度，装入消毒瓶内盖紧不可走失药气，每次取10克，用茶冲入饭后温服（名清空膏），日服2~3次，连续3~5日。

治法3　用荆芥、薄荷，血虚用川芎、当归各10克，共研成细末放在清水中化开无渣为度，装入消毒瓶内盖紧不可走失药气，每次取5克用茶冲入饭后温服（名川芎散），日服2~3次，连续3~5日。

脑震荡

若脑震荡者，治法有3个：

治法1　将乌龟头一个焙至焦枯，加黄瓜籽9克，共研成细末放在清水中化开无渣为度分成三份，每次取一份用黄酒冲服，每日1剂服3次，再用鲜花生叶150克，加水煎取浓汁当茶饮，连服1~2月。

治法2　用猪脑2具洗净去净筋膜，加枸杞子25克，天麻15克，共装入碗内隔水蒸至熟烂，取出饭后温服，日服2~3剂，连服3~6月。

治法3　用丹参15克，泽兰叶、牡蛎、龙齿各10克，归尾、法夏、土鳖虫各9克，川芎6克，柴胡、薄荷各5克，细辛、黄连各3克，共加水煎取浓汁饭后温服，每日1剂服2~3次，连续数剂。

头上诸疮

如头上诸疮者，治法如下：

治法　用白芷50克，先用温开水泡五次去净苦水，然后晒干研成细末放在清水中化开无渣为度，炼蜜为丸阴干，装入消毒瓶内盖紧不可走失药气（名都梁丸），每次取3克，饭后温开水送下，日服2~3次，连服3~5日。

头目赤肿

治心经积热风痰壅滞、头目赤肿，或有疮节、二便秘结者，治法有2个：

治法1　用大黄、黄芩各60克，牛蒡子、滑石各120克，黄连、川芎、薄荷叶各15克，共研成细末放在清水中化开无渣为度，滴水为丸阴干，装入消毒瓶内盖紧不可走失药气，每服3克，饭后茶酒任送（名神芎道水丸），日服2~3次，连服5~7日。

治法2　用川芎、甘菊、白芷、防风、细辛、天麻、羌活、荆芥、薄荷、甘草各30克，川乌15克，共研成细末放在清水中化开无渣为度，水浸作饼子，蒸熟。饭后每服20克茶酒任送（名愈风饼子），日服2~3次，连服3~5日。

头生白屑

治头风屑、因风热血燥痒生白屑，治法有2个：

治法1　用白芷、茯苓、三棱、木香各10克，共加水煎浓汁洗头，每日1~2次，连洗3~5日。

治法2　用鲜羊蹄菜（又名秃菜），适量研取液汁，加羊胆汁调匀搽患者头部，日搽2~3次，连搽5~10日。

头摇

头摇属风火二者会于巅乃为摇，诸风掉眩应属肝木，头巅是足太阳经所过督脉与厥阴经的所会之处，是三经所逆的火留聚于此。治法如下：

治法　用防风90克，天花粉、炙北芪、羌活、白芍各15克，犀角、甘草各8克，蛇蜕炙赤、钩藤、麻黄各3克，共研成细末放在清水中化开无渣为度，枣肉为丸阴干，装入消毒瓶内盖紧不可走失药气，每服5克薄荷汤饭后送服（名防风钩藤丸），日服2~3次，连服7~10日。

头摇便血

如头摇便血者是因肝血液盛，外有风热乘之

于肝，木盛而克脾、脾与肺是子母关系，俱为肝胜而血遂积于大便所以后下血。治法有3个：

治法1　用防风100克，花粉、炙北芪、羌活、白芍各15克，犀角、甘草各8克，蛇蜕炙赤、钩藤、麻黄各3克共研成细末放在清水中化开无渣为度，枣肉为丸阴干，装入消毒瓶内盖紧不可走失药气，每10克饭后薄荷汤送服，日服2~3次，连服7~10日。

治法2　用羌活、花粉、白芍、北芪炙各15克，防风10克，犀角、甘草各8克，蛇蜕炙赤、钩藤、麻黄各3克共研成细末放在清水中化开无渣为度，枣肉为丸绿豆大阴干，装入消毒瓶内盖紧不可走失药气，每次饭后服20丸，薄荷汤送服，日服2~3次，连服7~10日。

治法3　用可治诸风上攻偏正头痛、恶风有汗憎寒状热、鼻塞痰盛、头晕目眩等，宜用羌活、白芷、甘草各6克，川芎、荆芥各12克，防风5克，细辛、白菊花各3克，薄荷2.5克，僵蚕1克共研成细末放在清水中化开无渣为度，装入消毒瓶内盖紧不可走失药气，每次饭后用茶调10克药末温服（名川芎茶调散），日服2~3次，连服1~2日。

天白蚁（头内如虫蛇行走）

头脑鸣声状如虫蛀，内如虫蛇行走（名天白蚁），治法有5个：

治法1　用茶子炒香研成细末放在清水中化开无渣为度，装入消毒瓶内盖紧不可走失药气，每次用小吸管装少许药粉喷入患者鼻腔内，日喷2~3次，连吹3~5日。

治法2　用桑叶、黑芝麻、丹皮、栀子各30克，共研成细末放在清水中化开无渣为度，炼蜜为丸阴干，装入消毒瓶内盖紧不可走失药气，每次饭后取10克用茶水送服，日服3次，连服数日。

治法3　用女贞子、旱莲草各100克，共研成细末放在清水中化开无渣为度，取橄榄汁调合为丸阴干，装入消毒瓶内盖紧不可走失药气，每次饭后取10克用桑叶汤送服，日服2~3次，连服1~3剂。

治法4　用内服处方：菊花50克加水煎取浓汁饭后温服，每日1剂服2~3次，连服7~10日。

治法5　用内服处方：土茯苓适量煲猪肉常服多服，在服药期间忌饮茶。

须发随落

如须发随落者，治法有2个：

治法1　用生柏叶35克，附子、猪头骨各18克（名柏叶沐头丸），共研成细末放在清水中化开无渣为度，装入消毒瓶内盖紧不可走失药气，每次取出适量药粉放入沐汤内洗头，每日洗1次，连洗1~2周，可令须发永不随落。

治法2　用《中医杂志》脱发方：首乌、旱莲草各24克，女贞子、生地各15克，丹皮12克，泽泻、山楂、黄芩、白芷、桑叶各9克，黄柏、龙胆草各6克，共加水煎取浓汁饭后温服，每日1剂服2~3次，连服20~30剂后改以外治药为主。

头目眩晕

头目眩晕（简称为眩晕）是指主观感觉头晕眼花与周围环境产生错觉的常见病。眩晕的病症种类较多，有耳源性、中枢性、颈性、眼性、全身系统疾病性、中毒性等。发病原因多由情志失调饮食偏嗜久病体虚劳欲过度，使肝阳上扰痰浊中阻气血不足髓海失养所致。临床表现为眩晕时作目视昏黯劳累即发面色苍白，萎黄或潮红饮食减少呕吐痰涎胸闷恶心急躁易怒，心悸失眠腰膝酸软站立不稳阳痿遗精且病程缠绵。治法有25个：

治法1　用茯神、沙参炙、元肉各6克，桔梗、天南星、川厚朴、艾根各5克，川贝母、天麻各3克，白芥子炒、朱砂、琥珀各2克，共研成细末放在清水中化开无渣为度，装入消毒瓶内盖紧不可走失药气，分次冲入药汁内。柏子仁2克，枣仁1克，共加水煎取浓汁饭后温服，每日1剂服2~3次，连服3~5日。

治法2　用内服处方：龙骨30克，泽泻24克，白蒺藜20克，法夏、天麻、白术各15克，茯苓、竹茹、橘红各12克，共加水煎取浓汁饭后温服，每日1剂服2~3次，连服5~10日。

治法3　用内服处方：钩藤、玉竹、菊花、天麻各15克，鹿茸10克，共用白酒煎取浓汁饭后温服，每日1剂服2~3次，连服2~3剂。

治法4　用白芥子30克，胆星、明矾各15克，川芎、郁金、吴茱萸各10克，共研成细末放在清水中化开无渣为度，装入消毒瓶内盖紧不可走失药气，每次取药末15克，加生姜汁调成膏状，贴在患者肚脐孔上用油纸将药盖上外用纱布包扎固定，每日换药1次，连贴15~20日。

治法5　用大黄适量用白酒蒸三次，晒干研成细末放在清水中化开无渣为度，装入消毒瓶内盖紧不可走失药气，每次饭后取10克用茶冲服，日服2~3次，连服3~5日。

治法6　用内服处方：鲜芭蕉花100克加猪脑

1具，共加水炖至熟烂，取出饭后温服，每日1剂服2~3次，连续3~5日。

治法7　用川芎35克，天麻15克共研成细末放在清水中化开无渣为度，装入消毒瓶内盖紧不可走失药气，每次取5克药末，饭后用清茶送服，日服2~3次，连服3~5日。

治法8　用内服处方：白果肉每次3枚研如泥饭后温开水冲服，日服2~3次，连服3~5日。

治法9　用内服处方：元肉7枚，白果肉3枚，共加水煎熟每日早饭后服1次，连服5~10日。

治法10　用内服处方：葵花壳一个，冰糖100克，共加水煎浓汁每次饭后温服，日服2~3次，连服10~15日。

治法11　用内服处方：葵花子、葵花根各100克，共加水煎取浓汁每次饭后温服，每日1剂服2~3次，连服5~10日。

治法12　用内服处方：梨树寄生100克，加水煎取浓汁每次饭后温服，每日1剂服2~3次，连服5~10日。

治法13　用冬瓜仁2 000克，焙干研成细末放在清水中化开无渣为度，装入消毒瓶内盖紧不可走失药气，每次饭后取50克用温开水冲服，日服2~3次，连服5~10日。

治法14　用内服处方：生地、白糖各250克研如泥每次饭后取适量用开水冲服，每日1剂服2~3次，连服5~10日。

治法15　用内服处方：白羊角1支切片加白糖适量，加水煎取浓汁每次饭后温服，每日1剂服2~3次，连服3~5日。

治法16　用内服处方：蝉蜕7只加水煎取浓汁，每次饭后温服，每日1剂服2~3次，连服5~10日。

治法17　用蝉蜕15克炒存性研成细末放在清水中化开无渣为度，装入消毒瓶内盖紧不可走失药气，饭后加白糖适量用酒冲服，每日1剂服2~3次，连服3~5日。

治法18　用内服处方：夏枯草20克，杜仲15克，共加水煎取浓汁饭后温服，每日1剂服2~3次，连服5~10日。

治法19　用内服处方：核桃肉3枚，鲜荷叶蒂1枚，共加水煎取浓汁，每次饭后温服，每日1剂服2~3次，连服5~10日。

治法20　用香椿树子（又名香铃子），冬桑叶各50克，加白糖适量共研成细末放在清水中化开无渣为度，装入消毒瓶内盖紧不可走失药气，每次饭后取10克用开水冲服，每日1剂服2~3次，连服3~5日。

治法21　用内服处方：石膏50克加水煎取浓汁，另加朱砂1克每次饭后冲服，每日1剂服2~3次，连服3~5日。

治法22　用内服处方：桑叶、荷叶各50克，绿豆衣10克，共加水煎取浓汁，每次饭后温服，每日1剂服2~3次，连服5~10日。

治法23　用内服处方：枸杞、党参各15克，共加水煎取浓汁，另用鲜鸡蛋1枚，冲入药汁内饭后温服，每日1剂服2~3次，连服5~10日。

治法24　用嫩茶叶10克研成细末放在清水中化开无渣为度，装入消毒瓶内盖紧不可走失药气，每次取少许吹入患者两鼻腔内，日吹4~5次，连吹15~20日。

治法25　用大黄20克酒炒焙干研成细末放在清水中化开无渣为度，装入消毒瓶内盖紧不可走失药气，每次饭后取10克用开水冲服，日服2~3次，连服5~10日。

风热上攻头目晕眩或胸中不利

治法　用川芎、槐角子各30克，共研成细末放在清水中化开无渣为度，装入消毒瓶内盖紧不可走失药气，每次饭后取10克用茶水冲服，日服2~3次，连服1~3日。

头风旋晕痰逆恶心懒食者，治法如下：

治法　用藿香叶、莎草根各30克，共炒香研成细末放在清水中化开无渣为度，装入消毒瓶内盖紧不可走失药气，每次饭后取6克用茶水冲服，日服2~3次，连服1~3日。

湿热晕眩不可当者，治法如下：

治法　用酒炒大黄适量研成细末放在清水中化开无渣为度，装入消毒瓶内盖紧不可走失药气，每次饭后取6克用茶水送服，日服2~3次，连服1~3日。

目赤头眩眼花面肿是风热上攻，治法如下：

治法　用排风子焙干、炙甘草、菊花焙各30克，共研成细末放在清水中化开无渣为度，装入消毒瓶内盖紧不可走失药气，每次取6克每晚临睡时用温开水冲服，每晚服药一次，连服3~5日。

头晕吐逆胃冷生痰，治法如下：

治法　用内服处方：炮姜8克，甘草4克，共加水煎取浓汁饭后温服，每日1剂服2~3次，连服3~5剂。

失血过多眩晕不醒者，治法有2个：

治法1　用内服处方：川芎、当归各12克，共用酒洗后加水煎取浓汁温服，日服2~3剂，连服1~3日。

治法2　用内服处方：生白果仁2枚研如泥用开水冲入饭后温服，日服3~5次，连服1~3日。

妇人血虚头晕甚者，或倒地不省人事

治法　用鲜苍耳草嫩心适量阴干，研成细末放在清水中化开无渣为度，装入消毒瓶内盖紧不可走失药气，每次饭后取3克用烧酒冲服，日服2~3次，连服1~3日。

头风眩晕

如头风眩晕、弦外合阳气风寒相搏，胃膈痰饮、偏正头痛、身体拘倦，治法如下：

治法　用川芎600克，天麻120克，共研成细末放在清水中化开无渣为度，炼蜜为丸阴干，装入消毒瓶内盖紧不可走失药气，每丸3克，每服1丸饭后茶酒任下（大川芎丸），日服2~3次，连服7~10日。

头晕痛

如头晕痛者，治法如下：

治法　用荔枝干、陈皮、露蜂房各25克，钩藤20克，冰糖15克共焙干研成细末放在清水中化开无渣为度，装入消毒瓶内盖紧不可走失药气，分3次冲服，每日1剂分3次冲服，连服3~5剂。

眼黑头眩头痛

治眼黑头眩头痛如裂、身重如山、恶心烦乱四肢厥冷，治法有2个：

治法1　用法夏、天麻、北芪、人参、苍术、白术、茯苓、泽泻、陈皮各1.5克，麦芽、干姜各1克，黄柏0.6克，共加水煎取浓汁饭后温服（名半夏天麻白术汤），每日1剂服2~3次，连服3~5日。

治法2　用北芪、羌活、黄柏酒炒各30克，知母酒炒、生地泔浸、柴胡、升麻各15克，炙甘草9克，防风8克共研成粗末，每次取15克加水煎数沸后，再加蔓荆子1.5克，川芎1克再煎数沸，取浓汁饭后热服（名安神散），服后睡觉，日服2~3次，连服3~5日。

肾虚头痛眩晕目痛

如肾虚头痛眩晕目痛者，治法如下：

治法　熟地25克，肉苁蓉酒洗15克，山萸肉、怀山药、茯苓、枸杞各10克，川芎7克，细辛、炙甘草各3.5克，共加水煎取浓汁饭后温服，每日1剂服2~3次，连服3~5剂。

头晕眼花耳鸣耳聋

如头晕眼花、耳鸣、耳聋者，治法如下：

治法　用独活30克，鸡蛋6枚与药同煮，让鸡蛋熟去壳后再放入药汁内煮15分钟，取出吃蛋每次2枚，日服3次，连服7~10日。

老年眩晕症

老年眩晕症者，治法如下：

治法　用白果仁2枚研如泥用开水冲服，日服2~3次，连服3~5日。

面黄目眩

如面黄目眩者，治法如下：

治法　用炙甘草60克，北芪、升麻各30克，干葛、羌活各15克，白芍6克，共研成粗末分成三份，每日取1份加水煎取浓汁饭后温服，每日1份服2~3次，连服3~5日。

眩晕便秘

眩晕便秘者，治法如下：

治法　用大黄20克，加白酒炒至干枯，取出研成细末放在清水中化开无渣为度，装入消毒瓶内盖紧不可走失药气，每次取10克，用温开水冲入空心温服，每日早晚各服一次，连服1~2剂。

血虚眩晕

血虚眩晕者，治法如下：

治法　用五味子、白芍、熟地各12克，当归10克，川芎8克，共加水煎取浓汁空心温服，每日1剂服2~3次，连续3~5剂。

年久不愈头晕

如年久不愈头晕者，治法如下：

治法　用向日葵根60克，加水煎取浓汁饭后温服，每日1剂服2~3次，连服15~20日。

内耳眩晕

如内耳眩晕者，治法如下：

治法　用茯苓、猪苓、泽泻各20克，生南星15克，法夏、白术、桂枝各12克，共加水煎取浓汁饭后温服，每日1剂服2~3次，连服5~10日。

眩晕四肢麻木

如眩晕四肢麻木者，治法如下：

治法　用大小蓟50克加水煎取浓汁再用浓汁炖猪脑饭后温服，日服2~3次，连服3~5日。

眩晕健忘失眠

如眩晕健忘失眠者，治法如下：

治法　用黑芝麻、核桃肉、冬桑叶各100克，共研如泥加炼蜜为丸，每次饭后取15克茶酒任送服，日服2~3次，连服7~10日。

眩晕贫血

如眩晕贫血者，治法有2个：

治法1　用黑芝麻、核桃肉、文武子（又名桑椹子），各200克，共研如泥炼蜜为丸，每饭后取15克用温开水送服，日服2~3次，连服15~20日。

治法2　五味子、白芍、熟地各12克，当归10克，川芎8克，共加水煎取浓汁饭后温服，每日1剂服2~3次，连服10~15剂。

血虚多年眩晕

如血虚多年眩晕者，治法如下：

治法　用野菊花500克，绿豆衣、干姜各250克，白芷100克，当归20克，川芎10克，荷叶15克，共研成粗末装入枕头，让患者每晚睡枕，连睡10~30日。

眩晕肝肾虚

如眩晕肝肾虚者，治法如下：

治法　用胡豆500克，黑大豆250克，枸杞200克，共炒香研成细末放在清水中化开无渣为度，炼蜜为丸阴干，装入消毒瓶内盖紧不可走失药气，每次取15克用盐汤或温开水空心送服，日服2~3次，连服20~30日。

血虚内热眩晕

如血虚内热重所致眩晕者，治法如下：

治法　用熟地24克，五味子20克，北芪、白术、茯苓、枣仁、石膏、知母、麦冬、牛膝各10克，当归、党参、元肉各8克，木香、远志、炙甘草各3克，共加水煎取浓汁饭后温服，每日1剂服2~3次，连服5~10剂。

感冒眩晕

如感冒所致眩晕者，治法如下：

治法　用五味子12克，当归、菊花各10克，共加水煎取浓汁空心温服，每日1剂服2~3次，连服1~3剂。

低血压头晕

如低血压所致头晕者，治法有2个：

治法1　用当归30克，川芎15克，鸡肉半斤共炖至肉烂取出分2次饭后温服，每日1剂服2~3次，连服7~10日。

治法2　用芭蕉花100克加水煎取浓汁，取浓汁炖猪脑饭后温服，每日1剂服2~3次，连服5~10日。

妇女头风目眩

如妇女头风目眩者，治法如下：

治法　用秦艽、羌活、当归、白芍、生姜各10克，共加水煎取浓汁每次饭后温服（名风六合汤），每日1剂服2~3次，连服3~5日。

头发不长

头发不长者，治法有3个：

治法1　用侧柏叶100克研成细末放在舌头上化开无渣为度，装入消毒瓶内盖紧不可走失药气，每次放适量药粉加真麻油调成膏状涂敷患者头部，每日换药1次，连涂数日头发自长。

治法2　用鲜金星草根适量研如泥加真麻油调成膏状涂敷患处，每日换药1次，连续数日头发自长。

治法3　用桑叶、麻叶各50克用洗米水煎取浓汁洗头，每日洗1次，连洗2~3周头发即长数寸。

头发黄赤

头发黄赤者，治法如下：

治法　用生柏树叶适量，研如泥加猪油调合为丸，每次取6克用洗米水化开洗头，一月之后头发色润而黑。

头发易脱

头发易脱者，治法有3个：

治法1　用榧子3枚，核桃仁2枚，侧柏叶30克，共研如泥用雪水泡10日后，每次梳头时取少许搽在头上，可使头发永不脱落而光润。

治法2　用骨碎补、野蔷薇枝各20克，共加水煎浓汁洗头，每日早晚各洗1次，连洗15~30日可永不落发。

治法3　用内服处方：古方(《千金翼方》）风痹散：附子、干姜、白术各12克，石斛6克，闹羊花、川椒、天雄、细辛、白蔹、乌头、石南藤、桂枝各3克，共加水煎取浓汁每次饭后温服，每日1剂服2~3次，连服。

秃头

秃头者，治法有6个：

治法1　用松树叶、佛手叶、侧柏树叶、金星草根、桂枝、牡蛎、菊花各100克，共加酒炒香焙干研成细末放在清水中化开无渣为度，装入消毒瓶内盖紧不可走失药气，每次取出适量药粉加真麻油调成膏状涂敷患者头部，每日早晚各涂1次，连续1~2月亦可长出满头黑发。

治法2　用金星草鲜根500克研如泥，加真麻油调成膏状涂敷患者头部，每日早晚各涂1次，连续1~2月亦可长出满头黑发。

治法3　用鲜甜瓜叶适量，研取液汁搽患者头部，日搽3~5次，连搽1~2月亦可长出满头黑发。

治法4　用蓖麻子适量炒香研成细末放在清水中化开无渣为度，用猪油调成膏状敷无发之处，每日换药1次，连敷1~2月即可长出黑发。

治法5　用鲜旱莲草适量研如泥厚敷无发之处，用油纸将药盖上外用纱布包扎固定，每日1

次可使头发易生而多。

治法6　用黑芝麻梗、鲜柳树枝各50克，共加水煎取浓汁洗头，每晚1次，连洗1~2月可使已落之发重生而润。

头发焦枯

头发焦枯不润者，治法如下：

治法　用桑根白皮、柏树叶各50克共加水煎取浓汁洗发，洗后用川木瓜泡酒搽发，每日1次，连作1~2月头发光亮不枯。

头发不直

头发不直者，治法如下：

治法　用豆油搽头部，每日2~3次，连搽数日头发自直。

头生白秃疮

头生白秃疮者，治法如下：

治法　用鸽粪适量焙干研成细末放在清水中化开无渣为度，装入消毒瓶内盖紧不可走失药气，每次取出适量药粉加陈醋调成糊状涂敷患者头部，每日早晚各涂1次，连续5~10日。

预防白须发

预防白须白发者，治法如下：

治法　用熟地、核桃肉、莲须、豨莶草、女贞子、覆盆子、远志、淫羊藿、旱莲草、首乌、侧柏叶各20克，共加水煎取浓汁饭后温服，每十日服1剂，连服10~15剂。

须发已白者，治法如下：

治法　用槐角子适量，每次饭后吞服1粒，日服2~3次，连服2~3月亦可长出满头黑发。

须发早白者

若年轻之人头上多白发者，名须发早白，治法有4个：

治法1　用首乌25克，生地15克，女贞子、旱莲草、豨莶草、桑椹子、黑芝麻各12克，牛膝、菟丝子、杜仲、银花、桑叶各10克，共加水煎取浓汁饭后温服（名首乌汤），每日1剂服2~3次，连服15~20日。

治法2　用女贞子、旱莲草各200克共研成细末放在清水中化开无渣为度，炼蜜为丸阴干，装入消毒瓶内盖紧不可走失药气（名二至丸），每次取10克用温开水食后送服，日服2~3次，连服3~5月。

治法3　用土马骏、五倍子、半夏各30克，生姜60克，核桃10枚，胆矾15克，共研如泥作成一块，每次取少许用热酒化开泡汁洗发，每晚洗1次，连洗1~2月即可变成满头黑发。

治法4　用手拔去白发，再用蜜糖搽在拔去毛的毛孔上，即可生出黑发，如不生者可取梧桐子适量，研汁涂患处自可生出黑发。

脑血栓形成

如脑血栓形成者，治法如下：

治法　用全蝎、土鳖虫、玄参、白花蛇、当归、川芎、赤芍、防风、杜仲、木瓜、瓜蒌、桑寄生、天麻、枸杞、生地、高丽人参、桂枝、鹿茸、制马钱子各30克，共研成细末放在清水中化开无渣为度，炼蜜为丸黄豆大阴干，装入消毒瓶内盖紧不可走失药气，每次取10克在晚上临睡前用温开水送服，每日服1次，连服2~3剂自愈，在服药期间，如重感冒、腹泻、血压过高、孕妇均忌服。

流行性乙型脑炎（中医称暑温）是一种由病毒引起的急性传染病，简称乙脑。流行性乙型脑炎是由乙脑病毒通过家禽家畜和蚊虫传播，经鼻咽道侵入脑部血管而形成，多发生在夏秋两季。临床表现为初期发热、头痛、呕吐、嗜睡、面颊潮红、结膜充血、颈项强直。急性期的症状是壮热不退、头痛、项强、口唇焦干、小便短赤、大便秘结、神志昏迷、反复抽搐，极重期出现高热、深度昏迷、狂燥惊厥、全身强直、角弓反张、吞咽困难、吐血、便血、尿潴留或失禁、肢冷、出汗、深浅反射均消失。恢复期的体征是肢体强直震颤、咬牙失语、颧红潮热，体温下降症状逐渐减轻。部分续发感染者可出现呼吸循环衰竭等危象，或留下失语、瘫痪、智力减弱运动障碍等后遗症，所以此病应早治。治法有3个：

治法1　用狗肝菜、金沙藤各150克，田基黄、地胆头、半边莲、野菊花各50克，板蓝根、蒲公英各30克，辽刁竹、生地各25克，钩藤、淡竹叶各20克，共加水煎3次取浓汁饭后温服，每日1剂服3~5次，连服3~5剂。

治法2　用内服处方：钩藤20克，黄连、黄柏、黄芩、大黄各15克，荆芥10克，蝎尾、薄荷各7克，共加水煎取浓汁饭后温服，每日1剂服2~3次，连服3~5日。

治法3　用内服处方：白萝卜250克，芦根、粳米、山羊角各50克，水牛角30克，钩藤15克，莲花、橄榄各6克，共加水煎取浓汁饭后温服，每日1剂服2~3次，连服15~20日。

轻中型流行性乙型脑炎

如流行性乙型脑炎、轻中型者，治法如下：

治法　用生石膏100克，水牛角、藿香各50克，金银花30克，生地、黄连、连翘、玄参、知母各20克，大青叶、栀子、赤芍、黄芩各15克，淡竹叶10克，共加水煎取浓汁每次饭后温服，每日1剂服2~3次，连服5~10剂。

流行性脑膜炎

流行性脑膜炎者，治法有4个：

治法1　用木患根150克，石膏100克，豨莶草、栀子、大青叶、倒扣草各50克，蒲公英、白茅根、板蓝根各30克，苍耳子草25克，银花叶、野菊花、淡竹叶各20克，艾叶15克，共加水煎三次取浓汁再煎成三碗，每碗饮一日，一日饮2~3次，连续3日饭后温服。

治法2　用内服处方：苦瓜根头3棵与红糖50克，共研如泥用开水冲入饭后温服，每日1剂服2~3次，连服3~5日。

治法3　用内服处方：石膏30克，贯众20克，生地15克，菊花、紫金锭、龙胆草、淡竹叶各10克，青蒿7克，甘草、黄连各5克，共加水煎取浓汁饭后温服，每日1剂服2~3次，连服3~5日。

治法4　用吴茱萸15克，研成细末放在清水中化开无渣为度，用白酒调成糊状，贴两脚心涌泉穴之处，及两手心固定，再用石膏150克研成细末放在舌上化开无渣为度，用鸡蛋清调成糊状敷头顶，再用粉葛50克研成细末，用水调成糊状敷两边太阳穴处，每日早晚各换药1次，连敷3~5日。

脑膜炎

若治脑膜炎者，治法如下：

治法　用大蒜适量研如泥榨汁，用开水配成20%的溶液再加葡萄糖粉适量，每次饭后取20毫升服下，每3小时服药1次，连服7~10日。

脑神经衰弱

脑神经衰弱者，治法如下：

治法　用首乌20克，夜交藤、钩藤、夏枯草各15克，豨莶草、花生藤各50克，骨碎补25克，天冬、苍耳子各10克，金樱子6枚，共加水煎取浓汁每次饭后温服，每日1剂服2~3次，连服5~10剂。

脑震荡后遗症（中医称头风）

脑震荡后遗症是指头颅因外伤挫伤受到震荡后在治疗过程中遗留的各种精神神经症状，又称逆行性遗忘症。由于脑震荡会导致神经系统功能衰竭使患者短时间内部分或全部失去知觉，经过治疗知觉多能恢复，在恢复过程中伴有轻度头痛眩晕恶心呕吐等症状。震荡损害严重者病前自身经历的事情模糊不清或全部遗忘，经过药物和心理治疗短者一年半载长者三五年方能逐步恢复记忆功能。此病宜早治，治法有3个：

治法1　用丹参、北芪、枣仁、龙齿各15克，当归12克，茺蔚子、蔓荆子各10克，石菖蒲、川芎各9克，桃仁6克，甘草5克，红花4克，共加水煎取浓汁饭后温服，每日1剂服2~3次，连服1~2月。

治法2　用内服处方：生牡蛎、熟地各18克，北芪、党参、枣仁各15克，菟丝子、桑椹子、枸杞子、女贞子各12克，当归、蒺藜各10克，川芎、远志各6克，甘草3克，共加水煎浓汁饭后温服，每日1剂服2~3次，连服1~2月。

治法3　用内服处方：黄精30克，牛膝、茯苓、丹皮各20克，柴胡、白芷、土鳖虫各10克，共加水煎取浓汁饭后温服，每日1剂服2~3次，连续3~5剂。

乙型脑炎后遗症

如治乙型脑炎后遗症者，治法如下：

治法　用生龟版15克，生牡蛎、石决明、阿胶、天竺黄、生地各10克，麦冬、白芍各6克，石菖蒲3克，共加水煎取浓汁，另加鸡蛋黄一枚冲服，每日1剂服2~3次，连服1~2月。

脑动脉硬化

脑动脉硬化是由脑血容量和流量的减少，供血不足使脑萎缩的一种脑血管疾病，中医称肝风或眩晕等范畴。脑动脉硬化的发病原理是先天性血管扭曲或扩张，血管阻塞，动脉管径小使血液循环不良，管腔狭窄粗细不匀或长期高血压，使动脉内膜增厚，血管阻力增加，血流缓慢，血流量减少形成动脉硬化。临床表现为早期头痛头晕，耳鸣眼花，记忆力减退，注意力不集中，思维迟钝，易激动情绪不稳，眼睛角膜边缘有一圈灰白色的老人环，后期多嗜睡或有人格变态，动作失调语言增多不讲卫生，哭笑失常或痴呆等症状，有可能并发糖尿病与脑血管病，脑腔隙梗塞与脑血栓形成等缺血性脑血管病。治法有3个：

治法1　用北芪30克，当归、赤芍、丹参各9克，鸡血藤、淮牛膝、姜黄各6克，桃仁、红花、地龙各3克，共加水煎取浓汁每次饭后温服，每日1剂服2~3次，连服1~2月。

治法2　用内服处方：首乌、桑椹子各15克，天麻、石决明、淮牛膝、丹参、龟版、茯苓各10克，法夏、甘草各5克，随证加减，并发冠心病加瓜蒌皮、红花、泽泻各10克，并发高血脂加山楂、葛根各10克，并发高血压加玉米须、夏枯草、草决明各10克，共加水煎取浓汁每次饭后温服，每日1剂服2~3次，连服1~2月。

治法3　用(《中医内科学》)首乌六味汤：首乌60克，生地30克，桑寄生24克，仙灵脾、女贞子各15克，仙茅9克，共加水煎取浓汁每次饭后温服，每日1剂服2~3次，连服1~2月。

高血压动脉硬化

若高血压动脉硬化者，治法如下：

治法　用首乌、枸杞、菟丝子、女贞子、益母草、昆布各20克，龙胆草、丹皮、夏枯草、木香、沙参各15克，桑寄生、山楂、泽泻、炒枣仁各12克，共加水煎取浓汁每次饭后温服，每日1剂服2~3次，连服1~2月。

脑瘤

脑瘤又称颅内肿瘤，分良性和恶性两种，中医称真头痛。脑瘤的典型症状是剧烈头痛，喷射样呕吐，视乳头水肿、视力减退、偏盲，甚至失明、嗅觉减退、味觉改变、出现幻觉、眩晕、嗜睡、失聪失听、迟钝健忘、二便失禁、手足痉挛、癫痫发作或瘫痪、生理反射减弱、性格改变、精神错乱，脑瘤种类较多症状复杂，部位不同表现各异，头痛是其中主要的共同特征。治法有2个：

治法1　用紫草、豨莶草、伸筋草、牛膝、白芍、桑寄生、川断、薏仁、怀山药、当归各12克，枳实10克，甘草6克，山豆根、桔梗各5克，共加水煎取浓汁食后温服，每日1剂服2~3次，连续服药2~4月。

治法2　用(《实用抗癌药物手册》)蒲葵消瘤散：葵树子30克，白僵蚕、鱼脑石各15克，共研成细末放在清水中化开无渣为度，装入消毒瓶内盖紧不可走失药气，每次饭后取6克用烧酒冲服，日服2~3次，连续服药2~4月。

原发性中枢神经系统肿瘤

若原发性中枢神经系统肿瘤者，治法有2个：

治法1　用牡蛎、夏枯草各25克，土鳖、地龙、僵蚕、石菖蒲、天南星、半夏各10克，大蜈蚣3条，蟾酥1克，随证加减：头痛剧烈加川芎、全蝎各10克。视物模糊加枸杞、草决明、菊花、青葙子各10克。偏瘫加黄芪、赤芍、当归各10克。夜寐不安加远志15克，灯心草3克，朱砂1克。恶心呕吐加木香、竹茹、陈皮各10克，九香虫5克。共加水煎取浓汁食后温服，每日1剂服2~3次，连续服药3~6月。

治法2　用内服处方：牡蛎、土茯苓各30克先煎，生地18克，忍冬藤、钩藤、元参、丹参、夏枯草各12克，昆布、海藻、防风、白芷、苍耳子、荆芥各9克，旱莲草、红花、田七粉冲服各3克，共加水煎取浓汁食后温服，每日1剂服2~3次，连续服药2~4月。

脑垂体肿瘤

若脑垂体肿瘤者，治法如下：

治法　用仙灵脾30克，太子参24克，枸杞子、豨莶草各15克，当归、远志、红花、鸡内金、桃仁、半夏曲各9克，川芎5克，大蜈蚣3条，共加水煎取浓汁食后温服，每日1剂服2~3次，再配大黄蛇虫丸共服，连续服药2~4月。

丘脑肿瘤

若丘脑肿瘤者，治法有2个：

治法1　用北芪30克，当归15克，延胡索、赤芍、桃仁各12克，红花、川芎、地龙、石菖蒲、吴茱萸各10克，共加水煎取浓汁食后温服，每日1剂服2~3次，连续服药2~4月。

治法2　用白术、苍术、人参各15克，白芍、当归、车前子、陈皮、荆芥各12克，川芎、柴胡各10克，田七5克，共加水煎取浓汁食后温服，每日1剂服2~3次，连续服药2~4月。

失眠

失眠是指难以入睡、睡后易醒或彻夜不眠的疾患，中医称不寐。失眠的原因是思虑太过、劳逸失调、素质不强、病后体虚、惊恐郁怒、情绪紧张、饮食不节、胃气不和或贫血、高血压、动脉硬化、神经官能症等慢性疾病，使阳不交阴心失所养，引起大脑中枢神经的兴奋和抑制过程平衡失调而形成失眠。临床表现分为起始失眠，即入睡困难，到后半夜才能睡着。间断失眠，即睡不安稳容易惊醒常有恶梦。终点失眠即入睡容易，持续时间不长、后半夜醒后不能再睡。个别日久失治病势严重者可能发展为精神失常。治疗治法有4个：

治法1　用蝗虫适量去头足翅焙至干枯研成细末放在舌头上化开无渣为度，装入消毒瓶内盖紧不可走失药气，每次饭后取10克用黄酒冲服，日服2~3次，连服7~10日。

治法2　用大枣、浮小麦各30克，百合20克，生熟枣仁、莲子、葵花子各15克，炙甘草10克，莲子心5克，共加水煎取浓汁饭后温服，每日1剂服2~3次，连服5~10剂。

治法3　用香附、大腹皮、甘草各15克，青皮14克，桑白皮、陈皮、赤芍、桃仁各12克，柴胡、木通、半夏、苏子各10克，共加水煎取浓汁饭后温服，每日1剂服2~3次，连服5~10剂。

治法4　用滑石18克，杏仁、半夏、郁金、石菖蒲各15克，波寇仁、川厚朴、远志肉、淡竹叶、通草各6克，共加水煎取浓汁饭后温服，每日1剂服2~3次，连服5~10剂。

烦闷失眠

若烦闷失眠者，治法有2个：

治法1 用古方(《伤寒论》)柴胡龙骨牡蛎汤：柴胡15克，半夏、茯苓、桂枝各12克，龙骨、牡蛎、黄芩、人参、大枣、生姜各7.5克，共加水煎取浓汁饭后温服，每日1剂服2~3次，连服。

治法2 用古方(《外台秘要》)石膏汤：石膏30克，淡豆豉、麻黄、栀子各9克，黄连、黄芩、黄柏各6克，共加水煎取浓汁饭后温服，每日1剂服2~3次，连服。

失眠多梦

失眠多梦者，治法有8个：

治法1 用猪心1具、将朱砂15克，装入心内扎好，再加太子参25克，党参、银耳、柏子仁各15克，丹参、北芪各10克，共放入砂锅内加水煮两小时，取出猪心去净朱砂，将猪心与药汁趁热服下，每日1剂服2~3次，连服3~5剂。

治法2 用夜交藤、合欢皮、桑椹子、徐长卿各30克，丹参15克，五味子4克，甘草3克，共加水煎取浓汁饭后温服，每日1剂服2~3次，连服5~10剂。

治法3 用夜交藤26克，白芍24克，黄芩、熟枣仁、炙远志、阿胶烊化各15克，五味子10克，鸡子黄2枚（调服），黄连粉3克（冲服），共加水煎取浓汁饭后温服，每日1剂服2~3次，连服5~10剂。

治法4 用磁石、龙骨、牡蛎（共先煎），焦枣仁各30克，百合20克，合欢皮、夜交藤、枸杞各15克，仙灵脾、柏子仁、石斛各12克，白术、陈皮、远志肉、栀子、淡豆豉各10克，天竺黄、知母、琥珀研成细末放在清水中化开无渣为度冲服各6克，共加水煎取浓汁饭后温服，每日1剂服2~3次，连服5~10剂。

治法5 用珍珠母30克，夜交藤24克，茯苓18克，当归、丹参各15克，白芍、白术、熟枣仁各12克，三棱、莪术、柴胡、炙甘草各10克，随证加减：烦躁加丹皮、栀子各10克，口干咽燥加沙参、麦冬各15克，气血不足加黄芪、龙眼肉各12克，共加水煎取浓汁饭后温服，每日1剂服2~3次，连服5~10剂。

治法6 用花生藤叶适量加水煎取浓汁，每晚睡觉前温饮200~300毫升，连续服用1~3周。

治法7 用夜交藤26克，白芍24克，黄芩、枣仁、远志炙各15克，五味子10克，共加水煎取浓汁，加入阿胶15克烊化、黄连3克研成细末放在清水中化开无渣为度，鸡蛋黄2枚，共冲入药汁内空心温服，每日1剂服2~3次，连服3~5剂。

治法8 用古方(《摄生秘制》)柏子养心丸：柏子仁、枸杞、麦冬、当归、石菖蒲、茯神、玄参、熟地、甘草各10克，共加水煎取浓汁空心温服，每日1剂服2~3次，连服。

惊悸失眠

若惊悸失眠者，治法如下：

治法 用古方(《医学衷中参西录》)安魂汤：龙眼肉、熟枣仁各18克，龙骨、牡蛎各15克，代赭石12克，法夏、茯苓各9克，共加水煎取浓汁空心温服，每日1剂服2~3次，连服。

梦游症

梦游症，治法如下：

治法 用(《新中医》)定游汤：酸枣仁、浮小麦各30克，生地15克，甘草、龙眼肉各12克，七叶一枝花、郁金、柏子仁、远志、川贝各9克，大枣12枚，共加水煎取浓汁空心温服，每日1剂服2~3次，连服。

头晕眼花失眠

头晕眼花失眠者，治法有2个：

治法1 用鳖鱼1只，黄鳝1条，猪肉100克，杞子、怀山药各50克，玉米须30克，黑芝麻、北芪、女贞子、首乌、当归各25克，杭菊15克，元肉10克，白果3粒，共加水放入砂锅内煮至熟烂，取出趁热吃肉饮汤，每日1剂服2~3次，连服3~5剂。

治法2 用牛肝100克，杞子50克，鲜花生叶40克，天麻15克，麻雀1只，胚胎鸡蛋3枚，共加水放入砂锅内煮3小时，取出去药趁热吃肝肉蛋饮汤，每日1剂服2~3次，连服3~5剂。

神经衰弱

神经衰弱者，治法如下：

治法 用粳米100克，百合、茯神末各50克，虾壳、元肉各25克，枣仁、远志各15克，法夏、薏米各10克，红枣10枚，共加水煎取浓汁空心温服，每日1剂服2~3次，连服3~5剂。

面部

头面各病

头面各病或游风亦可消头面瘢痣等，治法如下：

治法 用白附子50克研成细末放在清水中化开无渣为度，装入消毒瓶内盖紧不可走失药气，每日取出适量药粉搽患处2~3次，连搽15~20日。

三叉神经痛

三叉神经痛是指三叉神经分布区域，发生的阵发性闪电样的短暂剧痛，中医称面痛或头风。三叉神经痛分原发性和继发性两大类。原发性三叉神经痛的病因，目前国内外学者研究发现绝大多数是由于异常血管压迫三叉神经，使三叉神经和面神经根部表面互相摩擦，导致鞘膜破损，形成神经传入和传出冲动错位，血管行走异常而引起剧痛或抽搐。继发性的病因多为脑血管病、肿瘤、感冒、牙痛、中耳炎、鼻窦炎、眼疾等炎症使神经领域内皮肤充血，知觉脱失，引起血管运动性、分泌性、感觉性、营养性障碍，而产生间歇性针刺样疼痛。临床表现为恶风、畏寒、头晕目眩、面目红赤、失眠健忘、面抽剧痛，痛似刀割迁寒迁热、疼痛尤甚，腰酸无力、急躁易怒、便干溲黄、口角歪邪、眼裂变小、咀嚼无力，发音障碍来去突然。三叉神经痛多发生于50岁以上的中老年人，病程常有迁延性。治法有2个：

治法1　用白芍、川芎各30克，地龙15克，白芷、白蒺藜、白附子、白僵蚕各9克，全蝎、蜈蚣各5条，肉桂1.5克，随证加减：因寒而发加白芷、川乌、草乌各6克，因热而发加石决明15克，菊花9克，共加水煎取浓汁饭后温服，每日1剂服2~3次，连服15~20剂。

治法2　用(《新中医》)川芎止痛汤：川芎30克，荆芥、防风、荜茇、全蝎各12克，天麻10克，细辛6克，蜈蚣2条，共加水煎取浓汁饭后温服，每日1剂服2~3次，连服数剂。

热偏盛型原发性三叉神经痛

如热偏盛型原发性三叉神经痛者，治法如下：

治法　用生石膏60克，川芎、菊花各15克，蔓荆子、大黄后下各12克，白芷10克，细辛9克，共加水煎取浓汁，再加入芒硝6克冲入药汁内空心温服，每日1剂服2~3次，连服3~5剂。

痰阻血瘀型原发性三叉神经痛

如痰阻血瘀型原发性三叉神经痛者，治法如下：

治法　用当归、赤芍、川芎各15克，桃仁、生地各12克，红花、枳壳、桔梗、龙胆草、全蝎各10克，水蛭9克，甘草6克，蜈蚣3条，共加水煎取浓汁空心温服，每日1剂服2~3次，连服15~20剂。

风痰阻络型原发性三叉神经痛

如治风痰阻络型原发性三叉神经痛者，治法如下：

治法　用白附子、茯苓各12克，白僵蚕、全蝎、陈皮、法夏、天麻各10克，甘草6克，蜈蚣3条，共加水煎取浓汁空心温服，每日1剂服2~3次，连服15~20剂。

面上黑痣

痣有各种类型和各种颜色的色素痣，它来自外胚叶由痣细胞所组成，常有家族史。男女老幼都可发生，有时一人身上出现多种痣型，不痒不痛。偶尔因治疗不当或经常受刺激而出现恶变外一般无不良反应。痣的表面是多种多样有不同的形状和大小、扁平或高起、有毛或无毛、颜色有深有浅因而各有不同的名称。比如色素痣有褐色黑色或带青色的斑点，从针头大到豆大数目有多有少，如仅为色素增加而无其他改变的称为斑痣，如高出皮面而表面有毛的称为毛痣，如为淡褐色或深褐色的小斑点称为雀斑样痣，如损害占据躯干或四肢的部分称为巨形痣，如毛发多而面积广的称为兽皮痣。青痣常见于婴儿或儿童的面部前臂手背或脚背，多为单个圆形或椭圆形稍隆起像豆大的结节，质地较硬呈深青色或青黑色。褐青色痣常出现在单侧眼周和上颚部位，有时累及结合膜，有大有小形状不一，有淡青淡褐或蓝黑的斑块。婴儿青斑古称蒙古斑，多在出生后不久的婴儿臀部和背部出现大片淡青色斑，随着年龄的增大而斑逐渐消失。这种一般不需医治。如面上黑痣者治疗，治法如下：

治法　用香菜（又名元须）适量研如泥每晚睡觉前敷在面部，次日早上洗去，连敷15~20日。

如面部斑点、金疮者，治法如下：

治法　用密陀僧100克研成细末放在清水中化开无渣为度，装入消毒瓶内盖紧不可走失药气，每次取出适量药粉加入热桐油调成膏搽患处，每日早晚各搽1次，连搽15~20日。

各种面疮

各种面疮者，治法有4个：

治法1　用海蛤壳、海浮石、鱼腥草、石连子、胖大海、大青叶、银花藤、天花粉、桑白皮、百合、紫菀、白及各15克，共加水煎取浓汁，每次饭后加蜜糖冲服，日服2~3次，连服25~30日。

治法2　用白附子、云茯苓各300克共研成细末放在清水中化开无渣为度，装入消毒瓶内盖紧不可走失药气，每次取少许加入鸡蛋清，调成膏状敷患处，日敷1次，连续15~20日。

治法3　用番薯藤尖适量，蜘蛛2~3只，红糖15克共研如泥敷患处，用油纸将药盖上外用纱布包扎固定，每日换药1次，连敷3～5日。

治法4　用白芷100克，用温开水泡5次去净苦味焙干，研成细末放在清水中化开无渣为度，炼蜜为丸（名都梁丸），装入消毒瓶内盖紧不可走失药气，每次饭后服3克，日服2～3次，连服5～10日。

面上各种疮疤

面上各种疮疤者，治法有3个：

治法1　用白僵蚕、生石膏、寒水石100克，共研成细末放在清水中化开无渣为度，装入消毒瓶内盖紧不可走失药气，每次取适量，加入鸡蛋清调成膏敷患处，用油纸将药盖上外用纱布包扎固定，日敷1次，连敷15～30日。

治法2　用白蒺藜、栀子各适量共研成细末放在清水中化开无渣为度，装入消毒瓶内盖紧不可走失药气，每次取出适量药粉用醋调成膏状涂敷患处，用油纸将药盖上外用纱布包扎固定，每日换药1次，连涂数日疤痕渐脱面目润泽。

治法3　用马钱子，用自落叶并子者适量加水煎取浓汁洗患处，日洗数次，连续数日疤痕自灭而愈。或用真玉石日日磨之，久久疤痕自灭。

面无血色

面无血色，治法如下：

治法　用古方（《金匮要略》）沉香天麻汤：羌活12克，防风、法夏、独活各10克，益智仁、天麻、当归各6克，僵蚕4.5克，乌头、附子、甘草各3克，共加水煎浓汁饭后温服，每日1剂服2～3次，连服。

面上皱纹

面上皱纹者，治法如下：

治法　春取桃花、夏取荷花、秋冬取芙蓉花各适量，用雪水煎汤日日洗面，洗后取大母猪蹄4个洗净加水煮成膏状，每晚睡觉前涂敷面部，早上洗去，连续2～3周面部即无皱纹。

面部浮肿

面部浮肿者，治法如下：

治法　用赤小豆、芙蓉叶各适量共研成细末放在清水中化开无渣为度，装入消毒瓶内盖紧不可走失药气，每次取出适量药粉用蜂蜜调成膏状涂敷面部，再用冬瓜适量煮汤饮，每日换药1次，连续2～3日。

面部雀斑

本病的发生可能和遗传及曝晒阳光有关。大多在6～7岁后开始出现。爱发在面部有时颈和手背等处也会发生。为针头到绿豆大黄褐或淡黑色斑点，成群或疏散分布表面光滑无自觉症状。夏季经强烈日晒后损害颜色加深，数目增多，冬季则颜色转淡而数目也减少，是由大肠血分风邪外搏而成。治面部雀斑者，治法有5个：

治法1　用黑丑100克研成细末放在清水中化开无渣为度，装入消毒瓶内盖紧不可走失药气，每次取适量加入生鸡蛋白调成膏状搽患者面部，每夜在睡觉前搽1次，次日早上洗去，连敷10～15日。

治法2　用密陀僧适量研成细末放在清水中化开无渣为度，装入消毒瓶内盖紧不可走失药气，每晚临睡前取少许搽面，早上洗去，久之雀斑自去。

治法3　用绿豆适量研成细末放在清水中化开无渣为度，装入消毒瓶内盖紧不可走失药气，每晚临睡前取少许搽面，早上洗去，久之。

治法4　用鲜茄子切成小片每日搽面部，日搽3～5次，连搽数日。

治法5　用野生白茯适量研成细末放在清水中化开无渣为度，装入消毒瓶内盖紧不可走失药气，每晚取少许用鸡蛋清调成膏状厚敷面部，早上洗去，连续数日。

面部黑雀斑（又名黄褐斑）

本病又称肝斑，是发生于面部的一种色素沉着性皮肤病，是妇女妊娠、月经失调、盆腔疾病、内服避孕药、或某些消耗性疾病如结核、癌瘤及慢性酒精中毒以及平时肝火旺盛等均可发生。表现为前额颧鼻上唇等处，片状黄褐色或咖啡色斑大小不一，边缘清楚表面光滑无自觉症状。有时相互融合形成蝴蝶状外观。如面部黑雀斑者，治法如下：

治法　用茯苓500克研成细末放在清水中化开无渣为度，装入消毒瓶内盖紧不可走失药气，每次取适量加入蜜糖调成膏状，每晚睡觉前涂在面部，次日早上洗去，连涂15～20日自愈，如连涂1～2月者面部美不可言。

祛斑洁面

若面部有各种斑纹者，治法有2个：

治法1　用生地、升麻各30克，珍珠母20克，杏仁、红花、知母、大青叶各15克，茯苓、丝瓜落、僵蚕、杭菊各10克，黄芩、栀子、杷仁、石膏、甘草、淡竹叶各7克，共加水煎取浓汁饭后温服，每日1剂服2～3次，外用杏仁、李仁、二丑各50克，共研如泥用黄瓜汁、蜂蜜、鸡蛋白各等份，共调成膏状涂敷患处，每日早晚各涂1次，连续7～8日。

治法2　用内服处方：（《中医杂志》）化瘀祛斑汤：丹参15克，泽兰、当归、赤芍、川芎、桃仁、红花、香附、柴胡各9克，生姜3片，大枣3枚，葱白3寸，共加水煎浓汁饭后温服，每日1剂服2~3次，连服。

面有斑痕

如面部有斑痕者，治法如下：

治法　用禹馀粮、生半夏各100克共研成细末放在清水中化开无渣为度，装入消毒瓶内盖紧不可走失药气，每晚睡觉前取适量，加入生鸡蛋白调成膏状敷在面部，次日早上洗去，连搽15~20日。

头面疙瘩肿痛（名雷头风）

治头面疙瘩肿痛、憎寒状热、状如伤寒（又名雷头风），治法有4个：

治法1　用鲜荷叶1枚，升麻、苍术各25克，共加水煎取浓汁饭后温服，每日1剂服3~4次，连服5~10日。

治法2　用内服处方：荷叶35克，升麻、苍术各12克，共加水煎浓汁饭后温服，每日1剂服2~3次，连服3~5剂。

治法3　用内服处方：升麻、天麻各5克，新鲜荷叶1张共加水煎取浓汁，饭后温服，每日1剂服2~3次，连服数剂。

治法4　用内服处方：地肤子研成细末放在清水中化开无渣为度，老生姜各30克共研如泥饭后用热酒冲服，日服2~3次服后盖被睡卧取汗。

急性化脓性睑缘炎

急性化脓性睑缘炎、复发性麦粒肿者，治法如下：

治法　用蒲公英、板蓝根、野菊花、败酱草各20克，升麻、薄荷各10克，共加水煎取浓汁饭后温服，每日1剂服2~3次，连服3~5剂。

笑不休

笑不休者，治法如下：

治法　用食盐10克炒赤，加水煎汁分为2次饭后饮下。

粉刺（痤疮）

痤疮俗称粉刺是青年男女们讨厌的皮肤病。一般认为是少年期进入青春期时，在性激素分泌增加的影响下使皮脂腺排泄增多，毛囊口上皮细胞角化过度，因此皮脂腺排泄的皮肤为毛囊口上皮细胞角化过度所形成的角栓堵塞，不能伸出就形成了粉刺。粉刺为米粒大黄白色的锥形丘疹，以后顶端出现黑点称为黑头粉刺。正常情况下粉刺并不发炎，但当细菌进入毛囊并在其中大量繁殖就会使毛囊内的角化细胞皮脂游离脂肪酸和细菌等进入真皮内，引起不同程度的毛囊周围炎症，出现红色丘疹脓疱结节脓肿等。疹子消退后局部可留下暂时性的棕褐色的色素斑和小的坑凹状疤痕。少数人还发生肥厚性疤痕。痤疮常生于面部上胸和背部等皮脂腺发达的部位，是由肺经血热而生。治疗治法有10个：

治法1　用鲜桃花、冬瓜仁各等份共研成细末放在清水中化开无渣为度，装入消毒瓶内盖紧不可走失药气，每次取出适量药粉用蜂蜜调成膏状每晚涂敷患处，早上洗去，连续数日。

治法2　用云母石、杏仁各等份共研成细末放在清水中化开无渣为度，装入消毒瓶内盖紧不可走失药气，每次取出适量药粉用牛乳调成膏状，每晚蒸热涂敷面部，早上洗去，连续数日。

治法3　用鲜山慈菇根适量共研成细末放在清水中化开无渣为度，装入消毒瓶内盖紧不可走失药气，每次取出适量药粉涂敷面部，早上洗去连续数日。

治法4　用藁本、白芷各50克共研成细末放在清水中化开无渣为度，装入消毒瓶内盖紧不可走失药气，每次取少许作面脂常搽，或用鸡蛋白调成膏状涂敷患处，每晚1次，连续5~10日。

治法5　用桑白皮6克，枇杷叶、黄连、黄蘖各3克，人参、甘草各1克，共加水煎取浓汁空心温服（名枇杷清肺饮），每日1剂服2~3次，连服数剂。

治法6　用大黄、硫磺各半，共研成细末放在清水中化开无渣为度，装入消毒瓶内盖紧不可走失药气，每次取出适量药粉用凉水调成膏状敷患处（名颠倒散），每日早晚各换药1次，连敷数日。

治法7　用橙核适量，焙至干枯研成细末放在舌头上化开无渣为度，装入消毒瓶内盖紧不可走失药气，每次取出适量药粉用鲜丝瓜藤立地一米处剪断，将两个断头插入瓶内，固定瓶口，过一昼夜取出瓶中藤汁调成膏状，再用枇杷叶适量，加水煎取浓汁洗面，或先后搽干涂上药膏，每日早晚各作1次，连续8~10日。

治法8　用桃花、杏花各50克，用井水浸泡7日，过滤去渣，用此水洗面后搽干涂上药膏，每日早晚各作1次，连续7~8日。

治法9　先将使君子仁适量，炒熟取出冷透放入香油内，浸泡2~3日后每晚睡觉前取3粒服下，连续10~15日。

治法10　用桑白皮6克，枇杷叶、黄连、黄蘖各3克，人参、甘草各1克，共加水煎取浓汁空心温服（名枇杷清肺汤），每日1剂服2~3次，连续3~5剂。

面上酒刺

面上酒刺亦是由肺经血热而生，发于面鼻之处，如黍如粟色赤肿痛破出粉汁，治法有2个：

治法1　用大黄、硫磺各等份共研成细末放在清水中化开无渣为度，装入消毒瓶内盖紧不可走失药气，每次取出适量药粉用凉水调成膏状，每晚涂敷面部，早上洗去，连续数日。

治法2　用杏仁适量研如泥用鸡蛋清调成膏状，每晚涂敷面部，早上用白酒洗去，连续数日。

面上黑气

面上黑气者，治法有2个：

治法1　用生半夏适量研成细末放在清水中化开无渣为度，装入消毒瓶内盖紧不可走失药气，每次取出适量药粉用米醋调成膏状厚敷患处，干者加涂，不可见风，三日后用皂角汤洗去即白。

治法2　用天门冬适量研如泥用蜂蜜调成膏状厚敷患处，干者加涂不可见风，三日后用皂角汤洗净即白。

若面黑皮厚者，治法如下：

治法　用羊体骨适量，研成细末放在清水中化开无渣为度，装入消毒瓶内盖紧不可走失药气，每次取出适量药粉用鸡蛋清调成膏状涂敷患处，每日换药1次在换药时用洗米水洗净面部，连续涂药1~2周面白皮嫩。

眉毛不生

眉毛不生者，治法如下：

治法　用芥菜子、半夏、乌麻花各50克共研成细末放在清水中化开无渣为度，装入消毒瓶内盖紧不可走失药气，每次取出适量药粉用生姜汁调成膏状涂敷眉毛处，每日换药1次，连敷数日眉毛自长。

眉毛脱落

眉毛脱落者，治法有2个：

治法1　用蔓荆子200克炒香，研成细末放在清水中化开无渣为度，装入消毒瓶内盖紧不可走失药气，每次取出适量药粉用生姜汁调成膏状涂敷眉毛处，每日换药1次，连续数日眉毛自生而润。

治法2　用古方(《肘后方》）柳叶汤：垂柳叶适量阴干研成细末放在清水中化开无渣为度，装入消毒瓶内盖紧不可走失药气，每次取出适量药粉用生姜汁调成膏状涂敷眉毛处，每日换药1次，连续数日眉毛自生。

面部白癜风（又名白驳风）

白癜风中医称白驳风。是一种原发性的皮肤色素脱失斑点片，病因一般认为是局部黑色素细胞以及黑色素形成受阻或代谢障碍所致，常在精神创伤后病情加重，这也可能和自身免疫或遗传因素有关，全身各处皮肤均可发生。开始多在易受摩擦及阳光照晒等暴露部位，特别是生在面项腰腹与骶尾部和前臂伸面与手指背部间，躯干和阴部也常累及大小不等形状不一边界清楚的白色斑片，边缘色素往往稍深，可长期损害局部或躯体的某部，大多数病例的斑块是逐渐增多扩大。一般夏季发展快冬季较慢或停止蔓延。此病是因风邪相搏成白点斑甚延遍身无痛痒，肉色忽然变白状类斑点是因风邪相搏于皮肤令气血失和，治法有5个：

治法1　用驴尿、生姜汁各等份调匀搽患处，日搽3~5次，连续搽2~3月。

治法2　用密陀僧、硫磺、儿茶各2克，锡粉、雄黄各1克，共研成细末放在清水中化开无渣为度，装入消毒瓶内盖紧不可走失药气，每次取出适量药粉用生姜汁调成糊状敷患处，每日换药1次，连敷数日。

治法3　用鲜茄子、白色茄子搽紫癜，紫色茄子搽白癜各适量，共研如泥厚敷患处外用消毒纱布包扎固定，每日换药3~5次，连搽2~3月。

治法4　用鳗鱼又名（白鳝）取油适量搽患处若无油者可取白鳝全条，加水煮至熟烂取油，或煎枯取油搽患处，日搽3~5次，连搽数日。

治法5　用白蒺藜适量生研成细末放在清水中化开无渣为度，装入消毒瓶内盖紧不可走失药气，每次取6克用开水冲入空心温服，日服2~3次，连服1~3月。

紫癜

若紫癜者，治法有6个：

治法1　用内服处方：羊胫骨、兔肉各500克，猫肉250克，猪蹄1只，红枣150克，藕节、荞麦叶各100克，鲤鱼鳞50克，蒜头30克，鹿角胶15克，柿树叶5克，共加水煮至熟烂时，加入黄酒100毫升，搅匀煮5分钟即可，再用花生红衣300克，烘干研成细末放在清水中化开无渣为度，装入消毒瓶内盖紧不可走失药气，每次取15克冲入药汁内温服，日服2~3次，连服1~2月。

治法2　用紫背浮萍取大者适量，洗净晒干研成细末放在清水中化开无渣为度，炼蜜为丸如弹子大（名浮萍丸），装入消毒瓶内盖紧不可走失药气，每次取10克，用黑豆2千克，炒至烟起冲入白酒适量浸泡一日夜，取出过滤取汁（名豆淋酒），空心送服，日服2~3次，连续数剂。

治法3　用鲜苍耳子全草连根带叶适量，洗净切碎放入大锅内煮至熟烂，取出过滤去渣将汁用慢火熬成膏状，装入瓷瓶内，每次用桑木桃20克，含口中用黄酒送服（名苍耳膏），日服2~3次，连续数剂，服后有风处必出小疮如豆粒大，此为风毒出也，可刺破出净汁。

治法4　用穿山甲片先刮患处，至燥痛时取鳗鲡鱼脂涂敷，日涂3~5次，连续涂用数日。

治法5　用树孔中水温洗之，洗后用桂心牡蛎各适量，共研成细末放在清水中化开无渣为度，装入消毒瓶内盖紧不可走失药气，每次取出适量药粉用面油调成膏状涂敷患处，日涂3~5次，连续涂用数日。在服药期间忌食猪肉。

治法6　用雄黄、朱砂各适量共研成细末放在清水中化开无渣为度，装入消毒瓶内盖紧不可走失药气，每次取出适量药粉用茄蒂沾药搽患处，日搽2~3次，连搽数日。

眼　部

各种瞳神眼病

各种瞳神眼病者，治法如下：

治法　玄参适量米水浸泡，后晒干研成细末放在清水中化开无渣为度，装入消毒瓶内盖紧不可走失药气，每次取20克煮羊肝饭后服，日服2~3次，连服1年。如小儿眼内瞳仁不正者，可用石楠藤叶50克，藜芦1克，瓜蒂7枚共研成细末每次取少许吹入患儿鼻腔内，日吹3~5次，内服牛黄平肝散，连用1~3月。

目疾

目疾病者，治法有3个：

治法1　用菊花、枸杞子各1千克，共研成细末放在清水中化开无渣为度，炼蜜为丸阴干，装入消毒瓶内盖紧不可走失药气，每次取10克饭后用茶水送服，日服2~3次，连服1~3月。

治法2　用炉甘石、海螵蛸、硼砂各50克，共研成细末放在清水中化开无渣为度，装入消毒瓶内盖紧不可走失药气，每次取出适量药粉加水煎取浓汁澄清点眼，日点3~5次，连点5~10日。

治法3　用茯神、枣仁、远志肉、蝉蜕、秦皮、车前子、荆芥、薄荷、黄连、蒙花、石决明、菊花、木贼、草决明、羚羊角、玉竹、青葙子、谷精子、豨莶草、楮实、枸杞子、冰片、珍珠、元肉、桑叶、胆矾之类，随证加减。

眼泡壅肿

若眼泡壅肿者，治法如下：

治法　用古方(《张氏医通》）大黄当归散：大黄、黄芩各30克，木贼、红花、苏木、当归、栀子各15克，共研成粗末每次取15克，加水煎取浓汁饭后温服，日服2~3次。

伤风眼红

伤风眼红者，治法如下：

治法　用地骨皮10克，鳖甲炙、金银花各6克，洋参炙、白芷、川芎、白术、首乌、白芥子各5克，防风、川厚朴各3克，灯心3条，炙甘草1克，生姜3片，共加水煎取浓汁饭后温服，每日1剂服2~3次，连服3~5日。

伤风流眼水

若伤风流眼泪者，治法如下：

治法　用首乌8克，鳖甲炙6克，白芷、山楂、当归各5克，半夏、蝉蜕、川芎、薄荷、栀子、砂仁各3克，陈皮2克，炙甘草1克，生姜2片，共加水煎取浓汁饭后温服，每日1剂服2~3次，连服3~5剂。

风火赤眼

若风火赤眼者，治法有3个：

治法1　用鲜石榴叶100克，加水煎取浓汁过滤澄清洗眼睛，日洗3~5次，连洗2~3日。

治法2　用大田螺3~5个洗净加冰片少许，共研如泥厚敷眼皮及两太阳穴处，每日早晚各换药1次，连续1~3日。

治法3　用内服处方：车前子、黄连各35克，共研成细末放在清水中化开无渣为度，装入消毒瓶内盖紧不可走失药气，每次饭后取3克用温酒冲服，日服2~3次，连续3~5日。

目热红痛者

治法如下：

治法　用大田螺1个洗净加食盐少许，少时取汁点入眼内，每日点3~5次，连续1~3日。

积热目涩者，治法如下：

治法　用青蒿子适量研成细末放在清水中化开无渣为度，装入消毒瓶内盖紧不可走失药气，每次饭后取6克用泉水冲服，日服2~3次，连续数日。

肝虚目赤者，治法如下：

治法　用鲜羊肝100克切成薄片，用开水浸泡吞服，日服2~3次，连续3~5日。

目赤痒痛者，治法如下：

治法　用黄连、白矾各等份浸入人乳汁内，

上盖白纸固定，在纸上穿数小孔将乳汁蒸熟取出，用乳汁点入眼内，日点3~5次，连续3~5日。

目赤痛者，治法有5个：

治法1　用龙胆草适量，加水用小火慢熬成膏状，每次取少许点入眼内，日点2~3次，连续3~5日。

治法2　用生大黄10克，加水煎取浓汁饭后温服，日服2~3次，连续1~3日。

治法3　用鲜生姜适量研取自然汁装入消毒瓶内每次用古铜钱点姜汁入眼内，日点3~5次，连续1~3日。

治法4　用鲜虾肉适量研如泥贴在患者两太阳穴处，用油纸将药盖上外用纱布包扎固定，每日早晚各换药1次，连续用药数日。

治法5　用生鸡蛋清适量与冰糖调匀，装入消毒瓶内盖紧不可走失药气，每次用小吸管取少许药液点入眼内，每日早晚各点1次，连续用药数日。

目生赤脉贯瞳仁者，治法如下：

治法　用玄参适量研成细末放在清水中化开无渣为度，猪肝适量用洗米水煮熟，每次饭后用猪肝点玄参末食，日服2~3次，连续数日。

肝火盛引起赤眼羞明怕光

若肝火盛引起赤眼羞明怕光者，治法如下：

治法　用杭菊花15克，龙井茶5克，共加水煎取浓汁当茶日饮数次，连续2~3日。

暴发火眼

若眼目红肿，滤泪刺痛怕光者（名暴发火眼），治法有2个：

治法1　用猪苦胆1~2枚，或鸡苦胆5~6枚，取出胆汁隔水蒸熟加白糖适量温服，日服2~3剂，连续数日。

治法2　用内服处方：金银花12克，连翘、赤芍、蔓荆子各10克，栀子、黄芩、龙胆草、大黄各6克，桃仁5克，薄荷3克，共加水煎取浓汁饭后温服（名火眼方），每日1剂服2~3次，连服3~5日。

火眼赤烂者，治法如下：

治法　用艾叶适量烧烟，用碗盖在空间使烟冲上碗内，待烟净后刮下碗内之物用温水调化洗眼，日洗3~5次，连续数日。

风眼赤烂者，治法有2个：

治法1　用明净皮硝3克，加水3碗煎取浓汁，取出放外露一夜，取清液洗眼，日洗3~5次，连续数日。

治法2　用真麻油适量，用蚕砂适量研成细末放在清水中化开无渣为度，共调成膏状，待2~3日后涂敷在眼皮周围，每日早晚各换药1次，连续数日。

见风流泪者，治法有2个：

治法1　先用桑叶适量，加水煎取浓汁洗眼，后用鲫鱼胆数枚取出胆汁，加入适量人乳调匀，放在饭上蒸熟取出放在室外露一夜，再收回每次取少许点入眼角处，日点3~5次，连续数日。

治法2　用腊月不落的鲜桑叶适量，加入芒硝少许共加水煎取浓汁洗眼，日洗3~5次，连续数日。

目中胬肉

若眼两角生胬肉者，治法有2个：

治法1　用丹参、苦参、栀子、菊花、黄连、枳壳麸炒、石决明、车前子、防风、大黄炒、升麻各6克，共加水煎取浓汁饭后温服（名黑参汤），每日1剂服2~3次，连续8~10剂。

治法2　用玉竹、黄连、枳壳麸炒、川芎、甘草、羚羊角各30克，车前子、青葙子、草决明各15克，共研成细末每次取10克，饭后用黄酒冲入空心温服（名决明散），日服2~3次、连服2~3剂。

胬肉遮睛者，治法有2个：

治法1　先用归尾、赤芍、地肤子、石菖蒲各6克，黄连、杏仁各3克，羌活2克，白矾1克，共加水煎取浓汁洗眼，后用北杏仁适量去皮尖研如泥，用人乳化开取汁点入眼内，外用鲜鲫鱼肉一片中间开一孔贴在眼眶上，日贴鱼片5~6次，点药2~3次，连续数日。

治法2　用铁锈适量加水磨取浓汁过滤去渣澄清，将清汁装入消毒瓶内盖紧不可走失药气，每次用小吸管装入少许药液点入患者眼内，日点药液10余次，连续用药数日肉退。

肝胀

若眼珠忽然突出，下垂至鼻痛不可忍，或大便出血者（名肝胀），治法有2个：

治法1　用羌活30克加水煎取浓汁温服，每日1剂服2~3次，连续数日。

治法2　用内服处方：淫羊藿、威灵仙各3克共加水煎取浓汁温服，每日1剂服2~3次，连续数剂。

眼珠缩入者，治法如下：

治法　用老生姜两块烧热，取出贴在患者两眉心处，冷则即换，连续数次。

病后失明

若病后失明、眼目受伤、视力减退者，治法

如下：

治法　用羊胆1枚，鲤鱼胆2枚，鸡胆3枚，共刺破取出胆汁调匀，装入消毒瓶内盖紧不可走失药气放入冰箱内，每次用小吸管取出少许药液点入患者眼内，每日早晚各点1次，连续数日。

病后青盲眼睛失明者

近期治法有2个：

治法1　用仙灵脾30克，淡豆豉100粒，共加水一碗半煎至一碗饭后温服，每日1剂服2~3次，连续数日。

治法2　用内服处方：青羊肝适量，每次取半具切成薄片用开水浸后吞服，日服2~3次，连服数日。

忽然失明者，治法如下：

治法　用老生姜一片含入口中，外用黄土适量拌入水中澄清，每次取清水洗眼，日含数片，连续数日。

黑子遮眼者，治法如下：

治法　用鸡蛋2枚煮熟去壳，加桑寄生15克，清水3碗，煎至1碗时再加入冰糖适量，饭后温服，日服2~3次，连续3~5周。

眼目昏花者，治法如下：

治法　用黑豆500克，枸杞子120克，共加水煮至熟透取出研如泥为丸，晒干每日早上取10克，用盐汤空心送服，连服3~5周。

目涩怕光迎风流泪

若目涩怕光迎风流泪，视物模糊及内障云翳者，治法如下：

治法　用熟地240克，山萸肉、山药各120克，泽泻、茯苓、丹皮各90克（名六味地黄丸），加石决明120克，当归、白芍、枸杞、菊花、刺蒺藜各90克，共研成细末放在清水中化开无渣为度，炼蜜为丸（名明目地黄丸），每次取6克用温开水空心温服，日服2~3次，连服数剂。

目中溜火多泪

目中溜火多泪、脐下冷、阴汗、足痿弱者，此为气寒血热之症，治法如下：

治法　用北芪、苍术、升麻、羌活、知母、柴胡、当归各3克，人参、炙甘草、白芷、防风、黄柏、泽泻各2克，黄连、陈皮、青皮、木香各1克，共加水煎取浓汁饭后温服，每日1剂服2~3次，连服数日。

眼多流泪

如眼多流泪者，治法如下：

治法　用升麻、北芪、丁香各6克，干葛、羌活、炙甘草、防风各3克，麻黄1克共研成细末放在清水中化开无渣为度，分成二份，每次服一份煎葱汤送服，每日早晚各服1次，连服数日。

若瞳神散大视物昏暗

若瞳神散大视物昏暗，眼前浮现黑花或视一物成二体，久则光不收及内障瞳神淡绿，或淡白色者，治法有2个：

治法1　用熟地240克，茯苓、生地、山萸肉各120克，当归、柴胡、五味子、怀山药、丹皮、泽泻各60克，共研成细末放在清水中化开无渣为度，炼蜜为丸朱砂为衣（名益阴肾气丸），每次取10克饭后用温开水送服，日服2~3次，连服15~20日。

治法2　用内服处方：古方(《原机启微》）石斛夜光丸：人参、天冬、茯苓各60克，麦冬、生地、熟地各30克，草决明、怀山药、枸杞、菟丝子、牛膝、菊花、杏仁各23克，甘草、五味子、白蒺藜、川芎、枳壳、防风、青葙子、羚羊角、犀角、黄连各15克，共研成细末放在清水中化开无渣为度，炼蜜为丸，每次取10克饭后，用温开水或盐汤送服，日服2~3次，连服数剂。

眼前浮现黑花或视一成二者

若眼前浮现黑花或视一成二者，是中气不足，治法如下：

治法　用黄芪、党参各15克，葛根、蔓荆子各10克，白芍、黄柏各6克，升麻5克，甘草3克，共加水煎浓汁饭后温服（名益气聪明汤），每日1剂服2~3次，连服15~20日。

眼起星花

若眼起星花者，治法有4个：

治法1　用青葙子、谷精子、白芍各6克，胆草5克，木贼、菊花各3克，全蝎、甘草各1克，共加水煎取浓汁饭后温服，每日1剂服2~3次，连服3~5剂自愈。或用猪油炒苦瓜常服。

治法2　用白胡椒7~8粒共研碎用纱布包好塞入鼻腔内，每日早晚各换药1次，连塞2~4周星退。

治法3　先用白蒺藜10克打碎，加水煎取浓汁澄清洗眼，后用真象牙加人乳磨取浓汁点入眼内，每日3~5次，连续3~5周。

治法4　用公丁香0.3克，黑枣1枚去核，共研如泥取出用纱布包好塞入鼻腔内，左眼塞右鼻，右眼塞左鼻，每日早晚各换药1次，连塞4~5周星退。

眼内生珠管者，治法如下：

治法　用生蜂蜜适量，每次取少许涂入眼内，让患者仰卧六小时后洗去，每日涂1次，连续5~

8周。

老人眼疾

若老人眼疾、视物昏花迎风流泪者，治法如下：

治法　用杞子75克，熟地20克，杭菊、麦冬各15克，夜明砂12克，共加水煎取浓汁过滤澄清，取清汁加羊肝适量，煮至熟烂取出吃肝饮汤，每日1剂服2~3次，连续数日。

视物模糊

若视物模糊、两眼昏花、面色憔悴者，治法如下：

治法　用鸡肝100克洗净切片，拌好调料加入银耳15克，枸杞5克，共用鸡汤煮沸后去净浮沫，加入茉莉花24朵，煮至熟透取出空心温服，每日1剂服2~3次，连续数剂。

云翳遮眼

若肝虚所致的迎风流泪、云翳遮眼、白内障者，治法如下：

治法　用酒药处方：枸杞250克，浸入好酒内密封2~3月，取出每次饭后适量饮用，每日2~3次，连续3~5月。

眼内外障翳

如眼内外障翳者，治法有4个：

治法1　用麻黄根50克，归身5克，麝香0.5克共研成细末放在清水中化开无渣为度，装入消毒瓶内盖紧不可走失药气，每次用小吸管装少许药粉喷入患者鼻腔内，日喷3~4次，连喷15~20日。

治法2　用内服处方：密蒙花、黄蘖树根各100克，共研成细末放在清水中化开无渣为度，滴水为丸，每次取10克饭后用温开水送服，日服2~3次，连服15~20日。

治法3　用塘虾、柿饼各适量，共研如泥敷在手腕脉口之处，左眼敷左手，右眼敷右手，每日换药1次，连敷数日。

治法4　用麻黄根32克，当归身3克，共炒至黑色加入麝香少许，共研成细末放在清水中化开无渣为度，装入消毒瓶内盖紧不可走失药气，每次取少许吹入鼻腔内，日吹数次，连续数日。

物入目中久而不出，即生障翳，治法如下：

治法　用瞿麦、炮干姜各等份共研成细末放在清水中化开无渣为度，装入消毒瓶内盖紧不可走失药气，每次饭后取6克用泉水冲服，日服2~3次，连续数日。

目生障翳者，治法有2个：

治法1　在腊月取羚羊胆十余枚，用白蜜装满挂在当风处，外用纸套套住，待胆外长出白霜时将白霜扫下，研成细末放在清水中化开无渣为度，装入消毒瓶内盖紧不可走失药气，每次取少许点入眼内，每日早晚各点1次，连续数日。

治法2　用芒硝35克放入铜器内用大火炼之，炼后连铜器取出放地上去净火毒，将芒硝研成细末放在清水中化开无渣为度，装入消毒瓶内盖紧不可走失药气，每晚睡觉前用小吸管取少许药粉点在眼角内，连续数日。

病后生翳者，治法有2个：

治法1　用白菊花、蝉蜕各等份共研成细末放在清水中化开无渣为度，装入消毒瓶内盖紧不可走失药气，每次饭后取10克用蜜糖冲服，日服2~3次，连续数日。

治法2　用古方(《医林纂要》)翳草明目散：天胡荽适量揉碎，左翳塞右鼻腔，右翳塞左鼻腔，每日换药1次，连塞。

目赤障翳

若眼有目赤障翳者，治法有2个：

治法1　用青鱼胆适量阴干研成细末放在清水中化开无渣为度，装入消毒瓶内盖紧不可走失药气每次取少许点在眼角上，每日早晚各点1次，连续3~5日。

治法2　用卫生盐适量，每次用少许开温水溶化澄清洗眼睛，洗后合眼片刻，每日早晚各洗1次，连续洗用，有目视千里清之称。

眼内血翳

若眼内血翳者，治法有2个：

治法1　用生熟猪血各适量用蜜糖调服，日服2~3次，连服数日翳退。

治法2　用内服处方：蒲公英50克牛肉适量，共用瓦锅煲至熟烂吃肉饮汤，每日1剂服2~3次，连服数日翳退。

目生赤白翳者，治法如下：

治法　用海螵蛸去净皮50克，加龙脑2克共研成细末放在清水中化开无渣为度，装入消毒瓶内盖紧不可走失药气，每次用小吸管取少许点入眼内，每日早晚各点1次，连续数日。

眼生白内障

如眼生白内障者，治法如下：

治法　用夜合树油25克，龙衣15克，共加水煎浓汁饭后温服，每日1剂服2~3次，连服数月。

远年目障者，治法有2个：

治法1　用炮人指甲0.3克，炮山甲、蝉蜕各0.15克，蛇蜕0.45克，凤凰衣0.6克用人乳炒，共研成细末放在清水中化开无渣为度，装入消毒瓶内盖紧不可走失药气，每次用小吸管装取0.1克药粉，口含清水将药粉喷入患者鼻腔内，每日喷2~3次，连续数月。

治法2　用食盐少许研成细末放在清水中化开无渣为度，装入消毒瓶内盖紧不可走失药气，每次用灯心点少许食盐粉搽入患障之处，每日点2~3次数月。

眼内障遮睛不能视物者，治法有3个：

治法1　用白羊肝1具，熟地60克，黄连30克，共研如泥为丸，每次取15克用茶空心送服，日服2~3次，连服1~2月。

治法2　用乌鸦胆适量，每次取胆汁少许滴入眼内，日滴3~5次，连续数月。

治法3　用古方(《兰室秘藏》)蔓荆子汤：人参、黄芪各30克，炙甘草24克，黄柏、白芍各9克，蔓荆子7.5克，共研成粗末每次取15克，加水煎取浓汁空心温服，每日服2~3次，连服。

眼底出血

若眼底出血者，治法如下：

治法　(《中医眼科六经法要》)生蒲黄汤：蒲黄、旱莲草各24克，丹参、郁金各15克，丹皮、荆芥炭、生地各12克，川芎6克，共加水煎取浓汁空心温服，每日1剂服2~3次，连服数剂。

因高血压动脉硬化，所致前房眼底出血

治法　用(《中医杂志》)清肝滋肾凉化汤：仙鹤草、旱莲草、生地各12克，草决明、青葙子、石斛、枸杞子各10克，菊花、丹参各9克，黄芩、龙胆草各6克，红花4.5克，共加水煎取浓汁空心温服，每日1剂服2~3次，连服。

烂弦风

眼弦赤烂（名烂弦风)，治法有2个：

治法1　用雄猪油炼净30克，开口无核的川花椒10克，放入油内熬至焦枯去净渣，加铜绿15克研成细末放在清水中化开无渣为度调成膏状，装入消毒瓶内盖紧不可走失药气，每晚睡觉时取出少许药膏涂在眼边周围早上洗去，每日1次，连续数日。

治法2　用蚕砂15克研成细末放在清水中化开无渣为度，加真麻油适量调成膏状，装入消毒瓶内盖紧不可走失药气，每晚睡觉前取出适量药膏涂在眼边周围早上洗去，每日1次，连续数日。

眼歪斜

眼歪斜者，治法有5个：

治法1　用蓖麻仁49粒，研如泥作成小饼反贴在患者另一边，每日贴1次，连贴3~5日以正为度。

治法2　用内服处方：白附子、白僵蚕、全蝎各50克共研成细末放在清水中化开无渣为度，装入消毒瓶内盖紧不可走失药气，每次取10克饭后用白酒冲服，日服2~3次，连服5~10日。

治法3　用活黄鳝1条，皂角研末10克，蓖麻子49粒、冰片2克，共研如泥加陈醋少许调成膏状，左斜涂右，右斜涂左，每日1次，连涂3~5日以正为度。

治法4　用公鸡冠上血涂反面，左斜涂右、右斜涂左，日涂5~6次，连涂3~5日以正为度。正后不可涂。

治法5　用内服处方：槐花15克，猪牙皂、槐角子各10克，荆芥后下10克，白附子9克，共加水煎取浓汁，细辛10克研成细末放在清水中化开无渣为度，冲入药汁内饭后温服，每日1剂服3~5次，连服数剂。

瞳仁反背

眼内瞳仁反背者，治法如下：

治法　用密蒙花、蝉蜕、白菊花、郁李仁、生石膏、草决明、石决明打碎、甘草、谷精草、白矾各12克，百部6克，珍珠1.5克，研成细末放在清水中化开无渣为度冲服，共加水煎取浓汁饭后温服，每日1剂服2~3次，服药后身即发冷者其光必转，若光未转净者再服1剂。

烂眼皮

烂眼皮与眼癣形相似，惟癣痒，烂不痒，治法有3个：

治法1　用明矾适量醋制后研成细末放在清水中化开无渣为度，装入消毒瓶内盖紧不可走失药气，每次取少许用人乳调成膏状，搽在烂眼皮处，每日早晚各搽1次，连续数日。

治法2　用五味子、蔓荆子各20克，共加水煎浓汁洗眼，日洗3~5次，连洗5~10日。

治法3　用蚕砂150克焙干，雄黄10克，共研成细末放在清水中化开无渣为度，装入消毒瓶内盖紧不可走失药气，每次取出适量药粉用真麻油调成膏状搽患处，每日早晚各搽1次，连搽数日。

夜盲眼

夜盲眼（又名鸡盲眼)，眼花夜盲或老人两眼昏花者，治法有7个：

治法1　用大米适量加水煮成粥，用鸡肝适量切片拌好调料放入粥内煮至熟透取出空心温服，每日1剂服2~3次，连服3~5日。

治法2　用麻雀头上鲜血点眼四角处，每日2~3次，连点5~10日。

治法3　用地肤子叶50克，加水煎浓汁洗患者眼部，日洗3~5次，连洗数日。

治法4　用夜明砂、石决明各100克共研成细末放在清水中化开无渣为度，装入消毒瓶内盖紧不可走失药气，每次取15克煎猪肝服，日服2~3次，连服15~20日。

治法5　用内服处方：红皮黄肉的番薯叶与羊肝各200克，各洗净切片加水煮至熟烂取出空心温服，每日1剂服2~3次，连续服药数日。

治法6　用内服处方：鸡肝适量去膜洗净，加谷精草15克，夜明砂10克拌匀，隔水蒸至熟透取出空心温服，日服2~3次，连续1~2月。

治法7　用内服处方：猪肝150克洗净切片，加菠菜适量，共加水煮汤取出空心温服，每日1剂服2~3次，连续数剂。

若夜盲眼四十岁以后百药无效者，治法有2个：

治法1　用黄腊适量熔化取出加蛤粉调成膏状，每次取6克用牛肝60克切开包好，用麻绳扎定加水一碗共放入铜锅内煮熟，趁热取出用热气熏眼，饭后温服牛肝与汤，日服2~3次，连服3~5周。

治法2　用谷精草50克，猪肝150克，共放入瓦锅内加水适量煮熟，趁热取出用热气熏眼，饭后温服猪肝与汤，日服2~3次，连续3~5周。

夜盲眼、青光眼、角膜炎

若夜盲眼、青光眼、角膜炎、内障云翳者，治法如下：

治法　用内服处方：芜菁子（又名大头菜子）1千克，浸泡入好酒内2~3日取出，隔水蒸半小时取出晒干，研成细末放在清水中化开无渣为度，炼蜜为丸小豆大，装入消毒瓶内盖紧不可走失药气，每次取10克用米汤送服，日服2~3次，连服数剂。

青光眼

若青光眼眼压高者，治法如下：

治法　用槟榔18克，加水煎取浓汁空心温服，服药后如有腹痛呕吐恶心，及轻度腹泻等反应均属正常现象，不需惊怕，每日1剂服2~3次，连续数剂。

角膜软化

若小儿出麻疹后角膜软化，贫血引起的眼朦，夜盲、内外障翳视力减退者，治法如下：

治法　用猪肝或兔肝亦可100克洗净切片，加夜明砂6克拌匀，加水煎取浓汁空心温服，每日1剂服2~3次，连服1~2月。

眼皮瘤

眼皮瘤者，治法有2个：

治法1　用樱桃核10克研成细末放在清水中化开无渣为度，装入消毒瓶内盖紧不可走失药气，每次取出适量药粉用无根水调成膏状搽患处，日搽3~5次，连搽数日。

治法2　凡眼下空处生疖出脓，流水不干日久成漏，诸药不效者可用柿饼去皮，取肉研如泥涂敷患处，每日换药1次，连敷数日。

近视眼

近视眼者，治法如下：

治法　用真高丽人参、茯苓各35克，石菖蒲、远志肉各70克，共研成细末放在清水中化开无渣为度，炼蜜为丸朱砂为衣，装入消毒瓶内盖紧不可走失药气，每次饭后白米汤送服10克，日服2~3次，连服1~5月。

防止近视眼加深

若防止近视眼加深者，治法如下：

治法　用牛眼、猪眼、羊眼各适量，加入元肉、枸杞、山萸肉各15克，用水煮至熟烂取出空心温服，每日1剂服2~3次，连续数剂。

小儿疳眼

若小儿疳眼角膜软化症及夜盲，视物昏花者，治法有2个：

治法1　用羊肝去净膜切片60克与葱同炒片刻，加水煮沸加大米适量，共煮成粥取出空心温服，每日1剂服2~3次，连续数剂。

治法2　用鳗鲡鱼肝、草决明各100克，共研如泥作为药丸小豆大，晒干每次取5克用温开水空心送服，日服2~3次，连续数剂。

眼眶痛

眼眶痛者，治法如下：

治法　用橘红15克，茯苓、川芎、白术、天南星、法夏、生姜各10克，甘草5克，细辛3克，共加水煎取浓汁饭后温服，每日1剂服2~3次，连服3~5剂。

急性结膜炎

急性结膜炎者，治法有16个：

治法1　用车前草、旱莲草各30克，地胆头、珍珠草、黄芩各20克，菊花、木贼、桑叶各15克，甘草10克共加水煎取浓汁饭后温服，每日1剂服2~3次，连服数剂。

治法2　用珍珠草、崩口碗、羊蹄草各25克，共研成细末放在清水中化开无渣为度，装入消毒瓶内盖紧不可走失药气，每次取出适量药粉用鸡蛋白调成膏敷患处，每日换药1次，连敷数剂。

治法3　用内服处方：猪肝500克洗净切片，加玄参15克共加水煮至熟烂，取出拌调料吃肝饮汤，每日1剂服2~3次，连服数剂。

治法4　用五倍子25克研成细末放在清水中化开无渣为度，装入消毒瓶内盖紧不可走失药气，加入鲜侧柏叶、野菊花嫩枝头各适量共研如泥，再加蜂蜜调成膏状，敷患者眼部，每日换药1次，连敷数日。

治法5　用鲜芙蓉叶适量洗净、玄明粉5克，共研如泥作成两饼，分别贴在患者两太阳穴处，每日早晚各换药1次，连贴3~5日。

治法6　用内服处方：菊花50克，黄连30克，谷精子25克，桑叶、地骨皮、桑白皮各15克，青皮、金银花、白芷、车前草各10克，木贼7克，甘草5克，共加水煎取浓汁饭后温服，每日1剂服2~3次，连服3~5剂。

治法7　用秦皮25克，夏枯草15克，共加水煎取浓汁洗眼部，后用生地50克，大黄、龙胆草、桃仁各15克，红花10克，共研如泥，加人乳调成膏状敷患者眼部，每日换药1次，连敷3~5日。

治法8　用生附子7克，吴茱萸5克共研成细末放在清水中化开无渣为度，加白酒调成膏状，厚敷患者两足心涌泉穴处，每日换药1次，连续3~5日。

治法9　用巴豆3粒去壳、雄黄1克，共研如泥作成绿豆大粒，每次各放1粒在胶布中心，贴在患者两太阳穴处，待患者皮肤起泡时即去药，再用消毒针挑破水泡，流净泡内的水。

治法10　用内服处方：败酱草50克，柴胡、黄芩、草决明、黄柏各25克，龙胆草、归尾各15克，细辛2克，共加水煎取浓汁饭后温服，每日1剂服2~3次，连服3~5剂。

治法11　用紫花地丁、黄柏各50克，菊花、桑叶各15克，黄连5克，共加水煎取浓汁，再加入冰片1克，人乳适量、猪、牛、羊、鸡胆汁均可，加入适量调匀点眼，日点3~5次，连点数日。

治法12　用白菊花、蒲公英、夏枯草各50克，淮牛膝、车前子炒各20克，大黄、金银花、黄芩、香附、栀子各15克，黄连、荆芥各10克，甘草5克，共加水煎取浓汁，另加元明粉15克，分三次用开水冲入饭后温服，每日1剂服2~3次，连服3~5剂。

治法13　用合欢花10克，用温水浸泡半日取出，加入猪肝150克切片，拌匀装入盖碗内，隔水蒸至熟烂取出空心温服，每日1剂服2~3次，连续数日。

治法14　用鸡蛋1枚煮熟取蛋白，趁热贴在眼皮上用纱布固定，每日早晚各换1次，连续数日。

治法15　用猪腰1对洗净去净膜切片，加荸荠250克去皮切片，蝉蜕10克，蛇蜕6克，共加水煮至熟透取出吃肉饮汤，每日1剂服2~3次，连续10~15剂。

治法16　用古方(《眼科纂要》)泻肺饮：石膏60克，桑白皮、赤芍、黄芩各30克，枳壳、木通、连翘、荆芥、防风、栀子、白芷、羌活各15克，甘草10克，共加水煎取浓汁饭后温服，每日1剂服2~3次，连服数剂。

泡性角膜炎

泡性角膜炎或结膜炎者，治法如下：

治法　用炙鳖甲20克，知母、地骨皮、钩藤各15克，白术、陈皮、青蒿各10克，柴胡5克，共加水煎取浓汁饭后温服，服药后另用鲜鹅不食草，洗净研如泥作成黄豆大的小饼，用纱布包好塞入患者两鼻腔内，每日早晚各换药1次，内服药每日1剂服2~3次，连服3~5日。

角膜软化者，治法如下：

治法　用(《中医杂志》)川芎银花汤：金银花15克，谷精草、神曲、夜明砂各10克，当归、川芎、白芍、车前子、花粉各6克，槟榔5克，青黛3克，共加水煎取浓汁饭后温服，每日1剂服2~3次，连服数剂。

慢性眼睑炎

若慢性眼睑炎者，治法如下：

治法　用古方(《世医得效方》)五蜕散：炮山甲、制川乌、炙甘草各15克，蛇蜕、蝉蜕、蚕茧壳、猪蹄壳、荆芥穗各7.5克，共加水煎取浓汁饭后温服，每日1剂服2~3次，连续服药数剂。

睑缘炎

睑缘炎者，治法有3个：

治法1　用杭菊25克，豨莶草、食盐各15克，皮硝、胆矾各10克，明矾5克，红枣1枚，共加水煎取浓汁洗患处，日洗3~5次，连洗3~5日。

治法2　用乌梅、炉甘石、皮硝各10克，黄连5克，铜绿3克，共加水煎取浓汁温洗患处，日洗3~5次，连洗5~6日。

治法3 用蚕砂25克放瓦上焙枯存性，荸荠粉10克，煅石膏5克，青黛2克，梅花冰片0.6克，共研成细末放在清水中化开无渣为度，用米醋调成膏状临睡前敷患处，每日换药1次，连敷3~5日。

倒睫

倒睫者，治法有5个：

治法1 先用黄连5克加水煎取汁温洗眼部，后用石燕磨蟹体内黄液成膏状，搽眼睫毛根部，日搽3~5次，连搽5~10日。

治法2 用大活螃蟹1只取背上黄液搽眼睫毛，每日早晚各搽1次，连续5~6日。

治法3 用五倍子适量研成细末放在清水中化开无渣为度，装入消毒瓶内盖紧不可走失药气，每次取出适量药粉用蜂蜜调成膏状涂敷眼皮上，每日换药1次，连敷3~5日眼睫毛自起。

治法4 用石斛、川芎各10克共研成细末放在清水中化开无渣为度，装入消毒瓶内盖紧不可走失药气，每次先让患者口含凉水，然后取少许药末吹入患者左右鼻腔内，日吹3~5次，连续5~6日眼睫毛自起。

治法5 用木鳖子仁适量研成细末放在清水中化开无渣为度，装入消毒瓶内盖紧不可走失药气，每次取少许用纱布包成条状，左眼有睫毛者塞入右鼻腔内，右眼有睫毛者塞入左鼻腔内，每日早晚各换药1次，连续3~5日眼睫毛自起。

霰粒肿

霰粒肿者，治法如下：

治法 用生南星、樱桃核各35克，冰片3克共研成细末放在清水中化开无渣为度，装入消毒瓶内盖紧不可走失药气，每次取出适量药粉用米醋调成膏状，每晚临睡前搽外眼皮，或每日搽3~5次，连搽5~10日。

麦粒肿

麦粒肿者，治法有2个：

治法1 用蒲公英50克，食盐、白菊花各15克，明矾10克，共加水煎取浓汁内服外洗，后用生地50克，生南星、赤小豆各10克，枯矾、薄荷叶各5克，共研成细末放在清水中化开无渣为度，用鸡蛋白调成膏状搽患处，每日搽2~3次，连搽3~5日。

治法2 用南星、生地各10克共研如泥分成两份贴在患者两太阳穴处，每日换药1次，连贴2~3日。

泪囊炎

泪囊炎者，治法有2个：

治法1 龙胆草、当归、金银花各15克，共加水煎取浓汁饭后温服，每日1剂服2~3次，连服3~5日。

治法2 用枯矾、轻粉、血竭、乳香各3克，共研成细末放在清水中化开无渣为度，装入消毒瓶内盖紧不可走失药气，每次取出适量药粉点入眼内眦角处，日点3~5次，连点5~10日。

泪囊漏管

如泪囊有漏管者，治法如下：

治法 用五倍子1枚研成细末放在清水中化开无渣为度，装入消毒瓶内盖紧不可走失药气，柿饼1枚去皮，共研如泥敷患处，日敷2~3次，连敷5~10日。

眼复视

眼复视者，治法如下：

治法 用草决明150克，炒黄研成细末放在清水中化开无渣为度，装入消毒瓶内盖紧不可走失药气，苏叶5克，生姜3片，共加水煎取浓汁后，加入陈醋15毫升，取药末5克冲入饭后温服，日服2~3次，连服15~30日。

电光性眼炎

电光性眼炎者，治法有2个：

治法1 用人乳或牛奶兑20%普鲁卡因，调匀后点患者眼睛，日点3~5次，连点1~3日。

治法2 用元明粉2克，净花生油10克，用开水两碗冲化元明粉，再煮10分钟后用纱布蘸汁热敷患者眼部，每次敷15分钟、后用花生油点眼，日敷3~5次，连敷1~3日。

撞击伤眼

若撞击伤眼者，治法如下：

治法 用古方(《眼科纂要》)破血汤：生地12克，刘寄奴、赤芍、菊花、丹皮、桔梗各9克，苏木、红花、甘草各6克，共加水煎取浓汁饭后温服，每日1剂服2~3次，连服数剂。

杂物入眼

如一切杂物入眼内者，治法如下：

治法 用老南瓜瓤、或生地适量，研如泥厚敷患处，每日换药1次，连敷2~3日，其物自出。

耳 部

中耳炎

耳内流脓汁者（名中耳炎），治法有6个：

治法1 用香附10克研成细末放在清水中化

开无渣为度，装入消毒瓶内盖紧不可走失药气，每次用棉棒点少许药粉搽入耳内，每日搽2~3次，连搽5~7日。

治法2　用槟榔10克研成细末放在清水中化开无渣为度，装入消毒瓶内盖紧不可走失药气，每次取出适量药粉用棉棒点少许搽入耳内，日搽2~3次，连搽3~5日。

治法3　先用鸡冠血取少许滴入耳内，再用石榴花适量放瓦上焙至干枯取出，加入冰片少许共研成细末放在清水中化开无渣为度，装入消毒瓶内盖紧不可走失药气，每次用小吸管取出适量药粉喷入耳内，每日早晚各作1次，连续3~5日。

治法4　用猪苦胆1枚，鲤鱼胆、青鱼胆各10枚，白矾9克，黄连5克，各焙至干枯加冰片1克，共研成细末放在清水中化开无渣为度，装入消毒瓶内盖紧不可走失药气，每次取出适量药粉吹入耳内，日吹2~3次，连续3~5日。

治法5　用五倍子15克，石榴花5克，各焙至干枯，加枯矾3克，冰片1.5克，共研成细末放在清水中化开无渣为度，装入消毒瓶内盖紧不可走失药气，每次取出适量药粉吹入耳内，日吹2~3次，连续数日。

治法6　用韭菜汁20克，核桃仁取油10克，鸡蛋黄取油5克，冰片3克共调匀，每次取少许滴入耳内，日滴2~3次，连续数日。

耳内脓血不干

若耳内脓血不干者，治法如下：

治法　用木鳖子加清茶磨取浓汁，将浓汁涂在鲜葱白上，将葱白塞入耳内日换数次，连塞数日。

急性中耳炎

若急性中耳炎者，治法如下：

治法　用大活泥鳅鱼1~2条，洗净研如泥贴敷在耳部周围，每日换药1次，连续数日。

耳内流出脓水不绝者，治法有3个：

治法1　用轻粉3克，麝香1克共研成细末放在清水中化开无渣为度，装入消毒瓶内盖紧不可走失药气，每次取出适量药粉吹入耳内，日吹2~3次，连续数日。

治法2　用(《彭氏经验方》) 白石散：白矾70克，炉甘石20克，全蝎、冰片各5克，共研成细末放在清水中化开无渣为度，装入消毒瓶内盖紧不可走失药气，每次取出适量药粉吹入耳内日吹2~3次，连续用药数日。

治法3　用(《经验方》) 海冰散：胖大海16克，冰片3克，共研成细末放在清水中化开无渣为度，装入消毒瓶内盖紧不可走失药气，每次取出适量药粉吹入耳内，日吹2~3次，连续用药数日。

耳内出血

若耳内出血者，治法如下：

治法　用龙骨适量研成细末放在清水中化开无渣为度，装入消毒瓶内盖紧不可走失药气，每次取出适量药粉吹入耳内，日吹2~3次，连吹数日。

耳内出水

若耳内出水者，治法有2个：

治法1　用大蜘蛛3个煅存性放在泥土上拔去火毒，取出加入白矾2克，冰片少许共研成细末放在清水中化开无渣为度，装入消毒瓶内盖紧不可走失药气，每次取出适量药粉吹入耳内，日吹2~3次，连吹数日。

治法2　用枯矾适量加入冰片少许，共研成细末放在清水中化开无渣为度，装入消毒瓶内盖紧不可走失药气，每次取出适量药粉吹入耳内，日吹2~3次，连吹数日。

底耳

耳内湿痒者名底耳，治法如下：

治法　用桑螵蛸一个烧枯存性，取出加入麝香0.6克，共研成细末放在清水中化开无渣为度，装入消毒瓶内盖紧不可走失药气，每次取出适量药粉先用棉花搽净耳内，再用少许药末吹入耳内，每日早晚各换药1次，连续数日。

聤

耳内生小瘰或湿或干（名聤），治法如下：

治法　用桃仁适量喂熟研如泥，取出用纱布包好塞入耳内，每日早晚各换1次，连续数日。

耳内湿烂

若耳内湿烂者，治法有3个：

治法1　用白鲞或用江鱼脑骨（即是石首鱼之脑石），烧存性加入冰片少许，共研成细末放在清水中化开无渣为度，装入消毒瓶内盖紧不可走失药气，每次取出适量药粉吹入耳内，日吹3~5次，连续数日。

治法2　用海螵蛸适量炙黄，加入麝香少许共研成细末放在清水中化开无渣为度，装入消毒瓶内盖紧不可走失药气，每次取出适量药粉吹入耳内，日吹2~3次，连续数日。

治法3　用明矾、龙骨各3克共煨后研成细末放在清水中化开无渣为度，装入消毒瓶内盖紧不可走失药气，每次取出适量药粉吹入耳内，日吹

2～3次，连续数日。

耳边肿烂

若耳边肿烂者，治法如下：

治法　用皂角适量炙枯存性，研成细末放在清水中化开无渣为度，装入消毒瓶内盖紧不可走失药气，每次取出适量药粉用真麻油调成膏状涂敷患处，每日早晚各换药1次，连续数日。

耳后锐毒

若耳后锐毒者，此是风痰上涌所致，治法如下：

治法　用天南星适量放入火中煅枯存性，取出研成细末放在清水中化开无渣为度，装入消毒瓶内盖紧不可走失药气，每次取出适量药粉用醋调成膏状涂敷患处，每日换药1次，连续数日。

耳忽然作痛

若耳忽然作痛者，治法有4个：

治法1　用经霜雪的青竹箸，将露在外面枯朽者，取出烧枯存性研成细末放在清水中化开无渣为度，装入消毒瓶内盖紧不可走失药气，每次取出适量药粉涂敷患处其痛即止。

治法2　用石菖蒲、附子各3克共研成细末放在清水中化开无渣为度，装入消毒瓶内盖紧不可走失药气，每次取出适量药粉用麻油调成膏状涂敷患处，每日早晚各换药1次，连续5～6日。

治法3　用北细辛适量，研成细末放在清水中化开无渣为度，装入消毒瓶内盖紧不可走失药气，每次取出适量药粉用醋调合为丸，每次各取1粒用纱布包好塞入耳内，每日早晚各换药1次，连续3～5日。

治法4　用食盐3千克，共放入锅内炒热装入枕心内，让病人枕之，冷则净换，其痛自止。

耳卒垂痛

若耳卒垂痛者，治法如下：

治法　用鲜牛蒡子根适量，共研碎榨取自然汁放入砂锅内熬成膏状涂敷患处，每日早晚各换药1次，连敷3～5日。

耳门流出脓血肿痛

若耳门流出脓血肿痛者，治法如下：

治法　用韭菜适量研如泥取汁，每次取少许滴入耳内，每日2～3次，连续数日。

耳痒

耳痒者，治法如下：

治法　用生乌头1枚，趁湿削如枣核大，用纱布包好塞入耳内，日换3～5次，连塞数日自愈兼治耳鸣。

耳鸣

无声自听者名耳鸣，或肾虚或久泻或牙痛者，治法有3个：

治法1　用骨碎补适量炒黑研成细末放在清水中化开无渣为度，装入消毒瓶内盖紧不可走失药气，每次取出适量药粉用棉棒点少许药粉搽入耳内，再用10克药粉放入口中慢慢咽下，每日搽服2～3次，连续搽服数日。

治法2　用白毛乌骨雄鸡1只，去净毛及内脏洗净，加甜酒四斤煮至鸡熟烂时，取出趁热空心温服，每日1只服2～3次，连服5～6只。

治法3　用生地适量，研如泥为丸黄豆大煨熟，每次取1粒用纱布包好塞入耳内，日换2～3次，连塞数日。

若耳内作风雨水鼓鸣者，治法如下：

治法　用川乌头、石菖蒲各5克，各煅枯存性共研成细末放在清水中化开无渣为度，装入消毒瓶内盖紧不可走失药气，每次取出适量药粉取黄豆大1粒用纱布包好塞入耳内，每日早晚各换药1次，连续数日。

耳聋

如耳聋者，治法有4个：

治法1　用甘遂半寸用布包好塞入耳内，口中含甘草1片，含至甘草无味时，另换1片连含不断，每日早晚各换药1次，连塞3～5日。

治法2　用蓖麻仁1克研如泥用布包好塞入耳内，每日换药1次，连塞5～10日。

治法3　用梧桐子适量研成细末放在清水中化开无渣为度，装入消毒瓶内盖紧不可走失药气，每次饭后取10克用开水冲服，日服2～3次，连续服用1～2月。

治法4　用巴豆1粒，斑蝥3只，麝香0.1克，共研成细末放在清水中化开无渣为度，装入消毒瓶内盖紧不可走失药气，每次取出适量药粉加葱白适量研如泥为丸，用纱布包好塞入耳内，少时耳内觉声如雷，不须惊慌，轻者3日重者7日将药取出，耳渐可听。（此药大毒切忌入口）

老人耳聋

老人耳聋者，治法有4个：

治法1　用老鼠胆汁适量滴入患者耳内，每日2～3次，连续滴5～10日。

治法2　用刺猬胆汁适量滴入患者耳内，每日2～3次，连续滴5～10日。

治法3　将乌龟用镜对作，乌龟尿自出然后取尿滴入耳内，每日3～5次，连续滴数日自愈。生龟背、龟胸者亦可用此方搽患处，日搽3～5

次，连续1~2月。

治法4　用内服处方：猪肾1对去净膜切成薄片，粳米100克，葱白2根，薤白7枚，人参0.6克，防风0.3克，共加水煮成粥空心温服，每日1剂服2~3次，连服数日。

青年耳聋

青年耳聋此亦是肾气不足，治法如下：

治法　先在第1天清晨服胡桃1枚，每日增加1枚连续加至第7枚为度，然后每日减1枚，减至第1枚为1个疗程，连服2~4个疗程。

气闭耳聋

如气闭耳聋者，治法有4个：

治法1　用炒山甲7克，甘草5克，小茴、木香、全蝎、元胡、石菖蒲、陈皮各3克，羌活、僵蚕、川芎、蝉蜕各2克，共研成细末放在清水中化开无渣为度，每次饭后用白酒调服8克，日服2~3次，连服5~10日。

治法2　用内服处方：桑白皮炙70克，枳壳炒、柴胡酒洗、陈皮炒黄、甘草炙各35克，半夏、石菖蒲、生姜各30克，五加皮酒泡、骨碎补、草果去皮、地骨皮、桔梗各炒黄、诃子各10克，苏叶2克，共研成细末放在清水中化开无渣为度，每次取10克饭后温酒冲服，日服2~3次，连服5~10日。

治法3　用内服处方：熟地240克，山萸肉、山药各120克，泽泻、茯苓、丹皮各90克，共研成细末放在清水中化开无渣为度，炼蜜为丸（名六味地黄丸），每次取10克食后用温开水送服，日服2~3次，连服数日。

治法4　用活鲤鱼1尾将脑髓取出放在饭上蒸出油，将油取出每次用少许滴入耳内，每日3~5次，连续滴数日，耳内自然开窍。

若耳闭不通者，治法有2个：

治法1　用大田螺1个拔开盖加入麝香1.5克让田螺化水取出，每次取少许滴入耳内，日滴3~5次，连续数日。

治法2　用甘草、甘遂各取少许，各研成细末放在清水中化开无渣为度，装入消毒瓶内盖紧不可走失药气，每次取出适量药粉各用纱布包好，各塞入一耳内，每日换药1次，连作数日气自通。

肾虚耳聋

肾虚耳聋者，治法有2个：

治法1　用乌雄鸡1只去净毛及内脏，用无灰酒适量煮熟趁热取出空心温服，每日1只吃2~3次，连吃3~5只自然开窍。

治法2　用真磁石1块如黄豆大、炮穿山甲0.6克研成细末放在清水中化开无渣为度，装入消毒瓶内盖紧不可走失药气，每次取出适量药粉用纱布包好塞入耳内，让患者口含生铁1块，少时觉耳内有风雨声不须惊慌，每日换药1次，连续数日耳内自通。

若病后耳聋者，治法如下：

治法　用鲜石菖蒲适量，研取自然汁，每次取少许滴入耳内，每日滴3~5次，连滴数日。

耳暴聋

若耳暴聋者，治法有3个：

治法1　用活蚯蚓2条，鲜葱白2根，共放入小瓷瓶内让蚯蚓化为水，取出每次用少许滴入耳内，日滴3~5次，连续数日。

治法2　用白菊花、木通、石菖蒲各50克共研成细末放在清水中化开无渣为度，装入消毒瓶内盖紧不可走失药气，每次饭后取10克药粉用烧酒冲服，日服2~3次，连服数日。

治法3　用香附、硼砂各50克共研成细末放在清水中化开无渣为度，装入消毒瓶内盖紧不可走失药气，每次先用莱菔子30克加水煎取浓汁，取前药末6克冲入饭后温服忌铁器，日服2~3次，连续数日。

若神经性耳聋者

若神经性耳聋者，治法如下：

治法　用熟地240克，山萸肉、山药各120克，泽泻、茯苓、丹皮各90克（名六味地黄丸），加磁石、柴胡、五味子各30克，共研成细末放在清水中化开无渣为度，炼蜜为丸（名耳聋左磁丸），每次取6克食后用温开水送服，日服2~3次，连服数日。

耳肿痛

耳肿痛者，治法如下：

治法　用桔梗15克，北芪10克，龙胆草5克，桃仁、红花、昆布、苏木各3克，甘草2克，柴胡、连翘、黄芩、当归、生地、黄连、蒲黄各1克，共加水煎取浓汁饭后热服，每日1剂服2~3次，连服数剂。

百虫入耳

百虫入耳者，治法有3个：

治法1　用鲜韭菜适量研如泥取自然汁滴入耳内，日滴5~6次，连滴1~3日。

治法2　用菜籽油、芝麻油各半调匀，每次取少许滴入耳内，日滴2~3次，连续1~2日。

治法3　用肉桂3克研成细末放在清水中化开无渣为度，加入鲤鱼脑髓1具，共研如泥用纱布包好塞入耳内，每日早晚各换药1次，连续1~2日。

耳屎凝结难出

若耳屎凝结难出者，治法如下：

治法　用核桃仁1枚用小火煨熟研如泥，用纱布包好塞入耳内，每日早晚各换药1次，连续2~3日。

若耳内干结不出者，治法如下：

治法　用白颈蚯蚓适量装入青葱管内，少时化有水出，将此水滴入耳内以满为度，日滴数次，连续1~3日挑出。

若耳中有核如枣核大痛不可忍者，治法如下：

治法　用烧酒适量滴入耳内，滴后令人仰睡半时即可挑出，挑净。

若耳内久溃不愈者，治法有2个：

治法1　用桑螵蛸适量，焙至焦枯存性取出，加冰片少许共研成细末放在清水中化开无渣为度，装入消毒瓶内盖紧不可走失药气，每次取少许吹入耳内，每日吹1~2次，连吹数日。

治法2　用生南星适量放入火中煅至焦枯存性，取出研成细末放在清水中化开无渣为度，装入消毒瓶内盖紧不可走失药气，每次取出适量药粉用陈醋调成膏状涂敷患处，每日换药1次，连敷数日。

耳聍

耳聍形如棉花子大极痛难忍，身发寒热者，治法如下：

治法　用人指甲适量放瓦上焙枯存性，取出加入冰片少许共研成细末放在清水中化开无渣为度，装入消毒瓶内盖紧不可走失药气，每次用小吸管取少许吹入耳内患处，日吹3~5次，连续数日。

耳痔（息肉）

耳痔者，形如樱桃或如羊奶，是由肝经怒火、肾经相火、胃经积火凝结而成，微肿闷痛若触之痛引颈项，治法有2个：

治法1　用栀子、川芎、当归、柴胡、白芍酒炒、丹皮、石膏、牛蒡子炒研各3克，甘草、黄芩、黄连各1.5克，共加水煎取浓汁饭后温服（名栀子清肝汤），每日1剂服2~3次，连续数剂。

治法2　外用硇砂3克，轻粉、雄黄各1克，冰片少许，共研成细末放在清水中化开无渣为度，装入消毒瓶内盖紧不可走失药气，每次取出适量药粉用水调成膏状涂敷患处（名硇砂散），每日早晚各换药1次，连续数日。

鼻　部

酒齄鼻

酒齄鼻俗称红鼻子。主要特征为鼻部前额和颏部发生暗红色斑片，上有毛细血管扩张和丘疹脓疱，发病原因是由毛囊寄生虫在人体毛囊和皮脂腺里而引起的。发病时颜面中部特别是鼻和两颊部出现暗红色斑片，开始为暂时性的时发时退，但在吃带刺激性食物或情绪激动、遇冷遇热时鼻部有明显发红。长时不治红色斑片就不再消退。随着病情的发展红色斑片上会出现许多蛛网状的毛细血管扩张和大小不等的丘疹脓疱。得病时间长的由于鼻部结缔组织和皮脂腺增生，表面出现许多暗紫红色的球状丘疹叫做鼻赘。这种情况较为少见，得病后没有任何自觉症状治者，治法有10个：

治法1　用凌霄花、密陀僧各20克，共研成细末放在清水中化开无渣为度，装入消毒瓶内盖紧不可走失药气，每次取少许药粉用患者口水将药调成糊状敷在患处，每日早晚各敷1次，连敷数日。

治法2　用枇杷叶、栀子、苦参、苍术各30克，共研成细末放在清水中化开无渣为度，装入消毒瓶内盖紧不可走失药气，每次饭后取5克用白酒冲服，日服2~3次，连服数日。

治法3　用硫磺、明矾、食盐、半夏、黄连、乳香各10克，轻粉2克，共研成细末放在清水中化开无渣为度，装入消毒瓶内盖紧不可走失药气，每次取5克加入茄子汁，调成膏状敷患者鼻部、每日早晚各换药1次，连敷5~10日自愈。如无茄子汁，亦可用患者口水调药末敷。

治法4　用藁本、白芷各50克，共研成细末放在清水中化开无渣为度，装入消毒瓶内盖紧不可走失药气，每次取10克用患者口水，将药调成膏状敷鼻部，每日早晚各换药1次，连敷7~10日自愈。或作面脂常搽。

治法5　用白矾适量研成细末放在清水中化开无渣为度，装入消毒瓶内盖紧不可走失药气，每次洗面后用白酒，将白矾末调成膏状搽鼻部，日搽3~5次，连搽10~15日。

治法6　用食盐、半夏各50克，共研成细末放在清水中化开无渣为度，装入消毒瓶内盖紧不可走失药气，每次取出少许药粉搽鼻部，日搽3~5次，连搽15~20日。

治法7　用硫磺10克，黄连、白矾、乳香各5克，轻粉2克，共研成细末放在清水中化开无渣为度，装入消毒瓶内盖紧不可走失药气，每次取少许药粉，用患者口水调搽患处，日搽3~5次，连搽10~15日。

治法8　用当归、川芎、赤芍、黄芩酒炒、赤茯苓、陈皮、红花、甘草各3克，共加水煎取浓汁，再加五灵脂末6克，共用白酒冲服，每日1剂服2~3次（名凉血四物汤），连服3~5日。

治法9　先用好烧酒1 500克，加硫磺120克，共放砂锅内煮干后，再加生葵白50克，五倍子25克，凌霄花、密陀僧各15克，轻粉10克，青黛7克，白果仁3枚，橘核3克，核桃仁1枚，共研成细末放在清水中化开无渣为度，装入消毒瓶内盖紧不可走失药气，每次取出适量药粉用烧酒调成膏状涂敷鼻部，再用枇杷叶、栀子各适量，共研成细末，每次取6克用好烧酒冲服，日服2~3次，每日早晚各涂1次，连续2~3周。

治法10　用当归、生地、川芎、赤芍、黄芩酒炒、土茯苓、陈皮、红花酒洗、甘草各3克，生姜3片，共加水煎取浓汁，加白酒适量，用五灵脂末6克冲入饭后温服（名凉血四物汤），每日1剂服2~3次，连续数剂。

各种鼻病

各种鼻病者，治法有2个：

治法1　用川芎、赤石子、石菖蒲、生石膏、蒲黄、黄连、辛夷花、葱白各10克，共加水煎取浓汁饭后热服，每日1剂服2~3次，连服5~10剂，外用辛夷花、苍术各10克，麝香2克，共研成细末放在清水中化开无渣为度，装入消毒瓶内盖紧不可走失药气，每次取出适量药粉加葱白适量共研如泥，每次取黄豆大粒，用纱布包好塞入患者鼻腔内，每日早晚各换药1次，连塞数日。

治法2　用辛夷花苞去赤肉毛子，用芭蕉头适量，加水煎取浓汁浸泡一夜，取出焙干加入麝香少许共研成细末放在清水中化开无渣为度，装入消毒瓶内盖紧不可走失药气，每次用葱白涂药末塞入鼻腔内，日换3~5次，连塞数日。

鼻不通

若鼻不通者，治法如下：

治法　用葫芦壳焙至焦枯存性、钟乳石、胆矾、冰片各等份，共研成细末放在清水中化开无渣为度，装入消毒瓶内盖紧不可走失药气（名通鼻散），每次取少许吹入鼻腔内，日吹2~3次鼻内有黄水流出，连续3~5日流净黄水。

结毒攻于口鼻

若结毒攻于口鼻者，治法如下：

治法　用龟版放炭火上烤，再用白酒反复涂搽龟版，烤至焦黄为度60克，大石决明九孔者，放炭火中煅红，用童便淬1次，朱砂各18克，共研成细末放在清水中化开无渣为度，用米饭为丸阴干装入消毒瓶内盖紧不可走失药气（名结毒紫金丹），每次取3克量病上下食前后服之，筋骨疼痛者温酒送服，腐烂者用土茯苓汤送服，日服2~3次，连续数剂。

鼻息肉（又名鼻痔）

鼻腔内生肉块者，名鼻痔（又名鼻中息肉），治法有9个：

治法1　用北细辛30克研成细末放在清水中化开无渣为度，装入消毒瓶内盖紧不可走失药气，每次用小吸管取少许药粉喷入患者鼻腔内，日喷3~5次，连喷10~15日。

治法2　用青蒿炭、石灰各50克，共研成细末放在清水中化开无渣为度，搅入水中取浓汁熬成膏，取出用油纸摊在地上去净火毒，装入消毒瓶内盖紧不可走失药气，每次取少许点入患者鼻腔内，日点3~5次，连点15~20日。

治法3　用硇砂10克研成细末放在清水中化开无渣为度，装入消毒瓶内盖紧不可走失药气，每次用小吸管取少许药粉喷入患者鼻腔内，日喷3~5次，连喷15~20日。

治法4　用细辛、甜瓜蒂炭、松花粉、明矾、枯矾、乌梅、雄黄、硼砂、冰片各10克，共研成细末放在清水中化开无渣为度，装入消毒瓶内盖紧不可走失药气，每次取出适量药粉用桃叶汁或茶油调合作成小锭，用纱布包好塞入患者鼻腔内，每日早晚各换药1次，连塞1~3剂。

治法5　用内服处方：辛夷花2克，甘草1.5克，石膏、知母、栀子、黄芩、百合、麦冬去心、羌活、防风、连翘、薄荷各3克，枇杷叶10克，升麻1克，共加水煎取浓汁饭后温服（名辛夷清肺汤），每日1剂服2~3次，连续数剂。

治法6　用鲜藕节适量连须，放新瓦上焙至焦枯存性，取出研成细末放在清水中化开无渣为度，装入消毒瓶内盖紧不可走失药气，每次用小吸管取少许药粉喷入鼻腔内，日喷3~5次，连喷数日其肉自落。

治法7　用枯矾适量，加生猪油调和为丸黄豆大，每次取1丸用纱布包好塞入鼻腔内，每日早晚各换药1次，连续数日。

治法8　用雄黄、月石各2克，冰片少许，共研成细末放在清水中化开无渣为度，装入消毒瓶内盖紧不可走失药气，每次用小吸管取少许药粉喷入鼻腔内，日喷2~3次，连续数日。

治法9　用白矾15克，轻粉6克，杏仁去净皮尖油7粒，共研成细末放在清水中化开无渣为度，装入消毒瓶内盖紧不可走失药气，每次用小吸管取少许药粉喷入鼻腔内，日喷2~3次，连续数日鼻腔内的鼻痔，即化为水流净。

鼻菌

鼻菌是鼻中涕泗结而成，形扁而层叠，治法有2个：

治法1　用胭脂绵、石膏各适量焙至焦枯存性，取出研成细末放在清水中化开无渣为度，装入消毒瓶内盖紧不可走失药气，每次用小吸管取少许药粉喷入鼻腔内，日喷2~3次，连喷数日。

治法2　用月石、硇砂各2克，冰片少许，共研成细末放在清水中化开无渣为度，装入消毒瓶内盖紧不可走失药气，每次用小吸管取少许药粉喷入鼻腔内，日喷2~3次，连续喷药数日。

鼻内生腻虫

鼻内生腻虫者，治法有2个：

治法1　用韭菜子适量，烧烟熏鼻腔内，每日2~3次，连续数日虫出净。

治法2　用猪肝适量，放新瓦上焙至干枯存性，取出研成细末放在清水中化开无渣为度，装入消毒瓶内盖紧不可走失药气，每次取出适量药粉用真麻油调和为丸黄豆大，每次取1丸用纱布包好塞入鼻腔内，每日早晚各换药1次，连塞数日。

鼻腔内生疮

鼻腔内生疮者，治法有4个：

治法1　用玄参20克研如泥每次取少许用布包好塞入鼻腔内，每日早晚各换药1次，连塞数日。

治法2　用玄参、胡连、黄柏、槟榔各10克，共研成细末放在清水中化开无渣为度，装入消毒瓶内盖紧不可走失药气，取出适量药粉加入真麻油调成膏状搽患处，每日早晚各搽一次，连搽数日。

治法3　用嫩桃叶、柳树皮、柏树子各50克，共研如泥加真麻油调成膏状涂敷患处，每日早晚各换一次，连敷数日。

治法4　用冬瓜1斤、薏米80克，共加水煎取浓汁当茶饮用，连饮数日。

如鼻疔者，治法有2个：

治法1　用芭蕉根适量，洗净研取自然汁300毫升一次饮下，每日早晚各饮一次，连饮数日。

治法2　用黄芩酒炒6克，麦冬去心、栀子去皮酒炒5克，连翘去心、赤芍、桔梗、薄荷、荆芥穗、桑白皮各3克，甘草1.5克，共加水煎取浓汁饭后温服（名黄芩汤），每日1剂服2~3次，连续数剂。

鼻中生长毛

有人鼻腔内生毛昼夜可长1~2尺，痛不可忍，此是食猪羊牛血过多所致，治法有2个：

治法1　用硇砂、乳香各等份共研成细末放在清水中化开无渣为度，装入消毒瓶内盖紧不可走失药气，每次取出适量药粉水调为丸每次饭后取3克，用温开水送服，日服2~3次，连服1~3日此毛自落。

治法2　用猪、牛、羊毛适量煅至焦枯取出研成细末放在清水中化开无渣为度，装入消毒瓶内盖紧不可走失药气，每次用小吸管取少许药粉喷入鼻腔内，日喷3~5次，连喷2~3日此毛自落。

鼻渊

古代认为鼻流黄涕者（名鼻渊），为脑漏之见端者，可用黄实根及茎适量用法：加水煎取浓汁，将汁趁热装入茶壶内，用热气熏患者鼻腔处，少时觉热闷难受，随后鼻腔内流出浊物，日熏3~5次，连熏数次自愈。现代认为鼻流清涕者（名鼻渊），治法有12个：

治法1　用荜茇50克，研成细末放在清水中化开无渣为度，装入消毒瓶内盖紧不可走失药气，每次用小吸管取少许药粉喷入患者鼻腔内，日喷3~5次，连喷20~30日。

治法2　用辛夷花、金银花、连翘、栀子、黄芩、桑白皮、地骨皮、麦冬、赤芍各10克，薄荷5克，甘草3克，共加水煎取浓汁饭后温服（名鼻渊方），每日1剂服2~3次，连服数剂。

治法3　用辛夷花25克，白芷10克，细辛4克，共加水煎取浓汁饭后温服，每日1剂服2~3次，连服数剂。

治法4　用防风45克，麦冬、黄芩、人参、炙甘草、川芎各30克，共研成细末放在清水中化开无渣为度，装入消毒瓶内盖紧不可走失药气，每次饭后取6克用白汤冲热服，日服2~3次，连服2~3剂。

治法5　用丝瓜络、连翘、桔梗、栀子各6克，川厚朴、紫苏、薄荷各5克，黄连、甘草各3克，共加水煎取浓汁，另加丝瓜络18克焙枯存性取出研成细末放在清水中化开无渣为度，每次取6克饭后用药汁冲服，每日1剂服3次，连服5~10剂，外用紫金锭5克研成细末放在清水中化开无渣为度，装入消毒瓶内盖紧不可走失药气，每次用小吸管取少许药粉喷入患者鼻腔内，日喷3～5次，连喷15～20日。

治法6　用猪鼻肉刮洗干净60克，生柏树叶30克，柴胡10克，金钗石斛6克，共放锅内加清水3升煮至1升过滤去渣，加入蜂蜜60克，黄酒30克，调匀取出饭后温服，每日1剂服2～3次，连服15～20剂自愈。或用生花生5～6千克分次放入锅内，让患者用慢火炒熟，连续数次。

治法7　用纸煤燃火用烟熏患者鼻腔，让患者熏至取嚏为度，日作2～3次，连续数日。

治法8　用石首鱼脑骨3～50枚，煅枯存性取出，研成细末放在清水中化开无渣为度，装入消毒瓶内盖紧不可走失药气，每次先用小吸管取少许药粉喷入鼻腔内，再取1.5克饭后用温酒送服，日作2～3次，连续数日。

治法9　用白鳝脊骨适量，烧烟熏患者鼻腔处，日熏2～3次，连续数日。

治法10　用丝瓜藤近根一尺放瓦上煅枯存性取出，研成细末放在清水中化开无渣为度，装入消毒瓶内盖紧不可走失药气，每次用小吸管取少许药粉喷入鼻腔内，再取3克饭后用温酒冲服，日作2～3次，连续数日。

治法11　用古方(《医宗金鉴》)碧云散：鹅不食草、川芎各30克，细辛、辛夷花各6克，青黛3克，共研成细末放在清水中化开无渣为度，装入消毒瓶内盖紧不可走失药气，每次用小吸管取少许药粉喷入鼻腔内，日喷2～3次，连续用药数日。

治法12　用(《中医治法与方剂》)加味苍耳散：金银花18克，苍耳子15克，连翘12克，辛夷花、白芷、菊花各9克，薄荷6克，共加水煎取浓汁饭后温服，日服2～3次，连服。

鼻渊鼻塞流浊涕前额痛

若鼻渊鼻塞流浊涕前额痛者，治法如下：

治法　用苍耳子10克，辛夷花、薄荷各6克，白芷3克，共加水煎取浓汁食后温服（名苍耳子散），如流黄涕加金银花、连翘、黄芩各5克煎服，流清涕加荆芥、防风各5克煎服，每日1剂服2～3次，连服15～20剂。

过敏性鼻炎由感冒或疲劳反复发作

若过敏性鼻炎、由感冒或疲劳反复发作者，治法如下：

治法　用北芪18克，白术12克，苍耳子10克，防风、辛夷花、薄荷各6克，白芷3克，共加水煎取浓汁饭后温服，日服2～3次，连服数剂。

鼻渊及脑漏

如鼻渊及脑漏者，治法有3个：

治法1　用藿香1斤研成细末放在清水中化开无渣为度，装入消毒瓶内盖紧不可走失药气，用猪胆汁调合为丸，每次取10克，用鱼腥草50克，共加水煎取浓汁饭后温服，日服2～3次，连服数剂。

治法2　用丝瓜根半斤，加水煎取浓汁去渣，再将黄芩20克，荆芥、旱莲草、辛夷花、桑白皮炙、白芷、川芎、川贝母、防风、苍耳子、石菖蒲各15克，藿香10克，葱白3条，共放入汁内煎半小时，取浓汁饭后温服，每日1剂服2～3次，连服10～15剂。

治法3　用用荔枝壳、儿茶、王不留行各10克共焙干，加冰片1克，共研成细末放在清水中化开无渣为度，装入消毒瓶内盖紧不可走失药气，每次取少许吹入患者鼻腔内，日吹3～5次，连吹数剂。

鼻炎

鼻不闻香臭者（又名鼻炎），治法有5个：

治法1　用丝瓜根、白茅根各50克，共加水煎取浓汁饭后温服，每日1剂服2～3次，连服5～10剂。

治法2　用北芪、白芷各6克，苍术4克，羌活、独活、防风、升麻、干葛、甘草各3克，麻黄、川椒各1克，生姜5片，红枣3枚，葱白5条，共加水煎取浓汁饭后热服，在服药期间忌食寒凉之物，每日1剂服2～3次，连服7～10剂。

治法3　用石菖蒲、牙皂角各3克，共研成细末放在清水中化开无渣为度，分成三份，每次取一份用纱布包好，塞入患者鼻腔内，每日1剂换药3次，连塞5～10剂。

治法4　用北芪30克，白术20克，防风、苍耳子、辛夷花、薄荷各10克，白芷5克，共加水煎取浓汁饭后热服，每日1剂服2～3次，连服10～15剂。

治法5　用白芷100克，川芎、葱白焙干各50克共研成细末放在清水中化开无渣为度，装入消毒瓶内盖紧不可走失药气，每次取10克，用白蒺藜50克，共加水煎取浓汁饭后冲热服，日服2～3次，连服数剂。

急性鼻炎

如急性鼻炎者，治法有2个：

治法1　用薄荷脑0.3克研成细末放在清水中化开无渣为度，用甘油15克，共混合待药溶解后，每次取少许滴入患者鼻腔内，日滴3～5次，连滴15~20日。

治法2　用内服处方：北芪30克，白术20克，苍耳子、防风、辛夷花、薄荷各10克，白芷5克，共加水煎取浓汁饭后温服，每日1剂服2~3次，连服5~10剂。

慢性鼻炎

如慢性鼻炎及副鼻窦炎者，治法有5个：

治法1　用辛夷花、苍耳子、炙陈皮各50克，冰片5克，共研成细末放在清水中化开无渣为度，装入消毒瓶内盖紧不可走失药气，每次取少许吹入患者鼻腔内，日吹3~5次，连吹数剂。

处方2　丝瓜根25克，辛夷花、苍耳子、杭菊各15克，白芷10克，共加水煎取浓汁每次饭后温服，每日1剂服2~3次，连服15~20日。

治法3　用辛夷花50克研成细末放在清水中化开无渣为度备用，葱白30枚研如泥榨取自然汁，再加入甘油1克，薄荷油0.1克共调匀，每次取少许滴入患者鼻腔内，再取少许辛夷花末吹入鼻腔内，日作3~5次，连用数剂。

治法4　用丝瓜藤1斤加水煎取浓汁去渣，再加入金银花15克，白芷、苍耳子、杭菊、板蓝根各10克，再煎半小时后，加入适量白糖饭后温服，每日1剂服2~3次，连服15~20剂。

治法5　用白芷、苍耳子，共研成细末放在清水中化开无渣为度冲服。亦可用桑白皮蜜炙后，每次取15克加水煎浓汁饭后温服，日服2~3次，连服1~2月。

慢性鼻炎急性发作

若慢性鼻炎急性发作、萎缩性鼻炎、鼻流浓涕脑重头痛，治法有3个：

治法1　用丝瓜藤取近根部位2~3米洗净切碎，加猪鼻肉同煮至熟烂，取出拌好调料饭后温服，吃肉饮汤，每日1剂服2~3次，连服15~20剂。

治法2　用辛夷花15克，川芎、白芷各10克，用水煎取浓汁加入鸡蛋2枚，猪脑2~3具去膜洗净，共隔水蒸至熟透取出饭后温服，每日1剂服2~3次，连服1~2月。

治法3　用芝麻油滴少许入鼻腔内，再用生花生米7粒装铁盒内，将铁盒开两个小孔，放在木炭火上让盒小孔内冒出烟熏两鼻腔，烟尽为度，日作2~3次，连续1~2月。

过敏性鼻炎

如过敏性鼻炎、慢性鼻炎、副鼻窦炎者，治法有3个：

治法1　用鹅不食草、辛夷花各15克，苍耳子10克，薄荷叶、白芷各5克，冰片0.5克，共研成细末放在清水中化开无渣为度，装入消毒瓶内盖紧不可走失药气，每次用小吸管取少许药粉喷入患者鼻腔内，每日喷3~5次，连喷数剂。

治法2　用西瓜藤适量放在新瓦上或烤箱内焙至干枯存性，取出研成细末放在清水中化开无渣为度，装入消毒瓶内盖紧不可走失药气，每次饭后取10克用开水冲服，每日1剂服2~3次，连服15~20剂。

治法3　用古方(《三因方》)苍耳子散：苍耳子、薄荷、辛夷花、白芷各20克，共研成细末放在清水中化开无渣为度，装入消毒瓶内盖紧不可走失药气，每次取6克用葱汤，或茶汤冲入饭后温服，日服2~3次，连服数剂。

鼻窦炎

鼻窦炎或过敏性鼻炎者，治法有2个：

治法1　用鲜旱莲草100克，鲜鹅不食草15克，共研如泥，榨取自然汁饮服，及滴入鼻腔内，渣敷鼻梁处，每日早晚各换药作一次，连作7~10日。

治法2　甘草20克，白术12克，旱莲草10克，辛夷花8克，菊花6克，苍耳子、白芷各5克，蝉蜕、防风各3克，共加水煎取浓汁饭后温服，每日1剂服2~3次，连服20~40剂。

副鼻窦炎

若鼻窦炎、慢性副鼻窦炎、鼻塞、鼻渊者，治法如下：

治法　用羊睾丸15对放砂锅内焙至干枯，藿香140克，苍耳子75克，共研成细末放在清水中化开无渣为度，装入消毒瓶内盖紧不可走失药气，每次取猪胆汁25克，取药末适量共调成膏状，饭后用黄酒冲服，每日2~3次，连续15~20日。

鼻酪性鼻炎

如鼻酪性鼻炎者，治法如下：

治法　用鱼脑石20克，研成细末放在清水中化开无渣为度，装入消毒瓶内盖紧不可走失药气，每次用小吸管取少许药粉喷入患处，日喷3~5次，连喷数日。

萎缩性鼻炎

萎缩性鼻炎者，治法如下：

治法　用川芎25克，鱼脑石、辛夷花各10克，冰片5克，青黛3克，共研成细末放在清水中化开无渣为度，装入消毒瓶内盖紧不可走失药气，每次用小吸管取少许药粉喷入患者鼻腔内，日喷3~5次，连续喷数剂。

鼻窒

鼻窒者，治法如下：

治法　用鲜蓖麻仁3克，研如泥用纱布包好，塞入患者鼻腔内，每日早晚各换药1次，连塞5～10日。

鼻塞不通不闻香臭

如鼻塞不通日久不闻香臭者，治法有6个：

治法1　用蜜炙桑白皮15克，加水煎取浓汁饭后温服，每日1剂服2～3次，连服1～2月。

治法2　用百部100克，白薇、川贝、款冬花各50克共研成细末放在清水中化开无渣为度，装入消毒瓶内盖紧不可走失药气，每次取5克饭后用米汤冲服，日服2～3次，连服20～30日。

治法3　用炙甘草6克，辛夷花、川芎、白芷、菊花、前胡、生石膏、白术、生地、土茯苓、薄荷、陈皮各3克，共加水煎取浓汁饭后热服，每日1剂服2～3次，连服5～10剂。

治法4　用炙甘草60克，辛夷花、川芎、白芷、杭菊、前胡、生石膏、白术、生地、土茯苓、薄荷、陈皮各30克，共研成细末放在清水中化开无渣为度，装入消毒瓶内盖紧不可走失药气，分成10份，每次取1份加水煎取浓汁饭后温服，每日1份服2～3次，连服15～20日。

治法5　用生葱分作3段，早用葱白，午用中段，晚用末段各研如泥用纱布包好塞入鼻腔内，每日各换药1次，连塞数日气自通。

治法6　用蓖麻子仁300粒，黑枣1枚去核取肉，共研如泥为丸黄豆大，每次取1丸用纱布包好塞入鼻腔内，每日早晚各换药1次，连塞1～2月。

鼻塞气窒

如鼻塞气窒者，治法有2个：

治法1　用葫芦子100克，研如泥加酒搅匀澄清，每次取少许清酒滴入鼻腔内，日滴3～5次，连滴数日。

治法2　鼻塞不通者（名鼻呐）可用通草、细辛、附子、干姜各5克，共研成细末放在清水中化开无渣为度，用蜜调为丸黄豆大，每次取1丸用纱布包好塞入鼻腔内，日换2～3次，连塞数日。

鼻流涕如白带

鼻流涕如白带者，治法如下：

治法　用天南星、半夏、苍术、黄芩、辛夷花、川芎、黄柏炒、滑石、牡蛎煅各10克共研成细末放在清水中化开无渣为度，米糊为小丸阴干装入消毒瓶内盖紧不可走失药气，每次取10克饭后薄荷汤送服，日服2～3次，连服15～20日。

鼻流浓涕

如鼻流浓涕者，治法如下：

治法　用防风45克，麦冬、黄芩、人参、炙甘草、川芎各30克，共研成细末放在清水中化开无渣为度，装入消毒瓶内盖紧不可走失药气，每次饭后取6克用开水冲服，日服2～3次，连服数剂。

鼻流臭脓

鼻流臭脓者，治法如下：

治法　用百草霜100克研成细末放在清水中化开无渣为度，装入消毒瓶内盖紧不可走失药气，每次饭后取3克，用白汤冲服，日服2～3次，连服10～15日。

鼻痛

鼻痛者，治法如下：

治法　用人参、川芎、炙甘草、干葛、桔梗、川厚朴、白术、陈皮、白芷各30克，干姜、麻黄各15克，共研成细末放在清水中化开无渣为度，装入消毒瓶内盖紧不可走失药气，每次饭后取10克，用姜枣汤冲热服，日服2～3次，连服数剂。

鼻肿痛

鼻肿痛者，治法如下：

治法　用天花粉100克研成细末放在清水中化开无渣为度，装入消毒瓶内盖紧不可走失药气，加入蜜糖100克调匀分为四份，每日早晚各服1份，连服数日。

鼻干痛塞

如鼻干痛塞者，治法如下：

治法　用茯苓、杏仁、细辛、白芷、白鲜皮、麦冬、桑白皮、生石膏各30克，共研成细末放在清水中化开无渣为度，装入消毒瓶内盖紧不可走失药气，每次饭后取10克，用煮大豆的汁冲热服，日服2～3次，连服数剂。

鼻衄

鼻衄者，治法有2个：

治法1　用谷精子30克研成细末放在清水中化开无渣为度，装入消毒瓶内盖紧不可走失药气，每次饭后取10克，用热面汤冲服，每日1剂服3次，连服数日。

治法2　用黄芩9克，白芍、甘草各6克，共加水煎取浓汁每次饭后温服，每日1剂服2～3次，连服3～5剂。

鼻出血

鼻出血者，治法有10个：

治法1　用生地、玄参各50克，仙鹤草25

克，贯众炭、荆芥炭各15克，共加水煎取浓汁温服，每日1剂服2~3次，连服数剂。

治法2 用莲蓬50克，石榴皮30克，黄芩、白及、栀子炭各15克，共加水煎取浓汁温服，每日1剂服2~3次，连服数剂。

治法3 用茅花或茅根去心，30克加水煎取浓汁温服，外用大蒜头50克研如泥，贴患者足心涌泉穴处，用油纸将药盖上外用纱布包扎固定，左流贴右足，右流贴左足，少时血止。

治法4 鼻血不止者，可用灯心草1条先浸香油，后点火烧患者少商穴，以起泡为度，一次即止百发百中，少商穴在两手大指内外甲缝之中，不上不下即是，左鼻流血烧左手，右鼻流血烧右手，两鼻流血双手烧。

治法5 用线扎紧手中指第二骨节弯曲处，左鼻流血扎左手，右鼻流血扎右手，两鼻流血扎双手，少时血止。

治法6 用乌梅7个取肉与胎发等份共煨煅存性，取出研成细末放在清水中化开无渣为度，装入消毒瓶内盖紧不可走失药气，每次用小吸管取少许药粉喷入鼻腔内，日喷2~3次，连喷数日。

治法7 用柏树叶适量烧枯存性取出研成细末放在清水中化开无渣为度，装入消毒瓶内盖紧不可走失药气，每次取5克用淡酒冲服，另用甘草适量研成细末加开水调成膏状，温后涂敷足心男左女右固定，日服2~3次，连服数日。

治法8 用干石榴花或叶适量研碎用纱布包好塞入鼻腔内，外用大蒜头适量研如泥涂敷足心处固定，每日早晚各换1次，连塞数日。

治法9 鼻腔流血百发不止者，可将患者双足浸入热水中，少时其血自止。

治法10 口鼻出血者可用韭菜适量，洗净研如泥榨取自然汁1碗，饮下少时其血自止。

孕妇鼻出血

如孕妇鼻出血者，治法如下：

治法 用吴茱萸20克研成细末放在清水中化开无渣为度，用陈醋调作小饼，贴患者足心涌泉穴处，用油纸将药盖上外用纱布包扎固定，左流贴右足，右流贴左足，少时血止。

鼻腔发痒

鼻腔发痒者，治法如下：

治法 用芦荟15克，取出研成细末放在清水中化开无渣为度，再加北杏仁35克共研如泥，每次取1小粒，用纱布包好塞入鼻腔内，每日早晚各换药1次，连塞数日。

鼻疳

鼻疳者，治法如下：

治法 用茄杆、红苋菜杆、慈菇根各20克，各焙枯存性共研成细末放在清水中化开无渣为度，装入消毒瓶内盖紧不可走失药气，每次取出适量药粉加入真麻油调成膏状涂敷患处，每日早晚各涂1次，连敷数日。

鼻奇臭

鼻奇臭者，治法如下：

治法 陈葫芦壳1枚，焙枯存性取出研成细末放在清水中化开无渣为度，装入消毒瓶内盖紧不可走失药气，每次饭后取10克白酒调服，日服2~3次，连服数日。

鼻面红包

鼻面红包者，治法如下：

治法 用密陀僧、乳香各适量共研成细末放在清水中化开无渣为度，装入消毒瓶内盖紧不可走失药气，每晚临睡前取少许搽面部及患处，连续数日。

鼻咽癌

鼻咽癌是指发生于鼻腔后方、口咽上方区域的癌肿，中医称失荣症或上石疽。鼻咽癌多有遗传性，早期症状是鼻塞、耳鸣、中耳积液、发炎、头晕头痛，早晨第一口回吸痰带有血丝或血块，转移到颈部淋巴结时，表现为精神抑郁、烦躁多梦、口苦咽干、呼吸有异味、耳鸣耳聋、颈部可扪及肿块，侵犯到颅底骨和颅神经时，出现偏头痛、眼斜舌歪、眼球运动障碍，复视或视物模糊、面部麻木、张口吞咽困难、声音嘶哑、耳鸣鼻塞、流浊涕有臭味、烦燥失眠。治疗者治法有6个：

治法1 用蜜蜂房1千克（忌铁）装入砂锅内，加水煮至溶化，过滤去渣冷后取出，每次20克用开冲入饭后温服，日服2~3次，连服数剂。

治法2 用元参、沙参各30克，党参、石斛、白术各25克，紫草20克，黄芪、麦冬、女贞子、苍耳子、卷柏、辛夷花、菟丝子各15克，知母12克，山豆根、白芷、怀山药、石菖蒲各10克，随证加减：头痛加防风、生地、龙胆草、半枝莲。口干咽燥加芦根、天花粉、瓜蒌仁。颈部活动受限、复视加川芎、蔓荆子、夏枯草、枸杞子。颈部肿块加山慈菇、海藻、昆布、川贝。白血球下降加鸡血藤、补骨脂、人参各适量。共加水煎取浓汁食后温服，每日1剂服2~3次，连续2~3月。

治法3 用牡蛎、昆布、海藻、僵蚕、炮山甲、半枝莲、枕头草、人中黄、夏枯草、金银花、赤芍、白石英、白花蛇舌草各20克，山慈菇、番木鳖、守宫、大黄各5克，蜈蚣3大条，共加水煎取浓汁食后温服，每日1剂服2~3次，连续1~2月，可延长生存期1~10年。

治法4　用山豆根、川芎各10克，赤芍、桃仁、红花、当归、莪术、白芷各5克，红枣5枚，生姜3片，共加水煎取浓汁食后温服，每日1剂服2~3次，连续2~3月，如配合放疗可延长生存期3~5年。

治法5　用熟地24克，怀山药、山萸肉、石斛、麦冬、天花粉、玉竹、知母各12克，泽泻、茯苓、丹皮各9克，共加水煎取浓汁食后温服，每日1剂服2~3次，连续3~6月，有延长生存期。

治法6　用(《中西医结合诊疗手册》) 野菊软坚汤：白花蛇舌草24克，野菊花、金银花、夏枯草、太子参各15克，山慈菇、龙胆草、田基黄各12克，麦冬、茯苓、白术、郁金各10克，甘草3克，共加水煎取浓汁食后温服，每日1剂服2~3次，连续3~6月，有延长生存期。

口　部

口干

口干者，治法如下：

治法　用元参2~3片含入口内，每日含2~3次，连续3~5日。

若虚劳口干者，治法如下：

治法　用麦冬30克，大枣30枚去核、大米50克共研如泥用蜂蜜为丸，蒸熟晒干，每次取10克，用温开水空心送服，日服2~3次，连续数日。

口臭

口臭者，治法有5个：

治法1　用草豆蔻、细辛各3克，共研成细末放在清水中化开无渣为度，装入消毒瓶内盖紧不可走失药气，每次取少许含入口内，日含3~5次，连含数日。

治法2　用香薷50克，加水煎取浓汁空心温服，日服2~3次或每次取少许含入口内，日含3~5次，连含1~3日。

治法3　用沉香花适量，每次取少许含入口内，日含3~5次，连含1~3日自愈。如无花者可用沉香代。

治法4　用藿香30克加水煎取浓汁，过滤去渣取清汁含入口中，日含数次，连续数日。

治法5　用白梅适量每次取1粒含入口中，日含数次，连续数日。

若寻常口臭者，治法如下：

治法　每夜临睡前可含荔枝肉2~3枚，次日早上吐去，每晚含1次，连续7~10日。

若心气不足所致口臭者，治法如下：

治法　用益智仁去壳、甘草各50克共研成细末放在清水中化开无渣为度，装入消毒瓶内盖紧不可走失药气，每次取少许含入口中慢慢咽下，日含数次，连续数日。

若饮酒口臭者，治法如下：

治法　用柏子仁15克，加水煎取浓汁当茶时饮，日饮数次，连续数日。

若吃葱、韭菜、蒜头口臭者，治法如下：

治法　用砂糖适量，每次取少许含入口中，日含3~5次，连续数日。

若口臭骨节酸痛，尿道灼热刺痛

治法　用老丝瓜1条洗净切碎，加水煮半小时加盐再煮半小时，取出空心温服，每日1剂服2~3次，连服数日。

口出臭气

奇病喉痿出臭气者，治法有2个：

治法1　用鲜枸杞叶、川太各100克，各焙枯存性取出，共研成细末放在清水中化开无渣为度，装入消毒瓶内盖紧不可走失药气，每次取出适量药粉用茶调成膏状，敷患者颈部，每日换药1次，连敷数日。

治法2　用枸杞叶适量，加水煎浓汁含入口中，慢慢咽下，数次。

口吐清水

若口吐清水者，治法如下：

治法　用艾叶30克，加水煎取浓汁当茶饮，日饮数次，连续数日。

口生疮

口生疮者，治法有10个：

治法1　用土牛膝5克，放入白酒内浸泡1小时后，取出将药含入患者口中，日含3~5次，连含数日。

治法2　用木通、生地各6克，甘草3克，淡竹叶2克，共加水煎取浓汁饭后温服（名道赤汤），每日1剂服2~3次，连续数剂。

治法3　用白术土炒6克，人参、茯苓、黄连、干姜各3克，甘草1.5克，共加水煎取浓汁饭后温服（名加味速理散），每日1剂服2~3次，连续3~5剂。

治法4　用桔梗6克，甘草3克，川芎、黄

芩、陈皮、元参、柴胡各2克，羌活、升麻各1.2克，葱白1根、共加水煎取浓汁空心温服（名少阴甘桔汤），每日1剂服2~3次，连续数剂。

治法5　用硼砂、大黄、甘草、蒲黄、海螵蛸、石膏、滑石各5克，共研成细末放在清水中化开无渣为度，装入消毒瓶内盖紧不可走失药气，每次用小吸管取少许药粉喷入患处，日喷3~5次，亦可加水煎取浓汁含入口中，日含5~6次，连含数日。

治法6　荣实（又名蔷薇根）的种子20克研碎，加水煎取浓汁饭后温，每日1剂服2~3次，连服数日。

治法7　蔷薇根叶适量，研取自然汁60毫升慢慢咽下，日服2~3次，连服数日自愈。或用生芭蕉汁30克饭后冷饮，日饮2~3次，连饮数日。

治法8　用芦根、白茅根各25克，茯苓20克，玄参15克，黄连、大青叶、莲子心、黄柏、白术各5克，共加水煎取浓汁饭后温服，每日1剂服2~3次，连服数日。

治法9　用苋菜头、霜后茄子、石榴皮、乌梅、罂粟壳、梧桐子各20克，各焙枯存性取出共研成细末放在清水中化开无渣为度，装入消毒瓶内盖紧不可走失药气，每次用小吸管取少许药粉喷入口中及患处，日喷3~5次，连喷数日。

治法10　用百草霜、五倍子、槐花各15克，共研成细末放在清水中化开无渣为度，加入蜂蜜调成膏状搽入患处，日搽3~5次，连搽数日。

血馀症

若口内生肉球者（名血馀症），治法如下：

治法　用血余炭17克，麝香3克，共研成细末放在清水中化开无渣为度，装入消毒瓶内盖紧不可走失药气，每次饭后取5克用开水冲服，日服2~3次，连服数日。

上腭生虫痒不可忍

上腭生虫痒不可忍者，此因平时食生冷过多所致，治法如下：

治法　用明矾适量化水含入口中，或用香油含入口中，日含3~5次，连续数日。

口疮及口角炎

如口疮及口角炎者，治法有2个：

治法1　用乱发、红枣、旋覆花各20克，各煅存性取出共研成细末放在清水中化开无渣为度，装入消毒瓶内盖紧不可走失药气，每次取出适量药粉用真麻油调成膏状搽患处，日搽3~5次，连搽数日。

治法2　用黄牛皮适量烧枯存性取出研成细末放在清水中化开无渣为度，装入消毒瓶内盖紧不可走失药气，每次取出适量药粉用香油调搽患处，每日早晚各换药1次，连搽数日。

若口角干燥红肿者，治法如下：

治法　用鲜松毛、豆腐各500克共加水煮半日将豆腐取出贴患处，日贴3~5次，连续数日。

唇烂口裂

如唇烂口裂者，治法有3个：

治法1　用五倍子、黄柏、诃子肉各10克，共研成细末放在清水中化开无渣为度，装入消毒瓶内盖紧不可走失药气，每次取出适量药粉用真麻油调成膏状搽患处，日搽3~5次，连搽5~6日。

治法2　用玄参适量，每次取10克，加水煎取浓汁饭后温服，日服2~3剂连续3~5日自愈并可润唇。或用鲜白荷花瓣适量贴在唇上，日换2~3次，连续贴敷数日。

治法3　用桃仁去皮尖，与生猪油各等份共研如泥每次取适量涂敷唇部，每日2~3次，连续数日自愈。或用香油涂抹。

唇风

若忽然唇肿色黑，痛痒难忍者（名唇风），治法有2个：

治法1　用铜钱4枚，在石上用猪脂磨取浓汁涂敷患处，日涂数次，连续涂数日。

治法2　用滑石90克，甘草60克，防风、荆芥、当归、白芍酒炒、连翘去心、白术土炒、川芎、薄荷、麻黄、栀子各15克，黄芩、石膏、桔梗各30克，共研成粗末，每次取15克加水煎取浓汁温服（名双解通圣散），日服2~3次，连续数剂。

若人中肿大者，治法如下：

治法　用生蒲黄6克，黄连、顶上梅花冰片各3克，共研成细末放在清水中化开无渣为度，装入消毒瓶内盖紧不可走失药气，每次取出适量药粉用麻油调成膏状涂敷患处，日涂2~3次，连涂数日。

唇衄

唇上出血不止者（名唇衄），治法如下：

治法　用板栗子1枚连壳烧枯存性取出，加入等量硫磺共研成细末放在清水中化开无渣为度，装入消毒瓶内盖紧不可走失药气，每次取出适量药粉用香油调成膏状涂敷患处，每日换药2~3次，连敷数日。

若唇忽然作痛者，治法有4个：

治法1　用五倍子、诃子肉各适量，取出共

研成细末放在清水中化开无渣为度，装入消毒瓶内盖紧不可走失药气，每次取出适量药粉用麻油调成膏状涂敷患处，每日涂药2~3次，连续数日。

治法2　用鳖甲及头各适量烧枯存性取出共研成细末放在清水中化开无渣为度，装入消毒瓶内盖紧不可走失药气，每次取出适量药粉用香油调成膏状涂敷患处，日涂2~3次，连续1~3日。

治法3　用蛇蜕适量烧枯存性取出研成细末放在清水中化开无渣为度，装入消毒瓶内盖紧不可走失药气，每次取出适量药粉用香油调成膏状涂敷患处，日涂2~3次，连续数日。

治法4　用青棉布适量烧枯存性取出研成细末放在清水中化开无渣为度，装入消毒瓶内盖紧不可走失药气，每次取5克饭后用开水冲服，日服2~3次，连续服用数日。

口舌生疮

如口舌生疮者，治法有6个：

治法1　用吴茱萸10克，研成细末放在清水中化开无渣为度，装入消毒瓶内盖紧不可走失药气，每次取出适量药粉加陈醋调成膏状敷在患者两足心涌泉穴处，每日早晚各换药1次，连敷数日。

治法2　用蒲公英、寒水石、生石膏各35克，天冬、麦冬、玄参、甘草、板蓝根、桑叶、灯心草、竹叶心、生地、天花粉各15克，共加水煎取浓汁饭后温服，每日1剂服2~3次，连服数日。

治法3　将西瓜肉榨成汁含在口中，3~5分钟后慢慢咽下，每日2~3次，连续数日。

治法4　用白萝卜1~2个洗净研如泥榨取汁液含在口中，每日2~3次，每次15~20分钟，连续数日。

治法5　用小麦麸10克炒枯存性，加冰片5克，共研成细末放在清水中化开无渣为度，装入消毒瓶内盖紧不可走失药气，每次取出适量药粉搽在患处，日搽3~5次，连续数日。

治法6　将西瓜皮晒干10克，冰片3克，共研成细末放在清水中化开无渣为度，装入消毒瓶内盖紧不可走失药气，每次取出适量药粉搽患处，日搽3~5次，连续数日。

若舌忽然肿出口外或长数寸者，此为心火热极所致治法有2个：

治法1　用鸡冠血适量以浸舌部，每日2~3次，连续数日。

治法2　先用冰片少许研成细末放在清水中化开无渣为度，装入消毒瓶内盖紧不可走失药气，每次取少许涂敷患处，再将蓖麻子油浸在纸上，将纸烧燃用烟熏患处，日作2~3次，连续数日。

若舌头忽然肿硬，或出血如泉不止者，治法有4个：

治法1　用海螵蛸、蒲黄粉各适量，共研成细末放在清水中化开无渣为度，装入消毒瓶内盖紧不可走失药气，每次取出适量药粉涂敷患处，日敷2~3次，连续数日。

治法2　用甘草适量，加水煎取浓汁去渣，每次取热汁含在口内冷则吐去，日含数次，连续数日。

治法3　用生蒲黄、京墨各适量，共研成细末放在清水中化开无渣为度，装入消毒瓶内盖紧不可走失药气，每次取出适量药粉用醋调成膏状涂敷患处，日涂2~3次，连续数日。

治法4　用皂矾适量，放在新瓦上煅至红色取出，放在泥上去净火毒，然后研成细末放在清水中化开无渣为度，装入消毒瓶内盖紧不可走失药气，每次用小吸管取少许药粉喷在患处，日喷3~5次，连续数日。

舌炎

如舌炎者，治法如下：

治法　用金银花、夏枯草各15克，栀子、龙胆草、大黄、甘草各5克，共加水煎取浓汁饭后温服，每日1剂服2~3次，连服数日。

若舌头忽然缩入者，治法有2个：

治法1　用银针刺破舌尖出净恶血，用蜡烛油搽患处，日搽2~3次，连续数日。

治法2　用鲜艾叶适量洗净研如泥，厚敷患处用油纸将药盖上外用纱布包扎固定，日敷2~3次，连续数日。

重舌

舌下又生一舌（名重舌），治法有2个：

治法1　用新真蒲黄粉适量厚敷患处，日敷3~5次，连敷数日。

治法2　用大黑枣1枚去核，内包入青矾3克，外用湿纸包好煨熟去枣，取矾研成细末放在清水中化开无渣为度，装入消毒瓶内盖紧不可走失药气，每次取出适量药粉用水调成膏状涂敷患处，日涂2~3次，连涂数日。

若重舌肿痛者，治法如下：

治法　用露蜂房适量，焙枯存性研成细末放在清水中化开无渣为度，装入消毒瓶内盖紧不可走失药气，每次取出适量药粉加白酒调成膏状涂敷患处，日涂3~5次，连续数日。

若重舌伸出水浆难进者，治法有2个：

治法1　用玄精石60克，真牛黄、朱砂、龙脑各0.3克共研成细末，放在清水中化开无渣为度，装入消毒瓶内盖紧不可走失药气，每次先用银针刺舌出血，用盐汤洗后每次将药粉取少许搽入患处，日搽3~5次，连续数日。

治法2　用锈铁落适量研成细末，放在清水中化开无渣为度，装入消毒瓶内盖紧不可走失药气，每次取出适量药粉用水调成膏状厚敷患处，日敷3~5次，连续数日。

舌上生菌初起如豆，渐大如菌疼痛难忍，红烂无皮日轻夜重，此是由心脾热毒所致，治法如下：

治法　取蜘蛛丝适量作成一条绳，打圈套在菌根上收紧，收至极痛忍耐片刻，其菌自落血出再用蒲黄末敷患处，并服六味地黄丸加槐花10克，共加水煎取浓汁饭后温服，每日1剂服2~3次，连服数日。

木舌

舌麻木不知味觉者（名木舌），治法有5个：

治法1　用僵蚕适量研成细末放在清水中化开无渣为度，装入消毒瓶内盖紧不可走失药气，每次用小吸管取少许药粉喷入患处，使他吐出顽痰，日喷3~5次，连续喷数日，吐出顽痰。

治法2　用蚯蚓一条加盐使它化成水，每次取水涂敷患处，日涂3~5次，连涂数日。

治法3　用称锤放入火中烧赤淬入醋中，将热醋饮下，日作3~5次，连续数日。

治法4　用川花椒适量包入生面丸中煨熟，取出川椒每次取14粒用醋汤调服，日服3~5次，连续数日。

治法5　用半夏适量，加醋煎取浓汁含入口中，日含数次，连续数日。

口舌肿胀

口舌肿胀者，治法有2个：

治法1　用蒲黄、干姜各10克，共研成细末放在清水中化开无渣为度，装入消毒瓶内盖紧不可走失药气，每次取出适量药粉搽入患处，日搽3~5次，连搽数日。

治法2　用旱莲草、白花蛇舌草、斑鸠酸、栀子、崩口碗各40克，连前草、白茅根、半边莲各25克，甘草10克，共加水煎取浓汁饭后温服，每日1剂服3~5次，连服数日。

若舌胀满口者，治法如下：

治法　用雄鸡冠上血适量，每次取少许搽在舌上，日搽3~5次，连续搽血数日。

若舌出口角时时摇动者（名翠舌风）治法如下：

治法　先用醋泡舌数分钟后吐出，再取食盐适量研成细末放在清水中化开无渣为度，装入消毒瓶内盖紧不可走失药气，每次取出适量药粉搽在舌上，日搽3~5次，连续数日。

若小舌落下者，治法有2个：

治法1　用筷子涂上盐点在小舌上，日点3~5次，连续1~2日其舌自收。

治法2　用盐橄榄1枚，连核烧至焦枯存性，取出研成细末放在清水中化开无渣为度，装入消毒瓶内盖紧不可走失药气，每次用小吸管取少许药粉喷在小舌上，日喷3~5次，连续喷数日自收。

口腔炎

若口腔炎、扁桃腺炎、喉痛、口舌生疮者，治法如下：

治法　用石榴籽适量研如泥用开水浸泡过滤澄清含在口中，日含3~5次，每次15~20分钟，连续数日。

骨槽风

骨槽风生在腮内牙根处，形同贴骨疽者是也，治法如下：

治法　用茯苓、法夏、陈皮、甘草各10克，熟地、白芥子各6克，鹿角胶、肉桂各3克，姜炭、麻黄各1.5克，共加水煎取浓汁温服，每日1剂服2~3次，连续数剂。

鹅口疮肿舌

症见满口内白屑躁动不安者（名鹅口疮），此病多生于小儿口中，鹅口疮肿舌者，治法有3个：

治法1　用白及50克，研成细末放在清水中化开无渣为度，加人乳调成膏状敷患者两足心涌泉穴处，每日早晚各换药1次，连敷数日。

治法2　将蚯蚓2~3条洗净装入杯内加白糖适量，待半小时后即有液渗出，取液涂敷患处，每日3~5次，连续数日。

治法3　用芝麻油数滴冲化在盐水中，每次取适量搽在口内，日搽3~5次，连续数日。

口紧

口紧者，治法如下：

治法　用马兰全草适量研如泥，取汁100毫升，米醋10毫升，共调匀取少许滴入患者鼻腔内，其余灌入患者口内，少时吐出浓痰自开。

口唇腥黑痛痒难忍

口唇腥黑痛痒难忍者，治法如下：

治法　用古铜钱在石上磨汁，与猪胆汁调匀搽患处，日搽3~5次，连搽数日自愈，此病为人胆肿。

口疳

口疳者，治法如下：

治法　用人中白煅15克，冰片1克，共研成细末放在清水中化开无渣为度，装入消毒瓶内盖紧不可走失药气，每次用小吸管取少许药粉喷入患处，日喷3~5次，连喷5~6日。

舌边出血

舌边出血者，治法如下：

治法　用木贼50克，加水煎取浓汁，让患者含入口中，日含5~6次，连含数日。

若舌上出血不止者，治法有3个：

治法1　用海螵蛸、蒲黄炭各等份，共研成细末放在清水中化开无渣为度，装入消毒瓶内盖紧不可走失药气，每次取出适量药粉涂在舌上，日涂3~5次，连续数日。

治法2　用香薷50克加水煎取浓汁，去渣取汁含入口中，日含数次，连续数日。

治法3　用槐花适量研成细末放在清水中化开无渣为度，装入消毒瓶内盖紧不可走失药气，每次取出适量药粉涂在舌上，日涂数次，连续数日。

若舌硬出血不止者，治法如下：

治法　用刺蓟适量研成细末放在清水中化开无渣为度，装入消毒瓶内盖紧不可走失药气，每次取出适量药粉涂在舌上，日涂3~5次，连续数日。

若舌尖出血不止者，治法如下：

治法　先用连翘10克，黄连3克，竹叶心20条共加水煎取浓汁饭后温服，后用蒲黄炭研成细末放在清水中化开无渣为度，装入消毒瓶内盖紧不可走失药气，每次取出适量药粉搽在舌尖处，日搽3~5次，连续1~2日。

若舌皮破碎者，治法如下：

治法　将鸡蛋内软皮取出套在舌上，日换3~5次，连套数日。

若舌痛者，治法如下：

治法　用儿茶适量研成细末放在清水中化开无渣为度，装入消毒瓶内盖紧不可走失药气，每次取3克用纱布包好含入口中，日含3~5次，连含数日。

音哑

有语无声（名音哑），治法有4个：

治法1　用生鸡蛋1枚打入碗内，加白砂糖10克调匀，用开水冲服，每日早晚各服一次，连蛋膜一同服下，连服2~3日。

治法2　用雪梨自然汁适量，每次饮300毫升，日饮2~3次，连饮2~3日。

治法3　用白萝卜250克，金针菜50克，猪皮适量煲汤日饮2~3次，连饮2~3日。

治法4　用猪油、蜂蜜各500克炼净放冷不定时挑服，日服数次，连续数日。

外感音哑

若外感音哑者，治法如下：

治法　用咸橄榄、胖大海各5枚，淡竹叶、绿茶各5克，苏叶3克，乌梅2枚，食盐适量，共加水煎取浓汁温服，每日1剂服2~3次，连服数日。

不语

不语者，治法如下：

治法　用白酒与人乳各等份同服，后用淡豆豉煮汤用白酒送服，日服2~3次，连服数日。

若因惊而不语者，治法如下：

治法　用密陀僧适量研成细末放在清水中化开无渣为度，装入消毒瓶内盖紧不可走失药气，每次取10克用茶水冲服，日服2~3次，连服数日。

牙　齿

各种牙痛

若各种牙痛者，治法有17个：

处方1　用川花椒15克，浸泡入50克白酒内，15日后去渣，用棉花蘸此酒塞在患处，或将此酒含在口中，半小时后。

治法2　用咸鸭蛋2~3枚，韭菜100克，加盐适量共煮半小时取出吃蛋饮汤，每日1剂服2~3次，连服数剂。

治法3　用干姜、枯矾各10克，共研成细末放在清水中化开无渣为度，装入消毒瓶内盖紧不可走失药气，每次取出适量药粉涂搽患处，日搽2~3次，连续数日。

治法4　用针穿杏仁1~2粒放灯火上烧冒烟取出趁热咬在痛牙处，冷后再烧，连续7~10次。

治法5　用荜茇、良姜、白芷、细辛各1克，共研成细末放在清水中化开无渣为度，装入消毒瓶内盖紧不可走失药气，每次取出适量药粉搽患处少时。

治法6　用硼砂、火硝、樟脑、青盐各1克，共研成细末放在清水中化开无渣为度，装入消毒瓶内盖紧不可走失药气，每次取出适量药粉搽患处少时。

治法7　用牛膝、甘草、滑石、代赭石、麻黄各20克，共加水煎取浓汁温服，每日1剂服2~3次，连服数剂。

治法8　用芡实20克研碎，加水煎取浓汁饭后温服，每日1剂服2~3次，连服数剂。

治法9　用牙皂角10克，细辛、盆硝各6克，雄黄3克，大蒜2枚，共研成细末放在清水中化开无渣为度，滴水为丸蒜泥为衣，每次取黄豆大一丸，放入痛处即可立刻止痛，亦可将药丸放入患者耳内，左牙痛者放入右耳，右牙痛者放入左耳，少时即止其痛。

治法10　用绿豆11粒、胡椒7粒，共研成细末放在清水中化开无渣为度，装入消毒瓶内盖紧不可走失药气，每次取出适量药粉用布包黄豆大一粒咬在痛牙处，牙痛即可止。

治法11　用老蒜头两瓣、轻粉3克共研如泥贴在轻梁穴处，穴在手大母指后手腕寸脉后，如不知穴处亦可贴在大拇指和二指之间的大叉口处，外用蚬壳盖上，或用别物盖上亦可，男左女右，少时微觉其辣随起一泡，将泡挑破出净毒水。

治法12　用紫苏根晒干点火烧痛处，连烧数处。

治法13　用冰片、硼砂、朴硝各等份共研成细末放在清水中化开无渣为度，装入消毒瓶内盖紧不可走失药气，每次取出适量药粉用水调成膏状厚敷腮上及作痛之牙肉上，无论是风火、虫蛀均可止痛如神。

治法14　用石碱一小块含于痛处，少时即吐出涎沫。

治法15　用白矾少许含于痛处，少时即吐出涎沫。

治法16　用冰片2克，牙硝、硼砂各1克，共研成细末放在清水中化开无渣为度，装入消毒瓶内盖紧不可走失药气，先用成茶漱口然后将药粉搽在痛处，少时流出涎沫。

治法17　用轻粉15克，牙硝10克，冰片1克，共研成细末放在清水中化开无渣为度，装入消毒瓶内盖紧不可走失药气，先用成茶漱口然后将药粉搽在痛处，少时流出涎沫。

牙寒痛

牙寒痛者，治法如下：

治法　用藁本、干姜各10克，细辛3克，共加水煎取浓汁饭后含服，每日1剂服2~3次，连服数剂。

牙热痛

牙热痛者，治法有2个：

治法1　用藁本、生石膏各10克，共加水煎取浓汁，另加牙硝10克分次冲服，每日1剂服2~3次，连服数剂。

治法2　用独活、生地各30克，共焙干研成细末放在清水中化开无渣为度，装入消毒瓶内盖紧不可走失药气，每次饭后用温开水冲服15克，日服2~3次，连服数日。

牙风痛

牙风痛者，治法如下：

治法　用皂角、僵蚕、露蜂房、川乌、草乌各10克，共加水煎取浓汁饭后含服，每日1剂服2~3次，连续数剂。

风寒牙痛

风寒牙痛恶寒者，治法如下：

治法　用白芷、防风各3克川花椒、北细辛各1克，共研成粗末放在清水中化开无渣为度，用开水浸泡过滤去渣取清汁，含入口中片刻吐出再含，日含数次，连含数日。

风热牙痛

风热上攻牙痛此为实痛，治法有2个：

治法1　用连翘、滑石、金银花各6克，共加水煎取浓汁饭后温服，每日1剂服2~3次，连续数日。

治法2　用淡竹叶、石膏各10克，共加水煎取浓汁饭后温服，每日1剂服2~3次，连续数日。

风火牙痛

若牙痛恶热，腮外发肿呵气亦痛者（名风火牙痛），虚火牙痛及牙龈肿痛者，治法有9个：

治法1　用柳树根（又名观音柳），洗净切片50克，与猪肉同炖至猪肉熟烂，取出吃肉饮汤，每日1剂服2~3次，连服数剂。

治法2　用胡椒、绿豆各10粒，用棉布包好研成细末放在清水中化开无渣为度，装入消毒瓶内盖紧不可走失药气，每次取出适量药粉作一小球放痛处咬定，每日早晚各换一次，连续数次。

治法3　用生地50克放砂锅内，加水600毫升浸泡半小时，再下鸭蛋2~3枚共煮至蛋熟，取出蛋去壳再放入煮15分钟，加入冰糖适量吃蛋饮汤，每日1剂服2~3次，连服数剂。

治法4　用生大黄适量研成细末用烧酒调成膏状厚敷牙腮痛处，少时。

治法5　用没实子1粒切成两片，一片含于痛牙之处，一片贴在腮上痛牙之处，少时流出涎沫其痛自止。

治法6　用五倍子适量研成细末放在清水中化开无渣为度，装入消毒瓶内盖紧不可走失药气，每次取出适量药粉用冷水调成膏状厚敷牙腮痛处，少时流出涎沫其痛自止。

治法7　用细辛、牙皂各10克，各炒至香脆取出共研成细末放在清水中化开无渣为度，装入消毒瓶内盖紧不可走失药气，每次取出适量药粉用大蒜汁调合为丸瞳仁大，加雄黄5克，一半调入前药内作丸，一半为药丸的外衣，每次取一粒用纱布包好，左牙痛塞入右耳内，右牙痛塞入左耳内，少时。

治法8　用老南瓜蒂适量，浸入盐内半月后取出放通风处吹干，每次痛时切一小块咬在痛处，少时痛止。

治法9　先用生竹叶1 000克去梗，老生姜汁120克，共加水煎取浓汁过滤去渣，加入食盐180克熬干，每次牙痛时取少许搽痛处，日搽2~3次。

虚火牙痛

虚火牙痛者，治法有2个：

治法1　用淫羊藿（又名仙灵脾）50克研成细末放在清水中化开无渣为度，装入消毒瓶内盖紧不可走失药气，每次取出适量药粉加水煎取浓汁让患者含入口中，每半小时含一次，连含数日。

治法2　用冰糖100克，加水煎取浓汁温服，日服2~3剂，连服数日。

阴虚牙痛

阴虚牙痛，此症缓痛而无间断，治法有3个：

治法1　用生地30克，枸杞24克，板栗1枚去壳，与猪肉120克同煮食，每日1剂服2~3次，连服数剂。

治法2　用龙眼肉适量研如泥贴痛处，用油纸将药盖上外用纱布包扎固定，日换2~3次，连贴1~3日。

治法3　用上白附子适量，研如泥贴足心涌泉穴处，用油纸将药盖上外用纱布包扎固定，每日早晚各换药1次，连贴数日。

若阴虚、邪火上蒸，牙痛连至头顶者，此症是阳明有余而少阴不足治法如下：

治法　用熟地15克，石膏、麦冬各10克，共加水煎取浓汁饭后温服，每日1剂服2~3次，连服数剂。

肾虚牙痛

肾虚牙痛者，治法有2个：

治法1　用甘松香、硫磺各等份共研成细末放在清水中化开无渣为度，装入消毒瓶内盖紧不可走失药气，每次取10克用开水浸泡汁含入口中，3~5分钟吐去再含，连续数次。

治法2　用补骨脂60克，青盐15克各炒香共研成细末放在清水中化开无渣为度，装入消毒瓶内盖紧不可走失药气，每次取出适量药粉搽牙，每日早晚各搽一次，连续数日。

虫牙痛

治虫蛀牙痛，痛在一处或有脓者，治法有7个：

治法1　用藁本20克，石灰5克，共加水煎取浓汁，另加雄黄2克分次冲服，每日1剂服2~3次，连服1~3剂。

治法2　用吴茱萸1克研成细末，放在清水中化开无渣为度，装入消毒瓶内盖紧不可走失药气，每次取出适量药粉用纱布包好放入烂牙缝中，即可止其牙痛。

治法3　用明雄60克研成细末，放在清水中化开无渣为度，装入消毒瓶内盖紧不可走失药气，每次取出适量药粉加真小磨麻油120克调匀涂敷痛处，日涂数次，连续数日。

治法4　用芥菜子适量研如泥涂敷在额部及耳后，再用老生姜两片贴在太阳穴处，时取上好老酒含入口中，若有蛀孔则先以小棉花球，用石灰水浸湿塞入孔中少时。

治法5　用笔管用纸糊成喇叭状可以收烟时，取韭菜籽适量装入烧烟熏牙。

治法6　用芭蕉自然汁一碗，煎热含入口中，3~5分钟吐去再含，日含数次。

治法7　剪取鲜桃树枝适量作成棉棒将棉上涂满菜油烤热放在痛牙上咬紧，日换数次，连续数日。

若虫齿牙动者，治法如下：

治法　用食盐15克，猪牙皂角2条各烧赤取出共研成细末，放在清水中化开无渣为度，装入消毒瓶内盖紧不可走失药气，每次取出适量药粉每晚搽牙，连搽1~3月。

若睡中磨牙者，治法如下：

治法　在每晚临睡时先含一小块糖可免。

风虫牙痛

若风虫牙痛者，治法如下：

治法　将独蒜头放入火中煨熟，趁热切片烫痛处，凉者即换，连续数次。

龋齿痛

若龋齿肿痛者，治法有3个：

治法1　用通心菜根200克，加醋水各半煎取浓汁，含在口中慢慢咽下，每日1剂含3~5次，连续数日。

治法2　用韭菜根30克，川花椒20粒、香油5克，共研如泥敷痛牙侧面颊上，每日换药1次，连续1~2日。

治法3　用露蜂房适量，放入酒精内用火烧枯存性，取出研成细末放在清水中化开无渣为度，装入消毒瓶内盖紧不可走失药气，每次取出适量药粉涂敷患处，日涂2~3次，连续数日。

虫牙喉痹

如虫牙、喉痹者，治法如下：

治法　用奔草叶适量，加水煎取浓汁，每次饭后含口内，日含3~5次，连含5~10日。

牙缝出血

牙缝出血者，治法有2个：

治法1　用麦冬50克，加水煎取浓汁饭后含服，每半小时含一次，连含数日。

治法2　用黄豆豆渣厚敷牙缝处，少时止血。

若牙根黑臭者，治法如下：

治法　用苦参适量，每次取30克加水煎取浓汁含入口中，日含数次，连含数日。

若牙齿作酸者，治法如下：

治法　用胡桃肉适量，不时食之连续5~6日。

齿腐根烂

齿腐根烂者，治法如下：

治法　用丝瓜藤、川花椒、灯心球各20克，共加水煎取浓汁去渣，每次取清汁含入口中，3~5分钟吐出再含，日含3~5次，连续1~3周。

牙根宣露

牙根宣露者，治法如下：

治法　可每天早上用口含盐汤一百遍，连续5~10日。

若齿疏陷物者，治法有2个：

治法1　用炉甘石、寒水石各150克共研成细末放在清水中化开无渣为度，装入消毒瓶内盖紧不可走失药气，每次取出适量药粉搽牙忌用牙刷，连续2~3月自密。

治法2　用丝瓜藤适量阴干，放入火中煅至焦枯存性取出，研成细末放在清水中化开无渣为度，装入消毒瓶内盖紧不可走失药气，每次取出适量药粉搽牙，连搽1~3月牙自密。

牙齿动摇

牙齿动摇及出血不止者，治法有2个：

治法1　用白蒺藜100克研成细末，放在清水中化开无渣为度，装入消毒瓶内盖紧不可走失药气，每次取出适量药粉搽在牙根上，日搽3~5次，连搽15~20日。

治法2　用固齿散。制作：可用全鼠一只去净皮毛及内脏，放在当风处吹干然后放入火中烧至焦枯存性取出，加入冰片1克，共研成细末放在清水中化开无渣为度，装入消毒瓶内盖紧不可走失药气，每次取出适量药粉饭后用盐汤送服，每次一只连服3~5只。

取痛牙

取痛牙者，治法有4个：

治法1　用白鹤仙根5克，白石囟2克，硼砂、威灵仙、白砒石各1克，生草乌头0.5克，共研成细末放在清水中化开无渣为度，装入消毒瓶内盖紧不可走失药气，每次取出适量药粉点在痛牙处，少时其牙自落。

治法2　用活鲫鱼一条重300克，将白砒石5克研成细末放在清水中化开无渣为度，从鱼口内塞入鱼腹中，然后将鱼悬挂通风处，七日后鱼身长出白毛霜，用鸡毛将白霜扫下（名利骨丹），每次取少许搽痛牙处，少时其牙自落。

治法3　用川椒、细辛各30克，草乌、藁本各15克，共研成细末放在清水中化开无渣为度，装入消毒瓶内盖紧不可走失药气，每次取出适量药粉搽在痛牙处周围的牙肉上，少时其牙自落。

治法4　用凤仙子（又名急性子）10克，白砒石1克，共研成细末放在清水中化开无渣为度，装入消毒瓶内盖紧不可走失药气，每次取出适量药粉搽入痛牙处，少时其牙自落。

牙不脱

牙可保永不脱落秘方，治法有4个：

治法1　用熟地240克，山萸肉、怀山药各130克，泽泻、茯苓、牡丹皮各95克，沙苑、蒺藜、骨碎补各10克共分为10份，每日取一份，加水煎取浓汁饭后温服，可以将自己已脱下的牙齿，用茶洗净焙至干枯存性取出，研成细末放在清水中化开无渣为度，与前药一次冲服，每日1剂服2~3次，服完10剂。

治法2　用羊胫骨适量，放入火中煅至焦枯存性取出，加入食盐少许，共研成细末放在清水中化开无渣为度，装入消毒瓶内盖紧不可走失药气，每次取出适量药粉搽牙，久搽。

治法3　用鲜旱莲草根1 000克洗净、青盐

120克，共拌匀3日后取出，连汁一同焙至焦枯研成细末放在清水中化开无渣为度，装入消毒瓶内盖紧不可走失药气，每次取出适量药粉搽牙，搽后连汁一同咽下，连续搽牙1~3月。

治法4　每次在小便时咬紧牙关，牙齿自然坚固而永无牙病之患。

若预防牙痛者，治法如下：

治法　用白硼砂6克，薄荷油两滴共放入180毫升清水中，作漱口水，每日用此水漱口可免一切牙病。

牙根肿痛

如牙根肿痛者（又名牙周炎），治法有6个：

治法1　用羌活、独活、川芎、薄荷、防风、白芷各5克，生石膏、干葛、生地、赤芍、黄芩、细辛、升麻各3克，甘草2克，共研成细末放在清水中化开无渣为度，装入消毒瓶内盖紧不可走失药气，每次饭后取13克，放入口中慢慢咽下，日服2~3次，连服1~3日。

治法2　用芝麻梗适量切碎，加水煎取浓汁含在口中漱口，每日数次，连续数日。

治法3　用鲜马齿苋100克洗净用口咬汁浸渍痛处，一日2~3次，连续数日。

治法4　用芥菜梗适量，烧枯存性研成细末放在清水中化开无渣为度，装入消毒瓶内盖紧不可走失药气，每次取出适量药粉涂敷痛处，每日2~3次，连续数日。

治法5　用芫花、白矾各15克共加水煎取浓汁去渣，取汁含入口中3~5分钟吐去再含连续数次。

若牙龈肿痛口干鼻塞，鼻膜出血、流鼻血者，治法如下：

治法　将鲜丝瓜500克，生姜100克各切片，共加水煮3小时，取出吃瓜饮汤，每日1剂服2~3次，连服数剂。

走马牙疳

走马牙疳者，治法有6个：

治法1　用生石膏40克，先加水煎30分钟，后再加玄参、麦冬、生地、熟地各20克，知母10克，淡竹叶5克，甘草3克，共煎取浓汁，每次饭后温服，每日1剂服2~3次，连服数日。

治法2　用葱白30条，生半夏、生附子各15克，姜黄5克，大蒜1瓣，共研如泥敷在患者两足心涌泉穴处，用油纸将药盖上外用纱布包扎固定每日换药1次，连敷1~2日。

治法3　用黄柏、蒲黄、干姜各10克，橄榄3枚，红枣1枚去核，共焙至焦枯存性，加入人中白、五倍子各10克，硼砂、朴硝各5克，青黛、冰片各1克，共研成细末放在清水中化开无渣为度，装入消毒瓶内盖紧不可走失药气，每次取出适量药粉加蜂蜜调成膏状，每次取少许搽入患者口中患处，日搽2~3次，连搽3~5日。

治法4　用荔枝核焙至焦枯存性、胆矾、龙胆草各50克各煅存性，冰片10克，枯矾7克，甘草5克，朱砂、儿茶、雄黄各3克，共研成细末放在清水中化开无渣为度，装入消毒瓶内盖紧不可走失药气，每次饭后取少许搽入患处，日搽2~3次，连搽3~5日。

治法5　用苦参100克，白僵蚕40克，共研成细末放在清水中化开无渣为度，装入消毒瓶内盖紧不可走失药气，每次饭后取少许吹入患处，日吹2~3次，连吹数日。

治法6　用茄蒂阴干烧枯存性6克，加12克硼砂，共研成细末放在清水中化开无渣为度，装入消毒瓶内盖紧不可走失药气，每次取出适量药粉涂搽患处，每日2~3次，连续数日。

牙齿不坚

牙齿不坚者，治法如下：

治法　用糯稻花阴干100克，研成细末放在清水中化开无渣为度，装入消毒瓶内盖紧不可走失药气，每次取出适量药粉搽牙，日搽2~3次，连搽1~2月，而牙永不动摇牙齿永远坚固。

牙齿不白

牙齿不白者，治法如下：

治法　用生石膏70克，白芷、青盐、升麻各7克，细辛3克，麝香1.5克，共研成细末放在清水中化开无渣为度，装入消毒瓶内盖紧不可走失药气，每日早晚各取少许药粉搽牙，温水过口、连搽1~2月牙白如玉。

牙落重生，治法有3个：

治法1　用老鼠牙200克放在新瓦上焙至焦枯，取出研成细末放在清水中化开无渣为度，装入消毒瓶内盖紧不可走失药气，每次取出适量药粉搽在落牙孔内，每日早晚各搽一次，连续1~2月。

治法2　用雄鼠去净皮肉取白骨500克放在新瓦上焙至焦枯，取出研成细末放在清水中化开无渣为度，装入消毒瓶内盖紧不可走失药气，每次取出适量药粉搽在落牙孔内，每日早晚各搽一次，连续3~5月。

治法3　用未开眼的小老鼠40只，外用白芷、白及、青盐、细辛、当归、熟地各150克，共研如泥包住老鼠，外用湿纸厚包放在木炭火中烧至焦枯存性，取出研成细末放在清水中化开无渣为度，装入消毒瓶内盖紧不可走失药气，每次取出适量药粉搽在落牙孔内，每日早晚各搽一次，连续3~5月。

牙关紧闭

牙关紧闭者，治法如下：

治法　用盐梅搽牙上，少时流出涎沫自开。

流行性腮腺炎（痄腮）

流行性腮腺炎（中医名痄腮）是由流行性腮腺炎病毒引起的急性呼吸道传染病，病毒存在于病人唾液中，主要通过飞沫传染给他人。病毒由呼吸道侵入人体引起腮腺或颌下腺肿胀，很少通过用具间接传染。此病传染性较强常在幼小人群中流行。成人和两岁以下的小孩很少或偶可有人得病。一般一生只患一次，但患两次或两次以上的人也曾有过，往往都是由其他原因所引起，如柯萨奇病毒、副流感病毒或疱疹病毒等引起的腮腺炎，或其他原因引起的腮腺肿胀。本病在冬春两季较为多见。本病潜伏期约14~21天。病孩先觉一侧耳下腮腺肿大疼痛，咀嚼更痛。2~3日后另一侧腮腺也肿大疼痛，肿块以耳垂为中心边缘界限不清。表面发热手压时有弹性感和压痛。4~5日后逐渐消退，也有少数病人颌下腺和舌下腺有时也有肿胀疼痛，在腮腺高度肿胀时还有发热食欲差等全身不适，或有头痛、呕吐、嗜睡、抽痉等神志改变，此时应检查颈部，如颈部发硬者应考虑并发脑膜脑炎。此种脑膜脑炎大多愈后良好。亦有少数男孩或成人可并发睾丸炎，近年观察这两种并发症不影响日后生育能力。此外还偶见并发胰腺炎、肾炎，怀孕妇女患流行性腮腺炎时，导致死胎流产或引起娩出小儿患原发性心内膜弹力纤维增生症等。根据与腮腺炎病人的接触史和腮腺肿痛的过程，本病是很容易诊断的。但需注意与颈部淋巴结炎和化脓性腮腺炎相区别。如有急性扁桃体炎或咽炎，并有颌下部肿痛、肿块发硬、皮肤发红或中心有波动感乃是淋巴结炎。如先患麻疹伤寒等病不注意口腔卫生以一侧腮腺肿痛，用手挤压腮腺时口内流出脓液，则是化脓性腮腺炎。在流行性腮腺炎病症期间不宜吃酸辣食物，常漱口保持口腔清洁。治法有24个：

治法1　用夏枯草40克，板蓝根、岗梅根各25克，共加水煎取浓汁，每次饭后温服，每日1剂服2~3次，连服3~5日，外用重楼20克研成细末放在清水中化开无渣为度，用醋调成膏状敷患处，每日换药1次。

治法2　用仙人掌去刺，切成两半贴在患处，用油纸将药盖上外用纱布包扎固定，每日换药1次。或用了哥王鲜叶适量研如泥敷患处，用油纸将药盖上外用纱布包扎固定，每日换药1次，连敷数日。

治法3　用金银花、连翘、天花粉各10克，淡竹叶、荆芥、牛蒡子、薄荷、桔梗、淡豆豉、乳香、没药、白僵蚕、甘草各5克，鲜芦根一尺，共加水煎取浓汁，每次饭后取浓汁温服，每日2剂，一剂内服，一剂煎浓汁用毛巾浸湿外敷患处。

治法4　用威灵仙15克，加米醋150克，与药同煎十分钟，取一半药汁，用纱布浸湿贴患处，另一半药汁，加水一碗再煎五分钟，分二次饭后饮，每日1剂服2~3次，连服数剂。

治法5　用淡盐水洗净患处，再用白头蚯蚓6~10条，搽净泥，勿用水洗，放入碗内加白糖25克，待半小时后用纱布浸汁贴患处，用油纸将药盖上外用纱布包扎固定，每日换3~4次，连贴数日。

治法6　用生石膏15克，柴胡12克，葛根、天花粉、黄芩、牛蒡子、连翘、桔梗、升麻、甘草各9克，共加水煎取浓汁，每次饭后温服，每日1剂服2~3次，连服数剂。

治法7　用重楼15克研成细末，放在清水中化开无渣为度，装入消毒瓶内盖紧不可走失药气，每次取出适量药粉用陈醋调成膏状敷患处，用油纸将药盖上外用纱布包扎固定，每日早晚各换药1次，连敷数日。

治法8　用蒲公英60克加水煎取浓汁，加白糖适量，每次饭后温服，每日1剂服2~3次，连服数日。

治法9　用赤小豆50克研成细末，放在清水中化开无渣为度，装入消毒瓶内盖紧不可走失药气，每次取出适量药粉用鸡蛋白调成膏状敷患处，用油纸将药盖上外用纱布包扎固定，每日换药1次，连敷数日自愈。此方亦可治一切疮疡。

治法10　取鲜黄角树自然汁适量装入瓶内，每次用少许搽患处，用油纸将药盖上外用纱布包扎固定，每日搽药2~3次，连搽数日。

治法11　用鲜鱼腥草适量研如泥厚敷患处，用油纸将药盖上外用纱布包扎固定，每日换药1次，连敷数日。

治法12　用青黛10克，用鸡蛋白调敷患处，用油纸将药盖上外用纱布包扎固定，或用烧酒冲服，每日1次，连续数日。

治法13　用鲜仙人掌、芭蕉根各50克研如泥，白芷、黄柏各15克，五倍子、甘草、苏叶、天冬各10克，共研成细末放在清水中化开无渣为度，装入消毒瓶内盖紧不可走失药气，每次取出适量药粉用陈醋调成糊状厚敷患处，用油纸将药盖上外用纱布包扎固定，每日换药1次，连敷数日。

治法14　用明矾、芋艿各30克，共研如泥贴患处，用油纸将药盖上外用纱布包扎固定，每日换药1次，连贴数日。

治法15　用雄黄、明矾各15克，共研成细末放在清水中化开无渣为度，装入消毒瓶内盖紧不可走失药气，每次取出适量药粉用陈醋或鸡蛋白调敷患处，用油纸将药盖上外用纱布包扎固定，每日换药1次，连敷数日。

治法16　用雄黄、蛇蜕各5克，共研成细末放在清水中化开无渣为度，装入消毒瓶内盖紧不可走失药气，每次取出适量药粉用纱布包好塞入耳道内，每日换药1次，连续3~5日。

治法17　用青黛15克，薄荷、元明粉各10克，冰片2克，共研成细末放在清水中化开无渣为度，装入消毒瓶内盖紧不可走失药气，每次取出适量药粉用蜂蜜调成糊状敷患处，用油纸将药盖上外用纱布包扎固定，每日换药1次，连敷3~5日。

治法18　用银花、夏枯草、蒲公英、板蓝根各30克，玄参20克，连翘、花粉各15克，甘草、大黄各10克，共加水煎取浓汁饭后温服，每日1剂服2~3次，连服3~5日。

治法19　用陈醋与大蒜头共研如泥敷患处，用油纸将药盖上外用纱布包扎固定，每日换药1次，连敷数日。

治法20　用胡椒1克研成细末放在清水中化开无渣为度，加白面8克共调成糊状敷患处，用油纸将药盖上外用纱布包扎固定，每日换药1次，连敷数日。

治法21　用白头蚯蚓数条，加白糖适量，让白糖化成糊状敷患处，用油纸将药盖上外用纱布包扎固定每日换药1次，连敷数日。

治法22　用柴胡、干葛、煅石膏、花粉、黄芩各6克，牛子炒研、连翘去心、桔梗各3克，甘草1.5克，升麻1克，共加水煎取浓汁空心温服，每日1剂服2~3次，连续3~5剂。

治法23　用蚯蚓泥适量晒干研成细末放在清水中化开无渣为度，装入消毒瓶内盖紧不可走失药气，每次取少许用麻油调成膏状涂敷患处，用油纸将药盖上外用纱布包扎固定每日换药1次，连敷数日。

治法24　用古方(《经验方》)痄腮方：紫花地丁、夏枯草、金银花各9克，牛蒡子、浙贝母、连翘各6克，蛤粉、丹皮、昆布、山慈菇、赤芍各4.5克，柴胡3克，薄荷2克，共加水煎取浓汁饭后温服，每日1剂服2~3次，连服。

东风生于春，病在肝俞，在颈项诸痉，项强皆属于湿，如颈项强急之症多由邪客三阳，寒搏则筋急，风搏则筋弛，亦有气挫，亦有落枕而成痛。

毒攻咽喉腐烂臭蚀

若毒攻咽喉腐烂臭蚀者，治法如下：

治法　用硫磺3克，靛花0.3克，共研成细末放在清水中化开无渣为度，装入消毒瓶内盖紧不可走失药气，每次取出1克药粉用凉水调服(名硫磺不二散)，日服2~3次，连续数日。

腭痈

若上腭一物似紫色葡萄者名腭痈，治法有2个：

治法1　用食盐适量用火烧后取出枯盐、白盐各等份，共研成细末放在清水中化开无渣为度(名烧盐散)，每次取少许搽患处，用油纸将药盖上外用纱布包扎固定，日搽2~3次，连续数日。

治法2　用射干、升麻、南杏仁去皮尖麸炒、甘草各15克，木鳖子、大黄各炒6克，共研成细末放在清水中化开无渣为度，炼蜜为丸黄豆大(名射干丸)，阴干装入消毒瓶内盖紧不可走失药气，每次取一丸放口中含化慢慢咽下，每日3~5次，连续3~5日。

头项强急

如头项强急转动则微痛不能自由，脉弦而数实、右为甚者，应作痰热客三阳经，治法有2个：

治法1　用黄芩酒炒、羌活、红花、法夏、陈皮、甘草、独活、防风、白芷、茯苓、干葛、柴胡、升麻各10克，加生姜3片，共加水煎取浓汁，每次饭后温服（名消风豁痰汤），每日1剂服2~3次，连服数剂。

治法2　用白僵蚕50克炒香研成细末，放在清水中化开无渣为度，装入消毒瓶内盖紧不可走失药气，每次饭后取3克加白酒调成糊状，用薄荷20克加水煎取浓汁送服，日服2~3次，连服数剂。

如头项强急动则微痛，脉弦涩左为其者，治法有3个：

治法1　用法夏、茯苓各10克，陈皮6克，甘草3克（名二陈汤），加酒洗黄芩、羌活、红花各10克，共加水煎取浓汁每次饭后温服，每日1剂服2~3次，连服数剂。

治法2　用古方九味羌活汤：羌活、防风、苍术各5克，川芎、白芷、生地、黄芩、甘草各3克，细辛1克，共加水煎取浓汁每次饭后温服，每日1剂服2~3次，连服数剂。

治法3　用古方(《医学心悟》) 加味香苏散：苏叶5克，陈皮、香附各4克，荆芥、秦艽、防风、蔓荆子各3克，炙甘草2.5克，川芎1.5克，生姜3片，共加水煎取浓汁，每次饭后温服，每日1剂服2~3次，连服数剂。

颈项强急

如颈项强急、发热恶寒、脉浮而紧者，此为风寒客入三阳经络，寒搏则筋急风搏则筋弛。治法有2个：

治法1　用麻黄、桂枝、杏仁、甘草、防风、羌活、独活、川芎、藁本、柴胡、干葛、白芷、升麻、薄荷各10克，加生姜3片，共加水煎取浓汁每次饭后温服（名驱邪汤），每日1剂服2~3次，连服数剂。

治法2　用陈皮、甘草各45克，桔梗、苍术炒、升麻、干葛各30克，白芍23克，大黄蒸15克，当归、法夏、白芷、茯苓各6克，枳壳麸炒2克，干姜2克，共研成粗末装入消毒瓶内盖紧不可走失药气，每次取12克，加生姜3片，灯心十条，共加水煎浓汁每次饭后温服（名和气饮），日服2~3次，连服数剂。

颈项瘰毒

若颈项瘰毒，头面风热者，治法如下：

治法　用古方(《疡科心得集》) 牛蒡解肌汤：石斛、夏枯草各12克，牛蒡子、玄参、丹皮、栀子、连翘各10克，薄荷6克，共加水煎取浓汁每次饭后温服，每日1剂服2~3次，连服数剂。

项软

项软是头不能举，治法如下：

治法　用五加皮适量研成细末放在清水中化开无渣为度，装入消毒瓶内盖紧不可走失药气，每次取出适量药粉用烧酒调成糊状厚敷在患处，干则即换连敷数日。

颈痛

如颈痛者，治法如下：

治法　用陈皮、甘草各45克，干葛、桔梗、苍术炒、升麻各30克，白芍23克，大黄蒸15克，当归、法夏、白芷、茯苓各6克，枳壳麸炒、干姜各1.5克共研成粗末装入消毒瓶内盖紧不可走失药气，每次取12克，加生姜3片，灯心10条，共加水煎浓汁每次饭后温服（名和气饮），日服2~3次，连服数剂。

颈项强急寒热往来

如颈项强急寒热往来或呕吐或胁痛者，是邪入少阳经，治法如下：

治法　用小柴胡汤或升麻防风汤，即是小柴胡去人参，加防风、荆芥穗、羌活、独活、干葛、升麻、赤芍、川芎、白芷、薄荷各10克，生姜3片，如无汗加麻黄，有汗加桂枝各10克，共加水煎取浓汁每次饭后温服，每日1剂服2~3次，连服数剂。

颈项强急腰似折项似拔

若颈项强急腰似折，项似拔者，治法如下：

治法　用羌活、独活、藁本、防风、蔓荆子、川芎、苍术米水浸炒，黄柏酒炒、荆芥、炙甘草各10克，生姜3片，共加水煎取浓汁每次饭后温服（名加味胜湿汤），每日1剂服2~3剂，连服数剂。

颈项和腰痛

颈项和腰痛者，治法如下：

治法　用防风、京子各15克，川芎13克，苍术、羌活、独活、藁本、人参、荆芥、黄柏各10克，甘草8克，生姜3片，共加水煎取浓汁空心温服，每日1剂服2~3次，连服5~10剂。

颈项肿急难伸

如颈项肿急难伸、精神短少不能睡者，禁用温热药，治法有2个：

治法1　用苦寒之药，可用养神汤，本方用黄芪、陈皮各3克，甘草、法夏2克，苍术、归身、麦芽、黄连各1.5克，柴胡、升麻各1.2克，人参、白术、川芎各1克，黄芩酒浸0.6克，木香、黄柏各0.3克，共研成细末放在清水中化开无渣为度，装入消毒瓶内盖紧不可走失药气，每次取15克加水煎浓汁饭后温服，日服2~3次，连服数剂。

治法2　用北芪、陈皮各3克，黄连、法夏、当归、苍术、甘草各2克，黄芩、黄柏、川芎、木香、人参、白术、柴胡、升麻各1克，共加水煎取浓汁，每次饭后温服，每日1剂服2~3次，连服5~10剂，或作药丸每次服1.5克，连服3~5剂。

肾虚上攻项骨不能转侧

如肾虚上攻项骨不能转侧虚寒者，治法如下：

治法　用大附子一枚18克，刮去皮脐为末放在清水中化开无渣为度，装入消毒瓶内盖紧不可走失药气，每6克加川椒20粒、生姜50克，共加水煎熟后加盐去椒，空心温服（名椒附散），日服2~3剂，连服数日。

颈项筋急项强不能转侧

如颈项筋急项强不能转侧，自午后发至黄昏时定者，是因足太阳之筋自足至项，治法如下：

治法　用鲜木瓜2枚，酸湿和营卫利筋骨，取盖去瓤，没药，苦平入十二经散结气、通瘀血，60克研成细末，乳香、香气通十二经去风伸筋，8克研成细末，将二味共放入木瓜内，用原盖合好、用竹签固定、放饭上蒸3~4次，取出共研成膏，每次取50克，加生地自然汁一杯，无灰酒二杯、调匀蒸热服（名木瓜煎），日服2~3次，连服数日。

项疽肿硬而痛

项疽肿硬而痛者，治法如下：

治法　用腊肉适量切碎，与糯米蒸成饭研如泥厚敷患处，用油纸将药盖上外用纱布包扎固定每日换药1次，连敷数日。

项痈背痈

项痈背痈者，治法如下：

治法　用土烟叶适量焙干5克，加樟脑3克，共研成细末放在清水中化开无渣为度，装入消毒瓶内盖紧不可走失药气，每次取出适量药粉用蜂蜜调成膏状敷患处，用油纸将药盖上外用纱布包扎固定，每日换药1次，连敷数日。

颈椎骨质增生

如颈椎骨质增生者，治法如下：

治法　用鸡血藤、桑枝、威灵仙、干葛、木瓜、白芍各20克，淮牛膝15克，川芎、陈皮各9克，共加水煎取浓汁饭后温服，每日1剂服2~3次，连服7~10剂。

脑风

如项骨怯寒脑户极冷痛不可忍者（名脑风），治法如下：

治法　用麻黄去节、细辛去叶、干葛半生半炒、藿香叶各30克，共研成粗末装入消毒瓶内盖紧不可走失药气，每次取6克，用荆芥、薄荷各10克，共加水煎取浓汁对白酒温服（名神圣散），每日1剂服2~3次，连服数剂。

颈锥挫闪及久坐失枕

如挫闪及久坐失枕而故，项强不能转移者，此是肾虚不能生肝，肝因虚无以养筋，故使机关不利，治法如下：

治法　用熟地240克，山萸肉、怀山药各120克，泽泻、茯苓、丹皮各90克，共研成细末放在清水中化开无渣为度，炼蜜为丸（名六味地黄丸），阴干，装入消毒瓶内盖紧不可走失药气，每次取10克用温开水送服，日服2~3次常服。

吞咽困难

吞咽困难原因很多，是食管疾病的常见症状。一般食物由口腔通过食管至胃的时间大约6~60秒。当食物不能顺利下达胃部，在食管内停留时间延长伴有梗阻感觉时，称为吞咽困难。食管的机械性梗阻是引起吞咽困难的主要原因，如食管急慢性炎症、食管癌、因强酸强碱等化学药品损伤后所致的瘢痕狭窄和食管异物等，亦有食管外的器官或肿块压迫造成吞咽困难。如纵隔肿瘤、纵隔淋巴结肿大、左心房增大、主动脉瘤等，其中以食管癌最为常见。食管神经肌肉的病变如食管贲门失弛缓症，是由于食管下端括约肌不能松弛以致影响食物下咽。此外脊髓灰质炎时可有咽肌麻痹，破伤风和狂犬病等亦会有喉肌强力收缩和痉挛，均可影响食物的吞咽。口腔和咽喉部病变如扁桃体炎、扁桃体周围脓肿、咽喉部结核或癌肿也均可致吞咽困难。还有某些癔病也可出现吞咽困难，这称为假性吞咽困难，某些神经系统疾病导致吞咽困难，常伴有发音困难、咽反射消失及其他神经系统症状和体征。一般认为进行性吞咽困难多见于食管癌。如时发时愈、时轻时重者应考虑食管贲门失弛缓症。可用胸部X线检查会发现胸腔或纵隔肿块，巨大食管裂孔疝压迫食管，或用食管吞钡X线经检查会发现食管梗阻的部位、性质和范围，如怀疑有食管癌而不能确诊者，可作脱落细胞检查和食管内窥镜检查，病因确诊后可用相应处理。

慢性咽喉炎

若慢性咽喉炎软坚散结者，治法有9个：

治法1　用海带500克洗净切成丝加水煮取浓汁捞出拌入白糖，过一日夜即可吃用，日服2~3次，连续数日。

治法2　用苋菜200克洗净榨取自然汁，加白糖适量，每次取30克用开水冲入空心温服，日服2~3次，连续数日。

治法3　用雄黄30克，明矾3克，巴豆14粒去壳油，制成霜共研成细末放在清水中化开无渣为度，水调为丸（名雄黄解毒丸），阴干，装入消毒瓶内盖紧不可走失药气，每次取1.5克含在口里慢慢咽下，日服2~3次，连续数日。

治法4　用煅石膏5克，硼砂3克，火硝、胆矾各1.5克，冰片1克，共研成细末放在清水中化开无渣为度，装入消毒瓶内盖紧不可走失药气（名白降雪散），每次用小吸管取少许药粉喷入喉中，日喷2~3次，连续数日。

治法5　用淡竹叶6克，牛子炒研、连翘去心、荆芥、防风、栀子研、桔梗、元参、黄连、金银花、黄芩、薄荷、甘草各3克，共加水煎大黄后下3克，取浓汁加朴硝3克冲入空心温服（名清咽利肠汤），每日1剂服2~3次，连续3~5日。

治法6　用天冬、麦冬各去心，黄芩、生地、熟地、枇杷叶蜜炙、石斛、枳壳麸炒、茵陈、甘草各10克，共加水煎取浓汁空心温服（名甘露饮），每日1剂服2~3次，连续3~5剂。

治法7　用苍耳子炒研、桔梗、青皮、升麻、黄芩、花粉、甘草、元参、栀子研、黄连、连翘去心、干葛、白术土炒、防风、生地各10克，共加水煎取浓汁饭后温服（名鼠粘子解毒汤），每日1剂服2~3次，连续3~5剂。

治法8　用沙参、桑叶、麦冬、白扁豆、天花粉各10克，玉竹6克，甘草3克，共加水煎取浓汁饭后温服（名沙参麦冬汤），每日1剂服2~3次，连续3~5剂。

治法9　用生地、麦冬、玄参各12克，丹皮10克，白芍、川贝母各5克，甘草、薄荷后下各3克，共加水煎取浓汁饭后温服（名养阴清肺汤），每日1剂服2~3次，连续3~5剂。

喉蛾初起及喉炎

如喉蛾初起及喉炎者，治法有10个：

治法1　用鲜金针菜根5条咬汁慢慢咽下，再用5条加水煎取浓汁温服，每日1剂服2~3次，连服数日。

治法2　用桔梗10克，黄芩6克，浙贝母研、麦冬去心、牛子炒研各5克，人参、茯苓、陈皮、栀子研、薄荷、甘草各3克，淡竹叶2克，紫苏1.5克，共加水煎取浓汁空心温服（名益气清金汤），每日1剂服2~3次，连续数剂。

治法3　用硼砂10克，冰片、胆矾各1克，共研成细末放在清水中化开无渣为度，装入消毒瓶内盖紧不可走失药气（名消瘤碧玉散），每次用小吸管取少许药粉喷入喉中，日喷2~3次，连续数日。

治法4　用新鲜牛膝适量洗净研取自然汁，每次取100毫升含入口中慢咽下，日含3~5次，连含数日。

治法5　用大西瓜1个在瓜蒂上开一小孔，挖去瓜心装满朴硝，仍以瓜蒂盖好用绳固定，悬挂通风处，待瓜身表面出现白霜，用鹅毛扫下研成细末放在清水中化开无渣为度，装入消毒瓶内盖紧不可走失药气，每次用小吸管取少许药粉喷入喉中，每日2~3次、连续1~2日。

治法6　用巴豆霜、猪牙皂角各3克，麝香0.3克，共研成细末放在清水中化开无渣为度，装入消毒瓶内盖紧不可走失药气，每次用时先取小红枣一枚去核，装入少许药粉卷紧塞入鼻腔内，每日早晚各换药1次，连续1~3日。

治法7　用油灯内的灯心草适量烧枯存性研成细末，放在清水中化开无渣为度，装入消毒瓶内盖紧不可走失药气，每次用小吸管取少许药粉喷入喉中，日喷3~5次，连喷数日。

治法8　用人指甲适量放新瓦上炒脆取出，研成细末放在清水中化开无渣为度，装入消毒瓶内盖紧不可走失药气，每次用小吸管取少许药粉喷入喉中，日喷3~5次，连喷数日。

治法9　用人指甲适量放新瓦上炒脆取出，加入百草霜、西瓜霜、燕子窝泥、冰硼散各等份，共研成细末放在清水中化开无渣为度，装入消毒瓶内盖紧不可走失药气，每次用小吸管取少许药粉喷入喉中，日喷3~5次，连喷数日。

治法10　用人中白、胆矾各6克，共研成细末放在清水中化开无渣为度，装入消毒瓶内盖紧不可走失药气，每次用小吸管取少许药粉喷入喉中，日喷3~5次，连喷数日。

若喉蛾患者头部或手两虎口内，见有红疹或水泡者，治法如下：

治法　（虎口穴是在大拇指与食指之间）立用银针挑破，再用大蒜适量研如泥敷在经梁穴处（经梁穴在大拇指后，即是寸脉后面微窝处），男左女右用蚬壳将药盖上固定，少时患者觉有微辣时将药取下，此处可有水泡出现，用银针挑破流出毒水，此时喉蛾亦穿破流出血水，毒水流净。

若生单蛾者，治法如下：

治法　用雄黄、地骨皮各等份，共研成细末放在清水中化开无渣为度，装入消毒瓶内盖紧不可走失药气，每次用小吸管取少许药粉喷入喉中，日喷3~5次，连喷数日。

若生双蛾者，治法有7个：

治法1　用壁钱（白色蜘蛛窝）18个拭净装入小竹管内，用灯火烧枯存性取出加入少许冰片，共研成细末放在清水中化开无渣为度，装入消毒瓶内盖紧不可走失药气，每次用小吸管取少许药粉喷入两鼻腔内，日喷2~3次，连喷数日。

治法2　用鲜淡竹叶、鲜黄柏各适量共研如泥榨取汁液，加醋等量调匀含入口中，2~3分钟后慢慢咽下，再含再咽日作5~6次，连续数日。

治法3　用木鳖子壳5克焙至焦枯存性，取出加食盐5克，麝香、梅花冰片各0.6克，共研成细末放在清水中化开无渣为度，装入消毒瓶内盖紧不可走失药气，每次用小吸管取少许药粉喷入喉腔内，日喷2~3次，连喷数日。

治法4　用穿在牛鼻中之绳，时间愈长愈佳剪其常在鼻中一段约5~6寸长，烧至焦枯存性取出，研成细末放在清水中化开无渣为度，装入消毒瓶内盖紧不可走失药气，每次用小吸管取少许药粉喷入喉腔内，少时喉蛾即穿流出血水吐之。

治法5　用真牛黄、冰片各5克，共研成细末放在清水中化开无渣为度，用烟筒内之黑色烟油调药为丸黄豆大阴干，装入消毒瓶内盖紧不可走失药气，每次取一丸含入喉中，少时化有涎沫流出，吐去涎沫。

治法6　用鸭蛋一个取蛋白适量，皂角刺3克研成细末放在清水中化开无渣为度，调入蛋白内，用鸭毛点药涂喉中使其发痒吐出腻痰，然后吹入冰硼散，每日早晚各作一次，连续3~5日。

治法7　用橄榄核适量煅至焦枯存性，取出加入冰片少许共研成细末放在清水中化开无渣为度，装入消毒瓶内盖紧不可走失药气，每次用小吸管取少许药粉喷入喉腔内，日喷2~3次，连喷数日。

若喉蛾肿痛者，治法有3个：

治法1　在冬天取雄猪胆数枚，将雄猪胆内装满白矾末挂在当风处吹至第二年冬天取下，研成细末放在清水中化开无渣为度，装入消毒瓶内盖紧不可走失药气，每次取少许吹入喉中，日吹2~3次，连续数天（此药唯体虚者忌用）。

治法2　用(《中医杂志》）清蛾汤：玄参15克，山豆根、蝉蜕、僵蚕、姜黄、黄芩、蒲黄、桔梗各10克，大黄9克，甘草6克，加水煎取浓汁饭后温服，每日1剂服2~3次，连续服药数日。

治法3　用生鸡蛋一枚加入白糖50克共调匀饭后服下，盖被发汗全身手足不可见风，如有见风处此病愈后，见风处皮肤枯燥难治，每日早晚各服一枚，连服1~2枚。

喉风

喉间肿起有块，而且恶风者（名喉风），治法有4个：

治法1　用壁钱（又名壁喜儿窝、又名白色蜘蛛窝）20个，拭净放新瓦上焙至焦枯研成细末，放在清水中化开无渣为度，装入消毒瓶内盖紧不可走失药气，每次用小吸管取少许药粉喷入喉中，日喷2~3次，连续用药数日。

治法2　用老黄瓜割开顶刨去内瓤，装满白矾末仍用瓜顶合上固定将瓜外用纸封好，挂在有风无日之处阴干，至第二年仲春时取下研成细末放在清水中化开无渣为度，装入消毒瓶内盖紧不可走失药气，每次用小吸管取少许药粉喷入喉中，日喷2~3次，连喷数日。

治法3　用木鳖1枚用烂碗片刮去皮取仁，切成薄片浸入冷水中，6~7小时后取水含入口中2~3分钟，吐出后再含，连续数次。

治法4　用人指甲、壁钱（又名壁喜儿窝、又名白色蜘蛛窝）各等量，拭净放新瓦上焙至焦枯，取出每10克加入麝香1克共研成细末，放在清水中化开无渣为度，装入消毒瓶内盖紧不可走失药气，每次用小吸管取少许药粉喷入喉中可治各种喉症，日喷2~3次，连续用药数日。

若白喉风者，治法有2个：

治法1　用苍耳子15克，加水煎取浓汁饭后温服，每日1剂服2~3次，连续服药数日。

治法2　用广东万年青适量研取汁液每次取汁100毫升慢慢咽下，日服2~3次，连服数日。

若锁喉风者，治法有2个：

治法1　用鲜甘菊花根适量，洗净研取汁液，每次取100毫升慢慢咽下，日服2~3次，连服2~3日。

治法2　用鹅毛一根蘸真桐油一分放入喉间搅动，少时痰随油吐出，然后用甘草20克加水煎取浓汁温服，解去桐油之气。

烂喉痧

喉间作痛烂不收口者（名烂喉痧），治法有3个：

治法1　用樱桃适量，每服10粒日服3~5次，连服数日自愈。若无樱桃者可用蜜饯代之。

治法2　用青黛粉20克，象牙屑、珍珠各10克，梅花冰片1克，壁钱200个、犀黄、人指甲各1.5克，共研成细末放在清水中化开无渣为度，装入消毒瓶内盖紧不可走失药气，每次用小吸管取少许药粉喷入喉中患处，日喷2~3次有气可救，连喷数日。

治法3　将患者头顶上头发刮去，用一大块生姜蘸青桐油搽头皮，搽至头皮白色为度，看有无红筋红点自然出现，用银针挑破挤出恶血，喉间结毒自消，然后用药调理。

若喉间忽然烂者，治法如下：

治法　用紫苏叶适量煮白萝卜汤，日服3次，连服数日。

息肉

若喉间生有小块者（名息肉），治法如下：

治法　用筷子头粘食盐涂在息肉上，日涂2～3次，连续1～2周自消。

若喉间有结块塞住，不通水食此是危症治法有2个：

治法1　用百草霜适量研成细末放在清水中化开无渣为度，用蜜糖调和为丸黄豆大阴干，装入消毒瓶内盖紧不可走失药气，每次取一丸用河流水化开，慢慢放入口中浸下，日服2～3次，连续3～5日自可开口吃饭，连服数日。

治法2　用胆矾少许含入口中，少时流出恶涎吐去，恶涎吐净后即可开口吃食。

若喉间作痒不可进入茶酒汤水者，治法如下：

治法　用薄荷10克，麝香0.3克，共研成细末放在清水中化开无渣为度，装入消毒瓶内盖紧不可走失药气，每次用小吸管取少许药粉喷入喉腔内，少时有涎沫流出吐去，吐净涎沫后再用陈仓老米适量，每次取50～100克煎汤饮，日饮数次，连饮3～5日。后可吃粥饭，不可先服茶酒等物，服者难救。

声音哑

若咽喉声哑者，治法如下：

治法　用真硼砂30克，诃子肉6克，元明粉、胆星各3克，冰片1克，共研成细末放在清水中化开无渣为度，大乌梅肉30克研如泥共调为丸龙眼核大，阴干装入消毒瓶内盖紧不可走失药气，每次取一丸含入口中，日含数次，连续数日。

扁桃腺炎

若扁桃体炎者，治法有2个：

治法1　用黑木耳10克焙至干枯，取出研成细末放在清水中化开无渣为度，装入消毒瓶内盖紧不可走失药气，每次用小吸管取少许药粉喷入喉中，每日2～3次，连续数日。

治法2　用老黄瓜1条切开顶端，挖出瓜心填满朴硝，仍以原盖盖好固定，用绳扎紧挂通风之处，数日后瓜上出现一层白霜，用鹅毛轻轻扫下，每次取少许吹喉中患处，每日2～3次，连续数日。

扁桃腺炎、咽喉炎

若扁桃腺炎、咽喉炎者，治法如下：

治法　用岗梅根、忍冬藤、枇杷叶各50克，板蓝根、地胆头、菊花、淡竹叶、崩口碗各20克，山豆根、鹅不食草、桔梗、土牛膝、胖大海各15克，麦冬、射干各5克，共加水煎取浓汁，每次饭后温服，每日1剂服2～3次，连服数剂。

咽炎、扁桃体炎、及咽喉肿痛

若咽炎、扁桃体炎及咽喉肿痛者，治法有2个：

治法1　用鲜丝瓜2～3条榨取浓汁100毫升一次饮下，日服2～3次，连续数日。

治法2　用三匹风50克，加水煎浓汁每次饭后温服，每日1剂服2～3次，连服1～3日。

若喉头或痒或痛者，治法有2个：

治法1　用明矾30克，薄荷脑少许，共研成细末放在清水中化开无渣为度，装入消毒瓶内盖紧不可走失药气，分成20份每次取一份加水溶解后含入口中，2～3分钟吐出再含，日含数次，连含数日。

治法2　用牙硝23克，硼砂8克，冰片1克，僵蚕1.5克，共研成细末放在清水中化开无渣为度，装入消毒瓶内盖紧不可走失药气，每次用小吸管取少许药粉喷入喉中，日吹2～3次，连吹数日。

喉肿

若喉肿者，治法有2个：

治法1　用瓜蒌皮、白僵蚕炒、炙甘草各8克，共研成细末放在清水中化开无渣为度，装入消毒瓶内盖紧不可走失药气，每次取10克用姜汤冲服，日服2～3次，连服2～3日自愈。或每次用纱布包少许含入口中慢慢咽汁，日含数次。

治法2　用鲜艾全草适量洗净研如泥，厚敷喉部每日早晚各换一次，如无鲜者干艾亦可，连敷数日。

若咽喉肿红痛者，治法如下：

治法　用人中白、儿茶、青黛3克，元明粉、马勃、龙脑、珍珠、薄荷各1.5克，犀黄1克，梅花冰片0.6克，共研成细末放在清水中化开无渣为度，装入消毒瓶内盖紧不可走失药气，每次用小吸管取少许药粉喷入喉中，日吹3～5次，连续数日。

若咽喉急症者，治法有2个：

治法1　用蜒蚰50条，拭净装入小口瓷瓶内，上面装梅花冰片20克，将瓶盖紧用腊封口不可出气，日久自化为水，每次用时取少许药水滴入喉中，尤其对喉蛾更为神效，日滴3～5次，连续数日。

治法2　用大青鱼胆数枚，刺破取出胆汁拌入白米，然后将米再装入胆皮内扎紧胆口，挂在透风处阴干取出加入硼砂60克，冰片30克，麝香1克，共研成细末放在清水中化开无渣为度，装入消毒瓶内盖紧不可走失药气，每次用小吸管取少许药粉喷入喉中，可治一切喉症，日吹3~5次，连续数日。

诸般实火

若诸般实火者，治法有2个：

治法1　用桔梗、牛子、元参、赤芍、荆芥、连翘、黄芩、花粉、射干各5克，黄连3克，共加水煎取浓汁饭后温服，每日1剂服2~3次，连续数剂。

治法2　用连翘、黄芩、防风、荆芥、射干6克，前胡、法夏、金银花、荷叶各3克，黄连、甘草各1.5克，共加水煎取浓汁饭后温服，每日1剂服2~3次，连服3~5剂。

咽干自汗

咽干自汗者，治法如下：

治法　用人参、北芪、天冬、鳖甲各15克，桑白皮13克，紫菀12克，茯苓、炙甘草、法夏、秦艽、地骨皮、柴胡各10克，赤芍、生地、知母各8克，肉桂、桔梗各5克，共加水煎取浓汁，每次饭后温服，每日1剂服2~3次，连服3~5剂。

咽喉急闭

咽喉急闭者，治法有4个：

治法1　用鲜万年青适量研取自然汁，加入米醋少许调匀，每次饮15毫升，日饮3~5次，连饮2~3日。

治法2　用苏子、前胡、赤芍各6克，元参、连翘、浙贝母各5克，甘草、桔梗各3克研碎，加水煎取浓汁饮后温服，每日1剂服2~3次，连饮2~3剂。

治法3　用鹅血、山豆根各适量煮汤吃日服3~5次，连续2~3日自愈。如肿痛者可用巴豆一粒去壳，取仁用纱布包好塞入鼻腔内，男左女右少时。

治法4　用鸭嘴焙至焦枯存性取出与胆矾各适量，共研成细末放在清水中化开无渣为度，用陈醋调成膏状，每次取少许药灌下咽喉，少时吐出大量胶痰。

血虚邪客太阳阳明

如作血虚邪客于太阳、阳明经治之，治法如下：

治法　用熟地12克，当归、白芍各10克，川芎5克（名四物汤），加羌活、独活、红花、淮牛膝、防风、白芷、干葛、升麻、柴胡、桃仁、甘草各10克，如左甚多加紫金藤，共加水煎取浓汁每次饭后温服（名疏风滋血汤），每日1剂服2~3次，连服3~5剂。

发热恶寒有外邪

如发热恶寒有外邪者，治法如下：

治法　用熟地12克，当归、白芍各10克，川芎5克（名四物汤），加羌活、独活、红花、淮牛膝、防风、白芷、干葛、升麻、柴胡、桃仁、甘草各10克，加麻黄、桂枝、熟附子、防已各10克，如虚者，去黄柏、加人参10克，共加水煎取浓汁每次饭后温服，每日1剂服2~3次，连服3~5剂。

喉中似有物梗阻咯吐不出

若喉中似有物梗阻咯吐不出，咽吞不下、胸膈满闷或胁肋攻痛、食道痉挛、癔病性咽中异物堵塞感、胃神经官能症、溃疡病脘胁满闷作痛，气急咳嗽或呕恶者，治法如下：

治法　用法夏、茯苓各10克，川厚朴、苏叶各6克，生姜3片，共加水煎取浓汁饭后温服（名半夏厚朴汤），每日1剂服2~3次，连续3~5剂。

喉痹

喉痹者，治法有4个：

治法1　用灯心适量焙枯存性，取出研成细末放在清水中化开无渣为度，装入消毒瓶内盖紧不可走失药气，每次用小吸管取少许药粉喷入患者喉腔内，日喷3~5次，连喷数日。

治法2　用子母茶，本方用玄参120克，生地20克，瓜蒌皮15克，麦冬、知母、淮牛膝各12克，天冬、黄柏各10克，马勃、生甘草各6克，此为母茶，玄参、地骨皮各20克，知母15克，儿茶、薄荷后下各10克，此为子茶，各加水煎取浓汁，每次饭后先饮母茶，然后用子茶含入口中，每日各一剂服含2~3次，连服用3~5剂。

治法3　用牙皂、山甲炒珠、白及、川贝、南星、半夏各6克，黄连、琥珀、硼砂、青黛各5克，梅花冰片、麝香各1克，共研成细末放在清水中化开无渣为度，装入消毒瓶内盖紧不可走失药气，每次用小吸管取少许药粉喷入喉内，再用炒山甲、半夏、南星各6克，羚羊角、知母、炙北芪、川贝去心炒各5克，黄连、阿胶、皂角、胡连各3克，炙甘草2克，共加水煎取浓汁饭后温服，每日1剂服2~3次，此药可治十八喉症，称之为黄金不换此方，连服3~5剂。

治法4　用肉桂、炮姜、甘草各1.5克，共放碗内用开水冲泡（名桂姜汤），当茶饮下。

喉痹咽痛

喉痹咽痛者，治法有3个：

治法1　用马勃、明矾各10克，共研成细末放在清水中化开无渣为度，装入消毒瓶内盖紧不可走失药气，每次用小吸管取少许药粉喷入患者喉腔内，日吹3~5次，连吹2~3日。

治法2　用荔枝核、花、皮、根各20克，加水共煎浓汁，让患者含入口中慢慢咽下，每日3~5次，连咽数日。

治法3　用石蟹加醋磨浓汁，让患者含入口中慢慢咽下，再用部分汁外涂喉部数次。

喉癣

若喉癣者，治法有2个：

治法1　用砖头一块烧赤取出，用水喷过然后放上一层明矾末，用瓷器盖过一日夜取出，每6克加白霜梅2枚去核，雄黄、炮山甲各3克，共研成细末放在清水中化开无渣为度（名清溪秘传矾精散），每次取少许吹入喉中，日吹2~3次，连续数日。

治法2　用硼砂10克，人中白煅6克，黄连3克，南薄荷2克，冰片1.5克，青黛1.2克，共研成细末（名清凉散），每次取少许吹入喉中，日吹2~3次，连续数日。

喉痛喉风及牙根肿痛

喉痛、喉风及牙根肿痛者，治法如下：

治法　用鲜山豆根研取自然汁，让患者含入口中慢慢咽下，每次15毫升，日含3~5次，连含2~3日。

虾蟆瘟

天行面赤项肿者（又名虾蟆瘟），治法如下：

治法　用金丝蛙（又名油蛙），背上有两条黄线者是也，3~5只研如泥取自然汁，用开水调匀空心炖服，日服2~3次，连服1~3日。

诸骨哽喉

若骨鲠咽喉最可愁，吐咽刺痛凝咽喉，鱼骨需要鸭涎灌，其他需用狗涎灌。此症由咽物下急迫骨硬髋咽喉中，吐不出咽不下而刺痛，治法有6个：

治法1　有鱼骨、肉骨之分。凡诸骨鲠喉宜急治，若饮食难进饿伤胃气者即属难救，凡是兽骨及鸡鸭等骨鲠者，可用狗一条倒吊取涎沫适量灌入患者喉中缓缓咽下，少时其骨自化。

治法2　用宁麻根适量洗净研如泥为丸龙眼核大，诸骨用诸汤送服20克，日服2~3次，连续1~2日其骨自下。

治法3　用宁麻根适量洗净研取汁液，每次取300毫升慢慢咽下，日服2~3次，连续1~2日其骨自下。

治法4　用砂仁、草果、威灵仙各6克加白糖50克，共用水煎取浓汁慢慢咽下，日服2~3次，连续1~2日其骨自下。

治法5　用檀香、威灵仙、田七各30克，共研成细末放在清水中化开无渣为度，炼蜜为丸阴干，装入消毒瓶内盖紧不可走失药气，每次取6克含口中，慢咽其汁，少时其骨自化。

治法6　用白凤仙花子10克加水共研如浓汁，用管子直灌入咽喉处慢慢咽下，少时其骨自软而下，凡服此物时不可经牙，怕牙受伤所以用管子直灌入咽喉处其效无比。

若其他骨髋者，治法如下：

治法　用活狗一只，倒挂接取口中流出涎沫，灌入患者喉中少时化净。

鸡骨鲠喉

若鸡骨鲠喉者，治法有3个：

治法1　用橄榄核30克，冰片1.5克，共研成细末放在清水中化开无渣为度，装入消毒瓶内盖紧不可走失药气，每次用小吸管取1克药粉喷入喉中，半小时后。

治法2　用山楂100克，加水煎取浓汁慢慢咽下，日服2~3次，连服1~2日其骨自软而下。

治法3　用威灵仙50克加水煎取浓汁，加白砂糖适量调匀慢慢咽下，日服2~3次，连服1~2日其骨自软而下。

各种鱼骨鲠喉中

各种鱼骨鲠喉中者，鱼骨治法有11个：

治法1　用活鸭一只，倒挂接取口中流出涎，灌入患者喉中少时化净。

治法2　用橄榄核15克，加醋磨浓汁，让患者含入口中慢慢咽下，日含数次，连含1~2日。

治法3　用春砂仁、甘草各5克，共研成细末放在清水中化开无渣为度，用纱布包好含入口中慢慢咽汁下，少时吐出痰沫。

治法4　用威灵仙20克研成细末放在清水中化开无渣为度，加白糖10克共调匀分成两份，每次取一份用白酒冲服，三小时后再服一次。

治法5　用威灵仙15克，白芍、白芷、当归各10克，共用好酒煎取浓汁，含在口中慢慢咽下，少时其骨自下。

治法6　用大蒜头1瓣去皮，从中切断塞入两鼻腔内不可漏气，再用干白糖30克，放入口中，用温开水速速饮下，少时。

治法7　用陈年老丝瓜连籽适量焙至焦枯存性，研成细末放在清水中化开无渣为度，装入消毒瓶内盖紧不可走失药气，每次取10克用温开水冲入服下，日服2~3次，连服1~2日。

治法8　用陈醋120克煮热取出1次饮下，然后大口吃馒头。

治法9　用春砂仁、草果、威灵仙各15克，白砂糖适量，共加水煎取浓汁慢慢咽下3~4杯，诸般骨鲠化为涎。

治法10　用小麦面120克，用冷水调成膏状厚敷两膝盖上，1~2小时久其骨即化软而下，可治诸般骨鲠均。

治法11　用真乌梅一枚用搽猫口，少时猫口内流出涎沫，取此物灌入患者咽喉内，慢慢咽下少时诸般骨鲠化为涎。

田螺鲠喉

若田螺鲠喉者，治法如下：

治法　用大活鸭一只先用清水适量灌入腹内，然后将鸭倒吊，使鸭口中流出涎沫，将此物灌入患者喉部慢慢咽下，少时其螺自下。

稻谷壳鲠喉

若稻谷壳鲠喉者，治法如下：

治法　用糯米糖适量，不时食糖慢慢咽下，少时其壳自下。

竹木鲠喉

若竹木鲠喉者，治法如下：

治法　用老丝瓜适量放入新瓦上焙至焦枯存性，取出研成细末放在清水中化开无渣为度，装入消毒瓶内盖紧不可走失药气，每次取10克用烧酒冲入慢慢咽下少时其物自下。

竹叶鲠喉

若竹叶鲠喉易闭喉管迟则难救，治法如下：

治法　急取牛口中流出的涎沫适量，用管灌入喉部慢慢咽下，少时其物自下。

骨竹木刺喉

若骨竹木刺入咽喉或腹刺痛者，治法如下：

治法　用鳜鱼胆适量晒干研成细末放在清水中化开无渣为度，装入消毒瓶内盖紧不可走失药气，每次取黄豆大1粒，用温黄酒煎至溶化后慢慢咽下，日服1~3次，连续1~2日。

诸豆鲠喉

若诸豆鲠喉者，治法如下：

治法　用蝼蛄数只共研如泥厚敷喉外肿处，用油纸将药盖上外用纱布包扎固定，少时其豆自下。

食道癌

食道癌是我国最常见的癌症之一又称食管癌，中医称噎膈症。食道癌的早期表现是吞咽不适多有噎感，咽干发紧吞咽食物有异物感，有滞留感胸胁苦闷胃脘胀满背部沉重，持续几个月后侵犯支配声带运动的喉返神经进入中期，典型症状是口干咽燥进食困难，食后呕吐内热心烦，胸背刺痛小便黄赤，大便燥结、肌肤甲错、舌有瘀点。一旦癌细胞向外突破到达纵膈或气管则已进入晚期，特征是发热胸痛不能吞咽食物，声音嘶哑痰涎壅盛噎鲠加剧，舌体胖大、舌边有牙痕、舌面有瘀斑、消瘦乏力。到终末期则表现为噎塞、梗阻、胸痛、呛咳，时有虚热、形寒肢冷、面色皖白、四肢浮肿、枯槁脱形甚至并发肺炎或肺脓疡。若治食道癌或胃癌者，治法有3个：

治法1　用枇杷叶、陈皮去白各50克，共加水煎取浓汁加白糖适量空心温服，每日1剂服2~3次，连服3~5月症状消失。

治法2　用白公鸡先饿三天，只可饮水不可吃食物，然后用乌梢蛇一条长一米左右，水银500克共研如泥给鸡吃完，将吃后的鸡粪便放新瓦上晒干，研成细末放在清水中化开无渣为度，装入消毒瓶内盖紧不可走失药气，每次取3~5克用温开水送服，日服2~3次，连服3~5日。

治法3　用大青叶5 000克，干海带3 000克，洗净切碎，加水共用高压锅慢火煮48小时或煮成膏，每次取100毫升用开水送服，日服2~3次，连服3~5剂。

如吃酒过多而得食道癌者，治法有16个：

治法1　用蜈蚣一条大者佳用白酒泡，每次取15毫升空心温服，日饮3~5次，连饮数日。

治法2　用射干500克研成细末放在清水中化开无渣为度，装入消毒瓶内盖紧不可走失药气，每次取出5克药粉加热童便冲服，日服2~3次，连服7~10日。

治法3　用威灵仙60克，板蓝根、猫眼草各30克，制南星9克，牛黄6克，硇砂3克，共加水煎取浓汁食后温服，每日1剂服2~3次，连续1~2月。

治法4　用黄芪20克，人参10克，白术、茯苓、炙甘草各9克，共加水煎取浓汁食后温服，每日1剂服2~3次，连续3~4月。

治法5　用白花蛇舌草、代赭石、丹参、半边莲各30克，夏枯草20克，党参、黄芪、茯苓、山豆根、威灵仙、刀豆子各15克，旋覆花、法夏、石斛、太子参、玉竹各12克，川贝、露蜂房、公丁香各9克，炙甘草6克，共加水煎取浓汁食后温服，每日1剂服2~3次，连续1~2月。

治法6　用守宫、蜈蚣各70条，田七50克，共研成细末放在清水中化开无渣为度，装入消毒瓶内盖紧不可走失药气，每次取3克用开水冲入空心温服，日服2~3次，连续1~3月。

治法7　用硼砂6克，硇砂2克，冰片1克，共研成细末放在清水中化开无渣为度，滴水为丸黄豆大阴干，装入消毒瓶内盖紧不可走失药气，每次取1丸含入口中慢慢咽汁，日含5~6丸，连含2~3月。

治法8　用阿魏30克研成细末，放在清水中化开无渣为度，用狗胆汁调成丸如黄豆大阴干，装入消毒瓶内盖紧不可走失药气，每日早晚各取15丸，用温开水送服，连服1~2月。

治法9　用炒山甲10克，研成细末，用大蛤蟆一只，将山甲末从蛤蟆口中塞入腹内，用黄泥厚包蛤蟆，放入火内烧一小时后、取出去泥将蛤蟆研成细末放在清水中化开无渣为度，用枣肉为丸黄豆大阴干，装入消毒瓶内盖紧不可走失药气，每次取10丸、再用玉竹12克，薏米15克，煎汤送服，日服2~3次，连服1~2月。

治法10　用百草霜300克，研成细末炼蜜为丸黄豆大，每次取1丸用井水送服，日服2~3次，连服2~3剂。

治法11　用威灵仙30克，加水煎取浓汁，再用白鹅毛10克，烧存性研成细末放在清水中化开无渣为度，共用蜜糖水冲服，每日1剂服2~3次，连服2~3月。

治法12　用注射器抽取活鹅血10毫升热服日服2~3次，连服2~3月自愈。

治法13　用鲜韭菜自然汁100毫升，鲜鹅血15毫升，共用白粥上面的饭油皮冲服，日服2~3次，连服2~3月。

治法14　用大雪梨1个去核，装入巴豆49粒封好，放碗内隔水蒸1~2小时取出巴豆，趁热吃梨饮汤，日服2~3次，连服2~3月。

治法15　用黄鱼鳔干适量用油炸至枯脆，取出研成细末放在清水中化开无渣为度，装入消毒瓶内盖紧不可走失药气，每次取出适量药粉每次取5克用温开水冲服，日服2~3次，连服3~5月。

治法16　用(《中西医结合诊疗手册》) 加味八珍汤：黄芪、白花蛇舌草各30克，薏米、鸡血藤各15克，太子参、白术、茯苓、当归、白芍、生地各9克，共加水煎取浓汁食后温服，每日1剂服2~3次，连续1~2月。

淋巴结核肿大

淋巴位于淋巴管沿路遍及周身。体表淋巴结主要分布于枕部、颌下、颈部、锁骨上、腋下、肘部、腹股沟和腘窝等处。正常情况下淋巴结很小不易摸到，但颌下和腹股部常可扪及小的淋巴结。淋巴结内有淋巴细胞和组织细胞，能对异物包括细菌、病毒、肿瘤细胞等进行捕捉吞噬，产生免疫反应。同时淋巴结也是造血器官之一，当机体发生某些疾病时可引起淋巴结肿大。淋巴结肿大的病因很多而以感染最为常见。皮肤黏膜和软组织的炎症常可引起相应部位的局限性淋巴结肿大。根据肿大淋巴结的部位可推测病因。如头皮的炎症常会引起枕部淋巴结肿大，龋齿、牙龈炎、扁桃体炎常会引起颌下淋巴结肿大，上肢肩部乳房和上背部炎症会引起腋下淋巴结肿大，而腹股沟淋巴结肿大的淋巴结质软，常伴有局部红肿和疼痛。全身性感染如病毒感染、风疹、水痘、传染性单核细胞增多症、病毒性肝炎等，都可引起全身性或多组性淋巴结肿大。随着急性感染的治愈，肿大的淋巴结亦可缩小或消失。慢性感染多见于颈部淋巴结核俗称疬子颈，其增大速度较缓，几个淋巴结融合在一起而不易推动。有时穿破皮肤长期流脓不易收口。丝虫病会引起两侧腹股沟淋巴结肿大，黑热病梅毒等也会引起淋巴结肿大。肿瘤引起的淋巴结肿大常由转移性癌肿引起，比如头部癌肿常转移到颈部颌下淋巴结，而右锁骨上淋巴结转移性癌肿常来自于胸腔和肝脏，乳癌易转移至腋下淋巴结。因癌肿而肿大的淋巴结质地坚硬、固定、不断增大、一般无痛，当压迫附近神经或器官可引起疼痛，并产生相应症状。原发于淋巴结本身的肿瘤——淋巴瘤大多数是先发现颈部淋巴结肿大，治法有9个：

治法1　用猪苦胆汁200克，陈醋500克，共熬成膏每次用药时先用花椒15克，煎水洗净患处，再将药膏敷在患处，用油纸将药盖上外用纱布包扎固定，每日换药1次，连敷3~5日。

治法2　用蝌蚪15克洗净研如泥，用红糖水调匀煨熟，趁热服下每日1剂服2~3次，连服3~5剂。

治法3　用老猫头骨一个放火旁烘至干枯存性，取出研成细末放在清水中化开无渣为度，装入消毒瓶内盖紧不可走失药气，每次取出适量药粉用真麻油调敷患处，用油纸将药盖上外用纱布包扎固定，每日换药1次，连敷3~5日。

治法4　用鸡蛋一枚开一孔，取一只小癞蛤蟆装入鸡蛋内，封好蛋壳放火旁烤熟，趁热取出空心服下，日服2~3次，连服3~5日。

治法5　用鲜荔枝10枚研如泥敷患处用油纸将药盖上外用纱布包扎固定，每日换药1次，连敷5~6日。

治法6　用生半夏、生南星各6克，共研成细末放在清水中化开无渣为度，用酒或醋调成糊状敷患处，用油纸将药盖上外用纱布包扎固定，每日换药1次，连敷3~5日。

治法7　用连翘、射干、独活、升麻各120克，大黄用酒炒60克，桑寄生、木香、沉香、木通各15克，共研成细末放在清水中化开无渣为度，装入消毒瓶内盖紧不可走失药气，每次取10克用粥送服，日服2~3次，连服5~6日。

治法8　用海藻500克洗净，晒干用好酒1千克浸泡一日夜取出，晒干研成细末放在清水中化开无渣为度，酒调为丸（名海藻丸），专治项下结核及瘿瘤，阴干装入消毒瓶内盖紧不可走失药气，每次取6克用汁酒冲服，日服2~3次，连服1~2剂。

治法9　用射干、海藻、诃梨勒各120克，用牛子、昆布、杏仁去皮尖各30克，通草6克，共研成细末放在清水中化开无渣为度，炼蜜为丸（名守瘿丸），传治瘿瘤硬结，阴干装入消毒瓶内盖紧不可走失药气，每次取5克用米汤送服，日服2~3次、连服1~2剂。

急慢性淋巴结核

如急慢性淋巴结核者，治法有2个：

治法1　用地骨皮30克，木贼、白茅根、淡竹叶、地锦草、柴胡、桔梗各10克，芫花6克，将诸药浸入250毫升白酒内，七日后去渣，再用250毫升糯米甜酒调匀，每次取10毫升空心服下，日服2~3次，连服2~3剂。

治法2　用古方(《疡科大全》)内消瘰疬丸：夏枯草240克，玄参、青盐各150克，海蛤粉、海藻、川贝、薄荷、天花粉、白蔹、连翘、大黄、生地、桔梗、甘草、枳壳、当归、硝石各30克，共研成细末放在清水中化开无渣为度，酒糊为丸阴干，装入消毒瓶内盖紧不可走失药气，每次取9克，饭后用温开水送服，日服2~3次，连服数剂。

颈项淋巴结核急性发炎

如颈项淋巴结核（中医称瘰疬），小者为瘰，大者为疬，色样甚多，项前为痰瘰，项后为湿瘰，左右两侧形软遇怒即肿为气瘰，坚硬筋缩为筋瘰，若连绵如贯珠者为瘰疬，形名各异，受病固不外是痰、湿、风、热、毒气而成，当然必兼七情所致，或急性发炎者，治法有12个：

治法1　用雄黄、明矾、枯矾各30克，共研成细末放在舌头上化开无渣为度，装入消毒瓶内盖紧不可走失药气，每次取出适量药粉用麻油或凡士林调成糊状敷患处，每日换药1次，连敷数日。

治法2　用玄参、牡蛎、浙贝母各200克，共研成细末放在清水中化开无渣为度，炼蜜为丸（名消瘰丸），阴干，装入消毒瓶内盖紧不可走失药气，每次取10克食后用温开水送服，日服2~3次，连服3~5周。

治法3　用夏枯草400克，玄参、青盐各250克，海藻、天花粉、连翘、生地、当归、川贝、海蛤壳、熟大黄、桔梗、芒硝、薄荷、白蔹、甘草、枳壳各50克，共研成细末放在清水中化开无渣为度，炼蜜为丸（名内消瘰疬丸），阴干，装入消毒瓶内盖紧不可走失药气，每次取10克食后用温开水送服，日服2~3次，连服3~5周。

治法4　用夏枯草750克，制香附、川贝母、天葵子各50克，玄参、昆布、僵蚕、白芍、当归、台乌各15克，陈皮、川芎、桔梗、甘草各10克，红花6克，共加水先浸六小时然后煎二次取浓汁过滤，将两次药汁合并用慢火熬浓缩后加蜜糖共熬成膏（名夏枯草膏），每次取20克用开水冲入食后温服，日服2~3次，连服1~2周。

治法5　用生半夏、生南星各6克，共研成细末放在清水中化开无渣为度，装入消毒瓶内盖紧不可走失药气，每次取出适量药粉加陈醋调成膏状敷患处，用油纸将药盖上外用纱布包扎固定，每日换药1次，连敷2~3日。

治法6　用地骨皮30克，木贼、白茅根、淡竹叶、地锦草、柴胡、桔梗各10克，芫花6克，共泡入白酒内，七日后滤去药渣，每次饭后取10克药酒兑入甜酒内服，日服2~3次，急性者服10~15日，慢性者服1~2月。

治法7　用夏枯草、牡蛎各25克，川贝母、玄参各15克，香附10克，共加水煎浓汁饭后温服，每日1剂服2~3次，连服5~10剂。

治法8　用算盘草根、狗骨根各50克，天葵子、八角莲各25克，共加水煎浓汁每次饭后温服，每日1剂服2~3次，连服5~10剂。

治法9　用鲜白头翁适量研如泥敷患处用油纸将药盖上外用纱布包扎固定，每日换药1次，连敷数日。

治法10　用知母酒洗、陈皮酒炒各30克，升麻24克，黄芩酒炒、黄蘖去粗皮酒炒各21克，连翘去心、龙胆草酒炒、桔梗、黄连酒炒、三棱酒炒、粉葛、甘草各15克，共研成细末放在清水中化开无渣为度，分成两份，一份炼蜜为丸，每次取10克，一份每次取15克，加水煎取浓汁，取第一口送下药丸，其余药汁含于口中，分10次慢慢咽下（名升阳调经汤），日服2～3次，连续1～2剂。

治法11　用夏枯草、僵蚕炒各6克，香附酒炒、石决明煅各5克，当归、白芍醋炒、陈皮、柴胡、川芎、穿山甲各3克，红花、姜黄、甘草各1.5克，灯心球10只，共加水煎取浓汁空心温服（舒肝溃坚汤），若便燥者加乳香3克，若便溏者加煅牡蛎3克，每日1剂服2～3次，连续5～6剂。

治法12　用杨氏家传瘰疬验方，荆芥、僵蚕炒黑、牵牛各6克，螯蚕28只去净头足翅、用大米炒黄取出共研成细末，放在清水中化开无渣为度，装入消毒瓶内盖紧不可走失药气，在晚上睡觉前，先取滑石粉3克用米汤调服，半夜再取滑石粉3克用米汤调服，天明取药末5克，用温酒冲入空心温服，第二日早上再服一次，第三日早上先吃白糯米粥，后再服前药用灯心汤调琥珀末3克送下，服后如从小便利去恶物，如小便尿口刺痛者，可用青黛3克，用甘草汤调下。

顽固性淋巴结核

如顽固性淋巴结核者，治法如下：

治法　用七星蜘蛛或大黑蜘蛛，用开水烫死阴干、全蝎各6克，蛇蜕1克，共研如泥加鸡蛋2枚调匀用麻油煎成蛋饼，每日早饭前空心温服，每日服一次，连服15～20日。

风毒瘰疬初发寒热

若风毒瘰疬初发寒热者，治法如下：

治法　用连翘去心、夏枯草、僵蚕酒炒各6克，防风、羌活、牛子炒研、川芎、黄芩酒洗、昆布酒洗、薄荷各3克，升麻2.1克，甘草1.5克，共加水煎取浓汁饭后温服（名防风羌活汤），每日1剂服2～3次，连续3～5剂。

马刀瘰疬

若耳下至缺盆或至肩上生疮，坚硬如石推之无根者，是热毒，名马刀瘰疬，兼气寒血滞经闭等症者，治法有2个：

治法1　用瞿麦18克，柴胡、连翘去心、知母酒炒、黄芩炒各15克，黄蘖酒炒、生地、甘草各10克，牛子炒6克，归尾5克，肉桂1克，共研成粗末，每次取15克，加水煎取浓汁饭后温服（名柴胡连翘汤），日服2～3次，连续1～2剂。

治法2　用柴胡36克，黄芩生用酒炒各18克，炙甘草18克，当归酒洗、连翘去心、莪术酒炒、三棱酒炒各15克，土瓜根酒炒、龙胆草酒洗各30克，黄连酒洗、苍术炒各10克，赤芍3克，共研成粗细末各一半，细末炼蜜为丸每次取10克，粗末每次取15克，加水煎取浓汁，取第一口送下药丸，其余药汁含于口中，分10次慢慢咽下（名李果连翘散坚汤），日服2～3次，连续1～2剂。

风痰瘰疬绕项而生

若风痰瘰疬绕项而生无寒热者，治法如下：

治法　用海藻、僵蚕各100克，各炒香，共研成细末放在清水中化开无渣为度，加白梅肉适量、用水煎取浓汁调药为丸（名海藻丸），阴干，装入消毒瓶内盖紧不可走失药气，每次饭后取10克用米汤送服，在服药期间忌鱼腥厚味，日服2～3次，连续数日。

风痰油痢

凡人全身及四肢忽起瘰痢不红不黑（名风痰油痢），治法如下：

治法　用白木耳600克炒熟研成细末，放在清水中化开无渣为度，雄生鸡一只，炖取浓汁调和为丸阴干，装入消毒瓶内盖紧不可走失药气，每次取10克用好酒空心送服，日服2～3次，连服1～2剂。

瘰疬未溃

如瘰疬未溃者，治法有5个：

治法1　用黑、白首乌各50克炖猪颈项肉服，每日1剂服2～3次，连服15～20日。

治法2　用大戟、甘遂、白芥子各50克，共研成细末放在清水中化开无渣为度，装入消毒瓶内盖紧不可走失药气，每次饭后取10克药粉用温开水冲服（名控涎丹），连服3～5日。

治法3　用旱烟筒中黑色烟油适量厚敷患处，周围中间留出一小孔让毒气排出，用油纸将药盖上外用纱布包扎固定，每日换药1～2次，连敷3～5日。

治法4　用凤仙花全草适量，切碎加水煎取浓汁去渣，再用慢火熬成膏状涂敷患处，周围中间留出一小孔让毒气排出，用油纸将药盖上外用纱布包扎固定，每日换药1～2次，连敷3～5日。

治法5　用鲜金丝荷叶适量研取自然汁涂敷患处周围，中间留出一小孔让毒气排出，用油纸将药盖上外用纱布包扎固定，日涂数次，连敷数日。

瘰疬溃烂

如瘰疬溃烂者，治法有5个：

治法1　用蛇胆一枚调入50克糯米内，将米放瓦上焙至焦枯存性研成细末，放在清水中化开无渣为度，装入消毒瓶内盖紧不可走失药气，每次取出适量药粉用真麻油调成膏状敷患处，周围中间留出一小孔让毒气排出，用油纸将药盖上外用纱布包扎固定，每日换药1次，连敷5~10日。

治法2　用猪胆汁、陈醋各500克用慢火在砂锅内熬成膏，取出用油纸摊在地上去净火毒，装入消毒瓶内盖紧不可走失药气，用药前先用川花椒30克放入锅内加水煎取浓汁过滤去渣澄清，用清汁洗净患处揉干，取出适量药膏厚敷患处周围，中间留出一小孔让毒气排出，用油纸将药盖上外用纱布包扎固定，每日换药1次，连敷数日。

治法3　用马齿苋加青黛共研如泥厚敷患处周围，中间留出一小孔让毒气排出，用油纸将药盖上外用纱布包扎固定每日换药1次，连敷数日。

治法4　用壁虎数十条放瓦上焙至干枯，取出研成细末放在清水中化开无渣为度，装入消毒瓶内盖紧不可走失药气，每次取出适量药粉用真麻油调成膏状涂敷患处，周围中间留出一小孔让毒气排出，用油纸将药盖上外用纱布包扎固定，每日换药1次，连敷数日。

治法5　用内服处方：生芋艿适量切碎晒干研成细末放在清水中化开无渣为度，装入消毒瓶内盖紧不可走失药气，每次取出6克药粉水调为丸用开水空心温服，日服2~3次，连服数日。

鼠疬

鼠疬是疮口已合旁边有眼出脓不止，有生在颈项之处而脚底亦生俗名老鼠打洞，其症最恶，治法有3个：

治法1　用老鼠一只去净皮毛研如泥，加乱发20克，用火腿肥肉煎油，取此油煎二物至焦枯取出研如泥，一半厚敷患处，一半用烧酒冲服，每日一次，连作数日。

治法2　用猫头骨适量烧枯存性取出，研成细末放在清水中化开无渣为度，装入消毒瓶内盖紧不可走失药气，每次取出适量药粉用真麻油调成膏状涂敷患处，周围中间留出一小孔让毒气排出，用油纸将药盖上外用纱布包扎固定，每日换药1次，连敷5~10日。

治法3　用鸡蛋适量煮熟取黄，将蛋黄用慢火煎取蛋油涂敷患处，周围中间留出一小孔让毒气排出，用油纸将药盖上外用纱布包扎固定，每日换药1次，连敷5~10日。

若痰疬者，治法如下：

治法　海蛰皮与荸荠各适量，每日煮吃连服3~5周。

痰核

痰核大者称恶核，小者称痰核。结毒根最深不易溃，在未溃之前忌贴凉膏忌服凉药，治法有5个：

治法1　用熟地30克，鹿角胶（另烊）10克，白芥子炒6克，肉桂粉、甘草各3克，炮姜炭、麻黄各2克，共加水煎取浓汁空心温服（名阳和汤），每日1剂服2~3次，连服数剂，或犀黄丸可消，亦有用大田螺适量研如泥涂敷患处，周围中间留出一小孔让毒气排出，用油纸将药盖上外用纱布包扎固定，每日换药1次，连敷5~10日。

治法2　用壁虎一条放新瓦上焙至焦枯存性，紫皮胡桃3枚去壳，冰片2克共研如泥用小磨麻油调成膏状涂敷患处，周围中间留出一小孔让毒气排出，用油纸将药盖上外用纱布包扎固定，每日换药1次，连敷5~10日。

治法3　用活蝙蝠适量放新瓦上焙至焦枯存性，取出研成细末放在清水中化开无渣为度，装入消毒瓶内盖紧不可走失药气，每次取出适量药粉用菜籽油调成膏状涂敷患处，周围中间留出一小孔让毒气排出，用油纸将药盖上外用纱布包扎固定，每日换药1次，连敷5~10日。

治法4　用白芷适量研成细末放在清水中化开无渣为度，装入消毒瓶内盖紧不可走失药气，每次取出适量药粉用鸡蛋清调成膏状涂敷患处，周围中间留出一小孔让毒气排出，用油纸将药盖上外用纱布包扎固定，每日换药1次，连敷5~10日。

治法5　用冬天未落的桃树叶适量，取下浸入酸醋中数日后用此叶贴患处，周围中间留出一小孔让毒气排出，用油纸将药盖上外用纱布包扎固定，日换3~5次，连贴数日。

若瘰疬痰核者，治法如下：

治法　用制半夏、生芒硝各等份，共研成细末放在清水中化开无渣为度，装入消毒瓶内盖紧不可走失药气，每次取出适量药粉用陈醋调成膏状涂敷患处，周围中间留出一小孔让毒气排出，用油纸将药盖上外用纱布包扎固定，每日换药1次，连敷5~10日。

若颈项结核者，治法有2个：

治法1 用野菊花适量研如泥用烧酒煎取浓汁空心温服，渣厚敷患处，周围中间留出一小孔让毒气排出，用油纸将药盖上外用纱布包扎固定，每日1剂服2~3次，连服数日。

治法2 用连翘、芝麻各适量，共研成细末放在清水中化开无渣为度，装入消毒瓶内盖紧不可走失药气，每次取20克用开水冲入空心温服，日服2~3次，连服数日。

若颏下结核者，治法如下：

治法 用大蜘蛛适量研如泥，用好酒浸泡澄清去渣，每次取适量临卧时饮下，每日1次，连饮数日。

九子烂疡

九子烂疡生在颈上一连九个者，治法如下：

治法 用鸡蛋煮熟破开两边去黄，用真麝香0.3克，冰片0.6克共研成细末掺在疮上，从初生第一个疡子起将鸡蛋一边盖上，外用干艾一大团烧蛋，烧至患者大痛为度，如痛不可忍者可将艾叶暂除，痛止后又烧至蛋干即换日烧5~6次，每日换药1次，连烧3~5日再用蒲公英、夏枯草、金银花各6克，甘草节5克，共加水煎取浓汁食后温服，每日1剂服2~3次，连续服药数剂。

流注

流注发无定处如块如核漫肿无头，皮色不变或痛或不痛，久则破而流水者是，此症是寒痰与气毒，初起治法有2个：

治法1 用熟地30克，法夏、茯苓、鹿角胶（另烊）10克，陈皮、白芥子炒6克，肉桂粉、甘草各3克，炮姜炭、麻黄各2克，共加水煎取浓汁空心温服（名二陈汤加阳和汤），每日1剂服2~3次，连煎服数剂自消，再服小金丹7粒以免复发。若皮色稍变或疼痛难忍者及服阳和汤止痛，若已成脓者不痛而破者此是大疽变小之法，如患处皮肤变软可用银针刺破脓多白色，可用阳和膏贴，但此症破后毒痰走净患生不一，所以初破之后五日内均须服小金丹十丸以免后患，接服阳和汤与犀黄丸，每日早晚轮服，连服数日。

治法2 用露蜂房100克与鸡蛋适量共加水煮至熟透，取出吃蛋饮汤，每日1剂服2~3次，连服数日。

瘰疬成瘘

多年不愈的瘰疬成瘘者，治法如下：

治法 用露蜂房、蛇蜕、乱头发各50克，各煅存性共研成细末放在清水中化开无渣为度，装入消毒瓶内盖紧不可走失药气，每次取出适量药粉用猪油调成膏状敷在患处周围，中间留出一小孔让毒气排出，用油纸将药盖上外用纱布包扎固定，每日换药1次，连敷5~10日。

瘰疬乳痈乳癌

瘰疬、乳痈、乳癌者，治法如下：

治法 用露蜂房、尖鼠粪、川楝子、青皮各5克，各焙枯存性，共研成细末放在清水中化开无渣为度，装入消毒瓶内盖紧不可走失药气，每次取5克用陈酒冲服，每日早晚各服一次，连服3~5剂。

淋巴瘤

淋巴瘤是指发生在人体淋巴系统的肿瘤，包括淋巴肉瘤、网织细胞肉瘤、何杰金氏病和巨滤泡性淋巴母细胞瘤，中医称痰核、瘰疬、石疽。淋巴瘤的发病原因认为是气血双亏、血虚内燥、寒痰凝滞使机体免疫力下降，使特殊病毒趁虚而入所致。临床表现初期症状是颈部、耳后淋巴结明显肿大，互相融合不痛不痒、颜色不变、坚硬如石、拒寒畏冷、神疲乏力。中期扩散到下颌、腋窝、大腿根、纵隔、腹腔内等淋巴结上，两胁胀痛、胸闷不舒、全身无力、发热口干、皮肤瘙痒，出现红斑硬节，小便短赤、大便燥结、舌有瘀点。晚期特征有午后潮热、腰膝酸软、周身乏力、食欲减退、形体消瘦、时出虚汗、多处淋巴结肿大等。治法有2个：

治法1 用白花蛇舌草100克，夏枯草60克，山楂50克，首乌、鳖甲、丹皮、党参、半边莲、半枝莲各30克，薏米25克，生地、白术、白芍、女贞子各20克，共加水煎取浓汁食后温服，每日1剂服2~3次，连续服药2~4月。

治法2 用夏枯草15克，元参12克，川贝、丹皮、浙贝母、丹参、山慈菇、炮山甲、昆布、海藻、忍冬藤、郁金、金银花、小蓟各10克，桃仁、杏仁、牛子、皂角刺各6克，桔梗5克，田七粉冲服3克，共加水煎取浓汁食后温服，每日1剂服2~3次，连续服药2~4月。

淋巴结综合症

若淋巴结综合症，又名川畸氏病者，治法如下：

治法 用石膏20克，金银花、连翘各12克，元参、生地、青蒿各10克，知母8克，赤芍、丹皮各5克，共加水煎取浓汁食后温服，每日1剂服2~3次，连续服药1~2周。

晚期淋巴瘤

若治晚期淋巴瘤者，治法如下：

治法 用人参、海蛤粉、昆布、川贝、炙甘

草各30克，升麻、红花各9克，熟地、当归、白芍、川芎、白术、茯苓、香附、陈皮、桔梗各6克，共研成细末放在清水中化开无渣为度，再用夏枯草500克加水煎汁浓缩，加蜂蜜120克，与药粉共调和为丸，每次取9克食后用温开水送服，日服2~3次，连续服药2~4月。

阴瘤

若头上长阴瘤者，治法有13个：

治法1　取乌梅核适量，研成细末放在清水中化开无渣为度，装入消毒瓶内盖紧不可走失药气，每次取出适量药粉用井水调成膏状涂敷患处，用油纸将药盖上外用纱布包扎固定，每日换药1次，连敷数日。

治法2　发瘤多生耳后发下寸许，按之不痛用银针刺破挤出粉发后，用生肌药敷之，用油纸将药盖上外用纱布包扎固定，每日换药1次，连敷数日。

治法3　眼皮上长阴瘤者可用樱桃核适量，研成细末放在清水中化开无渣为度，装入消毒瓶内盖紧不可走失药气，每次取出适量药粉用井水调成膏状涂敷患处，用油纸将药盖上外用纱布包扎固定，每日换药1次，连敷数日。

治法4　腋下阴瘤者可用长柄葫芦适量，焙至焦枯取出研成细末放在清水中化开无渣为度，装入消毒瓶内盖紧不可走失药气，每次取出适量药粉用麻油调成膏状涂敷患处，用油纸将药盖上外用纱布包扎固定，每日换药1次，连敷数日。

治法5　阴瘤结气者可用自然铜适量，放入铜盘内用此物装水逐日饮食，连饮半年自消而愈。或用火烧烟气吸之久久。

治法6　用铁砂适量放入水缸中浸之，常服此水每10日换铁砂一次，连服半年自消。

治法7　五阴结核磊磊肿硬者，可用昆布适量洗净咸味晒干，研成细末放在清水中化开无渣为度，装入消毒瓶内盖紧不可走失药气，每次取3克用纱布包好含入口中，慢咽其汁，味净即换，日含数次，连续数日。

治法8　血瘤者可先用大甘草适量，加水用慢火熬成膏状，用毛笔蘸膏在瘤的周围画一圆圈，后用芫花、甘遂、大戟各适量，共研成细末放在清水中化开无渣为度，装入消毒瓶内盖紧不可走失药气，每次取出适量药粉用陈醋调成膏状，另用新笔沾膏涂在圈内，二者不可粘连，用油纸将药盖上外用纱布包扎固定，每日早晚各换药1次，连涂数日自消。

治法9　肉瘤者可在每夜睡觉前，用新煮熟的热饭厚敷患处，用油纸将药盖上外用纱布包扎固定，冷则即换一连敷3~5次，连续敷数日自消。

治法10　粉瘤者可用旧牛皮鞋底适量，浸透洗净加水用慢火煮至极烂成胶常服，粉瘤自破流出似豆腐渣状极臭，流净数日。

治法11　用蜘蛛网缠住瘤根处，每日换药1次，连缠数日粉瘤自然缩小，内粉结成小白色粉实不肿不痛，此时可取出。

治法12　漏瘤浸淫日广痒不可忍愈后复发，时流黄水，可用羊蹄草根适量洗净研如泥，用醋洗净患处搽干再敷此药，涂一小时后用冷水将药洗去，每日一次，连作数日。

治法13　疣瘤初起时，可用柳树上的花蜘蛛丝网缠瘤根处，每日换药1次，连缠数日自消。

甲状腺瘤

甲状腺瘤是发生在甲状腺体中的一种良性肿瘤，中医称瘿瘤。甲状腺瘤多发生在40岁以下女性人群中。临床表现为单个结节，生长缓慢、质软、活动、早期无明显症状，日久失治使瘤子增大靠近气管时，出现呼吸困难，少数可能传变为甲状腺癌，而引起耳部、后脑、肩部疼痛，甚至沿血道转移到全身各处。治法有8个：

治法1　用丹参、生牡蛎各20克，昆布、海藻、夏枯草、炮山甲、当归、三棱、莪术各12克，郁金9克，共加水煎取浓汁食后温服，每日1剂服2~3次，连续服药1~2月。

治法2　用(《新中医》)海藻消瘿汤：海藻、昆布各20克，海浮石、生牡蛎、夏枯草各15克，当归、炮山甲、三棱、莪术、木香各10克，共加水煎取浓汁空心温服，每日1剂服2~3次，连续服药。

治法3　用昆布、牡蛎、夏枯草各30克，海浮石、当归、香附、陈皮各20克，半夏、郁金各15克，象皮、黄药子各9克，共加水煎取浓汁空心温服，每日1剂服2~3次，连续服药1~2月。

治法4　用山豆根、生地、北芪、牡蛎、橘核、荔枝核各30克，海浮石、党参、川贝母、山楂核、夏枯草各20克，白芷18克，茯苓、当归各15克，桔梗12克，郁金、川楝子、青皮、柴胡各10克，共研成细末放在清水中化开无渣为度，炼蜜为丸阴干，装入消毒瓶内盖紧不可走失药气，每次取10克用温开水空心送服，日服2~3次，连续服药1~2月。

治法5　用丝瓜络、夏枯草各30克，甘草10克，共加水煎取浓汁食后温服，每日1剂服2~3

次，连续服药1～2月。

治法6　用海藻30克，七叶一枝花、射干、泽泻、夏枯草各15克，赤小豆、猪苓、白术、王不留行各12克，丹皮、艾叶、椒目各9克，白芥子6克，共加水煎取浓汁食后温服，每日1剂服2～3次，连续服药2～3月。

治法7　用昆布、海藻、海带、海蛤壳、黄药子、川贝母各100克，海螵蛸、海浮石各50克，香附、陈皮、青木香各15克，共研成细末放在清水中化开无渣为度，炼蜜为丸阴干（名加味四海舒郁丸），装入消毒瓶内盖紧不可走失药气，每次取10克食后用温开水送服，日服2～3次，连服3～5周。

治法8　用古方(《医宗金鉴》)海藻玉壶汤：海藻、昆布、法夏、陈皮、青皮、连翘、当归、川芎、独活、甘草各3克，海带1.5克，共加水煎取浓汁食后温服，每日1剂服2～3次，连续服药。

甲状腺功能亢进（简称甲亢，中医称瘿气）

甲状腺功能亢进是内分泌系统一种常见的自身免疫性疾病，中医称瘿气。甲亢的发病原因是甲状腺分泌的甲状腺激素过多而引起代谢亢进，使神经精神兴奋，机体内氧化过程加速，形成自身免疫性疾病。临床表现为性情改变、紧张急躁，忧虑失眠手指颤动心跳加快怕热喜凉，潮湿多汗善饥多食而体重减轻，两肋胀痛口苦目赤两眼直瞪眼球突出，肌肉软弱容易疲劳，女性月经不调男性阳痿。由于体内处于高分解代谢状态能量和营养消耗较大，容易并发胃肠炎或消化不良，严重时可见黄疸高热谵妄或昏迷等危象。治疗者治法有8个：

治法1　用炙甘草22克，白芍、生地、麦冬、玄参、贝母各18克，牡蛎、鳖甲、龟版各12克，阿胶9克，五味子6克，共加水煎取浓汁，加入鸡子黄2枚冲入饭后温服，每日1剂服2～3次，连续1～2月。

治法2　用半夏、橘红各15克，茯苓、炒栀子、僵蚕、竹茹、龙胆草、远志、黄连、橘核各10克，甘草5克，蜈蚣2条，共加水煎取浓汁饭后温服，每日1剂服2～3次，连续2～3月。

治法3　用太子参、牡蛎各30克，生地、蛤壳各15克，石斛、浙贝、夏枯草各12克，麦冬、玄参各10克，随证加减：肝郁加麦芽、漏芦，脾胃虚弱加山药、扁豆，瘿肿加丹参、山慈菇，眼球突出加石菖蒲，汗多加浮小麦，心悸加朱砂冲服。共加水煎取浓汁饭后温服，每日1剂服2～3次，连续2～3月。

治法4　用白芍、乌梅、沙参、木瓜、麦冬、石斛、扁豆、莲肉、昆布各10克，柴胡、桑叶、栀子各6克，随证加减：眼球突出加白蒺藜、草决明、茺蔚子。腺体硬加山慈菇、牡蛎。共加水煎取浓汁饭后温服，每日1剂服2～3次，连续2～3月。

治法5　用大五星鱼、海麻雀各50克，猪颈项肉100克共炖服，每日1剂服2～3次，连服2～3月。

治法6　用昆布、海藻、海带、海蛤壳各100克，海螵蛸、海浮石各50克，陈皮、青木香各15克，共研成细末放在清水中化开无渣为度，炼蜜为丸（名四海舒郁丸），阴干，装入消毒瓶内盖紧不可走失药气，每次取10克食后用温开水送服，日服2～3次，连服3～5周。

治法7　用白萝卜250克，蚝干100克，淡菜干、绿豆各60克，糯米50克，夏枯草30克，牡蛎、泽泻各25克，海带、海藻、昆布、发菜、栀子、蛤壳各20克，紫菜、白芥子各15克，槐花、连翘各10克，陈皮5克，共加水煎取浓汁饭后温服，每日1剂服2～3次，连服数剂。

治法8　用荸荠500克洗净去皮，与猪杀口肉500克，同煮至熟烂，再用蝗虫适量去净头足尾翅，焙至干枯研成细末放在清水中化开无渣为度，装入消毒瓶内盖紧不可走失药气，每次取5克冲入汤内饭后温服，每日1剂服2～3次，连服2～3月。

诸般咳嗽

咳为无痰而有声，是肺气伤而不清，嗽为无声而有痰，是脾湿动而为痰，咳嗽是有痰有声，是因伤于肺气而复动于脾湿因咳而为嗽，有自外而入者有自内而发者，风寒暑湿先自皮肤而入，皮肤是肺之合虽外邪欲传脏腑，亦必先从其合而为嗽此是外入者，七情饥饱内有所伤则邪气上逆肺，为气出入之道因五脏之邪气上熏于肺而为嗽此为内发，风寒暑湿有不为嗽而所感者，不留于皮肤经伤脏腑而成伤寒温热诸病，七情亦有不为嗽者是因病尚浅只在本脏未传入肺，所以伤寒以有嗽为轻，内伤之嗽必久而后发，外邪当发散亦须变其虚实寒热，内伤当以顺气为先下痰为后，有停饮而嗽应消化，感风者鼻塞声重，伤冷者涕清怯寒，挟热为焦烦，受湿为纲带，瘀血则膈间腥闷，停水则心下怔忡，或实或虚痰之黄白唾之稀稠从此可知。咳嗽是一种保护性反射动作，能将呼吸道内过多的分泌物或异物，随着气流排出体外。咳嗽的病因很多，有因呼吸道炎症，如急慢性咽炎、喉炎、急慢性支气管炎、肺炎、肺结核、百日咳和支气管扩张等，或因呼吸道误吸入异物、食物、刺激性气体、尘埃、浓烟等，或因呼吸道本身或邻近肿瘤的压迫，纵隔淋巴结肿大的压迫或牵引，使呼吸道黏膜接触过敏原因，均可引起咳嗽。还有干性胸膜炎、自发性气胸等使胸膜受到刺激及某些脑膜、心胃病等亦可引起咳嗽。如诸般咳嗽者治法有13个：

治法1 用桔梗炒、荆芥炒、紫菀、百部、白前均放饭上蒸一次再炒各270克，共研成细末每次取10克温开水送服，日服2~3次，连服3~5日。

治法2 用冬花、川贝、知母各4克，共加水煎取浓汁，用冰糖适量在灯火上溶化，滴入药汁内同服，每日1剂服2~3次，连服2~3日。此方亦治咽喉发干。

治法3 用细茶叶适量，加红砂糖拌炒干冷透，每次取13克加水煎取浓汁空心温服，日服2~3次，连服2~3日。

治法4 用杏仁、川贝母、茯苓各3克，五味子、橘红、桔梗、甘草、法夏、陈皮各2克，共加水煎取浓汁（名清肺饮通剂），每次饭后温服，春加防风、薄荷、苏子、黄芩炒各2克。夏加桑白皮、麦冬、黄芩、知母、石膏各2克。秋加苍术、桑白皮、防风、栀子、黄芩各2克。冬加麻黄、桂枝、干姜、法夏、防风各2克，生姜3片，共加水煎取浓汁，每次饭后温服，每日1剂服2~3次，连服3~5剂。

治法5 用桑白皮100克，枇杷叶60克，百部30克，白茅根、杏仁、川贝母各10克，共加水煎取浓汁，用蜜糖调入每次饭后温服，每日1剂服2~3次，连服2~3剂。

治法6 用白茅根60克，桔梗10克，共加水煎取浓汁，每次饭后温服，每日1剂服2~3次，连服3~5剂，外用白矾30克，研成细末放在清水中化开无渣为度，加陈醋调成膏状敷在患者两足心涌泉穴处，用油纸将药盖上外用纱布包扎固定，每日换药1次，连敷2~3日。

治法7 用咳嗽奇方，本方用佛耳草200克，款冬花、熟地各100克，各焙至干枯、共研成细末放在清水中化开无渣为度，装入消毒瓶内盖紧不可走失药气，每次用10克，装入烟筒内然后点火吸烟，咽下即有痰出，日吸2~3次，专治一切咳嗽不分久远日夜无时者，连吸1~2日。

治法8 用人参、五味子、炙甘草、桑白皮、陈皮、杏仁各17克，五灵脂、马兜铃各5克，生姜3片（名五灵脂汤），共加水煎取浓汁，空心温服每日1剂服2~3次，可用于肺咳及诸咳，连服3~5剂。

治法9 燥呛为咳，有痰而呛为嗽，用猪脾一具切成薄片可用白水煮熟趁热吃下，每日食一具连服数日。

治法10 天津鸭梨适量切开，加白蜜蒸熟取出趁热食，日服2~3次，连服数日。

治法11 陈海蛰适量用清水洗净盐味，100克加入冰糖40克共用盖碗装好蒸化，取出趁热服下，日服2~3剂连服数日。

治法12 用白果10粒去壳取仁加冰糖适量，共用盖碗装好蒸熟，取出趁热服下，日服2~3剂连服数日。

治法13 用莲藕适量切去两头用白糖装入藕孔内，过夜让糖化为水，取些水饮之，日饮2~3次，连饮数日。

肺虚咳嗽

若肺虚胸热咳嗽气急烦满，咽喉燥渴、体倦肌瘦、发热减食、喉咙音哑，治法如下：

治法 用黄蜡适量溶滤干净，再用酸浆水煮过取240克放入铜器内溶化，作成120丸用蛤粉120克为衣，每次取1丸用核桃仁半个细嚼后，用温开水一同送下，静卧闭口不语，日服2~3次，连服数日。服用此药后忌服鸡肉半年。

久咳嗽不止

如久咳嗽不止者，治法有8个：

治法1 用马勃50克研成细末放在清水中化开无渣为度，炼蜜为丸阴干，装入消毒瓶内盖紧不可走失药气，每次饭后取10克用温开水送服，日服2~3次，连服数日。

治法2 用南瓜藤汁、冬瓜藤汁各一杯待用，冬瓜仁、麦冬各30克，柚子核30粒，共加水煎取浓汁，加入前二汁冲饮，每日1剂服2~3次，连服数剂。

治法3 用柳树花适量，焙干研成细末放在清水中化开无渣为度，装入消毒瓶内盖紧不可走失药气，每次饭后取5克，用米汤冲服，日服2~3次，连服数日。

治法4 先用冬瓜仁、麦冬各30克，加水煎取浓汁，再用鲜南瓜藤自然汁50毫升，冲入空心温服，每日1剂服2~3次，连服3~5剂。

治法5 用紫菀、款冬花各30克，百部15克共研成细末放在清水中化开无渣为度，装入消毒瓶内盖紧不可走失药气，每次取10克用老姜15克，乌梅1枚，共加水煎取浓汁空心送服，日服2~3次，连服3~5日。

治法6　用五味子30克，真茶叶12克，共研成细末放在清水中化开无渣为度，用甘草15克加水煎取浓膏为丸阴干，装入消毒瓶内盖紧不可走失药气，每次取5克用温开水空心送服，日服2~3次，连服数日。

治法7　用川贝6克研成细末，放在清水中化开无渣为度，猪肺一具洗净加水与川贝末同煮，至熟烂取出趁热淡食，每日1具服2~3次，连服1~3具。

治法8　用百部根10千克加水研取汁熬成膏状，每次取3克用糖冲服，日服2~3次，连服数日。

若嗽欲死者，治法如下：

治法　用鲜榆树白皮，削如手指大30~50公分长纳入喉中来回转动，少时吐出脓血。

若积年咳嗽呀呷有声者，治法如下：

治法　用川贝煨熟30克，鲎鱼壳15克，桔梗、牙皂去皮酥炙各0.3克，共研成细末放在清水中化开无渣为度，炼蜜为丸阴干，装入消毒瓶内盖紧不可走失药气，每次取3克放入口中含化，日含3~5次，连续3~5日。

久咳痰中带血

如久咳痰中带血者，治法如下：

治法　用柳树花适量，焙至干枯研成细末放在清水中化开无渣为度，装入消毒瓶内盖紧不可走失药气，每次取5克用米汤冲服，日服2~3次，连服2~3日。

干咳燥咳

如干咳燥咳者，治法如下：

治法　用百合、冰糖各60克，款冬花、枇杷叶各15克，共加水煎取浓汁空心温服，每日1剂服2~3次，连服2~3剂。

若秋燥咳嗽者，治法有3个：

治法1　用柿饼1枚，切开去核夹入川贝母末6克，放饭上蒸熟取出趁热食完，日服2~3枚连服数日。

治法2　用古方(《医门法律》)清燥救肺汤：桑叶、石膏各9克，枇杷叶6克，胡麻仁、阿胶、麦冬、杏仁、甘草各3克，人参2克，共加水煎取浓汁空心温服，每日1剂服2~3次，连服。

治法3　用古方(《温病条辨》)桑杏汤：沙参6克，杏仁4.5克，桑叶、象贝、淡豆豉、栀子皮、梨皮各3克，共加水煎取浓汁空心温服，每日1剂服2~3次，连服。

肾虚咳嗽

如肾虚咳嗽者，治法如下：

治法　用旱莲草20克，女贞子12克，共加水煎取浓汁，趁热用蜜糖冲入空心温服，每日1剂服2~3次，连服2~3剂。

冬季咳嗽无汗

如治冬季咳嗽无汗者，治法如下：

治法　用旋覆花7克，荆芥、前胡、麻黄、白芍、法夏各8克，甘草4克，生姜5片，或加茯苓、细辛、减麻黄、白芍（名金沸草散），共加水煎取浓汁，空心温服，每日1剂服2~3次，连服3~5剂。

冬季咳嗽有汗者

冬季咳嗽如有汗者，治法如下：

治法　用桂枝汤加杏仁8克，法夏、川朴各5克，共加水煎取浓汁，空心温服，每日1剂服2~3次，连服3~5剂。

三焦虚咳嗽

如三焦虚咳嗽者，治法有2个：

治法1　用熟地10克，天冬7克，人参5克，共加水煎取浓汁，空心温服，每日1剂服2~3次，连服3~5剂。

治法2　用陈皮、法夏、酒炒白芍、干姜、炙甘草各3.5克，杏仁、桂枝、五味子、细辛各2克，共加水煎取浓汁空心温服，每日1剂服2~3次，连服3~5剂。

日减夜增咳不得眠

如日减夜增咳不得眠，或食物即吐者，治法如下：

用杏仁、法夏、桑白皮、白蒺藜、百合、麻黄、柴胡、白石指、冬花、枳壳、肉桂、紫菀、覆花、川贝各2克，糯米10克，生姜3片（名杏子汤），共加水煎取浓汁空心温服，每日1剂服2~3次，连服3~5剂。

心咳咽喉肿痛

如心咳咽喉肿痛者，治法如下：

治法　用桔梗7克，茯苓、牛子炒各5克，炙甘草3克，人参2克，共研成细末放在清水中化开无渣为度，装入消毒瓶内盖紧不可走失药气，每次取7克用姜汤冲入空心温服（名人参桔梗散），日服2~3次，连服3~5日。

咳嗽吐痰时面鼻发红

如咳嗽吐痰时面鼻发红者，治法如下：

治法　用青黛、蛤粉各20克炼蜜为丸（名青黛蛤粉丸），每次取5克放于口中慢慢咽下，日服

2~3次，连服3~5日。

肺脏气积咳嗽不止

如肺脏气积咳嗽不止者，是因肺虚损致劳疾相侵，或胃冷、膈上热者，治法如下：

治法　用蜂蜜500克，红枣去皮核250克，生地汁200克，川贝母、生姜汁各100克，紫菀、紫苏各70克，五味子、人参、茯苓、桔梗、地骨皮各35克，先将8味药共研成细末放在清水中化开无渣为度，再与前药共熬成膏，取出用油纸摊在地上去净火毒，装入消毒瓶内盖紧不可走失药气，每次取15克，放入口中含咽而下，日服3~5次，连服3~5日。

饮酒后咳嗽

如饮酒后咳嗽者，治法如下：

治法　白僵蚕30克焙至干枯研成细末，放在清水中化开无渣为度，装入消毒瓶内盖紧不可走失药气，每次取5克用蜂蜜调服，日服2~3次，连服1~3日。

咳嗽头痛

如咳嗽头痛者，治法如下：

治法　用款冬花、麻黄、川贝母、前胡、桑白皮、紫菀各15克，生石膏10克，旋覆花另包、白术、甘草、黄芩各8克，共加水煎取浓汁每次饭后温服，每日1剂服2~3次，连服3~5剂，或共研成细末放在清水中化开无渣为度，装入消毒瓶内盖紧不可走失药气，每次取12克，饭后用开水冲服，日服2~3次，连服3~5日。

咳嗽气喘

如咳嗽气喘者，治法如下：

治法　用生山药250克研如泥，甘蔗汁250克，合匀炖至微温空心服下，日服2~3剂连服2~3日。

肺痿咳嗽

如肺痿咳嗽者，治法如下：

治法　用大瓜蒌一个、开一孔看内有瓜子多少粒，加南杏仁去净皮尖与瓜子数量相等，放入瓜内封好，外用黄泥包好放入灰火中烧至烟净取出冷透去泥，再加入川贝，粒数与瓜子相等共研成细末放在清水中化开无渣为度，装入消毒瓶内盖紧不可走失药气，每次睡觉时取7克用白蜜调匀，用灯心草煎水送服，日服2~3次，连服1~2剂。

咳嗽痰血

如咳嗽痰血者，治法有3个：

治法1　用青黛、蒌仁去油、海浮石炒黑、山栀子炒黑、杏仁、诃子肉各20克，共研成细末放在清水中化开无渣为度，炼蜜为丸桐子大阴干，装入消毒瓶内盖紧不可走失药气每次取一粒药丸含服，日服2~3次，连服数日。

治法2　用冬花、百合蒸焙各50克，共研成细末放在清水中化开无渣为度，炼蜜为丸桐子大阴干，装入消毒瓶内盖紧不可走失药气，每次卧时取6克用姜汤送服，日服2~3次，连服2~3日。

治法3　用大柿饼1枚去子入青黛4克，用线扎紧放饭上蒸熟，睡觉前用薄荷汤送服，日服2~3次，连服3~5日。

多年咳嗽肺痿咯血痰红有血

如多年咳嗽肺痿咯血、痰红有血者，治法有2个：

治法1　用白及100克研成细末放在清水中化开无渣为度，装入消毒瓶内盖紧不可走失药气，每次取7克在睡觉前用糯米汤送服（独圣散），日服2~3次，连服数日。

治法2　用古方(《十药神书》）咳血方：瓜蒌仁、海浮石、栀子各9克，青黛、诃子各6克，共加水煎取浓汁空心温服，每日1剂服2~3次，连服数日。

咳嗽呛逆落枕即发

如咳嗽呛逆落枕即发者，治法如下：

治法　用麻黄4克，冰糖50克，共加水煎取浓汁空心温服，每日1剂服2~3次，连服数日。

年久咳嗽

如年久咳嗽者，治法有13个：

治法1　用扁柏叶50克，红枣7枚，共加水煎取浓汁代茶饮之，在饮茶期间忌吃荤腥煎炒之物，连饮3~5日。

治法2　用百合135克，冰糖15克，每日早晚各蒸服一次，连服10~15日。

治法3　用紫苏头7株、加水煎取浓汁，早晚冲鸡蛋花空心温服，每日1剂服2~3次，连服3~5日。

治法4　用麻黄、红枣皮、薄荷、肉桂、苏叶、桑白皮、杏仁去皮尖、大腹皮各2克，炙甘草3克，共加水煎取浓汁空心温服，每日1剂服2~3次，连服3~5剂。

治法5　用雄黄4克，黄纸3张，用鸡蛋清调雄黄敷在黄纸上，晒干卷成纸管，插入烟筒内烧燃如吸烟一样，少时呕吐嗽止，每日吸一次，连服1~3日。在吸烟期间只吃白粥7日，忌吃他物。

治法6　用小猪肺一具不可用水洗，去心不

用，用麻油一杯灌入肺管内，用线扎管头放入砂锅内，第一日晚上加水炖至次日早上空心吃肺饮汤，每日1剂服2~3次，连服1~3日。

治法7 用海蜇皮适量，去净盐加冰糖拌蒸熟空心温服，日服2~3次，连服2~3日。

治法8 用大雪梨4枚，老姜135克同研取汁，蜂蜜135克，黑豆250克炒香研成细末放在舌头上化开无渣为度共调匀，七蒸七晒即可，每次取20克不拘时服，日服2~3次，连服3~5日。

治法9 用生地、沙参各70克，川贝去心、丹皮各50克，玄参、黄芩、桔梗、知母、百合、百部、冬花、天冬去心、陈皮、枳壳各35克，甘草3克，共加水煎取浓汁去渣，加入蜜糖适量再熬成膏，每次取15克空心服下，或用开水冲服亦可，日服3~5次，连服数日。

治法10 用陈醋合水煮鲤鱼适量空心温服忌盐，日服2~3次，连服数日。

治法11 用猪板油蒸南枣适量去皮趁热吃枣肉饮汤，日服2~3次，连服数日。

治法12 用白萝卜1条，猪肺1具、杏仁15克，陈皮10克，玉米心2条，共加水煎取浓汁趁热吃肉饮汤，每日1剂服2~3次，连服数剂。

治法13 用白糖50克，生姜自然汁5克，鸡蛋1枚，共在碗内调匀用开水冲入空心温服，日服2~3次，连服数日。

夜咳不止而无痰

若夜咳不止而无痰者，治法如下：

治法 用生芝麻15克，冰糖10克，共研如泥加生姜自然汁10克，共用开水冲入空心温服，日服2~3次，连服1~2日。

久嗽连声四五十

如久嗽连至四五十声者，治法有2个：

治法1 用生姜汁50毫升，真蜂蜜适量，用开水冲入空心温服，日服2~3次，连服3~5日。

治法2 用羊肝适量加盐炒熟趁热空心用酒送服，日服2~3次，连服2~3日。

久咳痰少气短咽干

若久咳痰少气短咽干者，治法如下：

治法 用花生、红枣、白果、白合、北沙参各30克，黄精25克，共加水煎取浓汁空心温服，每日1剂服2~3次，连服1~2日自愈。

咳嗽痰少口渴咽干咽痒

若咳嗽痰少口渴咽干咽痒者，治法如下：

治法 用猪肺50克，北沙参15克，杏仁10克，共加水煎取浓汁空心温服，每日1剂服2~3次，连服数日。

年老久嗽不得睡

如年老久嗽不能睡者，治法有7个：

治法1 用猪板油、糯米糖、蜂蜜各135克，共熬成膏每次取15克放入口中含化慢慢咽下，日含5~6次，连含3~5日。

治法2 用花生米适量煮熟趁热用酒送服，日服2~3次久食者。

治法3 用核桃肉连皮，生姜各35克共研如泥用炼蜜为丸，每次取7克用姜汤送服，日服2~3次，连服1~2剂。

治法4 用露党4克，陈皮、桔梗、紫苏各5克，五味子15粒，共加水煎取浓汁空心温服，每日1剂服2~3次，连服3~5日。

治法5 用猪肺一具用开水洗净，加入生姜汁75毫升，杏仁49粒，蜂蜜120克，共装入肺管中一小时后加水煮至熟烂，取出趁热淡食猪肺，每日1剂服2~3次，连服数日。

治法6 用南杏仁、核桃仁各50克，共研如泥蜜调为丸，每次取10克用老姜汤送服，日服2~3次，连服3~5日。

治法7 用生姜汁150毫升，黑砂糖120克，共加水熬成膏状，每次取10毫升放入口中，含化慢慢咽下，日含3~5次，连含数日。

咳嗽声哑

如咳嗽声哑者，治法有3个：

治法1 用诃子皮、五倍子、五味子、黄芩、甘草各10克，共研成细末放在清水中化开无渣为度，炼蜜为丸桐子大阴干，装入消毒瓶内盖紧不可走失药气，每次取6克放入口中含化慢慢咽下，日服2~3次，连服1~3日。

治法2 用南杏仁适量去皮尖及油，加水研如泥取汁炖热空心饮下30毫升，日饮2~3次，连服数日。

治法3 用青蒿7克用童便适量，共煎取浓汁空心温服，每日1剂服2~3次，连服1~3日。

如小儿日夜咳嗽食少发黄者，此为脾虚治法有3个：

治法1 用真怀山药一味适量煮熟加白糖调服，日服2~3次，连服2~6日。

治法2 用罗汉果半个、柿饼3个、冰糖30克，共加水煎取浓汁空心温服，日服2~3次，连服2~3日。

治法3 用冰糖30克，元参、胖大海、款冬花、知母、川厚朴、元肉各10克，桔梗6克，蝉蜕、千层纸各3克，共加水煎取浓汁每次饭后温服，每日1剂服2~3次，连服3~5剂。

咳嗽声哑而外感寒包热

如咳嗽声哑而外感寒包热者，治法如下：

治法　用清咽宁嗽汤，本方用桔梗6克，黄芩、栀子、桑白皮、甘草、前胡、知母各3克，共加水煎取浓汁每次饭后温服，每日1剂服2~3次，连服数剂。

风寒咳嗽

若风寒咳嗽者，治法有3个：

治法1　用干姜30克研成细末，放在清水中化开无渣为度，装入消毒瓶内盖紧不可走失药气，每次取2克用温酒冲入饭后温服，日服2~3次，连服数日。

治法2　用橄榄7枚加冰糖适量，共用盖碗装好蒸熟，取出趁热服下，对于风寒咳嗽者更妙，日服2~3剂连服数日。

治法3　用核桃肉连皮加冰糖各适量，共研如泥每次取100克用开水冲入饭后温服，日服2~3次，连服1~3日。

若寒咳痰喘者，治法有10个：

治法1　用白果7粒，煨熟去壳取仁用熟艾作成7丸包好白果，外用纸包好再煨香取出去艾吃果，日服2~3次，连服数日。

治法2　用旋覆花、五味子、荆芥、赤芍、前胡、法夏、甘草、茯苓、麻黄、杏仁各10克，生姜3片，红枣3枚，共加水煎取浓汁每次饭后温服，每日1剂服2~3次，连服3~5剂。

治法3　用麦冬、生地各90克，甘草、桔梗各40克，款冬花30克，桑白皮15克，川贝母、前胡、枳壳、茯苓、五味子、紫菀各10克，共研成细末放在清水中化开无渣为度，装入消毒瓶内盖紧不可走失药气，每次饭后取15克开水冲服，日服2~3次，连服3~5日。

治法4　用黑芝麻炒香30克，核桃肉15克，法夏、陈皮各3克，百合2克，黄芩酒炒1克，白胡椒20粒共研成细末放在清水中化开无渣为度，炼蜜为丸蒸熟分3次空心温服，每日1剂服2~3次，连服3~5剂。

治法5　用核桃肉连皮50克，冰糖10克共研如泥，蒸熟用开水冲服，日服2~3次，连服3~5日。

治法6　用白萝卜1条，蜂蜜、红枣各30克，麻黄5克，生姜5片，白胡椒5粒、陈皮3克，共加水煎汁连楂带汁服下，日服2~3次，连服数日。

治法7　用麻黄60克，胡椒20粒，共研成细末放在清水中化开无渣为度，用生姜自然汁调匀，再用白酒炒热作成饼贴在患者背心，冷则即换连贴半日。

治法8　用茯苓、紫菀、桑白皮、生地各15克，桔梗、款冬花、川贝母、前胡、五味子各12克，甘草、枳壳各10克，淡竹叶5克，共加水煎取浓汁每次饭后温服，每日1剂服2~3次，连服3~5剂。

治法9　用麻黄60克，胡椒20粒，共研成细末放在清水中化开无渣为度，用生姜汁调成糊状，加白酒炒热作成一饼，贴背心肺俞穴处，用油纸将药盖上外用纱布包扎固定，每日早晚各换药1次，连贴1~2日。

治法10　用制天南星50克研成细末，放在清水中化开无渣为度，装入消毒瓶内盖紧不可走失药气，每次取3克用热姜汤冲入空心温服，日服2~3次，连服2~3日。

若伤风咳嗽，如热嗽则，治法如下：

治法　用生梨一大个，寒嗽则可用内服处方：茯橘一大个均加冰糖60克，加水煎取浓汁空心温服，每日1剂服2~3次，连服数日。

风寒咳嗽多痰

如风寒咳嗽多痰者可用包验方，治法有4个：

治法1　用桑白皮、紫菀、茯苓、生地各15克，桔梗、款冬花、麦冬、川贝母、前胡、五味子各12克，枳壳、甘草各10克，淡竹叶5克，共加水煎取浓汁每次饭后温服，每日1剂服2~3次，连服3~5剂。

治法2　用麦冬、生地各90克，桔梗、甘草各40克，款冬花30克，桑白皮15克，川贝、前胡、枳壳、茯苓、五味子、紫菀各10克，共加水煎取浓汁温服，每日1剂服2~3次，连服3~5剂。

治法3　用剑花2朵加水煮汤当茶饮，日饮数次，连饮2~3日。

治法4　用紫皮大蒜适量研如泥厚敷脚心涌泉穴处，用油纸将药盖上外用纱布包扎固定，每日换药1次，连敷2~3日。

若寒痰咳嗽者，治法有3个：

治法1　用烧酒、猪油、蜂蜜、香油、茶叶研成细末放在清水中化开无渣为度各120克，共浸入酒内煮成一处熬成膏状，每日不时食之，日服数次，连服2~3日。

治法2　用古方(《金匮要略》)苓甘五味姜辛汤：茯苓12克，干姜9克，细辛、五味子、甘草各6克，共加水煎取浓汁温服，每日1剂服2~3次，连服数日。

治法3　用(《经验方》) 散寒止咳汤：胡荽12克，陈皮、橘叶各8克，杏仁4克，生姜5片，共加水煎取浓汁温服，每日1剂服2~3次，连服数日。

咳嗽气喘遇寒即发

如咳嗽气喘遇寒即发者，治法有2个：

治法1　用干姜炮、皂角去皮子弦、虫蛀者忌用炮、肉桂去皮各50克，共研成细末放在清水中化开无渣为度，白蜜合匀，用棒顺时针搅拌1~2小时，为丸桐子大阴干，装入消毒瓶内盖紧不可走失药气，每次取3丸温开水送服，日服2~3次忌葱面油腻连服3~5日。

治法2　用古方(《和剂局方》) 苏子降气汤：苏子、法夏各9克，当归、炙甘草、前胡、川厚朴各6克，肉桂3克，苏叶2克，生姜2片，大枣1枚，共加水煎取浓汁温服，每日1剂服2~3次，连服数日。

外感咳嗽痰多者

若外感咳嗽痰多者，治法有2个：

治法1　用苏叶220克，麻黄、前胡、桔梗、枳壳、茯苓、陈皮、黄芩各150克，杏仁、法夏、甘草110克，共研成细末放在清水中化开无渣为度，炼蜜为丸（名通宣理肺丸），阴干，装入消毒瓶内盖紧不可走失药气，每次取10克用温开水食后送服，日服2~3次，连服3~5日。

治法2　用法夏、茯苓各18克，杏仁、苏子、陈皮、甘草各10克，共加水煎取浓汁空心温服（名杏苏二陈汤），每日1剂服2~3次，连服3~5剂。

背部受寒及遇冷喘咳

若背部受寒及遇冷喘咳，顽痰结聚胸膈痞满、而喘息不得平卧者，治法如下：

治法　用紫菀、款冬花各100克，麻黄炮、制川乌、细辛、川椒、白矾、牙皂去皮弦酥炙、半夏曲、陈胆南星、杏仁、甘草各50克，共研成细末放在清水中化开无渣为度，用生姜汁和神曲煮糊为丸（名冷哮丸），阴干，装入消毒瓶内盖紧不可走失药气，每次取5克用生姜适量，煎取浓汁临睡前送服，每日服1~2次，连服2~3剂。

外受寒邪引动内饮

若外受寒邪引动内饮、咳痰清稀呼吸不利者，治法如下：

治法　用干姜炒黑、牙皂去皮弦炒黑、肉桂各50克共研成细末放在清水中化开无渣为度，炼蜜为丸（名寒嗽丸），阴干，装入消毒瓶内盖紧不可走失药气，每次取3克食后用温开水送服，日服2~3次，连服3~5日。

咳嗽喉痒

若咳嗽喉痒者，治法如下：

治法　用紫菀、白前、百部、桔梗各10克，荆芥、陈皮各5克，甘草3克，共加水煎取浓汁饭后温服（名止嗽散），每日1剂服2~3次，连服数剂。

呛咳咽干喘促舌红者

若呛咳咽干喘促、舌红者，治法如下：

治法　用生地、天花粉各12克，知母、贝母、麦冬、茯苓、桔梗各10克，橘红、甘草各3克，共加水煎取浓汁每次饭后温服（名润肺饮），每日1剂服2~3次，连服3~5剂。

阴虚肺燥呛咳咽干久咳不愈者

若阴虚肺燥呛咳咽干，久咳不愈者，治法如下：

治法　用北沙参、麦冬、天冬、天花粉、枇杷叶、南杏仁、核桃肉各250克，橘饼200克，共加水煎取浓汁过滤去渣，加冰糖研成细末250克，川贝研成细末放在清水中化开无渣为度100克，蜂蜜3 000克，共熬成膏（名润肺膏），每次取15克用开水冲入食后温服，日服2~3次，连服3~5日。

冷热咳嗽

冷热咳嗽者，治法有2个：

治法1　用应萝人参散，本方用炮姜15克，炙甘草、人参、桔梗、青皮、白芷、干葛、白术各10克，生姜3片，红枣2枚，共加水煎取浓汁每次饭后温服，每日1剂服2~3次，连服3~5剂。

治法2　用观音应萝散，本方用胡桃仁20克，人参10克，生姜3片，红枣2枚，共加水煎取浓汁每次饭后温服，每日1剂服2~3次，连服3~5剂。

风热咳嗽

若风热咳嗽者，治法如下：

治法　用浓茶、蜂蜜各一杯，大熟瓜蒌一个去皮，将瓜瓤放入茶蜜内洗去瓜籽，然后放饭上蒸熟取出时时服之，日服数次，连服1~3剂。

若热盛而咳嗽者，治法有2个：

治法1　用生石膏60克，炙甘草15克，共研成细末放在清水中化开无渣为度，装入消毒瓶内盖紧不可走失药气，每次取15克用姜汤加蜂蜜适量共冲服，日服2~3次，连服数日。

治法2　取甘蔗汁适量，加稻米70克共煮成粥食，每日1剂服2~3次，连服数日。

若肺有热而咳嗽者，治法有6个：

治法1　用生石膏20克，川贝母、知母、炙甘草各15克，陈皮10克，葱头3条，黄芩、瓜蒌各3克，共加水煎取浓汁空心温服，每日1剂服2~3次，连服数剂。

治法2　用蜒蚰（又名鼻涕虫）数条放新瓦上煅枯存性研成细末，放在清水中化开无渣为度，装入消毒瓶内盖紧不可走失药气，每次取2克用生姜汁冲服，日服2~3次，连服数日。

治法3　用蒲公英50克加水煎浓汁饭后温服，每日1剂服2~3次，连服3~5日。

治法4　用柿饼100克用水煎取浓汁空心温服，日服2~3次，连服数日。或用内服处方：扁柏叶30克煮豆腐吃，日服2~3次，连服3~5日。

治法5　用南杏仁35克去皮尖研如泥加冰糖适量用开水冲入，分2~3次空心温服，每日1剂服2~3次，连服数日。

治法6　用豆腐500克，红糖、白糖各100克，将豆腐中间挖空加入红糖白糖各适量，放碗内隔水蒸30分钟取出趁热服之，日服2~3次，连服1~2日。

若肺热痰咳胸膈塞满，治法如下：

治法　用瓜蒌仁、半夏汤泡七次各焙至干枯50克，共研成细末放在清水中化开无渣为度，用生姜汁为丸阴干，装入消毒瓶内盖紧不可走失药气，每次取10克用姜汤空心送服，每日早晚各服一次，连服3~5日。

若肺热痰嗽者，治法有3个：

治法1　用姜半夏、瓜蒌仁各50克焙至干枯，取出共研成细末放在清水中化开无渣为度，用生姜汁或瓜蒌瓤煮熟调合为丸阴干，装入消毒瓶内盖紧不可走失药气，每次取10克用温开水空心送服，日服2~3次，连服3~5日。

治法2　用白矾、建茶各50克共研成细末放在清水中化开无渣为度，装入消毒瓶内盖紧不可走失药气，每次取10克用开水冲入空心温服，日服2~3次，连服1~3日。

治法3　用丝瓜干适量烧枯存性，取出研成细末放在清水中化开无渣为度，用枣肉为丸阴干，装入消毒瓶内盖紧不可走失药气，每次取5克用温酒空心送服，日服2~3次，连服2~3日。

肺痿痰咳

如肺痿痰咳、痰中有血丝、盗汗发热、热过即冷、食减体瘦者，治法如下：

治法　用劫劳汤，本方用白芍15克，人参、炙北芪、当归、熟地、茯苓、五味子、阿胶、法夏、甘草炙各10克，共加水煎取浓汁每次饭后温服，每日1剂服2~3次，连服3~5剂。

劳动内伤

若风寒入肺或劳动内伤，以致咳嗽声重胸膈隐痛，颈项强硬不能转侧，此是肺痈、久则鼻流清涕咳吐脓痰，黄色腥臭甚致胸胁胀满呼吸不安，饮食减少脉洪自汗渐至咳吐痰血，寒热往来形体消瘦声哑喉痛转为肺痿，此是危症，治法如下：

治法　用大瓜蒌一个开一小孔数清内有多少粒瓜蒌仁，然后配同等数量的南杏仁去净皮尖装入瓜蒌内，用原盖封好外用黄泥厚包，放入火中烧赤致烟净取出，冷后去净泥土加入与瓜蒌仁等量的珍珠贝母，共研成细末放在清水中化开无渣为度，装入消毒瓶内盖紧不可走失药气，每次取6克用白蜜调匀，用灯心草适量加水煎取浓汁，每晚临睡觉时送服，每日服一次，连服数日。

肺虚咳嗽

如肺虚咳嗽者：凡肺虚脾热咳嗽气急、烦闷、咽干、燥渴欲饮冷水，体倦肌瘦发热减食，喉咙嘶哑声音不出，治法有5个：

治法1　用黄腊放入铜具内溶化干净，用酸浆水煮过300克（用洗米水存酸，名酸浆水），作成120粒药丸，加入135克蛤粉为衣，装入消毒瓶内盖紧不可走失药气，每次取1丸药加核桃半个共放口中细吃慢咽，静睡闭口不言，日服2~3次，连服5~7日自愈，愈后忌吃鸡半年。

治法2　用熟地、桑白皮各6克，人参、北芪、五味子、紫菀各3克，共加水煎取浓汁每次饭后用蜜糖水冲温服（名补肺汤），每日1剂服2~3次，连服3~5剂。

治法3　用虚劳咳嗽通治方，本方用沙参、百合各30克，薏米20克，款冬花、紫菀、生地各15克，丹皮、麦冬、五味子、地骨皮各10克，共加水煎取浓汁每次饭后温服，每日1剂服2~3次，连服3~5剂。

治法4　用川贝母、知母各20克，共加水煎取浓汁每次饭后温服（名二母散），每日1剂服2~3次，连服3~5剂。

治法5　用古方（《医学正传》）九仙散：罂粟壳、乌梅6克，款冬花、人参、桔梗、桑白皮、五味子、阿胶、川贝各2克，大枣1枚，生姜1片，共加水煎取浓汁每次饭后温服，每日1剂服2~3次，连服。

内伤气嗽结成痰涎咯不出

内伤气、嗽结成痰涎、咯不出而咽不下者，治法如下：

治法　用人参、肉桂、法夏、甘草、杏仁、五味子、桑白皮、阿胶、麦冬、枇杷叶各3克，共加水煎取浓汁每次饭后温服，每日1剂服2~3次，连服3~5剂。

咳而上气此为肺胀

如咳而上气此为肺胀也，其人喘目如脱，脉浮大者，治法有2个：

治法1　用苍术、香附、川芎、神曲、炒栀子、法夏各10克，共加水煎取浓汁（名越鞠加半夏汤），空心温服，每日1剂服2~3次，连服3~5剂。

治法2　用前胡、防风、荆芥、桔梗、苏叶、薄荷各10克，苏子、杷叶、杏仁、花粉、山楂、车前子、橘红各6克，半夏3克，甘草2克，共加水煎取浓汁，加牛黄丸2粒同服，每日1剂服2~3次，连服3~5剂。

咳而上气心下有水气

如咳而上气，心下有水气、肺胀脉浮者，治法有3个：

治法1　用法夏10克，桂枝、白芍各6克，麻黄、干姜各5克，细辛、五味子、炙甘草各3克，共加水煎取浓汁（名小青龙汤），空心温服，每日1剂服2~3次，连服3~5剂。

治法2　用桂枝12克，茯苓10克，五味子、甘草各5克，共加水煎取浓汁（名桂苓五味甘草汤），空心温服，每日1剂服2~3次，连服3~5剂。

治法3　用茯苓12克，干姜、法夏各10克，甘草、五味子各5克，细辛3克，共加水煎取浓汁（名苓甘五味姜辛夏汤，又名桂苓五味甘草汤、去桂加干姜细辛半夏汤），空心温服，如形肿加杏仁5克，面热如醉者，加大黄5克共煎服，每日1剂服2~3次，连服3~5剂。

咳而上气喉中作水鸡声

如咳而上气，喉中作水鸡声者，治法如下：

治法　用射干、紫菀、款冬花、法夏各10克，麻黄6克，五味子5克，细辛3克，生姜3片，大枣3枚，共加水煎取浓汁（名射干麻黄汤），空心温服，每日1剂服2~3次，连服3~5剂。

咳逆上气时时唾浊

如咳逆上气时时唾浊，但坐不得眠，稠痰黏肺，非此方不能清条痰也（皂荚丸）。

肺因支饮满而气闭

如肺因支饮满而气闭，气闭则呼吸不能自如，治法如下：

治法　用葶苈子10克，大枣6枚，共加水煎取浓汁（名葶苈大枣泻肺汤），空心温服，每日1剂服2~3次，连服3~5剂。因此方苦降能泄实邪也。

肺因支饮咳烦胸中痛

如因支饮咳烦，胸中痛者，治法如下：

治法　用制甘遂、醋大戟、醋芫花各等份共研成细末放在清水中化开无渣为度，装入消毒瓶内盖紧不可走失药气，每次取1.5克加入10枚红枣共用水煎取浓汁冲入药粉空心温服（名十枣汤），每日1剂服2~3次，连服3~5剂。

七情气逆而为咳

如七情气逆而为咳，并治一切实喘者，治法如下：

治法　用党参、乌药、槟榔各10克，共加水煎取浓汁，沉香1.5克研末冲入（名四磨汤），空心温服，每日1剂服2~3次，连服3~5剂。

痰嗽胀满喘促上盛下虚

如痰嗽胀满喘促上盛下虚者，治法如下：

治法　用法夏、苏子、川厚朴、当归各10克，前胡、陈皮各6克，炙甘草5克，生姜3片，共加水煎取浓汁，肉桂1.5克研末冲入（名苏子降气汤），空心温服，每日1剂服2~3次，连服3~5剂。

劳咳虚症

秘方治劳咳虚症，鼻流清涕、耳作蝉鸣、眼见星花者，治法有2个：

治法1　用炙鳖甲、地骨皮各90克，五味子60克，共研成细末放在清水中化开无渣为度，炼蜜为丸阴干，装入消毒瓶内盖紧不可走失药气，每次取10克男人用酒送服，女人用醋汤送服，日服2~3次，连服1~3剂。

治法2　用阴虚劳咳通用方，本方用沙参、百合各30克，薏米20克，款冬花、紫菀、生地各15克，丹皮、地骨皮、麦冬、五味子各10克，共加水煎取浓汁每次饭后温服，每日1剂服2~3次，连服3~5剂。

若肺痨咳嗽者，治法如下：

治法　用大藕一段，去一头节用蜂蜜灌满藕孔，用藕节盖好外用湿纸包好蒸至熟透取出趁热食之，日服2~3次，连服数日。

若少年肺痨咳嗽者，治法有2个：

治法1　用猪肺一具用开水洗净，用生鸡蛋

装入肺管中放入白开水中煮熟，取出趁热食之，每日吃1具，连服1~3具。

治法2　用红枣1千克，仙鹤草200克，共加水煎取浓汁每次饭后温服，每日1剂服2~3次，连服3~5剂。

老人痰嗽反胃

如老人痰嗽反胃、筋骨麻木诸痛者，治法如下：

治法　用三子养亲汤，本方用白芥子、苏子、莱菔子各20克，共加水煎取浓汁每次饭后温服，每日1剂服2~3次，连服3~5剂。

百日咳

百日咳是一种急性呼吸道传染病，病程较久甚至长达100天所以叫百日咳，是由百日咳杆菌引起的。是飞沫或细菌侵入气管黏膜的上皮细胞内特别是由飞沫传染。细菌侵入人体呼吸道生长繁殖，呼吸道黏膜发生炎症产生大量黏稠分泌液。百日咳流行较广一年四季都会发生，以冬末春初多见，任何年龄的儿童都可能患上本病，但以1~6岁为最多。患者受传染后10日左右发生症状，初起仅有少许咳嗽伴有微热流涕胃口不好，与上呼吸道炎相似所不同的是咳嗽逐渐加重。一两个星期后咳嗽从一声声转变为一阵阵。咳嗽剧烈而带痉挛性质，每日发作要连续咳十几声至几十声，由于空气只出不入常咳得面红耳赤，涕泪交流眼脸浮肿，舌向外伸，头向前倾，额上青筋怒张有时弯下腰或蹲下来咳嗽，甚至大小便失禁精疲力竭万分痛苦之状。最后咳出大量黏痰继用力大吸气时产生特有的高音调，像鸡鸣样吸气有时伴有呕吐。这种发作一昼夜少则十几次，多则30~40次，夜间发作较多，发作可因刺激性食物或煤烟气味而诱发。因咳嗽严重可产生多种并发症如肺炎就是最常见的一种，除咳嗽外还有出现高烧气急等症状。过于剧烈咳嗽可使毛细血管破裂而引起出血，最多见的是眼结合膜下出血眼睛周围皮肤出现出血点也有鼻出血、脑出血等。如治百日咳者，治法有5个：

治法1　用猪胆、牛胆、羊胆、鸡胆均可，取胆汁适量兑白糖，每次取10克用开水冲服，日服2~3次，连服2~3日。

治法2　用枇杷叶30克，车前子20克，炙百合、炙款冬花、百部各15克，白前、白扁豆、千层纸、甘草各10克，红枣10枚，川贝母5克，共加水煎取浓汁，空心温服，每日1剂服2~3次，连服3~5剂。

治法3　用忍冬藤30克，罗汉果、海浮石、沙参、白及各15克，苏子、葶苈子、桑白皮、陈皮、鹅管石各10克，共加水煎取浓汁空心温服，每日1剂服2~3次，连服3~5剂。

治法4　用猪肺、冰糖、旱莲草各100克，鱼腥草30克，鸡屎藤25克，地胆头20克，百部、天冬、重楼研成细末放在清水中化开无渣为度各15克，共加水煎取浓汁每次饭后温服，每日1剂服2~3次，连服1~3剂。

治法5　用(《中医杂志》)天冬合剂：天冬、麦冬各15克，百部、瓜蒌仁各6克，共加水煎取浓汁每次饭后温服，每日1剂服2~3次，连服数日。

百日咳后体虚终日汗流不止

如百日咳后体虚，终日汗流不止者，治法如下：

治法　用五倍子20克，焙至焦枯研成细末放在清水中化开无渣为度，装入消毒瓶内盖紧不可走失药气，每次取出适量药粉用异性人口水调成糊状，敷在肚脐眼上，用油纸将药盖上外用纱布包扎固定，每日换药1次，连敷2~3日。

肺炎（肺热咳嗽）

西医认为肺炎按解剖学分类有大叶性肺炎，支气管肺炎和间质性肺炎。按病因分类有细菌性、病毒性、立克次体性、衣原体性和霉菌性肺炎，其中90%~95%属于肺炎链球菌引起的急性肺部感染。肺炎的发病原因多由肺炎链球菌经呼吸道传播感染所致，少数为溶血性链球菌、葡萄球菌、肺炎杆菌侵犯而引起。年老体弱者因呼吸器官衰退，肺组织萎缩循环障碍，免疫细胞减少净化功能低下易感染而引起。典型症状为胸痛咳嗽气急咯痰发热畏寒，病重者有不同程度的意识障碍，紫绀、四肢湿热、血压下降、呼吸加快，甚至休克。老年性肺炎症状不太典型，起病隐匿常见高热寒战咳嗽气急，精神错乱呼吸道无明显症状。中医认为肺炎是肺热咳嗽。治法有6个：

治法1　用杏仁、桑白皮各10克，麻黄8克，黄芩6克，甘草5克，共加水煎取浓汁每次饭后温服，每日1剂服2~3次，连服5~10剂。

治法2　用鱼腥草、王不留行根、生石膏、桔梗、银花各30克，芦根、白茅根各20克，桑白皮、地骨皮、当归各15克，知母、元参、蒲公英各10克，浮萍12克，杏仁6克，共加水煎取浓汁，加冰糖水冲入每次饭后温服，每日1剂服2~3次，连服5~10剂。

治法3　用生石膏30克打碎，加水先煎数沸后，下炙枇杷叶、杏仁各10克，麻黄、知母、甘草各6克，五味子5克，共加水煎取浓汁每次饭后温服，每日1剂服2~3次，连服5~10剂。

治法4　用生香蕉根150克，研如泥榨取自然汁煎沸饭后温服，日服2~3次外用蒲公英50克，栀子30克，白芥子20克，桃仁、明矾各3克，共研成细末放在清水中化开无渣为度，用鸡蛋清调，作成两个饼贴在患者前后胸部，用油纸将药盖上外用纱布包扎固定，每日换药1次，连敷数日。

治法5　用鱼腥草、生石膏、黄芩、桑白皮、蒲公英、鸭跖草各30克，共加水煎取浓汁，每次饭后温服，每日1剂服2~3次，连服3~5剂。

治法6　用大黄、杏仁、桑白皮各10克，麻黄8克，黄芩6克，甘草5克，共加水煎取浓汁饭后温服，每日1剂服2~3次，连续3~5剂。

大叶性肺炎

若大叶性肺炎，治法如下：

治法　用(《新中医》)肺炎饮：虎仗60克，鱼腥草、大青叶各30克，瓜蒌仁15克，共加水煎取浓汁饭后温服，每日1剂服2~3次，连续3~5剂。

支气管淋巴结核合并性肺炎

若支气管淋巴结核合并性肺炎，治法有3个：

治法1　用连翘、黄芩各15克，甘草8克，共加水煎取浓汁饭后温服，每日1剂服2~3次，连续3~5剂。

治法2　用石膏20克，川贝母、知母、甘草炙各15克，陈皮10克，葱头10条，黄芩、瓜蒌各3克，共加水煎取浓汁每次饭后温服，每日1剂服2~3次，连服3~5剂。

治法3　用蜒蚰（又名鼻涕虫）数条，放瓦上焙至焦枯存性，取出研成细末放在清水中化开无渣为度，装入消毒瓶内盖紧不可走失药气，每次饭后取2克用生姜自然汁调服，日服2~3次，连服数日。

若肺痈脓肿者

治法如下：

治法　用古方(《景岳全书》)桔梗杏仁煎：桔梗30克，夏枯草、连翘各20克，杏仁、贝母、枳壳、百合、麦冬、阿胶、红藤、金银花各15克，甘草10克，共加水煎取浓汁每次饭后温服，每日1剂服2~3次，连服数日。

肺结核（肺痨）

西医认为肺结核是由结核杆菌引起的全身性慢性传染病。肺结核的发病机理是当机体抵抗力降低时，结核杆菌乘虚而由呼吸道进入肺部潜伏，形成原发病灶，当患者抗病能力继续降低时结核菌则大量繁殖，由淋巴系统进入血液循环进而形成粟粒形肺结核，或干酪型肺炎或浸润型肺结核。迁延未愈则传变为浸润型或慢性纤维空洞型肺结核。肺结核的临床表现多种多样，肺阴虚损病变严重者有面颊潮红高热盗汗痰带血丝，大量咯血呼吸受限等特征。中医认为肺结核是肺痨。治法有16个：

治法1　用生甘草50克，加水煎取浓汁每次饭后温服，每日1剂服2~3次，连服1~2月，症状显著改善或消失。

治法2　用白及30克，穿破石、铁包金各25克，百部20克，女贞子、沙参、旱莲草、崩大碗各15克，天花粉、重楼各10克，甘草5克，共加水煎取浓汁每次饭后温服，每日1剂服2~3次，连服20~35剂。

治法3　用紫菀、百合、百部、前胡、黄精各15克，苡仁12克，沙参10克，共加水煎取浓汁每次饭后温服，每日1剂服2~3次，连服20~35剂。

治法4　用守宫（又名壁虎）50克，加入黄土或滑石粉，同炒至黑色焦枯，取出研成细末放在清水中化开无渣为度，装入胶囊，每次空心温开水送服，或用百合固金汤送服1克（百合固金汤），本方用熟地10克，生地、麦冬各6克，玄参、桔梗、百合、白芍、当归、川贝母、甘草各3克，共加水煎取浓汁，日服2~3次，连服15~30日，可治各种结核之症。

治法5　用白果仁224粒浸泡在鱼肝油内，或菜籽油内亦可，过150日后，每次取4粒慢慢服下，每日早晚各服一次，连服3~5剂。

治法6　用白果汁、秋梨汁、鲜藕汁、甘蔗汁、怀山药汁各120毫升，柿饼、核桃肉各120克，共研如泥加蜜糖120克共调入汁内，用慢火熬成膏，每次用白果仁12粒打碎，夏枯草30克，共加水煎取浓汁，用20毫升药膏冲入饭后温服，日服2~3次，连服3~5剂。

治法7　用蚕蛹3千克焙至干枯存性，取出研成细末放在清水中化开无渣为度，装入消毒瓶内盖紧不可走失药气，每次取5克饭后用黄酒送服，日服2~3次，连服1~2剂。

治法8　用动物肺一具洗净用刀开口，将川贝粉15克，白糖60克，装入肺中隔水蒸熟趁热服下，每日1剂服2~3次，连服1~2月。

治法9　用鳖肉250克，南瓜藤上卷须（名瓜蔓）100克，薏米50克，生地40克，知母、百部、地骨皮各15克，红枣8枚共加水炖至肉熟烂趁热服下，每日1剂服2~3次，连服1~2月。

治法10　用猪肝、白及各1 000克，共研如泥晒干，取出研成细末放在清水中化开无渣为度，装入消毒瓶内盖紧不可走失药气，每次饭后取15克用黄酒冲服，日服2~3次，连服1~2剂。

治法11　用石决明12克，地骨皮10克，银胡6克，共加水煎取浓汁饭后温服，每日1剂服2~3次，连服数剂。

治法12　用羊苦胆适量放在新瓦上或烤箱内焙至干枯存性，取出研成细末放在清水中化开无渣为度，再将玉米须60克，黄精50克，沙参30克，鸡蛋2枚，共加水煎取浓汁，每次饭后取1克羊胆末，与鸡蛋药汁共服，每日1剂服2~3次，连服1~2月。

治法13　用鲜蚕豆荚300克，加水煎取浓汁饭后温服，每日1剂服2~3次，连服1~2月。

治法14　用熟地、龟版各180克，黄柏、知母各120克，共研成细末放在清水中化开无渣为度，猪脊髓蒸熟300克，炼蜜为丸（名大补阴丸），阴干，装入消毒瓶内盖紧不可走失药气每次取10克，用淡盐汤空心送服，日服2~3次，连服1~3剂。

治法15　用生马钱子0.01克，研成细末放在清水中化开无渣为度，调入生鸡蛋内，合盖煮熟取出趁热食蛋，日服1~2次，连服5~6日。

治法16　用鱼腥草、仙鹤草、猫爪草、川芎、山海螺各30克，天冬20克，生半夏、浙贝母各15克，葶苈子12克，随证加减：咳嗽加马兜铃、地龙、胡颓子各10克，痰多难咯加天竺黄、海蛤壳、瓜蒌、牛黄各10克，咯血加侧柏叶、白及、小蓟、茜草根各10克，胸痛加延胡索、田七、熊胆各10克，高热加败酱草、白薇、羚羊角、鬼针草各10克，胸水加大戟、甘遂、芫花各10克，共加水煎取浓汁每次饭后温服，每日1剂服2~3次，连服3~5剂。

肺结核咳嗽

如肺结核咳嗽者，治法如下：

治法　用白茅根30克，百部、百及各10克，共加水煎取浓汁每次饭后温服，每日1剂服2~3次，连服3~5剂。

肺结核咳嗽吐痰

如肺结核咳嗽吐痰者，治法如下：

治法　用百部500克，怀山药、百合各130克，共研成细末放在清水中化开无渣为度，装入消毒瓶内盖紧不可走失药气，每次取10克饭后用温开水冲服，日服2~3次，连服1~3剂。

肺结核痰中带血

如肺结核痰中带血者，治法如下：

治法　用仙鹤草25克，侧柏炭、阿胶各10克，共加水煎取浓汁，另加血余炭15克，贯众10克，共研成细末放在清水中化开无渣为度，装入消毒瓶内盖紧不可走失药气，分次冲服，每日1剂服2~3次，连服1~3剂。

结核性支气管扩张

如肺结核支气管扩张合并大咯血者，治法如下：

治法　用火麻仁、藕节、血余炭各9克，百草霜、莱菔子、黑盐各6克，共研成细末放在清水中化开无渣为度，装入消毒瓶内盖紧不可走失药气，分成五份，每次取一份加热童便50毫升冲服，每日1剂服5次，连服1~2剂。

肺结核骨蒸潮热

如肺结核骨蒸潮热者，治法有2个：

治法1　用鲜南瓜藤100克，加水煎取浓汁，加入白糖适量空心温服，日服2~3剂连服3~5日。

治法2　用地骨皮60克，鳖甲25克，北芪20克，胡连12克，青蒿、女贞子各10克，知母6克，夏枯草5克，共加水煎取浓汁空心温服，每日1剂服2~3次，连服5~10剂。

肺结核盗汗

如肺结核盗汗者，治法如下：

治法　用山茱萸肉25克，白术、生牡蛎各15克，共加水煎取浓汁空心温服，每日1剂服2~3次，连服3~5剂。

空洞型肺结核

如空洞型肺结核者，治法如下：

治法　用白及250克，川贝母、紫河车各60克，海螵蛸15克，共研成细末放在清水中化开无渣为度，装入消毒瓶内盖紧不可走失药气，每日早晚各取10克，用温开水送服连服2~3剂。

浸润型肺结核

如浸润型肺结核者，治法如下：

治法　用紫河车1千克，百部、百及各500克，共研成细末放在清水中化开无渣为度，炼蜜为丸黄豆大阴干，装入消毒瓶内盖紧不可走失药气，每次饭后取6克用温开水送服，日服2~3次，连服1~3剂。

肺结核咳喘

若肺结核咳喘者，治法如下：

治法　用酸石榴子3克研取自然汁每晚睡觉

前咽下，每日1次，连续3~5日。

若痰饮凝结者，治法如下：

治法　用莱菔子生、熟各15克，共研如泥加水煎取浓汁，再用生赭石9克研成细末放在清水中化开无渣为度，冲入药汁内空心温服，每小时饮2次，连饮3~4次。

矽肺

矽肺者，治法有4个：

治法1　用枇杷叶60克，当归、白芍、枳实、白及、生牡蛎、夏枯草各30克，乌梅、甘草、莱菔子、桔梗、川贝母各15克，旋覆花、川郁金各6克，共加水煎取浓汁空心温服，每日1剂服2~3次，连服1~2月。

治法2　用鸡内金、麻黄、川贝、牛子、桔梗、枳壳、石斛、枇杷叶各15克，共加水煎取浓汁，再用白萝卜、鲜茅根、荸荠各50克，共研如泥榨汁与药冲服，每日1剂服2~3次，连服数剂。

治法3　用红甘蔗5千克，白萝卜1.5千克，共榨取汁与蜂蜜、饴糖、麻油各适量，用慢火熬成膏，每次取30毫升，加鸡蛋2枚隔水蒸熟取出趁热空心温服，日服2~3次，连服数剂。

治法4　用(《新中医》)养肺活血方：丹参30克，黄芪15克，黄精、党参、紫菀、郁金各12克，百合、沙参、麦冬、当归、红花、赤芍、川芎、款冬花、桂枝各10克，共加水煎取浓汁空心温服，每日1剂服2~3次，连服。

各种肺病

各种肺病者，治法如下：

治法　用桑白皮、地骨皮各100克，甘草25克，共研成细末放在清水中化开无渣为度，装入消毒瓶内盖紧不可走失药气，每次饭后取15克，用温米粥冲服（名钱乙泻自散），日服2~3次，连服3~5剂。

火逆上气咽喉不利止逆下气

如火逆上气咽喉不利止逆下气者，治法如下：

治法　用麦冬、粳米各15克，人参10克，甘草6克，法夏5克，红枣3枚，共加水煎取浓汁（名麦冬汤），空心温服，每日1剂服2~3次，连服3~5剂。

卒气短

如卒气短者，治法如下：

治法　用紫苏15克，陈皮4克，红枣2枚，水酒各半煎取浓汁（名紫苏汤），空心温服，每日1剂服2~3次，连服3~5剂。

肺疽吐血

如肺疽吐血或血从吐后出者，治法如下：

治法　用大蓟根、犀角、升麻、桑白皮、蒲黄、杏仁各6克，炙甘草、炒桔梗各3克，红枣烧存性3枚，生姜5片，共加水煎取浓汁每次饭后温服，每日1剂服2~3次，连服15~20剂。

若咳嗽吐血者，治法有3个：

治法1　用仙鹤草适量，每次取10克加水煎取浓汁空心温服，日服2~3次，连服3~5日。

治法2　用白前、桔梗、桑白皮各90克炒枯，炙甘草30克，共加水煎取浓汁空心温服，日服2~3次，在服药期间忌服猪肉和菘菜，连服3~5日。

治法3　用一个小儿胎发烧存性加入麝香1克，共研成细末放在清水中化开无渣为度，用人乳冲服，男用女发女用男发，日服2~3剂连服1~3日。

若咳嗽吐血劳瘦骨蒸日夜寒热者，治法如下：

治法　用生地汁适量，每次取100毫升冲入白粥内空心温服，日服2~3次，连服1~3日。

若呛咳痰多带血、便溏甚至喘急妨食，脉弦无力无论已否成痨均可用治法如下：

治法　用白扁豆30克，炙甘草、怀山药各15克，炙黄芪皮、石斛各12克，北沙参、北杏仁各10克，酒炒淮牛膝5克，共加水煎取浓汁空心温服，每日1剂服2~3次，连服2~3周。

若痰中带血丝者，治法如下：

治法　用生野百合适量，每次取7瓣研如泥用生鸡蛋清调和，早上用开水冲入空心温服，日服2~3次，连服1~3周。

支气管炎

西医认为支气管炎是支气管黏膜的一种常见多发性炎症，支气管炎的发病原因是由于机体抵抗力降低，细菌病毒趁虚侵入支气管，使支气管对花粉尘埃细菌及其代谢物产生变态反应，是长期吸入烟雾粉尘受寒冷空气刺缴等因素感染所致。本病分急性和慢性两大类，急性病程不超过一个月病变局限于黏膜，愈后能完全恢复黏膜功能。慢性者一年至少发病三个月以上或连续发病，如不及时治愈则可能并发肺气肿或肺心病，甚至危及生命。临床表现有发热畏寒身痛咳嗽咯痰喘息等症状。中医将气管或支气管炎称为咳嗽。治法有15个：

如急慢性支气管炎者，治法如下：

治法1　用用白芥子100克，白芷、轻粉各

10克，共研成细末放在清水中化开无渣为度，用蜜糖调作成两个小饼，放火上烤热贴在患者前后背心，用油纸将药盖上外用纱布包扎固定三至五分钟取下，每日早晚各贴一次，每次贴3~5分钟不可久贴（如久贴者起泡难治），连贴3~5日。此名哮吼第一方。

治法2　用当归、陈皮、五味子、甘草、川贝母、郁金、杏仁、法夏、海螵蛸各15克，共加水煎二次取浓汁，再将两次的药汁共煎成一碗，晚上饭后温服，保存药渣，第二天早上，按前法煎第二包，早上空心服下，第三日中午，按前法煎第三剂午饭后服下，第四日晚，将前三剂药渣共加水煎取浓汁，晚饭后温服，此为一个疗程，每次服药时均用冰糖水送服，在服药期间忌烟、酒、辛辣、房事，连服3~6个疗程。

治法3　用蒲公英、核桃肉、棉花根各30克，紫菀、百部各15克，山楂10克，麻黄、甘草各7克，共加水煎取浓汁，每次饭后温服，每日1剂服2~3次，连服20~30剂。

治法4　用海蜇80克，白萝卜60克，各洗净切丝加水煮至熟烂空心温服，每日1剂服2~3次，连服数剂。

治法5　用蜜糖40克，加水煮鸡蛋汤，每日早晚各服一次，连服数剂。

治法6　用佛手、法夏各10克，用水煎取浓汁，加白砂糖适量空心温服，每日1剂服2~3次，连服3~5剂。

治法7　用蒺藜、莱菔子各100克炒香取出研成细末放在清水中化开无渣为度，加白芥子100克，共研如泥，每次取15克用开水冲入空心温服，日服3~4次，连服2~3剂。

治法8　用麻油50克，鸡蛋2枚，打在油内炸熟后，加入陈醋适量煮10分钟，取出空心温服，日服2~3次，连服10余日。

治法9　用大蒜头去净皮红糖各600克，共研如泥加陈醋1升浸泡三日后过滤去渣，每次取汁20毫升，用温开水冲入空心温服，日服2~3次，连服1~2剂。

治法10　用绿茶15克，鸡蛋2枚，共加水煮熟拨去蛋壳，再放入煮至茶干取出空心服下，再用鸡苦胆适量，烘干研成细末放在清水中化开无渣为度，装入消毒瓶内盖紧不可走失药气，每次取1克，加白糖适量冲服，日服2~3次，连服3~5日。

治法11　用崩口碗50克，枇杷叶、岗梅根各25克，桑叶、旱莲草各20克，火炭母、沙参、天冬、麦冬、金银花、百部各15克，生姜3片，共加水煎取浓汁，每次饭后温服，每日1剂服2~3次，连服5~10剂。

治法12　用牛胆、猪胆汁各取50克，加入面粉100克，共调匀炒熟焙至干枯，研成细末放在清水中化开无渣为度，装入消毒瓶内盖紧不可走失药气，每次饭后取1克，用温开水冲服，日服2~3次，连服1~2剂。

治法13　用莱菔子15克，白芥子、陈皮、甘草各10克，共加水煎取浓汁空心温服，每日1剂服2~3次，连服数剂。

治法14　用鲜白萝卜1千克，洗净研如泥榨取自然汁，每次取30毫升空心饮下，日服2~3次，连服数剂。

治法15　用茄子根适量洗净切碎加水煎取浓汁，每次取50毫升，加红糖适量空心温服，日服2~3次，连服1~2月。

急性支气管炎

急性支气管炎是一种常见的呼吸系统疾病，是因病毒和细菌的感染、物理化学性刺激或过敏反应等，对支气管黏膜所造成的急性炎症。本病的病原体主要为病毒和细菌，如流感、副流感病毒、呼吸道合胞病毒和腺病毒、肺炎双球菌、链球菌、流感嗜血杆菌、葡萄球菌等。在寒冷疲劳和抵抗力降低时容易发病。吸入过冷的空气粉尘和刺激性化学气体时也会发病。对花粉霉菌孢子等的吸入或对细菌蛋白质过敏也会发病。还有对某些传染病如麻疹、百日咳、流行性感冒，以及钩虫、蛔虫的幼虫通过肺脏时也会引起急性支气管发炎。起病较急很像感冒，病人感到疲倦、头痛、发热、全身酸痛、有刺激性干咳，伴胸骨后不适感或钝痛1~2日后即咳痰，初为白色黏稠样以后为黏液脓性偶有痰中带血，这些症状通常在7~8日后逐渐消失。治法如下：

治法　用小茴香15克，杏仁、浙贝母、陈皮各12克，海藻、百合各10克，雪梨1枚，白胡椒3克，连须葱头7条，共加水煎取浓汁，每次饭后温服，每日1剂服2~3次，连服3~5剂。

咳嗽痰喘

如咳嗽痰喘者，治法有9个：

治法1　用真蚌壳粉200克，放瓦上烧红加入青黛10克，用淡腌菜水适量加麻油20克共调合，每次取7克用温开水空心送服，日服2~3次，连服1~2剂。

治法2　用杏仁30克，法夏、橘红各15克，海浮石12克，川贝10克，僵蚕7条，冰糖适量共研成细末放在清水中化开无渣为度，装入消毒瓶内盖紧不可走失药气，每次取10克用开水冲服，日服2~3次，连服1~2剂。

治法3　用陈年白蚬壳适量，烧存性研成细末放在舌头上化开无渣为度，装入消毒瓶内盖紧不可走失药气，每次取4克用米汤送服，日服2~3次，连服7~10日。

治法4　用皂角3片蛀虫者不可用，去净皮子弦，一片加巴豆10粒用麻油炒，一片加南杏仁10粒去净皮尖用姜汁炒，一片加小法夏10粒用蜂蜜炒，全用火炙成黄色共研成细末，放在清水中化开无渣为度，装入消毒瓶内盖紧不可走失药气，每次取0.15克放入手心睡觉时用姜汤送服，每日服1~2次，连服1~2剂。

治法5　用元参、甘草、麦冬各35克，金银花270克，当归70克，白芍10克，共加水煎取浓汁空心温服，每日1剂服2~3次，连服7~10剂。本方亦可治肺痈特效。

治法6　用多年陈白蚬壳适量煅存性取出研成细末，放在清水中化开无渣为度，装入消毒瓶内盖紧不可走失药气，每次取3克用米汤冲入空心温服，日服2~3次，连服数日。

治法7　用雪梨汁、萝卜汁、白茅根汁、生姜汁、蜂蜜各500毫升，共用慢火熬成膏状，取出用油纸摊在地上去净火毒，装入消毒瓶内盖紧不可走失药气，每次取10毫升放入口中含化慢咽，日服3~5次，连服数日。

治法8　用麻黄、杏仁、石膏、甘草各6克，共加水煎取浓汁空心温服，每日1剂服2~3次，连服3~5日。

治法9　用向日葵梗去皮取肉100克，加水煎取浓汁空心温服，每日1剂服2~3次，连服3~5日。

若腹胀喘满者，治法如下：

治法　用山豆根适量研成细末放在清水中化开无渣为度，装入消毒瓶内盖紧不可走失药气，每次取3克用开水冲入空心温服，日服2~3次，连服3~5日。

若冷饮成喘者，治法如下：

治法　用竹叶3千克，橘皮300克，共加水煎取浓汁去渣再用慢火熬成膏状，每次取20毫升放入口中含服，日服3~5次，连服数日。

若肺热喘急、寒热往来不堪服药者，治法如下：

治法　用鲜白茅根1千克加水煎取浓汁，每次取300毫升空心温服，日服2~3次，连服数日。

若肺虚喘急者，治法如下：

治法　用光明的生钟乳石粉50克，加糯米饭适量共研如泥为丸，蒸熟阴干，每次取5克用温开水空心送服，日服2~3次，连服数日。

若痰哮者，治法有2个：

治法1　用浸湿海带120克加水煎取浓汁，饴糖适量调匀，每次取150毫升空心温服，日服2~3次，连服数日。

治法2　用漂淡陈海蜇皮120克加水煎取浓汁，用生萝卜汁等量调匀，每次取150毫升空心温服，日服2~3次，连服数日。

若老人痰哮者，治法如下：

治法　用肉桂3克，广木香10克，共研成细末放在清水中化开无渣为度，装入消毒瓶内盖紧不可走失药气，分成10份，每日早上取一份用开水冲入空心温服连服1~2剂。

单纯性支气管炎

如单纯性支气管炎者，治法有2个：

治法1　用白糖25克，蔓荆子、真麻油各10克，鸡蛋1枚，先用文火将油煎沸、放入蔓荆子炒至棕色后、取出蔓荆子将鸡蛋打入油内，炸至半熟加入白糖适量，让患者饭后温服，每日服2~3枚连服15~20日。

治法2　用老南瓜蒂20克焙至干枯研成细末放在清水中化开无渣为度，装入消毒瓶内盖紧不可走失药气，每次取5克用开水冲服，日服2~3次，连服1~2剂。

支气管扩张咯血

如支气管扩张咯血者，治法如下：

治法　用生地、太子参各30克，百合、白及各15克，桑白皮、吴茱萸炒各12克，阿胶、侧柏叶炭各10克，藕节7克，随证加减，痰多加川贝母10克，胸痛加丹参、牡蛎各10克，高热加金银花、连翘各10克，低热加地骨皮、银胡、胡连各10克，共加水煎取浓汁，每次饭后温服，每日1剂服2~3次，连服3~5剂。

支气管炎肺炎尿道感染所致高热

如支气管炎、肺炎、尿道感染所致高热者，治法如下：

治法　用青蒿30克研成细末放在清水中化开无渣为度，装入消毒瓶内盖紧不可走失药气，每次饭后取10克，用温开水冲服，每日1剂服2~3次，连服3~5剂。

慢性支气管炎

慢性支气管炎为支气管的炎症。凡每年咳嗽咳痰或伴有喘息持续3个月，并连续2年或2年以上者，除外心肺等其他疾病，就可诊断为慢性支气管炎。这是一种严重危害人民健康的常见呼吸道疾病，而患病率约为3.9%并随着年龄的增长而升高。在我国北方和农村较为多见。慢性支气管炎的病因很复杂，可分为内在因素和外在因素。本病多发生在抵抗力较弱和过敏体质的人群。老年人因呼吸道防御功能降低亦容易得病，过敏体质的人群由于植物神经功能失调如接触花粉、尘埃、细菌甚至冷空气都可促发病。外在因素有理化因素、感染因素，长期吸烟是目前公认为慢性支气管炎发病的最重要因素，大气污染、气温骤变、寒冷和病毒或细菌感染都可引起发病。特别是感冒后引起慢性支气管炎发作的病人约占各类病因的50%~80%。本病多发生在中老年人中，男多于女，进展缓慢，早期病人只在冬季有咳嗽咳痰，痰多为黏性，夏季缓解。如果刺激因素长期存在时症状会逐渐加重，咳嗽常年持续不断，痰量增多以泡沫黏痰为主。伴有继发细菌感染时立即出现脓痰。有些过敏体质的病人在慢性支气管炎发作时伴有喘息和哮鸣音，称为喘息型慢性支气管炎。严重的逐渐出现气急且有逐年加重的趋势晚期，可并发阻塞性肺气肿最后可导致肺原性心脏病。如治慢性支气管炎者，治法有5个：

治法1　用金钱草30克，麻黄10克，黄芩、白芥子、桔梗、甘草、车前子各6克，郁金3克，共加水煎取浓汁，每次饭后温服，每日1剂服2~3次，连服3~5剂。

治法2　用炙北芪30克，鹿含草、党参各20克，陈皮、法夏各12克，生地、熟地各10克，炙麻黄、杏仁、五味子各9克，罂粟壳5克，共加水煎取浓汁，空心温服，每日1剂服2~3次，连服15~20剂。

治法3　用五倍子、茯苓各30克，远志肉15克，南瓜蒂60克，共研成细末放在清水中化开无渣为度，炼蜜为丸阴干，装入消毒瓶内盖紧不可走失药气，每次饭后取10克，用温开水送服，日服2~3次，连服3~5剂。

治法4　用南瓜蒂200克研成细末放在清水中化开无渣为度，装入消毒瓶内盖紧不可走失药气，每次饭后取5克用蜜糖水冲服，日服2~3次，连服2~3剂。

治法5　用法夏、茯苓各18克，陈皮、甘草、制南星、枳实各10克，共加水煎取浓汁每次饭后温服（名导痰汤），每日1剂服2~3次，连服3~5剂。

慢性支气管炎急性感染

如慢性支气管炎急性感染期者，治法有2个：

治法1　用炙紫菀、款冬花、桑白皮、杏仁、桔梗、前胡、生石膏、甘草炙各12克，共加水煎取浓汁，每次饭后温服，每日1剂服2~3次，连服3~5剂。

治法2　用当归、茯苓、桑白皮、川贝母、杏仁、法夏、五味子、陈皮、甘草各10克，共加水煎取浓汁，每次饭后温服，每日1剂服2~3次，连服3~5剂。

喘息性支气管炎

如喘息性支气管炎者，治法有2个：

治法1　用桂枝、白芍、杏仁、川厚朴各15克，甘草12克，生姜5片，大枣3枚，共加水煎取浓汁，空心温服，每日1剂服2~3次，连服3~5剂。

治法2　用芒果核30克，莱菔子、鱼腥草各25克，冬瓜仁20克，山楂叶15克，桃仁、杏仁、前胡各12克，桔梗、款冬花、浙贝母、枳壳各10克，共加水煎取浓汁，空心温服，每日1剂服2~3次，连服4~6剂。

老年慢性支气管炎续发感染

如老年慢性支气管炎续发感染者，治法如下：

治法　用鱼腥草、败酱草、薏米各30克，丹参、桑白皮各15克，茯苓、白术各12克，杏仁、川贝母、黄芩各9克，桔梗、甘草炙各6克，共加水煎取浓汁，空心温服，每日1剂服2~3次，连服6~10剂。

慢性支气管炎肺气肿而见咳痰清稀

若慢性支气管炎、肺气肿而见咳痰清稀、口淡、舌苔白滑者，治法如下：

治法　用茯苓12克，橘红、杏仁、苏子、紫菀、款冬花、干姜、法夏各10克，五味子、甘草各5克，细辛3克，共加水煎取浓汁食后温服（名苓甘五味姜辛夏汤），每日1剂服2~3次，连服3~5剂。

气短喘促

治气短喘促者，治法如下：

治法　用贞元饮：熟地35克，当归10克，炙甘草3克，共加水煎取浓汁空心温服，每日1剂服2~3次，连服2~3剂。

心胸大寒痛呕不能食

如心胸大寒痛呕不能食而腹中寒，有头足上下皮痛不可揭，治法如下：

治法 用人参15克，桂心、归身、干姜各10克，川椒炒出汗5克，炙甘草、白芍、茯苓各12克，饴糖烊化90克，大枣3枚（名大建中汤），共加水煎取浓汁空心温服，每日1剂服2~3次，连服3~5剂。

支气管哮喘（哮证或喘证）

支气管哮喘是指由外在或内在过敏原或非过敏原因素，通过神经、体液导致支气管痉挛的变态反应疾病，中医称哮证或喘证。喘证者促促气急喝喝痰声，张口抬肩摇身扶肚，呼吸气短而不能接续，似喘而不摇肩逆气者但气上而奔急，肺麾而不下须宜详辨，诸病喘满皆属于热，有喘喝喘息喘逆喘嗽喘呕上气而喘，诸喘的形状，或因热之微甚，或受邪之所致，独言喘者，有卧则喘是水气之客，夜行喘出于肾淫气病是肺有所堕，恐喘出于肝，淫气害脾有所惊恐，喘出于肺是淫气伤心，游水跌仆喘出于肾与骨，肾是水脏主津液主卧与喘，因喘病为气，是阳气有余俱入肺，所为五脏皆有上气而肺为总原，喘因气虚火入干肺有痰者，有火炎者，有阴虚自小腹下起而上逆者，有气虚而致气短者，有水气盛肺者，凡喘便有痰声，火炎者乍进乍退得食则减，实喘者气实肺盛呼吸不利，肺窍涌带右寸脉沉实宜泻肺。虚喘者肾虚先觉呼吸气短两胁胀满，左尺脉大而虚宜补肾。邪喘者肺受寒邪伏于肺中，开窍不通呼吸不利右寸脉沉而紧，亦有六脉俱伏者宜发散。哮喘的发病原因多由外感风寒、细菌感染、吸入花粉、烟尘、异味气体、过食生冷、嗜食酸咸、鱼虾、海膻、久病劳欲素质不强或遗传过敏使支气管腔充塞黏液、空气进出受阻，让植物神经功能失衡、收缩支气管介质释放增加，或胃液返流刺激器官，导致肺不主气、肾不纳气、痰浊壅滞而作哮，呼吸不利而成喘。临床分为吸入型、感染型、混合型。共同特征是阵发性反复发作，发作时胸部胀满呼吸困难，唇与指甲青紫，被迫取坐位或向前俯坐，表情痛苦、气短出汗、口渴咽干、痰稠难出、神疲色痿、腰酸耳鸣、病情日轻夜重，发作将停时咳嗽、咳出稠痰后哮喘停止，症状缓解。再次感受风寒或接触过敏原时又复发，病势顽固、甚至伴随终身。不同特点是哮指声响而言，喉间有水鸣声，喘指气息而言，气促而不息。严重者可能并发肺结核、支气管扩张或转变为肺气肿。支气管哮喘及老人体虚哮喘。本病宜早辨证施治。治法有10个：

治法1 用蟾蜍1只，鸡蛋1枚，先将鸡蛋从蟾蜍口中塞入腹内，再用湿纸包好，外用黄泥厚敷密封，放入火旁烘至黄泥干枯后，取出鸡蛋用黄酒送服，每日中午晚上各服1枚，服后睡觉连服5~10日。

治法2 用金樱子50克，茯苓、陈皮、炒苏子、炒莱菔子各15克，白芥子10克，炙甘草5克，共加水煎取浓汁食后温服，每日1剂服2~3次，连续服药1~2周。

治法3 用茯苓、橘红、地龙各15克，桂枝、炙甘草各12克，杏仁、五味子、炙麻黄、罂粟壳各9克，桔梗6克，随证加减：发热加石膏、知母、黄芩各10克。喘重加前胡、白前、桑白皮、白果各15克。痰壅气逆加苏子、旋覆花、瓜蒌各10克。咽喉不利加川贝、麦冬各10克。气虚加党参、黄芪、白术各20克。阴虚加熟地、沙参、阿胶各10克。共加水煎取浓汁食后温服，每日1剂服2~3次，连续服药1~3周。

治法4 用茯苓15克，橘红12克，炙麻黄、杏仁、法夏、炒苏子、莱菔子、茶叶各10克，诃子、白芥子、甘草各6克，共加水煎取浓汁食后温服，每日1剂服2~3次，连续服药1~3周。

治法5 用炙麻黄、杏仁、桑白皮、黄芩、地骨皮、川楝子、地龙各10克，大蜈蚣2条，共加水煎取浓汁食后温服，每日1剂服2~3次，连续服药1~2周。

治法6 用苏子、葶苈子各15克，地龙、炙甘草、仙灵脾、补骨脂各10克，吴茱萸、乌梅各6克，细辛4.5克，共加水煎取浓汁食后温服，每日1剂服2~3次，连续服药1~3周。

治法7 用白芥子、苏子、莱菔子各研碎10克，紫菀、款冬花、地龙各9克，共加水煎取浓汁食后温服，每日1剂服2~3次，连续服药1~3周。

治法8 用地龙30克，僵蚕、全蝎、防风各15克，桑白皮、炒白果各12克，炙麻黄、瓜蒌、旋覆花、杏仁各10克，共加水煎取浓汁食后温服，每日1剂服2~3次，连续服药1~2周。

治法9 用怀山药20克，山茱萸15克，胡桃肉15枚，茯苓、五味子各12克，熟地、丹皮、泽泻、补骨脂各10克，共加水煎取浓汁食后温服，每日1剂服2~3次，连续服药1~2周。

治法10 用白果仁20克炒香，加水煮熟加蜂蜜调入空心温服，日服2~3次，连服1~2月。

多年哮喘入冬加重

若治多年哮喘入冬加重者，治法有11个：

治法1 用南瓜25千克去净籽，切片加水煮至熟烂，用纱布过滤去渣，取汁熬剩一半时，加入生姜汁1千克，麦芽研成细末放在清水中化开无渣为度5千克，冰糖1千克拌匀，再用小火熬成膏，每次取150毫升用开水冲服，日服2~3次，连服1~2剂。

治法2　用倭瓜2千克洗净挖去籽，装入五味子3克，冰糖60克，盖好，隔水蒸至熟烂，将五味子取出不用，将瓜空心温食，每日1剂服2~3次，连服1~2月。

治法3　用冬瓜籽5千克研成细末放在清水中化开无渣为度，装入消毒瓶内盖紧不可走失药气，每次25克用红糖水冲服，日服2~3次，连服1~2剂。

治法4　先用生怀山药45克，加水煮至熟烂，然后加甘蔗汁30克，酸石榴汁18克，生鸡蛋黄4枚调匀，用小火煮片刻蛋黄不可太熟，取出空心温服，每日早晚各服一次，连服1~2月。

治法5　用山楂根、茶树根各50克，虎耳草25克，红枣5枚，共加水煎取浓汁，加入黄花鱼胆汁1枚空心温服，每日1剂服2~3次，连服7~10剂。

治法6　用浮小麦60克，大枣7枚，共加水煎取浓汁空心温服（名浮小麦枣汤），每日1剂服2~3次，连服1~2月。

治法7　用秋季丝瓜藤离地一米高、剪断接收藤汁，每次取50克空心饮下，日饮3~4次，连饮1~2月。

治法8　先用鸭梨1个洗净挖去心，加南杏9克打碎装入梨内，加清水少许盖好，隔水蒸熟吃梨饮汤，日服2~3次，连服3~5日。

治法9　用猪心一具盐少许，加水共煮成糊状空心温服，每日1剂服2~3次，连服数剂。

治法10　用猪板油、麦芽糖、蜂蜜各1 200克，共熬成膏每次取适量含在口中慢慢咽下，在服药期间忌食生冷，及辛辣刺激性食物，日含数次，连续1~2剂。

治法11　用柚子一个取皮加百合白糖各125克，水600毫升用小火煮2~3小时，取出空心温服，在服药期间忌食油菜萝卜鱼虾，每日1剂服2~3次，连服数剂。

阴虚咳喘而夜喘加重

若阴虚咳喘而夜喘加重不能睡者，治法如下：

治法　用柚子（又名文旦）一个去心，用乌骨鸡一只取净肉，装入柚子内加少量水，再将柚子盖上用湿纸厚包，放柴火上烘烤5~6小时，取出吃肉饮汤，自冬至开始服，每日1剂服1~2次，连服数剂。

痰咳哮喘

若痰咳哮喘者，治法有2个：

治法1　用牛胎盘一具用清水洗净切片，放入砂锅内用少量油炒热喷酒，加生姜5片，南杏15克，北杏12克，红枣3枚，共加水煮至熟烂，取出趁热空心温服，每日1剂服2~3次，连服数剂。

治法2　用马蹄香适量焙至干枯研成细末放在清水中化开无渣为度，装入消毒瓶内盖紧不可走失药气，每次正发病时取10克用淡陈醋送服，日服2~3次少时吐出大量痰涎，连服3~5日痰净。

若咳嗽痰喘不问年深日近

均可用治法有2个：

治法1　用经霜蓖麻叶、经霜桑叶、薏米壳各100克，用蜜炒香共研成细末放在清水中化开无渣为度，装入消毒瓶内盖紧不可走失药气，炼蜜为丸每次取5克用温开水空心送服，每日早晚各服一次，连服数日。

治法2　用苦丁香适量研成细末放在清水中化开无渣为度，装入消毒瓶内盖紧不可走失药气，每次取0.3克用温开水冲入空心温服，日服2~3次，连服数日。

哮喘痰多

若哮喘痰多者，治法有2个：

治法1　用海螵蛸3千克，红糖1千克，共研成细末放在清水中化开无渣为度，装入消毒瓶内盖紧不可走失药气，每次取15克用开水冲服，日服2~3次，连服1~2剂。

治法2　用乌肉鸡一只，取净肉用陈醋煮食，每日早晚各服一次，连服7~10日。

寒喘咳

如寒喘咳者，治法有3个：

治法1　用麻黄、升麻、桑白皮、桔梗、甘草、天花粉、苍术、羌活、防风、石膏、柴胡各15克，川芎、干葛各10克，细辛3克，生姜5片，葱白3条，共加水煎取浓汁，每次饭后温服（名柴胡石膏汤），每日1剂服2~3次，连服3~5剂。

治法2　用海螵蛸60克，苏子、干姜、甘草炙各30克，麻黄、五味子各15克，细辛10克，共研成细末放在清水中化开无渣为度，装入消毒瓶内盖紧不可走失药气，每次饭后取10克，用热姜汤冲服，日服2~3次，连服1~3剂。

治法3　用定喘化痰经验方，本方用猪蹄49枚，洗净晒干，每个甲内装入法夏、明矾各少许，共装入沙罐内封罐口，将沙罐用火煅至通赤，不能出烟，取出放冷，去净火毒，取出药，加入麝香3克，共研成细末放在清水中化开无渣为度，装入消毒瓶内盖紧不可走失药气，每次饭后用糯米汤冲服5克，日服2~3次，连服3~5日。

寒喘鼻流清涕腹内有声

如寒喘鼻流清涕腹内有声者，治法如下：

治法　用麻黄、草蔻仁各3克，益智仁2粒、川厚朴、吴茱萸、柴胡、黄芩、红花、甘草各1克，当归、苏木、升麻、神曲各0.15克，全蝎1只，共加水煎取浓汁，每次饭后温服，每日1剂服2~3次汗出。

鼻流清涕寒喘

如鼻流清涕寒喘者，治法如下：

治法　用麻黄定喘汤，本方用麻黄、草蔻仁各3克，益智仁、川厚朴、吴茱萸、甘草、柴胡、黄芩、当归、苏木、升麻、神曲、红花各1克，全蝎1只，共加水煎取浓汁，每次饭后温服，每日1剂服2~3次，连服3~5剂。

气喘

若气喘者，治法有6个：

治法1　用青菜适量洗净研取汁液，每次取100毫升放饭上蒸熟，加入白糖适量，趁热饮下，每日早晚各服一次，连服2~3周。

治法2　用真高丽人参适量，研成细末放在清水中化开无渣为度，装入消毒瓶内盖紧不可走失药气，用鸡蛋白调合为丸，每次取5克用经霜茶叶3克加水煎取浓汁空心送服，日服2~3次，连服数日。

治法3　用东北人参适量研成细末放在清水中化开无渣为度，装入消毒瓶内盖紧不可走失药气，用鸡蛋白调合为丸，每次取10克在五更时用温开水送服，服后仰卧每早服药一次，连服数日。

治法4　用核桃仁连皮、杏仁去皮尖、老生姜各150克，共研如泥炼蜜为丸，装入消毒瓶内盖紧不可走失药气，每日睡觉前取5克用温开水送服连服数日。

治法5　用猪爪甲2枚烧枯存性、麝香当门子1枚，共研成细末放在清水中化开无渣为度，蜡调为丸阴干，装入消毒瓶内盖紧不可走失药气，用清茶空心送服1~2丸，日服2~3剂连服数日。

治法6　用青橘皮一片放入巴豆一粒，用麻钱扎紧放入火中烧至焦枯存性，取出研成细末装入消毒瓶内盖紧不可走失药气，用生姜汁、烧酒各适量冲入空心服下，日服2~3次，连服3~5日。

中寒喉间痰涎有声

如中寒喉间痰涎有声若喘初起者，此寒邪入肺俞所致，如失治者小成呛咳不休，大成哮吼，治法有2个：

治法1　宜令人用热手掌心贴紧肺俞穴，穴在背脊骨第三节左右，向下推搽至50~60次，直至背作热。

治法2　用吴茱萸50克研成细末放在清水中化开无渣为度，装入消毒瓶内盖紧不可走失药气，好酒炒热用布包好熨肺俞穴少时。

肾阳不足型哮喘

若肾阳不足型哮喘者，治法如下：

治法　用生地24克，怀山药12克，山茱萸、苏梗、陈皮各10克，泽泻、茯苓、丹皮、白术、冬瓜子各9克，桂枝、泡姜、甘草各3克，共加水煎取浓汁食后温服，每日1剂服2~3次，连续服药1~2周。

过敏性哮喘

若过敏性哮喘者，治法如下：

治法　用防风、银胡、五味子、乌梅各12克，共加水煎取浓汁食后温服，每日1剂服2~3次，连续服药1~3周。

老年痰喘

若老年痰喘者，治法如下：

治法　用白芍40克，熟地30克，元参20克，白术15克，苏子、白芥子、莱菔子各10克，炙甘草6克，共加水煎取浓汁食后温服，每日1剂服2~3次，连续服药1~3周。

若老年气喘者，治法如下：

治法　用莱菔子适量，炒香研成细末放在清水中化开无渣为度，炼蜜为丸阴干，装入消毒瓶内盖紧不可走失药气，每次取30克用温开水空心送服，日服2~3次，连服数日。

老年哮喘

如老年哮喘者，治法如下：

治法　用黑芝麻、核桃仁各1公斤，共炒香研成细末放在清水中化开无渣为度，装入消毒瓶内盖紧不可走失药气，生姜自然汁300毫升，共调匀炒干，蜜糖、冰糖各500克，共蒸至溶化调入前药内，每次饭后取10克，用荔枝树枝适量加水煎取浓汁冲温服，日服2~3次，连服1~3剂。

老人上气喘嗽不能卧

如老人上气喘嗽不得卧者，治法如下：

治法　用生姜汁1千克，黑砂糖800克，共加水熬成膏，每次取20克，放入口中慢慢咽下，每日3~5次，连续3~5日。

重度哮喘

若重度哮喘者，治法有3个：

治法1　用鱼腥草50克，五味子30克，地龙12克，共加水煎取浓汁食后温服，每日1剂服2～3次，连续服药1～2周。

治法2　用鱼腥草50克，五味子30克，地龙12克，先用温水浸泡四小时，然后用小火煎20分钟，取汁在下午1～4时、4～8时，分三次温服，每日1剂服3次，连服15～20剂。

治法3　用炙麻黄、杏仁、桑白皮、黄芩、地骨皮、川楝子、地龙各10克，蜈蚣2条，共加水煎取浓汁，每次饭后温服，每日1剂服2～3次，连服5～10剂。

慢性哮喘

若慢性哮喘者，治法如下：

治法　用乌龟血与白糖各适量，用开水冲服，日服2～3次，连服15～20日。

气短喘促

如气短喘促者，治法如下：

治法　用贞元饮，本方用熟地50克，归身15克，炙甘草5克，共加水煎取浓汁每次饭后温服，每日1剂服2～3次，连服3～5剂。

顽固性支气管哮喘

如顽固性支气管哮喘者，治法如下：

治法　用蔓荆子、木贼、桑白皮各25克，骨碎补20克，蝉蜕15克，共加水煎取浓汁，另加甘草粉150克，每次饭后取5克甘草粉，冲入药汁内空心温服，前药每日1剂服2～3次，连服5～10剂。

秋冬夜里连声咳不绝而大喘

如秋冬夜里连声咳不绝、大喘者，治法如下：

治法　用麻黄、苍术汤，本方用北芪5克，麻黄3克，柴胡、羌活、苍术、草蔻仁各2克，防风、生甘草、当归、黄芩、五味子、炙甘草各1克，共加水煎取浓汁，每次饭后温服，每日1剂服2～3次，连服3～5剂。

喘咳夜不能眠

如喘咳夜不能眠者，治法如下：

治法　用神秘汤，本方用人参、柴胡、苏子、陈皮、桑白皮炙各15克，茯苓、木香各10克，共加水煎取浓汁，每次饭后温服，每日1剂服2～3次，连服3～5剂。

咳嗽上喘

如咳嗽上喘者，治法有2个：

治法1　用北芪3克，人参、升麻、陈皮、苍术各2克，炙甘草、防风、冬花、黄连、黄柏、羌活、白芷各1克，共加水煎取浓汁，每次饭后温服，每日1剂服2～3次，连服3～5剂。

治法2　用古方（鸡峰普济方）松香丸：半夏曲、天南星各60克，陈皮45克，甘松30克，共研成细末放在清水中化开无渣为度，面糊为丸阴干，装入消毒瓶内盖紧不可走失药气，每次饭后取10克用温开水送服，日服2～3次，连服3～5剂。

冬初发哮喘

如冬初发哮喘者，治法如下：

治法　用大承气汤，本方用川厚朴、枳实各10克，共加水煎沸后十分钟，再下大黄13克，另用元明粉15克，分三次饭后冲服，每日1剂服3次，连服3～5剂。

气喘大便不通

如气喘大便不通，呕吐不食、腹胁胀痛者，治法如下：

治法　用食盐炒10克，川芎、木香各5克，陈皮、熟地、炮姜、川厚朴、甘草各3克，生姜1片，共加水煎取浓汁，空心温服，每日1剂服2～3次，连服3～5剂。

肺虚哮喘百日咳

若肺虚哮喘百日咳者，治法如下：

治法　用蝗虫6只去净头足翅，加水煎取浓汁用黄酒冲服，每日1剂服2～3次，连服数剂。

痰喘

如痰喘者，治法如下：

治法　用杏仁30克，法夏、橘红各15克，海浮石12克，川贝母10克，白僵蚕7条，共研成细末放在清水中化开无渣为度，装入消毒瓶内盖紧不可走失药气，每次饭后取10克，用冰糖水冲服，日服2～3次，连服1～3剂。

热喘而涌痰

热喘而涌痰者，治法有2个：

治法1　用高丽人参20克，加水煎取浓汁，生石膏、寒水石各15克，共研成细末放在清水中化开无渣为度，装入消毒瓶内盖紧不可走失药气，每次取10克冲入参汤内，饭后温服，日服2～3次，连服3～5剂。

治法2　用桑白皮蜜炙15克，陈皮12克，桔梗10克，杏仁6克，共加水煎取浓汁，每次饭后温服，每日1剂服2～3次，连服3～5剂。

肺热咳嗽喘急气促

若肺热咳嗽喘急气促者，治法如下：

治法　用核桃肉、北杏仁、生姜各50克，共研如泥加蜜糖适量调和为丸，分为10份，每晚临睡前取一份，用开水送服连服2~3剂。

肺火喘嗽

如肺火喘嗽者，治法如下：

治法　用桑白皮、地骨皮、粳米各12克，甘草5克，共加水煎取浓汁（名泻白散），空心温服，每日1剂服2~3次，连服3~5剂。

肺结核咳喘

若肺结核咳喘者，治法如下：

治法　用鲜酸石榴子3克研取自然汁，每晚睡觉前咽下，每日1次，连续3~5日。

肺脾虚寒痰嗽气喘

如肺脾虚寒痰嗽气喘者，治法如下：

治法　用人参、白术、茯苓、法夏各7克，陈皮、炙甘草、干姜各4克，细辛3克，五味子2克，共加水煎取浓汁（名加味六君子汤），空心温服，每日1剂服2~3次，连服3~5剂。

胸中不利痰咳喘满大便燥结

如胸中不利痰咳喘满、大便燥结者，治法如下：

治法　用大黄、川厚朴各60克，玄明粉冲服，人参、当归、藿香、枳实、甘草各30克，木香、槟榔各23克，共研成粗末分为10份，每次取一份，加水煎取浓汁，每次饭后温服，日服2~3次，连服1~2剂。

久咳嗽痰喘而浮肿

如久咳嗽痰喘而浮肿者，治法有2个：

治法1　用款气丸，本方用青皮、陈皮、槟榔、木香、杏仁、茯苓、李仁、当归、马兜铃、人参、防己、二丑各10克，共加水煎取浓汁，每次饭后温服，每日1剂服2~3次，连服5~10剂。

治法2　用黄芩、栀子、枳实、桑白皮、陈皮、苏子、茯苓、杏仁、麦冬、川贝母、沉香各3克，生姜一片，共加水煎取浓汁，另加朱砂3克分次冲入药汁内，每次饭后温服（名清肺汤），每日1剂服2~3次，连服3~5剂。

咳嗽喘促

如咳嗽喘促者，治法如下：

治法　用百合15克，杏仁10克，干姜6克，五味子5克，细辛3克，共加水煎取浓汁每次饭后温服，每日1剂服2~3次，连服3~5剂，再用石菖蒲、葱白、生姜、艾叶50克，共研如泥用白酒炒热，用布包好从前后背心向下熨至足底，冷则即换连熨1~3小时。

气喘口干苦

如气喘口干苦者，治法如下：

治法　用天冬15克，麦冬12克，枇杷叶10克，共加水煎取浓汁，每次饭后温服，每日1剂服2~3次，连服3~5剂。

虚喘

如虚喘者，治法有2个：

治法1　用猪肺一具、核桃肉60克，熟地25克，女贞子、怀山药各15克，补骨脂12克，当归、麦冬各10克，五味子5克，春砂仁、诃子肉各3克，共加水炖取浓汁，每次饭后温服，每日1剂服3~4次，连服5~6剂。

治法2　用鲜松针半斤，加水煎取浓汁去渣，再用鲜紫河车一具，洗净放入汁内，共入砂锅内炖至熟烂，取出分数次饭后温服，每日服2~3次，连服3~5剂。

久咳嗽痰喘肺气肿

治久咳嗽痰喘肺气肿者，治法如下：

治法　用款气丸，本方用二丑75克，防己、青皮、陈皮、广皮、槟榔、木香、杏仁、茯苓、李仁、当归、马兜铃、人参各12克，共研成粗末分为10份，每次取1份加生姜3片，共加水煎浓汁每次饭后温服，日服2~3次，连服1~2剂。

如肺气肿喘急不能睡者，治法如下：

治法　用葶苈大枣汤，本方用葶苈子50克，大枣20克，共加水煎取浓汁每次饭后温服，每日1剂服2~3次，连服3~5剂。

慢性间歇性哮喘

如慢性间歇性哮喘者，治法有5个：

治法1　用灵芝菌、紫河车各100克，各焙干共研成细末放在清水中化开无渣为度，装入消毒瓶内盖紧不可走失药气，每次饭后用开水冲服6克，日服2~3次，连服数剂。

治法2　用小猪睾丸20枚，鲫鱼3条大者佳，海螵蛸300克，地龙100克，小丝瓜5条，全瓜蒌3个，共研成细末放在舌头上化开无渣为度，装入消毒瓶内盖紧不可走失药气，南瓜藤自然汁，白萝卜自然汁各半杯，每次饭后取10克药粉，冲二汁温服，日服2~3次，连服15~30日。

治法3　用鹅管石适量，用陈醋浸泡一昼夜，取出煅透50克，五味子、皂角、陈皮、代赭石、甘草、橘红、南杏炒各15克，海浮石12克，法夏、麻黄、川贝母各10克，共研成细末放在清水中化开无渣为度，装入消毒瓶内盖紧不可走失药气，每次饭后取6克温开水冲服，日服2~3次，连服数剂。

治法4　用淫羊藿15克，苏子、白芥子、莱菔子、麦冬各10克，鼻涕虫3条，共加水煎取浓汁，每次饭后温服，每日1剂服2~3次，连服

5~10剂。

治法5　用白矾50克研成细末，用面粉调成两饼，烤热贴两足心涌泉穴处，用油纸将药盖上外用纱布包扎固定一昼夜，再用白芥子5克，老生姜、麻黄、细辛各3克，共研如泥用面粉调合作成两枚饼，烤热贴在患者前后背心处，用油纸将药盖上外用纱布包扎固定，冷则取下，每日早晚各贴一次，连贴3~5日。

感冒诱发支气管哮喘者，治法如下：

治法　用古方（摄生众妙方）定喘汤：白果、麻黄、款冬花、杏仁、桑白皮、法夏各9克，黄芩、苏子各6克，甘草3克，共加水煎取浓汁每次饭后温服，每日1剂服2~3次，连服。

哮证

哮与喘相类，但不似喘开口出气之多而有呷呀之音，以胸中多痰结于喉间与气相系，随其呼吸呷呀于喉中作声，口开者呷口闭者呀二音合成名为哮。喉咙是呼吸气出入之门，会厌是声音之门，悬雍是声之开，呼吸本无声是胸中之痰随气上升，带结于喉咙，及于会厌悬雍使气出入不快利，与痰引逆相互作声，是痰得食味咸酸太过因积成热，病根深久难以痊愈，此病宜避风寒节厚味禁用凉药，恐风邪难解，禁用热药恐痰火易升，宜理气疏风勿忘根本为善治。若味不节其胸中未净之痰，复与新味相结哮必更作，此症是胸中多痰结于喉间，随其呼吸呀呷有声，故名呷嗽，可用射干丸治，久呷嗽喉中有声，发作时夜卧不安。治法有4个：

治法1　用杏仁炒、甘草炙各35克，大黄蒸、牙硝熬各17克，共研成细末放在清水中化开无渣为度，炼蜜为丸阴干（名杏仁丸），装入消毒瓶内盖紧不可走失药气，每次取10克，用姜汤送服，日服2~3次，连服3~5日。

治法2　用小猪睾丸20只，大鲫鱼3条，海螵蛸300克，小丝瓜5条，干地龙100克，全瓜蒌3个，各焙至干枯共研成细末放在清水中化开无渣为度，装入消毒瓶内盖紧不可走失药气，每次取10克，用南瓜藤自然汁、白萝卜自然汁各30毫升共冲入空心温服，日服2~3次，连服数剂。

治法3　用鹅管石醋浸一日夜用火煅赤50克，五味子、皂角、陈皮、南杏仁炒、代赭石、甘草、橘红各15克，海浮石12克，法夏、麻黄、川贝母各10克，共研成细末放在清水中化开无渣为度，装入消毒瓶内盖紧不可走失药气，每次取6克用开水冲服，日服2~3次，连服数剂。

治法4　用白矾50克研成细末放在清水中化开无渣为度，用面粉调成两个小饼，加热贴在两脚心涌泉穴处，再用白芥子5克，老生姜、麻黄、细辛各3克，共研成细末放在清水中化开无渣为度，加面粉调成两饼，加热贴前后两背心处，用油纸将药盖上外用纱布包扎固定，每日换药1次，连贴1~3日。

治哮吼妙法

如喉内有声而气喘者，治法有9个：

治法1　在病发先一时用鲜凤仙花、又名指甲花，连根带叶用全草300克，切碎加水煎取浓汁，趁热用毛巾蘸药汁搽背心至大热潮红为度，再用白芥子100克，轻粉、白芷各10克，共研成细末放在清水中化开无渣为度，加蜂蜜调合成饼，在火上烘热贴在背心第三节骨处，贴上此药热痛难忍，此时正是拨动病根应尽力忍耐切勿揭去，每日一次，连作7~10日。

治法2　单用白凤仙花全草，先用冷开水洗净污泥连根带叶研如泥取汁，加入等量的高粱酒用阳光晒热，趁热用手醮汁轻拍膏肓穴初觉微冷，慢觉热、辣继而痛为止，然后用毛巾揩干不可再受风寒，每日一次，连续作1~2周轻者可愈。

治法3　用海螵蛸适量放新瓦上焙枯，加入适量黄砂糖共研成细末放在清水中化开无渣为度，装入消毒瓶内盖紧不可走失药气，成人每次取18克，小儿每次取7克，用温开水空心送服，日服2~3次，连服1~2月。

治法4　用鸡蛋浸童便内夏三日，冬七日，取出漂净，每日煮吃1枚，连服1年。

治法5　用四君子汤各10克，共加水煎取浓汁送葶苈大枣丸，凡体壮者每服7克，体弱者每服4克，日服2~3次，连服3~5月。

治法6　用麦芽糖、高粱酒各3 000克共浸泡溶化，至冬至之日起每日早晚各饮至适量，连饮1月近九乃止，连饮2~3年。

治法7　用真麻油、麦芽糖各1 000克，共放饭锅上蒸至溶化调匀，每次取15克用开水冲入空心温服，日服2~3次，连服3~5剂。

治法8　用瓜蒂散，用此法者宜晴天，病人先夜不能吃物，次日上午服药为妙，甜瓜蒂7枚研成细末放在清水中化开无渣为度，用开水冲服，少时吐出很多胶痰，连服3~5次吐净胶痰自愈。

治法9　在夏秋时每日青晨收取荷叶上露水，与饴糖调服日服数次，连服2~3月。

寒性哮吼

专治寒性哮吼（即是喉内有声者），治法有9个：

治法1　用北芪、党参、川贝母、竹茹、麻黄、淫羊藿酒炒各10克，当归、生地各7克，共泡入白酒内七日后取出药酒，每次饭后饮20毫升连服3~5剂。

治法2　用海螵蛸60克，苏子、干姜、炙甘草各30克，麻黄、五味子各15克，细辛10克，共研成细末放在清水中化开无渣为度，装入消毒瓶内盖紧不可走失药气，每次取10克用开水冲入空心温服，日服2~3次，连服1~2剂。

治法3　用酒洗大黄13克，川朴、枳实各10克，共加水煎取浓汁，另加元明粉15克分次冲服，每日1剂服2~3次，连服15~20剂。

治法4　用人参、肉桂、甘草、木香、五味子、陈皮、法夏、苏叶、白术、桑白皮、茯苓各15克，生姜5片，共加水煎取浓汁，每次饭后温服（名温肺汤），每日1剂服2~3次，连服3~5剂。

治法5　用麻黄、款冬花、法夏各10克，苏子7克，甘草、杏仁、黄芩、桑白皮蜜炙各5克，白果仁炒黄21粒、生姜5片，共加水煎取浓汁，每次饭后温服（名定喘汤），每日1剂服2~3次，连服5~6剂。

治法6　用清金丹，本方用莱菔子蒸熟晒干130克，牙皂角焙枯存性7克，共研成细末放在清水中化开无渣为度，用生姜研取自然汁煮沸，调药末为丸绿豆大，炼蜜为衣阴干，装入消毒瓶内盖紧不可走失药气，每次饭后服10克，日服2~3次，连服15~20日。

治法7　用鸡蛋100枚，打破壳不可破膜，放入尿缸内浸泡四五日后取出，每次煮二枚，饭后用生姜自然汁，青竹沥各30克，共煎浓汁送蛋温服，日服2~3次，连服15~20日。

治法8　用猫屎，放瓦上露白烧至烟净存性，取出加入等量白糖，共研成细末放在清水中化开无渣为度500克，装入消毒瓶内盖紧不可走失药气，每晚临睡前，一次服30克连服5~10日。

治法9　用扁老南瓜一大个挖盖去子，加入大麦糖1 200克放至冬至之日，将瓜蒸一小时取出每日早上取50克，用开水冲入空心温服，每日服一次，连服数日。

元气虚脱手足逆冷汗出不止

如元气虚脱手足逆冷，汗出不止，气短欲绝者，治法如下：

治法　用真高丽人参12克，制附子10克，共加水煎取浓汁（名参附汤），空心温服，每日1剂服2~3次，连服3~5剂。

脾胃虚冷上实下虚奔豚五种水

如脾胃虚冷，上实下虚，奔豚五种水气，中风痰潮是危症，治法如下：

治法　用黑锡（即铅）升华硫磺各60克，金铃子、胡芦巴、木香、制附子、肉豆蔻、补骨脂、沉香、大茴、阳起石各30克，肉桂15克，共研成细末滴水为丸（名黑锡丹），每次取10克用温开水送服，日服一次，连服1~2剂。

肾阴虚不能纳气

如肾阴虚，不能纳气者，治法如下：

治法　用熟地240克，山萸肉、怀山药各120克，泽泻、茯苓、丹皮各90克，麦冬18克，五味子4克，共分成10份每日取1份，加水煎取浓汁，空心温服，日服2~3次，连服数剂。如肾阳不能纳气者，可用肾气丸。

上焦虚热下焦虚寒

如上焦虚热，下焦虚寒者，治法如下：

治法　用人参、熟地各35克，白术、附子各10克，麦冬、牛膝各7克，五味子2克，共加水煎取浓汁（名全真一气汤），空心温服，每日1剂服2~3次，连服3~5剂。如气短者可用枸杞汤。

水气咳呕小便不利四肢肿腹痛

如水气咳呕、小便不利、四肢肿、腹痛者，治法有3个：

治法1　用附子、白术、茯苓、白芍各10克，生姜3片，共加水煎取浓汁（名真武汤），空心温服，每日1剂服2~3次，连服3~5剂。

治法2　用附子、白术、茯苓、白芍、人参各10克，共加水煎取浓汁（名附子汤），空心温服，每日1剂服2~3次，连服3~5剂。

治法3　用熟地35克，当归、炙甘草各10克，共加水煎取浓汁（名真元饮），空心温服，每日1剂服2~3次，连服3~5剂。

呼之气短

如呼之气短者，是心肺之阳气有凝，治法如下：

治法　用茯苓12克，桂枝10克，白术6克，甘草3克，共加水煎取浓汁（名苓桂术甘汤），空心温服，每日1剂服2~3次，连服3~5剂。

吸之气短

如吸之气短是肝肾之阴气有凝，治法如下：

治法　用熟地240克，生地、山萸肉、茯神各120克，怀山药、丹皮、泽泻、当归、柴胡、五味子各60克，共研成细末放在清水中化开无渣为度，装入消毒瓶内盖紧不可走失药气，炼蜜为丸朱砂为衣（名肾气丸），阴干，装入消毒瓶内盖紧不可走失药气，每日早晚各取15克，用淡盐汤送服连服3~5剂。

痰哮咳嗽

痰哮咳嗽，痰的主要来源是气管、支气管腺体和杯状细胞的分泌物。在正常情况下呼吸道的腺体不断有小量分泌物排出形成一层薄的黏液层，保持呼吸道的湿润并能黏附吸入的尘埃，或细菌等微生物，借助于柱状上皮纤毛的摆动将其排向喉头随痰咳出或被咽下，所以一般不感觉有痰。在呼吸道的反复感染、理化因素异物，或过热、过冷的空气刺激性气体、香烟等过敏因素的刺激下，使支气管黏膜下腺体和杯状细胞增生肥大分泌大量痰液。如果有继发性细菌感染白细胞渗出并吞噬细菌后死亡，变为脓细胞随着痰液同时咳出，即为脓性痰。按痰的性质可分为四种：血痰：血量可由痰中带血到整口鲜血或大咯血。鲜血往往见于肺结核、支气管扩张和肺癌。铁锈色痰黏而带脓性量不多，见于肺炎双球菌肺炎。橘红色黏痰为肺吸虫病的特征性痰。是阿米巴肝脓肿穿破入支气管内亦会咳出大量猪肝色脓痰，在显微镜下可看见阿米巴原虫。黑红色血痰多见于肺梗塞。黏液性痰：浅白色或无色透明有黏性，多见于急性支气管炎、早期肺结核、病毒性肺炎、支气管和肺真菌感染等痰量通常不多。泡沫性痰：带黏性浅白色泡沫状，夹有少量黏液量较多。常见于慢性支气管炎、支气管哮喘、肺气肿等。另一种是浆液性泡沫状痰，常带粉红色，多见于左心衰竭引起的肺水肿或肺瘀血。脓性痰和混合性痰：为黄绿色脓性黏稠痰块。少量脓痰可在急性支气管炎的后期或肺炎和肺结核中见到。化脓性细菌引起的支气管或肺部疾病如支气管扩张症和肺脓疡等有大量脓痰，痰放置后可分为三层，上层是泡沫和黏液，中层是稀释的浆液，底层是脓液和坏死组织小块，有时在上层下面可以看到脓条挂在中层清液中。如伴有厌氧菌感染，痰液有明显腐臭的气味。肺结核空洞伴有严重感染，或脓胸伴有支气管胸膜瘘，也有大量脓痰，经口咳出一般不会分为三层。治法有2个：

治法1　用宁麻根焙枯存性、腐竹各40克，共研成细末放在清水中化开无渣为度，装入消毒瓶内盖紧不可走失药气，每次饭后取10克，用温开水冲服，日服2~3次，连服3~5日。

治法2　用百部30克，芦根10克，闹羊花6克，麻黄5克，共研成细末放在清水中化开无渣为度，装入消毒瓶内盖紧不可走失药气，每次饭后取2克，用温开水冲服，日服2~3次，连服1~3剂。

肺热咳嗽痰多不下

若肺热咳嗽痰多不下者，治法如下：

治法　用鲜丝瓜花适量洗净装入杯内加开水冲泡10分钟，再加蜂蜜适量调服，日饮2~3次，连饮1~2月。

肺热痰中带血

若痰中带血者，治法如下：

治法　用百部、瓜蒌各25克，白及20克，蚕豆花9克，空心菜带根2条，白萝卜1条，共加水煎取浓汁，加蜜糖调入空心温服，每日1剂服2~3次，连服2~3日。

肺热痰饮凝结

若痰饮凝结者，治法如下：

治法　用莱菔子生、熟各15克，共研如泥加水煎取浓汁，再用生赭石9克研成细末放在清水中化开无渣为度，冲入药汁内空心温服，每小时饮2次，连饮3~4次。

肺热久咳胸痛痰浓味臭

若久咳胸痛痰浓味臭，气促而喘者，治法如下：

治法　用猪肺1具、薏米200克，百合50克，共加水煮至熟烂取出吃肺饮汤，每日1剂服2~3次，连服3~5剂。

肺痈（肺脓肿）或吐浓血

西医认为肺脓肿是由各种病原菌引起的肺部化脓性炎症。肺脓肿的病因是由感受外热、饮食不节、痰浊蕴结内外合邪壅积不散，或由龋齿齿槽脓肿、牙周炎、扁桃体炎、旁鼻窦炎等疾患感染，阻塞细支气管，侵入肺部，使肺结构破坏，血败肉腐而形成发炎脓肿，临床表现为起病较急而病变多在右肋，初期恶寒、发热、咳嗽、痰黏、口干、鼻燥、气急胸痛。成痈期壮热、寒战、胸闷作痛、咳嗽气急，痰脓腥臭口干咽燥，溃脓期身热面赤、烦渴喜饮，咳吐脓血腥臭异常是肺损络伤。中医认为肺脓肿是肺痈，或吐浓血，此人看火头一个看为两个，这是此病的特点。治法有9个：

治法1　取自落在淡水鱼塘水中泡过的荔枝叶150片，洗净加大米100克，共煮粥食，不可用干叶及海水泡过的树叶，每日1剂服2~3次，连服数日。

治法2　用陈年泡酸菜的盐水适量，每早取50毫升，冲豆浆空心温服连服15~30日。或服犀黄丸亦效。凡患此症者终身戒吃鸭蛋、白鳝、红萝卜、石首鱼、甲鱼，如吃者复发难治，此是林屋山人秘方。

治法3　用炒苡仁适量研成细末每次取50克用糯米汤冲服，日服2~3次，连服1~2月排净浓血。

治法4　用鲜竹叶适量研如泥取汁，每次取50毫升空腹饮下少时吐出浓血，每日饮一次吐净浓血。

治法5　元参300克，天冬135克，桔梗70克，炙甘草35克，共加水10升煎至2升去渣，加入蒲公英、金银花各18克，共煎成半升饭后温服，每日1剂连服3~5剂。

治法6　用薏米18克，川贝5克，陈皮、甘草节、黄芪、白及炒、金银花、桔梗各4克，葶苈子炒3克，生姜1片，共加水煎取浓汁饭后温服，每日1剂服2~3次，初起者去黄芪加防风4克，久不愈者加槿树皮4克，未成即消已成即溃，已溃即愈，连服数剂。

治法7　用老芦根去节35克，丝瓜子打碎、薏米各10克，桃仁去皮尖4克，共加水煎取浓汁饭后温服，每日1剂服2~3次，连服数日。

治法8　用白石榴花、夏枯草各50克，共加水煎取浓汁用黄酒兑服，每日1剂服2~3次，连服数剂。

治法9　用薏米200克，百合50克，猪肺一具同煮食，每日1剂服2~3次，连服数剂。

若肺痈咳吐脓血臭痰，胸膈闷痛者，治法有2个：

治法1　用鲜白花百合适量，洗净研取汁液每日早晚各饮100毫升，连续1~2周。

治法2　用鲜橘叶适量洗净研取汁液，每日早晚各取50毫升空心饮服，连服数日吐出脓血。

肺痈未溃

若未溃者，治法有3个：

治法1　用古方(《医宗金鉴》)射干麻黄汤：麻黄、生姜各120克，细辛、紫菀、款冬花、射干各90克，红枣7枚，五味子、法夏70克，共加水煎取浓汁空心温服，每日1剂服3~5次，连续3~5剂。

治法2　用葶苈子30克，红枣10枚去核，共加水煎取浓汁空心温服（名葶苈大枣汤），每日1剂服2~3次，连续3~5剂。

治法3　用苇茎100克，薏仁炒、冬瓜仁（又名瓜瓣）各50克，桃仁去皮尖50粒，共加水煎取浓汁空心温服（名千金苇茎汤），每日1剂服2~3次，连续5~6剂。

肺痈已溃口吐浓如米粥形

若已溃口吐浓如米粥形者，治法有10个：

治法1　用甘草60克，桔梗30克，共加水煎取浓汁空心温服（名桔梗汤），每日1剂服2~3次，连续7~8剂。

治法2　用金色活鲤鱼1条120克，剖去内脏用川贝末6克，搽如腹腔用线封口放入砂锅内，取童便作汤泡着鱼，煮至鱼眼突出为度，取出吃鱼肉饮汤（名金鲤汤），每日1剂服2~3次，连续3~5剂。

治法3　用桔梗、川贝、当归、瓜蒌仁研、黄芪、枳壳麸炒、甘草节、桑白皮炒、防己、百合、薏米各3克，五味子、地骨皮、知母、南杏仁炒研、葶苈子各1.5克，共加水煎取浓汁空心温服（名宣肺桔梗汤），每日1剂服3~5次，连续数剂。

治法4　用苍耳子全草30克，山楂、诃子各9克，猪肺尖部用两个小叉，共加水煎取浓汁，每次饭后用冰糖水冲药温服，每日1剂服2~3次忌酒色，连服15~20剂。

治法5　用薏米、冬瓜仁、金银花、鱼腥草各30克，桔梗15克，黄芩、桃仁、象贝母各10克，黄连、甘草各5克，共加水煎取浓汁每次饭后温服，每日1剂服2~3次，连服30~40剂肺部体征消失。

治法6　用太子参30克，泽泻、桃仁、丹皮、川芎、当归各15克，桂枝、茯苓、白芍各12克，共加水煎取浓汁每次饭后温服，每日1剂服2~3次，连服15剂后，再加入鱼腥草、败酱草各30克，桔梗20克，按前法煎服6剂，后再按原方加入北芪30克，按前煎服21剂，总服药为42剂。

治法7　用鲜芦根100克，冬瓜仁90克，鱼腥草25克，瓜蒌仁20克，桃仁15克，丹皮、桔梗、甘草各10克，共加水煎取浓汁温服，每日1剂服2~3次，连服数剂。

治法8　用紫皮大蒜头500克，研如泥加陈醋1千克，同煮15分钟取出，每日早晚饭后各取15毫升服下，连服3~5剂。

治法9　用蒲公英250克，金银花160克，白术120克，芦根、冬瓜仁各100克，甘草30克，麦冬、白及、紫草茸、荷叶、野菊花各15克，土牛膝、杏仁各10克，共加水煎取浓汁去渣再熬成膏，每日早晚各服50毫升连服1~3剂。

治法10　用白及、苡仁各120克，忍冬藤60克，浙贝母、马兜铃、百部各30克，款冬花、川贝母、茜草根各15克，南杏仁10克，共研成细末放在清水中化开无渣为度，装入消毒瓶内盖紧不可走失药气，每次饭后取10克温开水冲服，日服2~3次，连服1~3剂。

肺叶重生

肺叶重生者，治法如下：

治法　用白及适量研成细末放在清水中化开无渣为度，装入消毒瓶内盖紧不可走失药气，羊肺肝心适量煮熟，醮白及末每日早晚各服一次，连服一年肺叶可重生。

诸　血

人身之中气为卫、血为营，是水谷之精微能和五脏洒六腑，能入于脉生化脾，总统于心脏受于肝，宜布于肺施泄于肾灌溉一身，目得之而能视，耳得之而能听，手得之而能摄，掌得之而能握，足得之而能步，脏得之而能液，腑得之而能使气出入升降，滋润宣通非他不行，可旺于脉，克则实少则涩，常说饮食滋润能生阳长阴，取汁变化而赤为血，生化旺则诸经恃此而长养，衰耗竭则百脉由此而空虚，血为神气，得则生存失则死亡，所以血盛则形盛，血弱则形衰，血液难成而易亏不可不谨，宜平养阴气，若一伤则诸变甚至妄行，行于上则吐衄，行于下则便溺，衰润于内则虚劳，枯燥于外则消瘦，积热于膀胱则癃闭，溺血渗透肠间则肠风脏毒，以及崩中血痢疮疡疖疹，损伤是因失于摄养而变为诸病。

诸失血

诸失血是因饮食胀满或起居不节，或用力过度使阳络受伤而让血外溢，血出上七窍为外溢，若阴络受伤者使血内溢，血出大小便为内溢泄，凡鼻衄出血、鼻通于脑血上溢于脑所以从鼻而出衄，出于肺兼阳明热菀则口鼻俱出，衄因伤风寒暑湿流传经络涌泄于清气道中，致者是外因，积怒伤肝积忧伤肺烦思伤脾，失志伤肾暴喜伤心皆能动血，随气上溢所致者属内因，因饮酒过多咽辛热炙炼之物，或意外受伤者非内外因。咳嗽有血属肺经，肺为华盖至清之脏，有火则咳有痰则嗽，肺不独咳血而亦唾血，肺主气气逆为咳，肾主水水化液为唾，肾脉上入肺循喉咙，舌其支者从肺络至心，心主胸中所以二脏相连，病则俱病于是皆有咳唾血，亦有可分之处如涎唾中有少血浸者此是肾从相火炎上之血，若血如红缕在痰中咳出者，此是肺络受热伤之血，若咳出白血浅红色似肉似肺者必死。呕吐成盆成碗者属胃经，因阳明多血多气所以成碗成盆，自两胁逆上吐出者属肝经，溺血血淋属小肠膀胱经，下血肠风血痔属大肠经，唾中带血或血丝属肾经，牙周出血属胃盛虚火，舌血为之舌衄，汗孔出血为之肌衄是心与肝之热。如惊而动血者属心，怒而动血者属肝，忧而动血者属肺，思而动血者属脾，劳而动血者属肾，新血者鲜红，旧血者瘀黑，风症色青、寒症色暗、暑症色红、湿症色如烟煤屋漏水；阳症溢出是鲜血，阴症溢出如豚肝，古人言诸见血非寒症，皆以血为热开始遂至妄行应有所挟，如挟风挟湿挟气或因药物而发者，原因属热，上中下治各有所宜。在上则可用栀子、连芩、芍药、犀角、蒲黄为剂，以生地、丹皮之类。在中则可用肉桂、苍术、地榆、白芍之类为剂。在下则大肠血以手阳明火邪为风为湿，治以泻火怯风之剂因风能盛湿，可用芩连、柏皮、芍药荆芥之类，兼用鸡冠花为剂。

咯血吐血

是不嗽而咯出血，咯与唾有少异，唾出于气上无所阻，咯出于痰气菀于喉咙之下带不出咯而出，咯与唾同出于肾。咯血是指喉头以下的气管、支气管和肺实质出血，中医称咳血、嗽血、吐血。咯血治疗应用童便青黛，以泻三焦与胆所合相火，而姜汁为佐用四物地黄、牛膝补肾阴安其血，麦冬、天冬、知母、贝母、桔梗、百部、黄柏、熟地之类主之，如有寒加干姜、肉桂主之，痰涎血者出于脾可用葛根、黄芩、黄连、芍药、甘草、当归、沉香之类主之。现代认为咯血是因肺结核、支气管扩张、支气管炎、肺炎、肺癌、风湿性心脏病、白血病、再生障碍性贫血、流行性出血热、血小板减少性紫癜等病变，损伤肺组织累及毛细血管，使肺静脉及毛细血管内压增高，黏膜充血、小血管破裂导致火热燥邪犯肺、损伤肺络使血溢脉外而引起。应辨证施治，将血吐在水中，浮者是肺血。治法有7个：

治法1　用羊肺煮熟，白及适量焙黄研成细末，用熟肺蘸白及末吃，日服2~3次，连服5~10日。

治法2　如血沉者是肝血，可用内服处方：羊肝煮熟，白及适量焙黄研成细末，用熟肝蘸白及末吃，连服10~15日。

治法3　如血半沉半浮者是脾心之血，可用内服处方：羊心脾煮熟，白及适量焙黄研成细末，用熟肝蘸白及末吃，连服15~20日。

治法4　用当归5克放入口中慢咬，与血一起咽下，日服2~3次，连服1~2日。

治法5　用元肉7枚，白莲子去心12粒、黑豆49粒、红枣14枚去核，共加水煎取浓汁空心温服，每日服2~3剂连服1~3日。

治法6　用猪肺一具洗净，朱砂1克，川椒每岁1粒、装入肺管内，再将肺挖七个孔，每个孔内放入桃仁1粒，然后将肺放入瓦钵内不可加水，蒸熟出自然汁及肺一次吃净，每日服一剂连服5~6日。

治法7　用当归、桔梗、枳壳各2.5克，大黄酒煮、川朴姜汁炒、郁金、紫苏各3克，肉桂2克（研成细末冲服），共加水煎取浓汁，加入童便半杯姜汁2汤匙，先服2剂，再加川断4克，麦冬去心7克，赤芍2.5克，远志去心2克，怀山药1.5克，益母草1克，川贝母去心研成细末0.3克（冲服），共加水煎取浓汁空心温服每日1剂服2~3次，连服10剂自愈。此二方不分男女远年近日之血症，吐血之日先服2剂，后服10剂。

若咳嗽见血者，治法如下：

治法　将南杏用牡蛎粉拌炒、青黛各50克共研成细末放在清水中化开无渣为度，用蜂蜡溶化为丸阴干，装入消毒瓶内盖紧不可走失药气，每次取6克用干柿饼半个包好，外用湿纸厚包放入火中煨香，取出放在泥地上退净火毒，用白粥送服，日服2~3次，连服2~3周。

若不咳嗽而见血者

名吐血治法有10个：

治法1　用糯米15克，莲子心7枚共研成细末放在清水中化开无渣为度，用陈墨汁为丸用热童便一次送服，每日1剂服一次，连服1~3日。

治法2　用藕节、荷蒂各适量焙至焦枯存性研成细末放在清水中化开无渣为度，装入消毒瓶内盖紧不可走失药气，每次取6克用米汤空心送服，日服2~3次，连服1~3日。

治法3　用白茶花适量，每次取20克与精猪肉煮熟淡食，日服2~3次，连服3~5日。

治法4　用白萝卜360克削去头皮，加入明矾1克共研取汁液，加入白蜜60克调匀蒸热空心温服，每日1剂一次饮完，连服3~5日。

治法5　用大当归150克切片加陈酒500克，用小火煮至当归腐化时，取汁温饮每次饮5克，日饮2~3次，连续1~3日。

治法6　用羊肝一具洗净煮至熟烂，取出加入白及末50克，共研如泥为丸，每次取10克用米汤空心送服，日服2~3次，连服数日。

治法7　用小生地、大黄各等量，共研成细末放在清水中化开无渣为度，装入消毒瓶内盖紧不可走失药气，每次取20克用开水冲入空心温服，日服2~3次，连服1~3日。

治法8　用蚕豆花苗适量加水煎取浓汁空心温服，日服2~3次，连服1~3日。

治法9　用人参20克加水煎取浓汁，用童便冲入空心温服，日服2~3次，连服2~3日。

治法10　用顶好陈墨15克，每次取3克磨浓汁服下，日服2~3次，连服1~3日。

多年咳嗽肺痿咯血

如治多年咳嗽肺痿咯血红痰者，治法如下：

治法　用白及1 000克研成细末放在清水中化开无渣为度，装入消毒瓶内盖紧不可走失药气，每次饭后取6克用糯米汤冲服（名独圣散），日服2~3次，连服2~3月。

空洞型肺结核咯血

空洞型肺结核咯血者，治法如下：

治法　黄芩、栀子、车前子、生地、大黄、白及、桃仁各9克，龙胆草、柴胡、生甘草、青黛、三七各6克，当归3克，共加水煎取浓汁每次饭后温服，每日1剂服2~3次，连服5~10剂。

空洞型肺结核咯血浸润型

如空洞型肺结核咯血浸润型者，治法如下：

治法　用白及、白茅根各30克，茜草根、阿胶各12克，瓜蒌仁、栀子、仙鹤草各9克，诃子、青黛各6克，共加水煎取浓汁每次饭后温服，每日1剂服2~3次，连服15~30剂。

单咯血（咳血）

西医认为咯血是指喉头以下的气管、支气管和肺实质出血。咯血是因肺结核支气管扩张、支气管炎、肺炎、肺癌、风湿性心脏病、白血病、再生障碍性贫血、流行性出血热、血小板减少性紫癜等病变过程中损伤肺组织，累及毛细血管使肺静脉及毛细血管内压增高使黏膜充血，小血管破裂导致火热燥邪犯肺，损伤肺络使血溢脉外而引起。中医认为咯血就是咳血，临床表现为身热、咳嗽、口鼻干燥、痰中带血、胸胁牵痛、烦躁易怒严重时出现咯血停止气急发绀等窒息征兆。治法有2个：

治法1　鲜藕汁50毫升，三七末3克，陈酒20毫升，鸡蛋1枚，共调匀隔水蒸熟，每次饭后温服，日服2~3剂连服1~3日。

治法2　沙参、百合、鱼腥草各30克，白及、蛤粉各20克，蒲黄15克，田七、川贝、黄芩各12克，血余炭10克，甘草5克，共加水煎取浓汁饭后温服，每日1剂服2~3次，连续3~5剂。

痰内有血

如痰内有血者出于肺，治法有2个：

治法1　用款冬花、百合、百部各30克，各蒸熟焙干，共研成细末炼蜜为丸桐子大，装入消毒瓶内盖紧不可走失药气，每次睡觉前取1丸用姜汤送服，日服2~3次，连服3~5剂。

治法2　用仙鹤草、地榆、阿胶、麦冬、沙参、白术、茯苓各9克，桔梗、紫菀、甘草各3克，共加水煎取浓汁每次饭后温服，每日1剂服2~3次，连服3~5剂。

呛咳带血

如呛咳带血者，治法如下：

治法　用北沙参、北杏仁各10克，生白扁豆35克，黄芪皮蜜炙、石斛各15克，蜜炙甘草、怀山药各18克，淮牛膝酒炒5克，共加水煎取浓汁空心温服，每日1剂服2~3次，连服3~5剂。

咳血久治不愈

如咳血久治不愈者，治法如下：

治法　用南沙参、炙百部各15克，炙紫菀、炒枳壳、陈棕炭各10克共加水煎取浓汁，阿胶10克烊化冲入药汁内，每次饭后温服，每日1剂服2~3次，连服3~5剂。

虚火动咳血

如虚火动咳血者，治法有3个：

治法1　用桑白皮、枇杷叶、麦冬各10克，当归、煅白芍、生地、阿胶、蛤粉、天冬各5克，黄柏、知母、橘红、紫菀、五味子各3克，甘草2克，共加水煎取浓汁每次饭后温服（名滋阴保肺汤），每日1剂服2~3次，连服3~5剂。

治法2　用香附、杏仁、栀子、青黛、海合粉、瓜蒌仁、诃子、马兜铃各10克，生姜3片，共加水煎取浓汁，另加硼砂2克冲，每次饭后温服（名禽化丸），每日1剂服2~3次，连服3~5剂。

治法3　用生地、丹皮、黄柏、知母、杞子、五味子、淮牛膝、麦冬、茯苓各10克，共加水煎取浓汁饭后温服（名天一丸），每日1剂服2~3次，连服3~5剂。

劳伤咳嗽吐血

如劳伤咳嗽吐血者，治法如下：

治法　用白米饭草2 000克洗净熬成膏，加入适量蜜糖调匀每次饭后服20克，日服2~3次，连服5~6日。

咳血身倦

如咳血身倦者，治法如下：

治法　用人参、北芪、熟地、归尾各6克，桑白皮、升麻、柴胡、白芍各3克，苏木、陈皮、甘草各2克，共加水煎取浓汁每次饭后温服（名人参救肺散），每日1剂服2~3次，连服3~5剂。

吐痰带血丝

如吐痰带血丝者出于肾，治法有6个：

治法1　用人参、法夏、茯苓、五味子、白芍各6克，甘草、炮姜、细辛、桂枝、杏仁各3克，生姜3片，共加水煎取浓汁饭后温服（名杏子汤），每日1剂服2~3次，连服3~5剂。

治法2　用款冬花、百合各100克，共研成细末放在清水中化开无渣为度，炼蜜为丸阴干，装入消毒瓶内盖紧不可走失药气，每次饭后取25克，用温开水送服（名百花膏），热咳可通治，日服2~3次，连服1~2剂。

治法3　用款冬花、紫菀、百合、沙参、生地、麦冬、五味子、薏米、地骨皮、丹皮各10克，共加水煎取浓汁饭后温服，每日1剂服2~3次，连服2~3剂。

治法4　用天冬35克，茯苓、杏仁、川贝母、甘草各18克，共研成细末放在清水中化开无渣为度，炼蜜为丸桐子大阴干，装入消毒瓶内盖紧不可走失药气，每次取30丸用温开水空心送服，日服2~3次，连服3~5日。

治法5　用柳树花适量焙干研成细末放在清水中化开无渣为度，装入消毒瓶内盖紧不可走失药气，每次取4克用米汤送服，日服2~3次，连服3~5日。

治法6　先将鸡生第1枚鸡蛋用针密扎细孔，取吃乳男婴小便长期浸泡，需用时取1枚煮熟加白糖拌吃，每日服一次，连服数枚。

血风症

如出血过多因而烦渴（名血风症），治法如下：

治法　用生地黄连汤，本方用生地、黄连、当归、川芎、白芍各10克，共加水煎取浓汁每次饭后温服，每日1剂服2~3次，连服3~5剂。

痰变各症

痰是病理变化过程中的产物，又可作为致病因素。它的产生与外感内伤均有联系，如风寒燥热犯肺，以致肺气不宣或肺津受灼，嗜食肥甘酒肉蕴湿生热，脾阳不足、精微不运，肾阳不足水气不化等，均可成痰，痰所引起的病变是因所在部位不同而表现为各种症状。如头风作眩、目运耳鸣、口眼蠕动、眉棱耳部痛痒、四肢游风、肺硬似痛非痛、齿类痒痛、牙齿浮肿、面部痛痒、嗳气吞酸心下嘈杂、或痛或哕或咽嗌不利、咯不出咽不下、其痰似墨有如破絮桃胶，或蚬肉之状或心下如停冰铁，心气冷痛或梦寐奇怪之状，或足胱痿软腰背骨节酸痛，或四肢筋骨疼痛难以名状并无常处，以致手臂麻痛状如风湿，或脊上一条如线寒冷者，或浑身上下不舒如有芒刺者，或眼枯湿痒、口糜、舌烂喉痹等症。或连颈项结核状如瘰疬，或胸腹间如有二气交纽噎塞烦闷，有如烟火上冲头面烘热，或失志癫痫，或中风瘫痪，或劳瘵荏苒之疾，或风毒脚气，或心下怔忡如惊人捕，或喘嗽呕吐，或呕冷涎酸水黑汁甚为肝风，肠毒便脓变秘内外为病，百喘为痰所致其状不同难以尽述，津液既凝为痰不复周润三焦，所以口燥咽干大便秘结，面如枯骨毛发焦枯，妇人则因此月水不通，所以有百病由痰起之说法，但在内经中有饮字而无痰字，直至张仲景立五饮之名时，而痰饮居其首位，痰动于脾湿寒少而热多，湿在肝为风痰，在心为热痰，在脾为湿痰，在肺为气痰，在肾为寒痰。痰的来原不一，有因热而生痰，有因痰而生热，有因风寒暑湿而生痰，有因多食而生痰，有因伤冷物而生痰，有因饮酒而生痰，有脾虚而生痰者均为病。惊痰，妇人得惊痰最多，惊是因血虚而内结成块，心包痛、癫疾，在腹者发如身孕，转动跑跳痛不可忍。热痰则烦躁、头风烂眼、燥结怔忡化脓，惊眩风痰成瘫痪。大风眩晕、暗风闷乱而成饮痰、胁痛、四肢不举、每日呕吐，食痰成瘰痢口出臭气，中暑而成暑痰则眩晕、黄疸、头痛。冷痰成骨痹、四肢不举而气刺痛。酒痰则饮酒不消化，但得酒次日又吐出，脾虚生痰则食不美味而反胃呕吐。气痰则攻注行走不定而刺痛。痰生是由于脾气不足，治痰宜先补脾，脾健运而痰自化。若肾虚不能制水水泛为痰者是无火之痰，痰清而稀。阴虚火动火结为痰者是有火之痰，痰稠而浊。痰症初起发热头痛类如外感表症，久则朝咳夜重，又类阴火内伤走注肢节疼痛，又类风症且肌色如故脉滑不匀，凡五痰五饮之症各有不同，治法详辨，稍变不祥妄投药剂不但无益反而有害。

痰成各病

龙惊眩风成痰清稀而多泡沫，因肝风挟痰上扰清空，往往伴有面青眩晕胸闷或喘急，如在肝成瘫痪。

痰白而清稀或有灰黑点者为寒痰，因寒伤阳气气不化津湿聚为痰，如在肾骨痹，四肢不举气刺痛。痰黄黏稠坚而成块者为热痰，因热邪煎熬津液成为热痰，如在心成黄疸头痛。

痰白滑而量多易咯出为湿痰，因脾虚不运，水湿不化聚而成痰，故量多而易滑利，如在脾成痢疾，口出臭气。

痰少而黏难于咯出为燥痰，甚者干咳无痰或有少量泡沫痰，亦属肺燥，因秋燥伤肺。

痰中带血色鲜红者为热伤肺络，以阴虚火旺者多见。

痰饮

顽痰不化（名痰饮），治痰饮者，应分为有火之痰，与无火之痰而辨之，有火之痰者，痰中有重浊白沫，无火之痰者，痰中纯是清水，治法有2个：

治法1　寒痰用六安煎，或用法夏10克，桂枝、白芍各6克，麻黄、干姜各5克，细辛、五味子、炙甘草各3克，共加水煎取浓汁空心温服（名解表化饮汤，又名小青龙汤），每日1剂服2～3次，连续3～5剂。

治法2　用白砂糖45克，葶苈子炒黑、知母、川贝各30克共研成细末放在清水中化开无渣为度，再加红枣肉15克共研如泥调合为丸阴干，装入消毒瓶内盖紧不可走失药气，每次放3克放入口中含化慢慢咽汁，日含3～5次，连续1～3日。

火痰，治法有2个：

治法1　用川贝、桔梗、橘红、茯苓、甘草、桑白皮、杏仁各10克，共加水煎取浓汁（名清肺饮），空心温服，每日1剂服2～3次，连服3～5剂自愈。或用清燥救肺汤，如三焦水结，上中下气不通者可用木防已汤。

治法2　用石青30克，石绿15克，共研成细末放在清水中化开无渣为度用水飞过，神曲煮糊为丸，阴干装入消毒瓶内盖紧不可走失药气，每次取2克用温开水空心送服，日服2～3次少时吐出大量顽痰，连服3～5日吐净顽痰。

若停痰宿饮，风气上攻胃膈不利者，治法如下：

治法　香附用皂荚水浸过，半夏各30克，白矾15克共研成细末用生姜汁煮沸为丸，每次取5克用老姜汤空心送服，日服2～3次，连服3～5日。

若冷痰恶心者治法，处方如下：

治法　用荜茇30克研成细末放在清水中化开无渣为度，装入消毒瓶内盖紧不可走失药气，每次取2克用米汤空心冲服，日服2～3次，连服3～5日。

若痰饮宿水者，治法如下：

治法　用桃花适量阴干研成细末，放在清水

中化开无渣为度，装入消毒瓶内盖紧不可走失药气，每次取5克用温酒冲入空心温服，日服2~3次如体虚下痢者可食粥，连服3~5日。

若饮酒痰癖，两胁胀满时复呕吐，腹中有水声者，治法如下：

治法　用瓜蒌仁去壳炒香30克，神曲炒15克，共研成细末放在清水中化开无渣为度，装入消毒瓶内盖紧不可走失药气，每次取6克，用葱白汤冲入空心温服，日服2~3次，连服3~5日。

痰饮流注

若痰饮流注、胁肋疼痛、咳嗽气急者，治法如下：

治法　用薏米15克，香附、旋覆花、苏子、法夏、茯苓各10克，陈皮6克，共加水煎取浓汁每次饭后温服（名香附旋覆花汤），每日1剂服2~3次，连服3~5剂。

痰饮吐水

如痰饮吐水，凡吃冷物过度，或气虚脾弱不能消化，饮食入胃皆变成水呕吐无时（名痰饮），治法有2个：

治法1　用好赤石脂1 000克研成细末放在清水中化开无渣为度，装入消毒瓶内盖紧不可走失药气每次取7克，用好酒冲服，日服2~3次，连服1~2剂。

治法2　用单瓣桃花适量，三月三日取净花阴干，每次取15克，加水煎浓汁，分3次空心温服，每日1剂服2~3次，连服3~5日。

素多痰

如素多痰者，脾胃虚损、气血失养者，治法如下：

治法　用怀山药36克，稻米20克，台党、川芎、春砂仁、石菖蒲各18克，白术、茯苓、陈皮、当归、莆莲肉、薄荷叶各15克，炙甘草10克，共加水煎取浓汁，每次饭后温服（名参术大补丸），每日1剂服2~3次，连服5~10剂。

痰积

如痰积者，治法如下：

治法　用法夏、香附、枳壳、青皮、木香、苍术、春砂仁、栀子炭、茯苓、橘红、甘草、川厚朴各3克，共加水煎取浓汁，另加元明粉3克，冲入药汁内，每次饭后温服，每日1剂服2~3次，连服5~10剂。

痰热而喘

如痰热而喘涌者，治法如下：

治法　用双黄散：本方用生石膏、寒水石各15克，共研成细末放在清水中化开无渣为度，每次饭后取10克，用独参汤冲服，日服2~3次，连服2~3剂。

宣肺化痰者

宣肺化痰者，治法如下：

治法　用杏仁10克，麻黄6克，甘草3克，共加水煎取浓汁饭后温服（名三拗汤），每日1剂服2~3次，连服数剂。

燥湿化痰者

燥湿化痰者，治法有5个：

治法1　用治痰总剂二陈汤：法夏、茯苓各18克，陈皮、甘草各10克，共加水煎取浓汁空心温服，每日1剂服2~3次，连服3~5剂。

治法2　用法夏7克，陈皮、茯苓各4克，甘草2克，生姜3片（名二陈汤），可加川贝、瓜蒌、知母、麦冬、天冬、生地、桔梗之类（名加减二陈汤），共加水煎取浓汁空心温服，每日1剂服2~3次，连续3~5剂。

治法3　用法夏、茯苓各18克，陈皮、甘草、木香、砂仁各10克，共加水煎取浓汁空心温服（名香砂二陈汤），每日1剂服2~3次，连续3~5剂。

治法4　用加味二陈汤，本方用苍术、白术、香附、枳壳、白芥子、竹茹、山楂、麦芽、神曲、枳实、海浮石、元明粉、杏仁、全瓜蒌、石膏、青黛、干姜各10克，法夏6克，陈皮、茯苓各3克，甘草2克，共加水煎取浓汁每次饭后温服，每日1剂服2~3次，连服3~5剂。

治法5　用法夏、茯苓各18克，陈皮、甘草各10克（名二陈汤），加木香、砂仁、香附、台乌、槟榔、枳壳各10克，共加水煎取浓汁每次饭后温服，每日1剂服2~3次，连服3~5剂。

湿痰内阻白带稠黏量多者

若湿痰内阻白带稠黏量多者，治法如下：

治法　用法夏、茯苓各18克，陈皮、甘草、制南星、枳实、苍术、香附各10克，共加水煎取浓汁每次饭后温服（名苍莎导痰汤），每日1剂服2~3次，连服3~5剂。

胆虚痰热内扰所致失眠者

若胆虚痰热内扰所致失眠者，治法如下：

治法　用法夏、茯苓各18克，陈皮、甘草、枳实、竹茹各10克，共加水煎取浓汁每次饭后温服（名温胆汤），每日1剂服2~3次，连服3~5剂。

痰盛火升

若痰盛火升，头晕目眩是痰热上攻，治法有

3个：

治法1　用羌活治太阳头痛，白芷治阳明头痛各6克，川芎治少阳头痛12克，细辛治少阴头痛3克，防风为风药，散走皆能解表散寒，以风热在上宜于升散5克，白菊花清热明目3克，白僵蚕消风化痰1克，薄荷25克，荆芥12克，二味辛香轻清入肝经气分，并能消散风热清利头目，肝风散则头目清明，故以为君同诸药上行，以升清阳而散菀火，清阳不升则浊阴上千故头痛，炙甘草6克以缓中，共研成细末每次饭后取10克，用温茶调服（名川芎茶调散），日服2~3次，连续3~5日，茶能上清头目，苦寒下行、火下降则上自清。

治法2　用川芎酒洗、石膏、白芷各12克，共研成细末放在舌头上化开无渣为度，装入消毒瓶内盖紧不可走失药气，每次饭后取12克，用温开水冲服（名石膏散），日服2~3次，连续3~5日。

治法3　用麻黄去净根节、石膏各32克，首乌16克，葛根23克，共研成细末放在清水中化开无渣为度，装入消毒瓶内盖紧不可走失药气，每次饭后取10克，用热姜汤冲服，日服2~3次，连续3~5日自愈。偏正头痛亦可用毫针刺痛处数穴。

咳痰稠黏胸膈不舒者

若咳痰稠黏胸膈不舒者，治法如下：

治法　用川贝、桑白皮、前胡、杏仁、瓜蒌仁、桔梗各10克，知母6克，甘草3克，共加水煎取浓汁每次饭后温服（名前胡散），每日1剂服2~3次，连服3~5剂。

痰火内结喘咳痰稠者

若痰火内结喘咳痰稠者，治法如下：

治法　用黄芩、熟大黄、法夏、陈皮、茯苓各60克，甘草、人参各45克，煅礞石30克，沉香15克，生姜汁3升拌药晒干，再拌再晒来回3次，后晒干共研成细末放在清水中化开无渣为度，用鲜竹沥与生姜汁共调为丸（名竹沥达痰丸），阴干，装入消毒瓶内盖紧不可走失药气，每次取6克用温开水空心送服，日服2~3次，连服数日。

痰盛所致喘息不得卧

若痰盛所致喘息不得卧、或兼有水肿者，治法如下：

治法　用葶苈子10克，红枣6枚，共加水煎取浓汁每次饭后温服（名葶苈大枣泻肺汤），每日1剂服2~3次，连服3~5剂。

气喘胸满不得平卧面浮身肿者

若气喘胸满不得平卧、面浮身肿者，治法如下：

治法　用葶苈子、苏子各60克共研成细末放在清水中化开无渣为度，用枣泥为丸阴干，装入消毒瓶内盖紧不可走失药气，每次取10克用温开水食后送服（名苏葶定喘丸），日服2~3次，连服3~5日。

胸脘满闷按之则痛者

若胸脘满闷按之则痛者，治法如下：

治法　用瓜蒌仁15克，法夏10克，黄连5克，共加水煎取浓汁每次饭后温服（名小陷胸汤），每日1剂服2~3次，连服3~5剂。

痰核红肿寒热

如痰核红肿寒热状者，治法如下：

治法　用石灰火煅透取出，研成细末放在清水中化开无渣为度，用蜜调成膏状敷患处，用油纸将药盖上外用纱布包扎固定，每日早晚各换药1次，连敷3~5日。

痰凝皮里膜外

如痰凝皮里膜外不红肿，外皮反冷而奇痛，治法如下：

治法　用白芥子适量炒香研成细末放在清水中化开无渣为度，加入甜酒糟调合成饼，热敷患处一柱香时，立刻去药不可久贴，久贴者起泡难治，每日贴一次，连贴2~3日。

痰窜经络

若痰窜经络有痰核、肩臂酸痛者，治法如下：

治法　用法夏60克，茯苓30克，枳壳15克，风化硝8克，共研成细末放在清水中化开无渣为度，生姜汁煮糊为丸（名指迷茯苓丸），阴干，装入消毒瓶内盖紧不可走失药气，每次取10克用温开水空心送服，日服2~3次，连服数日。

痰症手臂疼痛

如痰症手臂疼痛、或妇人产后发喘，四肢浮肿者，治法如下：

治法　用生半夏、茯苓各70克，枳壳去心面炒18克，朴硝9克，共研成细末放在清水中化开无渣为度，用生姜汁煮糊为丸阴干，装入消毒瓶内盖紧不可走失药气，每次取10克用生姜汤空心送服，日服2~3次，连服3~5日。

痰气结胸

如痰气结胸者，治法有2个：

治法　用真银珠18克，明矾35克，共研成细末放在清水中化开无渣为度，放在新瓦上用熨斗熨至药溶化时，急作成小丸阴干，装入消毒瓶内盖紧不可走失药气，每次取4克，用好茶加入姜汁少许，空心送服，日服2~3次，连服2~3剂。

治法2　用梨汁一杯、生姜汁、蜂蜜各半杯、薄荷10克研成细末共入锅内煮30分钟，取出空心温服，日服2~3次，连服1~3日。

清热化痰

热痰内结、咳痰黄稠者，治法如下：

治法　用胆南星、法夏各18克，陈皮、杏仁、黄芩、瓜蒌霜、枳实、茯苓各12克，可作煎剂，共加水煎取浓汁每次饭后温服（名清气化痰丸），每日1剂服2~3次，连服3~5剂。

润燥化痰

润燥化痰治肺燥呛咳，咯痰不利者，治法如下：

治法　用川贝、瓜蒌、天花粉、茯苓各10克，桔梗6克，橘红3克，共加水煎取浓汁每次饭后温服（名贝母瓜蒌散），每日1剂服2~3次，连服3~5剂。

风寒袭肺者

若风寒袭肺者，治法如下：

治法　用苏子、茯苓、桑白皮各15克，陈皮、杏仁各10克，麻黄6克，甘草3克，共加水煎取浓汁饭后温服（名华盖散），每日1剂服2~3次，连服数剂。

祛风化痰者

祛风化痰者应先祛痰熄风，运脾化湿，治法如下：

治法　用茯苓、白术各10克，天麻、法夏各6克，橘红5克，甘草3克，共加水煎取浓汁食后温服（名半夏白术天麻汤），若头痛甚者加蔓荆子10克煎服，若气虚者加党参、黄芪各15克煎服，若内耳性眩晕之美尼尔氏综合征者加泽泻、蒺藜、钩藤各10克共煎服，呕吐甚者加代赭石10克煎服，口苦舌苔黄腻者加竹茹、枳实、黄连各10克煎服，每日1剂服2~3次，连服3~5剂。

惊风痰涌

如惊风痰涌者，治法如下：

治法　用薄荷20克，金礞石10克，共研成细末放在清水中化开无渣为度，炼蜜为丸阴干，装入消毒瓶内盖紧不可走失药气，每次饭后取10克用温开水送服，日服2~3次，连服3~5日。

一切风痰

如治一切风痰者，治法如下：

治法　用白僵蚕50克焙至干枯存性，取出研成细末放在清水中化开无渣为度，装入消毒瓶内盖紧不可走失药气，每次取5克用姜汤空心送温服，日服2~3次，连服2~3日。

祛寒化痰者，治法有2个：

治法1　用茯苓12克，党参、白术、法夏各10克，干姜6克，炙甘草5克，共加水煎取浓汁食后温服（名理中化痰丸），可治脾胃虚寒内停痰饮，咳痰清稀呕吐清水，四肢欠温者可用，每日1剂服2~3次，连服3~5剂。

治法2　用茯苓12克，苏子、党参、白术、法夏各10克，干姜6克，炙甘草5克，共加水煎取浓汁食后温服（名理中降痰丸），可治脾胃虚寒内停痰饮，咳痰清稀呕吐清水，四肢欠温者可用，每日1剂服2~3次，连服3~5剂。

若咳嗽痰多者，治法有2个：

治法1　用童子鸡一只去净内脏洗净，用白木耳120克，白杨梅头花15朵共装入鸡腹内，将鸡装入砂锅内加水煮至熟烂取出，去净白杨梅头花，趁热淡食鸡与白木耳，每日1只吃2~3次，连续2~3只。

治法2　用熟瓜蒌10个、明矾60克共研如泥作成饼阴干，研成细末放在舌头上化开无渣为度放在清水中化开无渣为度，用生姜汁调合为丸阴干，装入消毒瓶内盖紧不可走失药气，每次取10克用老姜汤空心送服，日服2~3次，连服3~5日。

咳吐浓血腥臭痰

若咳吐浓血腥臭痰，或吐浓痰如米粥者属肺痈，由热邪犯肺热毒久著肉腐而成脓。大风眩晕或暗风闷乱成饮痰胁痛，呕吐或四肢不举。过食成食痰、痢疾、口出臭气。中暑成痰为黄疸、头痛。冷痰骨痹、四肢不举、气刺痛。酒痰、饮酒不消、呕吐伤脾吃食无味。气痰游走不定刺痛。总论痰皆动于脾湿，寒少而热多。西医认为黏液性痰浅白色或无色透明有黏性，多见于急性支气管炎、早期肺结核、病毒性肺炎、支气管和肺真菌感染等痰量通常不多。泡沫性痰带黏性浅白色泡沫状，夹有少量黏液。常见于慢性支气管炎、支气管哮喘或肺气肿等。另一种是浆液性泡沫状痰，常带粉红色，多见于左心衰竭引起的肺水肿、肺瘀血。脓性痰和混合性痰为黄绿色，脓性黏稠痰块，少量脓痰可在急性支气管炎的后期及肺炎和肺结核中见到。化脓性细菌引起的支气管或肺部疾病，如支气管扩张症和肺脓疡等，有大量脓痰，痰放置后可分为三层，上层是泡沫和黏液，中层是稀释的浆液，底层是脓液和坏死组织小块，有时在上层下面可以看到脓条挂在中层清液中。

如伴有厌氧菌感染，痰液有明显腐臭的气味。肺结核空洞、伴有严重感染或脓胸伴有支气管胸膜瘘，也有大量脓痰经口咳出，但一般不会分为三层。血痰，血量可由痰中带血到整口鲜血或大咯血。鲜血往往见于肺结核、支气管扩张和肺癌。铁锈色痰、黏而带脓量不多，见于肺炎双球菌肺炎。橘红色黏痰为肺吸虫病的特征痰。黑红色血痰多见于肺梗塞。惊眩为风痰清稀而多泡沫，因肝风挟痰上扰清宫，往往伴有面青眩晕，胸闷或喘急，如在肝成瘫痪。湿痰在脾痰白滑而量多易于咯出，因脾虚不运水湿不化聚而成痰，故然量多而滑利，在脾成痢疾，口出臭气。气痰在肺游走不定刺痛。寒痰在肾痰白而清稀或有灰黑点，因寒伤阳气，气不化津湿聚为痰在肾成骨痹，四肢不举气刺痛。酒痰饮酒不消呕吐伤脾食物无味。大风眩晕、或暗风闷乱成饮痰胁痛四肢不举或呕吐。热痰痰黄黏稠坚而成块，因热邪煎熬津液而成，在心成黄疸而头痛。燥痰痰少而黏难于咯出，甚者干咳无痰。或有少量泡沫痰，亦属肺燥，是因秋燥伤肺而成。如痰中带血色鲜红者为热伤肺络，在阴虚火旺者多见。若咳吐浓血腥臭痰，或吐浓痰如米粥者属肺痈，是由热邪犯肺热毒久积肉腐而成脓。总之痰皆动于脾湿而寒少热多。痰的主要来源是气管、支气管腺体和杯状细胞的分泌物。在正常情况下呼吸道的腺体不断有少量分泌物排出，形成一层薄的黏液层来保持呼吸道的湿润，并能黏附吸入的尘埃与细菌等微生物，借助柱状上皮纤毛的摆动将其物排向喉头随痰咳出，或被咽下所以一般不感觉有痰。在呼吸道的反复感染而理化因素如异物、过热或过冷的空气、刺激性气体和香烟等在这些过敏因素的刺激下支气管黏膜下腺体和杯状细胞增生肥大而分泌大量痰液。如果有继发性细菌感染，白细胞渗出并吞噬细菌后死亡，变为脓细胞随着痰液同时咳出即为脓痰。治法有2个：

治法1　用痰火通剂，杏仁13克，法夏、胆星、黄芩、瓜蒌仁、茯苓各10克，陈皮8克，生姜5片，共加水煎取浓汁每次饭后温服，每日1剂服2~3次，连服3~5剂。

治法2　用五饮汤，本方用党参、茯苓、白术、白芍、枳实、川厚朴、泽泻、猪苓、前胡、干葛、葛花、春砂仁各10克，炙甘草7克，桂心、旋覆花各5克，生姜5片，共加水煎取浓汁每次饭后温服，每日1剂服2~3次，连服3~5剂。

痰血

如痰血者，治法如下：

治法　用仙鹤草、地榆、阿胶、麦冬、沙参、白术、茯苓各9克，桔梗、紫菀、甘草各3克，共加水煎取浓汁每次饭后温服，每日1剂服2~3次，连服3~5剂。

痰疾癫狂

如痰疾癫狂、癫则或愚或歌或哭或笑或悲，如醉如痴言语有头无尾，羞耻不知长年累月不愈俗名心风，癫有五种：一阳癫发病时如死人遗尿，食物即解。二阴癫是初生小时脐疮未愈时数洗浴水入于内因此而得。三风癫发时眼目相牵引从反强羊鸣食青即解。四湿癫发病时眉头痛身重坐热沐头湿沾脑肺而得病。五马癫发病时，时时反目口噤手足相引身体发热。癫多喜笑是畏惧症属不足。痫病发则昏不知人事，眩仆倒地抽搐，两目上视或口眼歪斜，或口作六畜之声如马牛猪羊鸡之鸣，不过是因其声相似而已。狂病发时猖狂刚暴，发狂骂言不避亲疏，甚则登高而歌脱衣而走，偷物上房或与人说所未常见之事，如有斜依附者是狂病。狂多忿怒人不能制，症属有余，喜属心怒属肝二经皆火有余之地，此病多因惊忧过度使痰血塞于心窍所致。诸躁狂者皆属于火，诸阳为狂诸阴为癫诸痫，亦因惊恐忧怒火盛于心，痰塞心窍身热脉浮在表者属阳痫易治。身冷脉沉在里属脏难治。终年狂病不愈者，或持刀杀人，骂官不认父母妻儿，见水则喜、见食则怒，此乃心气之虚而热邪乘之，痰气侵之遂成狂，治法如下：

治法　用真高丽人参10克，白术、茯神各35克，法夏、菟丝子各10克，甘草、菖蒲各4克，熟附子0.3克，共加水煎取浓汁，空心温服，每日1剂服2~3次，连服数剂。

开窍化痰者

开窍化痰者，治法如下：

治法　用丹参、麦冬各100克，天麻、川贝母、法夏、茯苓各50克，远志肉、陈皮各21克，石菖蒲、胆南星、全蝎、僵蚕、琥珀各15克，朱砂水飞10克，共研成细末放在清水中化开无渣为度，用甘草200克加水熬成膏，加入鲜竹沥、生姜汁各等份共调为丸（名定痫丸），阴干，装入消毒瓶内盖紧不可走失药气，可治癫痫病发作时有眩晕头痛，胸闷欠伸随即昏倒，神志不清牙关紧闭两目上视，手足抽搐口吐涎沫者，每次取10克用温开水空心送服，日服2~3次，连服1~3剂。

若癫痫狂症昏倒吐涎沫，手足抽搐者，治法如下：

治法1　用石菖蒲、胆南星各170克，郁金、白矾各135克，全蝎、僵蚕、炒枣仁各85克，天竹黄50克，朱砂水飞35克，共研成细末放在清水中化开无渣为度，用醋煮面糊为丸（名癫痫丸），阴干，装入消毒瓶内盖紧不可走失药气，每次取2克用温开水空心送服，日服2~3次，连服1~3剂。

治法2　用古方(《医学心悟》）生铁落饮：铁落30克先煎、天冬、麦冬、贝母、胆星、橘红、远志、石菖蒲、连翘、茯苓、茯神、钩藤、丹参、朱砂各10克，共加水煎取浓汁空心温服，每日1剂服2~3次，连服。

若病情较轻而癫痫狂症，属痰火胶结者，治法有2个：

治法1　用郁金350克，白矾150克，共研成细末放在清水中化开无渣为度，水泛为丸（名白金丸），阴干，装入消毒瓶内盖紧不可走失药气，每次取5克用石菖蒲适量煎取浓汁空心送服，日服2~3次，连服数月。

治法2　用郁金35克，白矾15克，天竹黄、琥珀各10克，朱砂水飞、薄荷各5克，共研成细末放在清水中化开无渣为度（名加味白金散），装入消毒瓶内盖紧不可走失药气，每次3克用开水冲入空心温服，日服2~3次，连服数剂。

若中风痰厥舌强不能言语者，治法有2个：

治法1　用法夏、茯苓各10克，橘红、枳实、胆南星、党参各6克，竹茹5克，石菖蒲、甘草各3克，生姜3片，红枣3枚，共加水煎取浓汁空心温服（名涤痰汤)，每日1剂服2~3次，连服数剂。

治法2　用白附子、石菖蒲、远志肉、天麻、全蝎、羌活、胆南星各50克，木香25克，共研成细末放在清水中化开无渣为度，炼蜜为丸（名解语丹），阴干，装入消毒瓶内盖紧不可走失药气，每次取5克用薄荷适量加水煎取浓汁空心送服，日服2~3次，连服1~2剂。

癫痫抽搐时发时止者

若癫痫抽搐时发时止者，治法如下：

治法　用猪牙皂角2 000克，白矾600克，炙乌蛇、法夏、制南星、僵蚕各400克，白附子200克，全蝎、水飞朱砂各80克，水飞雄黄60克，蜈蚣10克，共研成细末放在清水中化开无渣为度，水泛为丸阴干，装入消毒瓶内盖紧不可走失药气，每次取3克用温开水空心送服（名医痫丸)，每日服一次，连服数日。

实热老痰癫狂惊悸者

若实热老痰癫狂惊悸者，治法如下：

治法　用黄芩、熟大黄各240克，煅礞石30克，沉香15克，共研成细末放在清水中化开无渣为度，水泛为丸（名礞石滚痰丸），阴干，装入消毒瓶内盖紧不可走失药气，每次取6克用温开水空心送服，日服2~3次，连服数日。

痰迷乱语

如痰迷乱语者，治法如下：

治法　用猪心一个，辰砂4克，甘遂7克，先将二味共研成细末放在清水中化开无渣为度，放入猪心内，外用牛屎包好放入火中，煨熟取出药末作成2丸，用猪心煮汁空心送服，每日1剂分服2次，连服10~15剂。

呆病

如呆病郁抑不舒愤怒而成者，治法如下：

治法　用白芍135克，茯苓100克，法夏70克，人参、当归、柴胡、生枣仁、石菖蒲各35克，甘草、川郁金、神曲、天南星各18克，白附子4克，共加水10升，用慢火煎成半升，取出温后灌给病人服下（名收呆至神汤），少时患者想睡觉，此时切勿惊动他，让他自已一觉醒来自愈，如没痊愈，再服一剂。

呆病如凝而默默不言

如呆病如凝而默默不言，如饥而悠悠若失、胆小有时睡觉数日不醒，有时坐数日不眠，食则吞炭，此因痰气，治法如下：

治法　用云茯苓100克，白术70克，真高丽人参、白芥子、菟丝子各35克，法夏18克，白薇10克（丹砂研成细末冲服10克），白附子2克，共加水10升，用慢火煎成半升，冲入丹砂，取出温后灌给患者饮下，少时及想睡觉切勿惊动，让他一觉醒来自愈，如没痊愈，再服一剂。

精神分裂症（癫症）

精神分裂症是指精神错乱神志失常的常见精神病，中医称癫症。精神分裂症的病因是思虑过度、惊恐恼怒、强烈刺激、素体虚弱、耐受性差或遗传因素使痰壅郁结导致火盛阴伤，气滞血瘀而成。临床表现为思维障碍精神抑郁，沉默痴呆面红耳赤或面色无华、神情淡漠、饮食减少、困倦无力，心悸易惊、情绪不稳、动作离奇、不知洁秽，语无伦次人格明显改变，大便干结小便短赤。若迁延不愈则可能转化为躁狂症。治精神分裂症有痉厥狂痫癫瘫痪之分，痉者强直如反张之象，厥者从下而上之病，宜用五梅丸。痫者猝然昏仆筋脉结丛口角流涎，或作牛马猪羊鸡之声分为五痫之症。治法有10个：

治法1　用羚羊角、石菖蒲、胆南星、远志、连翘、钩藤、天麻、橘红各15克，共加水煎取浓汁空心温服，每日1剂服2~3次，连服1~2月。

治法2　用明矾70克，黄丹35克，共放入银具中煅至通红取出，研成细末放在清水中化开无渣为度，入腊茶35克，用不落水猪心血滴为丸，绿豆大朱砂为衣，每次取30丸用茶空心送服，日服2~3次，连服1~2剂。

治法3　用铁树叶、羊角柳、打铁落、柳树枝各30克，共加水煎取浓汁空心温服，每日1剂服2~3次，连服数剂，兼用灯火烧手中指连三穴，羊角二穴，合骨二穴，喉耳背高骨处各二穴，膝头品字形三穴，各烧1次，五日后再烧，连烧6~7次。

治法4　用铁落先煎30克，茯苓、瓜蒌12克，胆星、黄芩、菖蒲、竹茹、枳实、法夏、陈皮各9克，黄连6克，甘草4.5克，生姜4片，共加水煎取浓汁空心温服，每日1剂服2~3次，连续服用一至二月。

治法5　用桃仁24克，甘草15克，苏子12克，桑白皮、陈皮、大腹皮、赤芍、木通、香附、柴胡各9克，半夏、青皮各6克，共加水煎取浓汁空心温服，每日1剂服2~3次，连续一至二月。

治法6　用生石膏155克，大黄62克，金礞石、芒硝、夜交藤各31克，铁落30克先煎、黄柏24克，茯苓、瓜蒌各12克，胆星、黄芩、石菖蒲、竹茹、枳实、法夏、陈皮各9克，黄连6克，甘草4克，共加水煎取浓汁空心温服，每日1剂饮6~7次，连服15~20剂。

治法7　用首乌、夜交藤各90克，川郁金50克，大黄30克，桃仁24克，苏子12克，桑白皮、陈皮、大腹皮、赤芍、木通、香附、柴胡各9克，法夏、青皮各6克，红枣5枚，共加水煎取浓汁空心温服，每日1剂服5~6次，连服30~50剂。

治法8　用黑木耳30克，豆腐3块，核桃仁7个去皮，共装入砂锅煮至熟烂取出空心温服，每日1剂服2~3次，连服数日。

治法9　用甜瓜蒂适量研成细末放在清水中化开无渣为度，装入消毒瓶内盖紧不可走失药气，成人每次取0.6克，早上用开水冲入空心温服，服后口含砂糖少时涎如水流出，涎净后食粥1~2日，再用麝香末少许用温开水冲服即可解其毒。

处方10　用鲜桃花50克洗净生吃，日服2~3次，连服7~10日。

从母腹中受惊而成癫痫

如从母腹中受惊而成癫痫者，治法有2个：

治法1　用当归、人参各70克，龙骨、龟版、石菖蒲各30克，朱砂17克，共研成细末，加入鲜紫河车一具，用米泔洗净血生研如泥，和米蒸熟晒干与前药共研成细末，放在清水中化开无渣为度，滴水为丸桐子大阴干，装入消毒瓶内盖紧不可走失药气，每次取20克用人乳空心送服，日服2~3次，连服1~2剂。

治法2　用黑铅50克，朱砂、珍珠各7克，水银煅成砂子、雄黄各2克，共研成细末放在清水中化开无渣为度，炼蜜为丸麻子大（名五痫丸），阴干，装入消毒瓶内盖紧不可走失药气每次成取8粒用金银花薄荷煎浓汤送服，小儿减半，日服2~3次，连服2~3月。如治癫狂痫者可用磁朱丸亦效。

狂者

狂者语言狂妄少卧不饥其后多燥而常醒，癫者或歌或哭，如醉如痴其后多静而常昏，症状为一种热病，登高而歌见水而入戏笑怒骂不绝口，舌生芒刺面目炎肿者，如男女痰迷心窍偷墙越壁胡言乱语者，治法有7个：

治法1　用归尾35克，大黄酒洗、芒硝、枳实、川厚朴各18克，炙甘草10克，共加水煎取浓汁（当归承气汤），空心温服，每日1剂服2~3次，连服7~10剂。

治法2　用茯苓、法夏各18克，陈皮15克，枳实7克，共加水煎取浓汁，加入鲜竹沥7克，明矾1克，研成细末冲入药汁内空心温服，每日1剂服2~3次，连服10~15剂。

治法3　先用糯米250克，加水10升，煮数沸去渣，取清汁加入玄参500克，石膏、麦冬各250克，白芥子、法夏各150克，知母、甘草、人参各50克，淡竹叶20克，煮至3升浓汁，取出空心温服然后自然睡觉，此时急用玄参500克，麦冬250克，加水煎取浓汁醒后即饮，饮后又睡醒时再饮一次，后用玄参300克，熟地、麦冬各150克，山茱萸50克，共加水煎取浓汁一次饮下。

治法4　用蚕纸适量烧存性研成细末放在清水中化开无渣为度，装入消毒瓶内盖紧不可走失药气，每次取5克用烧酒冲入空心温服，日服2~3次，外用针刺手拇指甲下出血为妙，连作1~2周。

治法5　用生猪肚一具洗净装入金箔20张，封口放入砂锅内加水煮至熟烂，取出去净金箔将猪肚切片与汤同服，每日1剂服2~3次，连服数日。

治法6　用灯草焙至焦枯存性30克，朱砂3克，共研成细末放在清水中化开无渣为度，用烧酒冲入空心温服，饮后睡觉不可惊动，每日早晚各服1剂连服1~3日。

治法7　用大黄、黄芩、黄连各5克，共加水煎取浓汁空心温服，每日1剂服2~3次，连服数日。

痫症

痫症是一种阵发性神志失常的常见疾病（又名母猪风、羊痫风），中医称痫症。痫症分原发性和续发性两类。原发性的发病机理除遗传因素可以肯定外，其他原因至今尚未完全查明。续发性又称症状性、获得性、器质性，其发病原因有先天性大脑发育不全、脑部炎症感染，外伤性脑部伤害、脑肿瘤、脑卒中、脑囊虫病、甲状腺疾患、低血压、尿毒症、心血管病、缺氧、酒精和农药中毒、药物过敏、辐射过量、精神紧张等多种因素使大脑兴奋过高，神经原异常发电引起大脑功能紊乱，形成发作性意识丧失肢体抽搐。临床表现为小发作时突然停止活动，瞪目凝视，数秒钟后恢复正常。大发作时突然扑倒、呼吸暂停、口唇发绀、头后仰、两眼微睁并转向一侧、眼球上窜固定、四肢强直，数秒钟后出现痉挛性收缩、四肢强烈抽动、呼吸急促、口吐白沫或口中发出如猪羊叫声，1~2分钟后停止发作，继而昏睡，醒后毫无记忆又如常人。治法有7个：

治法1　用猪牙皂角1 200克，白矾360克，炙乌蛇、法夏、制南星、僵蚕各240克，制白附子120克，全蝎、水飞朱砂各48克，水飞雄黄36克，蜈蚣6克，共研成细末放在清水中化开无渣为度，水调为丸阴干，装入消毒瓶内盖紧不可走失药气，每次取3克用温开水空心送服（名医痫丸），每日服药一次，连续服药1~3剂。

治法2　用红蓖麻根60克加水煎取浓汁，再用鸡蛋1枚用陈醋煮熟去壳，将蛋放入药汁内再煎半小时取出吃蛋饮汁，每日1剂服1~2次，连服7~10剂。

治法3　用明矾10克研成细末放在清水中化开无渣为度，装入消毒瓶内盖紧不可走失药气，每日早饭前，晚饭后各取5克，用温开水冲入温服，连服5~10日。

治法4　用苦参250克，浸入健康童子尿1 000毫升内，浸15日后每次取出药汁15毫升，加入米酒冲服，日服2~3次，连服7~8剂。

治法5　用川郁金、木香、香附各100克，皂矾、朱砂各50克，共研成细末放在清水中化开无渣为度，装入消毒瓶内盖紧不可走失药气，每次取6克用温开水冲入空心温服，日服2~3次，连服2~3剂。

治法6　用乌蛇240克，地龙120克，共焙枯研成细末放在清水中化开无渣为度，装入消毒瓶内盖紧不可走失药气，每次取10克用烧酒冲入空心服，日服2~3次，连服3~5剂。

治法7　用怀山药120克，硼砂60克，青黛20克，共研成细末放在清水中化开无渣为度，装入消毒瓶内盖紧不可走失药气，每次取3克用开水冲入空心温服，日服2~3次，连服3~5剂。

若母猪风者，治法如下：

治法　用细辛、牙皂、半夏、雄黄各3克，黄连、朱砂各1克，共研成细末放在清水中化开无渣为度，装入消毒瓶内盖紧不可走失药气，每次取少许用小管吹入患者两鼻腔内。

狗麻风

眼珠上翻、手足弯曲者，名狗麻风，治法如下：

治法　用生木耳70克，用开水泡开洗净在病未发前用黄酒送服，食后盖被睡出全身大汗，每日服一剂，连服20~30剂。

羊痫风

凡马牛羊之痫病发时多以作马牛羊之声，以成人居其多半，应健胃祛痰之剂，治法有6个：

治法1　用白术200克，人参120克，甘草、生南星、生半夏各35克，陈皮5克，附子4克，共研成细末放在清水中化开无渣为度，炼蜜为黄豆大药丸阴干，装入消毒瓶内盖紧不可走失药气，每次取15克用温开水空心送服，日服2~3次，连续1~2剂。

治法2　用未断奶的乳犬一只去净毛及内脏，将硫磺15克研成细末放在清水中化开无渣为度，用棉布包好放入犬腹内，将犬装入猪肚内，加好调料放入砂锅内，加水煮至熟烂，取出分三次空心温服，每日1剂服3次，连服5~10剂。

治法3　羊脑2具、杞子30克，龙眼肉25克，共加水炖至熟烂空心温服，每日早晚各服一剂连服1~2月。

治法4　用猪心一具用黄泥包好烘至干枯去泥，取出猪心、加朱砂、川贝各15克，共研成细末放在清水中化开无渣为度，装入消毒瓶内盖紧不可走失药气，每次取15克用开水冲服，每日早晚各服一次，连服3~5剂。

治法5　用黄瓜藤上的卷须名瓜蔓100克，加水煎取浓汁空心温服，每日1剂服2~3次，连服5~10剂。

治法6　用白鸽心2具，在病发作前一次生服，日服2~3次，连服数剂。

羊痫风忽然倒地作羊马之声

如羊痫风忽然倒地作羊马之声，口中吐痰如涌者，治法有6个：

治法1　用白术35克，茯苓、薏米各18克，真高丽人参、法夏、怀山药各10克，肉桂、附子各4克，共加水煎取浓汁空心温服，每日1剂服2~3次，连服10~20剂（此名回痫汤）。

治法2　用猪心一枚，朱砂、甘遂各6克共研成细末放在清水中化开无渣为度，塞入猪心内，用黄牛粪烧火将猪心煨熟后将药取出为丸，猪心切碎加水煎取浓汁与药丸空心温服，每日1剂服2~3次，连服3~5日。

治法3　用青橄榄1千克打破嵝放入砂锅内先熬一小时，取出去核，放入石具内研如泥，再放入原汁内加入明矾30克，用慢火熬成膏，每日早晚各取10克，用温开水冲服，连服2~3剂。

治法4　用真丝棉500克，烧灰存性研成细末放在清水中化开无渣为度，装入消毒瓶内盖紧不可走失药气，每次取3克用烧酒冲服，日服2~3次，连服1~2剂。

治法5　用下痰丸，治一切风痰眩晕癫凝久不愈者，用白矾300克，细茶叶150克，共研成细末放在清水中化开无渣为度，炼蜜为丸阴干，装入消毒瓶内盖紧不可走失药气，每次取5克用温开水送服，日服2~3次，连服1~2剂，痰从大便出净。

治法6　用滚痰丸，本方用酒炒大黄、黄芩各250克，金礞石、橘红、法夏各35克，怀山药、玄明粉、竹茹、甘草各30克，朱砂20克，沉香15克，干姜10克，共研成细末放在清水中化开无渣为度，炼蜜为丸绿豆大阴干，装入消毒瓶内盖紧不可走失药气，每次饭后服5克，日服2~3次，连服1~2剂。

花癫

此病多发于女性，缘肝木枯槁内火燔盛所致，宜用平肝散郁祛邪之剂，治法如下：

治法　用赤白芍各35克，柴胡、当归、麦冬、白芥子各20克，炒栀子、茯苓、玄参各10克，甘草、石菖蒲各4克，共加水煎取浓汁空心温服，饮后自然睡觉醒。

癫狂失心

治癫狂失心者，治法如下：

治法　用白金丸：川郁金220克，白矾95克，共研成细末放在清水中化开无渣为度，加薄荷50克研成细末用水煮成糊状，与前药末调合为丸黄豆大阴干，装入消毒瓶内盖紧不可走失药气，每次取10克用开水空心送服，日服2~3次，连服2~3剂。

癫痫咳喘

如癫痫咳喘、胁痛、筋络麻痹疼痛、筋骨迁引隐痛者，治法如下：

治法　用大戟、甘遂、白芥子各50克，共研成细末放在清水中化开无渣为度，装入消毒瓶内盖紧不可走失药气，每次取10克用开水冲入空心温服（名控涎丹），日服2~3次，连服1~2剂。

如卒倒痫症者，治法如下：

治法　用钩藤、炙甘草各60克，共研成细末放在清水中化开无渣为度，装入消毒瓶内盖紧不可走失药气，每次取6克用开水冲入空心温服，日服2~3次，连服1~2剂。

眼珠上翻手足弯曲

如眼珠上翻、手足弯曲者名拘麻，治法如下：

治法　用生黑木耳70克用水发开，在病未发前时用黄酒送木耳细嚼慢咽，吃后盖被睡觉取汗出为度，每日1剂服2~3次，连服1~2月。

箭风

如箭风（俗名鬼箭打）及头项手脚筋骨疼痛半身不遂等症，治法如下：

治法　用泽兰10克，白薇7克，山甲珠研碎4克（名山甲白薇泽兰饮），共用烧酒煎取浓汁空心温服，每日1剂服2~3次，连服3~5剂。

大麻风

此症古名痢风，又名麻风、又名大麻风，它是由麻风杆菌引起的一种慢性传染病。主要侵犯皮肤和周围神经，如能早期治疗是完全可能恢复正常。若不及时治疗而病人的免疫力较差则可累及深部组织和内脏器官甚至造成严重的残废。一般人认为麻风病人的传染性很大，事实上麻风杆菌的生命力也是较弱的，在一般自然条件下麻风杆菌仅能存活2~9天，在阳光曝晒下几个小时即可丧失繁殖力或死亡。这说明它离开人体就不容易生长，它的传染发病率比结核病要低100倍。所以麻风是不容易传染发病的，不象人们想像中的那么可怕和厉害。麻风的传染方式除了直接接触以外，近几年来还有通过飞沫传染的说法。据检验表明麻风病人的精子和卵子里都没有麻风杆菌，到目前为止还未发现刚生下的婴儿就有麻风的病例。如果麻风病人所生的子女和患病的父母隔离开来用人工喂养不会得麻风，可见麻风既不是母亲怀胎时传染的也不是遗传得来的。麻风杆菌进入人体后是否发病主要决定于人体对麻风杆菌的免疫力，这就是为什么有些人不患麻风和有些人患麻风的主要原因。据报道每100人中约有90人对麻风有天然免疫力，他们可以与麻风病人密切生活在一起而不被传染，极少数人因为缺乏免疫力如经常接触麻风病人就有可能被传染而发病。麻风杆菌侵入人体后即使免疫力差也不会马上发病，它的潜伏期从被传染到发病这一段时间一般需要2~5年。但在发病的早期因为症状不明显易被忽略。因此一旦在皮肤上出现小片麻木区即使不能辨别冷热和痛的接触感觉、不痒不痛不出汗的浅色斑或红斑和浅神经粗大等症状的时候，往往可能是麻风病的早期表现，也是早期识别麻风的重要线索，这时就应该及早检查和医治。由于人体对麻风杆菌免疫力有强弱，得病后的症状和表现形式也多种多样，凡是有下列情况之一的病患者应怀疑他可能是麻风病。皮肤上生癣但不痒用针刺不痛也不出汗，脸上有虫行感或无故眉毛脱落，脸上像酒醉状有红斑、紫褐色斑肿块或结节和耳垂肥大，口歪眼不能闭拢，颈侧肘伸面腘窝等处有粗筋隆起。上肢出现手套型麻木，肌肉消瘦手指弯曲如鸟爪形或有垂腕手不能向上抬举。下肢有袜套型麻木，肌肉消瘦足垂甩脚。手足无故发生水疱不痒不痛或有指趾骨缩短等畸形。手掌足底烫伤冻伤或碰伤后形成，长期不愈的溃疡不痒不痛不辨冷热，痢风者是有毒之风。治法有8个：

治法1　用全蝎、白芷、人参各50克，共研成细末放在清水中化开无渣为度，装入消毒瓶内盖紧不可走失药气，每次取6克勿吃晚饭，次日早用温白酒冲入空心温服，使身微燥为度（名神应消风散），第一日服2~3次，第二日用绵纹大黄180克，川郁金54克，皂角刺45克，共研成细末放在清水中化开无渣为度，装入消毒瓶内盖紧不可走失药气，每次取15克，加大风子油4.5克，朴硝3克，五更时用热烧酒调入空心温服（名追风散），日服2~3次，第三日用豨莶草、牛蒡子炒、麻黄、苍耳草、细辛、川芎、当归、荆芥、蔓荆子、防风、车前子、威灵仙、天麻、首乌、羌活、独活各30克，共研成细末放在清水中化开无渣为度，用酒煮面糊为丸阴干，装入消毒瓶内盖紧不可走失药气，每次取15克用温酒空心送服（名磨风丸），日服2~3次，周而复始，又如此服之法，连服数月。

治法2　用牛蒡子炒、胡麻仁、枸杞子、蔓荆子各30克，苦参、白蒺藜、防风、花粉各15克，共研成细末放在清水中化开无渣为度，装入消毒瓶内盖紧不可走失药气，每次取3克加入0.4克轻粉，调匀用清茶冲入空心温服（名醉仙散），日服2~3次，连续7~10日后，先从牙缝中流出臭黄液，全身疼痛如酒醉，然后痢下脓血恶物，此为病根，后服不须加轻粉，连续数月。

治法3　用皂角刺45克，大黄煨30克，郁金15克，白丑生炒各9克，共研成细末放在清水中化开无渣为度，装入消毒瓶内盖紧不可走失药气，每次取10克，用烧酒调入空心温服（名通天再造散），日服2~3次痢下脓血或恶物，连续数剂。

治法4　用乌梢蛇、白花蛇、蚯蚓去土各30克，细辛、木鳖子、白芷、天麻、赤芍、蔓荆子、当归、威灵仙、荆芥穗、甘菊花、紫丹参、苦参、沙参、首乌、石菖蒲、木贼、天冬去心、川芎、白蒺藜、甘草炙、胡麻仁、苍术米泔水浸炒、草乌泡去皮各11克，共研成细末放在清水中化开无渣为度，装入消毒瓶内盖紧不可走失药气，每次取15克，用烧酒冲入空心温服（名换肌散），日服2~3次，连续数剂。

治法5　用连翘去心、升麻各2克，桔梗1.5克，黄芩、生地各1.2克，黄连、地龙去土酒炒、当归、黄芪、苏木、全蝎各1克，人参、波蔻各0.6克，甘草0.3克，酒水各半煎取浓汁，去渣再加入胡桐泪0.3克，水蛭、虻虫各3只炒、麝香0.015克，桃仁3枚研如泥、共研成细末放在清水中化开无渣为度，再煎取浓汁饭后温服（名补气泻营汤），每日1剂服2~3次，连续数剂。

治法6　用硫磺、寒水石、枯白矾、贯众各60克，蛇床子30克，朴硝15克，共研成细末放在舌头上化开无渣为度，装入消毒瓶内盖紧不可走失药气，每次取出适量药粉用淡猪油调成膏状涂敷患处，用油纸将药盖上外用纱布包扎固定（名类聚祛风散），每日换药1次，连续数月。

治法7　先用水仙子炒香50克，冰片2克，白糖适量，共研成细末放在舌头上化开无渣为度，用烧酒冲入空心温服，在服药之前先多穿全身衣服连头都须用布包上，服药后多盖被睡觉不可见风及阳光，睡至半日后另放一些衣物，让病人睡出全身汗水，脱净全身衣服另穿，即用火将先穿盖的衣物全部烧净，因此衣物上沾有脓臭汗及病虫，再用石菖蒲30克加水煎取浓汁空心温服，每日1次，连作1~2月。

治法8　用古方（洁古方）白花蛇散：大黄15克，白花蛇、乌梢蛇、雄黄各6克，共研成细末放在舌头上化开无渣为度，装入消毒瓶内盖紧不可走失药气，每次取6克用温开水空心送服，日服2~3次，连服。

顽固性呃逆（噫嗳）

西医认为呃逆是膈肌和肋间肌突然收缩引起的一种普遍现象。呃逆分良性自限性和顽固性难治性两大类。前者是因食用过冷过热食物或过度紧张兴奋所致，无迁延性有自愈性不需特殊治疗，后者多由饮食不节损伤胃气情志抑郁胃气上逆，或病后体虚劳累过度或溃疡癫痫脑瘤药物过敏等疾病而引起。中医认为顽固性呃逆就是噫嗳，临床表现呃逆轻重差别极大，轻者偶而发作止后无恙，重者喉间有声声短而频不能自制，重病后期打呃不止饮食难进极易生变。治法有5个：

治法1　用熟附子15克，白术、茯苓、陈皮各10克，人参、肉桂、干姜、炙甘草各6克，共加水煎取浓汁温服，每日1剂服2~3次，连服3~5剂。

治法2　用柴胡、代赭石、柿蒂各12克，法夏、黄芩各9克，人参、黄连各6克，炙甘草5克，生姜3片，共加水煎取浓汁温服，每日1剂服2~3次，连服3~5剂。

治法3　用猪胆一枚，赤小豆20粒放入胆内，将胆挂在通风处，阴干研成细末放在舌头上化开无渣为度，装入消毒瓶内盖紧不可走失药气，每次取1克用温开水送服，日服2~3次，连服3~5日。

治法4　用生山楂适量洗净共研如泥，榨取自然汁适量每次饮15毫升，日饮2~3次，连饮3~5日。

治法5　用威灵仙30克加水煎取浓汁用蜜糖冲入温服，每日1剂服2~3次，连服3~5日。

呕吐哕

呕吐哕：有声有物为之呕，有物无声为之吐，有声无物为之哕，均可用，治法有3个：

治法1　用法夏、茯苓各10克，陈皮6克，甘草3克（名二陈汤），加藿香、砂仁各10克共加水煎取浓汁空心温服可通治，每日1剂服2~3次，连服1~2剂。

治法2　用麦冬、天麻、茯苓、白术、法夏、陈皮、神曲各10克，生姜3片，共加水煎取浓汁空心温服（名麦天汤），每日1剂服2~3次，连服1~2剂。

治法3　用麦芽、天麻、茯苓、白术、法夏、陈皮、神曲各10克，生姜3片，共加水煎取浓汁空心温服（名茯苓半夏汤），每日1剂服2~3次，连服1~2剂。

胃火上衡呃逆不止

如胃火上衡呃逆不止者，治法如下：

治法　用木通、泽泻、黄芩、石斛各4克，陈皮、山楂、麦芽各2克，共加水煎取浓汁空心温服（名安唱散），每日1剂服2~3次，连服1~2剂。

寒热错杂之呃逆

如寒热错杂之呃逆者，治法如下：

治法　用法夏9克，人参、旋覆花、枳壳、炙甘草各6克，黄连、丁香各3克，共加水煎取浓汁温服，每日1剂服2~3次，连服3~5剂。

神经性呃逆

如神经性呃逆者，治法如下：

治法　用韭菜子适量研成细末放在舌头上化开无渣为度，装入消毒瓶内盖紧不可走失药气，每次取9克，用温开水送服，日服2~3次，连服3~5日。

气不顺呃逆呕吐

如气不顺呃逆呕吐，或寒冲脾肾等症者，治法如下：

治法　用熟地15克，茯苓、扁豆各7克，藿香5克，炮姜、丁香、陈皮各4克，炙甘草、肉桂各3克，当归、附子、吴茱萸各2克，共加水煎取浓汁空心温服（名归气饮），每日1剂服2~3次，连服1~2剂。

肾冷呃逆

如肾冷呃逆者，治法如下：

治法　用附子、羌活、小茴各4克，干姜、木香、食盐各1克，共加水煎取浓汁空心温服（羌活附子汤），每日1剂服2~3次，连服1~2剂。

呃逆欲死

如呃逆欲死者，治法如下：

治法　用法夏15克，生姜3片，共加水煎取浓汁空心温服（名半夏生姜汤），每日1剂服2~3次，连服1~2剂。

病后呃逆不止

如病后呃逆不止者，治法有2个：

治法1　用刀豆子适量，烧枯存性研成细末放在舌头上化开无渣为度，装入消毒瓶内盖紧不可走失药气，每次取7克用温开水冲入空心温服（名刀豆散），日服2~3次，连服数日。

治法2　用荔枝7枚，连壳烧枯存性取出，研成细末放在舌头上化开无渣为度，用温开水冲人空心温服（名元红散），日服2~3次，连服1~2日。

肺　　癌

肺癌是指支气管黏膜或肺泡壁部位发生的癌肿，又称支气管肺癌，中医称肺积。肺癌分中心型和外围型两种。位于大支气管靠近纵隔的称中心型肺癌，常为鳞癌和未分化癌。在小支气管邻近肺边缘的称周围型肺癌，多为腺癌。癌肿可向支气管内和管外生长，若向管内生长会引起支气管狭窄而痰液引流不畅，可并发肺炎或肺脓肿，造成癌肿阻塞支气管而发生肺叶不张。若癌肿向支气管外生长者可在肺实质内产生肿块。癌肿不但可直接侵犯邻近组织而且可经淋巴管或血管转移至附近的淋巴结或远处的器官，如骨、脑、肝、肾等处。肺癌的症状决定于它的发生部位、大小类型、发展阶段和并发症。周围型肺癌位于肺的边缘部，早期无症状。中心型肺癌生于较大的支气管症状常较明显。最初出现支气管黏膜刺激症状，如咳嗽。肿瘤不断增大支气管腔变狭呼吸时局部可听到哮鸣音。支气管狭窄的远端痰液引流不畅，常引起继发感染产生肺炎和脓肿。此时会出现发热咳嗽和咳脓痰。若癌肿本身糜烂或肿瘤侵蚀肺血管时有小口咯血或痰中带血。肿瘤完全阻塞支气管时会出现肺叶不张常感到胸闷。肿瘤转移到胸膜时会发生胸痛，而且发生血性胸水，当大量胸水压迫心肺而产生气急。癌肿压迫喉返神经时会出现声哑。压迫膈神经时会出现膈麻痹。压迫上腔静脉时静脉回流受阻而产生头面部和上半身浮肿。部分肺癌病人还会出现杵状指趾及四肢关节疼痛和男性乳房增大等症状。临床表现为阵发性干咳有间断性血痰，胸背部隐痛或刺痛声音嘶哑，低热盗汗，严重时持续发热、内有大量胸水动则喘促呼吸困难，颈部胸壁静脉怒胀胸痛难忍，且并发症多。治疗治法有2个：

治法1　用活蚌适量洗净壳，放木炭火上烧黄去肉不用，取壳研成细末放在舌头上化开无渣为度，装入消毒瓶内盖紧不可走失药气，如患者足手心发热者用海壳，如手足心不发热者用淡水壳，每次取10克用米汤冲服，若有痰者加鲜竹沥适量冲服，日服2~3次，连服5~10周症状明显改善。

治法2　用(《经验方》) 养阴清肺消积汤：沙参、芦根、穿破石、鱼腥草、石上柏、牡蛎各30克，金银花15克，野百合、天冬、麦冬、瓜蒌皮、夏枯草各12克，杏仁、百部各9克，共用水煎取浓汁食后温服，每日1剂服2~3次，连续1~3月症状明显改善。

原发性支气管肺癌

若原发性支气管肺癌者治疗，治法有2个：

处方1　用百合、生地、熟地、玄参、当归、麦冬、白芍、沙参、桑白皮、黄芩、臭牡丹、川芎、白花蛇舌草各15克，随证加减：气短加人参、黄芪各10克。胸痛血瘀加桃仁、红花各10克。痰中带血加蒲黄炭、藕节炭、仙鹤草各10克。胸水加葶苈子、芝麻花各10克。低热加柴胡、地骨皮各15克。高热加石膏50克。共用水煎取浓汁食后温服，每日1剂服2~3次，连续1~3月症状明显改善。

治法2　用熟附子120克，王不留行30克，天冬、麦冬各15克，阿胶、莪术各12克，共加水煎取浓汁食后温服，每日1剂服2~3次，连续1~2月。

晚期原发性支气管肺癌

若晚期原发性支气管肺癌者，治法如下：

治法　用生地、五味子、沙参、王不留行、麦冬、蒲公英、石见穿、百部、徐长卿、怀山药、地骨皮、望江南、野菊花、白花蛇舌草、牡蛎、夏枯草、海藻、海带、元参、天花粉、丹参、川贝、炮山甲、鳖甲、蜀羊泉、丹皮、鱼腥草、紫花地丁、象贝各15克，随证加减：咳嗽痰稠加枳壳、枇杷叶、鲜竹沥各10克。痰中带血加仙鹤草、白及、蒲黄、地榆各10克。低热起伏加板蓝根、败酱草、红藤、金银花各10克。胸痛加瓜蒌、郁金、川楝子、赤芍、桃仁各10克。共加水煎取浓汁食后温服，每日1剂服2~3次，连续3~6月有明显改善症状，延长生存期。

原发性肺癌合并胸水

若原发性肺癌合并胸水者，治法如下：

治法　用川贝、鱼腥草、蒲公英、徐长卿、重楼、蜀羊泉、铁树花、石见穿、王不留行、丹皮、白花蛇舌草、泽泻、猪苓、茯苓各15克，共加水煎取浓汁食后温服，每日1剂服2~3次，连续1~2月。

虚痰热型肺癌

阴虚痰热型肺癌者，治法如下：

治法　用瓜蒌皮、鱼腥草、石见穿、铁树叶、白花蛇舌草、生牡蛎各35克，赤芍18克，沙参、王不留行、夏枯草、露蜂房各15克，天冬、麦冬、杏仁、桃仁各10克，大蜈蚣3条，共加水煎取浓汁食后温服，每日1剂服2~3次，连续2~3月。

脾虚痰湿型肺癌

脾虚痰湿型肺癌者，治法如下：

治法　用白花蛇舌草、穿破石、铁树叶、鱼腥草、泽泻、佛耳草、补骨脂、卷柏、生南星各35克，茯苓、葶苈子、淫羊藿、山豆根各18克，百部、蟾蜍皮、肉苁蓉各15克，党参、白术、半夏、陈皮各10克，共加水煎取浓汁食后温服，每日1剂服2~3次，连续3~5月。

阴阳两虚气血瘀滞型肺癌

阴阳两虚气血瘀滞型肺癌者，治法如下：

治法　用黄精、牡蛎、穿破石、卷柏、朱砂根、铁树叶、芙蓉叶各35克，沙参、夏枯草各18克，赤芍、天冬各15克，仙茅、仙灵脾、锁阳、三棱、莪术、当归各10克，王不留行6克，共加水煎取浓汁食后温服，每日1剂服2~3次，连续3~5月。

气阴两虚痰瘀气滞型肺癌

气阴两虚痰瘀气滞型肺癌者，治法如下：

治法　用鱼腥草、薏米、沙参、瓜蒌皮、葶苈子、白花蛇舌草、铁树叶、泽泻、芙蓉叶、白石英、生牡蛎、卷柏各35克，朱砂根20克，赤芍、麦冬各18克，前胡、海藻、夏枯草、蟾蜍皮各15克，共加水煎取浓汁食后温服，每日1剂服2~3次，连续2~3月。

阳虚痰湿型肺癌

阳虚痰湿型肺癌者，治法如下：

治法　用生牡蛎100克，佛耳草、朱砂根、瓜蒌皮、薏米、铁树叶、穿破石、仙灵脾各35克，生南星、补骨脂、苦参各18克，党参、白术、百部、锁阳、夏枯草、海藻各15克，蚕蛹10克，共加水煎取浓汁食后温服，每日1剂服2~3次，连续2~3月。

肺癌疼痛不可忍

若肺癌疼痛不可忍者，治法如下：

治法　用蟾酥、川乌、红花、三棱、莪术、肉桂、木香、阿魏各15克共研成细末加陈醋调成膏状外敷痛处，用药1~2日见效，每3日换药1次此药只能止痛。

晚期肺癌

若晚期肺癌者治疗，治法有2个：

治法1　用山慈菇、半枝莲、炮山甲、僵蚕、海藻、昆布、生牡蛎、沙参、百部、百合、白花蛇舌草、守宫各15克，番木鳖3克，共加水煎取浓汁食后温服，每日1剂服2~3次，连续3~6月，可延长生存期5年以上。

治法2　用猪瘦肉50克，黄精30克，白晒参、山楂、红豆各15克，龟版12克，阿胶6克，红枣5枚，共加水煮至熟烂加入调料空心温服，每日1剂服2~3次，连续3~4月，亦可延长生存期3~5年。

胸膜炎（胸背痛）

胸膜炎是由各种病因而产生，如结核杆菌、化脓性细菌等引起的胸膜炎症。癌肿转移到胸膜或风湿病累及胸膜也都可发生胸膜炎。在上述病因中要以结核性胸膜炎最为常见，约占胸膜炎总数的80%左右。结核性胸膜炎因早期胸膜表面有纤维素沉着，变得粗糙，呼吸时两层胸膜运动产生摩擦刺激胸膜感觉神经引起疼痛。疼痛见于病变的局部，但常在胸廓扩张最大的部位在腋下区胸痛最明显有如刀割样，随呼吸或咳嗽疼痛加重。当出现胸腔积液时两层胸膜被胸水隔开胸痛消失。大量胸水压迫肺脏时可引起胸闷气急。病人有发热体温常在38℃以上。少数病人还有干咳。如癌肿转移到胸膜时可引起剧烈疼痛，常无发热，胸水多为血性而增长迅速。风湿热引起的胸膜炎除有胸液外多伴有关节疼痛和发热，而病人大多比较年轻。西医认为胸膜炎是因结核菌感染干性胸膜炎的传变，恶性肿瘤、尿毒症、结缔组织病、肺炎、肺栓塞、结核病、白血病、创伤等病症伴发引起胸腔积液。胸膜炎的发病原因是由外感寒湿饮食不当，劳欲所伤或久病体弱使肺失调脾失传输，肾失蒸化导致代谢失调水液内停而引起胸胁满痛。中医认为胸膜炎就是胸背痛，临床表现为起病急剧早期胸痛明显随呼吸咳嗽加重，伴有低热病重时疼痛放射至颈肩上腹部，气急加重则胸痛减轻紫绀干咳甚至呼吸困难。治法有3个：

治法1　用肉桂36克，炒枳实、丹参各30克，台乌15克，檀香10克，共研成细末放在清水中化开无渣为度，装入消毒瓶内不可走失药气，每次饭后取5克，用温开水冲服，日服2~3次，连服1~3剂。

治法2　用乳香30克，没药、丁香各15克，甘草、防风、白芷各12克，蜂房、全蝎各10克，共研成细末放在清水中化开无渣为度，装入消毒瓶内盖紧不可走失药气，每次取出适量药粉用鸡蛋清调成膏状贴两胁旁，用油纸将药盖上外用纱布包扎固定，每日换药1次，连贴3~10日。

治法3　用古方（《金匮要略》）枳实薤白桂枝汤：枳实、川厚朴、全瓜蒌各12克（枳朴先煎），薤白9克，桂枝6克，共加水煎取浓汁每次饭后温服（名柴胡陷胸汤），每日1剂服2~3次，连服数剂。

急性胸膜炎

如急性胸膜炎者，治法如下：

治法　用川郁金、大黄各10克，巴豆霜5克，共研成细末放在清水中化开无渣为度，装入消毒瓶内不可走失药气，每次取出适量药粉用面糊为丸绿豆大阴干，装入消毒瓶内盖紧不可走失药气，每次饭后取3粒，用温开水送服，日服2~3次，连服数剂。

慢性胸膜炎

如慢性胸膜炎者，治法如下：

治法　用猪肝100克，皂角刺2克，用布包好共加水煎熟，后取出皂角刺，每次饭后饮药汤吃猪肝，每日1剂服2~3次，连服2~3月。

浆液性胸膜炎

如浆液性胸膜炎者，治法如下：

治法　用高粮米糖（是高粮外壳上方的一种毛芽在采收高粮时可看见）200克，放入锅内蒸半小时取出用白酒调合厚敷患处，用油纸将药盖上外用纱布包扎固定，每日换药1次，连敷3~5日。

渗出性胸膜炎急慢性胆囊炎者

若渗出性胸膜炎、急慢性胆囊炎者，治法如下：

治法　用瓜蒌仁15克，法夏、柴胡、黄芩、桔梗、枳实各10克，黄连5克，生姜3片，共加水煎取浓汁每次饭后温服（名柴胡陷胸汤），每日1剂服2~3次，连服数剂。

脓胸

如脓胸者，治法如下：

治法　先用全瓜蒌一枚，开一小孔如小指头大，后用南杏仁去皮尖炒熟100粒，装入瓜蒌内，再用盐水和泥厚包瓜蒌，放入炭火中烧至存性取出去泥，将瓜蒌研如泥，加川贝母30克，共研成细末放在清水中化开无渣为度，装入消毒瓶内盖紧不可走失药气，每次饭后取3克，用温开水冲服，日服2~3次，连服数剂。在服药期间忌辛辣酒色等，一切刺激性物品。

胸胁痛

胸胁痛者，治法有3个：

治法1　用丹参30克，青皮、百合、鱼腥草各15克，香附12克，瓜蒌仁、柴胡、台乌各10克，法夏、甘草各6克，红花5克，黄连、没药各3克，共加水煎取浓汁，每次饭后温服，每日1剂服2~3次，连服数剂。

治法2　用枳壳麸炒100克，炙甘草10克，旧蒲扇一把烧存性。共研成细末放在清水中化开无渣为度，装入消毒瓶内盖紧不可走失药气，每次饭后取6克，用葱汤送服，日服2~3次，连服数剂。

治法3　用白芥子30克，阿魏3克，共研成细末放在清水中化开无渣为度，装入消毒瓶内盖紧不可走失药气，每次取出适量药粉用鸡蛋清调成膏状贴患者痛处，用油纸将药盖上外用纱布包扎固定。（此药不可久贴容易使皮肤起泡）。

若胸胁气逆者，治法如下：

治法　用白茯苓30克，人参15克，共研成细末放在清水中化开无渣为度，装入消毒瓶内盖紧不可走失药气，每次取10克加水煎取浓汁饭后温服，每日1剂服2~3次，连服数剂。

若治诸般气痛者，治法如下：

治法　用顶好高粱酒150克，泡入冰糖75克，将火点燃酒让烧之自灭后，将冰糖用开水冲服，每日服2~3剂连服数剂。

肋间神经痛

如肋间神经痛者，治法有3个：

治法1　用木香、沉香、川郁金各6克，共研成细末放在清水中化开无渣为度，装入消毒瓶内盖紧不可走失药气，分成三份每次取一份饭后用温开水冲服，日服2~3次，连服数剂。

治法2　用泽兰叶30克，瓜蒌壳、丝瓜络、白茅根各12克，山甲珠6克，共用黄酒煎取浓汁每次饭后温服，每日1剂服2~3次，连服数剂。

治法3　用鲜韭菜500克共研如泥用醋炒热用布包好趁热熨痛处，冷则另换连熨2~3小时。

若两胁胀痛者，治法有2个：

治法1　用地肤子适量炒香，取出研成细末放在清水中化开无渣为度，装入消毒瓶内盖紧不可走失药气，每次取6克用温酒冲入饭后温服，日服2~3次，连服数剂。

治法2　用延胡索去皮、川楝子去核各50克炒香共研成细末放在清水中化开无渣为度，装入消毒瓶内盖紧不可走失药气，每次取6克用旋覆花20克加水煎取浓汁冲入饭后温服，每日1剂服2~3次，连服数剂。

若肋骨痛因惊伤肝者，治法如下：

治法　用麸炒枳壳30克，桂枝15克，共研成细末放在清水中化开无渣为度，装入消毒瓶内盖紧不可走失药气，每次取6克用姜枣汤冲入饭后温服，日服2~3次，连服数剂。

若肾气衡胁痛如刀刺、喘息不得卧者，治法有2个：

治法1　用鲜茴香适量研取汁，每次取50克用热酒冲入饭后温服，每日1剂服2~3次，连服数剂。

治法2　用小茴香30克，麸炒枳壳15克，食盐2克，共研成细末放在清水中化开无渣为度，装入消毒瓶内盖紧不可走失药气，每次取6克用热酒冲入饭后温服，每日1剂服2~3次，连服数剂。

胸痹气痛

如胸痹气痛者，治法如下：

治法　用韭菜根500克洗净研如泥，榨取自然汁煎沸取出，温后用白酒冲入饭后温服，每日1剂服3~4次，连服数剂。

背痛

背痛者，治法有2个：

治法1　用桑寄生、狗脊各12克，当归、川续断各10克，羌活6克，共加水煎取浓汁每次饭后温服，每日1剂服2~3次，连服数剂。

治法2　用油炒小茴香50克，焦栀子30克，共研成细末放在清水中化开无渣为度，装入消毒瓶内盖紧不可走失药气，每次饭后取5克，用温开水冲服，日服2~3次，连服数剂。

背热如火燎

如背热如火疗者此是虚火，治法如下：

治法　用生附子适量研如泥，用冷水调敷两脚心，用油纸将药盖上外用纱布包扎固定，每日换药1次，连敷3~5日。

高血压

高血压是一种以动脉血压升高为主要特征的全身性疾病，中医属头痛眩晕或肝阳。高血压分原发性和继发性两种。发病原因是先天性颈动脉过长而扭曲、颅底动脉发育畸形、体循环动脉血压长期过高形成独立的高血压病。症状性高血压是因中枢神经系统功能紊乱，精神刺激情绪波动，使交感神经系统兴奋性增高，肾上腺髓质分泌增多引起小动脉收缩、痉挛、硬化导致管腔狭窄，使血压持续升高。临床表现为头痛、头晕、耳鸣、健忘、失眠、乏力、心悸烦燥、手指发麻。少数急进型高血压表现为头痛剧烈，头晕呕吐视力障碍神志不清抽搐昏迷或并发脑溢血，脑血栓形成、心功能不全、肾功能衰竭等重症。治高血压者，治法有15个：

治法1　用熟地15克，山茱萸、山药、丹皮、茯苓、牛膝各10克，泽泻9克，肉桂5克，共加水煎取浓汁空心温服，每日1剂服2~3次，连续15~30剂。

治法2　用石决明18克，淮牛膝、钩藤（后下）各12克，天麻、栀子、黄芩、杜仲、益母草、桑寄生、夜交藤、茯苓各9克，共加水煎取浓汁空心温服，每日1剂服2~3次，连续15~30剂。

治法3　用黄芩6克，黄连、当归各5克，栀子、玄参、甘草各3克，共加水煎取浓汁空心温服，每日1剂服2~3次，连续15~30剂。

治法4　用黄精20克，豨莶草、车前草、益母草、夏枯草各15克，共加水煎取浓汁空心温服，每日1剂服2~3次，连续15~30剂。

治法5　用泽泻50克，益母草、车前草、夏枯草、草决明、钩藤、丹皮各10克，共加水煎取浓汁空心温服，每日1剂服2~3次，连1~2月。

治法6　用天麻、川芎、远志、菊花各15克，竺黄12克，柴胡、石菖蒲、僵蚕各10克，共加水煎取浓汁空心温服，每日1剂服2~3次，连服1~2月。

治法7　用首乌50克，石决明、珍珠母各25克，菊花、钩藤各15克，共加水煎取浓汁空心温服，每日1剂服2~3次，连续1~2月。

治法8　用花生藤、草决明、海带各50克，夏枯草、黄芩、钩藤、野菊花、杜仲、倒蔻草各25克，川芎、山豆根、木通、冬瓜皮、莪术、仙茅各15克，辛夷花10克，共加水煎取浓汁空心温服，每日1剂服2~3次，连服1~2月。

治法9　用丹参、杜仲各30克，杭菊20克，生地15克，山茱萸、怀山药、丹皮、茯苓、淮牛膝、山楂各10克，泽泻9克，肉桂、田七花各5克，红枣5枚，共加水煎取浓汁空心温服，每日1剂服2~3次，连服1~2月。

治法10　用牡蛎、珍珠母各50克，石决明30克各先煎，丹参30克，桃仁、赤芍、白芍、粉葛、山楂各15克，柴胡、天麻、钩藤各12克，红花10克，甘草6克，共加水煎取浓汁空心温服，每日1剂服2~3次，连服1~2月。

治法11　用玉米须、芹菜根各100克，花生藤干、黄瓜藤、柿饼、葵花子、葱头、蚕豆花各50克，西瓜皮30克，草决明、山楂、地龙各15克，黑木耳6克，夏枯草10克，共加水煎取浓汁空心温服，每日1剂服2~3次，连服15~20剂。

治法12　用猪胆汁200毫升，用适量绿豆粉拌成膏状，晒干研成细末放在清水中化开无渣为度，装入消毒瓶内盖紧不可走失药气，每次取10

克用开水送服，日服2~3次，连服1~2剂。

治法13　用海蛰150克，蚝豉、玉米须各60克，冰糖、西瓜皮、荸荠、海参各50克，发菜5克，共加水煎取浓汁空心温服，每日1剂服2~3次，连服1~2月。

治法14　用(《经验方》) 芹菜菊花汤：芹菜200克，菊花、枸杞叶各12克，鲜荷叶1张，共加水煎取浓汁空心温服，每日1剂服2~3次，连服1~2月。

治法15　用古方(《杂病证治新义》) 天麻钩藤饮：石决明18克，钩藤（后下）、牛膝各12克，天麻、栀子、黄芩、杜仲、益母草、桑寄生、夜交藤、茯神各9克共加水煎取浓汁空心温服，每日1剂服2~3次，连服，是治疗高血压病之良方。

若高血压头痛者，治法如下：

治法　用(《中医杂志》) 复方降压饮：钩藤18克，菊花12克，青葙子、桑叶、地龙、白蒺藜、青木香、夏枯草、草决明、桑寄生、牛膝各9克，共加水煎取浓汁空心温服，每日1剂服2~3次，连服。

急进型高血压

急进型高血压，治法如下：

治法　用牡蛎、夏枯草、石菖蒲、泽泻各12克，僵蚕、栀子、黄芩、木通、车前子各9克，龙胆草、柴胡、甘草各6克，共加水煎取浓汁空心温服，每日1剂服2~3次，连服30~40剂。

高血压性眩麻跛行

高血压性眩麻跛行者，治法如下：

治法　用地骨皮60克，北芪50克，山楂40克，川芎、赤芍、桃仁、红花各12克，地龙9克，共加水煎取浓汁空心温服，每日1剂服2~3次，连续1~2月。

高血压引起偏头痛

若高血压引起偏头痛者，治法如下：

治法　用白萝卜汁加冰片少许滴入鼻腔内，左痛滴右边，右痛滴左边，日滴3~5次，连滴3~5日头不痛。

高血压引起眼底出血

若高血压引起眼底出血者，治法如下：

治法　用荞麦叶50克，藕节3个、莲子心5克，共加水煎取浓汁，用西红柿蘸白糖送服，每日1剂，连服10~15日。

低血压

低血压是指血压低于90~60毫米汞柱以下，由多种疾病引起的一种症状，中医称眩晕。低血压按病情分急性和慢性两种。急性多因晕厥休克或高血压降压不当所致。慢性多由劳累过度睡眠不足、营养不良、肾上腺皮质功能、垂体前叶功能减退、消耗性疾病、心血管病或由平原地区进入高山等因素引起血压不足，血液循环无力而形成。按病因可分为四类。一是无症状性低血压多见于久病体虚和老年心脏病患者。二是继发性低血压多由脑垂体功能减退、甲状腺功能低下、充血性心力衰竭、出血性贫血或感染性休克所致。三是原发性低血压常见于多愁善感体质瘦弱之青年女性。四是体位性低血压多在体位改变时发生。典型症状是头晕、头痛、心悸失眠、全身乏力两眼发黑站立不稳，严重时可诱发脑血管病。治低血压者，治法如下：

治法　用茯苓30克，甘草、五味子各20克，共加水煎取浓汁空心温服，每日1剂服2~3次，连服15~20剂。

慢性低血压

如慢性低血压者，治法如下：

治法　用党参、当归、白芍各12克，枳实、玉竹、炙甘草各10克，桂枝、陈皮各6克，红枣7枚，生姜3片，共加水煎取浓汁空心温服，每日1剂服2~3次，连服15~20剂。

各型低血压

如各型低血压者，治法如下：

治法　用党参、甘草各25克，北芪、茯苓各20克，白术、柴胡、升麻、桂枝、陈皮各15克，共加水煎取浓汁空心温服，每日1剂服2~3次，连服15~20剂。

直立型低血压

如贫血型感染性、直立型低血压者，治法如下：

治法　用党参、黄精各30克，炙甘草10克，共加水煎取浓汁空心温服，每日1剂服2~3次，连服15~20剂。

贫血

贫血是指循环血液中红细胞数和血红蛋白量低于正常。我国正常人红细胞数量男性为400~500万/立方毫米，女性为350~500万/立方毫米，血红蛋白男性为12~16克，女性为11~15克。一般认为男子红细胞数量低于400万/立方毫米，血红蛋白数量低于12克，女性红细胞数量低于350万/立方毫米，血红蛋白低于10.5克为贫血。红细胞内除水分外主要含血红蛋白，所以血液呈红色。血红蛋白的主要功能是输送氧和二氧化碳。贫血时红细胞数量明显减少，运载氧气的能力减弱，结果使组织细胞缺氧，引起贫血的各种症状，如苍白、头晕、耳鸣、记忆力减退、四肢软弱无力、食欲不振、腹胀、活动后气急心跳加快、心脏搏动增强等，严重者会引起贫血性心脏病、心力衰竭。贫血症状的轻重主要取决于贫血的程度和产生贫血的原因和速度，产生贫血的速度越快症状越严重，而缓慢出现的贫血由于人体的适应和代偿症状相对要轻得多。贫血是由多种原因引起的，要了解贫血的原因必须先了解红细胞在人体内不断更新的过程。红细胞在循环血液中的寿命大约为120天，衰老的红细胞主要在脾脏内被清除。骨髓是成人制造红细胞的工厂。幼稚红细胞在骨髓内发育成长，成熟后不断被输送到血循环里，保持循环血液中红细胞和血红蛋白数量的恒定。因而红细胞生成减少或红细胞损失过多则是产生贫血的两大原因。红细胞生成减少是骨髓造血功能减退所引起的，再生障碍性贫血或单纯红细胞性再生障碍性贫血，是骨髓被异常组织侵害，引起骨髓病性贫血，造血原料缺乏如缺铁性贫血、营养性大细胞性贫血。红细胞损失过多或各种原因引起的红细胞寿命缩短过多或过速地破坏即产生溶血性贫血，失血过多引起失血性贫血。此外慢性感染、肿瘤、肾炎、尿毒症、肝病、内分泌功能减退等均伴有贫血症状，这类贫血称继发性贫血。因为贫血可能由多种原因引起所以必须查明每个病人所发生贫血的确切原因才能得到合理地治疗各种贫血的病人。治法有5个：

治法1　用千斤拔、牛大力各100克，鸡血藤75克，岗稔果50克，元肉25克，鸡屎藤15克，猪骨适量，共加水煎取浓汁空心温服，每日1剂服2~3次，连服数剂。

治法2　思怒伤脾，腹痛吃不化食者，可用白术、当归、茯苓、陈皮、甘草、白芍、香附、菖蒲各10克，生姜3片，红枣2枚（名伤中），共加水煎取浓汁空心温服，每日1剂，连服3~5剂。

治法3　用紫河车150克，元肉、当归各100克，猪肚一具、羊脚杆骨2根、花生衣50克，各烘至干枯共研成细末放在清水中化开无渣为度，装入消毒瓶内不可走失药气，每次取20克，用红枣汤送服，日服2~3次，连服1~2剂。

治法4　用北芪30克，当归5克，共加水煎取浓汁，用鸭血冲服，每日1剂服2~3次，连服数日。

治法5　用千斤拔、牛大力、鸡血藤、岗稔果各100克，元肉50克，鸡屎藤15克，猪骨适量加水炖2~3小时，取出浓汁分三次空心温服，每日1剂服3次，连续数剂。

缺铁性贫血

缺铁性贫血是指体内存铁量摄入不足，或丢失过多影响血红蛋白合成，引起的小细胞低色素性贫血，中医称痿黄或虚痨。缺铁性贫血的原因是由钩虫病、痔出血、胃十二指肠溃疡出血、鼻衄、妇女月经过多、多次分娩等疾患反复失血，和婴幼期摄入铁不足及慢性腹泻、胃酸铁乏、胃肠道手术导致吸收障碍或营养不良而引起。临床表现是面色苍白、倦怠无力、食欲不振、畏寒腹胀、神经过敏、失眠、眩晕，严重时可出现吞咽困难，口角裂口、皮肤干燥、皱纹增多、毛发脱落、指甲扁平缺乏光泽、心悸腹泻等症状。治法有2个：

治法1　用土大黄30克，丹参15克，鸡内金10克，共加水煎取浓汁空心温服，每日1剂服2~3次，在服药期间忌食辛辣燥血之物，连续服药2~4周。

治法2　用紫河车、人参各等量，共研成细末放在清水中化开无渣为度，装入消毒瓶内不可走失药气，每次取6克用开水冲入空心温服，日服2~3次，连续1~3周。

贫血所致眩晕

若贫血所致眩晕者，治法如下：

治法　用石决明15克，当归、白芍、钩藤、枣仁、茯苓、鸡内金各9克，川芎、远志各6克，炙甘草3克，共加水煎取浓汁空心温服，每日1剂服2~3次，连续服药1~2月。

贫血所致脾气虚弱

若贫血所致脾气虚弱者，治法如下：

治法　用党参15克，白术、茯苓、当归、半夏、鸡内金各10克，陈皮、炙甘草各6克，木香5克，砂仁3克，共加水煎取浓汁空心温服，每日1剂服2~3次，连续服药2~3月。

贫血所致气血两亏型

若贫血所致气血两亏型者，治法如下：

治法　用熟地20克，黄芪、党参、元肉各15克，当归、白术各10克，炙甘草6克，红枣5枚，共加水煎取浓汁空心温服，每日1剂服2~3次，连续服药1~2月。

再生障碍性贫血（血枯或虚痨）

再生障碍性贫血是由于骨髓造血功能减退或衰竭，使红细胞、白细胞、血小板减少的综合病症，简称为再障，中医称血枯或虚痨。再障分急性与慢性两种，发病原因有严重的细菌病毒或虫感染、骨髓疾患，使造血组织受到排挤或破坏，慢性贫血、肾衰久治不愈，或长期过量接触电离辐射和服用苯类、重金属类、抗菌素类、磺胺类、镇静类、抗肿瘤类等药物所致。典型症状是面色苍白、心悸气短、全身乏力、怕冷喜暖、手足心热、皮肤紫癜、鼻衄齿衄、眼结底、消化道、呼吸道、泌尿道出血，常并发肺炎或败血症等严重感染。治法有5个：

治法1　用关东鹿茸200克，田七、鸡内金各100克，共研成细末放在清水中化开无渣为度，装入消毒瓶内盖紧不可走失药气，每次取2克用开水冲入空心温服，日服2~3次，连服1~3月。

治法2　用紫河车、首乌、当归、人参、北芪各250克，共研成细末放在清水中化开无渣为度，装入消毒瓶内盖紧不可走失药气，每次取9克用开水冲入空心温服，日服2~3次，连续服药1~2月。

治法3　用北芪、巴戟天、山萸肉各25克，当归、太子参、丹参、枸杞、鸡血藤各20克，虎仗、补骨脂、鹿角胶、陈皮各15克，白花蛇舌草、肉桂各10克，共加水煎取浓汁空心温服，每日1剂服2~3次，连续服药1~3月。

治法4　用人参、北芪、牡蛎、红枣各30克，鸡内金15克，花生衣、甘草各10克，共加水煎取浓汁，加田七粉3克冲入药汁内空心温服，每日1剂服2~3次，连续服药1~3月。

治法5　用北芪、白芍各20克，太子参、当归、熟地、枸杞、巴戟天、仙灵脾各15克，白术、连翘、山萸肉各10克，五味子、肉桂、黑附子各6克，共加水煎取浓汁，加入阿胶3克烊化冲入药汁内空心温服，每日1剂服2~3次，连续服药1~3月。

急性再障贫血

若急性再障贫血者，治法如下：

治法　用生地30克，赤芍、黄芩、板蓝根、连翘、石膏、金银花各12克，丹皮、知母、干葛各9克，甘草6克，犀角3克，共加水煎取浓汁空心温服，每日1剂服2~3次，连续服药2~3日再改服益气养阴之药。

肾阳虚型再障贫血

若肾阳虚型再障贫血者，治法如下：

治法　用白术、核桃仁、桑寄生、桑椹、枸杞、川断、女贞子、菟丝子、五味子各15克，人参10克，炙甘草、炮姜各6克，共加水煎取浓汁空心温服，每日1剂服2~3次，连续服药1~2月改用紫河车100克，鹿茸、皂矾各30克，共研成细末放在清水中化开无渣为度，用红枣肉调合为丸，阴干，装入消毒瓶内盖紧不可走失药气，每次取6克用温开水空心送服，日服2~3次，连服1~2月。

血小板减少

若血小板减少者，治法如下：

治法　用白花蛇舌草100克，加水煎取浓汁空心温服，每日1剂服2~3次，连服数剂。

神经衰弱

治神经衰弱者，治法如下：

治法　用豨莶草、花生藤各50克，骨碎补25克，首乌20克，夜交藤、钩藤、夏枯草各15克，天冬、苍耳子各10克，金樱子6枚，共加水煎取浓汁空心温服，每日1剂服2~3次，连服数剂。

一切愁郁诸病

治一切愁郁诸病者，治法如下：

治法　用独胜丸：香附200克研成细末放在清水中化开无渣为度，滴水为丸黄豆大阴干，装入消毒瓶内盖紧不可走失药气，每次取6克用开水空心送服，日服2~3次，连服数剂。

早期肝肺食道鼻炎癌

治早期鼻炎癌、食道癌、肺癌、肝癌者，治法如下：

治法　用白花蛇舌草、半枝莲各100克，葵树根50克，山豆根、海螵蛸各15克，槟榔、陈皮、川楝子各10克，甘草5克，共加水煎取浓汁空心温服，每日1剂服2~3次，连服数剂。

肝脾肿大者

若肝脾肿大者，治法有2个：

治法1　用五灵脂、当归、桃仁、红花、甘草各10克，川芎、丹皮、赤芍、台乌各6克，延胡索、香附、枳壳各5克，共加水煎取浓汁空心温服（名膈下逐瘀汤），每日1剂服2~3次，连服7~10剂。

治法2　用《中医杂志》软坚缩脾汤：丹参30克，卷柏、当归各15克，川芎、柴胡、三棱、莪术、桃仁、红花、五灵脂、土鳖各9克，共加水煎取浓汁空心温服，每日1剂服2~3次，连服7~10剂。

肝　部

五黄通治

五黄者：谷黄、酒黄、女黄、劳黄、黄疸等五种黄疸者该治，治疗处方有3个：

治法1　用黄蜡适量，放入铜器内溶化，在用竹纸卷如笔管大，将一头封紧，用蜡水浇匀四周，不可让蜡水流入筒内，然后阴干备用，临用时，让患者仰卧，将蜡纸筒罩在肚脐眼上，四周用湿面粉，围在纸筒外固定纸筒，然后在纸筒上点火，让每条纸筒烧至根处，取出另换再烧，连续烧至80~150筒，每日早晚各烧一次，或每日烧一次，连烧3~5日使黄水出净。

治法2　用鲜满天星连根洗净100克，研如泥加水煮猪肝200克，熟后食肝饮汤，每日1剂服2~3次，连服13~15剂。

治法3　用苦丁香50克，研成细末放在清水中化开无渣为度，装入消毒瓶内盖紧不可走失药气，每次取出适量药粉用纱布包紧塞入患者鼻腔内，每日早晚各换药1次，连塞3~5日流净黄水。

若面目身体俱黄者，治法有6个：

治法1　用甜瓜蒂30克焙至干枯研成细末放在清水中化开无渣为度，装入消毒瓶内盖紧不可走失药气，每次用小吸管取少许药粉喷内鼻腔内，男左女右日喷数次有黄水流出，连喷数日黄水流净。

治法2　用野蔷薇根鲜者适量去皮洗净研取汁液，每次取50毫升用陈酒冲入空心服下，每日早晚各服一次，连服数日。

治法3　用珍珠草50克加猪蹄适量煮至熟烂取出趁热空心食肉饮汤，每日1剂服2~3次，连服3~5日。

治法4　用鲜万年青根适量洗净研取汁液，每次取75毫升用陈酒冲入空心服下，每日早晚各饮一次，连服5~6日。

治法5　先用生豆浆每早空心服100毫升，再用茵陈草50克加水煎取浓汁饭后温服，每日1剂服2~3次，连服1~3周。

治法6　用青皮、陈皮、芫花醋炒各50克各焙至干枯存性，取出共研成细末放在清水中化开无渣为度，装入消毒瓶内盖紧不可走失药气，每次取2~4克用开水冲入空心温服，日服2~3次，连服数日。

若食积黄疸者名谷黄又名食黄治法有3个：

治法1　用丝瓜子适量放入锅内炒至黄色，取出研成细末放在清水中化开无渣为度，装入消毒瓶内盖紧不可走失药气，每次取6克用面汤空心温服，日服2~3次，连服数日。

治法2　用生石膏、苍耳子、黄连各150克，共研成细末放在清水中化开无渣为度，用米汤调合为丸阴干，装入消毒瓶内盖紧不可走失药气，每次取9克用米汤空心送服，日服2~3次，连服数日。

治法3　用猪油适量溶化温饮饮后腹泻，日饮3次，连饮数日泻净。

若沉面发黄者名酒黄，治法有2个：

治法1　用初春小麦苗适量研取汁液，每次取150毫升用开水冲入空心温服，日服2~3次，连服数日。

治法2　用青瓜蒌适量切碎焙至干枯取出，研成细末放在清水中化开无渣为度，装入消毒瓶内盖紧不可走失药气，每次取3克用开水冲入空心温服，日服2~3次便泻下黄物，连服数日。

女黄此病是因经水不调而房事触犯所致治法有2个：

治法1　用枯矾、朴硝熬至黄色各150克共研成细末放在清水中化开无渣为度，装入消毒瓶内盖紧不可走失药气，每次取10克，用大麦米打碎50克，加水煮取浓汁冲入空心送服，日服2~3次病从大小便泻出，连服数日。

治法2　用乱头发30克，猪油300克，共放入锅内煎至消净，取出分成两次服完，每日1剂服2次，连服数日。

若用力劳伤神疲黄肿，俗名黄胖者名劳黄又名劳疸治法有2个：

治法1　用党参、茯苓、白术、法夏各10克，陈皮、炙甘草各6克，共加水煎取浓汁饭后温服（名六君子汤），每日1剂服2~3次，连服1~3周。

治法2　用青矾适量，放入锅内用炭火煅至赤色，加入米醋少许，取出研成细末放在清水中化开无渣为度用枣肉为丸阴干，装入消毒瓶内盖紧不可走失药气，每次取10克饭后用姜汤送服，日服2~3次，连服数日。

若湿热成疸者，治法如下：

治法　用真青黛0.3克，白矾2克共研成细末放在清水中化开无渣为度，装入消毒瓶内盖紧不可走失药气，分成7份每日早上取一份加生鸡蛋清调入空心服下，然后用柳枝50克加水煎取浓汁空心温服，日服2~3次，药粉每日服一次，连服1~3周。

若阴黄者身面虽黄，小便如故，大便不实，此为寒湿疸不可误用寒凉之药，处方如下：

若阴黄者，治法有3个：

治法1　用茵陈18克，制附子15克，栀子、干姜10克，炙甘草5克，共加水煎取浓汁空心温服（名茵陈四逆汤），每日1剂服2~3次，连服数剂。

治法2　用茵陈18克，制附子15克，栀子、干姜10克，炙甘草5克（名茵陈四逆汤），加白术、茯苓、泽泻各10克，共加水煎取浓汁空心温服，每日1剂服2~3次，连服数剂。

治法3　用半夏12克，生姜18克，共加水煎取浓汁空心温服，每日1剂服2~3次，连服数日。

黄疸变黑

黄疸变黑者医不能治时，治法有2个：

治法1　用黄瓜根适量，洗净研取自然汁350~500毫升，让患者分三次饮下，每日饮一次，少时黄水从小便排出，连饮2~3次，黄水排净再用药物调理。

治法2　用鲜瓜蒌根1200克研取汁液，分成两次服完，遂有黄水从小便排出，出净。

黄肿病

若黄肿病者，治法有2个：

治法1　用牛膝、归尾、红花各15克，青矾3克，共用好酒煎取浓汁温服，日服2~3次，连服3~5日。

治法2　用生丝瓜藤头适量，洗净研取自然汁，每次取50毫升用白酒冲服，日服2~3次，连服3~5日。

有黄或无黄型

如有黄疸型，无黄疸型、或传染型肝炎者均可，治法有2个：

治法1　用刘寄奴一斤，共加水煎取浓汁，去渣再熬成膏，每次饭后取50毫升，用温开水送服，日服2~3次，连服3~5剂。

治法2　用猪板油适量溶化放温每次取90克饮下，每日早晚各饮一次，连饮5~10日。

肝炎（黄疸）

西医认为病毒性肝炎是由甲型、乙型、非甲、非乙型、丁型肝炎病毒引起的消化道传染病，病毒性肝炎的发病原因多由饮食不节，七情内伤使湿热蕴蒸脾胃肝气失于疏泄热毒内陷所致。甲型肝炎起病较急病程较短恢复较快多为良性，不发展为慢性。乙型肝炎起病较缓发热少见日久不愈多转变为迁延性和慢性肝炎。重症肝炎起病急发展快预后凶险，表现为持续高热、黄疸加深、恶心呕吐、呃逆不止、明显腹胀、尿量减少、鼻出血、皮肤紫斑、性格和行为异常、高度疲乏、甚至并发肝肾综合症。中医认为肝炎有阴、阳、壳、酒、女、五黄之变，阴黄者黄色晦黯、神疲畏寒、口淡、大便不实、舌淡苔腻。黄疸是患者体内热重于湿为阳黄，若湿重于热者，症见胸脘痞闷、头重身困、渴不欲饮、小便黄赤、舌苔腻微黄。临床症状有乏力、食欲减退、恶心厌油、腹胀便溏、肝区痛、尿黄、发热轻度脾肿大、黄疸等体征。治法有5个：

治法1　用金钱草、玉米须各60克，茵陈18克，柳树枝6克，共加水煎取浓汁空心温服，每日1剂服2~3次，连服15~30日。

治法2　用诸葛菜适量，研取自然汁两碗，分成2~3次空心冷饮，饮后让患者吐或泻，每日1剂，连饮数剂。

治法3　用茜草根、茵陈、栀子各20克，酒水各半煎取浓汁，空心温服，每日1剂服2~3次，连服数剂。此方女黄不可用。

治法4　用茵陈蒿18克，栀子、茯苓、猪苓各10克，大黄、泽泻、白术各6克，桂枝5克，共加水煎取浓汁空心温服（名茵陈五苓散），每日1剂服2~3次，连服数剂。

治法5　用茵陈蒿18克，栀子、茯苓、猪苓各10克，大黄、泽泻、白术各6克，共加水煎取浓汁空心温服（名茵陈四苓散），每日1剂服2~3次，连服数剂。

急性传染型肝炎（黄疸）

西医认为急性肝炎是肝炎病毒引起的全身性传染病，本病是指皮肤巩膜与黏膜因胆红素沉着所致的一种病症。由于病原体的不同，急性肝炎起病急常有高热、极度疲乏、厌食、频繁恶心、右胁痛、顽固性呕吐、黄疸、腹水、尿少汗臭，皮肤黏膜出血、嗜睡、扑翼样振颤、烦燥不安、抽搐等症状。中医认为急性传染型肝炎就是黄疸，黄疸的病因是外感湿热疫毒、长期嗜酒、过食肥腻、饥饱失常、恣食生冷、劳倦太过、病后伤脾、使胆液不循常道外溢肌肤，导致胆红素的代谢异常，血液中的胆红素和尿液中的尿胆素增加而形成溶血性黄疸，肝细胞性黄疸和阻塞性黄疸临床表现有发热、体重减轻、皮肤瘙痒、消化不良、腹痛，两便变色、目黄身黄尿黄是其主要症状。应当清热利湿、活血解毒、疏肝理气、化湿和中。治法有4个：

治法1　用溪黄草、白花蛇舌草、田基黄、夏枯草各50克，金钱草、鸡骨草、绵茵陈各30克，共加水煎取浓汁空心温服，每日1剂服2~3次，连服10~15剂。

治法2　用茵陈135克，枇杷叶、榕树须各100克，鸡骨草、金沙藤各65克，山栀子35克，龙胆草、金钱草、凤尾草各30克，射干5克，共加水煎取浓汁去渣，加入猪胆汁70克，再熬成膏状取出用油纸摊在地上去净火毒，装入消毒瓶内盖紧不可走失药气，每次取50克用开水送服，日服2~3次，轻症1剂重症连服2~3剂。

治法3　用茵陈60克，连翘、芦根、香薷各30克，金银花、白鲜皮各15克，甘草、郁金、茜草各10克，枳壳、栀子、黄柏、青蒿各7克，共加水煎取浓汁空心温服，每日1剂服2~3次，连服数剂。

治法4　用茵陈蒿18克，栀子10克，大黄6克（名茵陈蒿汤），恶心呕吐加藿香、半夏各10克，食欲不振加山楂、麦芽各10克，脘腹胀满加枳壳、川厚朴各10克，胁痛加郁金、川楝子各10克，小便短赤加金钱草、车前草各10克，共加水煎取浓汁空心温服，每日1剂服2~3次，连服数剂。

传染性黄疸型肝炎久治不愈而胁痛

如传染性黄疸型肝炎久治不愈而胁痛者，治法有2个：

治法1　用白矾17克，放入砂锅内用木炭火烧红，以米醋淬之冷后，取出研成细末放在清水中化开无渣为度，用红枣50枚去皮核，煮至熟烂取出，与药共研如泥为丸桐子大，阴干装入消毒瓶内盖紧不可走失药气，每次饭后取20丸，用姜汤送服，日服2~3次，连服1~2月。在服药期间应忌烟酒油荤。

治法2　用郁金、元胡各10克，香附3克，共研成细末放在清水中化开无渣为度，装入消毒瓶内盖紧不可走失药气，分3次用沸水冲入温服，每日1剂服3次，连服40~50日。

慢性黄疸型肝炎

慢性黄疸型肝炎者，治法有4个：

治法1　用猪胆汁焙干35克，明矾3克，青黛1.5克，共研成细末放在清水中化开无渣为度，装入消毒瓶内盖紧不可走失药气，每次饭后取12克，用温开水冲服，日服2~3次，连服数日。

治法2　用金钱草、丹参、板蓝根、赤芍、山楂、泽泻、茵陈、田基黄、栀子、虎仗各30克，茯苓、车前子、陈皮各15克，红花、郁金、甘草各6克，共加水煎取浓汁空心温服，每日1剂服2~3次，连服15~20剂。

治法3　用败酱草60克，炒麦芽、茵陈各30克，板蓝根、蒲公英各24克，田基黄、土茯苓、白花蛇舌草各20克，猪苓15克，栀子、大黄、柴胡、枳壳、法夏、川郁金、车前子、焦白术各12克，黄柏、木通各10克，共加水煎取浓汁空心温服，每日1剂服2~3次，连服15~20剂。

治法4　用玉米须、鲜麦苗各100克，茵陈50克，栀子、郁金各25克，滑石粉15克，共加水煎取浓汁饭后温服，每日1剂服2~3次，连服数剂。

迁延性肝炎

迁延性肝炎者，治法如下：

治法　用糯稻杆300克，加水煎取浓汁饭后温服，每日1剂饮2~3次，连服数剂。

各型肝炎

各型肝炎，治法有2个：

治法1　均可用绵茵陈适量，研成细末放在清水中化开无渣为度，装入消毒瓶内盖紧不可走失药气，每次取15克，用红枣1枚去核，共加水煎取浓汁加白糖适量冷服，日服2~3次，连服数剂。

治法2　用过冬小麦苗6 000克，红枣30枚去核，共加水煎取浓汁加白糖适量冷服，日服2~3次，连服数剂。

急性病毒性肝炎

急性病毒性肝炎者，治法有2个：

治法1　用凤尾草60克，白糖10克，共加水煎取浓汁空心温服，每日1剂服2~3次，连服数剂。

治法2　用金钱草、丹参、茵陈、败酱草、毛冬青、木贼各30克，板蓝根、栀子、田基黄各15克，龙胆草12克，共加水煎取浓汁空心温服，每日1剂服2~3次，连服15~30剂。

急慢性肝炎

急慢性肝炎者，治法如下：

治法　用活泥鳅3千克，猪苦胆50枚，共焙至干枯研成细末放在清水中化开无渣为度加蜜糖适量，装入消毒瓶内盖紧不可走失药气，每次饭后取15克，用温开水送服，日服2~3次，连服数剂。

慢性肝炎（胁痛）

西医认为慢性肝炎是由肝炎病毒引起的全身性传染病，慢性肝炎多由乙型肝炎转变而成若不及时治愈有可能发展成为肝硬化。中医认为慢性肝炎即是胁痛，临床症状有食欲减退、肝区痛、乏力、肝肿大腹胀、轻度肝掌和蜘蛛痣等体征。治宜疏肝健脾、益气活血、养阴柔肝、温补脾肾。治法有2个：

治法1　用车前子30克，茵陈25克，麦冬、夏枯草各20克，马鞭草、栀子、黄柏、当归、川郁金、枳实、败酱草各15克，甘草10克，共加水煎取浓汁空心温服，每日1剂服2~3次，连服15~20剂。

治法2　用黄鳝3条，当归、党参各15克，芦根30克，桑寄生60克，鸡一只去净毛及内脏，将药装入鸡腹中封好，共放入砂锅内，加水煮至熟烂，取出吃鸡饮汤，每日1剂服2~3次，连服数剂。

慢肝炎早期肝硬化或慢性胃炎者

若慢肝炎、早期肝硬化或慢性胃炎者均可，治法如下：

治法　用生地18克，北沙参、麦冬、当归、枸杞各10克，川楝子6克（名沙麦煎、又名一贯煎），如有阴虚气郁者随证加减：口苦加黄连10克，便秘加瓜蒌仁10克，虚热或多汗者加地骨皮15克，舌红而干加石斛10克，胁痛按之硬者加鳖甲15克，失眠加枣仁10克，腹痛加白芍、甘草各10克，食后脘满加生麦芽15克，共加水煎取浓汁空心温服，每日1剂服2~3次，连服1~2月。

早期肝硬化尚未形成腹水

若早期肝硬化尚未形成腹水、或肝痛、肝脾肿大者均可用，治法如下：

治法　用丹参、麦芽各30克，茯苓15克，郁金、香附、白芍各10克，柴胡、龙胆草各6克，共加水煎取浓汁空心温服（是肝炎经验方），每日1剂服2~3次，连服1~2月。

肝硬化（积聚）

西医认为肝硬化是一种进程很慢的全身性疾病。肝硬化的发病原因是由感染和代谢障碍所引起，主要因素有病毒性肝炎、慢性酒精中毒、营养失调、肠道感染、药物中毒及慢性心功能不全，致使肝细胞变性坏死。重症时出现口臭、言语不清、性格反常、深腱反射先亢进后消失，抽搐昏迷并发败血症腹膜炎等危象。中医认为肝硬化为积聚，临床表现为食欲不振、腹胀、腹泻、腹水、肝区痛、消瘦、头痛、头晕、失眠、皮肤黝黑、干燥、瘙痒、毛发脱落、皮肤黏膜上消化道出血、男性乳房发育、肝脾肿大、下肢浮肿、睾丸萎缩等体征。应当以补虚扶正为本。治法有2个：

治法1　用穴位贴药疗法，将神阙穴用鲜葱白10条，芒硝10克，共研如泥贴上，每日换药1次，再用北芪30克，丹参15克，当归、香附各9克，赤芍、白芍各6克，桃仁、红花各3克，共加水煎取浓汁空心温服，每日1剂服2~3次，连服2~3月。

治法2　亦可同服散剂，制作田七100克，沉香30克，斑蝥10克，维生素B_6 2克，共研成细末放在清水中化开无渣为度，装入消毒瓶内盖紧不可走失药气，每次取1.5克冲入药汁内，用蜜糖送服。

肝硬化腹水

如肝硬化腹水者，治法有7个：

治法1　用商陆、泽泻、杜仲各100克，共加水煎取浓汁，去渣加糖再熬成膏，每次取20毫升，用温开水送服，日服2~3次，连服2~3月。

治法2　用当归、丹参各150克，淮牛膝80克，桃仁、红花、赤芍、生地各60克，柴胡、枳壳、川芎、红参各40克，甘草30克，共研成细末放在清水中化开无渣为度，炼蜜为丸阴干，装入消毒瓶内盖紧不可走失药气，每次取8克，用温开水送服，日服2~3次，连服2~3月。

治法3　用田基黄、鸡骨草、马鞭草、斑鸠酸各40克，鹤不站、半边莲、百面风、金钱草、卷柏各25克，疗刁竹、半枫荷各20克，共加水煎取浓汁空心温服，每日1剂服2~3次，连服2~3月。

治法4　用棉花根500克，全葫芦15克，共加水煎2~3小时，取浓汁分三次空心温饮，每日1剂饮3次，连服2~3月。

治法5　用仙人掌90克洗净切成两边，将牛脾90克切片，夹在仙人掌中，外用湿纸包好，放在木炭火中烧熟，取出去净仙人掌，趁热吃牛脾，日服2~3剂连服2~3月。

治法6　用古方(《金匮要略》)己椒苈黄丸：防己、川椒目、葶苈子、大黄各30克，共研成细末放在舌头上化开无渣为度，炼蜜为丸阴干，装入消毒瓶内盖紧不可走失药气，每次取3克用温开水饭后送服，日服2~3次，连服2~3月。

治法7　用古方(《备急千金要方》)温脾汤：大黄12克，人参、附子各9克，干姜6克，甘草3克，共加水煎取浓汁空心温服，每日1剂服2~3次，连服2~3月。

黄疸身肿

黄疸身肿者，治法有4个：

治法1　用鲜百部100克研如泥贴在患者肚脐处，再用糯米饭加入酒水各半，共调成膏状盖在药上，每两日换药1次，连作数剂。

治法2　用红枣120克，萹莲30克，茵陈、苍术、白术、皂矾、辰砂、槟榔各15克，雄黄6克，朱砂、肉桂、鹿茸各3克，共研成细末放在清水中化开无渣为度，加面粉100克调和为丸蒸熟阴干，装入消毒瓶内盖紧不可走失药气，每次取30克，用米汤空心送服，日服2~3次，连服数剂。

治法3　用甜瓜丁20克研成细末放在清水中化开无渣为度，装入消毒瓶内盖紧不可走失药气，每次用小吸管取少许药粉喷入患者鼻腔内，让鼻腔流出黄水，日喷3~5次，连喷数日黄水流净。

治法4　用巴豆、春砂仁各7枚共研如泥用青蛙一只，去肠洗净将药放入腹中，再用黄泥厚包封固，放入火中煅至存性，取出研成细末放在清水中化开无渣为度，装入消毒瓶内盖紧不可走失药气，分成七份，每次取一份，用温开水温服，日服2~3次，连服2~3月。

女黄与劳黄

如女黄与劳黄者，治法如下：

治法　用明矾、朴硝各50克，共研成细末放在清水中化开无渣为度，装入消毒瓶内盖紧不可走失药气，每次取20克，用温开水空心送服，日服2~3次，连服数剂。

黄如土色

如黄如土色者，治法如下：

治法　用张三丰仙传方载伐木丸，此方用苍术100克，用米水浸泡2~3日用黄酒炒香，神曲200克，蓬矾50克（皂矾火煅赤名蓬矾），用醋拌晒干，放入瓦罐用火煅赤，取出共研成细末放在清水中化开无渣为度加醋调为丸，阴干装入消毒瓶内盖紧不可走失药气，每次取10克，用白酒空心送服，日服2~3次，连服数剂。

肝炎所致黄疸

如肝炎所致黄疸者，治法如下：

治法　用板蓝根、丹参、山楂、赤芍、茵陈、泽泻各30克，陈皮、茯苓、郁金、车前子各15克，红花、甘草各10克，共加水煎取浓汁空心温服，每日1剂服2~3次，连服15~20剂。

肝硬化肾硬化结核胸膜炎水肿

如肝硬化、肾硬化、结核性胸膜炎，所致的水肿者，治法如下：

治法　用苦参45克研成细末放在清水中化开无渣为度，装入消毒瓶内盖紧不可走失药气，每次饭后取3克，用温开水送服，日服2~3次，连服数剂。

乙型肝炎

凡治乙型肝炎的治法有7个：

治法1　诸药均用青麦苗适量煎取浓汁去渣，取此清汁煎药为妙用：可用茵陈、丹参、白花蛇舌草各20克，金钱草、泽泻、赤芍各15克，黄芩、柴胡各12克，藿香、青皮、陈皮各10克，共加水煎取浓汁空心温服，每日1剂服2~3次，连服3~6月。

治法2　用北芪、丹参、虎仗、土茯苓、皂角刺、白花蛇舌草各25克，露蜂房、甘草各9克，白术、黄芩、紫草茸、川郁金、枳实、赤芍、柴胡、白芍、板蓝根、败酱草各10克，共加水煎取浓汁，另加灵芝适量研成细末放在清水中化开无渣为度，装入消毒瓶内盖紧不可走失药气，每次取5克冲药汁温服，日服2~3次，连服3~6月。

治法3　用土茯苓、丹参、麦芽各30克，虎仗20克，重楼、薏米、茯苓、怀山药、板蓝根、白花蛇舌草、蒲公英各15克，郁金、苍术、藿香各10克，大黄6克后下，共加水煎取浓汁空心温服，每日1剂服2~3次，连服3~6月。

治法4　用丹参、沙参各30克，玉竹18克，红花、桃仁、知母、麦冬、天冬各10克，共加水煎取浓汁空心温服，每日1剂服2~3次，连服3~6月。

治法5　用薏米、白花蛇舌草各30克，北芪、茯苓、丹参各20克，绵茵陈、白芍、五味子、虎仗、党参各15克，郁金、麦芽各10克，柴胡9克，木香、甘草各6克，共加水煎取浓汁空心温服，每日1剂服2~3次，连服3~6月。

治法6　用仙鹤草、仙灵脾、半枝莲、白花蛇舌草、石上柏、黄芩、枸杞子各30克，紫草茸、丹参、贯众、薏米各20克，桃仁、大黄各6克，共加水煎取浓汁空心温服，每日1剂服2~3次，连服3~6月。

治法7　用(《新中医》）桑葚合剂：旱莲草30克，桑葚子、虎杖各20克，桑寄生、蚕砂各15克，共加水煎取浓汁空心温服，每日1剂服2~3次，连服3~6月。

肝气

肝气者治法有8个：

治法1　用夏枯草35克，用水煎取浓汁当茶水饮，每日1剂连服数剂。

治法2　用草果、元胡、五灵脂、没药各18克，共研成细末放在清水中化开无渣为度，装入消毒瓶内盖紧不可走失药气，每次取10克用温酒冲服，日服2~3次，连服1~3日。本方亦可治各种气痛症均其效无比。

治法3　用高良姜、川厚朴姜汁炒、五灵脂各20克，共研成细末放在清水中化开无渣为度，装入消毒瓶内不可走失药气，每次取4克用热酒冲服，日服2~3次，连服2~3日。

治法4　用丹参35克，檀香、春砂仁各4克，共加水煎取浓汁空心温服，每日1剂服2~3次，连服数剂。

治法5　用元胡100克研成细末放在清水中化开无渣为度，装入消毒瓶内盖紧不可走失药气，每次取出10克药粉用温酒冲服，日服2~3次，连服3~5日。

治法6　用生地适量研如泥每次取自然汁50毫升冷饮，日饮2~3次，连饮数日。

治法7　用陈醋泡蒜头3年以上者，每次服一碗，日服2~3次，连服1~2日立止其痛，如无者用生蒜煮吃亦可。

治法8　用食盐，凡气痛急而无药之处者，可用食盐15克放在刀口上，用炭火烧赤淬入水中热饮，日饮2~3次，连饮1~2日。或烧少商穴亦效，愈后戒吃甲鱼。

如肝气胀者，治法如下：

治法　用川椒7克，乌梅3枚，鲜橘叶20张、青盐1克，共加水煎取浓汁空心温服（名橘叶青盐汤），每日1剂服2~3次，连服数剂。

肝气虚胁痛

肝气虚胁痛者，治法如下：

治法　用独活、枣仁各10克，怀山药、山茱萸肉、当归、北芪、川芎、木瓜、熟地、白芍各5克，五味子3克，共加水煎取浓汁空心温服（名补肝散），每日1剂服2~3次，连服3~5剂。

若肝胃气痛者，治法如下：

治法　用海参内脏适量，放在新瓦上焙至焦枯存性，取出研成细末放在清水中化开无渣为度，装入消毒瓶内盖紧不可走失药气，每次取10克用陈酒冲服，日服2~3次，连服数日。

若肝气痛者，治法有3个：

治法1　用茉莉花100朵去蒂，放入碗内加冰糖适量，在饭上蒸21次取出，每次取20克用开水冲入空心温服，日服2~3次，连服数日。

治法2　用陈香橼50克，春砂仁、莱菔子炒各10克，共研成细末放在清水中化开无渣为度，加砂糖适量拌匀，装入消毒瓶内盖紧不可走失药气，每次取5克用开水冲入空心温服，日服2~3次，连服数剂。

治法3　用鲫鱼腹中（因鲫鱼专吃小鱼所以腹中常有小鱼）的小鱼适量，取出焙至干枯研成细末放在舌头上化开无渣为度，装入消毒瓶内盖紧不可走失药气，每次取10克用黄酒冲入空心温服，日服2~3次，连服数日。

肝气郁结

若肝气郁结、胸闷胁痛腹胀嗳气，或胸胁挫伤瘀滞作痛及肋间神经痛者均可用，治法如下：

治法　用白芍、瓜蒌皮各12克，香附、郁金、川楝子各10克，柴胡、枳实、青皮各6克，甘草3克，共加水煎取浓汁空心温服（名加味四逆散），每日1剂服2~3次，连服数剂。

怒气动肝

如怒气动肝寒热旬日，左胁凝聚作痛难以舒转者，此是络脉瘀痹，治法如下：

治法　用旋覆花7克，归尾、五加皮、泽兰、丹皮各4克，桃仁去皮尖、郁金各3克，生姜2片，葱叶3寸，共加水煎取浓汁饭后温服，每日1剂服2~3次，连服数剂。

暴寒所伤

如走注气痛忽有一处，如跌打之状痛不可忍者，走注不定，静时其处冷如霜雪，此因暴寒所伤，可用杨柳树白皮适量，研如泥用好酒煮热，再用布包熨患处，如现有赤点者，治法如下：

治法　用竹针刺破流出恶血。凡诸急痛者用本方治之均见奇效。

左胁痛

如左胁作痛者，治法如下：

治法　用柴胡、枳壳、川芎、香附各5克，陈皮、白芍、甘草各3克，共加水煎取浓汁饭后温服（名柴胡舒肝散），每日1剂服2~3次，连服数剂。

左胁气痛

如左胁气痛者，治法如下：

治法　用柴胡、白术、白芍、当归、茯苓各5克，丹皮、山栀子各4克，薄荷2克，共加水煎取浓汁饭后温服，每日1剂服2~3次，连服数剂。

右胁作痛

如右胁有形攻心作痛，呕吐清水全身冰冻，痛止后无形迹者，此是寒入络脉，治法如下：

治法　用茯苓7克，藁本、川楝子酒炒、法夏、元胡各4克，高良姜、蒲黄各3克，吴茱萸用水泡淡加盐水炒1克，共加水煎取浓汁温服，每日1剂服2~3次，连服数剂。

右胁胀痛

如右胁胀痛不食者，治法如下：

治法　用姜黄、枳壳各5克，肉桂、甘草各3克，共加水煎取浓汁温服（名推气散），每日1剂服2~3次，连服数剂。

两胁胀满

如两胁胀满者，治法如下：

治法　用食盐500克放入锅内炒热，用棉布包好趁热熨患处，一日2~3次，连作1~3日。

两胁不时作痛

如两胁不时作痛，肺痈亦是两胁作痛，应与肺部参看，治法有3个：

治法1　用白芥子适量炒香研成细末放在清水中化开无渣为度，装入消毒瓶内盖紧不可走失药气，每次取17克用开水冲服，日服2~3次，本方无论痛在左右百药无效者，连服数日。

治法2　用枳壳、甘草各等份，共研成细末放在清水中化开无渣为度，装入消毒瓶内盖紧不可走失药气，每次取7克用盐葱汤冲服，日服2~3次，连服数日。

治法3　用小茴香炒香35克，枳壳用面炒黄17克，共研成细末放在清水中化开无渣为度，装入消毒瓶内盖紧不可走失药气，每次取7克用酒或盐汤冲服，日服2~3次，连服数日。或用哮吼门第一方治之亦妙。

肝燥胁痛

如肝燥胁痛或皮肤起泡胀痛者，治法如下：

治法　用大瓜蒌一个连皮共研如泥，甘草4克，红花3克，共加水煎取浓汁空心温服，每日1剂服2~3次，连服数剂。

胁连腰脊痛不能转侧

如胁连腰脊痛不能转侧者，治法如下：

治法　用生地15克，山茱萸、怀山药、泽泻、丹皮、知母、黄柏、小茴各10克，共加水煎取浓汁空心温服，每日1剂服2~3次，连服数剂。

胁痛肠出

如胁痛肠出者，治法有2个：

治法1　用陈醋适量煮热用棉布洗肠，日洗2~3次，连洗数日。

治法2　用人参、杞子各17克，共加水煎取浓汁温后淋洗患处，再用羊腰2枚煮粥吃，日服2~3次，连服数日。

肝癌

肝癌是指原发于肝脏器官的癌肿，中医称肝痈或积聚。多发生在30~50岁之男性。早期有食欲不佳、乏力、体重减轻、肝区胀满等表现或无明显症状。中期的症状是上腹胀满、低热泛恶、小便短赤、大便溏薄，可在胁下剑门下扪及肿块。晚期表现为低热或大热黄疸腹水舌有瘀斑，可扪及质硬结节，肝区剧痛而痛处不移，呈持续性疼痛，痛的程度比各种癌症都剧烈。肝癌者，治法有6个：

治法1　用大癞蛤蟆一只剥下皮，刺破皮棘反贴肝区固定，若皮干枯后另换一张，再用数张焙至干枯研成细末放在清水中化开无渣为度，装入消毒瓶内盖紧不可走失药气，每次取1克用温开水冲服，每日早晚各服一次，连服5~6月。

治法2　用半枝莲、海藻、昆布、牡蛎、茵陈、栀子、薏米各20克，赤芍、金银花、炮山甲、僵蚕各10克，生半夏、山慈菇、木鳖子、蜣螂各3克共加水煎取浓汁饭后温服，每日1剂服2~3次，连服5~6月平均延长生存期3~5年。

治法3　用北芪、半枝莲、茯苓、白花蛇舌草各30克，白芍25克，党参18克，当归、香附各15克，白术、三棱、莪术、延胡各10克，共加水煎取浓汁加田七粉2克冲服，每日1剂服2~3次，连续服5~6月，对早中期多能治愈，晚期平均延长生存期3~5年。

治法4　用北芪、党参、白术、茯苓、丹参、牡蛎、柴胡、炮山甲各30克，桃仁、苏木、川芎、熟附子各15克，共加水煎取浓汁饭后温服，每日1剂服2~3次，连续3~5月平均延长生存期3~5年。

治法5　用土茯苓15克，防风、蝉蜕各5克，轻粉炒黄2克，斑蝥、巴豆霜各0.7克，共研成细末放在清水中化开无渣为度，炼蜜为丸阴干，装入消毒瓶内盖紧不可走失药气，每次取3克用温开水空心送服，日服2~3次，连续1~2月。

治法6　用（南昌市二院方）杀癌合剂1号：天胡萝60克，半枝莲、半边莲、黄花草、薏米各30克，共加水煎取浓汁饭后温服，每日1剂服2~3次，连续3~5月平均延长生存期3~5年。

原发性肝癌

若原发性肝癌者，治法有3个：

治法1　用夏枯草、紫草根、薏米、野菊花、白石英各30克，太子参15克，当归12克，红花、柴胡、佛手、木香各9克，共加水煎取浓汁食后温服，每日1剂服2~3次，连续1~2月。

治法2　用龙葵、白花蛇舌草、当归、丹参、太子参、柴胡、白芍、郁金、白石英、半边莲、三棱、莪术各20克，共加水煎取浓汁食后温服，每日1剂服2~3次，连续1~2月。

治法3　用《中西医结合诊疗手册》茵陈加减汤：茵陈、田基黄、半枝莲、茯苓各15克，川厚朴、栀子各10克，共加水煎取浓汁食后温服，每日1剂服2~3次，连续1~2月。

晚期肝癌伴腹水

若晚期肝癌伴腹水者，治法如下：

治法　用血余炭冲服30克，当归、丹参、薏米各15克，醋香附12克，川芎、木香、郁金、内金、川芎、人参各10克，鹿胎膏6克，共加水煎取浓汁，另加中成药定坤丹一粒食后送服，每日1剂服2~3次，连续2~3月。

各种癌症

各种癌症者，治法有2个：

治法1　均可用癞蛤蟆1 000克，焙至干枯研成细末放在清水中化开无渣为度，加面粉250克水调为丸黄豆大，雄黄为衣阴干，装入消毒瓶内盖紧不可走失药气，每次饭后取5克，用温开水送服，日服2~3次，连服1~3月。

治法2　用菱角1 000克，黑木耳10克，共加水煎取浓汁去渣，加入当归、白芍、黄芪、甘草、陈皮、元肉各3克，再煎取浓汁空心温服，每日1剂服2~3次，连服1~3月。

胆部

胆道蛔虫（蛔厥）胆道蛔虫病是由肠道蛔虫上窜进入胆道所致的一种病症。本病的发病原因，是蛔虫喜窜动好钻孔，遇人体发热、饥饿，或肠道功能紊乱时便上窜胆道，并带入细菌引起感染日久失治蛔虫产卵和死去又转变为胆石的核心形成胆石症，若阻塞胆管还可出现黄疸。诱因则多与饮食不节或驱蛔不当有关，是青少年和儿童中的一种常见病。主要症状是上腹偏右突然发生阵发性剧痛，并向右肩胛和腰背部放射，手足发冷满头大汗恶心呕吐，恶寒发热或吐出胆汁蛔虫，继发感染时腰部压痛明显。治法有9个：

治法1　用花椒树根皮、槟榔、金钱草各50克，芦根、郁金、绵茵陈、延胡、川楝子各25克，法夏15克，木香、吴茱萸各10克，黄连5克，甘草2克，共加水煎取浓汁当茶服，每日1剂服数次，连续数日。

治法2　用半枝莲、茵陈、柴胡、栀子、十大功劳各30克，大黄、枳壳、木香、黄芩、金银花各15克，共加水煎取浓汁空心温服，每日1剂服2~3次，连服数日。

治法3　用白芍30克，乌梅20克，使君子、槟榔、大黄各15克，川楝树皮、川花椒、木香、茵陈、蒲公英、龙胆草各10克，共加水煎取浓汁空心温服，每日1剂服2~3次，连服数日。

治法4　用枳实30克，川楝子、乌梅各20克，山楂、槟榔各15克，川椒10克，胡连6克，共加水煎取浓汁，另加陈醋35毫升，冲入药汁内空心温服，每日1剂服2~3次，连服数日。

治法5　用生芹菜籽30克，砂糖15克，共研成细末放在清水中化开无渣为度，用开水一次冲服，每日1剂服一次，连服数日。

治法6　用贯众60克，川椒50克，乌梅30克，槟榔、木香、枳壳、川厚朴各15克，川楝树皮12克，共加水煎取浓汁，另加陈醋35毫升，冲入药汁内空心温服，每日1剂服2~3次，连服数日。

治法7　用绵茵陈、金钱草、使君子各30克，大黄、枳实、朴硝、川椒、乌梅、川楝子各10克，共加水煎取浓汁加入陈醋50毫升冲入药汁内，空心温服，每日1剂服2~3次，连续数剂。

治法8　用金钱草、绵茵陈各30克，川楝树皮、乌梅、使君子、木香、大黄后下各15克，川郁金、槟榔、枳壳、黄芩各10克，共加水煎取浓汁空心温服，每日1剂服2~3次，连服数日。

治法9　用木香、槟榔、枳壳各35克，川楝树根皮、使君子各25克，乌梅、大黄各20克，甘草10克，共加水煎取浓汁，另加元明粉20克，冲入药汁内空心温服，每日1剂服2~3次，连服数剂。

胆管死蛔

胆管死蛔，治法如下：

治法　用木香、槟榔、枳实、白芍、甘草各15克，郁金10克，大黄30克（后下）、蜣螂1对（研成细末冲服），共加水煎取浓汁空心温服，每日1剂服2~3次，连续2~3周。

发炎型胆蛔症

发炎型胆道症者，治法如下：

治法　用乌梅、黄芩、柴胡、使君子、白芍、法夏、槟榔、木香、枳壳各15克，共加水煎取浓汁，另加元明粉10克，冲入药汁内空心温服，每日1剂服2~3次，连服数剂。

急性胆囊炎

如急性胆囊炎者，治法有3个：

治法1　用土瓜藤、金钱草各100克，岗梅根50克，龙胆皮35克，栀子、竹茹各20克，共加水煎取浓汁空心温服，每日1剂服2~3次，连服数剂。

治法2　用活泥鳅2条洗净去皮，取背上肉洗净生吞服，日服2~3次，连服数日。

治法3　用蒲公英、金钱草各30克，绵茵陈、败酱草各15克，栀子、大黄各10克，甘草3克，共加水煎取浓汁饭后温服（名加味茵陈汤），每日1剂服2~3次，连服数剂。

慢性胆囊炎者，治法有2个：

治法1　用栀子12克，柴胡、白芍、当归、郁金、川楝子、法夏、茯苓、木香、延胡索各10克，甘草3克，共加水煎取浓汁饭后温服（名疏肝散加减方），每日1剂服2~3次，连服数剂。

治法2　用《中医杂志》利胆和胃汤：威灵仙15~30克，郁金、柴胡、青蒿、枳实、茯苓、陈皮、白芍、法夏各10克，甘草3克，共加水煎取浓汁饭后温服，每日1剂服2~3次，连服数剂。

胆脾肿大

胆脾肿大者，治法如下：

治法　用海带25克，荔枝核、小茴香、青皮各15克，共加水煎取浓汁饭后温服，每日1剂服2~3次，连服数剂。

合并型胆症

合并型胆症者，治法如下：

治法　用柴胡、白芍、枳壳、黄芩、木香、黄柏、龙胆草、茵陈、栀子、元胡各15克，大黄10克，共加水煎取浓汁，另加元明粉10克，冲入药汁内空心温服，每日1剂服2~3次，连服数剂。

心　部

心脏病引起下肢浮肿

心脏病引起下肢浮肿，心跳气促、头晕身倦乏力者，治法如下：

治法　用老母鸡一只去净毛及内脏，用烧酒1升共放砂锅内，煮至熟烂取出趁热吃鸡饮汤，每日1剂服2~3次，连服数剂。

心痛

心痛者有：气、血、痰、火、冷、虚、注、虫、食九种痛症者，宜细辨而治之：

心气痛

气痛者治法有15个：

治法1　用百合35克，法夏、台乌、茯苓各7克，陈皮、苏叶各4克，炙甘草3克，沉香2克，生姜3片，共加水煎取浓汁空心温服（名加味二陈汤），每日1剂服2~3次，连服数剂。

治法2　用糯高粱根100克，加水煎取浓汁，每次饭后温服，每日1剂服2~3次，连服数剂。

治法3　用鲜水稻叶适量，研取自然汁200毫升，加花生油200毫升，共调匀放饭上蒸熟，分二次温服，每日1剂，分早晚各服一次，连服数日。

治法4　用大蜈蚣3条去净头足尾，取中间一段放新瓦上，焙至焦枯存性研成细末放在清水中化开无渣为度，近年病者取1克，远年病者取2克，用鸡蛋一枚穿孔去白，后入药末调匀，用湿纸包好放火中，煨熟趁热食之，每日早晚各服1次，连服数日。

治法5　用鲜水稻叶适量，研取自然汁，加米煮粥加黄糖适量空心温服，日服2~3次，连服数日。

治法6　用鸡蛋一枚穿孔去白，加五月艾心7条，外用湿纸包好放火中，煨熟趁热用黄糖送服，日服2~3次，连服数日。

治法7　用黄檗核、兜茶各5克，共加水煎取浓汁饭后温服，每日1剂服2~3次，连服数剂。

治法8　用蒲公英适量焙至干枯取出，研成细末放在清水中化开无渣为度，用烧酒调和为丸阴干，装入消毒瓶内盖紧不可走失药气，每次取5克用烧酒送服，日服2~3次，连服数日。

治法9　用郁金30克，香附24克，共研成细末放在清水中化开无渣为度，装入消毒瓶内盖紧不可走失药气，每次取5克用开水冲服，日服2~3次，连续服药数日。

治法10　用鲜豨莶草适量洗净研取汁液，每次取50毫升用开水冲服，日服2~3次，连续服药数日。

治法11　用真山羊血适量用温酒冲服，日服2~3次，连服数日。

或用豹心适量，每次取一个切成薄片用开水浸服，日服2~3次，连服数日。

治法12　用鹿角100克研成细末放在清水中化开无渣为度，装入消毒瓶内盖紧不可走失药气，每次取10克用黄酒冲服，日服2~3次，连服数日。

治法13　用大川芎50克研成细末放在清水中化开无渣为度，装入消毒瓶内盖紧不可走失药气，每次取10克用烧酒冲服，日服2~3次，连服数日。

治法14　用公丁香、白豆蔻各20克，共研成细末放在清水中化开无渣为度，装入消毒瓶内盖紧不可走失药气，每次取5克用开水冲服，日服2~3次，连服数日。

治法15　用杏仁7枚，红枣2枚去核、乌梅1枚去核，共研如泥。男性用烧酒冲服，女性用醋调服，日服2~3剂连服数日。

若胸胁胀痛如刺不能仰卧者，治法如下：

治法　用生韭菜连根适量洗净研取汁液，每次取300毫升空心服下，日服2~3次，连服数日。

心血痛

血痛者，其痛如刺不可按，或寒热往来大便黑色，治法如下：

治法　用五灵脂、蒲黄各20克共研成细末放在清水中化开无渣为度（名失笑散），加山栀子10克，高良姜4克，如寒加肉桂4克，共加水煎取浓汁空心温服，每日1剂服2～3次，连服数剂。

心痰痛

痰痛者，即是饮痛、咳嗽其痛游走不定，治法如下：

治法　用法夏、茯苓各10克，陈皮6克，甘草3克（名二陈汤），加薤白18克，瓜蒌皮7克，共加水煎取浓汁空心温服，每日1剂服2～3次，连服数剂。

心火痛

火痛者，口渴、面赤、身热、便秘、其痛，或作或止，治法如下：

治法　用金铃子（又名川楝子）、延胡索醋炒各适量，共研成细末放在清水中化开无渣为度（名金铃子散），每次取10克用温酒或开水冲服，如火盛者可用栀子7克，香附5克，川楝子去核、黄连、高良姜、泽泻、丹参各4克，共加水煎取浓汁空心温服，每日1剂服2～3次，连服数剂。

心冷痛

冷痛者：手足俱冷、其痛绵绵不休，治法如下：

治法　用党参12克，白术10克，干姜、制附子、肉桂各6克，炙甘草3克（名桂附理中汤），加当归7克，木通4克共加水煎取浓汁空心温服，每日1剂服2～3次，连服数剂。

心虚痛

虚痛者：即悸痛、其痛轻重相间、多日不愈而心悸，食后小痛、饥则更痛，治法如下：

治法　用白术、茯苓、黄芪、元肉、熟枣仁各10克，党参、当归各6克，炙甘草、远志各3克（名归脾汤），加石菖蒲4克，木香2克，红枣3枚，生姜2片，共加水煎取浓汁空心温服，每日1剂服2～3次，连服数剂。

心注痛

注痛者：入山林古庙古墓及一切翼气而痛，其人言语错乱，治法如下：

治法　用苍术10克，川厚朴、陈皮各6克，甘草3克（名平胃散），加藿香7克，（麝香1克冲服）共加水煎取浓汁空心温服，每日1剂服2～3次，连服数剂。

心虫痛

虫痛者：其痛忽来忽止，如闻肥甘之味痛甚、按摩稍止，而舌上有白花点，治法如下：

治法　用扫虫煎、或用理中汤去甘草，加当归7克，川椒5克，吴茱萸、黄连、肉桂各4克，乌梅2枚，共加水煎取浓汁空心温服，每日1剂服2～3次，连服数剂。

心食痛

食痛者：食积停带嗳腐吞酸、恶食腹满、其痛似有一条扛起者，治法如下：

治法　用苍术10克，川厚朴、陈皮各6克，甘草3克（名平胃散），加山楂、麦芽、法夏各7克，莱菔子4克，共加水煎取浓汁空心温服，每日1剂服2～3次，连服数剂。

心痹气痛

心痹气痛气实有痰者，治法如下：

治法　用煅牡蛎适量研成细末放在清水中化开无渣为度，装入消毒瓶内盖紧不可走失药气，每次取6克用温酒冲服，日服2～3次，连服数日。

若服药痛已止而后又复发者，治法如下：

治法　用元明粉适量，每次取3克用开水冲服，日服2～3次，连服数日。

若结气心痛者，治法有2个：

治法1　用人参、橘皮去白各30克，共研成细末放在清水中化开无渣为度，炼蜜为丸阴干，装入消毒瓶内盖紧不可走失药气，每次取10克用米汤送服，日服2～3次，连服数日。

治法2　刮取带血的刺猬心5～6个，挂在当风处吹干研成细末放在清水中化开无渣为度，装入消毒瓶内盖紧不可走失药气，每次取10克用温陈酒冲服，日服2～3次，连服数日。

若积年心痛者，治法如下：

治法　用独头小蒜适量，加水煮熟饱吃不可放盐，日服2～3次，连服数日。

若心痛吐水饮食不下者，治法如下：

治法　用雄黄60克，加陈醋1升用慢火熬成膏，蒸干为丸，每次取1～2克用生姜汤送服，日服2～3次，连服数日。

若心痛散至背者，治法如下：

治法　用赤石脂、干姜、蜀椒各1.2克，炮附子0.6克，乌头0.3克，共研成细末放在清水中化开无渣为度，炼蜜为丸阴干，装入消毒瓶内盖紧不可走失药气，每次取1克用温开水送服，日服2～3次，连服数日。

心痛甚

如妇人心痛甚者，治法如下：

治法　用荔枝核40克炒香、木香25克不可见火，共研成细末放在清水中化开无渣为度，装入消毒瓶内盖紧不可走失药气，每次取7克用酒或温开水送服，日服2~3次，连服7~10日。

心口痛

若心口痛者，治法有2个：

治法1　用泽兰、乳香、没药、三棱、莪术、归尾、稻叶、生地、赤芍、桔梗、大黄各6克，血竭5克，千层纸、杜仲各3克，大枣2枚，共加水煎取浓汁饭后温服，每日1剂服2~3次，连服数剂。

治法2　用栀子、香附、白术、党参、地骨皮各6克，黄连、银花、麦冬、荆芥各5克，菊花、黄芩、川朴、白芍、法夏、木香、川芎、苍术、神曲、防风各3克，甘草1克，砂仁2粒，共加水煎取浓汁饭后温服，每日1剂服2~3次，连服数剂。

恶心吞酸

若恶心吞酸此是脾胃虚冷，治法有2个：

治法1　用吴茱萸12克用开水泡去苦味，加干姜3克再加水煎取浓汁空心温服，日服2~3次，连服数剂。

治法2　用核桃仁适量用姜汤送服，日服2~3次，连服数日。

忧思过度

若忧思过度劳伤心脾，健忘惊悸、盗热体倦、胃口不开，治法如下：

治法　用白术、茯神、元肉、枣仁、当归、炙北芪、远志、木香、炙甘草各10克，生姜3片，共加水煎取浓汁饭后温服，每日1剂服2~3次，连服数剂。

脾肺气虚

若脾肺气虚惊悸健忘、夜汗食少身倦者，治法如下：

治法　用白术、炙北芪、陈皮、当归、熟地、茯苓、白芍各3克，五味子、远志各1克，生姜1片，红枣1枚，共加水煎取浓汁饭后温服，每日1剂服2~3次，连服数剂。

内热外寒

若内热外寒心痛四肢冷，治法如下：

治法　用熟地姜汁炒、当归酒炒、白芍酒炒、茯神、枣仁、远志、陈皮、香附、肉桂、木香、元肉、炙甘草各5克，共加水煎取浓汁饭后温服，每日1剂服2~3次，连服数剂。

心律失常

心律失常是指心脏搏动的频率，或节律发生异常之病症，心律失常的病因大多由受到惊吓后情绪波动或心脏本身的病变和其他系统疾病的影响，或药物中毒等因素所致。临床表现为心悸不宁、胸闷不畅、疲乏气短、心痛贴背、头晕肢冷、善恐易惊、多梦易醒、健忘失眠、心动过速或过缓。治法有3个：

治法1　用苦参30克，鹿含草、延胡、炙甘草各15克，共加水煎取浓汁，每次饭后温服，每日1剂服2~3次，连服1~2月。

治法2　用太子参45克，沙参、生地、丹参、龙齿、焦三仙、茯苓、夜交藤、芦根各30克，枣仁炒20克，麦冬、五味子、合欢花、连翘、竹茹各10克，共加水煎取浓汁，每次饭后温服，每日1剂服2~3次，连服15~20剂。

治法3　用苦参、丹参、党参各30克，炙甘草、延胡各15克，柏子仁、常山各10克，共加水煎取浓汁食后温服，每日1剂服2~3次，连续1~2月。

快速性心律失常

若快速性心律失常者，治法有2个：

治法1　用太子参30克，川芎、赤芍、麦冬各15克，丹皮、五味子各10克，共加水煎取浓汁食后温服，每日1剂服2~3次，连续1~2月。

治法2　用古方(《金匮要略》)甘麦大枣汤：小麦15克，甘草9克，大枣7枚，共加水煎取浓汁食后温服，每日1剂服2~3次，连续1~2月。

缓慢性心律失常

若缓慢性心律失常者，治法如下：

治法　用丹参25克，红参、附子各20克先煎、麻黄、当归、麦冬各15克，郁金12克，细辛3克，共加水煎取浓汁食后温服，每日1剂服2~3次，连续1~2月。

完全右束支传导阻滞

如完全型右束支传导阻滞者，治法如下：

治法　用丹参50克，降香30克，木香10克，红花5克，檀香3克，共加水煎取浓汁，每次饭后温服，每日1剂服2~3次，连服5~10剂。

房室传导阻滞

若房室传导阻滞者，治法如下：

治法　用党参、玄参各15克，枳壳10克，甘松、大青叶各9克，甘草5克，桂枝3克，共加水煎取浓汁食后温服，每日1剂服2~3次，连续1~2月。

心律紊乱

若心律紊乱者，治法如下：

治法　用龙骨、瓜蒌、牡蛎各30克，北芪、太子参各20克，薤白、川芎、当归、陈皮、法夏、远志、柏子仁各10克，共加水煎取浓汁食后温服，每日1剂服2~3次，连续1~2月。

阳虚型心律不齐

若阳虚型心律不齐者，治法如下：

治法　用熟地30克，鹿角胶9克，白芥子6克，肉桂、甘草各3克，麻黄、炮姜各2克，共加水煎取浓汁食后温服，每日1剂服2~3次，连续1~2月。

各种心脏病所致心律失常

若各种心脏病所致心律失常者，治法有2个：

治法1　用党参、黄精各30克，炙甘草15克，琥珀、田七各1克，共研成细末放在清水中化开无渣为度，装入消毒瓶内盖紧不可走失药气，每次取18克用开水冲入空心温服，日服3~4次，连续1~2月。

治法2　用牡蛎、珍珠母各30克，葛根15克，紫石英、丹参、磁石、麦冬各12克，五味子、炙甘草各9克，川芎、桂枝各6克，石菖蒲4.5克，共加水煎取浓汁食后温服，每日1剂服2~3次，连续1~2月。

心肌炎

心肌炎是指心肌发生局灶性或弥漫性炎症之病证，心肌炎是由溶血性链球菌或风疹病毒巨细胞病毒侵犯心肌，使上消化道、呼吸道感染，柯萨奇病毒在心肌细胞内繁殖，使心肌细胞发生炎性溶解，或因风寒湿热、红斑狼疮破皮病、皮肌炎、白喉、伤寒等疾患的侵犯及化学品或药物过敏而引起，临床表现为轻者疲乏无力、食欲减退、心悸或症状不明显。重者心前区隐痛心动过速、咳嗽、咯血、胸闷、气急、夜间呼吸困难、浮肿、紫绀、高热或休克。最严重时并发心力衰竭会突然死亡。此病应早治。治法有5个：

治法1　用生姜24克，生地、木通、丹参、川芎、甘草冬20克，法夏18克，金银花、连翘各15克，茯苓12克，远志、枣仁各10克，共加水煎取浓汁，每次饭后温服，每日1剂服2~3次，连服1~2月。

治法2　用党参、黄芪、当归、柏子仁、白芍、生地、炙甘草各10克，丹参、麦冬、五味子各6克，共加水煎取浓汁食后温服，每日1剂服2~3次，连续2~3周。

治法3　用生地、木通、丹参、川芎、甘草各20克，银花、连翘各15克，远志、茯苓、枣仁各10克，共加水煎取浓汁食后温服，每日1剂服2~3次，连续1~2月。

治法4　用党参、黄芪、丹参、炒枣仁各30克，白术、柏子仁、瓜蒌各24克，当归、川芎、薤白、茯苓各15克，元肉、枳壳、厚朴各12克，郁金、远志各9克，炙甘草6克，红枣10枚，共加水煎取浓汁食后温服，每日1剂服2~3次，连续1~2月。

治法5　用生地20克，琥珀15克，党参、北芪、麦冬各12克，当归、黄芩、炙甘草各9克，五味子3克，共加水煎取浓汁食后温服，每日1剂服2~3次，连续1~2月。

心动过缓（又名迟脉症）

心动过缓是指中老年人的心跳每分钟在60次以下的常见病，发病原因是由于迷走神经机能亢进，窦房结胶原纤维或弹力纤维脂肪增多，起搏细胞减少使活动能力降低，心房和心室之间的传导途径发生阻滞等因素，引起心跳过慢不能按正常速度起搏和传导冲动，导致心脑肾等脏器和全身供血减少。在临床上窦性心动过缓心跳虽慢但有规则，不影响各组织器官的血液供应，窦房结病变表现为心跳过缓和心跳过快交替发作，头晕胸闷全身乏力，严重时突然昏厥四肢抽搐心跳突然停止，房室传导阻滞时心前区有炮轰样的心音，头昏胸闷甚至昏厥反复发作，是病势危重的征兆。治法有7个：

治法1　用淫羊藿50克，生地25克，红参、麦冬各15克，桂枝、沉香、五味子各10克，肉桂、细辛各3克，共加水煎取浓汁，另加补骨脂适量，研成细末放在清水中化开无渣为度，装入消毒瓶内盖紧不可走失药气，每次取10克，饭后冲入药汁内温服，每日1剂服2~3次，连服15~20剂。

治法2　用淫羊藿、麦冬、补骨脂、炒枣仁各30克，附子、桂枝各12克，麻黄、炙甘草各9克，远志6克，细辛3克，共加水煎取浓汁食后温服，每日1剂服2~3次，连续1~2月。

治法3　用生地60克，麦冬、火麻仁、红枣各30克，桂枝、甘草各20克，人参、阿胶各10克，生姜5片，共加水煎取浓汁，加白糖30克冲入药汁内食后温服，每日1剂服2~3次，连续1~2月。

治法4　用补骨脂、麦冬各15克，人参、五味子各10克，肉桂、细辛各3克，共加水煎取浓汁食后温服，每日1剂服2~3次，连续1~2月。

治法5　用黄精50克，黄芪、仙灵脾、麦冬、五味子各20克，升麻、甘草、附子、麻黄、人参、鹿角胶（另烊）各10克，细辛5克，共加水煎取浓汁食后温服，每日1剂服2~3次，连续1~2月。

治法6　用麦冬35克，附子32克，北芪、赤芍各20克，人参、干姜、吴茱萸各11克，红花、炙甘草各10克，细辛5克，共加水煎取浓汁食后温服，每日1剂服2~3次，连续1~2月。

治法7　用人参、郁金、陈皮各15克，附子、田七各10克，共加水煎取浓汁加入白糖适量，食后温服，每日1剂服2~3次，连续1~2月。

肺心病

肺心病是指因肺、胸或肺动脉的慢性病变引起肺动脉高压，导致右心室肥大、右心代偿不全的病症，中医称痰喘心悸症。肺心病的发病原因是由于慢性支气管炎、哮喘、矽肺、肺结核、脊柱或胸廓严重畸形，伴随阻塞性肺气肿，使肺泡中氧和二氧化碳交换障碍，导致肺动脉高压，逐渐引起右心室扩张肥大，进而发生右心衰竭。主要诱发的原因是呼吸道感染、支气管炎和肺炎的反复发作。临床表现是轻者咳嗽、咳痰、气促、哮喘、桶状胸、杵状指（趾），重者呼吸困难、咳喘加重，吐白黏痰或黄绿色脓痰，紫绀明显，肝脾肿痛、腹水、下肢浮肿、神志模糊、头痛、烦躁不安、嗜睡、谵语、肌肉抖动、甚至休克，昏迷。治法如下：

治法　用水蛭45克，白芍、生地、熟地各12克，当归、桃仁、红花各10克，川芎8克，随证加减：便秘加杏仁、火麻仁。气喘水肿加车前草、沉香、陈皮、沙参、黄芪。痰浓难咯者加野菊花、金银花、鱼腥草。共加水煎取浓汁食后温服，每日1剂服2~3次，连续1~2月。

肺心病急性发作

若肺心病急性发作者，治法有2个：

治法1　用鱼腥草、丹参、金银花各30克，半枝莲、白花蛇舌草、蒲公英、冬瓜仁、地龙各20克，虎仗、瓜蒌、川芎各15克，黄芩、葶苈子各12克，共加水煎取浓汁食后温服，每日1剂服2~3次，连续1~2月。

治法2　用茯苓20克，法夏12克，炙麻黄、桂枝、干姜、白芍、苍术、白术各10克，细辛、五味子、炙甘草各6克，共加水煎取浓汁食后温服，每日1剂服2~3次，连续1~2月。

肺心病并治心原性腹泻

若肺心病并治心原性腹泻者，治法如下：

治法　用北芪30克，白术12克，熟附子9克，共加水煎取浓汁，每次饭后温服，每日1剂服2~3次，连服5~10剂。

肺心病伴呼酸型三重性酸碱失衡

若肺心病伴呼酸型三重性酸碱失衡，治法如下：

治法　用金银花、虎仗、野荞麦根、地龙各30克，黄芩15克，枳壳、浙贝各10克，大黄9克，桔梗6克，共加水煎取浓汁食后温服，每日1剂服2~3次，连续1~2月。

肺心病伴心力衰竭

如肺心病伴心力衰竭者，治法如下：

治法　用葶苈子40克，鱼腥草、莱菔子、车前子各25克，桑白皮、冬瓜皮、苏子、大腹皮、防己各15克，二丑10克，共加水煎取浓汁，每次饭后温服，每日1剂服2~3次，连服5~10剂。

各型心脏早搏（结脉或代脉）

心脏过早搏动，又称期前收缩、期外收缩、额外收缩（房性早搏，结区性早搏，室性早搏），中医称结脉或代脉。早搏的病因多由器质性心脏病、神经官能症、情绪激动、神经紧张、疲劳、消化不良、过度吸咽、过量饮酒、喝浓茶等因素导致寒凝气滞，脏气衰微、心失所养、瘀血内停、使心络痹阻、血脉运行失畅所致。典型症状是偶发早搏时，心前区突然跳动、心跳有不规则的间歇或没有症状，频繁发作时由于心脏排血量减少，使心跳缓弱、有规则的间歇、心悸、头晕、全身乏力，日久失治者转变为心阳欲脱之严重症状。各型心脏早搏者，治法有2个：

治法1　用党参、赤芍、丹参各30克，桂枝、川郁金、炙甘草冬20克，当归、瓜蒌皮、绿茶、陈皮各15克，石菖蒲、远志肉各12克，共研成细末放在清水中化开无渣为度，滴水为丸阴干，装入消毒瓶内盖紧不可走失药气，每次饭后取5克，用好酒送服，日服2~3次，连服数剂。

治法2　用灵芝、生地、淫羊藿、鸡血藤、大枣各30克，玄参、炙甘草各15克，党参、桂枝、麦冬、麻仁、红花各10克，阿胶烊化6克，生姜3片，共加水煎取浓汁，每次饭后温服，每日1剂服2~3次，连服7~10剂。

室性早搏

室性早搏者，治法有2个：

治法1　用牡蛎、炙黄芪各24克，丹参、阿胶、瓜蒌各20克，茯苓15克，炒枣仁12克，蛤蟆干10克，薤白、炙甘草各9克，桂枝6克，共加水煎取浓汁食后温服，每日1剂服2~3次，连续1~2月。

治法2　用生甘草、炙甘草、泽泻各30克，共加水煎取浓汁食后温服，每日1剂服2~3次，连续3~4周。

频发性早搏

频发性早搏者，治法有3个：

治法1　用党参、丹参、紫石英各30克，生地20克，川芎15克，连翘10克，炙甘草9克，桂枝6克，共加水煎取浓汁食后温服，每日1剂服2~3次，连续2~3月。

治法2　用干葛60克，瓜蒌、磁石、珍珠母各30克先煎，郁金、泽兰各15克，刘寄奴、当归、炙甘草各9克，共加水煎取浓汁食后温服，每日1剂服2~3次，连续3~5月。

治法3　用麦冬12克，人参、炙五味子、黄连各9克，共加水煎取浓汁食后温服，每日1剂服2~3次，连续3~5周。

频发性室性早搏

频发性室性早搏者，治法如下：

治法　用苦参、丹参、紫石英各30克，党参、生地各20克，麦冬、川芎各15克，连翘10克，炙甘草9克，桂枝6克，共加水煎取浓汁食后温服，每日1剂服2~3次，连续1~2月。

惊悸

惊悸：有所蹋而动为惊，无所蹋而动为悸，治法有6个：

治法1　用茯苓12克，桂枝10克，甘草5克，红枣3枚，共加水煎取浓汁（名茯苓桂枝甘草大枣汤），空心温服，每日1剂服2~3次，连服数剂。

治法2　用法夏12克，茯苓10克，生姜3片共加水煎取浓汁（名小半夏加茯苓汤），空心温服，每日1剂服2~3次，连服数日。

治法3　用茯苓、白芍各15克，白术、制附子各10克，生姜5片，共加水煎取浓汁温服（名真武汤，又名温阳利水汤），每日1剂服2~3次，连服数剂。

治法4　用熟地240克，山萸肉、怀山药各120克，泽泻、茯苓、丹皮各100克，五味子30克，共研成细末放在清水中化开无渣为度，炼蜜为丸阴干（名都气丸），装入消毒瓶内盖紧不可走失药气，每次取5克用温开水送服，日服2~3次，连服数剂。

治法5　用白术、茯苓、黄芪、龙眼肉、熟枣仁各10克，党参、当归各6克，炙甘草、远志、木香各3克，大枣3枚，生姜2片，加山栀子、丹皮各4克，共加水煎取浓汁空心温服（名归脾加栀子丹皮汤），每日1剂服2~3次，连服数剂。

治法6　用元肉50克，炒枣仁、黑枣各25克，柏子仁、生龙骨、生牡蛎、莲子、召实、怀山药、党参、生赭石各20克，法夏、茯苓各15克，当归10克，生乳香、生没药各5克，共加水煎取浓汁空心温服（名龙眼定心汤），每日1剂服2~3次，连服数剂。

冠心病（心绞痛）

冠心病是指由于冠状动脉发生粥样硬化，使管腔狭窄或闭塞，导致心肌缺血缺氧的病症，中医称胸痹或真心痛或厥心痛。冠心病的发病原因多是思虑过度，劳伤心脾、饮食不节、抽烟饮酒、过食肥腻、痰瘀阻络导致脂质代谢紊乱，使血液内胆固醇、脂蛋白增高、磷脂降低、胆固醇在动脉内膜中沉积，形成斑块，致动脉壁失去弹性，变硬，软化成粥样物，发生闭塞，引起心肌缺血、心绞痛、心肌梗塞或心肌纤维化。临床表现为隐性冠心病、胸闷、心悸、心前区刺痛或无症状突然转变为心绞痛，心肌梗塞、心绞痛者心前区、胸骨后上中段针刺样或刀割样痛，面色苍白出冷汗、烦躁不安呼吸困难、血压升高，发作时间短而频，心肌梗塞者疼痛剧烈而持久，恶心呕吐、咳嗽紫绀、发热、血压下降、昏厥、休克，严重时发生左心衰竭，治疗冠心病心绞痛者。治法有7个：

治法1　用六神丸，在发作时一次服15粒，用高丽人参30克加水熬汤送服（名独参汤），日服2~3次，连服数日。

治法2　用刘寄奴、王不留行各9克，田七粉1.8克（冲服），共加水煎取浓汁，每次饭后温服，每日1剂服2~3次，连服20~30日。

治法3　用焦三仙各27克，龙骨、牡蛎、党参各24克，北芪18克，丹参15克，川楝子、元肉、远志各10克，麦冬9克，熟地6克，田七粉1.8克（冲服），共加水煎取浓汁温服，每日1剂服2~3次，连续数日。

治法4　用龙骨、牡蛎、炒枣仁各20克，党参、川楝子各15克，元肉、菖蒲、山楂、炒麦芽、当归各10克，熟地6克，田七粉1.8克（冲服），共加水煎取浓汁温服，每日1剂服2~3次，连续数日。

治法5　用黄芪50克，丹参、五味子各25克，当归、远志各20克，枳壳、郁金、川芎、蒲黄各15克，党参、水蛭各9克，红花、姜黄、降香各4.5克，田七粉1.8克（冲服），共加水煎取浓汁食后温服，每日1剂服2~3次，连续数日。

治法6　用穿山甲肉250克，首乌、黑豆各60克，香蕉50克，丹参25克，共放入砂锅内煮至熟烂用蜜糖冲服，每日1剂服2~3次，连服数剂对冠心病、高血压、动脉硬化均有一定疗效。

治法7　用白果叶、瓜蒌、丹参各15克，薤白12克，郁金10克，甘草4.5克，田七粉1.8克（冲服），共加水煎取浓汁温服，每日1剂服2~3次，连服数剂。

若冠状动脉粥样硬化性心脏病的心前区憋闷或绞痛者，治法如下：

治法　用丹参30克，檀香、春砂仁各5克，共加水煎取浓汁温服（名丹参饮），每日1剂服2~3次，连服数剂。

老年冠心病

若老年冠心病者，治法有2个：

治法1　用熟地、怀山药、山茱萸、枸杞、杜仲、菟丝子、丹参、当归各15克，熟附子、人参、水蛭、桃仁各10克，鹿角胶、莪术、肉桂各6克，田七粉1.8克（冲服），共加水煎取浓汁食后温服，每日1剂服2~3次，连续3~5月。

治法2　用五灵脂、蒲黄、元胡、川楝子、全瓜蒌各30克，法夏、薤白各20克，共研成细末放在清水中化开无渣为度，装入消毒瓶内盖紧不可走失药气，每次饭后取10克，用温开水送服，日服2~3次，连服数剂。

阴虚型冠心病心绞痛

如阴虚型冠心病心绞痛者，治法如下：

治法　用生地、党参、北芪各25克，木贼、山楂各20克，麦冬、玄参、当归、川郁金各15克，姜黄、鸡血藤、田七、没药各10克，共研成细末放在清水中化开无渣为度，装入消毒瓶内盖紧不可走失药气，每次饭后取60克，用开水冲服，日服2~3次，连服15~20日。

血瘀型冠心病

血瘀型冠心病者，治法有2个：

治法1　用七厘散，每次饭后服1克，日服2~3次，连服数日。

治法2　用党参、北芪各30克，丹参20克，首乌15克，茯苓、丹皮、淫羊藿各10克，白术、川芎各9克，桂枝、甘草各6克，共加水煎取浓汁，每次饭后温服，每日1剂服2~3次，连服1~2月。

风湿心脏病

如风湿心脏病者，治法如下：

治法　用茯苓30克，北芪20克，防己15克，玉竹、白术各10克，共加水煎取浓汁，饭后温服，每日1剂服2~3次，连服2~3月。

心力衰竭（又名心悸）

心悸是人们主观上对心脏跳动的一种不舒适感觉，有时把它描述为心头乱跳或胸部蹦跳等，这种陈述可以由于心脏活动的频率节律或收缩强度的改变所致，也可以使心脏跳动的快慢强弱完全正常，而由于人们对自已的心脏活动特别敏感所致，一般健康人仅在剧烈运动或高度兴奋时才会有心悸的感觉，如神经官能症的患者没有心律失常或器质性心脏病也常以心悸为主诉而就诊。心悸可由心律失常心脏收缩力增强，使各种器质性心血管疾病以及心脏血管神经官能症所引起。西医认为心力衰竭的病因是由各种心脏病维生素B_1缺乏，脚气病和心肌代谢障碍导致心肌收缩力减弱，心脏负荷加重使瓣膜关闭不全，或负荷不足使心输出量减少而形成，诱发因素是急性感染，过度劳累、情绪激动、血压升高、心律失常、妊娠分娩输液过多或过快所致。中医认为心力衰竭是由心脏本身和心脏以外的病变使心肌收缩力不足，引起血液循环障碍动脉系统血液供应不足，使静脉系统产生内脏瘀血的病症，临床表现有胸闷气急呼吸困难，咳嗽咯血烦燥大汗紫绀右上腹痛，腹胀、食欲减退、恶心呕吐、少尿、夜尿多、水肿，严重时口唇青紫，吐红色泡沫，皮肤湿冷，血压下降或休克昏迷。治宜益气养阴，温阳利水，祛湿化瘀，泻肺逐饮，回阳以固脱为主。治法有4个：

治法1　用葶苈子适量，炒熟研成细末放在清水中化开无渣为度，装入消毒瓶内盖紧不可走失药气，每次饭后取10克，用红枣汤或米汤冲服，日服2~3次，连服数日。

治法2　用北芪、附子、甘草各50克，桂枝、葶苈子各25克，五味子、麦冬、干姜、人参各15克，共加水煎取浓汁食后温服，每日1剂服2~3次，连续数周。

治法3　用北芪、党参、茯苓各30克，苁蓉、当归、淫羊藿各20克，桃仁、白术、葶苈子、枳壳各15克，桂枝、郁金、猪苓、泽泻、红花、黄芩、板蓝根、吴茱萸各10克，干姜5克，蟾酥5毫克（冲服），共加水煎取浓汁食后温服，每日1剂服2~3次，连续数周。

治法4　用茯神、猪苓各10克，远志肉6克，石菖蒲3克，共加水煎取浓汁，饭后温服，每日1剂服2~3次，连服数剂。

充血性心力衰竭

若充血性心力衰竭者，治法有6个：

治法1　用党参、麦冬各25克，附子、北五加皮、泽兰、赤芍、川芎、丹参、鸡血藤各15克，共加水煎取浓汁食后温服，每日1剂服2~3次，连续数剂。

治法2　用黄芪30克，丹参、茯苓各20克，白术、赤芍、葶苈子各15克，附子9克，红参6克，桂枝3克，红枣3枚，生姜3片，共加水煎取浓汁食后温服，每日1剂服2~3次，连续数周。

治法3　用葶苈子、桑白皮、丹参各15克，红花、桃仁、赤芍各10克，共加水煎取浓汁食后温服，每日1剂服2~3次，连续数周。

治法4　用葶苈子、车前子、桑白皮、太子参、黄芪、丹参各30克，麦冬15克，五味子、当归各10克，共加水煎取浓汁食后温服，每日1剂服2~3次，连续数周。

治法5　用丹参32克，黄芪、太子参各30克，麦冬、川芎各15克，五味子10克，共加水煎取浓汁食后温服，每日1剂服2~3次，连续数周。

治法6　用葶苈子、桑白皮、丹参各15克，红花、桃仁、赤芍各10克，共加水煎取浓汁，每次饭后温服，每日1剂服2~3次，连服数剂。

肺心病心力衰竭

若肺心病心力衰竭者，治法有4个：

治法1　用葶苈子30克，桑白皮、红枣各15克，枳实、防己、大黄后下各10克，共加水煎取浓汁食后温服，每日1剂服2~3次，连续1~2周。

治法2　用丹参、车前子各15克，万年青根10克，共加水煎取浓汁，加入六神丸10粒冲入食后温服，每日1剂服2~3次，连续1~2周。

治法3　用茯苓、猪苓、鸡血藤、泽泻、木通、车前草各30克，附子24克，郁金18克，丹参、赤芍各15克，白术12克，红花、桂心各9克，生姜3片，共加水煎取浓汁食后温服，每日1剂服2~3次，连续1~2周。

治法4　用人参、附子各25克，麦冬、白芍、桑白皮各15克，五味子、诃子、甘草、大黄后下各9克，共加水煎取浓汁食后温服，每日1剂服2~3次，连续1~2周。

阳虚慢性充血型心力衰竭

如阳虚型慢性充血型心力衰竭者，治法有2个：

治法1　用葶苈子30克，党参、北芪、茯苓、泽泻各20克，白术、车前子各15克，熟附子9克，共加水煎取浓汁，每次饭后温服，每日1剂服2~3次，连服数剂。

治法2　用茯神、猪苓各10克，远志肉6克，石菖蒲3克，共加水煎取浓汁，饭后温服，每日1剂服2~3次，连服数剂。

心怔忡

如心怔忡者，治法有5个：

治法1　用茯神、炒枣仁各6克，黄连、朱砂各3克，共加水煎取浓汁，饭后温服，每日1剂服2~3次，连服数剂。

治法2　用龙眼核1 000克，去净黑皮，用长流水煮烂取出，加入等量大乌枣去核取肉，共研如泥为丸，每早取10克用盐汤送服连服数剂。

治法3　用焦白术适量，先将焦白术用蜜炙，或用鲜荷叶包好久蒸后，每次取30克，白莲子50克，共加水煎取浓汁饭后温服，每日1剂服2~3次，连服1~2月。

治法4　用公猪心蒸熟，切成片拌朱砂服，日服2~3次，连服数日。

治法5　用人参、当归各15克，鲜猪腰一对加水共煎取浓汁，取出吃猪腰饮汤，将渣焙干研成细末放在清水中化开无渣为度，用怀山药粉为丸阴干，装入消毒瓶内盖紧不可走失药气，每次取10克用枣汤送服，日服2~3次，连服数剂。

心律不齐

心律不齐者，治法如下：

治法　用鸡蛋100枚，煮熟取出蛋黄放在锅内，用小火煎出蛋油，每次取10毫升用开水冲服，日服2~3次，连服数剂。

心腹血气痛

心腹血气痛者，治法如下：

治法　用蒲黄、五灵脂各50克，共研成细末放在清水中化开无渣为度，装入消毒瓶内盖紧不可走失药气，每次饭后取10克，用温开水冲服（名失笑散），日服2~3次，连服数日。

心悬痛

如心悬痛者，治法有2个：

治法1　用硇砂25克，用纱布包好，让患者含入口内，将汁慢慢咽汁下，少时。

治法2　用桂枝、枳实、生姜各30克，共加水煎取浓汁，空心温服，每日1剂服2~3次，连服数剂。

心痛

如心痛者，治法有2个：

治法1　用川花椒树根100克，切碎炖猪心空心温服，每日1剂服2~3次，连服数剂。

治法2　用槟榔一枚，破开用烟丝厚包，放入火中烧熟，取出槟榔，用一杯半水煎至半杯，饭后温服，日服2~3剂连服数日。

心腹常痛肢倦不舒

如心腹常痛肢倦不舒者，治法如下：

治法　用草豆蔻散，本方用陈皮、生地、白术各35克，川芎20克，当归、桂心、干姜、木香各15克，红枣2枚，共研成细末放在清水中化开无渣为度，装入消毒瓶内盖紧不可走失药气，每次饭后取3克，用开水冲服，日服2~3次，连服15~20日。

心胸烦满

如心胸烦满者，治法如下：

治法　用菜油50克，雄黄17克，共调匀分3~5次一日服下，一人心胸烦满两年百药没效，后服此方吐出一虫。

心包络不能畅通

如心包络不畅通者，是血瘀脉中故痛，治法有2个：

治法1　用丹参35克，檀香、春砂仁各4克，共加水煎取浓汁空心温服，每日1剂服2~3次，连服数剂。

治法2　用薤白、蒌仁、川贝母、白豆蔻各10克，共加水煎取浓汁空心温服，每日1剂服2~3次，本方可以开胸脾而止痛连服数剂。

水停心中有声如雷

如水停心中有声如雷，口眼歪斜不省人事者，治法如下：

治法　用胆矾0.3克研成细末放在清水中化开无渣为度，用温甜酒送服，少时吐出痰沫、吐净。

心胸饱胀

如心胸饱胀，腹中又饥又痛者，治法如下：

治法　用胡椒7粒研成细末放在清水中化开无渣为度，用好酒冲服，少时。

心中嘈哚

如心中嘈哚、似辣非辣、似饿非饿、似痛非痛、得食暂止，或兼嗳气，或兼恶心，此乃火动其气，治法有3个：

治法1　用焦术135克，橘红35克，黄连炒18克，共研成细末放在清水中化开无渣为度，用神曲煮糊为丸绿豆大阴干，装入消毒瓶内盖紧不可走失药气，每次取15丸在饭前用姜汤送服，日服2~3次，连服数剂。

治法2　用猪附心油适量蒸糯米饭吃，日服2~3次，连服数日。

治法3　用水仙花子、荷叶、白芍各20克共研成细末放在清水中化开无渣为度，姜汤为丸阴干，装入消毒瓶内盖紧不可走失药气，每次取10克用温开水送服，日服2~3次，连服数日。

心痛忽长肉一条

如心痛忽长肉一条手不可近者，此乃肾火，治法如下：

治法　用硼砂、梅花冰片各0.3克，共研成细末放在清水中化开无渣为度，装入消毒瓶内盖紧不可走失药气，每次取出适量药粉涂之，少时立化为水，内服六味地黄丸，兼用吴茱萸适量研成细末放在清水中化开无渣为度，加陈醋调合贴两足心涌泉穴处，用油纸将药盖上外用纱布包扎固定，每日换药1次，连作5~10日。

心下坚大如碗

如心下坚大如碗，边如旋盘者，此乃气分因饮水所结，治法如下：

治法　用白术15克，枳实7克，共加水煎取浓汁空心温服，每日1剂服2~3次，连服数剂。如一切寒、热、痰、痞、水、食、结住心胸者均可用姜葱熨法神效无比。

心跳

心跳者，治法如下：

治法　用芭蕉花100克，炖猪心空心温服，每日1剂服2~3次，连服5~10剂。

单侧胸腔积液

单侧胸腔积液者，治法如下：

治法　用全瓜蒌15克，葶苈子12克，法夏6克，黄连5克，共加水煎取浓汁，饭后温服，每日1剂服2~3次，连服15~20剂。

老年结核性渗出型胸膜炎

老年结核性渗出型胸膜炎者，治法如下：

治法　用北芪50克，葶苈子、茯苓各30克，白术、泽泻各20克，桑白皮15克，陈皮12克，大枣10枚，共加水煎取浓汁，配用西药的雷米封和链霉素之类同服，每日1剂服2~3次，连服1~2月。

渗出型胸膜炎

如渗出型胸膜炎者，治法如下：

治法　用葶苈子、大枣各20克，随证加减，气急咳甚者，加杏仁、陈皮、法夏、川厚朴、白前、紫菀各10克。胸痛明显者，加丹参、川郁金、元胡、赤芍各10克。胸液积多者，加甘遂10克。胸膜增厚粘连者，加丹参、田七各10克，共加水煎取浓汁，空心温服，每日1剂服2~3次，连服15~20日。

胃　部

胃痛（胃脘痛）胃痛是指上腹部近心窝处发生疼痛的一种常见病症，又称胃脘痛。胃痛的发病原因比较复杂，主要是由于饮食不节、情志失调、外寒犯胃、中阳素虚等因素引起。因胃中清纯中和之气，是人所依赖为生之气，若脑力劳动体力劳动心情不愉快，饮食失调、滥用药物等都能使胃受伤，胃伤之后本须用调补，而恣意犯禁，旧症未消新生之病与日俱积伤败胃气。人受水谷之气以生，所为清气营气卫气元气春升之气，是胃气之别名，胃为水谷之海，若阴阳失节、寒温不和、脾胃受伤，喜怒忧恐、损耗元气、脾胃气衰、元气不足，心火独盛，心火为阴火起于下焦，心不主合相火代之，相火包络之火是元气之贼，脾胃气虚阴火上衡，气高喘而烦热为头痛为渴而脉洪，脾胃之气下行使谷气不升浮是春生之气不行，无阳气护其营卫不任风寒，乃生寒热此是脾胃之气不足所致，虽然与外感风寒之症，颇同而实异，内伤脾胃乃伤其气，外感风寒乃伤其形伤其外则有余，有余则泻之，伤其内则不足，不足则补之，若内伤不足之症而误认作外感有余之症，而反泻之则虚，虚虚实实如此者死是医生误诊所为。饮食劳倦二伤不可混，一劳倦诚不足，饮食伤尤当于不足之中分其有余与不足，饥饿不饮食是胃气空虚此为不足之伤固失节，饮食停滞是胃气受伤，此是不足之中兼有余而伤亦失节，劳倦伤亦有二，劳力纯属伤气，劳心兼伤乎血，房劳伤肾与劳倦相同，七情动气，脉与饮食无二。劳倦伤手按心口不痛，饮食伤手按心口刺痛。内伤外感诸症不同，饮食劳役七情六欲为内伤，风寒暑湿为外感，内伤发热时发时止，内伤恶寒得暖则减，内伤恶风不畏甚风反畏邪风，内伤头痛乍痛乍止，内伤有时不作渴或心火乘脾亦作燥渴，内伤则热伤气，四肢沉困无力倦怠沉睡，内伤则短气不足以息，内伤则手心热，内伤则懒言恶食口不知味，小便黄赤大便或秘或溏，左人迎脉主表，内伤则气口大于人迎，内伤症属不足宜温宜补宜和，若内伤之症误作外感，妄发其表妄攻其里重虚元气祸如反掌故宜补。外感发热热甚不退，外感恶寒虽厚衣烈火亦不除，外感恶风见风便恶，外感头痛连痛不休直待表邪传里为止，外感须二三日外表邪传里口方作渴，外感则风伤筋，寒伤骨一身筋骨疼痛，外感则喘涌气盛有余，外感则手背热，天气通于肺鼻是肺之外候，外感伤寒则鼻塞，伤风则流鼻涕能饮食口知味，腹中和二便如常，地气通于脾口是脾之外候，外感则人迎大于气口，右气口脉主里，外感症属有余宜汗宜吐宜下，若胃痛日久络伤出血，或痰瘀互结壅塞胃脘则，可能传变为他症。多见于现代医学所称的急慢性胃炎，胃十二指肠溃疡，胃下垂、胃神经官能症、食道憩室、胃癌等疾患所致疼痛，及妇人血气痛。

胃病辨证

食不入者是有火，脉大有力当热治。食入反出是无火，脉小无力当寒治。呃逆大都属热证。反胃大都属寒证。

胃脘诸症

如胃脘诸症及心痛肝痛者，治法有9个：

治法1　均可用丹参、归尾各15克，木香10克，金银花6克，檀香、春砂仁、红花、川续断、香附各3克，红枣2枚，共加水煎取浓汁，空心温服，每日1剂服2~3次，连服数剂。

治法2　均可用香附50克，荔枝核25克，煅存性共研成细末放在清水中化开无渣为度，装入消毒瓶内盖紧不可走失药气，每次饭后取10克，用盐汤、或醋汤、或米汤、冲服（名蠲痛散），日服2~3次，连服数日。

治法3　用白胡椒10粒、甜杏仁5粒、红枣去核3枚，共研如泥用开水冲入空心温服，日服2~3剂连服数日。

治法4　用平胃散，本方用川厚朴、苍术各等份，共研成细末放在清水中化开无渣为度，装入消毒瓶内盖紧不可走失药气，每次取10克，用米汤冲入饭后温服，日服2~3次，连服数日。

治法5　用竹蜂5克，放瓦上焙枯研成细末放在清水中化开无渣为度，装入消毒瓶内盖紧不可走失药气，每次取1克用醪糟冲服，日服2~3次，连服数日。

治法6　用白胡椒、丁香、肉桂各5克，共研成细末放在清水中化开无渣为度，装入消毒瓶内盖紧不可走失药气，每次饭后取5克用米汤冲服，日服2~3次，连服数日。

治法7　用香附、莪术各30克，姜黄、木香各15克，蜂房放瓦上闷煅存性、五灵脂烧至烟净、元胡各10克，石菖蒲5克，共研成细末放在清水中化开无渣为度，装入消毒瓶内盖紧不可走失药气，每次取5克，用开水冲入空心温服，日服2~3次，连服数剂。

治法8　用百合30克，丹参20克，五灵脂、川厚朴、高良姜各10克，川花椒2克，共加水煎取浓汁，空心温服，每日1剂服2~3次，连服数剂。

治法9　用生姜汁、石菖蒲、陈酒糟、食盐、葱白各100克，头菜、吴茱萸、薄荷各30克，共研如泥，加陈醋50毫升，共炒热用布包成二包，趁热熨痛处，冷则即换连熨数小时。

胃气痛

如胃气痛者，治法有15个：

治法1　用枳实10克，胡椒、香附、肉桂各5克，共研成细末放在清水中化开无渣为度，装入消毒瓶内盖紧不可走失药气，每次饭后取7克，用温开水冲服，日服2~3次，连服数日。

治法2　用木香、郁金、槟榔、荆芥、白芍、山楂、粟壳、地骨皮各10克，沉香、丁香、枳壳、黄芩、威灵仙各6克，甘草2克，共加水煎取浓汁，加胃痛散1包冲入空心温服，每日1剂加胃痛散1包服2~3次，连服数剂。

治法3　用水鱼煮玉米粥空心温服，日服2~3次，连服数日。

治法4　用茯苓、洋参各5克，川朴、山楂、桔梗、炙甘草各3克，防风2克，共加水煎取浓汁空心温服，每日1剂服2~3次，连服数剂。

治法5　用灯心20扎、陈皮6克，白茅根5克，老生姜2片，共加水煎取浓汁空心温服，每日1剂服2~3次，连服数剂。

治法6　用乌梅、春砂仁各5克，共研成细末放在清水中化开无渣为度，用开水空心送服，日服2~3次，连服数日。

治法7　用泽兰、乳香、没药、三棱、莪术、归尾、稻叶、生地、赤芍、桔梗、大黄各6克，血竭5克，固子、杜仲各3克，红枣2枚，共加水煎取浓汁，空心温服，每日1剂服2~3次，连服数剂。

治法8　用蛤蜊粉10克用温开水冲服，日服2~3次，连服数日。

治法9　用广木香、雄黄各7克，乳香4克，明矾1.2克，共研成细末放在清水中化开无渣为度，装入消毒瓶内盖紧不可走失药气，每次取2克用黄酒冲服，日服2~3次，连服数日。

治法10　用香附片500克放入锅内炒热，浇入烧酒趁热用布包好熨胸腹部，冷则另换连熨数次。

治法11　用生姜适量，每次取30克放火中煨熟，取出加水煎取浓汁空心温服，日服2~3次，连续3~5周。

治法12　用赤白芍各6克，川楝子1粒，共加水煎取浓汁空心温服，日服2~3次，连续数日。

治法13　用天冬8克，灯心球3克，朱砂半克，红枣7枚，共加水煎取浓汁空心温服，日服2~3次，连续数日。

治法14　用乌梅肉、砂仁各10克，放新瓦上焙至干枯研成细末放在清水中化开无渣为度，装入消毒瓶内盖紧不可走失药气，每次取1克用温开水冲服，日服2~3次，连服数日。

治法15　用炒香附子90克，泡台乌60克，共研成细末放在清水中化开无渣为度，加醋煮成膏状，取出蒸干水份为丸阴干，装入消毒瓶内盖紧不可走失药气，每次取3克用温开水送服，日服2~3次此方可治一切气郁诸病，连续服数日。

若胃脘剧痛诸药不效者，治法如下：

治法　用猪牙皂角适量烧存性取出研成细末放在清水中化开无渣为度，装入消毒瓶内盖紧不可走失药气，每次取3克用烧酒冲服，日服2~3次，连续服药数日。

若胃脘胁痛者，治法有2个：

治法1　用生韭菜适量洗净研取汁液，每次取100毫升服下，日服2~3次，连服数日。

治法2　用真山羊血50克蒸熟，放在新瓦上焙至干枯，取出研成细末放在清水中化开无渣为度，装入消毒瓶内盖紧不可走失药气，分成3份，每次取1份加糖适量，用烧酒冲服，日服2~3次，连服数日。

心胃痛

心与胃各属一脏，因胃脘处在心下所以有当心而痛的名，心脏属君火不可以伤，如受伤者乃心主包络，而包络引邪入于心的正经脏而痛者，为真心痛，邪在心则病，心痛喜悲时眩仆此是络受邪，在腑不在脏可查手少阴脉动则病嗌干是心痛，渴而欲饮此是包络受邪，在络不在经，心统性情始惕思虑则伤神，神伤脏应而心虚，心虚则邪入，包络受邪而痛，心主诸阳又主血，所以因邪入而阳气菀伏过于热者痛，阳气不及惟邪胜者亦痛，血因邪泣在络而不行者痛，血因邪胜而虚者亦痛，所为心有九孔病有九种，饮、食、风、冷、热、悸、虫、疰等，虽原因很多均以脏腑经脉挟其淫气乘心而痛，心有各脏腑病形与相应而痛。厥心痛与皆相控善瘈如从后触其心伛偻者是肾心痛，腹胀胸满心尤痛甚是胃心痛，痛如针刺心心痛甚者是脾心痛，色青苍苍如死状终日不平息者是肝心痛，卧者徙起心痛间动作痛益甚色不变者是肺心痛，痛时手足清至节清冷一作青心痛甚者是真心痛朝发夕死夕发朝即死。胃脘痛亦如心痛，但有不一之因所为湿土位居中焦为水谷之海，五脏六腑十二经脉都受气于此，是以足的六经自下而上，凡壮则气行，弱则着而成病，中和之气变至偏寒偏热所以水谷不消，饮停食积真气相搏为痛，惟肝木之相乘者尤甚，肾气上逆者次之，胃脘逼近于心移其邪，上攻于心者亦多皆是胃脘的病因之状，或满或胀或食不下或呕吐或吞酸或大便难，或泻利面色浮肿而黄者皆是胃之本病，因有六淫五邪相乘于胃者大略与前所列心痛之形状相类似，必须细辨而治之。治法有2个。

若心胃痛者

治法1　用归尾、天冬、鳖甲、稻草、郁金、牛膝、柿饼、莲蓬各10克，生地6克，红花1克，共加水煎取浓汁食后温服，每日1剂服2~3次，连服数剂。

治法2　用古方(《和剂局方》)失笑散：蒲黄、五灵脂各9克，共加醋水煎取浓汁食后温服，每日1剂服2~3次，连服数剂。

男女心胃肚痛

若男女心胃肚痛、小肠痛、并产前产后心伤肚寒而作痛者，治法如下：

治法　用百合适量炒黄研成细末放在清水中化开无渣为度，装入消毒瓶内盖紧不可走失药气，每次取30克，用老米汤冲入空心温服，日服2~3次，连服数日。

心胃痛头亦痛欲死不可忍

如心胃痛，头亦痛欲死不可忍者，治法如下：

治法　用五灵脂、高良姜、川厚朴用姜汁炒香各10克，共研成细末放在清水中化开无渣为度(名灵脂厚朴散)，装入消毒瓶内盖紧不可走失药气，每次取4克用醋汤冲服，日服2~3次，连服数剂。

心胃气痛

心胃气痛者，治法有12个：

治法1　用沉香、木香、公丁香、乳香、没药、五灵脂、前胡各4克，麝香0.3克，共研成细末放在清水中化开无渣为度，装入消毒瓶内盖紧不可走失药气，成人每服3克，小儿减半，日服2~3次，连服数日。

治法2　用青皮桔子100枚，香附600克，川郁金135克，制法：先将桔子铺在蒸笼内果蒂眼朝上，用新布垫底，再将二味研成细末撒入果上，蒸至熟透时每个桔蒂眼上放生姜一片，在姜片上放艾绒一团点火烧之，烧完另换，连烧3次后放太阳下晒一日为制一次，以上按前法连制9次，后晒干共研成细末放在清水中化开无渣为度，装入消毒瓶内盖紧不可走失药气，每次成人取4克，小儿减半（名香郁散），用开水送服，日服2~3次，连服2~3日，此方来自家传，凡各种心胃气痛服之。

治法3　用银硝250克，黄丹用水飞净70克，用大银锅放在木炭火上，将银硝放入锅内用银筷，或铜筷不停地顺时针搅动，再将黄丹分作数次慢慢加入，待银硝化成水后再作一小时，让硝丹合为一色时倒入冷水中，冷后取出研成细末放在清水中化开无渣为度，装入瓷瓶内封口，埋入地下一月后取出，成人每次取2克用热酒送服，小儿减半（名银黄散），日服2~3次，专治心胃寒痛年久不愈者，连服数日。

治法4　用五灵脂10克，蒲黄7克各炒香共研成细末放在清水中化开无渣为度（名失笑散），用陈醋煮透加水连渣一次服完，日服2~3剂。专治男女老少心腹胸肋瘀血作痛，小腹疝气、脚气、及胎前产后血崩，血晕及一切气痛屡用皆效真神方。

治法5　用地骨皮、党参、栀子、香附各6克，白术、麦冬、荆芥、黄连、金银花各5克，苍术、神曲、木香、川芎、法夏、菊花、黄芩、川厚朴、白芍、防风各3克，甘草1克，春砂仁2枚，共加水煎取浓汁，每次饭后温服，每日1剂服2~3次，连服数剂。

治法6　用胸部气痛仙方，本方用鲜水稻叶适量，研如泥榨取自然汁一杯，菜籽油一杯，共放在饭上蒸熟，空心一次温服，每日1剂服2~3次，连服数日。

治法7　用大川足（蜈蚣）数条去净头足尾，取中段放瓦上焙枯存性，研成细末放在清水中化开无渣为度，装入消毒瓶内盖紧不可走失药气，近期病者用药1克，远年病者用药2克，用鲜鸡蛋一枚，穿孔倒去蛋白后，入药与蛋黄调匀，再用湿纸包蛋放火中烤熟，空心温服，每日服一次，连服数次。

治法8　用鲜水稻叶适量，研如泥榨取自然汁200毫升，白米、黄糖各50克，共研成细末放在清水中化开无渣为度，装入消毒瓶内盖紧不可走失药气，用前药汁调匀，煮熟空心温服，每日1剂一次服完连服数剂。

治法9　用新旧胸肠气痛仙方，本方用黄蘗核、幼茶叶各5克，共加水煎取浓汁，空心温服，每日1剂服2~3次，连服数剂。

治法10 用鸡蛋一枚，穿一孔倒去蛋白，用五月艾心七条，研如泥包鸡蛋外，再用湿纸厚包，放入火中烤熟，用黄糖水送服，日服2~3枚连服数日。

治法11 用香附60克醋炒，高良姜30克酒炒，共研成细末放在清水中化开无渣为度，米汤为丸阴干，装入消毒瓶内盖紧不可走失药气，每次取10克用温开水空心送服，日服2~3次，连服数剂。

治法12 用瓦楞子肉煅至干枯、荔枝核煅至焦枯存性、牛膝各50克共研成细末放在清水中化开无渣为度，装入消毒瓶内盖紧不可走失药气，每次取10克，用炒麦芽30克，加水煎取浓汁冲入空心温服，日服2~3次，连服数日。此方可治九种心胃气痛神效。

心胃寒痛

如心胃寒痛者，治法如下：

治法 用高良姜酒炒60克，香附醋炒30克，共研成细末放在清水中化开无渣为度，米汤为丸阴干，装入消毒瓶内盖紧不可走失药气，每次取10克用温开水空心送服，日服2~3次，连服数剂。

心胃虫疾作痛

心胃虫疾作痛，或滴水入口即吐，或口渴饮水不止，或吐清水者即是本病，治法有3个：

治法1 用葱白适量洗净研如泥，提取自然汁一杯饮下，随饮真小磨麻油一杯，即可将虫化水。

治法2 用真川椒、真乌梅各20克，生姜5片，共加水煎取浓汁空心温服，每日1剂服2~3次，连服数日。

治法3 用白鳝、又名鳗鱼适量，加水淡煮饱吃，日服2~3次，连服数日自愈。。

肝胃痛

如肝胃痛者，治法有2个：

治法1 用香附135克分成四份，盐水、陈醋、烧酒各拌一份晒干炒香，高良姜70克，共研成细末放在清水中化开无渣为度，生姜汁调合为丸，装入消毒瓶内盖紧不可走失药气，每次取10克用浓姜汤空心送服，日服2~3次，连服数剂。

治法2 用香附适量用陈醋拌2~3次晒干，每次取10克用水煎取浓汁空心温服，日服2~3次，连服数日。

肝胃气痛

肝胃气痛者，治法有2个：

治法1 用青木香60克，（不可见火）研成细末放在清水中化开无渣为度，装入消毒瓶内盖紧不可走失药气，每次取5克，用热酒冲服，日服2~3次，连服数剂。在服药期间，忌服生冷及难以消化之食物。

治法2 用赤小豆30克，香附、台乌各15克，当归、乌梅各10克，共加水煎取浓汁，空心温服，每日1剂服2~3次，连服数剂。

胃脘隐痛

如胃脘隐痛者，治法如下：

治法 用荷叶一张烧存性，生香附35克，九香虫9只，用甘草水制、元胡炒10克，共研成细末，大枣去皮核、生姜各35克煮熟研如泥，与药粉为丸，每次取4克用温开水空心送服，日服2~3次，连服数日。

胃痛百药无效

如胃痛百药无效者，治法有3个：

治法1 用皂角适量去净子弦炒焦存性取出，研成细末放在清水中化开无渣为度，装入消毒瓶内盖紧不可走失药气，每次取4克用烧酒冲服此痛即止。此药只可偶服不可常服。

治法2 用草果、元胡、五灵脂醋炒、没药炒各7克，共研成细末放在清水中化开无渣为度，装入消毒瓶内盖紧不可走失药气，每次取10克用白酒冲服，日服2~3次，连服数日。

治法3 用龟肉、猪肚各200克，红枣50克，高良姜15克，胡椒、佛手各10克，肉桂5克，共加水炖取浓汁，再用蛤壳、田螺壳、鸡蛋壳、香附、海螵蛸、荔枝核、冷馒头各100克，龙胆皮50克，陈皮20克，共研成细末放在清水中化开无渣为度，加陈醋120毫升浸入药内再炒干，装入消毒瓶内盖紧不可走失药气，每次取15克冲入前药汁内温服，日服2~3次，连服数剂。

反胃腹胀不通

若反胃腹胀不通者，治法有2个：

治法1 用胡椒24粒打碎加水煎汁，加入芒硝15克冲入药汁内空心温服，每日1剂服2~3次，连服数剂。

治法2 用杏仁去油5克，川朴、神曲、甘草、桔梗、前胡各3克，炙北芪2克，陈皮、苏子各1克，砂仁2枚，生姜2片，共加水煎取浓汁温服，每日1剂服2~3次，连服数剂。

若反胃噎膈者，治法有4个：

治法1 用猪肚一具洗净，老生姜180克切成片装入猪肚内，煮至熟烂取出趁热淡吃，每日1剂服2~3次，连服数日。

治法2 用白萝卜叶适量洗净用河水煎取浓

汁空心温服，日服2~3次轻者服一月，重者连服二月不可间断。

治法3　用鸡蛋壳适量洗净炒至焦黄色，取出研成细末放在清水中化开无渣为度，装入消毒瓶内盖紧不可走失药气，每次取5克用烧酒冲服，如不饮酒者可用米汤调服，日服2~3次，连服1~3周。

治法4　用醋缸内的虫适量，取出洗净焙至干枯研成细末放在清水中化开无渣为度，装入消毒瓶内盖紧不可走失药气，每次取5克用烧酒冲服，日服2~3次，连续数日。

若呃逆者，治法有3个：

治法1　用芦根、枇杷叶、橘皮、竹茹各10克，共加水煎取浓汁空心温服，每日1剂服2~3次，连服数剂。

治法2　用干荔枝7枚连壳烧枯存性，取出研成细末放在清水中化开无渣为度，用温开水一次全部冲服，日服2~3剂连服数日。

治法3　用灯心草5克炒至焦枯存性研成细末放在清水中化开无渣为度，装入消毒瓶内盖紧不可走失药气，分成3份，每次取一份用温开水冲服，每日1剂服3次，连服数剂。

若反胃呕吐者，治法有3个：

治法1　用老生姜一大块，挖孔装入红枣一枚，红枣去核装入砂仁一粒，外用黄泥包好放炭火中煨熟，去净泥吃姜枣砂仁，每日服一次，连服数日。

治法2　用蚯蚓屎30克，大黄21克，木香10克，共研成细末放在清水中化开无渣为度，装入消毒瓶内盖紧不可走失药气，每次取15克用无根水调服，日服2~3次，连服2~3剂。

治法3　用豆蔻仁和冰糖块各适量，每次各取一粒含入口中，日含数次，连含数日。

气隔食反胃呕吐而粒米不入

如气隔食反胃呕吐而粒米不入者，处方如下：

治法　用生鹅血或生鸭血适量每次热饮，日饮2~3次每次50克连饮数日。

反胃吃不下食

反胃吃不下食者，治法如下：

治法　用三棱175克，丁香15克，共研成细末放在清水中化开无渣为度，装入消毒瓶内盖紧不可走失药气，每次取5克，用温开水送服，日服2~3次，连服数日。

噎膈反胃

如噎膈反胃者，治法有3个：

治法1　用守宫二条，去内脏研如泥，用鸡蛋一枚，开一小孔，将前药放入蛋内封固，然后将蛋蒸熟空心温服，每日服一次，连服2~3次。

治法2　用白胡椒、法夏、苍术、砂仁、元肉各15克，共加水煎取浓汁温服，每日1剂服2~3次，连服数剂。

治法3　用荔枝连皮核7枚，焙至焦枯存性取出，研成细末放在清水中化开无渣为度，用开水冲服，日服2~3次，连服数日。

胃口虚胀手足厥冷

如胃口虚胀手足厥冷者，治法有4个：

治法1　用真淮山适量半生半炒，共研成细末放在清水中化开无渣为度，装入消毒瓶内盖紧不可走失药气，每次取7克用米汤冲服，日服2~3次，连服1~2日（本方忌铁）。

治法2　用地里沙子适量，洗净炒焦后再加入冷水煮数沸淀清冷饮，日饮3~5次，连饮数日。

治法3　用生蒜头适量去净皮，每次生吃2~3枚，日服2~3次，连服数日。

治法4　用春砂仁10克研碎，加水煎取浓汁空心温服，日服2~3次，连服数日。

脾胃虚冷不思饮食

如脾胃虚冷不思饮食者，治法如下：

治法　用陈皮、老姜、胡椒、豆豉各适量，蒸鲫鱼空心温服，日服2~3次，连服数日。

胃寒痛

如胃寒痛者，治法有5个：

治法1　用白豆蔻、法夏、春砂仁、槟榔、茯苓各3克，木香、白术、陈皮、香附各5克，川厚朴、甘草各1克，生姜3片，共加水煎取浓汁，冲入蜜糖空心温服，每日1剂服2~3次，连服数剂。

治法2　用白胡椒、肉桂各6克，连壳龙眼、烧存性3粒，共研成细末放在清水中化开无渣为度，墨鱼胆3枚，用胆汁调药末后分成三份，每次取一份，用热酒冲入空心温服，每日1剂服3次，连服数剂。

治法3　用苍术60克，丁香15克，肉桂10克，吴茱萸6克，白胡椒7粒、大枣7枚，共研成细末放在清水中化开无渣为度，装入消毒瓶内盖紧不可走失药气，每次取6克，用热酒冲服，日服2~3次，连服数剂。

治法4　用高良姜、香附各7克，各用白酒洗七次，焙干研成细末放在清水中化开无渣为度，装入消毒瓶内盖紧不可走失药气，分成三份每次取一份、用姜盐汤冲服，每日1剂服3次，连服数日。

治法5　用大黑枣7枚去核装入丁香，共加水煮至熟烂去丁香，连枣带汤一齐服下，日服2~3剂连服7~10日。

胃寒呕吐黄水

如胃寒疼痛呕吐黄水亦治痰饮吐水者，治法有2个：

治法1　用生姜汁1升、牛胶、乳香、没药各18克，共研成细末放在清水中化开无渣为度，加入生姜汁共熬成膏，摊在棉布上作成四张膏药，取一张贴在胃痛处固定，外加热物熨之保温6小时，换膏药一张按前法连作四张膏药。

治法2　用川厚朴1 500克，老生姜1 000克，切片同煮2小时去姜，干姜135克与甘草70克，同煮2小时去甘草，将二味焙干共研成细末放在清水中化开无渣为度，用黑枣去皮核取肉500克煮糊为丸（名熨胃丸），阴干，装入消毒瓶内盖紧不可走失药气，每次取7克用开水送下，日服2~3次，连服数剂。

若呕吐清水者，治法如下：

治法　用干蕲艾适量，加水煎取浓汁空心温服，日服2~3次，连服数日。

胃寒呕吐并治寒疟

如胃寒呕吐并治寒疟，治法有2个：

治法1　用大黑枣7枚去核，每个枣内放丁香1粒，将枣煮至熟烂后取出丁香，空心温服枣及汤，日服2~3剂连服数日。

治法2　用红豆蔻15克，柿蒂5枚，丁香3克，共加水煎取浓汁，用生姜自然汁50毫升，冲入药汁内空心温服，每日1剂服2~3次，连服数剂。

胃冷恶心

如胃冷恶心者，治法如下：

治法　用白豆蔻1枚研成细末放在清水中化开无渣为度，用好酒一次冲服，日服2~3次，连服数日。

脾胃虚寒型胃痛

如脾胃虚寒型胃痛者，治法如下：

治法　用白芍、干姜各30克，肉桂20克，炙甘草15克，红枣5枚，共加水煎取浓汁，用饴糖30克冲入，空心温服，每日1剂服2~3次，连服5~10剂。

食寒物胃脘当心痛

如食寒物胃脘当心痛者，治法如下：

治法　用熟附子炮6克，干姜炮5克，草豆蔻、益智仁、人参、甘草、肉桂、白芍各3克，吴茱萸、陈皮、白术各2克，生姜3片，红枣2枚，共加水煎取浓汁，空心温服，每日1剂服2~3次，连服数剂。

各种寒症反胃冷气腹痛呕吐

如各种寒症反胃、冷气腹痛呕吐、泄泻、泄精、崩带者，治法如下：

治法　均可用缩泉丸，本方用益智仁盐水炒香、台乌各150克，共研成细末放在清水中化开无渣为度，用酒煮淮山糊为丸黄豆大阴干，装入消毒瓶内盖紧不可走失药气，每次取10克，用盐汤送服，日服2~3次，连服数剂。

神经性胃痛

如神经性胃痛者，治法如下：

治法　用甘松、沉香各15克，香附10克，共研成细末放在清水中化开无渣为度，装入消毒瓶内盖紧不可走失药气，每次取2克，用温开水冲服，日服2~3次，连服数剂。

胃热痛

如胃热痛者，治法有2个：

治法1　用金铃子、元胡各15克，共加水煎取浓汁，空心温服，每日1剂服2~3次，连服数剂。

治法2　将上方金铃子、元胡各15克共研成细末放在清水中化开无渣为度，装入消毒瓶内盖紧不可走失药气，每次取10克，用黄酒冲入空心服下，日服2~3次，连服数日。

若胃热呕吐者，治法如下：

治法　用黄连20克，苏叶10克，共研成细末放在清水中化开无渣为度，装入消毒瓶内盖紧不可走失药气，每次取5克用开水冲服，日服2~3次，连服数日。

痰热型胃痛

如痰热型胃痛者，治法有2个：

治法1　用瓜蒌仁30克，法夏、枳实各12克，赤芍、黄连各6克，共加水煎取浓汁，空心温服，每日1剂服2~3次，连服数剂。

治法2　用射干15克，丹参、川楝子各10克，元胡、台乌各6克，春砂仁、檀香、丝瓜络各5克，木香3克，共加水煎取浓汁，空心温服，每日1剂服2~3次，连服数剂。

郁热型胃痛

如郁热型胃痛者，治法有2个：

治法1　用百合30克，台乌15克，麦冬、神曲、茯苓各12克，白术、陈皮各10克，白豆蔻、甘草各6克，共加水煎取浓汁空心温服，每日1剂服2~3次，连服1~3剂。

治法2　用海螵蛸75克，瓦楞子、元胡、川贝母、甘草各25克，共研成细末放在清水中化开无渣为度，装入消毒瓶内盖紧不可走失药气，每次取3克，用温开水冲入饭后温服，日服2~3次，连服15~20日。

胸胃胀痛

如胸胃胀痛者，治法有2个：

治法1　用青皮10克加水煎取浓汁空心温服，每日1剂服2~3剂，连服1~2日。

治法2　用古方(《医方集解》)香砂六君子汤：人参10克，香附、砂仁、白术、茯苓、陈皮、法夏各9克，炙甘草6克，共加水煎取浓汁空心温服，每日1剂服2~3次，连服数剂。

胃热呕吐

如胃热呕吐者，治法如下：

治法　用鲜芦根100克，栀子15克微炒，共加水煎取浓汁空心温服，每日1剂服2~3次，连服数剂。

若胃热吐酸者，治法如下：

治法　用黑山栀10克，加水煎取浓汁冲入冷生姜汁50毫升服下，每日1剂服2~3次，连服数日。

若干呕苔白不渴者，治法如下：

治法　用橘皮、生姜各15克，共加水煎取浓汁空心温服，若口苦而燥者加黄连10克煎服，每日1剂服2~3次，连服数剂。

胃痛呕吐有出血症状

如胃痛呕吐有出血症状者，治法如下：

治法　用海螵蛸、白芍各13克，藿香、苍术、陈皮、牡蛎、浙贝母、延胡各10克，川厚朴、甘草各7克，法夏5克，共加水煎取浓汁，每次饭后温服，每日1剂服2~3次，连服2~3剂。

胃出血

胃出血者，治法如下：

治法　用大黄15克，黄连、黄芩各10克，共加水煎取浓汁，每次饭后温服，每日1剂服2~3次，连服数剂。

胃热吞酸

如胃热吞酸者，治法如下：

治法　用麦冬7克，北沙参、山栀子炒各5克，元胡酒炒、川楝子、橘红盐水炒、知母各4克，桔梗3克，川芎、甘草各2克，生姜2片，共加水煎取浓汁空心温服，每日1剂服2~3次，连服数剂。

胃吐酸水

胃吐酸水者，治法如下：

治法　用鸡蛋壳洗净、炒黄研成细末放在清水中化开无渣为度，100克装入消毒瓶内盖紧不可走失药气，每次饭后取5克，用米汤冲服，日服2~3次，连服数日。

胃痛吐酸水

如胃痛吐酸水者，治法如下：

治法　用香附、五灵脂各240克，二丑各30克，木贼20克，海螵蛸、小茴香、干姜、甘草各10克，蚬壳、瓦楞子各煅、高良姜、薄荷各6克，共研成细末放在清水中化开无渣为度，装入消毒瓶内盖紧不可走失药气，每次取3克，用开水冲入，空心温服，日服2~3次，连服数剂。

恶心吞酸

如恶心吞酸者，此为脾胃虚冷，治法有3个：

治法1　用吴茱萸15克，用开水泡去苦味后，再加水煎取浓汁空心温服，或加干姜4克亦可，在服药期间忌夜吃，并忌生冷食物，每日1剂服2~3次，连服数日。

治法2　用核桃肉适量，每日慢吃用姜汤送下，日服2~3次，连服10~15日。

治法3　用吴茱萸10克，用开水泡去苦味、后加入诃子、藿香、波蔻各6克，共研成细末放在清水中化开无渣为度，装入消毒瓶内盖紧不可走失药气，每次取3克，用生姜汤送服，日服2~3次，连服数剂。

胃酸过多而嘈杂

如胃酸过多而嘈杂者，治法如下：

治法　用海螵蛸、鸡蛋壳、春砂仁、佛手花各炒黄、牡蛎煅、甘草炙、小茴香炒香、石决明、海蛤壳各煅、淮山炒黄各30克，赤石脂10克，法夏3克，共研成细末放在清水中化开无渣为度，装入消毒瓶内盖紧不可走失药气，每次取10克，用开水冲入，空心温服，日服2~3次，连服数剂。此方可治各种胃病特效。

心口生疽

心口生疽者，此名井泉疽、又名慢心锐毒，初起时心口内有块渐大，心口渐高、毒陷即死，治法如下：

治法　用余家秘集中载的，以患者两手十指用线量其长短，以总长度加一倍，放在喉正中处，双环至背脊之中，看两线净头处为穴中，又用患者中指中节，以竹片量准作为一寸，放在前穴中，以平线左右各量一寸共为3穴，用艾条3团放入3穴上，一齐着火灸。此林屋山人神效秘方。

心窝成漏

心窝成漏者，有一人胸口一片大如碗口无皮，溃烂成漏浓血时流日久不愈，治法如下：

治法　用马蹄粉之鲜马蹄适量研如泥厚敷患处，用油纸将药盖上外用纱布包扎固定，每日换药1次，连敷数日。

胸前生孔

胸前生孔：有人胸生一孔、咳嗽则与此孔相应，随脓血而出，此名肺痿，治法如下：

治法　用党参、北芪、银花、当归各10克，甘草、连翘各5克，肉桂4克，共加水煎取浓汁，饭后温服，每日1剂服2~3次，连服10~15日。

龟胸

龟胸，有人胸部高凸，名龟胸，治法如下：

治法　用龟尿时时搽之久久自平而愈。龟尿难取，可用镜对龟照之，龟尿自出。

中脘作痛手不可近

如中脘作痛手不可近者，乃内外不和，外则寒气于皮毛，而内则垢浊停于中脘，治法如下：

治法　用灯草当痛处爆十余点，则寒结去而内外通即不痛。

中脘之下时痛时止

如中脘之下时痛时止者，乃是中土虚而胃气不和，用手重按之则痛稍平，此因中土内虚寒之明验也，治法如下：

治法　用党参、香附、砂仁各12克，白术10克，干姜6克，炙甘草3克，共加水煎取浓汁食后温服（名香砂理中汤），每日1剂服2~3次，连服数剂。

心腹常痛肢倦不食

如心腹常痛肢倦不食者，治法如下：

治法　用草豆蔻散，本方用草豆蔻、陈皮、生地、白术各35克，川芎20克，当归、桂心、干姜、木香各15克，红枣2枚，共加水煎取浓汁，空心温服，每日1剂服2~3次，连服数剂。

疴呕肚痛抽筋急救

如疴呕肚痛抽筋急救者，治法如下：

治法　用苍术、神曲、旧清远茶10克，藿香、柴胡、羌活、白芍、木瓜各6克，泽泻、木通各3克，葱头2条，共加水煎取浓汁空心温服，每日1剂服2~3次，连服数剂。

酒食凝滞攻衡作痛

如酒食凝滞攻衡作痛，或有形或无形均名穿心箭，痛宜用宣通血络之药，治法如下：

治法　用川楝子去核用烧酒炒5克，元胡、五灵脂、桃仁去皮尖研如泥、蒲黄各4克，共加水煎取浓汁空心温服，每日1剂服2~3次，连服数日。

胸脾喘息咳唾胸背痛短气

如胸脾喘息咳唾胸背痛短气，治法如下：

治法　用全瓜蒌15克，薤白12克，法夏7克，共用白酒煎取浓汁空心温服，每日1剂服2~3次，连续数日。

外因心痛

外因心痛者，治法如下：

治法　用白芍13克，麻黄、桂枝、干姜、法夏、香附各10克，甘草8克，细辛3克，生姜5片，共加水煎取浓汁空心温服，每日1剂服2~3次，连服数剂。

心背散痛

心背散痛者，治法如下：

治法　用赤石脂、干姜各20克，川花椒、川乌、熟附子各10克，共加水煎取浓汁，空心温服，每日1剂服2~3次，连服数剂。

胸部高起

胸部高起者，治法如下：

治法　用枳实、白芍各15克，法夏、黄芩、大黄各10克，生姜5片，红枣10枚，共加水煎取浓汁，饭后温服，每日1剂服2~3次，连服数剂。

胸口痛

如胸口痛者，治法如下：

治法　用大黑枣去核，每个枣内放胡椒7粒包好，将枣放木炭火上煅枯存性取出，加木香、枳壳、红花、当归、五灵脂各5克，共研成细末放在清水中化开无渣为度，装入消毒瓶内盖紧不可走失药气（名黑枣胡椒散），每次取2克用陈酒冲服，日服2~3次，连服数剂。

胸口气痛

若胸口气痛者，治法有2个：

治法1　用黄芩、知母、茯苓、槟榔、枳壳、郁金、神曲、茯神各6克，沉香、枳实、山楂、甘草各3克，共加水煎取浓汁空心温服，每日1剂服2~3次，连服数剂。

治法2　用茯苓、陈皮各10克，石菖蒲6克，藿香5克，人参、沉香、延胡、法夏各3克，灯心球3扎，共加水煎取浓汁，加元明粉6克冲入空心温服，每日1剂服2~3次，连服数剂。

一切气痛气病

治一切气痛气病者，治法如下：

治法　用人参、台乌、沉香、槟榔各10克，共加水煎取浓汁（名四磨汤），空心温服，每日1

剂服2~3次，连服数剂。

男女肚痛有气顶至心口

若男女肚痛有气顶至心口者，治法如下：

治法　用炙甘草、砂仁、白蔻仁各5克，与猪肉适量共炖至熟烂，再用海螵蛸适量研成细末放在清水中化开无渣为度，装入消毒瓶内盖紧不可走失药气，每次取10克冲入汁内空心温服，每日1剂服2~3次，连服数日。

痛而闭

如痛而闭者，治法如下：

治法　用川厚朴15克，大黄、枳实各10克，共加水煎取浓汁（名厚朴三物汤），空心温服，每日1剂服2~3次，连服数剂。

腹满膨胀

若腹满膨胀者，治法如下：

治法　用猪肚一具洗净将荸荠500克，离地高粱根100克，陈皮50克，鸡内金30克，槟榔、蒜头各20克，神曲15克，共装入猪肚内放入砂锅加水煮至熟烂，取出加糖调服，每日1剂服2~3次，连服数剂。

若腹痛者，治法有2个：

治法1　用食盐适量，放入锅内炒热用棉布包好熨患处，冷则再炒再熨少时。

治法2　用台乌30克，苏叶15克，陈皮5克，共加水煎取浓汁温服，每日1剂服2~3次，连服数剂。

若小腹痛者，治法有2个：

治法1　用鸽粪晒干50克研成细末放在清水中化开无渣为度，加白酒适量煮沸取出，去渣澄清饮清汁，日饮2~3次，连续数日。

治法2　用地下黄土适量加水煮数沸，取出澄清饮清汁，日饮2~3次，连饮数日。

呕吐

诸逆上冲皆属于火，吐症有三是气积寒，应从三焦论起。上焦在胃口，上通天气主内而不出。中焦在中脘，上通天气下通地气，主腐热水谷。下焦在脐下，下通地气主出而不纳，所以上焦吐者应从于气，气为天之阳。中焦吐者皆应从于积有阴有阳，食与气相格为积。下焦吐者应从于寒为地道，呕吐哕者应属于胃，胃为总司以气血多少而为谷物有无之不同，例如呕者是阳明，阳明多气多血所以呕时有物有声是气血俱病。如吐者是太阳，太阳是多血少气所以有物而无声因是血病。哕是少阳，因少阳多气而少血所以有声而无物因为是气病。此三者之源都是因脾气虚弱，或寒气犯胃加之饮食所伤而致。阴阳气血随处都有定份，独有脾胃得之则发天地人三才之道。所以胃有上中下三脘，上脘发天之阳动而有物与饮俱出，下脘发地之阴、静而无声与食俱出，象万物吐出于地。中脘发阴阳之气交则呕吐并作饮食皆出，在上脘并非不吐食因设有阳中之阴如病则食入即吐，不得纳于胃，并非中脘之食已下而后吐。下脘之食久而后吐其下脘并非不呕，因设有阴中之阳如病则吐与呕齐作，可是呕少于吐不如上脘呕多于吐。

随食随吐

如随食随吐者，治法如下：

治法　用冬瓜仁、大米各50克，共炒枯加水煎取浓汁温服，每日1剂服2~3次，连服数剂。

恶心呕吐

如恶心呕吐者，治法有3个：

治法1　用糯稻根30克，甘草20克，地骨皮15克，乌梅、竹茹各12克，藿香、吴茱萸、川木瓜各10克，百部、黄连、苏叶各5克，明矾、艾叶各3克，生姜10片，共加水煎取浓汁空心温服，每日1剂服2~3次，连服1~3剂。

治法2　用生葱头、生姜各150克共研如泥，吴茱萸30克研成细末，共炒热贴在肚脐处，冷则再炒再贴连续3~5次。

治法3　用生姜、法夏各16克，茯苓、党参、黄连、陈皮、藿香、春砂仁、灶心土各10克，共加水煎取浓汁，用甘蔗汁50毫升冲入空心温服，每日1剂服2~3次，连服数剂。

神经性呕吐

如神经性呕吐者，治法如下：

治法　用百合100克用清水浸泡一日夜后取出洗净，用清水煮熟，再用生鸡蛋调合干煎成饼空心服下，每日1剂服2~3次，连服数剂。

嗳气

如嗳气者，治法如下：

治法　用枇杷叶12克，旋覆花、苏梗各10克，共加水煎取浓汁，空心温服，每日1剂服2~3次，连服数剂。

胸中久寒呕逆妨食结气不消

如胸中久寒呕逆妨食结气不消者，治法如下：

治法　用人参、白术各70克，陈皮、茯苓各50克，干姜、川椒、吴茱萸、桂心、细辛各35克，附子1枚，共研成细末放在清水中化开无渣为度，炼蜜为丸（名五噎丸），阴干，装入消毒瓶内盖紧不可走失药气，每次取20克用温酒送服，日服2~3次，连服数剂。

饮食不下手足冷上气喘息

如饮食不下手足冷上气喘息者，治法如下：

治法　用麦冬100克，甘草、人参各70克，川椒炒出汗、远志、桂心、细辛、干姜炮各35克，附子1枚炮，共研成细末放在清水中化开无渣为度，炼蜜为丸阴干，装入消毒瓶内盖紧不可走失药气，每次取3克放入口中慢慢咽下，日服3次夜服2次，连服数剂。

心胸大寒痛呕不能进食

如心胸大寒痛呕不能进食，腹中寒上衡脾出现有头足上下痛手不可近者，治法如下：

治法　用党参15克，干姜10克，川椒5克，饴糖100克，另烊（名大建中汤），白芍18克，桂枝10克，炙甘草6克，大枣4枚，生姜3片，饴糖30克另烊（名小建中汤），每日1剂加水煎取浓汁空心温服，日服2~3次，连服数日。

腹中寒气似雷鸣切痛

如腹中寒气似雷鸣切痛，胸胁逆满呕吐者，治法如下：

治法　用粳米50克，附子、法夏、甘草各15克，大枣3枚，共加水煎取浓汁空心温服（名附子粳米汤），每日1剂服2~3次，连服数剂。

慢性胃炎（胃痛）

慢性胃炎是以胃黏膜的非特异性，慢性炎症为病理变化的慢性胃病。慢性胃炎是因不良的饮食习惯，或过度吸烟和长期服用水杨酸钠类药物，反复刺激损害胃黏膜，使细菌或毒素通过口鼻咽喉部的感染，病灶侵袭使胃酸缺乏，急性胃炎迁延不愈，中枢神经功能失调，使胃肠道分泌和运动功能障碍，以及自身免疫反应等因素所引起。临床表现为慢性上腹部疼痛消化不良，饭后感觉不舒适、厌食消瘦贫血恶心呕吐，病程缓慢反复发作。治法有12个：

治法1　用杭菊20克，藿香、香附、台乌、吴茱萸各15克，春砂仁、延胡索、甘草、桂枝各10克，生姜3片，红枣2枚，共加水煎取浓汁空心温服，每日1剂服2~3次，连服数周。

治法2　用川厚朴25克，香附、干姜、苍术各20克，法夏、台乌、五灵脂、二丑、元胡、白芷各15克，甘草7克，生姜3片，大枣3枚，共加水煎取浓汁，每次饭后温服，每日1剂服2~3次，连服数周。

治法3　用紫金锭，首先每次服1/4片，每十天加一次，逐渐加至每次1片，三个月为一个疗程，每服十日见效，连服1~2个疗程。

治法4　用蒲公英30克，白芍15克，栀子、川楝子、苍术、枳壳各12克，五灵脂、法夏各10克，甘草3克，共加水煎取浓汁，空心温服，每日1剂服2~3次，连服数周。

治法5　用铁扫把（又名钢松）30克，龙胆皮、海螵蛸、黑老虎、木香、藿香各20克，陈皮、香附、台乌各15克，两面针、红豆蔻、鸡骨草、甘草各10克，共加水煎取浓汁，空心温服，每日1剂服2~3次，连服数周。

治法6　用鸡内金、麦芽、神曲、山楂、莱菔子、槟榔各10克，共加水煎取浓汁空心温服，每日1剂服2~3次，连服数剂。

治法7　用小茴、石菖蒲、枳壳各100克，用烧酒浸泡10日后，每次取酒20毫升冲蚕蛹粉10克服下，日服2~3次，连服数周。

治法8　用丹参25克，枣树皮、生姜、陈皮各20克，檀香15克，炙甘草10克，共加水煎取浓汁用红糖调服，日服2~3次，连服数周。

治法9　用党参、白术、茯苓各15克，当归、白芍、麦冬、香附、川楝子各9克，五味子、延胡索、五灵脂、蒲黄各6克，冰片3克，共研成细末放在清水中化开无渣为度，装入消毒瓶内盖紧不可走失药气，每次取15克用开水冲服，日服2~3次，连续1~2月。

治法10　用黄芪、党参各50克，黄芩、地骨皮各40克，麦冬、车前子、柴胡、连子、茯苓各15克，甘草5克，共加水煎取浓汁空心温服，每日1剂服2~3次，连续1~2月。

治法11　用煅瓦楞子30克，丹参15克，香附14克，当归、白芍各12克，炙甘草10克，若脾胃虚寒加黄芪15克，桂枝10克，高良姜8克，共加水煎取浓汁空心温服，每日1剂服2~3次，连续1~2月。

治法12　用乌梅20克，白芍15克，白术、白豆寇、鸡内金、延胡索、枳壳各10克，炙甘草6克，共加水煎取浓汁空心服，每日1剂服2~3次，连续2~3月。

若胃肠神经官能症者，治法如下：

治法　用古方(《丹溪心法》）越鞠丸：苍术、香附、川芎、神曲、栀子各10克，共加水煎取浓汁空心服，每日1剂服2~3次，连服数周。

慢性胃炎时时作痛

如慢性胃炎时时作痛、心胃气痛、胃酸过多、及消化性溃疡者，治法有3个：

治法1　用陈皮300克，用黄土炒香研成细末放在清水中化开无渣为度，装入消毒瓶内盖紧不可走失药气，每次取10克，明矾用黄豆大一粒，共用白糖开水冲入空心温服，日服2~3次，连服数周。

治法2　用川楝子450克，酒炒白芍360克，姜黄、枳壳、醋炒延胡索、茯苓、沉香各300克，木香、陈皮、春砂仁各240克，川厚朴、草蔻仁各180克，共研成细末放在清水中化开无渣为度，炼蜜为丸（名舒肝丸），阴干，装入消毒瓶内盖紧不可走失药气，每次取6克用温开水送服，日服2~3次，连服数周。

治法3　用苍术、香附、川芎、神曲、炒栀子各10克（名越鞠丸），可按六郁偏重加味用之，气郁偏重加木香、槟榔各10克，湿郁偏重加茯苓、泽泻各10克，痰郁偏重加半夏、胆星各10克，血郁偏重加桃仁、红花各10克，食郁偏重加山楂、麦芽各10克，火郁偏重加黄连、黄芩各10克，夹寒加吴茱萸10克，胁痛加郁金、佛手各10克，痞闷胀满加川厚朴、枳壳各10克，共加水煎取浓汁空心温服，每日1剂服2~3次，连续1~2月。

慢性胃炎

若慢性胃炎、溃疡病、肝炎及胆囊炎者，治法如下：

治法　均可用川楝子、醋炒延胡索各50克共研成细末放在清水中化开无渣为度（名金铃子散），装入消毒瓶内盖紧不可走失药气，每次取10克用温酒送服，日服2~3次，连服数周。

急性胃肠炎

如急性胃肠炎者，治法有2个：

治法1　用金银花25克，大青叶、番石榴叶、鸭跖草、火炭母、鸡蛋花、黄精各15克，共加水煎取浓汁空心温服，每日1剂服2~3次，连服数剂。

治法2　用玉米、白扁豆各60克，木瓜15克，共加水煎取浓汁，空心温服，每日1剂服2~3次，连服数剂。

胆汁返流性胃炎

如胆汁返流性胃炎者，治法有2个：

治法1　用茯苓、白术各20克，白芍15克，郁金、陈皮各12克，法夏10克，柴胡、黄连各9克，共加水煎取浓汁配维酶素空心温服，每日1剂服2~3次，连续2~3月。

治法2　用怀山药30克，白芍、党参各15克，白术、郁金、焦三仙、枳壳各12克，柴胡9克，炙甘草6克，共加水煎取浓汁空心温服，同时配合用银针刺足三里穴每日1次，每日1剂服2~3次，连续2~3月。

急性胃炎呕吐

如急性胃炎呕吐者，治法有2个：

治法1　用连翘20克，加水煎取浓汁，空心温服，每日1剂服2~3次，连服数剂。

治法2　用橘皮3克，白米20克，共加水煎取浓汁，用生姜自然汁50毫升，冲入药汁内空心温服，每日1剂服2~3次，连服数剂。

萎缩性胃炎

如萎缩性胃炎者，治法有6个：

治法1　用北芪50克，枸杞20克，莪术、白芍、党参、怀山药各15克，柴胡12克，郁金、玉竹、川楝子、佛手各10克，炙甘草6克，共加水煎取浓汁食后温服，每日1剂服2~3次，连续1~3月。

治法2　用玉竹、麦冬、山楂、石斛、蒲公英、北芪各50克，枸杞20克，莪术15克，共加水煎取浓汁食后温服，每日1剂服2~3次，连续2~3月。

治法3　用黄芪50克，枸杞20克，法夏、木香、瓜蒌仁、莪术各15克，黄芩、莱菔子、槟榔、草豆蔻、陈皮、青皮、枳壳、黄连、柴胡各10克，共加水煎取浓汁食后温服，每日1剂服2~3次，连续1~3月。

治法4　用北芪50克，枸杞20克，炒白芍、乌梅肉、五味子、山楂、莪术各15克，佛手、丁香、苏子、苏梗各10克，共加水煎取浓汁食后温服，每日1剂服2~3次，连续1~3月。

治法5　用炙黄芪15克，党参、白芍、莪术、佛手各10克，当归、桃仁、地龙、鸡内金、炙甘草各5克，共加水煎取浓汁食后温服，每日1剂服2~3次，连续3~6月。

治法6　用百合30克，怀山药、黄芪、枸杞各20克，白芍、红花、莪术各15克，陈皮10克，台乌9克，甘草5克，黄连3克，共加水煎取浓汁食后温服，每日1剂服2~3次，连续3~6月。

慢性萎缩性胃炎

如慢性萎缩性胃炎者，治法有5个：

治法1　用丹参、当归、川芎、枳实、川楝子各15克，高良姜、乳香、没药、北芪、白芍、红花、三棱、蒲黄、五灵脂、甘草各10克，檀香、莪术、元胡、佛手各9克，春砂仁6克，共加水煎取浓汁，空心温服，每日1剂服2~3次，连服2~3月。

治法2　用黄连、白糖、米醋各500克，山楂1千克，共加入开水8升，浸泡七日后取液，每次饭后饮50毫升，日服2~3次，连服2~3月后。

治法3　用北芪50克，白花蛇舌草、蒲公英、白芍、百合、丹参各30克，连翘20克，枳壳、白及各15克，鸡内金、丁香、莪术、田七、甘草各10克，共研成细末放在清水中化开无渣为度，装入消毒瓶内盖紧不可走失药气，每次取5克在食后冲服，日服2~3次，连续1~2月。

治法4　用北芪20克，当归、川芎、枳实各15克，高良姜、乳香、没药、炙甘草各10克，共加水煎取浓汁空心温服，每日1剂服2~3次，连续1~2月。

治法5　用黄芪、白芍、丹参、红花、三棱、莪术、蒲黄、五灵脂、甘草各10克，共加水煎取浓汁空心温服，每日1剂服2~3次，连续1~2月。

浅表性胃炎

如浅表性胃炎者，治法有5个：

治法1　用北芪、白芍、红枣、麦芽各30克，延胡索15克，桂枝10克，甘草6克，共加水煎取浓汁食后温服，每日1剂服2~3次，连续1~2月。

治法2　用黄芪30克，白芍、百合、蒲公英、丹参各20克，台乌、甘草、焦三仙各10克，共加水煎取浓汁食后温服，每日1剂服2~3次，连续1~2月。

治法3　用柴胡12克，白术、枳实、木瓜、白芍各10克，甘草6克，红枣6枚，生姜5片，共加水煎取浓汁食后温服，每日1剂服2~3次，连续1~2月。

治法4　用滑石、醋制延胡索、白芍、甘草各200克，共研成细末放在清水中化开无渣为度，装入消毒瓶内盖紧不可走失药气，每次取3克用米汤冲服，日服3~4次，连续3~5月。

治法5　用丹参、白芍、半枝莲各30克，黄花15克，生地10克，荜茇、甘草各5克，干姜3克，共加水煎取浓汁，另加水蛭300克，血竭200克共研成细末放在清水中化开无渣为度，装入消毒瓶内盖紧不可走失药气，每次取2克冲入药汁内空心温服，每日1剂服2~3次，连续2~3月。

出血性胃炎

如出血性胃炎者，治法有2个：

治法1　用海螵蛸、白芍各90克，大黄炭60克，田七30克，共研成细末放在清水中化开无渣为度，装入消毒瓶内盖紧不可走失药气，每次取15克，用米汤冲服，日服2~3次，连服数周。

治法2　用太子参、代赭石各20克，全瓜蒌10克，法夏9克，黄连、甘草各5克，共加水煎取浓汁，空心温服，每日1剂服2~3次，连服数周。

胃下垂（胃缓）

胃下垂是指人体站立时胃的下缘达到盆腔，胃小弯弧线最低点降到髂嵴连线，中医称胃缓。胃下垂的发病原因是由先天或后天的各种因素引起膈肌悬吊力不足，膈胃和肝胃韧带松弛，腹内压下降腹肌松弛所致。典型症状是腹胀恶心嗳气无周期性胃痛，便秘腹泻伴随眩晕乏力心悸直立性低血压甚至昏厥。治法有5个：

治法1　用枳实100克加水300毫升用文火煎90分钟倒出浓汁，加水再煎，连煎三次，然后将三次汁，共煎浓缩后，每次取15毫升，空心温服，日服2~3次，连服1~2月。

治法2　用鲜仙人球60克洗净、与猪肉50克，共研成肉饼，蒸熟分三次服，每日1剂服3次，连服2~3月。或用白胡椒15克，炖猪肚，日服2~3次，连服15~20日。

治法3　用猪肚一具洗净、将北芪40克，枳壳炒香20克，白胡椒打碎、山楂各15克，砂仁10克，共装入肚内扎好，加水放入砂锅内煮至熟烂，趁热取出吃肚饮汤，每日1剂服3~4次，连服10~15剂。

治法4　用干姜、丁香、砂仁各3克，共研成细末放在清水中化开无渣为度，与鸡肉同煮吃，每日1剂服2~3次，连服10~15剂。

治法5　用怀山药30克，黄芪24克，党参15克，白术、白芍、茯苓、枳实、炒葛根各12克，柴胡、陈皮各10克，炙甘草6克，随证加减：湿热加黄连、藿香各10克；肝郁脾虚加香附10克；脾肾阳虚加附子、肉桂各6克；中气下陷加葛根、升麻各10克；胃寒痛加高良姜10克；合并溃疡加海螵蛸、白及各15克；恶心加法夏、生姜各15克，共加水煎取浓汁空心温服，每日1剂服2~3次，连续3~5周。

阴虚血瘀型胃下垂

如阴虚血瘀型胃下垂者，治法如下：

治法　用沙参、麦冬各15克，生地12克，玉竹、白芍、枳壳、党参、当归、桃仁各10克，红花、炙甘草各6克，共加水煎取浓汁空心温服，每日1剂服2~3次，连续1~2月。

胃肝脾下垂

如胃下垂合并肝脾亦下垂者，治法有3个：

治法1　用鳖甲30克，茯苓25克，党参、北芪、怀山药、山楂、当归各15克，柴胡、郁金、白术、枳壳、鸡内金各12克，升麻、陈皮、甘草各9克，大枣1枚，共加水煎取浓汁，空心温服，每日1剂服2~3次，连服1~2月。

治法2　用怀山药、北芪各30克，麦芽20克，葛根炒18克，枳实、党参各15克，柴胡、白术、白芍、茯苓各12克，桂枝、炙甘草各6克，共加水煎取浓汁，空心温服，每日1剂服2~3次，连服20~30日。

治法3　用首乌9克，五倍子6克，肉桂去粗皮3克，共研成细末放在清水中化开无渣为度，装入消毒瓶内盖紧不可走失药气，分成三份，每六小时取一份，用开水冲服，连服15~20日，胃体可上升3~5厘米。

胃十二指肠溃疡（心痛）

胃十二指肠溃疡是指仅见于胃肠道与胃液接触部位的慢性溃疡，又称溃疡病，溃疡病的病因多由植物神经系统调节功能障碍、精神紧张劳累过度，饮食不当、风寒内侵使胃酸和胃蛋白酶分泌过多。使胃十二指肠平滑肌痉挛血供不畅，胃肠黏膜抵抗力降低胃酸侵蚀和食物的机械性摩擦损伤所引起。胃溃疡主要症状是有节律性、周期性的慢性上腹部疼痛，胃溃疡多在进食后1小时内发生2小时后缓解。十二指肠溃疡则在进食后2~4小时发生，都伴有嗳气、腹胀、反酸、流涎、恶心、呕吐、烦躁、失眠多汗等反应。日久不愈则并发出血便血慢性穿孔幽门狭窄梗阻等重症。此病宜早治，治法有16个：

治法1　用麦芽30克，白芍、茯苓各15克，海螵蛸12克，苍术、陈皮、川厚朴、神曲、鸡内金各10克，桂枝、元胡各6克，吴茱萸4克，龙胆草3克，红枣4枚，生姜3片，共加水煎取浓汁，空心温服，每日1剂服2~3次，连服1~3月。

治法2　用海螵蛸20克，钩藤16克，丹参、红藤、木香各15克，白及12克（研成细末冲服）、白鲜皮、白芍、延胡索、陈皮各10克，甘草4克，大黄3克，共加水煎取浓汁空心温服，每日1剂服2~3次，连续1~3月。

治法3　用白及、海螵蛸各1 000克，共研成细末放在清水中化开无渣为度，装入消毒瓶内盖紧不可走失药气，每次取10克，用开水冲服，日服2~3次，连服1~2月。

治法4　用巴豆60粒、白胡椒、公丁香各60克，大枣200枚去核，共研如泥用生姜自然汁调成膏状，装入消毒瓶内盖紧不可走失药气，每次取蚕豆大一粒贴在患者肚脐中，用油纸将药盖上外用纱布包扎固定，每日早晚各换药1次，连贴1~2月。

治法5　用生地24克，丹皮、牡蛎、蒲公英、白术、白芍各12克，太子参、台乌、海螵蛸、乳香、没药各10克，木香、甘草各7克，黄连6克，共加水煎取浓汁食后温服，每日1剂服2~3次，连续1~2月。

治法6　用海螵蛸150克，陈皮、荔枝核各60克，草决明、当归各50克，炒山甲、木香、龙胆草、春砂仁、甘草、寒水石、柚子皮烧存性、浙贝母各30克，共研成细末放在清水中化开无渣为度，装入消毒瓶内盖紧不可走失药气，每次取10克，用蜜糖水冲入空心温服，日服2~3次，连服2~3剂。

治法7　用赤芍、白芍、川楝子各6克，共加水煎取浓汁，空心温服，每日1剂服2~3次，连服1~2月。

治法8　用牡蛎24克，北芪、白芍各15克，茯苓、蒲公英、乌梅各12克，当归、泽泻、炙甘草各9克，桂枝7克，川芎6克，红枣5枚，共加水煎取浓汁空心温服，每日1剂服2~3次，连续1~2月。

治法9　用当归、香附、海螵蛸各15克，丹参、白芍、甘草、延胡索各10克，川芎6克，田七5克，共加水煎取浓汁食后温服，每日1剂服2~3次，连续1~2月。

治法10　用山楂20克，北芪15克，白及12克，丹参、川芎、延胡索、白芍、川楝子、白术、柴胡、陈皮各9克，木香6克，共加水煎取浓汁食后温服，每日1剂服2~3次，连续1~2月。

治法11　用红花60克，红枣10枚，共加水煎取浓汁，用蜜糖适量冲入药汁内空心温服，每日1剂服2~3次，连续1~2月。

治法12　用海螵蛸、白芍、甘草各100克，田七、乳香、没药各60克，共研成细末放在清水中化开无渣为度，装入消毒瓶内盖紧不可走失药气，每次取3克用温开水冲入空心温服，日服2~3次，连续1~2月。

治法13　用柴胡、延胡索、白芍、党参、白及、青黛、甘草、珍珠层粉各40克，共研成细末放在清水中化开无渣为度，炼蜜为丸阴干，装入消毒瓶内盖紧不可走失药气，每次取2克用温开水空心送服，日服2~3次，连续1~2月。

治法14　用海螵蛸、煅牡蛎各30克，茯苓15克，黄柏、白术、延胡索、川楝子各10克，黄连、木香、甘草各6克，共加水煎取浓汁空心温服，每日1剂服2~3次，连续1~2月。

治法15　用海螵蛸15克，白芍、香附各12克，草豆蔻、高良姜、甘草各9克，共加水煎取浓汁空心温服，每日1剂服2~3次，连续1~2月。

治法16　用海螵蛸、白及、炙甘草各15克，白术、陈皮、川厚朴各12克，共加水煎取浓汁空心温服，每日1剂服2~3次，连续1~2月。

胃肠溃疡

胃溃疡胃穿孔十二脂肠溃疡，大便烂黑胸疼痛久治不愈者，治法如下：

治法　用海螵蛸800克，象贝母200克，共研成细末放在清水中化开无渣为度，装入消毒瓶内盖紧不可走失药气，每次取5克用温开水冲入空心温服，日服2~3次，连服1~2剂。

急性胃十二指肠出血

治急性胃十二指肠出血者，治法有2个：

治法1　用白及、海螵蛸、炙甘草各15克，白术、川厚朴、陈皮各12克，随证加减：胃寒加炮姜、吴茱萸各10克；肝胃不合加柴胡、枳壳各10克；大便干结加大黄10克；便血加蒲黄、五灵脂各10克；恶心呕吐加法夏、竹茹各10克；痛甚加元胡10克，共加水煎取浓汁，空心温服，每日1剂服2~3次，连服1~3月。

治法2　用海螵蛸800克，象贝母200克共研成细末放在清水中化开无渣为度，装入消毒瓶内盖紧不可走失药气，每次取10克用开水冲入空心温服，日服2~3次，连服1~2剂。

胃溃疡

胃溃疡者，治法有5个：

治法1　用加味理中汤，本方用党参15克，白术、川芎、白扁豆、干葛、白茅花、陈皮、春砂仁、神曲、麦芽各10克，干姜6克，炙甘草4克，共加水煎取浓汁空心温服，每日1剂服2~3次，连服1~2月。

治法2　用枯矾、白鲜皮各200克，白鲜皮研成细末放在清水中化开无渣为度，加入蜜糖适量共调成丸阴干，装入消毒瓶内盖紧不可走失药气，每次取8克食后用温开水送服，日服2~3次，连续1~2剂。

治法3　用生菜油100毫升每次拌食物吃，日服2~3次，连服1~2月。

治法4　用甘草50克，党参25克，法夏15克，黄芩10克，黄连5克，吴茱萸3克，生姜2片，共加水煎取浓汁每次饭后温服，每日1剂服2~3次，连服15~20剂。

治法5　用北芪、白芍、麦芽、大枣各30克，元胡15克，桂枝10克，甘草6克，共加水煎取浓汁，空心温服，每日1剂服2~3次，连服15~30剂。

虚寒湿型溃疡

如虚寒湿型溃疡者，治法有3个：

治法1　用海螵蛸20克，钩藤16克，丹参、红藤、木香各15克，白鲜皮、白芍、元胡、陈皮各10克，甘草4克，大黄3克，共加水煎取浓汁，另加白及18克，研成细末放在清水中化开无渣为度，装入消毒瓶内盖紧不可走失药气，每次取6克，冲入药汁内空心温服，每日1剂服3次，连服20~30剂。

治法2　用牡蛎100克，加水煎一小时后去渣，加糯米、杞子各50克，共煮成粥服，每日1剂服2~3次，连服1~2月。

治法3　用北芪、白芍、红枣各30克，党参、白术、熟附子、当归、桂枝、甘草各10克，炮姜5克，共加水煎取浓汁空心温服，每日1剂服2~3次，连续1~2月。

胃阴不足溃疡

如胃阴不足溃疡者，治法如下：

治法　用海螵蛸、白芍、甘草各50克，人参、田七、乳香、没药各30克，鸡内金15克，浙贝母、川郁金、红豆蔻各10克，共加水煎取浓汁，空心温服，每日1剂服2~3次，连服20~30剂。

阴火胃火

如阴火胃火者，治法如下：

治法　用芦根30克，黄芩、栀子、生地、枇杷叶各7克，当归、赤芍、黄柏、黄连各5克，甘草1克，共加水煎取浓汁，另加童便、竹沥各100克，分3次冲入药汁内，空心温服，每日1剂服2~3次，连服1~3剂。

脑出血所致应激性胃溃疡出血

如脑出血所致，应激性胃溃疡出血者，治法如下：

治法　用海螵蛸、白及、枳实各25克，共研成细末放在清水中化开无渣为度，装入消毒瓶内盖紧不可走失药气，每次取3克，用温开水冲服，日服2~3次，连服15~20剂。

胃肠痉挛痛

如胃肠痉挛痛者，治法有3个：

治法1　用五灵脂30克，炒香研成细末放在清水中化开无渣为度，装入消毒瓶内盖紧不可走失药气，每次取10克，用韭菜适量煎取浓汁，冲入药末空心温服，日服2~3次，连服2~3日。

治法2　用猪肚一具洗净、生姜250克，金桔根30克，全部装入猪肚内，猪肚内放入砂锅内煮至熟烂，取出趁热吃猪肚饮汤，每日1剂服2~3次，连服7~8剂。

治法3　用荷叶炒焦存性，泽泻、甘草、鸡蛋壳、元胡、白芍、枳实、砂仁各30克，共研成细末放在清水中化开无渣为度，将土豆磨成淀粉，烘至焦枯研成细末调匀装入消毒瓶内盖紧不可走失药气，每次取10克用蜜糖水冲服，日服2~3次，连服2~3剂。

胃肠功能紊乱

胃肠功能紊乱者，治法如下：

治法　用木通、石菖蒲、鸡血藤、黑老虎各25克，肉桂5克，共加水煎取浓汁，空心温服，每日1剂服2~3次，连服2~3剂。

胃囊症

胃囊症：此症生于胃旁一物，其形如囊袋状，凡有食物吞下必入此囊袋之中，虽有吃饱而胃腹仍饥饿，因此物间隔于胃之上，饮食不能入胃故也，初起时一二日一吐，吐出食物无气味，肉食则化、饭食不化，久则三四日一吐，若五六日一吐者难救。治法如下：

治法　初起宜用茯苓35克，附子17克，加水煎取浓汁日饮5~6次，连饮数日自愈，愈后再用熟地240克，山萸肉、怀山药各120克，丹皮、茯苓、泽泻各100克，共研成细末（名六味地黄丸），加当归、火麻仁各10克，共研成细末放在清水中化开无渣为度，炼蜜为丸阴干，装入消毒瓶内盖紧不可走失药气，每日早上取18克用温开水送服，晚上取芝麻18克炒香研如泥用温开水冲服连服1~2日。其效无比。

朝吃暮吐暮吃朝吐

治朝吃暮吐、暮吃朝吐者，此乃肾虚，治法如下：

治法　用山萸肉100克，熟地70克共加水五碗煎至一碗另加肉桂适量研成细末放在清水中化开无渣为度，装入消毒瓶内盖紧不可走失药气，每次取4克冲入药汁内空心温服，每日1剂服2~3次，连服3~5日可愈，愈后再服六味地黄汤5~10剂。

胃肿瘤

若胃肿瘤者，治法如下：

治法　用古方（《金匮要略》）安中散：桂枝12克，延胡索、牡蛎各10克，小茴香、春砂仁、甘草各5克，高良姜1.5克，共加水煎取浓汁空心温服，每日1剂服2~3次，连服1~3月。

胃痈

胃痈初起，中脘穴必隐痛微肿，寒热如疟身皮甲错，并无咳嗽，咯吐浓血，是由饮食之毒，七情之火热聚胃口成痈，治法有2个：

治法1　用淡竹叶、栀子各15克，射干、升麻、犀角、麦冬去心、元参、大黄、黄芩各3克，共加水煎取浓汁，加芒硝15克冲入药汁内空心温服（名清胃射干汤），每日1剂服2~3次，连续数剂。

治法2　用赤小豆、薏米、防己、甘草各20克，共加水煎取浓汁空心温服（名赤豆薏米汤），每日1剂服2~3次，连续7~8剂。

急慢性胰腺炎

急慢性胰腺炎是胰腺实质上受到损伤的一种病症，中医认为是胃脘痛或脾胃失和等范畴。急慢性胰腺炎是由暴饮暴食，如过食油腻或酒精中毒、胆系感染等因素使十二指肠乳头发生水肿，引起胰液排出不畅或胆汁倒流入胰管，或胃酸和胰液分泌过多，使胰腺导管内压增高，导管上皮受到损伤或血胆固醇增高，阻塞胰腺微细血管所致。急性胰腺炎分水肿型和出血坏死型两类。典型症状是发冷发热、恶心呕吐、上腹部持续剧痛、抽搐、休克，预后不良，救治及时生命无虞，但仍可转变为慢性胰腺炎，出现胰腺假性囊肿等后遗症。慢性胰腺炎分复发性胰腺炎和无菌性胰腺炎两类，临床表现是上腹部或左胁部间歇性或持续性疼痛，并向背肩部放射，食欲减退、厌进油腻、消瘦而明显脂泻变为皮肤粗糙肌肉无力，夜盲或各种病势缠绵。治疗本病的关键在不可饮酒和不可暴饮暴食，应调理脾胃消食导滞为重点。

急性胰腺炎

治急性胰腺炎者，治法有6个：

治法1　用茵陈、白芍各20克，金银花、大黄、蒲公英各15克，黄芩、香附、川楝子、枳实、法夏、柴胡各10克，黄连、甘草各6克，共加水煎取浓汁空心温服，每日1剂服2~3次，连服数剂。

治法2　用柴胡、黄芩、大黄后下各15克，白芍12克，法夏、枳实各10克，生姜5片，随证加减：发热加金银花、蒲公英、栀子各10克，便秘加玄明粉冲服15克，呕吐加代赭石、竹茹各10克，腹胀加川厚朴、莱菔子各10克，共加水煎取浓汁空心温服，每日1剂服2~3次，连服数剂。

治法3　用牛黄、水牛角、黄芩、栀子、金银花、板蓝根各30克，珍珠母15克，共加水煎取浓汁空心温服，每日1剂服2~3次，连服数剂。

治法4　用元明粉30克，大黄15克，共研成细末放在清水中化开无渣为度，装入消毒瓶内盖紧不可走失药气，每次取15克，用温开水冲入空心温服，日服2~3次，连服数日。

治法5　单用大黄适量研成细末放在清水中化开无渣为度，装入消毒瓶内盖紧不可走失药气，每次取3克，用温开水冲入空心温服，每日服3~4次，连服数日。

治法6　用茵陈、白芍各20克，金银花、大黄、蒲公英各15克，黄芩、香附、川楝子、枳实、法夏、柴胡各10克，黄连、甘草各6克，共加水煎取浓汁空心温服，每日1剂服2~3次，连服数日。

急性水肿型胰腺炎者

如急性水肿型胰腺炎者，治法有5个：

治法1　用延胡、白芍各125克，柴胡150克，黄芩、川楝子各100克，木香70克，黄连40克，玄明粉冲服20克，大黄粉5克，用法：川楝子加甘草水浸30分钟，木香水浸半小时，余药共加水煎取浓汁去渣，取汁浓缩后加入玄明粉与大黄粉混合，每次取50毫升，每日1剂饮6~7次，连服数剂。

治法2　用大黄15克，玄明粉冲服10克，黄芩、枳壳、白芍、法夏、苏梗各9克，柴胡6克，共加水煎取浓汁空心温服，每日1剂服2~3次，连服数剂。

治法3　用柴胡、枳实、黄连、蒲公英、丹参、黄芩、赤芍、白芍各15克，香附、郁金各10克，甘草6克，共加水煎取浓汁空心温服，每日1剂服2~3次，连服8~20剂。

治法4　用大黄50克，加水煎取浓汁空心温服，每日1剂服6~7次，连服数剂。

治法5　用柴胡、生姜各15克，黄芩、白芍、半夏、枳实各9克，大黄6克，大枣5枚，随证加减：发热加金银花、连翘各30克，黄疸加金钱草30克，茵陈15克，便秘腹胀加川楝子15克，玄明粉冲服9克，呕吐加竹茹9克，陈皮6克，共加水煎取浓汁空心温服，每日1剂服2~3次，连服8~20剂。

急性胰腺炎伴慢性胆囊炎

急性胰腺炎伴慢性胆囊炎者，治法如下：

治法　用大黄、黄连、延胡索、川楝子炭、枳壳、茯苓、台乌各15克，柴胡、吴茱萸、川厚朴、木香、郁金各10克，共加水煎取浓汁空心温服，每日1剂服2~3次，连服数剂。

胆道蛔虫病并发胰腺炎者，治法如下：

治法　用槟榔、苦楝树根白皮各30克，白芍、使君子各15克，黄芩12克，枳实10克，柴胡、大黄、乌梅、川楝子、车前子各9克，川花椒6克，共加水煎取浓汁空心温服，每日1剂服2~3次，连服数日。

肠胃中痒不可忍

如肠胃中痒不可忍者，此是火热郁结不散所致，治法如下：

治法　用白芍35克，柴胡、栀子炒、花粉各10克，甘草7克，共加水煎取浓汁空心温服，每日1剂服2~3次，连服数剂。

减肥轻身

若减肥轻身者，治法有2个：

治法1　用玉米须、荷叶、绿豆各50克，首乌、海带各30克，槐角子、冬瓜皮各18克，山楂、草决明各15克，薏米10克，陈皮5克，共加水煎取浓汁过滤去渣，趁热加入乌龙茶叶3克，浸泡当茶饮用，每日1剂连续1月。

治法2　用（《中医杂志》）轻身一号：水牛角、茵陈、丹参、山楂、泽泻各30克，黄芪、防己、白术、川芎、首乌各15克，仙灵脾10克，大黄9克，共加水煎取浓汁空心温服，每日1剂服2~3次，连服数剂。

消化道出血

消化道出血是指食管、胃、十二指肠、胰腺、胆道及空肠上段等部位的急性出血，中医称吐血、便血。消化道出血的原因大多数有溃疡史，病因是胃中积热瘀阻胃络，脾虚不摄气随血脱，血络内伤循行失道所致。临床表现有食管炎或食道癌者出血时伴有吞咽困难，胸骨后疼痛。食管胃底静脉曲张破裂出血量大，色鲜红呈喷射状。贲门黏膜撕裂者先呕吐后吐血。饮酒过量或过服止痛药，或肾上腺皮质激素等药物引起胃炎出血。出血前有慢性或周期性上腹痛者多为溃疡出血。出血时上腹绞痛者多是胆道出血。中年人上腹部不适伴出血者多是由胃癌引起。若不及时制止、失血400毫升以上会出现休克等症，出血至1千毫升以上则有生命危险。治消化道出血者，治法有6个：

治法1　用大生地30克，地榆、虎仗各20克，甘草、血余炭各10克，共研成细末放在清水中化开无渣为度，装入消毒瓶内盖紧不可走失药气，每次取5克，用开水冲入空心温服，日服2~3次，连服数日。

治法2　用大黄30克，地榆20克，甘草10克，共研成细末放在清水中化开无渣为度，装入消毒瓶内盖紧不可走失药气，第一次取8克用温开水冲入空心温服，以后每次取4克用温开水冲入空心温服，日服3~4次，连续数日。

治法3　用海螵蛸、生大黄各15克，共研成细末放在清水中化开无渣为度，装入消毒瓶内盖紧不可走失药气，每次取3克用凉开水冲入空心温服，日服2~3次，连续数日。

治法4　用白茅根、白及、生地各30克，人参、阿胶各15克，冬瓜仁、茜草根各12克，田七10克，侧柏炭9克共加水煎取浓汁，加血余炭6克分次冲入空心温服，每日1剂服2~3次，连续数日。

治法5　用白及40克，花蕊石20克，田七10克，共研成细末放在清水中化开无渣为度，装入消毒瓶内盖紧不可走失药气，每次取9克，用温开水冲入空心温服，日服2~3次，连续数日。

治法6　用虎杖30克共研成细末放在清水中化开无渣为度，装入消毒瓶内盖紧不可走失药气，每次取4克，用温开水冲入空心温服，日服2~3次，连续数日。

溃疡出血及各种出血症

若溃疡出血及各种出血症者，治法有4个：

治法1　均可用苏叶50克，侧柏叶、白及各15克，共加水煎取浓汁空心温服，每日1剂服2~3次，连服数剂。

治法2　用地榆、蒲公英各30克，柴胡、白芍、川楝子、海螵蛸、白及各10克，大黄5克，黄连、田七各3克，共加水煎取浓汁温服，每日1剂服2~3次，连续数日。

治法3　用地榆、蒲黄各15克，白及、白芍、海螵蛸各12克，炙甘草9克，田七6克，共研成细末放在清水中化开无渣为度，装入消毒瓶内盖紧不可走失药气，每次取10克用温开水冲入空心温服，日服2~3次，连续数日。

治法4　用黄花根60克，地榆、仙鹤草、茜草根各15克，共加水煎取浓汁温服，每日1剂服2~3次，连续服用3~10剂。

胃十二指肠溃疡出血

若胃十二指肠溃疡出血者，治法如下：

治法　用白及、海螵蛸、炙甘草各15克，白术、川厚朴、陈皮各12克，随证加减：胃寒加炮姜、吴茱萸各10克。肝胃不和加柴胡、枳壳各10克。大便干结加大黄7克。便血加炒蒲黄、炒五灵脂各10克。恶心呕吐加半夏、竹茹各10克。痛甚加延胡索10克。共加水煎取浓汁空心温服，每日1剂服2~3次，连续服用数剂。

消化道急性大出血

如消化道急性大出血者，治法如下：

治法　用白茅根、白及、生地各30克，红参、阿胶各15克，冬瓜仁、茜草根各12克，田七10克，先煎半小时，后将诸药放入同煎，血余炭18克，侧柏炭9克，共研成细末放在清水中化开无渣为度，装入消毒瓶内盖紧不可走失药气，分三次冲入药汁内空心温服，每日1剂服3次，连服数日。

消化道溃疡

如消化道溃疡、合并出血者，治法如下：

治法　用黄花根60克，白茅根、紫珠各30克，地榆、仙鹤草、茜草根各15克，共加水煎取浓汁空心温服，每日1剂服2~3次，连服数剂。

胃癌

胃癌是指发生在胃窦、胃小弯侧、胃底、胃体各部和贲门部位的癌肿，中医称反胃。胃癌多发于40岁以后的人群而且男性比女性发病率高出4倍。大多数是由胃息肉、胃溃疡或萎缩性胃炎日久失治转变而成。早期症状不明显或有时嗳气而饱胀，食欲减退，间或隐痛等表现。在进展期表现为上腹不适、闷痛或饥饿性痛、厌食油腻而且有呕血贫血人体消瘦等症状。晚期的特征是上腹部可摸到肿块，头晕目眩自汗盗汗暮食朝吐，呕吐出咖啡色液体，大便呈柏油状而腹水，下肢浮肿。

治胃癌，治法有10个：

治法1　用茯苓、炒白芍、炒党参各12克，醋柴胡、炒白术、郁金、当归、北芪、莪术、谷芽、麦芽各10克，绿萼梅6克，甘草3克，共加水煎取浓汁空心温服，每日1剂服2~3次，连服3~5月可延长生存期。

治法2　用半枝莲、海藻、昆布、牡蛎、代赭石、瓦楞子、白花蛇舌草、石见穿各15克，旋覆花、炮山甲、僵蚕各10克，生半夏、山慈菇、番木鳖、守宫各5克共加水煎取浓汁空心温服，每日1剂服2~3次，连服3~5月可延长生存期。

治法3　用山豆根、山慈菇、土茯苓、金银花、连翘、虎仗、焦栀子、半枝莲、浙贝、三棱、莪术、丹参、赤芍、炮山甲、鳖甲、党参、黄芪、焦三仙各10克，共研成细末放在清水中化开无渣为度，炼蜜为丸阴干，装入消毒瓶内盖紧不可走失药气，每次取7克食后用温开水送服，日服2~3次，连续3~5月缓解症状。

治法4　用代赭石30克，黄芩15克，水蛭、鸡内金、炮山甲、枳实各12克，砂仁6克，甘草3克，随证加减：热盛津亏加沙参20克，知母12克，黄连10克；痰湿壅盛加莱菔子30克，茯苓24克，陈皮18克，半夏15克，胆星12克，共加水煎取浓汁食后温服，每日1剂服2~3次，连续服用1~3月，外加樟脑250克，大黄、芒硝、水蛭、丹参、虻虫、王不留行、麻黄、防风各30克，共研成细末放在清水中化开无渣为度，装入消毒瓶内盖紧不可走失药气，每次取出适量药粉用花生油调成膏状加热贴敷肿块处，用油纸将药盖上外用纱布包扎固定，每3日换药1次，连续贴敷1~3月，肿块缩小或消失。

治法5　用党参、黄芪、白术、薏米、白石英、仙鹤草、白花蛇舌草、川芎、穿破石各15克，共加水煎取浓汁，加入云南白药粉4克分次冲入药汁内食后温服，每日1剂服2~3次，连续服用3~6月缓解症状。

治法6　用重楼100克，黄芪、太子参各30克，鸡血藤、枸杞子、菟丝子、女贞子各15克，茯苓、白术各10克，共加水煎取浓汁食后温服，每日1剂服2~3次，连续服3~5月缓解症状。

治法7　用白花蛇舌草、代赭石、丹参、半枝莲各30克，夏枯草20克，党参、黄芪、茯苓、山楂、麦芽、内金、瓦楞子、仙鹤草、枳壳各15克，法夏、旋覆花各12克，竹茹10克，露蜂房9克，炙甘草6克，共加水煎取浓汁，另取守宫70条，田七50克共研成细末放在清水中化开无渣为度，装入消毒瓶内盖紧不可走失药气，每次取3克冲入药汁内空心温服，每日1剂服2~3次，连续服用3~5月缓解症状。

治法8　用核桃树枝长30公分切细加水煎取浓汁去渣，加入鸡蛋煮熟取出趁热吃鸡蛋1~2枚，日服2~3次，连服1~2月缓解症状。

治法9　用铁树叶200克，红枣10克，向日葵梗心6克，共加水煎取浓汁空心温服，每日1剂服2~3次，连服5~6月缓解症状。

治法10　用(《肿癌防治研究》)理气化结汤：白花蛇舌草、谷芽、白英各30克，党参、茯苓、熟地、天冬各15克，白术、玄参、台乌、芡实各9克，浙贝、羊肚枣、鸡内金、木香各6克，田七1.5克，红枣5枚，共加水煎取浓汁空心温服，每日1剂服2~3次，连服2~3月。

胃癌或食道癌

食道癌或胃癌者，治法有4个：

治法1　用枇杷叶、陈皮去白各50克，共加水煎取浓汁空心温服，每日1剂服5~6次，连续2~3月。

治法2　先取白色雄鸡1只，饿3日不可吃食子可饮水，后用乌梢蛇一米长一条加水银500克，共研如泥给鸡吃，鸡吃蛇后取鸡屎晒干研成细末放在清水中化开无渣为度，装入消毒瓶内盖紧不可走失药气，每次取3克用温开水冲入空心温服，日服2~3次，连服1~2剂。

治法3　用大麦5 000克，干海带3 000克共研成细末放在清水中化开无渣为度，加水用小火煮48小时，将膏取出放地下3日去净火毒，每次取100克用开水冲入空心温服，日服2~3次，连续5~6月。

治法4　用大鹅3~5只先用盐搽洗鹅口内，然后将鹅倒挂悬空，让鹅口中流出涎液给患者饮下，日饮3~5次，连饮3~5周。如无大鹅，大鸭亦效。

吃酒过多而成食道癌

若吃酒过多而成食道癌者，治法有2个：

治法1　用活蜈蚣大者20公分长以上者20条，浸入10千克高度酒内，每次取5毫升空心饮下，日饮2~3次，连续1~2剂缓解症状。

治法2　用射干5 000克共研成细末放在清水中化开无渣为度，装入消毒瓶内盖紧不可走失药气，每次取5克用热童便冲服，日服2~3次，连续1~2剂缓解症状。

早期胃肠道癌

若早期胃肠道癌者，治法如下：

治法　用大活鲫鱼1条去净内脏、将大蒜装满腹腔封好，用湿纸包后外用黄泥厚包，放炭火中烧至赤色取出去净泥纸，将鱼研成细末放在清水中化开无渣为度，装入消毒瓶内盖紧不可走失药气，每次取5克用米汤空心温服，日服2~3次，连服3~5月。

胁痛

凡外因六淫与内因七情，饮食劳役就足以致痰气积血的病，虽痰气亦有留注于左与血相搏而痛，但痛症不似右胁之痛所以应与血无关。虽说胁痛从肝治是因肝病内含胁而痛，亦有心脉内含应胁而痛，是因肝实而胁痛，因肝木不及阳明经所胜而胁痛，是因厥阴肝经所过而痛者由于足少阳和手心主，所过而胁痛者是独经脉挟邪而痛，因左右是阴阳之道路而肝生左胁，肺藏右胁，所以左属肝肝属阳，肝造血血属阴而称外阳而内阴。右属肺肺属阴，肺主气气属阳所以称外阴内阳。阴阳互藏而左胁多因留血作痛，右胁多是积痰作痛，所以两胁的病不可一概而言。

两胁之上痛

如两胁之上痛者为少阳之气不和，治法如下：

治法　用柴胡、法夏各10克，黄芩6克，甘草3克，生姜3片，加牡蛎、青皮各5克（名小柴胡汤），去参枣加牡蛎、青皮各10克，共加水煎取浓汁空心温服，每日1剂服2~3次，连服数日。

季胁两旁疼痛

如季胁两旁疼痛者，治法如下：

治法　用当归、枸杞各10克，茯苓、台乌、小茴各7克，肉桂、沉香、防风、桃仁、细辛、山萸肉各4克，共加水煎取浓汁空心温服，每日1剂服2~3次，连服数剂。

两乳之间名膺胸痛

如两乳之间名为膺胸，如痛者乃是肝血内虚，气不充于期门致衡任之血不能从膺胸而散则痛，治法如下：

治法　用当归、白芍、红花、银花、续断、木香各10克，共加水煎取浓汁空心温服，每日1剂服2~3次，连服数剂气血和而痛止。

乳下两旁胸骨净处痛

如乳下两旁胸骨净处痛者，乃为上下阴阳不和，少阳枢转不利也，治法如下：

治法　用柴胡、法夏各10克，黄芩、党参、白芥子各6克，甘草3克，生姜3片，红枣2枚，共加水煎取浓汁食后温服（名小柴胡汤），加味，每日1剂服2~3次，连服数剂。

胁下满痛而发热

如胁下满痛而发热，此为寒也，治法如下：

治法　用附子、大黄各7克，细辛3克，共加水煎取浓汁空心温服（名大黄附子汤），每日1剂服2~3次，连服数剂。

左胁刺痛

如左胁刺痛者，治法如下：

治法　用枳实、川芎各18克，炙甘草7克，共研成细末放在清水中化开无渣为度，装入消毒瓶内盖紧不可走失药气（名枳芎散），每次取10克用姜汤冲服，日服2~3次，连服数剂。

右胁疼痛胀满不食

如右胁疼痛胀满不食，治法如下：

治法　用枳壳面炒、姜黄、桂心各18克，炙甘草7克，共研成细末放在清水中化开无渣为度，装入消毒瓶内盖紧不可走失药气（名推气散），每次取10克用姜汤冲服，日服2~3次，连服数日。

浆液性胁膜炎

若浆液性胁膜炎者，治法如下：

治法　用高粱米糠200克，隔水蒸30分钟取出，放地上冷后用白酒调敷患处，用油纸将药盖上外用纱布包扎固定，每日换药1次，连敷数次。

胁下疼痛

治胁下疼痛者，治法如下：

治法　用地肤子60克研成细末放在清水中化开无渣为度，装入消毒瓶内盖紧不可走失药气，每次取10克用烧酒冲服，日服2~3次，连服数剂。

腰　部

各种腰痛久治不愈

腰痛是指腰部一侧或两侧或正中等处，发生疼痛之症，既是多种疾病的一个症状，又可作为一个独立的疾病，古代认为是阳虚会引起头颈腰背痛，是足太阳膀胱之脉所过，挟脊抵腰为病，脊痛腰似折髀不可曲，是经气虚弱邪侵之病。邪为风热湿燥寒都能为病，大致上是寒湿为多而风热为少，亦有劳伤和肾虚腰痛，这是阳气虚弱不能健运，腰是肾之腑所以为病，如精气耗散肾脏虚伤膀胱之腑不能独足，所以六气乘虚侵犯太阳经，有寒有湿有风有热有挫闪有瘀血有带气有痰积均为标症，肾虚才是本病。标急则先治标，本重则先治本所为标本同进。现代医学所称之肾病、风湿病、类风湿病、腰肌劳损、脊椎病或外伤、妇科疾病等等。其实腰痛病的原因大多是因感受外邪、肾虚精亏、体弱多病、闪挫跌扑、气血瘀滞所致。临床表现认为如寒湿型者有腰部冷痛、酸胀重着、转侧不利、阴雨天加剧等特征。湿热型者有口苦烦热、小便短赤伴有灼热感、气候湿热时有疼痛加剧等特征。瘀血型者是痛有定处如锥如刺、俯仰不利、伴有血尿日轻夜重等特征。肾虚型者有则身酸软重痛、喜揉喜按、如体力劳动后疼痛加剧、卧则减轻、面色苍白、心烦口干喜暖怕冷手足不温等特征。如各种腰痛久治不愈者。治法如下：

治法　用当归、红花、淮牛膝各4克，威灵仙2克，生桃仁7粒，共加水煎取浓汁用老黄酒冲服，每日1剂服2~3次，连服数剂。

若腰痛难忍者，治法有5个：

治法1　用丝瓜根（又名水瓜根）适量放瓦

上烧枯存性研成细末放在清水中化开无渣为度，装入消毒瓶内盖紧不可走失药气，每次取7克用烧酒冲入空心温服，日服2~3次，连服数日。

治法2　用大刀豆壳适量放瓦上烧枯存性研成细末放在清水中化开无渣为度，装入消毒瓶内盖紧不可走失药气，每次取7克用烧酒冲入空心温服，日服2~3次，连服数日。

治法3　用黑芝麻适量炒熟研成细末放在清水中化开无渣为度，装入消毒瓶内盖紧不可走失药气，每次取50克用温酒冲入空心温服，日服2~3次，连服数日。

治法4　用黄豆适量先用水拌湿炒热，用棉布包成两包熨患处，冷则即换连续数日。

治法5　用龟壳炙香150克研成细末放在清水中化开无渣为度，装入消毒瓶内盖紧不可走失药气，每次取10克用温酒冲入空心温服，日服2~3次，连服数日。

若男女腰痛者，治法如下：

治法　均可用竹根25克，用陈酒煎取浓汁空心温服，每日1剂服2~3次，连服数日。

腰痛而重百药无效

如腰痛而重百药无效者，治法如下：

治法　用白术、杜仲各35克，附子10克，共加水煎取浓汁（名白术汤），空心温服，每日1剂服2~3次，连服数剂。

肾虚腰痛

如肾虚腰痛者，治法有5个：

治法1　用肉苁蓉、杜仲各用酒洗，巴戟天用酒浸泡去心，各用青盐炒枯存性各17克，核桃肉、破故纸、小茴香各用盐水炒4克共研成细末，用猪腰一对割开去净白膜放入药末扎紧猪腰，外用面厚包放入灰火内烧熟后去药与面，将猪腰送烧酒空心服下，每次服一对，日服2~3次，连服数日。

治法2　用羊腰一对割开去净白膜切片用食盐去净腥水，加杜仲10克隔水蒸熟用烧酒送服，或用荷叶包好放灰火中煨熟食之亦效，每次吃一对日服2~3次，连服数日。

治法3　用猪腰割开去净白膜、茯苓7克，小茴香用盐水炒枯共研成细末放在清水中化开无渣为度，夹在猪腰内扎紧，外用面厚包放灰火中煨熟去面与药，用烧酒送服，每次吃一对日服2~3次，连服数日。

治法4　用破故纸100克炒香研成细末，放在清水中化开无渣为度，装入消毒瓶内盖紧不可走失药气，每次取10克用温酒冲入空心温服，日服2~3次，连服数日。

治法5　用白扁豆根50克，用烧酒煎取浓汁空心温服，每日1剂服2~3次，连服3~5日。或用白扁豆适量经常煮吃。

肾虚腰痛脚软

如肾虚腰痛脚软者，治法如下：

治法　用杜仲盐水炒35克，半酒半水共煎取浓汁空心温服，每日1剂服2~3次，连服数日。

若虚寒腰痛者，治法如下：

治法　用糯米2 000克，大茴香5克，共炒香用棉布分成两包，包好趁热熨患处，冷则即换连熨数次，然后将米内的大茴香研成细末放在清水中化开无渣为度，装入消毒瓶内盖紧不可走失药气，每次取1克用温酒冲入空心温服，日服2~3次，连服数日。

肾虚感寒湿之气

如肾虚感寒湿之气者，治法如下：

治法　用杜仲姜汁炒550克，胡桃肉去膜100克，补骨脂酒炒200克，共研成细末放在清水中化开无渣为度，加蒜泥135克为丸（名青娥丸），阴干，装入消毒瓶内盖紧不可走失药气，每次取90克用温酒送服，日服2~3次，连服数剂。

脾湿腰痛

如脾湿腰痛者，治法如下：

治法　用白术70克，薏米50克，共加水煎取浓汁空心温服，每日1剂服2~3次，连服数剂。

若腰骨痛者，治法如下：

治法　用壁虎适量，放在新瓦上焙至焦枯，取出研成细末放在清水中化开无渣为度，装入消毒瓶内盖紧不可走失药气，每次取5克，用温酒冲入空心温服，日服2~3次，连服数日。

腰腿风湿冷痛

如腰腿风湿冷痛者，治法有2个：

治法1　用当归、熟地、白芍、淮牛膝、石斛、茯苓各4克，川芎、木瓜、肉桂、防风、独活各2克，木香、炙甘草各1克，生姜1片，共加水煎取浓汁兑烧酒空心温服，每日1剂服2~3次，连服数剂。

治法2　用吴茱萸50克研成细末放在清水中化开无渣为度，用黄酒调拌炒热取出，用棉布包好趁热厚敷患处冷则另换，日换3~5次，连敷数日。

若腰腿连两膝痛者，治法如下：

治法　用石斛120克，远志肉、牛膝各90克，黄芪25克，共加水煎取浓汁，再用金银花30

克加水煎取浓汁冲服，共分两次饮完，服药后盖被睡觉，少时两腿发热如火汗出。

男女腰痛如刺面肿而黑

如男女腰痛如刺面肿而黑者，是气血虚极发落齿枯唾涕痰涎，腰脊痛不能行者，治法如下：

治法　用鹿角、淮牛膝各200克，各炒枯共研成细末放在清水中化开无渣为度，面糊为丸阴干，装入消毒瓶内盖紧不可走失药气，每次取10克用烧酒冲服，日服2~3次，连服数日。

若腰背酸痛者，治法有3个：

治法1　用黑芝麻、白糖各10克，共加水煎取浓汁空心温服，日服2~3剂连服数日。

治法2　用山楂核适量放在新瓦上焙至焦枯，取出研成细末放在清水中化开无渣为度，装入消毒瓶内盖紧不可走失药气，每次取15克用温酒冲入空心温服，日服2~3次，连服数日。

治法3　用天麻10克，秦艽8克，独活5克，共加水煎取浓汁空心温服，每日1剂服2~3次，连服数日。

腰痛牵心

前有一人腰痛牵心，发时气绝或胸膈胀闷，口流涎沫自言心下有声如雷，一名医云此是发瘕，治法如下：

治法　用雄黄末放在清水中化开无渣为度10克，分3次用烧酒冲服，服后少时即吐出一条长虫，剪断虫流净血水原来是一条头发。

腰痛筋变难以伸缩

如腰痛筋变难以伸缩者，治法有2个：

治法1　用薏米35克，牛膝10克，附子7克，木瓜5克，共加水煎取浓汁空心温服（名薏仁汤），每日1剂服2~3次，连服数剂。

治法2　用核桃肉、杜仲各4克，补骨脂2克，共加水煎取浓汁空心温服，每日1剂服2~3次，连服数剂。

老人虚人腰痛

如老人虚人腰痛或妇人带下清水不臭者，是虚寒，治法如下：

治法　用附子、川乌、天南星各8克，川椒、雄黄、樟脑、丁香各5克，干姜4克，麝香0.3克，共研成细末放在清水中化开无渣为度，炼蜜为丸阴干，装入消毒瓶内盖紧不可走失药气，每丸重1克（名摩腰膏），每次取1丸用生姜汁化开，摸搽手掌及热后摸搽腰部痛处，日搽2~3次，连搽数日。

闪跌腰痛经结缩成团

如闪跌腰痛经结缩成团者，治法有5个：

治法1　用文珠兰、杉树皮、槐树皮各等份（名三仙丹），加水煎浓汁洗患处，药渣研如泥炒热敷患处冷则即换，日夜不断连敷数日。

治法2　用生大黄适量，研成细末放在清水中化开无渣为度，用生姜汁调，加入等量葱白共研如泥敷患处，每日换药1次，在敷药期间多饮酒更妙，连敷数日。

治法3　用硼砂少许研成细末放在清水中化开无渣为度，装入消毒瓶内盖紧不可走失药气，用灯心草将药粉沾少许点眼四角内少时泪出即松，每日早晚各点一次，连点数日。

治法4　用橘核50克，制香附40克，各炒香研成细末放在清水中化开无渣为度，装入消毒瓶内盖紧不可走失药气，每次取10克用烧酒冲服，日服2~3次，连服数日。

治法5　用白葡萄干适量装入消毒瓶内不可走失药气，每次取35克用烧酒煎服，日服2~3次，连服数日。

腹　部

原《难经》认为脐上牢痛是心内症，脐下牢痛是肾内症，脐左牢痛是中内症，脐右牢痛是肺内症。《金匮》认为腹满按之不痛为虚，痛者为实可以泻下，认为脐痛必有风冷壳气不行而反下，气必行、若不行者心下则寒，心胃及腹中诸病都是因劳力过甚，饮食失节，中气不足寒邪乘虚而入，所以时发大痛经骨得热则止，热治寒为正治，腹痛有部位脏腑有高底应辨证医治，例如厥心痛在中脘是寒邪入心包络属太阴。脐腹痛属少阴，少腹痛属厥阴，腹痛有寒、有热、有食积、有湿痰、有死血、有虫、有气滞、有虚、有实，大体胃脘下大腹痛者多属食积，外邪远脐痛者属痰火积热，脐下小腹痛者多属寒或瘀血或溺涩。痛而胀秘者、饱胀者多属实，爱热者多属寒，饥饿者多属虚。痛在经者脉多弦大，痛在脏者脉多沉微，表虚而痛者是阳不足非温经不可治。里虚而痛者是阴不足非养营不可治。上虚而痛者是伤脾非补中不可治。下虚而痛者是肝肾败非补命火不可治。现代医学认为引起腹痛的原因大致有以下几种，腹腔内脏器疾病占腹痛病因的绝大多数，如消化性溃疡有阑尾炎、胆囊炎、胆石症、胰腺炎等，其腹痛的部位往往相当于病变器官的部位，胸腔内器疾病如急性胸膜炎、大叶性肺炎、心肌梗塞等引起的反射性腹痛，一般为上腹部痛，脊髓病变或下胸椎病变，如结核、肿瘤压迫神经根部所致的腹痛，其疼痛部位多按神经分布，全身性疾病如中毒、过敏等（如铅中毒出现过敏性紫癜等）也可引起腹痛，分析腹痛病因时还要考虑下面几点：（1）腹痛部位和压痛往往相当于病变器官的部位，上腹有消化性溃疡，如典型的消化性溃疡腹痛，具有活动期有持续性剧痛、慢性、周期性、节律性、与饮食关系密切等特点。疼痛和压痛一般在中上腹部。后壁穿透性溃疡有后背部放射痛。（2）胆囊炎的疼痛多呈持续性。而胆石症者多呈绞痛样。右上腹疼痛并可放射至右肩部。胆囊部有压痛也有腹肌痉挛。（3）胆道或肠道蛔虫症：多见于儿童，成人亦有发生。胆道蛔虫症的疼痛多在上腹部剑突下，常呈突然发作，阵发性加剧的绞痛并有钻顶感，疼痛间歇期完全不痛。肠蛔虫症的疼痛性质与胆道蛔虫症相似，很多位于脐部。二者均有呕吐，有时还可呕出蛔虫。粪检时多可检到蛔虫卵。（4）胰腺炎：急性胰腺炎呈剧烈而持续性疼痛，常可放射至肩部，体检时在中上腹或偏左部位有压痛，并有腹膜刺激征。血清淀粉酶检测有助于确珍。（5）急性胃炎和急性胃肠炎常伴有频繁呕吐，上腹疼痛随呕吐而减轻。急性胃肠炎则多伴腹泻并有饮食不洁史。（6）肝炎、肝脓肿、肝癌和充血性心力衰竭，是由于肝脏迅速增大，肝包膜被扩张会引起持续性右上腹疼痛及肝区叩触痛。

中腹脐周或全腹痛：以肠道病变最多见。（1）急性肠炎或胃肠炎呈绞痛样，常伴有呕吐和腹泻。（2）肠梗阻或由肠蛔虫症、肠套叠、嵌顿性疝、肠粘连、肠扭转和肠肿瘤等引起腹痛。以腹痛为主要临床表现，常呈绞痛并伴恶心和呕吐。（3）腹膜炎或各种原因所致的弥漫性腹膜炎，均有全腹持续性钝痛，若咳嗽或震动均使腹痛加剧，此外还有腹胀、腹肌强直、腹壁压痛和反跳痛，以及迅速出现的休克征象。（4）腹腔内出血主要原因有宫外孕、肝脾破裂等。腹痛常骤然发生并自出血部位起向全腹扩展呈持续性胀痛，多伴有急性失血症状和腹部进行性膨胀、弥漫性压痛等。（5）结核性腹膜炎其腹痛常较轻，但发生肠粘连和部分性肠梗阻也会出现剧痛。腹壁有柔韧感及压痛，且常伴有长期发热、体重减轻等症状和其他部位的结核病灶（如肺结核和生殖道结核等）。

下腹痛或小腹痛：（1）急性阑尾炎往往先有上腹部和脐周痛，以后转向右下腹痛，疼痛呈持续性也有阵发性加剧，但在阑尾部位有压痛，局部炎症严重或有穿孔时会有反跳痛和腹肌紧张。（2）宫外孕是停经1~2个月以上的育龄妇女，突然出现一侧下腹部剧痛，并迅速出现腹腔内出血现象。（3）急性输卵管炎表现为下腹疼痛、发热、耻骨上两侧均有压痛及反跳痛，血白细胞计数、中性粒细胞增高，阴道分泌物增多，常见于流产或产后，妇科检查可以确诊。（4）卵巢囊肿或扭转：病人突然有一侧阵发性下腹剧痛持续较久，并在患者侧下腹部发现压痛及反跳痛伴发热，有时尚可扪及肿块如妇科检查可查出囊肿。（5）急性或慢性结肠炎疼痛及压痛多局限于下腹部常伴有腹泻。（6）急性膀胱炎或膀胱结石在排尿时有耻骨上区疼痛，并向外生殖器放射，前者常伴有尿频、尿急，尿液检查可见白细胞增多，后者多见血尿或尿检查发现红细胞增多。

侧腹痛多为肾结石，时常有突然发作的剧烈绞痛，自一侧腰部沿输尿管向膀胱和外生殖器放射，同时伴有恶心、呕吐、血尿等症状。在急性肾盂肾炎时也有类似症状，但常伴有发热。

腹痛

如腹痛者，治法如下：

治法　用白芍、甘草汤，本方用白芍20克，甘草10克，共加水煎取浓汁，空心温服，每日1剂服2~3次，连服数剂。

大腹痛

如大腹痛者乃是太阴脾土之部，痛在内而缓坤是土虚寒也，痛兼内外而急是脾络不通，治法如下：

治法　用白芍18克，桂枝、柴胡、法夏各10克，炙甘草、黄芩各6克，生姜5片，红枣4枚，共加水煎取浓汁空心温服（名小建中汤合小柴胡汤），每日1剂服2~3次，连服数剂。

一切痰气

如治一切痰气，治法如下：

治法　用陈皮500克，甘草、食盐各135克，共加水5升用慢火煮干焙黄研成细末，放在清水中化开无渣为度，装入消毒瓶内盖紧不可走失药气，每次取10克用开水冲入空心温服，日服2~3次，连服数日。

肚脐眼上痛

治肚脐眼上痛者为食痛，肚脐眼下痛热手按之不痛，或急痛、或痛如刀割、或吐、或泻、或痛甚而觉有冷气皆寒痛也，如寒症腹痛者，治法有3个：

治法1　用炒盐熨、或炒姜葱熨、或用热炭熨、或用热水熨之均为神效。或用胡椒汤冲糖热饮。或用生姜汤热饮。

治法2　用白芍10克，甘草、肉桂各1克，共加水煎取浓汁温服每日1剂服2~3次，连服数剂。

治法3　用龙眼干连壳10克，烧枯存性研成细末放在清水中化开无渣为度，用烧酒冲服。

肚脐左右痛

如肚脐左右痛是寒气所凝其衡脉，血不能上行外达，则当脐左右而痛，治法如下：

治法　用当归、制附子各15克，干姜10克，炙甘草、吴茱萸各5克，生姜3片，共加水煎取浓汁空心温服（名当归四逆汤），加吴茱萸生姜，每日1剂服2~3次，连续服药2~3剂。

脐下疼痛

如脐下疼痛者，乃是少阴水脏太阳水府不得阳气之热以施化，致阴寒凝结而痛，治法如下：

治法　用人参、白术、茯苓、白芍、附子、肉桂各10克，共加水煎取浓汁空心温服（名附子肉桂汤），每日1剂服2~3次，连续数剂。

小腹痛

如小腹两旁为之小腹痛，乃是厥阴肝脏之部，又为胞中之血海胞中之水主于少阴，而胞中之血主于厥阴也，痛者厥阴肝气不和，胞中之血而上行，治法如下：

治法　用当归、枸杞各10克，茯苓、台乌、小茴各7克，肉桂、沉香各4克，生姜3片，共加水煎取浓汁空心温服，每日1剂服2~3次（名暖肝煎）连服数剂。本方对治肝肾虚寒小腹疼痛、疝气等症亦效。

肚腹畏寒

如肚腹畏寒者，治法如下：

治法　用熟附子10克，干姜、肉桂各4克，共加水煎取浓汁空心温服，每日1剂服2~3次，连服数剂。

热症腹痛

如热症腹痛者，治法如下：

治法　用滑石粉6克，甘草粉1克，用开水冲入空心温服（名六一散），日服2~3次，连服数日。

肚腹紧胀

如肚腹紧胀、腹硬如石、痛如刀割者，治法如下：

治法　用白糖适量用好酒煮化温服日饮2~3次，连服数日。

肚腹麻木

如肚腹麻木者此是风袭，治法如下：

治法　多煮葱头吃，再外用姜葱适量研如泥放锅内炒热用纱布包好趁热熨腹部，每日2~3次，连作3~5日。

肚腹忽然变黑

如肚腹忽然变黑者，此乃血气失养，风寒得以乘之，所变怪形是危恶之败症，治法有2个：

治法1　即用大青叶适量研成细末放在清水中化开无渣为度，装入消毒瓶内盖紧不可走失药气，每次取4克用烧酒冲服，日服2~3次，连服数日。

治法2　用铅粉、食盐各50克，炒热用纱布包好趁热熨腹部冷则即换，日作3~5次，连作数日。

肚腹肿大亮如水晶

如肚腹肿大亮如水晶者，治法如下：

治法　用柚子皮适量烧至焦枯存性取出，研成细末放在清水中化开无渣为度，装入消毒瓶内盖紧不可走失药气，每次取10克用烧酒冲服，日服2~3次，连服数日。

脐中出水

如脐中出水者，治法如下：

治法　将龙骨适量用陈醋泡一日，取出焙至焦枯加赤石脂各20克，共研成细末放在清水中化开无渣为度，装入消毒瓶内盖紧不可走失药气，每次取少许填入脐中，每日早晚各换药1次，连敷数日。

膀胱小腹有形满痛

如脐下2~3寸处是关元丹田二穴冷结，膀胱小腹有形满痛、手足厥冷者此是厥阴伤寒重症，治法如下：

治法　用白芍10克，桂枝、当归各7克，木通5克，甘草3克，细辛1克，大枣2枚，生姜2片，共加水煎取浓汁空心温服，每日1剂服2~3次，另加吴茱萸1克研成细末放在清水中化开无渣为度，用好热酒冲入空心温服连服数剂。

腹中忽然坚硬如铁石痛似刀割

如腹中陡然坚硬如铁石，痛似刀割者，治法如下：

治法　用淮牛膝100克，用烧酒500克泡1~2日，然后熬成150克，一次空心温服，每日1剂服2~3次，连服数剂至吐出恶物为止。

腹中坚如铁石脐中流出水似虫行之状

如腹中坚如铁石，脐中流出水似虫行之状，绕身作咬，痛痒难忍者，治法如下：

治法　用苍术300克加水煎浓汁泡洗全身，再用苍术21克，麝香0.18克，共研成细末放在清水中化开无渣为度，装入消毒瓶内盖紧不可走失药气，分成3次，用开水冲服，每日1剂洗服3次，连作数日。

妇人肚内有血虫

如妇人肚内有血虫者，治法如下：

治法　用刘寄奴130克，加水煎取浓汁空心温服，每日1剂服2~3次，或研成细末放在清水中化开无渣为度，装入消毒瓶内盖紧不可走失药气，每次取10克，用开水冲入空心温服，日服2~3次，连服数日。

痞块

治痞块者，治法有2个：

治法1　用臭椿树白皮1 000克研如泥，加水煎取浓汁去渣再熬成膏薄摊棉布上，每次用药时先用生姜搽患至潮红色，搽少许麝香在皮肤上，然后贴膏药，用油纸将药盖上外用纱布包扎固定，每日换药1次，连贴数日。

治法2　用雄黄、白矾各35克，共研成细末放在清水中化开无渣为度，加面糊调成药膏薄摊棉布上贴患处，用油纸将药盖上外用纱布包扎固定，每日换药1次，连贴数日。

腹中如龟鳖坚硬疼痛

如龟鳖瘕者，腹中如有龟鳖坚硬疼痛，或动或不动，治法如下：

治法　用活虾日日煮吃连服数日。

蛇龙瘕

如蛇龙瘕者是在春秋二季龙蛇交配时，遗精入菜中人吃之得病，发时似痫面色青黄肚腹胀满痛不可忍，治法如下：

治法　用雄黄、朴硝各17克，共研成细末放在清水中化开无渣为度，用开水冲服，日服2~3次，连服数日。

腹胀面黄

如有人腹胀面黄百药不效，一名医云此是石蛲极难医治，治法如下：

治法　唯有取坟内棺中枕煮水服下少时吐出蛲虫坚如石者数条，吐净。

肠道部

肠炎（疫痢）

肠炎是直肠和结肠炎症病变的总称，一是急性出血性坏死性肠炎中医称疫痢。出血性坏死性肠炎的发生多因感染的变态反应或食物中毒和营养不良所致。临床表现为肚脐周围或上腹部持续或阵发性疼痛，腹泻便血呕吐咖啡色物有中等发热，严重时腹痛加剧、大量便血、四肢厥冷、血压下降严重休克，皮肤出现紫红色花纹、高热抽搐、直至昏迷。二是非特异性溃疡性结肠炎中医称痢疾。溃疡性结肠炎多由饮食不节、过食生冷油腻、感受暑湿暑温使脾胃功能失调而引起。症状特点是起病缓慢下腹或左下腹持续或反复疼痛，腹泻血便或脓血便如严重者出现大量水泻、高热、贫血、消瘦、衰竭并发多关节炎。

细菌性痢疾

细菌性痢疾是一种肠道的急性传染病简称菌痢，中医称疫毒痢或脓血痢。细菌性痢疾的发病原因，是由弗氏宋氏志贺氏施氏痢疾杆菌，随患者或带菌者的粪便排出，借苍蝇、水手指等途径污染食物，经口腔传染。诱因是感受暑湿外邪饮食不洁，使毒蓄肠道、脂络受损而致病。临床表现急性型痢疾有发热畏寒头痛恶心，渴不思饮食欲减退腹部阵痛，小便短赤大便先水样物后赤多白少、或白多赤少、里急后重等症状。如中毒型发病急剧可见高热口渴烦燥，腹部剧痛惊厥昏迷血压下降四肢厥冷，无腹泻而便下脓血。慢性型则时发时止时轻时重发作时腹痛便血畏寒倦怠长年不愈。中毒性痢疾可并发中毒性脑炎和肺炎。慢性菌痢可并发营养不良症。阿米巴痢疾的不同点，是起病缓慢多不发热，腹痛不明显腹泻次数少。治法有7个：

治细菌性痢疾者

治法1　用土茯苓、车前草、艾叶、侧柏叶、苍耳子、乌梅、香附、鹿含草、地榆、槐花、丹皮、黄连、黄芩、赤芍、木香、仙鹤草、女贞子、山楂各20克，共炒黑加水煎取浓汁，空心温服，每日1剂服2~3次，连服数日。

治法2　用金银花、白芍、黄芩、石榴皮、罂粟壳、赤石脂、白头翁、秦皮、五味子、川厚朴、枳实各15克，木香、黄柏、当归各10克，大黄、黄连各3克共炒黑加水煎取浓汁空心温服，每日1剂服2~3次，连服数剂。

治法3　用石榴皮、乌梅、诃子、骨碎补、地榆炭各15克，干姜、小茴、山楂炭各10克，吴茱萸6克，川椒3克，共加水煎取浓汁空心温服，每日1剂服2~3次，连服数剂。

治法4　用益母草、忍冬藤、马鞭草各30克，大青叶、火炭母、番石榴叶各20克，丹皮10克，陈皮、甘草各5克，共加水煎取浓汁空心温服，每日1剂服2~3次，连服数剂。

治法5　用鲜岗稔根50克，地胆头、白花蛇舌草各30克，崩口碗、地榆各25克，凤尾草、白芍、怀山药各15克，共加水煎取浓汁空心温服，每日1剂服2~3次，连服数剂。

治法6　用陈仓米18克，白芍10克，苍术7克，川厚朴、猪苓、黄芩各5克，陈皮、甘草各4

克，干姜2克，共加水煎取浓汁（名加味平胃散），如色红去干姜，加当归10克，黄连4克，共加水煎取浓汁空心温服，每日1剂服2~3次，连服数剂。

治法7　用怀山药炒、粟壳、党参、扁豆各6克，草果5克，石榴皮3克，砂仁2克，丁香1克，乌梅2枚，共加水煎取浓汁空心温服，每日1剂服2~3次，连服数剂。

生冷伤脾泻痢久不止

如生冷伤脾泻痢久不止者，治法如下：

治法　用干姜炒、台乌各10克，肉桂、怀山药、白扁豆、猪苓、泽泻各7克，木香、吴茱萸、故纸、肉蔻仁各5克，川厚朴姜汁炒、陈皮炒各4克，炙甘草3克，共加水煎取浓汁（名胃关煎），空心温服，每日1剂服2~3次，连服数日。

五更泻

五更泻者，治法有2个：

治法1　用薏米、饭焦各60克，共煮成粥日服2~3次，连服数日。

治法2　用四神丸，本方用破故纸200克，五味子150克，肉豆蔻100克，吴茱萸50克，共研成细末放在清水中化开无渣为度，煮姜枣汁调为丸黄豆大阴干，装入消毒瓶内盖紧不可走失药气，每次取10克用温开水空心温服，日服2~3次，连服数剂。

腹胀泻不止

如腹胀泻不止者，治法如下：

治法　用益智仁30克研碎，加水煎取浓汁空心温服，每日1剂服2~3次，连服数剂。

秋季腹泻

如秋季腹泻者，治法如下：

治法　用青蒿50克，加水煎取浓汁，空心温服，每日1剂服2~3次，连服数日。

肺心病并心源性腹泻

如肺心病并心源性腹泻者，治法如下：

治法　用北芪30克，白术12克，熟附子9克，共加水煎取浓汁空心温服，每日1剂服2~3次，连服7~10日。

久痢不止

如久痢不止者，治法有8个：

治法1　用黄连阿胶汤：黄连炒、阿胶炒珠、人参、白术、茯苓各3克，木香、炮干姜、炙甘草各2克，红枣3枚，生姜3片，乌梅3粒，共加水煎取浓汁空心温服，每日1剂服2~3次，连服数剂。

治法2　用鸭肝3~5具按常法加油及调料炒熟趁热吃下，日服2~3次，连服数日。

治法3　用牛角骨适量烧枯存性取出研成细末放在清水中化开无渣为度，装入消毒瓶内盖紧不可走失药气，每次取6克用红糖水送服，日服2~3次，连服2~3日。对久痢久泻、妇女崩漏、白带多而臭、水肿均有特效。

治法4　用鸡蛋2枚，用油炒熟加明矾末4克，拌入一次服完，日服2~3次，连服数日。

治法5　用田螺肉、鳝鱼肉各250克，各焙至干枯存性取出加红糖适量，共研成细末放在清水中化开无渣为度，装入消毒瓶内盖紧不可走失药气，每次取10克用黄酒送服，日服2~3次，连服数日。

治法6　用葡萄自然汁，加红糖适量，每次饮250毫升，日饮2~3次，连饮数日。

治法7　用石榴皮60克，金针菜、炒米各50克，山楂30克，冰糖20克，枣树皮10克，共加水煎取浓汁空心温服，每日1剂服2~3次，连服数日。

治法8　用白萝卜汁50毫升，生姜汁、蜂蜜各30毫升，浓茶1杯将各汁兑服，日服2~3次，连服数日。

产后下痢五色

如产后下痢五色者，治法如下：

治法　用茯苓、川芎、黄芩、白术、干姜、滑石、白芍、陈皮各10克，共加水煎取浓汁空心温服，每日1剂服2~3次，连服数剂。

血痢腹痛日夜无度

如血痢腹痛日夜无度者，治法如下：

治法　用甘草10克，干姜5克，红枣、乌梅各3枚，共加水煎取浓汁（名通圣散），空心温服，每日1剂服2~3次，连服数剂。

阿米巴痢疾

如阿米巴痢疾者，治法如下：

治法　用乌梅肉20克，鸦胆子15粒去壳去油制成霜，共研成细末放在清水中化开无渣为度，滴水为丸黄豆大阴干，装入消毒瓶内盖紧不可走失药气，每次取5克用开水空心温服，日服2~3次，连服数剂。

急性肠胃炎

若急性肠胃炎者，治法如下：

治法　用龙眼核100克焙香取出，研成细末放在清水中化开无渣为度，装入消毒瓶内不可走失药气，每次取25克用开水冲服，日服2~3次，连服数剂。

若急性肠胃炎者，治法如下：

治法　用干红薯藤50克，大蒜20克，各焙枯存性，共研成细末放在清水中化开无渣为度用开水冲服，日服2～3次，连服数日。

治法　用藿香5克，木香4克，丁香、檀香、沉香各3克，共研成细末放在清水中化开无渣为度，装入消毒瓶内盖紧不可走失药气，每次取6克，用开水冲入空心温服（名五香散），日服2～3次，连服数剂。

若脾肾虚寒所致慢性结肠炎者，治法如下：

治法　用古方(《圣济总录》）豆蔻饮：肉豆蔻、丁香、葫芦巴、小茴香各30克，沉香1克，共研成细末放在清水中化开无渣为度，装入消毒瓶内盖紧不可走失药气，每次取5克用盐开水冲入空心温服，日服2～3次，连服数剂。

痢疾

腹痛如绞坐桶不便，起即欲便、便时极艰难者名痢疾，治法有3个：

治法1　用鲜荷叶适量焙至焦枯研成细末放在清水中化开无渣为度，装入消毒瓶内盖紧不可走失药气，每次取6克用陈皮、甘草各15克加水煎取浓汁冲入空心温服，日服2～3次，连服数日。

治法2　用干姜、黄连、当归、黄柏各15克焙至干枯研成细末放在清水中化开无渣为度，装入消毒瓶内盖紧不可走失药气，每次取6克用乌梅1个加水煎取浓汁冲入空心温服，日服2～3次，连服数日。

治法3　用山楂肉生炒各半去核，共研成细末放在清水中化开无渣为度，装入消毒瓶内盖紧不可走失药气，每次取6克白痢者用砂糖，红痢者用白酒，红白者加砂糖共用白酒冲服，日服2～3次，连服数日。

治法　用白头翁、黄连、黄蘖、秦皮各15克，共加水煎取浓汁，空心温服，每日1剂服2～3次，连服数日。

若赤痢者，治法有5个：

治法1　用地肤子150克，地榆、黄芩各30克各炒香共研成细末，放在清水中化开无渣为度，装入消毒瓶内盖紧不可走失药气，每次取3克用开水冲入空心温服，日服2～3次，连服数日。

治法2　用乌梅肉、黄连各120克各焙至干枯共研成细末放在清水中化开无渣为度炼蜜为丸，阴干装入消毒瓶内盖紧不可走失药气，每次取10克用米汤空心送服，日服2～3次，连服数日。

治法3　用苦参适量炒至焦枯研成细末放在清水中化开无渣为度水调为丸，阴干装入消毒瓶内盖紧不可走失药气，每次取5克用米汤空心送服，日服2～3次，连服数日。

治法4　用木耳炭、槐花炭、红曲炭各30克加砂糖适量，共研成细末放在清水中化开无渣为度，装入消毒瓶内盖紧不可走失药气，每次取15克用开水冲入空心温服，日服2～3次，连服数日。

治法5　用白木槿花适量研成细末放在清水中化开无渣为度，装入消毒瓶内盖紧不可走失药气，每次取2克用红糖水冲入空心温服，日服2～3次，连服数日。

若白痢者，治法有2个：

治法1　用山楂炭适量，研成细末放在清水中化开无渣为度，装入消毒瓶内盖紧不可走失药气，每次取10克加白糖适量用开水冲入空心温服，日服2～3次，连服数日。

治法2　用诃子适量一半生用一半煨熟共研成细末，放在清水中化开无渣为度，装入消毒瓶内盖紧不可走失药气，每次取2克用开水冲入空心温服，如水痢者加甘草末3克共冲服，日服2～3次，连服数日。

若赤白痢者，治法有2个：

治法1　用山豆根适量研成细末放在清水中化开无渣为度，装入消毒瓶内盖紧不可走失药气，每次取5克用开水空心送服，日服2～3次，连服数日。

治法2　用荔枝壳、刀豆壳、石榴皮各炒至焦枯、炙甘草各10克，共加水煎取浓汁空心温服，每日1剂服2～3次，连服数剂。

若赤白暴痢如鹅鸭肝状痛不可忍者，治法有3个：

治法1　用黄连、黄芩各30克，共加水煎取浓汁空心温服，每日1剂服2～3次，连服数日。

治法2　用陈细茶叶、山楂炭、红砂糖、白砂糖各10克，老生姜3片，共加水煎取浓汁空心温服，每日1剂服2～3次，连服数日。

治法3　用金银花适量研成细末放在清水中化开无渣为度，装入消毒瓶内盖紧不可走失药气，每次取3克加蜂蜜适量用开水冲入空心温服，日服2～3次，连服数日。

紧口痢

若紧口痢者，治法有5个：

治法1　用炒神曲、山楂、白砂糖各60克，黄连3克，真乌梅3枚，荔枝肉7枚，甘草2克，共加水煎取浓汁空心温服，每日1剂服2~3次，连服数日。

治法2　用糯谷1 000克炒出白花去净壳，用姜汁拌湿再炒干取出研成细末放在清水中化开无渣为度，装入消毒瓶内盖紧不可走失药气，每次取50克用开水冲入空心温服，日服2~3次，连服数日。

治法3　用人参、莲肉、黄连姜汁炒各10克，共加水煎取浓汁空心温服，每日1剂服2~3次，连服数日。

治法4　用真怀山药适量一半生用，一半炒黄共研成细末放在清水中化开无渣为度，装入消毒瓶内盖紧不可走失药气，每次取6克用米汤冲入空心温服，日服2~3次，连服数日。

治法5　用野山楂适量炒至焦枯研成细末放在清水中化开无渣为度，装入消毒瓶内盖紧不可走失药气，每次取3克用烧酒冲入空心温服，日服2~3次，连服数日。

休息痢

若休息痢者，治法有2个：

治法1　用熟附子15克，研成细末放在清水中化开无渣为度，用鸡蛋白调合为丸放入开水锅内煮数沸，取出分成两份，每次取1份用米汤空心送服，每日1剂服2次，连服数日。

治法2　用南杏仁适量用麸炒熟去净皮尖，研成细末放在清水中化开无渣为度，用猪肝一具洗净切片放入锅内，一层猪肝一层杏仁末，连放数层然后加童便1千毫升，煮至汁干取出任意食肝，每日1剂服2~3次，连服数日。

若多年痢疾不愈，腹不作痛惟下脓血兼流黄浆，此是平时爱食生冷、茶水、酒所致，治法如下：

治法　用活鳝鱼适量去净内脏，切段放新瓦上焙至焦枯存性，取出加黄糖适量共研成细末放在清水中化开无渣为度，装入消毒瓶内盖紧不可走失药气，每次取20克用陈酒冲入空心服下，日服2~3次，连服1~2周。此病愈后忌食生冷、水、酒、海参、海蜇等物。

五色痢

若五色痢者，治法有2个：

治法1　用酸石榴适量连子研取汁液，每次取100毫升饮下，日饮2~3次，连饮数日。

治法2　用干丝瓜适量连皮带子烧至焦枯，取出研成细末放在清水中化开无渣为度，装入消毒瓶内盖紧不可走失药气，每次取6克用烧酒冲入空心温服，日服2~3次，连服数日。

腹　泻

腹泻

腹泻系指大便次数增多而粪便稀薄或含有黏液或脓血而言。凡每日大便1~3次或2~3日大便一次而粪便性状正常者均属正常现象。腹泻的原因很多，按其病变部位和致病原因可分为：胃源性：胃源性腹泻包括胃酸缺乏症、慢性萎缩性胃炎、晚期胃癌疾病，因胃酸缺乏而致腹泻，若胃切除后胃内容物进入肠腔过速，食物未经充分的消化也会引起腹泻。肠源性：肠源性腹泻最常见的致命原因，有肠道感染和细菌感染，如细菌性痢疾、沙门菌感染、霍乱、肠结核以及细菌性食物中毒等病毒感染，如流行性感冒或寄生虫感染，如阿米巴痢疾、血吸虫病、钩虫病和姜片虫病等。肠道炎症性病变如克隆病，非特异性溃疡性结肠炎等。肠道肿瘤以右侧结肠癌引起的腹泻最多，肠道恶性淋巴瘤亦可引起腹泻。如吸收障碍肠黏膜，乳糜管或肠系膜淋巴结病变，引起肠道吸收障碍时，亦可致腹泻，如肠系膜淋巴结核、肝硬化，门静脉高压症以及慢性充血性心力衰竭等。亦有过敏性体质的患者，在吃鱼虾蟹乳类，或蛋类等亦可导致肠道过敏，而引起腹泻。精神神经因素，如肠道易激综合征，情绪性腹泻等，均可因神经功能失调和精神因素而致腹泻。毒物和药物因素、砷汞磷等中毒，及毒覃中毒等均可致腹泻，尿毒症尿素等代谢产物，也可引起中毒而致腹泻。胰源性腹泻，是指慢性胰腺炎，胰腺癌等，因胰腺消化酶分泌缺乏而致的腹泻。内分泌疾病，如甲状腺功能亢进等，也可能引起腹泻等。如脾气虚弱食物不化而致腹泻等。治法如下：

治法　用党参、怀山药各25克，炒扁豆20克，茯苓、炒白术、焦鸡内金各15克，防风10克，草蔻仁5克，共加水煎取浓汁空心温服，每日1剂服2~3次，连服数剂。

晚期大便失禁

若晚期大便失禁、贫血、肝转移，治法有2个：

治法1　用熊胆、冰片各5克共研成细末放在清水中化开无渣为度，装入消毒瓶内盖紧不可走失药气，每次用棉球沾药粉送入肛门内，每日早晚各作一次，连续数日。

治法2　用黄连18克，贯众13克，生石膏、硇砂各10克，冰片2克，共研成细末放在清水中化开无渣为度，用炼蜜调合为丸阴干，装入消毒瓶内盖紧不可走失药气，共分3丸每次取一丸塞入肛门内，每日换药1次，连续作1~2月。

二便不通

如二便不通者，治法如下：

治法　用皂角炭、黄糖各10克，共研如泥贴在患者肚脐中，用油纸将药盖上外用纱布包扎固定，每日1剂连贴数剂。

急性肠炎

若急性肠炎者，治法有4个：

治法1　用菊花、茯苓、泽泻各20克，陈皮、白术、猪苓、槟榔各15克，黄芩、川厚朴、甘草各10克，青木香8克，共加水煎取浓汁，空心温服，每日1剂服2~3次，连服数剂。

治法2　用苍术炒7克，川厚朴、姜汁炒5克，炙甘草、陈皮各4克（名平胃散），加猪苓、泽泻各5克共加水煎取浓汁空心温服，每日1剂服2~3次，连服数剂。

治法3　用锦地落30克，黄芩、藿香、车前子、焦山楂各15克，木香10克，炙甘草3克，共加水煎取浓汁，空心温服，每日1剂服2~3次，连服数剂。

治法4　用五味子500克加水煎二小时去渣，加入红糖150克，再熬浓缩，每次取50毫升，用开水冲入空心温，日服2~3次，连服数日。

病毒性肠炎

如病毒性肠炎者，治法如下：

治法　用白头翁、金银花、板蓝根各30克，连翘、车前子各15克，木香、黄连、枳壳、木通各10克，共加水煎取浓汁，空心温服，每日1剂服2~3次，连服数剂。

慢性肠炎

如慢性肠炎者，治法如下：

治法　用金银花30克，罂粟壳15克，共研成细末放在清水中化开无渣为度，装入消毒瓶内盖紧不可走失药气，每次取10克，用开水冲入空心温服，日服2~3次，连服数日。

急性出血坏死性肠炎

如急性、出血性、坏死性肠炎者，治法如下：

治法　用大黄30克，加水100毫升，煎沸5~10分钟，取汁分作二次空心温服，每日1剂服2~3次，连服数剂。

大泻将脱久不止泻

如大泻将脱久不止泻者，治法如下：

治法　用熟地25克，白术10克，炮干姜、扁豆、怀山药各炒香研碎7克，炙甘草4克，吴茱萸2克，共加水煎取浓汁（名胃关煎），空心温服，每日1剂服2~3次，连服数剂。

寒泻

若泻出物气不酸臭，色如清水者是寒泻，治法有4个：

治法1　用白胡椒20克研成细末，放在清水中化开无渣为度，用热饭调和成饼贴在患者肚脐上，外用热水袋盖上少时。

治法2　用热柴灰布包热敷，或用炒盐布包热敷。

治法3　用酒炒艾叶饼热敷，或用胡椒大蒜各适量共研如泥作饼热敷均有效。或单用大蒜适量研如泥作成饼贴足心及肚脐少时。

治法4　用神曲30克炒枯加水煎取浓汁空心温服，每日1剂服2~3次，连服数日。

热泻

泻出物气极酸臭色浑浊者是热泻，治法有2个：

治法1　用六一散30克，每次取10克用开水冲入空心温服，或拌入绿豆粥内温服亦可，日服2~3次，连服数日。

治法2　用真车前子适量炒香研成细末放在清水中化开无渣为度，装入消毒瓶内盖紧不可走失药气，每次取6克用米汤冲入空心温服，日服2~3次，连服数日。

脾虚泄泻

脾虚泄泻者，治法如下：

治法　用土炒白术、炒白芍各30克，冬月加煨肉豆蔻15克共研成细末放在清水中化开无渣为度，米饭为丸阴干，装入消毒瓶内盖紧不可走失药气，每次取10克用米汤空心送服，日服2~3次，连服数日。

肾虚久泻

肾虚久泻者，治法如下：

治法　用破故纸适量炒香研成细末放在清水中化开无渣为度，装入消毒瓶内盖紧不可走失药气，每次取3克加猪腰1个切去白筋油膜，破开装入药末扎紧蒸熟取出趁热干食，不可饮水，日服2~3次，连服数日。

一切久泻诸药不效

如一切久泻诸药不效者，治法如下：

治法　用黄丹、枯矾各35克，石榴皮炒27克，共研成细末放在清水中化开无渣为度，用黄腊35克（又名蜂腊），放铜器内溶化调药末为丸黄豆大阴干，装入消毒瓶内盖紧不可走失药气，每次取5粒空心服下，如红痢者用清茶送服，如白痢者用姜汤送服，日服2~3次，连服数日。

流行性出血热

流行性出血热是一种由病毒引起的急性自然疫源性传染病，中医称疫毒发斑或冬湿。流行性出血热的发病机理已知病因，可能是黑线姬鼠受感染后趁谷物收割归仓之机进入，其携带的蠓螨叮咬人体，或通过病鼠排泄物分泌物污染破损皮肤，或食用鼠类接触过的食物而传染。临床表现为发热期、低血压休克期、少尿期、多尿期和恢复期。各期不同症状的是：发热期畏寒发热头痛、腰痛、眼眶痛简称三痛症，面部颈部上胸部皮肤潮红简称三红症，腋窝前胸肩臂部有点状、条索状出血点、成片斑疹，重症时鼻出血呕血咯血便血。高热时烦躁神昏谵语。低血压休克期：恶心呕吐口干烦燥体温血压下降，肢端发凉湿冷出汗出血加重。少尿期：恶心呕吐顽固呃逆口干少饮，小便量少萎靡嗜睡、休克昏迷，重者并发尿毒症、高血容量综合征、肺水肿、左心衰竭。多尿期：小便频数夜间尤多尿色清淡，口渴乏力腰痛酸软。恢复期：症状减轻，虚损未复头昏耳鸣畏寒自汗，口干舌燥食欲减退腰膝酸软二便不畅，持续1~3个月愈后有持久的免疫力。如治流行性出血热者，治法如下：

治法　用生石膏100克，知母12克，甘草、粳米各10克，随证加减：发热期加金银花、大青叶、板蓝根、水牛角、生地、连翘、竹茹各10克，低血压期加人参、五味子、麦冬、丹参各10克，少尿期去粳米加增液永气汤，或用生地、玄参、麦冬、水牛角、大黄（汤泡）各30克，赤芍、丹皮各15克，共加水煎取浓汁，加入芒硝30克冲入药汁内，多尿者加生地、怀山药、山茱萸肉、麦冬、人参、菟丝子各10克，恢复期用十全大补汤、六味地黄汤、或参苓白术散，加水煎取浓汁空心温服，每日1剂服2~3次，连服1~2月。

红霍下血

若红霍下血者，治法如下：

治法　用杏仁5克，加水煎取浓汁、加朱砂3克，共用白酒冲入空心温服，每日1剂服2~3次，连服数日。

血液病

坏血及血友病者，治法如下：

治法　用猪皮250克，山楂、黑豆、白糖各30克，红枣15枚，共加水煎6小时，取汁加黄酒60克冲服，每日1剂服2~3次，连服数剂。

九窍出血

治九窍出血者，治法有5个：

治法1　用五灵脂适量研成细末放在清水中化开无渣为度，装入消毒瓶内盖紧不可走失药气，需行血者生用，需止血者炒用，每次取10克用烧酒送服，日服2~3次，连服数日。

治法2　用生地、鲜藕各500克，共研如泥榨取自然汁，每次取50毫升冷饮，日饮2~3次，连饮数日。

治法3　用菜籽油50毫升，泡酸菜之盐水100毫升共调服，每日1剂服2~3次，连服数日。

治法4　用桔饼5枚，山楂15克，白糖9克，共加水煎取浓汁，再用丝瓜藤上卷须，名瓜蔓适量焙干研成细末放在清水中化开无渣为度，装入消毒瓶内盖紧不可走失药气，每次取3克，黄酒适量共冲入药汁内空心温服，日服2~3次，连服数日。

治法5　用人参30克加水煎取浓汁，加入热童便适量空心温服，每日1剂服2~3次，连续1~2剂。此乃止血奇方神效。

便血

若便血者，治法如下：

治法　用黑芝麻500克，炒熟研成细末放在清水中化开无渣为度，装入消毒瓶内盖紧不可走失药气，每次用元肉30克煎汁，取芝麻末50克冲入药汁内空心温服，日服2~3次，连服数日。

吐血

如吐血者，治法如下：

治法　用侧柏叶、地榆、龙眼核、槐花、宁麻根、代赭石、醋煅贯众、血余炭、棕炭、栀子、蚕砂各20克，刘寄奴30克，各炒枯成炭加水煎取浓汁空心温服，每日1剂服2~3次，连服数剂。

吐血失声

若吐血失声者，治法如下：

治法　用百草霜15克，研成细末放在清水中化开无渣为度拌糯米饭吃，日吃2~3次，连服数日。

肺出血

如肺出血者，治法如下：

治法　用鲜芥菜叶500克，研如泥榨取自然汁，每次取50毫升用开水冲服，日服2~3次，连服数剂。

胃出血

如胃出血者，治法有4个：

治法1　用宁麻根50克烧枯存性，加水煎取浓汁，加入田七粉3克，冲入药汁内空心温服，每日1剂服2~3次，连服数剂。

治法2　用白及30克，柿饼3枚，焙至焦枯共研成细末放在清水中化开无渣为度，装入消毒瓶内盖紧不可走失药气，用30克冰糖化水冲入药末空心温服，日服2~3次，连服数日。

治法3　用生地60克，荷叶炭、血竭各10克，黄连、黄芩各6克，大黄3克，共加水煎取浓汁空心温服，每日1剂服2~3次，连服数剂。

治法4　用大小蓟各30克，共研成细末放在清水中化开无渣为度，装入消毒瓶内盖紧不可走失药气，每次取10克，用泉水调入空心冷服，日服2~3次，连服数日。

血淋忍痛

如血淋忍痛者，治法如下：

治法　用旱莲草、芭蕉根各50克，加水煎取浓汁温服，每日1剂服2~3次，连服数日。

瘀血不散

如瘀血不散者，治法如下：

治法　用蚕砂适量放入锅内炒热，用棉布包好熨患处，冷则再炒再熨连熨数日瘀血自散。

肠痈（阑尾炎）

肠痈现代医学称为阑尾炎是青壮年中的一种常见病，发生本病的原因多由饮食不节饭后急剧奔跳或寒湿失调所引起湿热积滞，气血瘀阻、受厌氧菌侵犯、砂石、粪块、虫卵阻塞管腔所致。发病初期有头晕头痛，肚脐周围和上腹呈转移性压痛，四肢无力食欲减退恶心呕吐便秘腹泻等症状。严重时出现发热压痛范围扩大腹肌紧张、反跳痛甚至并发盆腔脓肿或腹膜炎。若急性化脓性坏疽性阑尾炎或急性阑尾炎穿孔并发弥漫性腹膜炎者，可用手术疗法外，其他急性单纯性阑尾炎和轻型化脓性阑尾炎均可用中药治疗。大小肠痈者是因湿热气滞瘀血注肠中凝结而成。有生肠内者腹内胀急，大小便牵痛如淋，转侧摇之如水声，溃后则脓从大便出。有生肠外者肚脐肿痛作胀，或一足弯曲口有臭气，或脓自脐出，甚则肠穿，治法有7个：

治法1　用苡仁30克，丹皮15克，瓜蒌仁去油6克，桃仁去皮尖研碎20粒，共加水煎取浓汁空心温服，每日1剂服2~3次，连服1~3剂。

治法2　用野生菊花全草适量，洗净研取汁液，每次取100毫升用黄酒冲服，日服2~3次，连服数日。

治法3　用生姜、生芋头、大田螺各50克去净粗皮、加面粉50克，共研如泥敷患处，每日早晚各换药1次，再用苦麦菜500克，葫芦瓜种子、鸡血藤各50克，重楼20克，共加水煎取浓汁空心温服，日服3~5次，连服数日。

治法4　用附子0.6克，败酱草1.5克，薏米炒3克共研成细末，放在清水中化开无渣为度，装入消毒瓶内盖紧不可走失药气，分三份，每次取败酱草12克，加水煎取浓汁冲入一份药粉空心服下（名薏米附子散），每日1剂服3次，连续数剂。

治法5　用薏米、瓜蒌仁各10克，丹皮、桃仁各6克，共加水煎取浓汁空心温服（名薏米汤），每日1剂服2~3次，连续7~8剂。

治法6　用大黄15克，桃仁6克，丹皮、瓜蒌仁各3克，共研成粗末，加水煎取浓汁，加入朴硝6克取出空心温服（名丹皮汤），每日1剂服2~3次，连续7~8剂。

治法7　用(《经验方》) 白针木香饮：白花蛇舌草30克，鬼针草、败酱草各15克，白芍、两面针各10克，木香6克，共加水煎取浓汁空心温服，每日1剂服3~5次，连服数剂。

急性阑尾炎

若急性阑尾炎者，治法有3个：

治法1　用金银花、蒲公英、薏米、石膏各25克，大黄、败酱草、丹皮、桃仁各15克，川楝子、元胡各12克，共研成细末放在舌头上化开无渣为度，装入消毒瓶内盖紧不可走失药气，分成三份每次取一份，用开水冲入空心温服，每日1剂服3次，连服数日。

治法2　用冬瓜仁、金银花、蒲公英各60克，鸡血藤30克，共加水煎，再用木香、大黄各10克后下，共煎取浓汁，空心温服，每日1剂服2~3次，重症加倍连服数日。

治法3　用土牛膝250克，羊蹄草150克，白花蛇舌草75克，田基黄、川楝叶各50克，桔梗25克，共加水煎取浓汁去渣，再熬成膏状取出用油纸摊在地上去净火毒，装入消毒瓶内盖紧不可走失药气，分成三份每次取一份空心温服，每日1剂服2~3次，连服数剂。

阑尾炎周围脓肿

如阑尾炎周围脓肿者，治法如下：

治法　用白花蛇舌草60克，鸡血藤30克，皂角刺25克，炒山甲20克，桃仁、川楝子、蒲公英、丹参各15克，丹皮、三棱、莪术各9克，共加水煎取浓汁空心温服，每日1剂服2~3次，连服数剂。

麻痹性肠梗阻

治麻痹性肠梗阻者，治法如下：

治法　用丁香50克，研成细末放在清水中化开无渣为度，装入消毒瓶内盖紧不可走失药气，每次取出适量药粉用白酒调成膏状，敷在患者肚脐上，用油纸将药盖上外用纱布包扎固定，每日早晚各换药1次，连敷数次。

胎粪性肠梗阻

如胎粪性肠梗阻者，治法如下：

治法　用槟榔、沉香、台乌、陈皮、川朴花、枳壳、木香各4克，共加水煎取浓汁，再用大黄末3克，冲入药汁内空心温服，每日1剂服2~3次，连服数剂。

瘀结型肠梗阻

如瘀结型肠梗阻者，治法如下：

治法　用代赭石、莱菔子各30克，大黄15克，枳壳、川厚朴各12克，熟附子、山楂各9克，细辛6克，共加水煎取浓汁，空心温服，每日二剂服4次，连服数日。

各种便秘

是粪便在肠腔内滞留过久，使大量水分被肠壁吸收，致使粪便干燥坚硬不易解出，称为便秘。若功能性便秘的原因，是排便动力缺乏，如腹肌衰弱之多次妊娠、过度肥胖、年老体弱、怀孕等，肛提肌衰弱之如分娩后等，结肠痉挛多数表现为腹泻，或腹泻与便秘交替，而单纯性便秘较为少见，进食太少水分缺乏，或食物缺乏纤维素，使直肠排便反射迟钝或消失，若缺乏定时解大便的习惯，因而影响排便反射。器质性便秘的原因，常为部分性肠梗阻，如降结肠肿瘤、肠粘连、炎性或赘生性狭窄等，以及巨结肠；肠道外疾病压迫肠道，如卵巢囊肿、子宫肌瘤、腹腔内巨大肿瘤或腹水等，直肠肛门疾病，如炎症、肛裂、痔疮等，均可因肛门括约肌痉挛而致便秘，消化性溃疡，常有反射性结肠痉挛，或幽门梗阻所致，胃内容物滞留均可引起便秘。其他如引起副交感，神经活动抑制的脊髓病变、铅砷磷等中毒，使肠蠕动减弱，直肠黏膜充血和排便反射消失等，都会引起便秘。

大便不通

大便不通者，治法有3个：

治法1　用川厚朴10克，槐花、番泻叶各6克，山栀子、金银花、土茯苓、枳壳各5克，黄连、黄芩、泽泻各3克，红枣2枚，共加水煎取浓汁，另加玄明粉3克冲入药汁内空心温服，每日1剂服2~3次，连服数剂。

治法2　用川厚朴、炒莱菔子各30克，赤芍、大黄后下各15克，枳壳、桃仁、芒硝（冲入药汁内）各10克，共加水煎取浓汁温服，每日1剂服2~3次，连服数剂。

治法3　用川厚朴、炒莱菔子各15克，木香、台乌、桃仁、赤芍、番泻叶、芒硝（冲入药汁内）各10克，共加水煎取浓汁温服，每日1剂服2~3次，连服数剂。或用红薯叶适量炒熟吃，日吃2~3次，连服数日。

气喘大便不通

治气喘、大便不通、呕吐不食、腹胁胀痛者，治法如下：

治法　用川芎、木香各5克，陈皮、熟地、炮姜、川厚朴、甘草各3克，生姜1片，炒盐炭3克，共加水煎取浓汁温服，每日1剂服2~3次，连服数剂。

大便不通而死

如大便不通而死者，治法如下：

治法　用乌梅10粒去核，将梅肉研如泥，用开水调为丸如枣大，每次取一丸塞入肛内少时即通。

各种便秘者，治法有2个：

治法1　用鲜番薯叶500克，花生油15克，炒熟让患者一次服完，日服2~3次，连服15~20日。

治法2　用白芍40克，甘草15克，共加水煎取浓汁空心温服，每日1剂服2~3次，连服数剂。

习惯性便秘

若习惯性便秘者，治法有2个：

治法1　用猪大肠150克，木耳、海参各30克，瓜蒌仁25克，火麻仁、枇杷叶、麦冬各20克，柏子仁15克，李仁10克，共加水放入砂锅煮至熟烂取出去药，吃猪肠海参饮汤，每日1剂服2~3次，连服数日。

治法2　用当归、莱菔子各20克，草决明15克，共加水煎取浓汁，用蜜糖冲服，每日1剂服2~3次，连服数日。

衄肠风

治吐衄肠风、崩中血痢、产风血晕者，治法如下：

治法　用华佗愈风散：荆芥15克焙枯存性，取出研成细末放在清水中化开无渣为度，用童便调入一次服下，日服2~3次，连服数日。此方是当年华佗常用之方。

若肠风者

治法如下：

治法　用威灵仙、椿树白皮各500克，共放入砂锅内（忌铁器）加水用慢火熬成膏状，每次取30毫升用开水冲入空心温服，日服2~3次，连服数日。

吃饭易饥

如吃饭易饥者，治法如下：

治法　用肉苁蓉、山萸肉、五味子各100克，共研成细末放在清水中化开无渣为度炼蜜为丸阴干，装入消毒瓶内盖紧不可走失药气，每次取20克用盐汤空心送服，日服2~3次，连服数剂。

食　积

膈食

三阳结为之膈，三阳是大肠小肠膀胱，结为热结，三阳俱结则前后秘涩，下既不通必反上行所以噎食不下而从下复出。胃病是膈咽不通饮食不下，所以说咽是咽物的门户，膈是上焦心肺的分配，不通者浊气在土当降而没降，使肝肾吸入的阴气不能入所以食不下。噎塞反胃之病得之七情，使六清遂有火热炎上而化，多升少降津液不布，积而成热，血液虚极胃脘干槁大便秘少，如羊便则是膈之久病，若有病不久则必如前呕吐，亦分气、积、寒三种症状，反胃噎塞三症是在膈间受病，所以总名为膈，可分为五噎十膈，是因悲思忧志使脾胃受伤，血液渐牦菀气生痰，痰则实而不通，气则上而不下，阻碍道路饮水可下，食物难进噎塞由此而成。脾胃虚伤运行失职，不能腐熟水谷变化精微，食虽入胃复反而出，反胃所以由此而成。噎塞之吐属上焦，反胃之吐属下焦，不想食物是有火，食入反出是无火，噎塞大多属热，反胃大多属寒，脉大有力当热治，脉小无力当寒治，面色黄白而枯为虚寒，面色红白而泽为实热。

凡患此症者，定有虫在肺管内，在胸前必有二小骨，渐斩交合则不能吃食而死，治法有12**个：**

治法1　用生鹅数只，每日杀用热鹅血直灌患者口中，胸前小骨渐消，直至消净饮食可进。终身戒吃鹅牛二物。

治法2　亦可取糯米粉适量，用老牛口中涎沫调合为丸，煮熟空心服下，日服2~3次，连服1~2日。终身戒吃牛肉，如吃牛肉者必有旧病复发。

治法3　用牛反草（牛吃草休息时，牛将草从肚里反回口中，慢慢咽食之物名牛反草）适量加水煎取浓汁空心温服，日服2~3次，连服1~3日。此方亦是终身戒吃牛肉。

治法4　用小儿胎发1~2人，放入瓦罐内用火煅焦存性，取出研成细末放在清水中化开无渣为度用陈酒冲服连服数次。

治法5　用猪毛连粗皮蹄甲各适量，晒干放石上点火烧至胶状如膏，冷后取出研成细末，每次用10克冲开水空心温服，日服2~3次，连服数日。

治法6　用多年老陈皮100克，加入百年老壁土适量拌炒至香焦，取出陈皮研成细末放在清水中化开无渣为度，装入消毒瓶内盖紧不可走失药气，每次取7克用陈酒冲服，日服2~3次，连服数剂。

治法7　用山栀子18克炒黑研成细末放在清水中化开无渣为度用陈酒一次冲服（此方如胃寒者不可用），每日服一剂连服数剂。

治法8　用藕汁、生姜汁、雪梨汁、白萝卜汁、甘蔗汁、白果汁、蜂蜜、竹沥各200毫升，共调匀放米饭上蒸熟随意饮之，日饮3~5次，连饮数剂。

治法9　用白蜜适量，每次取35克用开水冲入空心温服，日服2~3次，连服5~10日。

治法10　用韭菜汁、雪梨汁、生姜汁、人乳各200毫升，共调匀放米饭上蒸熟，分3次空心温服，每日1剂服3次，连服数剂。

治法11　用旧木梳3把烧枯存性取出研成细末放在清水中化开无渣为度，装入消毒瓶内盖紧不可走失药气，分成3次用陈酒冲服，每日1剂服3次，连服数剂。

治法12　用青黛适量，每次取10克用好酒冲入空心服下，日服2~3次，连服数日。

胸膈闭结不通

胸膈闭结不通者，按之极痛、或通而复结、气喘烦燥、狂乱而热极，治法如下：

治法　用生地龙四条，洗净研如泥加如生姜自然汁，薄荷汁各一茶杯，蜂蜜10克，梅花冰片0.6克共调服，每日1剂服2~3次，连服数日。

胸膈胀满而咳嗽不安

如胸膈胀满而咳嗽不安，治各种咳嗽，治法有2个：

治法1　用宫粉适量加香油煮数沸离火，用头发一团绞粉搽胸膈胀处，日搽3~5次，连搽数日。

治法2　用荞麦面适量，加鸡蛋清调合成团烤热贴患处，用油纸将药盖上外用纱布包扎固定，冷则即换连贴数日。

隔食不想吃物

如隔食不想吃物者，治法有3个：

治法1　用熟地18克，当归、白芍、桃仁、火麻仁各10克，大黄7克，共加水煎取浓汁空心温服，每日1剂服2~3次，连服数剂。

治法2　用香附醋炒、神曲炒、沙参各4克，苍术、川芎、川贝母各3克，紫苏梗、桔梗、连翘各2克，木香1.5克，春砂仁1克，生姜3片，共加水煎取浓汁空心温服，每日1剂服2~3次，连服数剂。

治法3　用穿破石5克，芋头花3克，共研成细末放在清水中化开无渣为度，炒香加朱砂10克调匀分成四份，每次取1份用开水冲服，日服2~3次，连服数剂。

胸胁结痛

若胸胁结痛者，治法有2个：

治法1　用蟹壳焙至干枯取出，与红糖各100克共研成细末放在清水中化开无渣为度，装入消毒瓶内盖紧不可走失药气，每次取10克用白酒冲服，日服2~3次，连服数日。

治法2　用糯稻根50克，鸡骨草25克，干玫瑰花10克，桔络、当归、红花各6克，共加酒水各半煎取浓汁，用白糖适量冲入，食后温服每日1剂服2~3次，连服数剂。

结胸

凡心胸胁下有邪气结实，硬痛胀满者（名结胸），治法有2个：

治法1　用老生姜适量洗净研碎，放入锅内炒热，用棉布趁热包成两包熨患处，用油纸将药盖上外用纱布包扎固定冷则即换，再炒再换连熨数次自宽。

治法2　用桔梗、枳壳各30克共加水煎取浓汁空心温服，每日1剂服2~3次，连服数剂。

若热气结胸者，治法如下：

治法　用大黄、芒硝各50克，加葱白连根150克，共研如泥厚敷患处，用油纸将药盖上外用纱布包扎固定，每日早晚各换药1次，连敷数日。

若寒气结胸者，治法如下：

治法　用巴豆20克研如泥，加白面适量调成饼贴在患处，用油纸将药盖上外用纱布包扎固定，每日换药1次，连贴数日。

因寒热痰痞水食结胸

如因寒热痰痞水食结胸者，治法有2个：

治法1　用老生姜葱头各适量共研如泥放入锅内炒热用棉布包好趁热熨患处，用油纸将药盖上外用纱布包扎固定，冷则另换连续数小时，每日一次，连续数日。

治法2　亦可用苍术300克，用洗米水泡2~3日取出，与酒曲140克共炒焦存性，皂矾70克用醋泡一日夜取出煅存性，共研成细末放在清水中化开无渣为度，醋调为丸桐子大阴干，装入消毒瓶内盖紧不可走失药气，每服40丸温酒送服或米汤亦可，日服2~3次，连服数剂。神效无比此家传秘方。

积聚诸病

治积聚诸病者，治法如下：

治法　用五积散：三棱、莪术、人参各100克，共研成细末放在清水中化开无渣为度，滴水为丸黄豆大阴干，装入消毒瓶内盖紧不可走失药气，每次取10克用开水空心送服，日服2~3次，连服数剂。

伤寒膈食

如伤寒膈食者，治法如下：

治法　用核桃肉适量，每次取15枚放入砂锅内加水浸一指高，煮15分钟取汁趁热空心温服，每日煎服2~3剂连服数日。

凡膈食病患者

凡膈食病患者初愈时，治法如下：

治法　饮食不可大进，须先以米汤饮2~3日后再渐渐吃粥为妙。

凡患呕吐

凡患呕吐者，治法如下以上噎膈各方均可通治。

饮食积滞

治饮食积滞者，治法如下：

治法　凡饮食积滞胸高胀满，或大便不通或大便泄泻，可用乱发一团、酒曲2~3枚，葱头7个老生姜7克，白胡椒7粒、共打碎用鸡蛋1枚打入碗内与诸药调匀，用菜油煎成一饼，先用菜油搽过胃脘处，然后趁热将药饼贴在患者胃脘处，用油纸将药盖上外用纱布包扎固定冷则即换，连贴数小时病人即便，立即去药。

吃饭积滞腹痛

如吃饭积滞腹痛者，治法如下：

治法　用饭加盐作成一饼放入火中烧焦存性，取出加水煎取浓汁空心温服，日饮2~3次，连饮数日。

吃面不消

如吃面不消者，治法有2个：

治法1　用生姜汁适量，每次取半杯冲入好热酒内空心饮下，日饮2~3次，连饮数日。

治法2　用生白萝卜汁适量，每次取一杯蒸热空心温服，日服2~3次，连服数日。

吃糯米积滞

如吃糯米积滞者，治法如下：

治法　用神曲50克炒香、木香20克共研成细末放在清水中化开无渣为度，装入消毒瓶内盖紧不可走失药气，每次取10克用盐水冲入空心温服，日服2~3次，连服数日口内必有酒香之味，其积已消。

酒积滞

若饮酒积滞者，治法如下：

治法　用鸡内金、粉葛根各50克，共研成细末放在清水中化开无渣为度，用蒸饼为丸阴干，装入消毒瓶内盖紧不可走失药气，每次取10克用酒空心送服，日服2~3次，连服数日。

茶积滞

若饮茶积滞者，治法如下：

治法　用川椒适量，炒香研成细末放在清水中化开无渣为度，煮糊为丸阴干，装入消毒瓶内盖紧不可走失药气，每次取3克用茶送服，日服2~3次，连服数日。

鱼肉积滞

如鱼肉积滞者，治法有2个：

治法1　用狗屎适量烧枯存性取出研成细末放在清水中化开无渣为度，装入消毒瓶内盖紧不可走失药气，每次取7克用烧酒空心冲服，日服2~3次其积从大便排出连服数日。

治法2　用山楂炭适量研成细末放在清水中化开无渣为度，红曲煮糊为丸阴干，装入消毒瓶内盖紧不可走失药气，每次取15克用温开水空心送服，日服2~3次，连服数日。

生鱼积滞

如生鱼积滞者，治法如下：

治法　用鲜紫苏适量研如泥生姜适量研如泥，各取自然汁一杯调匀分二次空心饮下，每日1剂饮2~3次，连饮数日。

狗肉积滞

如吃犬肉积滞者，治法如下：

治法　用山楂、杏仁去皮尖各24粒，共加水煎取浓汁空心温服，每日1剂服2~3次，连服数日。

羊肉积滞

羊肉积滞者，治法如下：

治法　用板栗子壳50克，共加水煎取浓汁空心温服，每日1剂服2~3次，连服数日。

牛肉积滞

如吃牛肉积滞腹胀者，治法如下：

治法　用干稻草200克切碎加水煎取浓汁空心温服，每日1剂服2~3次，连服数日。

鸭肉积滞

如吃鸭肉积滞者，治法如下：

治法　用洗糯米水适量煮热空心温饮一杯，日服2~3次，连饮数日。

鸡肉积滞

如吃鸡肉积滞者，治法如下：

治法1　用好陈醋适量，每次取一杯空心饮下，日饮2~3次，连饮1~2日。

治法2　用豆豉水适量，每次取一杯空心饮下，日饮2~3次，连饮数日。

吃白鸡蛋积滞

如吃白煮鸡蛋积滞者，治法如下：

治法　用大蒜100克，研如泥加水煎取浓汁空心温饮，每日1剂饮2~3次，连饮数日。

盐蛋积滞

如吃盐蛋积滞者，治法如下：

治法　用肉豆蔻适量煨去油每次取1枚，加水煎取浓汁空心温饮，日饮2~3次，连饮数日。

凉粉积滞

如吃凉粉积滞者，治法如下：

治法　用杏仁适量去皮尖每次取50粒蒸熟，研如泥用开水冲服，日服2~3次，连服数日。

吃果过伤

若食果积滞者，治法如下：

治法　用桂心15克，麝香1.5克，共研成细末放在清水中化开无渣为度，用饭调和为丸阴干，装入消毒瓶内盖紧不可走失药气，每次取1克用白开水送空心温服，日服2~3次，连服数日。

吃瓜果腹胀作痛

如吃瓜果腹胀作痛者，治法如下：

治法　用肉桂10克研成细末放在清水中化开无渣为度，用饭为丸绿豆大阴干，装入消毒瓶内盖紧不可走失药气，每次取2克用温盐开水空心送服，日服2~3次，连服数日。

吃诸瓜过伤

如吃诸瓜过伤者，治法如下：

治法　用本瓜皮适量，加水煎取浓汁空心温服，日服2~3次，连服数日。

吃荔枝腹胀

如吃荔枝腹胀者，治法如下：

治法　用生姜汁适量，每次取一杯空心饮下，日饮2~3次，连饮数日。

吃菱角腹胀

如吃菱角腹胀者，治法如下：

治法　用荔枝壳适量，加水煎取浓汁空心温服，日饮2~3次，连饮数日。

吃豆不消

如吃豆不消者，治法如下：

治法　用生白萝卜汁适量，每次取一杯空心饮下，日饮2~3次，连饮数日。

膈噎饮食不下

前有一人膈噎，饮食不下华佗见之云此是蛇瘕，治法如下：

治法　用大蜈蚣一条放瓦上焙枯研成细末放在清水中化开无渣为度，用烧酒冲服，日服2~3次，连服数日。

吃蛇肉不消

如因吃蛇肉不消化，而见心腹有蛇形者，治法有2个：

治法1　用大黄、芒硝各10克，共研成细末放在清水中化开无渣为度，装入消毒瓶内盖紧不可走失药气，分2次用开水冲服，每日1剂服2次，连服数日。

治法2　用白头蚯蚓适量，研取自然汁空心服下50毫升，日服2~3次，连服数日。

食积痞块

如食积痞块是结块于腹内，治法有3个：

治法1　用木贼草18克研成细末放在清水中化开无渣为度，装入消毒瓶内盖紧不可走失药气，每次取2克用开水冲入空心温服，日服2~3次，连服数日。

治法2　用雄黄、白矾各35克共研成细末放在清水中化开无渣为度，用面糊调成膏厚敷患处，用油纸将药盖上外用纱布包扎固定，每日换药1次，连续涂敷数日。

治法3　用陈年酱茄子适量，烧至焦枯存性取出，研成细末放在清水中化开无渣为度，加入麝香、轻粉各少许，用猪油调成膏状贴患处，用油纸将药盖上外用纱布包扎固定，每二日换药1次，连贴数日自消。

若身有癖块长在皮里膜外者，是痰凝气滞之病治法有2个：

治法1　用延胡索适量，研成细末放在清水中化开无渣为度，用猪脂适量蒸熟粘药末吃，日服2~3次，连服数日。

治法2　用臭椿树内白皮适量，研如泥煎成膏厚敷患处，每日换药1次，连敷数日。

若气癖者应在小腹，上攻衡心痛，治法如下：

治法　用炮山甲、砂糖各50克共研成细末放在清水中化开无渣为度，装入消毒瓶内盖紧不可走失药气，每次取10克用陈酒冲服，日服2~3次，连服数日。

五噎

噎膈者各有五种。五噎者：气、食、劳、愁、思。五膈者：气、食、酒、痰、虫。此十症均可，治法有2个：

治法1　用生鹅血热饮，每日1~2次，连饮3~5日。本方亦治反胃。

治法2　用马蹄粉适量，每次取50克用开水冲熟空心温服，日服2~3次，连服数日。本方可通治十症。

饥饿呕吐

治饥饿呕吐，凡饥饿呕吐者，是胃上有虫，治法如下：

治法　用川椒30克，加水煎取浓汁空心温服，每日1剂饮2~3次，连服数日。

干呕不出

如干呕不出者，此为极恶之症，治法如下：

治法　用甘蔗汁、生姜汁各50毫升共调匀蒸热空心温服，日饮2~3次，连服数日。

饮酒后干呕

如饮酒后干呕者，治法如下：

治法　用甘蔗汁适量，每次取50毫升蒸热空心温服，日服2~3次，连服数日。

见食即吐

如见食物即吐者，此是胃经之呕，治法有2个：

治法1　用红枣2枚去核，胡椒2粒打碎放入红枣内，用湿纸包好放火上煨熟，取出加水煎取浓汁空心温服。

治法2　外用大米100克炒至焦枯存性，加酒曲1枚共加水煮熟，研成饼趁热贴在患者心窝处，用油纸将药盖上外用纱布包扎固定冷则取下，每日1剂作1~2次，连作数日。

呕物不化

如呕物不化者，是大肠经呕，治法如下：

治法　用陈壁土50克，黄糖、酒曲各20克，共加水煎取浓汁空心温服，外用酒曲2枚半生半炒，细茶叶10克，艾叶7克，共研成细末放在清水中化开无渣为度，热茶调成饼，趁热贴在患者心窝处，用油纸将药盖上外用纱布包扎固定冷则取下，每日1剂服2~3次，连作数日。

吐清水

如吐清水者，此是胆经之呕，治法如下：

治法　用生姜一块切开中间挖空，放入甘草粉2克，用湿纸包好煨熟取出，加水煎取浓汁空心温服，每日1剂服2~3次，连服数日。

似呕而不呕

如似呕而不呕者，此是小肠经之呕，治法如下：

治法　用车前草、灯心、橘叶各10克，共加水煎取浓汁空心温服，每日1剂服2~3次，连服数日。

口吐白沫似呕而呕不出

如口吐白沫似呕而呕不出者，此是膀胱经之呕，治法如下：

治法　用绿豆、糯米共炒黄、加黄糖各20克，共加水煎熟入食盐少许空心温服，外用蚯蚓30条，胡椒10克，艾叶20克，皂角灰10克，共研如泥用菜籽油调合，作成饼贴在患者心窝处，用油纸将药盖上外用纱布包扎固定，每日各一剂连作数日。

似呕而不呕面发红眼流泪

如似呕而不呕，面发红眼流泪者，此是三焦经之呕，治法有2个：

治法1　用桑白皮、茶叶、四季葱各30克，共研如泥炒热，用纱布包好趁热贴心窝处，用油纸将药盖上外用纱布包扎固定冷则即换，再炒再贴连贴数日。

治法2　用黄豆50克研成细末放在清水中化开无渣为度，装入消毒瓶内盖紧不可走失药气，每次取出适量药粉用热童便调合成饼趁热贴在患者心窝处，用油纸将药盖上外用纱布包扎固定，每日换药1次，连贴数日。

上吐下泻

治上吐下泻者，治法有3个：

治法1　用樟木100克，加水煎取浓汁空心温服，每日1剂饮2~3次，连服数日。（本方亦治霍乱症）。

治法2　用鲜韭菜适量研取自然汁每次取50毫升隔水蒸熟取出趁热空心温服，日服2~3次，连服数日。

治法3　用陈盐梅适量，放瓦上焙至焦枯存性，每次取一枚加生姜一大片，共加水煎取浓汁空心温服，日服2~3剂连服数日。

小儿吐泻不止

如小儿吐泻不止者，治法如下：

治法　用锈铁钉7粒洗净加水煎取浓汁空心温服，日饮2~3次，连服数日。

闻药即吐百药不效

如闻药即吐百药不效者，治法如下：

治法　用灶心土适量研成细末放在清水中化开无渣为度，水调为丸塞入患者两鼻腔内，每日早晚各换药1次，连塞数日。

呕吐不能服药

如呕吐不能服药者，必有蛲虫在胸膈，治法如下：

治法　用陈盐梅2枚研如泥，加滑石粉适量作成小饼，用纸包好放火上煨至焦枯，取出研成细末放在清水中化开无渣为度，用开水冲服，日服2~3次，连服数日。

呃逆

治呃逆者，治法有3个：

治法1　用春砂仁炒10克，公丁香37粒、将2味共研碎，加入白莲子17粒、生姜3片，用好酒煎取浓汁空心温服，每日1剂服2~3次，连服数日。

治法2　用生姜汁100毫升，蜂蜜适量，共放饭上蒸熟分2次空心温服，每日1剂饮2次，连服数日。

治法3　用枇杷叶60克，生姜30克，荔枝核25克，竹茹12克，香附、法夏各10克，荷叶蒂7枚，陈皮6克，丁香、柿蒂各3克，共加水煎取浓汁，用蜜糖冲入空心温服，每日1剂服2~3次，连服数剂。

虫　病

蛲虫上从口鼻出

蛲虫病是蛲虫寄生在人体所引起的疾病，发病以5~9岁的儿童最多，它是仅次于蛔虫病的小儿肠道寄生虫病。本病是由于小儿吞食了蛲虫卵以后发生的，蛲虫比蛔虫小得多又粗又短，大约1~2厘米长如棉纱线粗细白色，寄生在人体小肠下段和大肠内。雌虫常在夜间游至肛门口或肛门外产卵因而引起奇痒，这时小儿如用手抓痒手指及指甲就沾上虫卵，如果小儿吸吮手指或不洗手就拿东西吃虫卵又可以进入小肠内孵育成虫，这样使病儿反复感染。此外虫卵随大便散布或沾在衣裤被单等用具上传给别人。本病一般没有什么症状但得病后无论是小儿或成人都有不同程度的肛门或会阴部发痒，夜间更为明显可影响睡眠，小儿可因奇痒抓破肛门周围及会阴部皮肤而发炎。有时蛲虫刺激尿道口引起遗尿现象，若蛲虫爬到女性的阴道引起阴道炎。还有的病者有脾气急燥易怒食欲不好，小儿咬手指大便稀薄和腹痛等现象。因蛲虫夜间爬到肛门外，所以在小儿入睡后1~2小时，可仔细检查肛门周围，可发现有白色小虫在肛门处游动，如蛲虫上从口鼻出者。治法有6个：

治法1　用开口川椒适量研成细末放在清水中化开无渣为度，装入消毒瓶内盖紧不可走失药气，每次取10克用开水冲入空心温服，日服2~3次，连服数日。

治法2　用白头翁30克，金樱子15克，吴茱萸、槟榔、甘草各10克，共加水煎取浓汁，宜月初空心温服，每日1剂服2~3次，连服数剂。

治法3　用葱白、蛇床子各20克，银杏、川椒各15克，北杏、百部、明矾、使君子各10克，蝉蜕5克，樟脑3克，雄黄1克，共研成细末放在清水中化开无渣为度，用棉布包好，先用槐实、葱白、石榴皮、百部各30克，共加水煎取浓汁熏洗肛门处，然后将药放入肛门内，宜月尾塞入肛门内，每日换药1次，连塞数日。

治法4　用秦皮、雷丸、大黄、二丑、榧子各15克，共研成细末放在清水中化开无渣为度，装入消毒瓶内盖紧不可走失药气，每次取10克用白糖开水冲入空心温服，每日早晚各服一次，连服数剂。

治法5　用雄黄、铜绿各15克，共研成细末放在清水中化开无渣为度炼蜜为丸黄豆大，阴干装入消毒瓶内盖紧不可走失药气，每次睡觉前取1~2粒纳入肛门内，每次放药前先用百部150克，加水煎取浓汁泡洗肛门周围，每日1~2次，连续数日。

治法6　用胡黄连、鹤虱、芦荟、雷丸、黄连、青皮、芜荑各30克，木香10克，麝香3克，共研成细末放在清水中化开无渣为度加面糊为丸，阴干装入消毒瓶内盖紧不可走失药气，每次取3克，用温开水空心送服（名芦荟丸），每日1剂服2~3次，连服数剂。

虫上攻胸腹作痛

治虫上攻胸腹作痛者，治法如下：

治法　用细榧肉10克，槟榔、台乌各5克，青皮、吴茱萸、小茴各4克，甘草3克，乌梅2枚，共加水煎取浓汁加朱砂、雄黄各2克冲入药汁内（名扫虫煎），在服药前30分钟，先吃肉脯后吃药，每日1剂服2~3次，连服数剂。

蛔虫

蛔虫病是蛔虫寄生在人体内所引起的疾病，不分年龄和性别都会感染但以儿童为多。在农村中成年人感染亦很普遍。蛔虫外形象蚯蚓新鲜时淡红色，寄生在人体小肠内并产卵、雌虫每天产卵量多达20万之多，卵随人的粪便排出，在适宜的条件下可发育成为成熟虫卵，这种虫卵抵抗低温及干燥能力很强，在土壤中可生存1~5年，一般调味品，如酱油、醋、辣椒生拌蔬菜和盐水泡菜都不能杀死虫卵。虫卵在污染泥土、水或食物中，人如吃下了带有成熟虫卵的食物，或蔬菜就会得病。儿童常喜欢玩土，手上可能沾上虫卵，如果饭前不洗手，就有可能将蛔虫卵通过手，而被吞入体内所以儿童最容易得蛔虫病。成熟虫卵被吞入腹内后孵化发育的幼虫并不直接在小肠发育为成虫，必需在体内经过一番旅行，幼虫钻出肠壁经过血管到达肺内以后从肺经气管到达喉部再被咽到肚里，最后在小肠内定居，成虫的寿命一般在一年左右而死亡。蛔虫病人大多数没有什么症状，有的常在肚脐周围有阵发性腹痛，不痛时仍能游玩如常，有的食欲不好亦有的食欲很好但人却很消瘦，有的还可能腹泻大便中带不消化食物并排出蛔虫，有的还有低热皮肤发风疹块、常闹脾气不活泼烦躁不安，晚上睡眠易惊醒磨牙，营养情况大受影响身体弱而多病。蛔虫常会引起严重的并发症对人体危害很大，例如虫太多在肠内扭结成团阻塞肠道，发生呕吐、剧烈的腹痛腹胀腹部可摸到团块或看到肠型此称为肠梗阻。蛔虫喜欢钻孔特别在儿童有感冒发热及其他不适时肠内蛔虫也会不安而扰动起来，东钻西钻引起各种并发症，如果钻入阑尾可引起急性阑尾炎，钻入胆管可引起胆道蛔虫症和急性胆道炎，如蛔虫钻破肠子进入腹腔则引起急性腹膜炎，钻入肝脏则引起肝脓肿。如儿童在短时间内吞食了大量蛔虫卵经过一周左右就会出现发热咳嗽咳痰或痰中带血丝，少数还会引起喘样的发作称为暴发性蛔虫性哮喘病，这是由于幼虫在肺部旅行时所出现的症状。治法有5个：

治法1　用党参、白术、茯苓各10克，川花椒、乌梅、炮干姜各3克，共加水煎取浓汁空心温服（名理中安蛔汤），每日1剂服2~3次，连服数剂。

治法2　用雷丸、槟榔各10克，胡黄连、黄柏各6克，川花椒10粒、乌梅肉5枚，共加水煎取浓汁空心温服（名连梅安蛔汤），每日1剂服2~3次，连服数剂。

治法3　用百部30克，贯众15克，使君子、川椒、鹅不食草、台乌各10克，乌梅、槟榔、甘草各8克，榧子5克，黄连2克，共加水煎取浓汁在月初服用，每日1剂服2~3次，连服数剂。

治法4　用党参、乌梅各10克，干姜、制附子、黄柏各6克，当归、桂枝各5克，川花椒、黄连各3克，共加水煎取浓汁空心温服，每日1剂服2~3次，连服数剂。

治法5　用古方(《通俗伤寒论》)竹苓安蛔汤：雷丸9克，胡黄连、黄柏各3克，乌梅、槟榔各2枚，川椒10粒，共加水煎取浓汁在月初服用，每日1剂服2~3次，连服数剂。

胆道蛔虫

若胆道蛔虫者，治法有2个：

治法1　先服花生油50克，再用槟榔18克，榧子肉、鲜苦楝根白皮各15克，乌梅、使君子、郁金各12克，木香、枳壳各10克，共加水煎取浓汁空心温服（名胆蛔汤），每日1剂服2~3次，连服数剂。

治法2　用槟榔30克，使君子15克，苦楝根白皮、枳壳、黄柏各12克，木香10克，共加水煎取浓汁空心温服（名胆道驱蛔汤），每日1剂服2~3次，连服数剂。

钩虫

钩虫病是钩虫引起的寄生虫病，俗称脱力黄胖病。在我国除少数寒冷干燥地区外其他各地都有钩虫病存在或流行，严重地危害人们的身心健康。钩虫是一种微小的半透明的肉灰色小线虫寄生在人体小肠内产卵，虫卵随粪便排出，若粪便未经处理而施入田地中虫卵可进入泥土孵出幼虫，长成丝状幼虫当人们赤脚入地接触含有丝状幼虫的泥土时，幼虫就钻进皮肤进入微细血管，经过肺部上行至咽喉部经食管入胃进入小肠定居。发育成熟产卵约需1~2个月，农民经常接触湿土最容易感染得病，矿区井下湿度高浊度大如受粪便污染也容易造成流行。病人早期可出现红色高出皮肤的小丘疹奇痒抓后易发炎，常常发生在足趾手指之间，足踝手腕与泥土接触部位俗称粪触脚或打粪毒，可持续3~5日随后可出现咳嗽气喘。成虫在小肠壁溃疡出血可出现贫血症状，如面色指甲苍白劳动后易气急心跳厉害没力气。亦有少数病人出现食欲怪癖喜吃生米或泥土等，儿童严重感染后可影响生长发育。治法有5个：

治法1　用槟榔、百部各100克，荆芥60克，贯众30克，榧子20克，共加水煎取浓汁空心温服，每日1剂服2~3次，连服数剂。

治法2　用炒苍术1千克，皂矾（又名绿矾亦名青矾）醋煅500克，神曲120克，共研成细末放在清水中化开无渣为度，米醋为丸阴干，装入消毒瓶内盖紧不可走失药气，每次取5克用米汤空心送服（名伐木丸），日服一次，连服数剂。

治法3　用煅皂矾100克，炒麦芽、焦山楂、漂苍术各30克，川厚朴、槟榔、陈皮、木瓜、汉防己各15克，肉桂6克，共研成细末放在清水中化开无渣为度，用大黑枣或红枣适量煮熟去核，取枣肉研如泥加入适量蜜糖与药末共调为丸（名黄病丸），阴干，装入消毒瓶内盖紧不可走失药气，每次取2克用温开水空心送服，每日2~3次，连服数剂。

治法4　用雷丸100克，榧子肉、苍术、川厚朴、陈皮各15克，煅皂矾、槟榔各12克，甘草10克，共研成细末放在清水中化开无渣为度米糊为丸，阴干装入消毒瓶内盖紧不可走失药气（名雷榧丸），每次取6克用温开水空心送服，日服2~3次，连服数剂。

治法5　用炒鹤虱、槟榔、苦楝根白皮、芜荑、使君子各30克，胡黄连、枯矾各15克，共研成细末放在清水中化开无渣为度，用面糊为丸（名化虫丸），阴干，装入消毒瓶内盖紧不可走失药气，每次取10克用温开水空心送服，日服2~3次，连服数剂。

钩虫病黄肿

如钩虫病黄肿者，治法有2个：

治法1　用水黄连30克研成细末放在清水中化开无渣为度，装入消毒瓶内盖紧不可走失药气，每次取3克用米泔水冲入加白糖适量调服，日服2~3次，连服2~3日。

治法2　用黄豆500克与青矾60克共炒熟每次吃黄豆100克连吃数日。

血吸虫

治血吸虫病者，治法如下：

治法　用川椒去目150克炒香研成细末放在清水中化开无渣为度，装入消毒瓶内盖紧不可走失药气，每次取3克，用生鹅血50毫升，黄酒20毫升，共加热冲入空心温服，日服2~3次，连服数剂。

晚期血吸虫

如晚期血吸虫者，治法如下：

治法　用鳖甲130克，穿山甲100克，龟版60克，共用醋煅研成细末放在清水中化开无渣为度，装入消毒瓶内盖紧不可走失药气，再加茯苓60克，车前子30克，王不留行15克，赤小豆10

克，肉桂1克，共加水煎取浓汁，取药末10克，冲入药汁内空心温服，每日1剂服2~3次，连服数剂。

晚期血吸虫兼黄疸

如晚期血吸虫病兼有黄疸者，治法如下：

治法　用苦参60克，栀子、胆草各30克，共研成细末放在清水中化开无渣为度，装入消毒瓶内盖紧不可走失药气，再用茵陈、栀子各10克，大黄6克，共加水煎取浓汁，每次取6克药末冲入空心温服，每日1剂服2~3次，连服数剂。

血吸虫病腹水

血吸虫病腹水者，治法如下：

治法　用桃花6克，加水煎取浓汁空心温服，每日1剂服2~3次，连服数剂。

条虫

如条虫者，治法如下：

治法　用槟榔60克，枳实30克，贯众、二丑各15克，石榴皮、大黄各10克，雷丸、芒硝（冲）各6克，共加水煎取浓汁空心温服，每日1剂服2~3次，连服数剂。

鞭虫

如鞭虫者，治法如下：

治法　用雄黄0.6克装入一粒胶囊内，再用吴茱萸、槟榔各10克，加水煎取浓汁空心送服，日服2~3次，连服数日。

肺吸虫

如肺吸虫者，治法如下：

治法　用百部500克加水煎取浓汁，去渣加入蜜糖再熬成膏，每日早晚各取30克用开水冲服连服数剂。

姜片虫

如姜片虫者，治法如下：

治法　用槟榔50克，百部5克，共加水煎取浓汁空心温服，每日1剂服2~3次，连服数剂。

血丝虫

如血丝虫者，治法有2个：

治法1　用芹菜根500克，龙眼树根、土牛膝各120克，共加水煎取浓汁加红糖适量空心温服，每日1剂服2~3次，连服数剂。

治法2　用石膏50克，薏米12克，鹅不食草、防己、海桐皮、姜黄、蚕砂、薄荷各10克，蝉蜕、甘草、川朴、茯苓、苍术各6克，共加水煎取浓汁空心温服，每日1剂服2~3次，连服数剂。

寸白虫，面色黄瘦饮食少进

如有人面色黄瘦饮食少进，发时腹痛口吐清水者此症名寸白虫，治法有5个：

治法1　先用煎、炒、香气令病人闻之，然后用槟榔一枚，木香17克，共研成细末放在清水中化开无渣为度，装入消毒瓶内盖紧不可走失药气，成人每次取17克用开水冲服，小儿每次服10克，此药须在月初服用，每日服一次，连服数日。

治法2　用古方(《海上集验方》）石榴驱虫汤：石榴根30克，加水煎取浓汁去渣，取清汁加入少量大米，煮成稀粥空心温服，日服2~3次，连服数剂。

治法3　用连须老葱头研取自然汁50毫升用真麻油调服，日服1~2次，连服数日可将虫化为水。

治法4　用真麻油炒葱头吃，日吃2~3次，连吃3~5周。

治法5　用榧子7枚加水煎取浓汁空心温服，日服2~3剂连服数日虫亦可化成水。

鼓胀（又名肿胀）

肿胀辨证：用手指按之下陷不起者是水肿。随手起者是气肿。如全身老黑色皮内有紫黑斑点者是血肿。亦可用食盐200克炒热，用棉布包好趁热放在患者肚脐上，盐化水者是水肿，盐变红色者是食肿，盐变紫色者，是血肿，盐变黑色者，是气虚肿。

水肿

水肿是指体内水液潴留而引起头面、四肢、腹部或全身浮肿的病症，包括了现代医学中的心性水肿、肾性水肿、营养不良性水肿、功能性水肿和内分泌失调引起的水肿。水肿的病因是邪风袭表，邪留肌肤、疮毒内侵、风热湿毒不能外泄，感受水湿、风水相搏、暴饮暴食损伤脾胃，营养不良气不化水，劳欲体虚水泛肌肤等。病机是肺失通调、脾失转输、肾失开合、而致水液潴留所形成。典型症状是从头面，或下肢开始全身浮肿，色泽光亮腹大有水，后期呈灰暗色皮肤萎黄尿少色赤，身重困倦胸脘痞闷，起病缓慢病程较长。治法有8个：

治法1　用鲜萹蓄草250克，加水煎取浓汁空心温服，每日1剂饮2~3次，饮后半日其水即由小便下泄，而腹亦宽舒四肢肿退，连饮数剂水肿消净，调理。此方神效。

治法2　用蟾蜍7个、陈酒1 800克，共装入砂锅内熬至熟烂，取出用棉布过滤去渣骨，每次取50毫升空心温服，日服2~3次，服药1~2小时后由大便通泻，其肿自消连服数日其肿退净，调理。

治法3　用车前草50克加水煎取浓汁当茶时饮，每日1剂饮3~4次，连饮数日肿消净调理。

治法4　用巴豆12克，硫磺3克，共研如泥用小麦面粉10克，用水共调成饼用棉布包好，贴在患者肚脐处，用油纸将药盖上外用纱布包扎固定，让患者走动1~2小时后由大便泻下一日数次，其肿自消然后调理。

治法5　用田螺、大蒜、鲜车前草各适量，共研如泥作成一饼，贴大患者肚脐眼处固定，半日后水由大便排泻，日泻数次，连续数日肿消净调理。

治法6　用菟丝子、车前子、大蒜、白蜜各120克，共放入猪肚内煮至熟烂，取出趁热空心淡食，每日1剂服2~3次，连服数剂消肿。

治法7　用活黑鱼一条约重250克，去净鳞甲破开肚去净内脏，共将松萝茶10克，黑矾2克，男用大蒜8瓣、女用大蒜7瓣、装入鱼肚内放入瓷器内蒸熟，取出趁热从头至尾空心温服，一次服完，日服1~2次，连服数日肿消。

治法8　用古方(《景岳全书》)舟车丸：牵牛子120克，大黄60克，甘遂面煨、芫花、大戟醋炒各30克，陈皮、青皮、槟榔各15克，轻粉3克，共研成细末放在清水中化开无渣为度，水泛为丸阴干，装入消毒瓶内盖紧不可走失药气，每次取5克用温开水空心送服，日服2~3次，连服数剂其肿自消用药调理。

水肿小便不通

如水肿小便不通者，治法有4个：

治法1　用大田螺4枚去壳，大蒜5枚去皮，车前子10克共研如泥为饼贴患者肚脐眼上，用油纸将药盖上外用纱布包扎固定，每2日换药1次，连贴数次。可要终身戒食田螺。

治法2　用古方(《济生方》)疏凿饮子：茯苓皮30克，赤小豆、大腹皮各15克，泽泻、木通各12克，羌活、椒目、秦艽、槟榔各9克，商陆6克，生姜3片，共加水煎取浓汁空心温服，每日1剂服2~3次，连服数剂其肿自消。

治法3　用商陆根研成细末放在清水中化开无渣为度50克，与葱白共研如泥，为饼贴患者肚脐眼上，用油纸将药盖上外用纱布包扎固定，每日换药1次，连贴数日。

治法4　用青头雄鸭公，每次一只炖汤饮或煮粥吃，食后盖被睡卧取汗出，连服数只。(凡肿症者均宜取汗)。

气虚水肿

若气虚水肿者，治法有3个：

治法1　用大蒜适量去净皮，加水煮至半熟取出，加入蛤粉共研如泥为丸阴干，装入消毒瓶内盖紧不可走失药气，每次取10克用开水空心送服，日服2~3次随泻下大量小便，连服数日肿消后即服补脾之药。

治法2　用甘遂30克研成细末用水调成膏状涂敷腹部，及肚脐眼内令满，内用甘草30克加水煎取浓汁空心温服，每日1次，连续数日其肿自消。

治法3　用二丑适量炒香研成细末放在清水中化开无渣为度，装入消毒瓶内盖紧不可走失药气，每次取10克用猪腰一对，洗净切开去净白膜加入药粉扎紧外用湿纸厚包，放火中煨熟取出猪腰，用温酒空心送服，日服2~3次，连服数日肿自消。

上身肿

若上身肿，治法如下：

治法　用茯苓皮24克，大腹皮12克，桑白皮、生姜皮各10克，陈皮6克（名五皮饮），加苏叶、荆芥、秦艽各5克，共加水煎取浓汁空心温服，每日1剂服2~3次，连服数剂自愈。

全身浮肿及尿闭

全身浮肿及尿闭者，治法有2个：

治法1　用蝼蛄5只，大蒜3辨，共研如泥贴在患者肚脐中，再用砂仁、蝼蛄各20克，焙至干枯取出共研成细末放在清水中化开无渣为度，装入消毒瓶内盖紧不可走失药气，每次取5克用黄酒冲服，每日早晚各服一次，连服数日。

治法2　用青蛙一只，砂仁男放8粒，女放7粒，放入青蛙腹内，将青蛙用黄泥包好放木炭火上，烧赤取出去净泥，将青蛙研成细末放在清水中化开无渣为度，用黄酒一次送服，每日早晚各服一剂连服数日。

下身肿

如下身肿者，治法有4个：

治法1　用茯苓皮24克，大腹皮12克，桑白皮、生姜皮各10克，陈皮6克（名五皮饮），加赤小豆、木通各5克，防已4克，共加水煎取浓汁空心温服，每日1剂服2~3次，连服数剂。

治法2　用吴茱萸20克，葶苈子炒黑、甘遂各15克，共加水煎取浓汁空心温服，每日1剂服2~3次，连续数日。

治法3　用北芪150克，木防已、白术各135

克，生姜100克，炙甘草70克，白芍30克，桂心20克，大枣12枚，麻黄15克，细辛10克，共加水煎取浓汁空心温服，每日1剂服2~3次，连续数剂。

治法4　用陈芭蕉扇去筋，烧枯存性2克，千金子去油、滑石各1克，共研成细末放在舌头上化开无渣为度，装入消毒瓶内盖紧不可走失药气，每次取出适量药粉用腐皮包好温开水送服（名蕉扇千金滑石散），日服2~3次，连服数日。

水肿有十类，治法有7个：

治法1　一清水先从两肋肿起根在肝用红芽大戟为君。二赤水先从舌根肿起根在心用葶苈子为君。三黄水从腰腹肿起根在脾炒甘遂为君。四白水从脚肿起根在肺桑白皮为君。五黑水从肾囊肿起根在肾连翘为君。六玄水从面肿起根在外肾醋炒芫花为君。七风水从四肢肿起根在骨泽泻为君。八石水从肾肿起根在膀胱藁本为君。九膏水从小腹肿起根在小肠巴豆去油为君。十气水或胜或衰，起根在腹红饭豆（赤小豆）为君。每症君药加倍，其余九味等份，共研成细末炼蜜为丸，每次取5克，用土茯苓适量煎取浓汤送服，日服2~3次，连服数日，消后再用肉桂、干姜、草果、土茯苓、莪术醋煮、川芎、桔梗各10克，共研成细末放在清水中化开无渣为度，装入消毒瓶内盖紧不可走失药气，每次取10克用开水冲入空心温服，日服2~3次，连服数日。

治法2　用四五月之黄牛屎适量，阴干微炒至黄香为度，取出研成细末放在清水中化开无渣为度，装入消毒瓶内盖紧不可走失药气，每次取35克加水煎半小时后去渣澄清（名黄牛粪散），空心温服，日服2~3次，连服数日。

治法3　用莱菔子135克，巴豆16粒同炒、牙皂50克去弦煨、沉香18克，枳壳135克，用烧酒煮熟切片炒至黄脆为度，大黄用酒炒至黄脆为度、琥珀各35克，共研成细末放在清水中化开无渣为度，装入消毒瓶内盖紧不可走失药气，每次取4克，用温酒或姜汤冲服（名莱菔牙皂散），日服3~4次，如病重者鸡鸣时加服一次，后用金贵肾气丸调理收功。

治法4　用雄猪肚一个、洗净装入大蒜135克，槟榔、春砂仁各10克，木香7克，加河水适量共放砂锅内用河水适量煮至熟烂，取出空心食猪肚及汤（名猪肚大蒜汤），每日1剂服2~3次，连服数剂。

治法5　用麦芽120克，茅根100克，发菜15克，车前子、槟榔各10克，猪肚一具洗净，将药装入肚内共放入砂锅加水煮至熟烂去药，取猪肚与汤拌红糖吃，每日1剂服2~3次，连服数剂。

治法6　用鲤鱼一条去净肠杂，不可去鳞，用大蒜填满鱼腹，外用黄泥包好放木炭火上，烧熟吃鱼或用好酒1升，煮至酒干吃鱼，每日1剂服2~3次，连服数剂。

治法7　用葫芦壳100克，冬瓜皮、西瓜皮、生姜皮、茯苓皮各50克，丹皮10克，共加水煎取浓汁空心温服（名葫芦五皮汤），每日1剂服2~3次，连服数剂。

气肿

治气肿者用手指按之随手起者，治法有8个：

治法1　用姜汁炒远志肉17克，加水煎取浓汁空心温服，日服2~3剂连服数日。

治法2　用莱菔子70克，研如泥以水滤汁，再用砂仁35克放入汁中浸泡一夜，取出炒干又浸，连作七次后研成细末放在清水中化开无渣为度（名莱菔砂仁散），装入消毒瓶内盖紧不可走失药气，每次取4克用米汤冲服，日服2~3次，连服数剂。

治法3　用白萝卜适量研取自然汁浸泡春砂仁100克，24小时后取出晒干，又泡又晒连作七次，加莱菔子100克共研成细末放在清水中化开无渣为度，装入消毒瓶内盖紧不可走失药气，每次取4克用米汤冲服，日服2~3次，连服数剂。

治法4　用活大癞蛤蟆1只破开肚腹取净内脏，用春砂仁适量炒香研成细末放在清水中化开无渣为度，装满腹内用针缝合，外用黄泥包好放火上煅赤存性取出，冷后去净泥将癞蛤蟆研成细末放在清水中化开无渣为度，装入消毒瓶内盖紧不可走失药气，分成3份每次取1份用陈皮汤冲服（名蛤蟆砂仁散），日服2~3次，连服数日，服后少时即放屁。

治法5　用陈葫芦瓜7个连籽一起焙至焦枯存性，取出研成细末放在清水中化开无渣为度，装入消毒瓶内盖紧不可走失药气，每次取10克用热酒冲入空心温服，日服2~3次，连服3~5日。

治法6　用黑豆1千克先用清水洗净浸透，取出放当风处用风吹干，然后用白矾120克研碎加水与豆一同煮熟，煮至水干为度不时食豆，吃完自然肿消。

治法7　用鲜鸡内金内外一套，陈香圆去核15克，沉香、砂仁各10克，各焙至干枯研成细末放在清水中化开无渣为度，装入消毒瓶内盖紧不可走失药气，每次取5克用姜汤冲入空心服下，日服2~3次，连服数日自然消肿。

治法8　用白萝卜子100克加水浸泡透研磨成浆，过滤去渣，取春砂仁100克浸入汁中，浸透取出炒干又浸来回7次，然后研成细末放在清水中化开无渣为度，装入消毒瓶内盖紧不可走失药气，每次取5克用米汤冲入空心温服，日服2~3次，连服数日自然消肿。

血肿

治血肿者：全身老黑色，皮肉内现有紫黑斑点者，治法有2个：

治法1　用大西瓜一个切去顶挖去3层瓜心，用大蒜去皮增满将瓜顶盖上，放入砂锅内隔水蒸熟分2~3次服完，每日服1个连服数个。

治法2　用雄猪肚一个洗净，将雄鸡屎炒至焦枯存性120克，茜草、紫背浮萍各30克，老丝瓜干的筋半条，共装入肚内封口，放入砂锅内煮至熟烂，取出去净药，将肚切片放入原汤内再加水蛭一条烧至焦枯存性，干漆10克煅至烟净取出，虻虫炒、真花蕊石研、真血竭各10克，红花、降香各15克，甘遂、绵大戟面包煨熟、芫花醋炒各6克，共放入原汤内煮至熟烂，去净药，汤与肚片同服，每日1剂服2~3次，服后少时大便泻下黑水数次，连服3~5剂自然肿消。服用此方忌盐酱4个月其效无比。

各种肿胀

各种肿胀者，治法有4个：

治法1　均可用独头蒜一岁一个，去皮放入好甜酒内，甜酒70克调入白酒30克，用酒盖过蒜，放锅内隔水蒸熟，夏月放外露一夜热温服，冬月趁热连酒服，每日1剂服2~3次，连服数剂。

治法2　用大活鲫鱼一尾250克，去净鱼甲及内脏，洗净用绿矾2克，松萝茶10克，男加大蒜八瓣、女加七瓣，共装入鱼腹内隔水蒸熟趁热吃鱼，先从鱼头吃起直至吃完全鱼肉，每日1剂连服数剂。

治法3　用盖屋老稻草适量加水煎取浓汁，去渣将汁装入桶内趁热让患者坐桶口上先熏后洗腹部，日作2~3次小便随下黄水，连洗数日黄水流尽，肿消。

治法4　用黄牛粪男用雄牛粪，女用雌牛粪，在初夏时取净牛粪阴干焙至焦枯存性，取出研成细末放在清水中化开无渣为度，装入消毒瓶内盖紧不可走失药气，每次用30克，加白酒750克，煮至300克，过滤去渣澄清空心温服，日服2~3次，连服数日自然肿消。

中满臌胀

如中满臌胀者，治法如下：

治法　用陈年葫芦1个，糯米100克，用酒蒸熟将葫芦放木炭火上炙热、放入酒中浸之，如此七次后将葫芦焙枯存性，取出研成细末放在清水中化开无渣为度，装入消毒瓶内盖紧不可走失药气，每次取10克用温酒送服（名葫芦糯米酒散），日服2~3次，连服数日。

一切臌胀肚饱发虚

如治一切臌胀肚饱发虚者，治法如下：

治法　用大田螺1个，雄黄、甘遂各4克，共研如泥，麝香0.3克，放在患者肚脐眼上，用油纸将药盖上外用纱布包扎固定（名田螺解胀敷脐膏）小便大通时去药。

胀而属热脉实而滑

如胀而属热脉实而滑者，治法如下：

治法　用茯苓皮10克，枳壳、白芥子、泽泻各7克，川厚朴姜汁炒5克，大腹皮、莱菔子、陈皮各4克，共加水煎取浓汁（名廓清饮）空心温服，每日1剂服2~3次，连服数剂。

胀而属七情所致

如胀而属七情所致者，治法如下：

治法　用半夏、茯苓各10克，川厚朴7克，苏叶4克，生姜3片，共加水煎取浓汁（名四七汤），空心温服，每日1剂服2~3次，连服数剂。

病后浮肿

若病后浮肿者，治法如下：

治法　用老鸭3只，加真川厚朴6克，研成细末放在清水中化开无渣为度，撒在鸭肉上蒸熟，取出趁热空心温服，日服2~3次，连服数日自然消肿。惟体虚者忌服。

痨症诸方

验痨虫法，可用乳香适量烧烟薰病人手背，男左女右、用丝绸帕盖手掌心，良久有毛从掌中出，白者易治、红者难治、黑者不治，无毛出者即无痨虫。治法如下：

治法　灸痨虫法：可用湿纸条贴在患者背脊骨上，纸先干者即是痨虫所在之处，以墨点记、再用老蒜头切片贴上，再用艾条放在蒜片上烧，如无蒜头生姜片亦可，每次烧3~5小时即有虫出，此虫易飞入人口鼻内伤害他人，即用铁钳将虫夹入火盆中烧死，远送野外埋入土内，七日后再烧一次。

痨虫

如治痨虫者，治法有2个：

治法1　用雄黄、硫磺各4克，真麝香0.3

克，共研成细末放在清水中化开无渣为度，加好烧酒调成糊状，用独蒜头切去蒂，蘸药从患者尾间脊骨逐节搽上，如有肿处或痛处即是痨虫所在之处，须重搽多搽其虫自灭，不拘新久，一切痨病皆。

治法2　用八月初一，每日早收取百草头上露水点搽高盲穴，穴在背脊上第四节骨左右两旁各3寸处，搽至皮红为度。

童子痨

如童子痨或传尸痨者，治法如下：

治法　取屋上晒白的猫屎，用黄泥包好放入火中烧存性取出，冷后去净泥，加入黄糖共研成细末放在清水中化开无渣为度，水调为丸阴干，装入消毒瓶内盖紧不可走失药气，每次取10克用温开水空心送服，日服2~3次，连服7~10日除根。

劳热咳嗽

如劳热咳嗽者，治法有4个：

治法1　用当归、熟地各10克，川芎、白芍各7克，柳树根35克酒炒，共加水煎取浓汁空心温服（名加味四物汤），每日1剂服2~3次，连服5~6日。

治法2　用黑豆适量炒熟研成细末放在清水中化开无渣为度，红枣适量煮熟去皮核，取肉与豆粉共研如泥为丸阴干，装入消毒瓶内盖紧不可走失药气，每次取15克用盐汤或酒送服（名坎离丸），可治一切虚痨，日服2~3次，连服1~2月。

治法3　用外治处方，治一切虚痨咳嗽吐血发热等症，只要脉息有神者无不神效，用箭头砂35克，雄黄15克，共研成细末放在清水中化开无渣为度，用绵纸包好，选用未通经12~13岁少女，身体状实无病者，将药包贴放童女脐中用布扎紧24小时取下，即刻捆在病人脐上，病人口干饮人乳解渴，每日换药1次，连作1~2月神效无比。

治法4　用人龙即是蛲虫21条用童便洗净瓦上焙，以干黄色为度取出研成细末放在清水中化开无渣为度，黑者不用，好红枣30枚饭上蒸熟，去尽皮核，加莱菔子5克共研如泥加熟地18克共煮烂成膏，自制藕粉50克，黄连2克好酒拌炒研成细末放在清水中化开无渣为度，以上诸药共研如泥为丸桐子大阴干，装入消毒瓶内盖紧不可走失药气，每日早上取7粒用温开水送服（名人龙丸），专治各种虚痨无不神效，逐日增加2粒，加至20粒为止，连服1~2剂。

高　热

高热：正常的体温是比较恒定的保持在37℃上下的范围内（口温36.2~37.2℃），不因外界温度的差异而有所改变，由于进食活动等所致的代谢变化影响，一日内的体温有一定幅度的波动，一般少于1~1.2℃。当口腔温度高于37.3℃或肛温高于37.6℃，或一日间的体温变化超出1.2℃时即可认为有发热的可能，此时应重复测量体温以明确是否有发热。测体温的操作方法必须正确。测温前休息10分钟或至少半小时内未作剧烈运动，测腋温时半小时内不能进食或饮水，口唇应紧闭，测温时间为3分钟。肛温比口温高0.3~0.5℃，口温比腋温高0.2~0.4℃，汞温度计仍为常规使用的体温计。发热有高热（39℃以上）和低热（38℃以下）之分，高热主要见于各种急性传染病如肺炎、败血症等，引起低热的原因很多如慢性肝炎、结核病、风湿病或其他结缔组织病、慢性肾盂肾炎、慢性盆腔炎、副鼻窦炎等，由植物神经紊乱所致的功能性低热是长期低热常见的病因，多发生于女性，除低热外尚伴有乏力、头晕、心跳、气短、多梦失眠等神经衰弱症状。低热可每年夏季出现也可终年持续而夏季加剧。热度一般在下午较高劳累后更为明显，休息后则可降低或消失，低热常连续数年但病人一般情况较好也是功能性低热的特征之一。其他发热的类型有以下几种，稽留热：体温常在39℃以上每日波动范围不超过1℃，多见于伤寒、斑疹、大叶性肺炎等。弛张热：体温亦在39℃以上但每日波动甚大，体温或降至常温以下如败血症、脓毒血症、脓肿等亦称消耗热。间歇热：发热期与无热期交替出现如疟疾、淋巴瘤等。回归热：高热骤起持续数日后骤退、间隔无热数日高热又出现，连续可反复数次。波状热：热度逐渐上升达高峰后又逐渐下降，再升再降呈波浪状此见于布氏杆菌病。双峰热：一日间热度上升下降数次每次升降相差1℃左右见于革兰阴性杆菌败血症、黑热病、急性血吸虫病等。不规则热：每日热度高低不等呈不规则波动可见于阿米巴肝脓肿等。发热性疾病一般可分为两大类，感染性疾病和非感染疾病，细菌、立克次体、支原体、衣原体病毒真菌霉菌螺旋体，原虫（疟原虫）蠕虫（血吸虫）等病原体侵人人体后由于病原体本身，病原体的毒素或代谢产物，以及病原体与人体的相互作用所产生的病变皆可引起发热。感染所致的发热量为常见，发热也可见于非感染性疾病，包括血液疾病（白血病）、恶性肿瘤（肝癌）等。甲状腺功能亢进抽痉癫痫持续发作等疾病，可使身体产生热量增加而导致发热。广泛的皮肤病或皮肤疤痕以及心脏病伴有心力衰竭时可使身体散热发生障碍体温上升。脑部的体温调节中枢直接受到损害时也可出现发热，而且一般多为高热。此种情况可见于中暑中风（脑溢血）、颅骨骨折和体温调节中枢附近的肿瘤等疾病。由植物神经功能紊乱所致的低热也属于非感染性发热。发热根据热程的长短可分为长期发热和短期发热，短期发热多见于各种急性感染性疾病如麻疹、水痘、风疹、猩红热等出疹性急性传染病，上呼吸道感染、流行性感冒、肝炎、痢疾或某些细菌性食物中毒、尿路感染等。如中暑、药物热、异性蛋白性发热等非感染发热亦属短期发热。短期发热有1~2日亦有多至一周左右。长期发热指热程在2周以上者如结核病、败血症、伤寒病、感染性心内膜炎、白血病、恶性肿瘤、结缔组织病等。一般情况，治法如下：

治法　用生石膏20克，黄芩、板蓝根、桑叶、大青叶、菊花、忍冬藤、牛蒡子各15克，杏仁、薄荷各6克，共加水煎取浓汁温服，每日1剂服2~3次，连服数剂。

身如火燎

治身如火燎，亦治崩中暴下者，治法如下：

治法　用一味黄芩汤：黄芩33克加水煎取浓汁空心温服，每日1剂服2~3次，连服数剂。

高热不退

如高热不退者，治法如下：

治法　用熟附子50克研成细末放在清水中化开无渣为度，装入消毒瓶内盖紧不可走失药气，取出适量药粉用患者口水调成糊状厚敷患者两脚心涌泉穴处，用油纸将药盖上外用纱布包扎固定用药一次即退。

忽忽不识人

治忽忽不识人者，治法如下：

治法　用白薇、当归各30克，人参15克，甘草5克，共研成细末放在清水中化开无渣为度，装入消毒瓶内盖紧不可走失药气，每次取15克用开水冲入空心温服（名白薇汤），日服2~3次，连服数剂。

外感高热

如外感高热者，治法有2个：

治法1　用大青叶、蒲公英各30克，牛蒡子、羌活各10克，葱白3条，共加水煎取浓汁温服，每日1剂服2~3次，连服数剂。

治法2　用川芎、大青叶、板蓝根、射干各30克，连翘20克，黄芩10克，随证加减：热盛加石膏、栀子、知母各10克，恶寒加荆芥、防风各10克，呕逆加薏仁20克，川厚朴、法夏各10克，共加水煎取浓汁温服，每日1剂服2~3次，连服数剂。

产后高热

如产后高热者，治法有2个：

治法1　用荆芥30克，柴胡、北芪各15克，党参12克，防风、当归、薄荷、白芍、陈皮各10克，有瘀血加益母草15克，黄芩、桃仁、红花、丹参各10克，共加水煎取浓汁温服，每日1剂服2~3次，连服数剂。

治法2　用北芪18克，生地、熟地各15克，黄柏、黄连、黄芩、当归各6克，共加水煎取浓汁温服，每日1剂服2~3次，连服数剂。

发热而烦不得入睡

如发热而烦不能入睡者，治法如下：

治法　用热六合汤：黄连、栀子、当归、川芎、生地、白芍各10克，共加水煎取浓汁温服，每日1剂服2~3次，连服数剂。

感　冒

西医认为感冒是由流行性感冒，甲乙丙三型病毒引起的急性呼吸道传染病。感冒的病因是由于六淫侵袭，时行病毒侵入人体流感病毒在上呼吸道的上皮细胞内繁殖，使局部出现水肿充血浅表溃疡等其他病理变化所致。病机是气候突变冷热失常，肺有宿邪寒温失调，正气虚弱内外相引而发病，临床表现以鼻塞、流涕、喷嚏、咳嗽、头痛、恶寒发热，起病急而病程短为特征。中医认为有风热、风寒、伤风、气虚、病毒等类型，治疗各型感冒者，应当以辛温发汗，或辛凉清暑祛湿以解表，而辨证施治。治法如下：

治法　用香附、干葛、赤芍各10克，紫苏7克，白芷、川芎、陈皮、升麻各6克，麻黄、甘草各3克，春加荆芥，夏加藿香，秋加黄芩，冬加金银花各5克，共加水煎取浓汁温服，每日1剂服2~3次，连服数剂。

风热型感冒

风热型感冒者，治法有4个：

治法1　用石膏、鸭跖草各30克，连翘15克，金银花、板蓝根、桔梗、甘草各10克，共加水煎取浓汁温服，每日1剂服2~3次，连服数剂。

治法2　用半边莲、青蒿、络石藤各15克，苏叶、莱菔子各10克，生姜3片，共加水煎取浓汁空心温服，每日1剂服2~3次，连服数剂。

治法3　用甘蔗、白萝卜各500克，银花、山楂各10克，淡竹叶5克，白砂糖适量，共加水煎服，每日1剂服2~3次，连服数日。

治法4　取大蒜1瓣含口中，慢慢咽下汁，日含2~3瓣连含数日。

风寒型感冒

风寒型感冒者，治法有5个：

治法1　用干葛13克，白芷、辛夷花各9克，咳嗽加川贝9克，共加水煎取浓汁温服，每日1剂服2~3次，连服数剂。

治法2　用白萝卜、生姜、葱头各60克，共研如泥用白酒炒热，用棉布包好熨痛处，如无痛者熨前胸后背，冷则再炒再熨至全愈为度。

治法3　用葱白、生姜、胡萝卜、淡豆豉、白菜干、荆芥、苏叶、乌梅、陈皮各适量，加红糖共煎水温服，日服2~3次，连服数日。

治法4　用鲜老生姜150克，鲜葱头50克，豆豉30克，共加水煎取浓汁兑白酒温服，每日1剂服2~3次，连服数日。

治法5　用鲜药：桔树叶50克，老生姜100克，葱头50克，共切碎，用白酒炒热分成两份，用棉布包好熨患处，冷则另换，日熨2~3次。或用干葛、贯众各13克，白芷、辛夷花、川贝各9克，共加水煎取浓汁空心温服，每日1剂服2~3次，连续数剂。

风寒感冒咳嗽

若风寒感冒咳嗽者，治法如下：

治法　用白萝卜1条，葱白6条，生姜15克，共煎至熟烂空心温服，日服2~3次，连服数日。

风寒感冒头痛虚烦无汗

若风寒感冒头痛虚烦无汗并有呕吐泄泻者，治法有2个：

治法1　用葱白50克，淡豆豉20克，共研如泥用酒冲服，日服2~3次，连服数日。

治法2　用葱白、生姜各25克，茶叶15克，核桃仁5克，共加水煎取浓汁温服，日服2~3次，连服数日。

气虚感冒

若气虚感冒者，治法如下：

治法　用荔枝肉30克，用黄酒煎取浓汁趁热食之，每日1剂服2~3次，连服数日。

普通感冒（又名伤风）或流感

流行性感冒（简称流感）是由流感病毒通过呼吸道传播引起的急性传染病，主要症状有发热、全身酸痛、头痛、鼻塞咽部疼痛比伤风严重。流感病毒存在于病人的口鼻等分泌物中，经飞沫传播，传染性强。本病潜伏期约1~2日大多起病突然全身症状明显，呼吸道症状较轻、先有畏寒继以高热可达39~40℃，同时头痛全身酸痛和软弱无力，常感眼干咽干轻度喉痛，部分病人有喷嚏、流涕、鼻塞，有的还有胃肠道症状如轻度恶心腹泻等，这些症状多在1~2日出现，3~4日内热退症状随之消失。乏力与咳嗽可持续1~2周，轻型流感与其他病毒性呼吸道感染相似，有的病情一开始就非常严重，表现为高热、神志不清、颈强直或抽搐等脑炎症状，应辨证施治。治法有5个：

治法1　用岗梅根、山芝麻、鸭脚皮、野菊花、东风橘叶、黄蘖叶、大头陈各20克，蔓荆子、苍耳子各15克，生姜3片，共加水煎取浓汁温服，每日1剂服2~3次，连服数剂。

治法2　用连翘、地胆头、黄蘖叶、银花叶、淡竹叶、芦根、苏叶、青蒿、桑叶、大青叶、崩大碗、斑鸠酸各15克，桔梗、甘草各10克，共加水煎取浓汁温服，每日1剂服2~3次，连服数剂。

治法3　用绿豆50克，绿茶5克，冰糖15克，共研成细末加水煎糊食，日服2~3次，连服数日。

治法4　用白萝卜200克，芦根50克，青橄榄7枚，葱白7条，大头菜果1个，白糖适量，共煮糖水趁热服之，日服2~3次，连服数日。

治法5　用芦根40克，板蓝根30克，虎仗、玄参各15克，连翘、桔梗、黄芩各12克，黄芪、银花各10克，甘草6克，共加水煎取浓汁温服，每日1剂服2~3次，连续数剂。

恶寒无汗咳嗽鼻塞痰稀苔薄白者

若恶寒无汗咳嗽鼻塞痰稀苔薄白者，治法如下：

治法　用前胡、杏仁各10克，法夏、桔梗、枳壳、茯苓各6克，苏叶、陈皮各5克，甘草3克，红枣3枚，生姜3片，共加水煎取浓汁空心温服(名杏苏散)，每日1剂服2~3次，连服数剂。

若头痛身热干咳无痰或少痰，咽喉干燥舌干无苔边尖红赤者，治法如下：

治法　用生石膏15克，桑叶、沙参、胡麻仁、麦冬、阿胶烊化、杏仁、枇杷叶各10克，甘草5克，共加水煎取浓汁空心温服（名清燥救肺汤），每日1剂服2~3次，连服数剂。

病毒型感冒

如病毒型感冒者，治法有2个：

治法1　用石膏20克，知母、金银花、菊花、桑叶、黄芩、香薷、干葛、大豆卷各15克，滑石8克，甘草2克，共加水煎取浓汁温服，每日1剂服2~3次数连服数剂。

治法2　用干黄蘖叶60克，贯众30克，薄荷叶、大青叶、荆芥、升麻、大黄、蝉蜕、粉葛各10克，葱头3条，生姜3片，共加水煎取浓汁空心温服，每日1剂服2~3次，连服数剂。

流行性感冒

若流行性感冒咽喉肿痛者，治法如下：

治法　用(《中药方剂学》）羌蒡蒲荷汤：蒲公英15克，羌活12克，牛蒡子9克，薄荷、马勃、射干各6克，共加水煎取浓汁空心温服，每日1剂服2~3次，连服数剂。

外感内伤生冷痰饮

如外感内伤生冷痰饮者，治法如下：

治法　用桔苏散：橘红、苏叶、杏仁、白术、五味子、桑白皮、川贝母、瓜蒌仁、炙甘草各10克，生姜5片，共加水煎取浓汁温服，每日1剂服2~3次，连服数剂。

感风咳嗽恶风自汗

如感风而咳嗽、恶风自汗、鼻流清涕者，治法如下：

治法　用桂枝加味汤：杏仁15克，前胡13克，桂枝、白芍、防风各10克，甘草6克，细辛3克，红枣3枚，生姜3片，共加水煎取浓汁温服，每日1剂服2~3次，连服数日。

感风咳嗽恶风无汗

如感风而咳嗽、恶风无汗、诸脉浮者，治法如下：

治法　用厚朴麻黄汤：紫菀20克，白前、浮小麦各15克，杏仁13克，川厚朴12克，麻黄、石膏、法夏、干姜各10克，五味子5克，细辛3克，共加水煎取浓汁温服，每日1剂服2~3次，连服数剂。

预防流感及脑膜炎

若预防流感及脑膜炎者，治法如下：

治法　用陈醋500毫升在室内开盖煮醋，每日1次，连煮2~3次特效。

感冒头痛

若感冒头痛者，治法如下：

治法　用白萝卜自然汁滴入鼻腔内，日滴2~3次，连滴数日。

感冒咽喉肿痛

若感冒咽喉肿痛者，治法如下：

治法　用鲜鸡蛋2枚，白糖15克，香油数滴，共存碗内调匀冲蛋花温服，日服2~3次，连服数日。

感冒疟疾肺炎

如感冒疟疾肺炎所致高热者，治法如下：

治法　用柴胡30克，加水煎取浓汁温服，每日1剂服2~3次，连服数剂。

春月感冒

春月感冒咳嗽鼻塞、声重头重、身热头昏者，治法如下：

治法　用消风散：石膏15克，苦参、知母、生地、胡麻仁各10克，当归、苍术、防风、荆芥各6克，木通、牛蒡子、蝉蜕各5克，甘草3克，共加水煎取浓汁温服，每日1剂服2~3次，连服数剂。

春夏感冒风寒

如春夏感冒风寒者，治法如下：

治法　用神曲20克，紫苏、干葛、羌活各12克，苍术、赤芍、香附、花粉、玄参各10克，陈皮、生地、白芷、防风、川芎、黄芩、川厚朴各8克，细辛、甘草各3克，生姜5片，共加水煎取浓汁温服，每日1剂服2~3次，连服数剂。

夏月感冒

夏月感冒咳嗽者，治法如下：

治法　用麦冬汤：麦冬、桑白皮、生地各3克，麻黄、法夏、紫菀、淡竹叶、五味子、甘草各2克，生姜3片，共加水煎取浓汁温服，每日1剂服2~3次，连服数剂。

秋月感冒

秋月感冒伤风者，治法如下：

治法　用石膏30克，知母、黄芩、粳米各15克，甘草6克，共加水煎取浓汁温服（名白虎加黄芩汤），每日1剂服2~3次，连服数剂。

冬月感冒

冬月感冒风寒者，治法如下：

治法　用麻黄、橘红、杏仁、苏子、桑白皮、土茯苓各3克，甘草2克，红枣2枚，生姜5片，共加水煎取浓汁温服（名华盖散），每日1剂服2~3次，连服数剂。

产后感冒

如产后感冒者，治法如下：

治法　用丝瓜根（又名天萝根）130克，加水煎取浓汁空心温服，每日1剂服2~3次，连服数剂。

伤风伤寒

伤风是由多种病毒引起的常见呼吸道传染病，常见病原体为鼻病毒或流行性感冒病毒和副流感病毒等。病原体存在于病人唾液和鼻涕分泌物中，通过咳嗽或打喷嚏传给他人。接触伤风病人用过的毛巾手帕或食具等物都可传染得病。在受凉淋雨或过度疲劳时也容易得病。本病潜伏期约一天左右，开始病变局限于鼻咽部引起咽部干燥发痒鼻塞流涕。有时病变可向下发展影响喉部气管和支气管，因而有发音嘶哑、咳嗽胸闷等症状。一般无体温升高或发热不显著，体温在38℃左右大约3~4日热退。此外病人有全身酸痛、乏力、头痛、胃口不好、腹胀便秘等症状。部分病人于病程后期唇边可出现热疮。如伤风伤寒、状热头痛身痛、项痛腰痛、咳嗽、上吐下泻者。治法如下：

治法　用苍术15克，桔梗、神曲各10克，贯众、滑石、大黄、雄黄、川厚朴用生姜汁炒、甘草、法夏、川芎、藿香各4克，羌活、白芷、柴胡炒、防风、荆芥、细辛、前胡、枳壳炒、薄荷、陈皮、皂角去筋、朱砂、石菖蒲、丁香、木香、草果煨各3克，共加水煎取浓汁温服（名避疫散），每日1剂服2~3次，连服数剂。

一切瘟疫时症

治一切瘟疫时症，并治伤寒感冒、无论是已传经、未传经者，治法如下：

治法　用除疫救苦丹：大黄10克，麻黄、干姜、天麻、绿豆、松萝茶各5克，生甘草、朱砂、雄黄各2.5克，共加水煎取浓汁温服，每日1剂服2~3次，连服数剂。

蛤蟆瘟

蛤蟆瘟是面赤项肿，治法如下：

治法　用活青蛙1~2只研如泥用水调取汁液一次服下，每日早晚各服一剂连服数日。

四时瘟疫

如四时瘟疫者，治法如下：

治法　用姜糖饮：黄砂糖汁、生姜自然汁各100毫升，调匀用开水冲服，日服2~3次，连服数日。

大头瘟

大头瘟头面肿大咽喉闭塞者，治法有3个：

治法1　用苍术、高良姜、枯矾各4克，共研成细末放在清水中化开无渣为度，葱头3条共研如泥，敷在患者两手心处，让患者一手按肚脐，一手按前阴少时出汗。

治法2　用延胡索5克，皂角、川芎各3克，藜芦2克，踯躅花1克，共研成粗末放纸上点火烧咽熏入鼻腔内，日熏3~5次有嚏或出脓血者易治，无嚏者难治。

治法3　用活蚯蚓数十条搽净泥放入碗内，加白糖适量少时化为糊状，用此物涂敷患处，每日换药1次，连续数日。

羊毛瘟

羊毛瘟陡然腹痛不过1~2时即死者，药不及用、针灸不及施，治法如下：

治法　急用荞麦粉适量，如无荞面可用闹市地上尘土亦可（名千脚泥）用冷水调和为丸鸡蛋大，即放在病人肚脐旁及心窝内外磨搽，久搽者面丸稍热时另换一丸继续磨搽，将热丸破开看里面是否沾有羊毛，连搽数丸直至内无羊毛为度，虽已气绝身体未冷者均可救治。若搽第一丸内均无羊毛者不是本病，应另用药救治。

瘟疫腹痛面青黑

如瘟疫腹痛面青黑、上吐下泻、或沙症者，治法如下：

治法　用雷声散：藿香8克，朱砂、雄黄各4克，牙皂、细辛、防风、桔梗、木香、贯众、陈皮、薄荷、法夏、甘草各3克，白芷、枯矾各2克，生姜5片，共加水煎取浓汁温服，服后睡觉出汗，每日1剂服2~3次，连服数剂。

伤寒各症

如治伤寒各症者，治法有3个：

治法1　用华佗救急方：生姜300克，葱头连须150克，莱菔子100克，共研如泥加白酒炒热分成二份，用棉布包好趁热伦熨，如胸膈不宽、疼痛，及一切寒结、热结、食结、痰结、痞结、水结、男子肾缩、女人乳缩均有神效。

治法2　用苦瓜根头、败酱草、鲜芭蕉根各50克，黄芩10克共加水煎取浓汁，白糖适量冲入空心温服，每日1剂服2~3次，连服数剂。

治法3　用黄芩、黄柏各15克，黄连5克，共加水煎取浓汁空心温，每日1剂服2~3次，连服数剂。

若伤寒初起头痛咳嗽发热憎寒者，治法如下：

治法　用淡豆豉30克，葱头7个共加水煎取浓汁空心温服，每日1剂服2~3次，连服数日。

若伤寒头痛者，治法有3个：

治法1　用连须葱白250克，生姜70克，共加水煎取浓汁空心温服，每日1剂服2~3次，连服数剂。

治法2　用乌梅14枚加盐15克，共加水煎取浓汁空心温服，服后取吐，吐后避风，每日1剂服2~3次，连服数剂。

治法3 用马蹄香适量研成细末放在清水中化开无渣为度，装入消毒瓶内盖紧不可走失药气，每次取3克用温酒冲入空心温服，服后多饮热茶催汗出，日服2~3次，连服数日。

若伤寒喉痛者，治法有2个：

治法1 用大枣20枚，乌梅10枚各取肉去核，共研如泥蜜调为丸阴干，装入消毒瓶内盖紧不可走失药气，每次取3克含入口中慢咽其汁，日含3~5次，连续数日。

治法2 用炙甘草70克加水煎取浓汁当茶不时饮之，每日1剂饮数次，连饮数日。

若伤寒心悸者，治法如下：

治法 用生甘草70克，加水煎取浓汁当茶不时饮之，每日1剂饮数次，连饮数日。

若伤寒心下痞满痛引两胁者，治法如下：

治法 用芫花、甘遂、大戟各10克，研成细末放在清水中化开无渣为度，装入消毒瓶内盖紧不可走失药气，用大枣75克加水煎取浓汁，每次取2克药粉冲入汁内空心温服，日服2~3次，连服数日。

若伤寒腹痛者，治法有2个：

治法1 用二丑15克炒香研成细末放在清水中化开无渣为度，装入消毒瓶内盖紧不可走失药气，每次取3克用白糖化水空心送服，日服2~3次，连服数日。

治法2 用川乌头刮去皮脐用冷水浸七日，取出切片晒干研成细末放在清水中化开无渣为度，装入消毒瓶内盖紧不可走失药气，如有患者每次取3克，用水加食盐适量煎取浓汁空心温服，日服2~3次，连服数日自愈。

若伤寒无汗凡初觉头痛身热脉洪者，治法有3个：

治法1 用葱白200克加米煮粥，加食盐豆豉各适量，取出空心温服，日服2~3次，连服数日汗出。

治法2 用真丹砂30克，加水煎取浓汁空心温服，日服2~3次，连服数日汗出即愈。

治法3 用大梨1枚，生姜30克，共研取汁液加童便300毫升共煎取浓汁空心温服，日饮2~3次，连续1~3日汗出。

若伤寒盗汗不止者，治法有2个：

治法1 用牛羊油300毫升煮热用白酒适量冲入空心温服，日服2~3次，连服数日。

治法2 用生地1 500克切片，加水煎取浓汁空心温服，每日1剂服2~3次，连服数剂。

若伤寒衄血者是当汗不汗，所致其血紫黑，时出不止治法如下：

治法 用滑石粉50克米饭适量，共研如泥为丸阴干，装入消毒瓶内盖紧不可走失药气，每次取15克用矿泉水送服，日服2~3次，连服1~3日。

若伤寒烦躁乃昼夜烦躁不得安眠者，治法有2个：

治法1 用干姜30克，生附子1枚去净皮尖，共加水煎取浓汁空心温服，每日1剂服2~3次，连服数日。

治法2 用寒水石300克煅透取出放入土下三日去净火毒，取出加入甘草、天竺黄各60克，龙脑1克，共研成细末放在清水中化开无渣为度，用糯米粉煮糊为丸阴干，装入消毒瓶内盖紧不可走失药气，每次取10克用开水加蜜糖适量空心送服，日服2~3次，连服数日。

若伤寒下痢者，治法如下：

治法 用薤白10克加水煎半小时，再下淡豆豉50克煮半时去渣取浓汁空心温服，日服2~3次，连服数日。

若夹惊伤寒者，治法如下：

治法 用紫背浮萍3克，犀角屑、钩藤各2克，共研成细末放在清水中化开无渣为度，装入消毒瓶内盖紧不可走失药气，每次取2克用蜜糖水冲入空心温服，日服2~3次，连服数日。

若伤寒昏迷不省人事者，治法如下：

治法 用皂荚适量研成细末，用纸包好烧烟熏入鼻腔内，有喷嚏者可治无喷嚏者不可治，可治者急用皂荚、半夏、白矾各3克共研成细末放在清水中化开无渣为度，装入消毒瓶内盖紧不可走失药气，分成两份，每次取一份用姜汤冲入空心温服，如服后不醒再服一次少时吐出大量痰沫。

阴证伤寒

治阴证伤寒、男者肾内缩、女者乳头内缩、或手足弯曲紫黑色，又名荚色伤寒，治法有2个：

治法1 用鲜鼻涕虫7条，共研如泥用开水冲入，搅匀隔去渣澄清温服，日服1~3次即愈。

治法2 用纹银一块烧热贴在患者肚脐眼处，再取活鸡一只用刀破开腹部贴在银上压紧固定少时。

若阴毒伤寒者，治法有2个：

治法1 用鲜鸡血50毫升用热酒冲服，日服

2~3次，连服数日。

治法2　用活鸡一只用刀破开腹部搽入烧酒贴在患者胸口处，压紧用油纸将鸡盖上外用纱布包扎固定少时。

若阴毒腹痛者，治法如下：

治法　用油松木150克，破碎烧至焦枯取出淬入酒内，然后取酒趁热饮适量，日饮2~3次。

伤寒舌出不收

治伤寒舌出不收者，治法有2个：

治法1　用梅花冰片0.15克，研成细末放在清水中化开无渣为度，搽在舌上少时即收。

治法2　用巴豆1粒研成细末去净油，然后用纸包好塞入患者鼻腔内，少时舌即收回。

伤寒发狂不识人

治伤寒发狂、不识人、见鬼神者，治法有2个：

治法1　用新孵出小鸡的蛋壳50克，研碎加水煎取浓汁空心温服，日服2~3次，连服数日。

治法2　用玄明粉6克，朱砂3克共用冷水冲入空心服下，每日早晚各服一次，连服数日。

若伤寒发狂者，治法有2个：

治法1　用龙胆草、石膏各10克，黄连、甘草各5克，共研成细末放在清水中化开无渣为度，再用甘草20克加水煎取浓汁，取10克药末冲入空心温服，每日1剂服2~3次，连服数剂。

治法2　用外治方凡伤寒发狂或发斑疹者，均可先用旧铜钱在背脊、两手弯、两乳旁、两脚弯的皮肤刮成青紫色，再用癞蛤蟆一只破开腹部去净内脏，将癞蛤蟆贴在患者胸口处压紧用油纸将癞蛤蟆盖上外用纱布包扎固定少时。

四时伤寒

如四时伤寒者，治法如下：

治法　用枳壳、桔梗各13克，苍术、川厚朴、藁本各10克，陈皮8克，甘草5克，共加水煎取浓汁温服，每日1剂服2~3次，连服数剂。

饮酒后咳嗽

治饮酒后咳嗽者，治法如下：

治法　用白僵蚕适量研成细末放在清水中化开无渣为度，装入消毒瓶内盖紧不可走失药气，每次取3克用蜜糖水冲入空心温服，日服2~3次，连服数日。

霍　乱

霍乱上吐下泻者，无论冬夏都有，有吐而不泻的，亦有泻而不吐的，凡遇此症者，断不可食米饭米汤与生姜，吃者难救。治法有12个：

治法1　用神曲、陈茶叶各12克，藿香、苍术、柴胡、羌活各8克，泽泻、木通各4克，葱头3条，共加水煎取浓汁温服，每日1剂服2~3次，连服数剂。

治法2　用枯矾3克研成细末放在清水中化开无渣为度，用开水冲入空心温服，日服2~3次，连服数日。

治法3　用食盐10克放刀口上烧红用阴阳水调服（阴阳水又名生熟汤，即是开水冷水各等分），日服2~3次，连服数日。

治法4　用古方(《华佗经验方》)：白矾8克研成细末放在清水中化开无渣为度，用阴阳水调服（阴阳水又名生熟汤，即是开水冷水各等分），日服2~3次，连服数日。

治法5　用芥菜籽10克研成细末放在清水中化开无渣为度，炒热填入患者肚脐内，外用纱布包扎固定，每日早晚各换药1次，连续1~2日。

治法6　用鲜木瓜适量加水煎取浓汁空心温服，日服2~3次，连服1~3日。

治法7　用真乌梅20克，加水煎取浓汁，冲入蜜糖空心温服，每日1剂服2~3次，连服1~3剂。

治法8　用绿豆、白糖各60克共研成细末放在清水中化开无渣为度，用矿泉水冲服，日服2~3次，连服数日。

治法9　用桃树叶或桃树皮20克加水煎取浓汁空心温服，每日1剂服2~3次，连续数日。

治法10　用文党、焦术各6克，炙甘草、陈皮、半夏、木香、砂仁各3克，红枣2枚，生姜3片，共加水煎取浓汁空心温服，若抽筋加木瓜、羌活各3克，肚痛加炒扁豆、怀山药各5克，若口渴加洋参、五味子各5克，共加水煎服，每日1剂服2~3次，连服数剂

治法11　用芦根10克，麦冬6克，共加水煎取浓汁空心温服，每日1剂服2~3次，连续数日。

治法12　用古方(《霍乱论》)连朴饮：芦根60克，焦栀子、淡豆豉各9克，川厚朴6克，黄连、石菖蒲、法夏各3克，共加水煎取浓汁空心温服，每日1剂服2~3次，连服数剂。

若霍乱转筋患此者气绝欲死，治法有2个：

治法1　用青铜钱49枚，木瓜30克，乌梅炒香5枚，共加水煎取浓汁空心温服，每日1剂服2~3次，连续数日。

治法2　用好酒将丝棉适量煮热包扎患处，冷则即换连续数次。

干霍乱

干霍乱是上不吐下不泻，腹痛欲死者，治法有2个：

治法1　用食盐适量，炒至焦黄用热童便冲入空心温服少时吐出，日服2~3次，连服数日。

治法2　用洁净黄泥适量用矿泉水搅浊后，澄清后饮，日饮2~3次少时即吐连服数日。

鼠疫

鼠疫是一种最危险的热疫传染很快，人患此病是头痛如破昏闷如迷，甚至咽喉干燥眼白全赤，吐血数口24分钟即可致命的肺炎，治法如下：

治法　用生石膏120克，元参24克，野菊花、金银花各30克，连翘、丹皮各12克，薄荷、射干、川贝各6克，甘草3克，共加水煎取浓汁空心温服，每日1剂服2~3次，连服数剂自愈。唯有南方水土浅薄，可用石膏、元参、野菊花、三味均宜少用，仍看病人身体气质如何药量加减为宜。

若鼠疫发生结核时，人家之鼠并不畏人，到处觅水吸如大渴然须臾倒地而死，人触其气或胁间或腿胯间忽然起结核作痛，初起时畏冷发热症似风寒感冒，重者1~2日即死，轻者亦不过10日而死，在4~5日而已传染者，治法如下：

治法　急用忍冬藤24克，紫菜15克，北杏仁去净皮尖研碎10克，茺蔚子、牛子研碎各6克，蜜炙香附、山栀子、丹皮、连翘心各5克，紫草茸、鲜竹心、橘红各3克，连子心（犀角心、羚羊角各1克磨粉冲入药汁内）共加水煎取浓汁，加鲜藕汁50毫升共冲入药汁内空心温服，如阴虚而热重者加生地、元参各10克共煎服，每日1剂服2~3次，连服数剂。

疟疾

疟疾是由疟原虫引起的传染性寄生虫病，疟原虫有间日疟原虫、三日疟原虫、恶性疟原虫和卵形疟原虫四种，其中间日疟流行较多。患者肝组织内潜藏的组织型原虫时达1~2年之久，疟蚊吮吸了疟疾病人血液内的雌雄配子体后，在蚊体内繁育出成千上万的孢体，当夏秋暑湿之际人们起居失宜饮食减少，过度疲倦抵抗力减弱时疟蚊便乘虚而入，通过叮吮使疟原虫进入人体，在红细胞内繁殖导致红细胞破裂，释放出大量毒素交替感染而引起本病。临床表现为先发冷发抖皮肤起鸡皮疙瘩面色紫绀，半小时至1小时体温迅速升高头痛面红恶心呕吐，全身酸痛神志模糊胡言乱语，持续4~8小时后体温下降全身出汗，其实在古代时我国民间已将疟疾分为瘴疟、鬼疟、牝疟、牡疟、三阴疟、隔日疟、三日疟、久疟不止等九类。治法有16个：

治法1　用鳖甲醋炙10克，白术炒、北芪、川芎、白芍酒炒、槟榔、草果煨、川厚朴、陈皮、甘草各4克，生姜3片，红枣3枚，乌梅1粒，共加水煎取浓汁空心温服，每日1剂服2~3次，连服数剂。

治法2　用人参、首乌各35克，陈皮10克，生姜3片，共加水入砂锅内煎取浓汁空心温服，每日1剂服2~3次，连服数剂。

治法3　用威灵仙35克，柴胡25克，刘寄奴、仙鹤草各20克，首乌、干姜各15克，槟榔、红花各12克，草果、乌梅、青蒿、高良姜各10克，白矾2克，共加水煎取浓汁空心温服，每日1剂服2~3次，连服数剂。

治法4　用谷精草、牛膝、黄荆叶各30克，凤眼草、夜明砂各15克，鳖甲醋炙10克，龟版醋炙6克，红枣5枚，明矾2克，共加水酒各半煎取浓汁空心温服，每日1剂服2~3次，连服数剂。

治法5　用常山15克，川芎12克，槟榔10克，草果、粉葛、首乌各6克，共加水煎取浓汁空心温服，每日1剂服2~3次，连服数剂。

治法6　用硫磺10克，肉桂、牙皂、细辛各5克，生半夏3克，白胡椒1克，共研成细末用烧酒调成糊状，贴在患者肚脐眼处，胸椎第3节以及背椎第3节处，另用五灵脂焙、荆芥叶、雄黄、熟附子、冰片各2克，共研成细末放在清水中化开无渣为度，滴水为丸阴干，装入消毒瓶内盖紧不可走失药气，每次取2粒塞入两个鼻腔内，再用樟脑、朱砂、密陀僧各10克，共研成细末放在舌头上化开无渣为度，用白酒调成糊状贴两手腕动脉处，用油纸将药盖上外用纱布包扎固定，每日各换药1次，连贴1~3日。

治法7　用羊肉连骨1腿，鳖鱼2千克各洗净切块，共放入砂锅内煮至熟烂，加糖及调料，空心温服（名羊肉甲鱼汤），再用鲜桃叶3~5片，胡椒15粒、大蒜头半粒共研如泥敷在大椎穴处，用油纸将药盖上外用纱布包扎固定，每日各换药1次，连贴1~3日。

治法8　用发酵面3克，白矾1.5克，胡椒0.3克，共研成细末放在清水中化开无渣为度，作成1丸，在病发前2~3小时用温开水送服，日服2~3次，连服数日。

治法9　用甘遂、甘草各10克，共研成细末放在清水中化开无渣为度，装入消毒瓶内盖紧不可走失药气，每次在发病前3小时取0.6克药末填入患者肚脐孔内，用油纸将药盖上外用纱布包扎固定，每日换药1次，连续用药1～2剂自愈，此药有毒不可内服。

治法10　用雄黄0.3克，六一散2克，共调匀分成二份早晚各服一次，连服数剂。

治法11　用葛根10克，川常山5克，甘草3克，共加水煎取浓汁在临发前一小时取热汁服下。

治法12　用车前子300克，陈皮150克，共研成细末放在清水中化开无渣为度，装入消毒瓶内盖紧不可走失药气，每次取20克，用开水冲入在临发前一小时取热汁服下。

治法13　用土牛膝100克加水煎取浓汁，在临发前一小时取热汁服下，或在临发时再服一次。

治法14　用青蒿10克，知母3克共加水煎取浓汁，早晚各服一次，服后盖被睡卧少时出汗。

治法15　用云茯苓、当归、橘红各3克，甘草2克，共用烧酒少许浸润放室外露24小时，然后加水煎取浓汁空心温服，每日1剂服2～3次，连服数剂。

治法16　用蛇蜕适量研成细末放在清水中化开无渣为度，装入消毒瓶内盖紧不可走失药气，每次取出适量药粉用纱布包少许塞入两耳内，每日换药1次，连塞1～3日。

凡疟疾初期3～4日后

均宜用，治法如下：

治法　用草果适量研成细末放在清水中化开无渣为度，装入消毒瓶内盖紧不可走失药气，每次取出适量药粉装满肚脐眼，用油纸将药盖上外用纱布包扎固定，每日换药1次，连装数日。

若瘴疟者，治法有2个：

治法1　用茵陈50克，加水煎取浓汁空心温，每日1剂服2～3次，连服数日。

治法2　用草果、知母各50克，共研成细末放在清水中化开无渣为度，滴水为丸黄豆大阴干，装入消毒瓶内盖紧不可走失药气，每次取10克用开水空心送服，日服2～3次，连服数剂。

若牝疟者，治法有2个：

治法1　用云母石、龙骨、蜀漆各煅透各50克共研成细末放在清水中化开无渣为度，装入消毒瓶内盖紧不可走失药气，在未发前一小时取15克用盐水冲服连服数日。

治法2　用水先煎牡蛎、麻黄各6克，蜀漆5克去净沫，加入甘草3克，共煎取浓汁在发病的前一小时温服连服数日。

三阴疟

凡过正午时而发者（名三阴疟），治法有4个：

治法1　用圣柳枝、白扁豆各10克，茶叶5克，大枣1枚，生姜1片，用白酒适量煎取浓汁在发病的前一小时温服连服数日。

治法2　用鹅蛋1枚开一小孔将花椒塞入蛋内，每一岁塞一粒然后封蛋口放饭上蒸熟，取出切成两半，在发病的前一小时温服一半，如发病不止再服下另一半，连服2～3枚鹅蛋无不愈者神效。

治法3　用蚕豆24粒、常山、鳖甲酒炒各8克，红枣7枚，乌梅2枚，共加水煎取浓汁空心温服，每日1剂服2～3次，连服数日。

治法4　用青皮、陈皮、当归、知母各10克，真乌梅5枚，共加水煎取浓汁取出放室外露一日，在发病的前一小时收回炖热温服，每日1剂服2～3次，连服数日。

隔日疟

若隔日疟者，治法如下：

治法　用鲜旱莲草适量研如泥作成黄豆大一粒外用紫苏叶包好塞入鼻腔内，男左女右半日后即流出涕泪，每日换药1次，连塞数日。

三日疟久治不愈

如三日疟久不愈者，治法有5个：

治法1　用大乌龟一只，活者连壳在左右肩上各打一孔，用雄黄20克，每孔装10克，外用黄泥包好放木炭火上，煅枯存性取出研成细末放在清水中化开无渣为度，装入消毒瓶内盖紧不可走失药气（名雄黄龟酒方）每次取4克，用陈酒空心冲服，日服2～3次，连服数剂。

治法2　用陈香橼一个去顶皮入雄黄10克盖好，放木炭火中煅枯存性取出，研成细末放在清水中化开无渣为度，装入消毒瓶内盖紧不可走失药气（名香橼雄黄散），每次取3克用软腐竹包好咽下，日服2～3次此日不可饮汤水，任其呕去顽痰连服数剂。

治法3　用常山、草果、川乌、草乌、陈皮、甘草各4克，共研成细末放在清水中化开无渣为度，装入消毒瓶内盖紧不可走失药气（名常山草果散），用棉布袋装好佩带鼻间，闻其药味连佩数日。

治法4　用胡椒、雄黄各15克，共研成细末放在清水中化开无渣为度，用米饭与药共研如泥，为丸桐子大外用朱砂为衣（名椒雄贴脐丸），阴干，装入消毒瓶内盖紧不可走失药气，每次取1

丸放在肚脐眼上，外用膏药贴上每日换药1次，连贴数日。

治法5　用首乌15克，苍术10克，白术6克，甘草3克，知母2克，共加水煎取浓汁鸡鸣时服，每日1剂服2~3次，连服数剂。

久疟不愈

久疟不愈者，治法有5个：

治法1　用鲤鱼1条，赤小豆100克，红枣10枚，陈皮5克，生姜50克，共加水煮至熟烂趁热一次服完，日服2~3剂连服数日。

治法2　用辣椒根15克，桃叶7片，胡椒7粒，共研如泥在病发前2~3小时敷在手寸口脉处，再用鸡苦胆1~2枚，用烧酒洗净吞服，日服2~3次，连续数日。

治法3　用龟甲适量醋炙取出，研成细末放在清水中化开无渣为度，装入消毒瓶内盖紧不可走失药气，每次取6克加雄黄0.3克用温酒冲入，第一次晚上服，第二次早上服，第三次在发病的前一小时服。

治法4　用槟榔、红花、常山各12克，共加水煎取浓汁空心温服，每日1剂服2~3次，连服数日。

治法5　用桃花阴干研成细末放在清水中化开无渣为度，装入消毒瓶内盖紧不可走失药气，每次取1克用烧酒冲入空心温服，日服2~3次，连服数日。

若久疟体虚者，治法有2个：

治法1　用白术适量，先用洗米水浸透取出，再用土炒至香脆30克加老生姜15克，共加水煎取浓汁取出放在室外，露一日夜早上收回蒸热空心温服，如夜发病者加当归10克共煎服连服数剂。

治法2　用古方(《杨氏家藏方》）截疟七宝饮：常山3克，青皮、陈皮、川厚朴、甘草、草果、槟榔各2克，共加水煎取浓汁空心温服，每日1剂服2~3次，连服数剂。

暑病

夏日行路受阳光所逼最易中暑，治法有3个：

治法1　用绿豆100克，山楂30克，木棉花、薏米各25克，怀山药、赤小豆、荷叶、枇杷叶、芦根、海带各20克，扁豆、乌梅、苦瓜干各15克，白矾10克，灯心球2扎，共加水煎取浓汁空心服下，每日1剂服2~3次，连服数剂。

治法2　用洁净热土适量用矿泉水搅浊澄清，取大蒜头2瓣研如泥冲服，日服2~3次，连饮数日。

治法3　用古方(《宣明论方》）桂苓甘露散：茯苓、肉桂、石膏、滑石、寒水石各10克，泽泻、猪苓各5克，白术4克，甘草2克，共加水煎取浓汁空心服下，每日1剂服2~3次，连服数剂。

冷瘼

亦有起白斑无热无痛，游走不定者，由火毒未发肌肤，外受寒郁名为冷瘼。治法如下：

治法　用台乌、橘红各6克，枳壳麸炒、白芷、桔梗、防风、僵蚕炒、独活、川芎各3克，甘草1.5克，生姜3片，共加水煎取浓汁空心温服（名乌药顺气散），日服2~3次，连续数日。

三消（又名糖尿病）

糖尿病是由内分泌代谢紊乱造成的老年性多发性常见疾病。中医称消渴或三消。糖尿病的发病原因多为素体虚弱、饮食不节、过食肥厚、情志失调、郁热化火、房事不节、耗伤肾精或先天遗传使气血不畅，热郁血瘀导致体内胰岛素分泌不足引起糖代谢紊乱，尿糖血糖增高，蛋白质脂肪代谢相继紊乱。临床表现为早期症状不明显，晚期多尿多饮多食消瘦软弱无力精神不振，头晕嗜睡或失眠、腰痛腿酸皮肤干燥瘙痒、阳痿或月经失调等特征。严重时可并发酮中毒、皮肤感染、肺结核、视网膜动脉硬化、周围性神经炎、白内障、尿毒症等病变。糖尿病起病缓慢多在45岁以后发病，是继癌症之后致残致死率较高的一种常见多发性顽症。三消所谓饮水不止为上消，多食易饥为中消，饮水多而不泻为下消。如消渴饮水不止者，治法有23个：

治法1　用台党、白术、当归、茯苓、生地各4克，黄柏、知母、黄连、麦冬、花粉、黄芩各2.5克，甘草2克，共加水煎取浓汁空心温服(名三消汤)，每日1剂服2~3次，连服数月。

治法2　用（天池膏）三消皆治，本方用麦冬200克，花粉、黄连、台党、知母、白术、五味子各100克，生地自然汁、鲜藕汁各70毫升，人乳、牛乳各100毫升，生姜自然汁1升，先将前7味药共用洗米水8升浸泡24小时，然后用桑树柴慢火熬至3升时去渣，加入五汁共熬成膏时加蜂蜜35克去沫，用瓷罐收膏放入水中三五日去净火毒取出，装入消毒瓶内盖紧不可走失药气，每次取20克空心用温开水送服，日服2~3次，连服数月。

治法3　用菟丝子酒浸焙干350克，茯苓、莲肉各100克，五味子35克，共研成细末放在清水中化开无渣为度，另用怀山药200克，用酒煮糊与药末为丸（名吐丝丸），阴干，装入消毒瓶内盖紧不可走失药气，每次取30克用米汤空心送服，日服2~3次，连服数月。

治法4　用粉葛、花粉、麦冬、生地、五味子、甘草各20克，共加水煎取浓汁空心温服（名玉泉散），每日1剂服2~3次，连服2~3月。

治法5　用党参、茯苓、白术各10克，炙甘草6克（名四君子汤），加麦冬、乌梅各10克，生姜3片，共加水煎取浓汁空心温服，每日1剂服2~3次，连服2~3月。

治法6　用酸梅、乌梅各25克去核、薄荷35克，硼砂5克，冰片0.5克，共研成细末放在清水中化开无渣为度，滴水为丸（名还津丸），阴干，装入消毒瓶内盖紧不可走失药气，每次取3克放口中含化，日含2~3次，连续3~5月。

治法7　用芹菜500克，空心菜、北芪各100克，玉米须50克，海蚌、田螺各20个、猪胰1具，共加水煎取浓汁空心温服，每日1剂服2~3次，连服1~2月。

治法8　用冬瓜数个，轻轻刮下皮上白霜，每次取10克用开水冲入空心温服，日服2~3次，连服1~2月。

治法9　用白蜜、人乳各等份，用酥油溶化调匀，每次取30毫升，放入口中含化慢咽，日服3~5次，连服2~3月。

治法10　用蚕丝棉适量，加水煎取浓汁空心温服（名缫丝汤），日服3~5次，连服2~3月。

治法11　用绿豆200克，白萝卜、雪梨各300克，蚕丝壳15克，共加水煎取浓汁空心温服，每日1剂服2~3次，连服3~5月。

治法12　用台党适量蜜炙蒸熟焙干取出，研成细末放在清水中化开无渣为度，用茄根适量煎浓汁浸透为丸阴干，装入消毒瓶内盖紧不可走失药气，每次取5克用好酒送服，日服2~3次，每日加5克，加至30克服至饮水恶心为度，恶心时可吃干物其恶自止，从此不再渴。

治法13　用菠菜根50克，玉米须30克，淮山、桃树胶各25克，黑木耳、白扁豆、冬瓜皮、西瓜皮、花粉、秦柏皮各20克，竹笋15克，黄连、鸡内金各10克，蚕蛹10只，共加水煎取浓汁空心温服，每日1剂服2~3次，连服1~2月。

治法14　用五倍子20克，葵花根170克，共加水煎取浓汁，淮牛膝175克研成细末放在清水中化开无渣为度，生地2 500克研如泥，用炼蜜为丸阴干，装入消毒瓶内盖紧不可走失药气，每次取10克用前汁空心送服，日服2~3次，连服3~5月。

治法15　用鲜浮萍自然汁适量，白芍、甘草各100克，共研成细末放在清水中化开无渣为度，装入消毒瓶内盖紧不可走失药气，每次取药末5克，取药汁50克空心送服，日服2~3次，连服2~3月。

治法16　用鲜蔷薇根100克，加水煎取浓汁，让患者含入口中慢慢咽下，每日1剂服3~5次，连服数月。

治法17　用怀山药、桑白皮、枸杞子各15克，泽泻、玉竹、沙苑子各12克，玉米须9克，共加水煎取浓汁空心温服，每日1剂服2~3次，连服2~3月。

治法18　用熟地、黄芪、怀山药各30克，覆盆子、桑螵蛸各15克，山萸肉12克，茯苓、丹皮、泽泻、熟附子各10克，肉桂4克，共加水煎取浓汁空心温服，每日1剂服2~3次，连服2~3月。

治法19　用天花粉、黄连各250克，麦冬180克，人参、白术、知母各125克，五味子90克，用米泔水16升放入砂锅内浸泡半日后，用桑柴火煎成6升，过滤将药渣研如泥再水5升煎至2升，再过滤，将两次药汁共煎成3升，再加入生地汁、生藕汁、生姜汁各2升，人乳、牛乳各1升，蜂蜜500克，共用小火熬成膏，放入冷水中浸泡三五日去净火毒，每次取50毫升用开水冲入空心温服，日服2~3次，连服数月。

治法20　用白芍、甘草各100克，共研成细末放在清水中化开无渣为度，装入消毒瓶内盖紧不可走失药气，每次取3克用开水冲服，日服3~5次，连服2~3月。

治法21　用稻穗中心100克炒至焦枯存性取出，研成细末放在清水中化开无渣为度，装入消毒瓶内盖紧不可走失药气，每次取10克用开水冲服搅拌澄清，取清水空心服下日服2~3次，连服1~3月。

治法22　用冬瓜瓤与叶各适量加黄连10克，共加水煎取浓汁空心温服，每日1剂服2~3次，连服3~5月。

治法23　用古方（《三因极一病证方论》）六神汤：莲房、黄芪、葛根、天花粉、枇杷叶、炙甘草各15克，共加水煎取浓汁空心温服，每日1剂服2~3次，连服数月。

若消渴饮水日夜不止，小便数者，治法如下：

治法　用活田螺5千克加清水养让患者饮此

水，每日换水一次，或饮煮田螺的水亦可，日饮3~5次，连饮3~5月。

若消渴引饮，兼小便不利者，治法如下：

治法　用葵花树根300克，加水煎取浓汁当茶饮，每日1剂饮数次，连服数剂。

若消渴有虫者，治法如下：

治法　用川楝树根白皮50克焙至干枯，取出加入麝香1克共研成细末放在舌头上化开无渣为度，装入消毒瓶内盖紧不可走失药气，每次取2克用开水冲入空心温服，日服2~3次，连服数次。

饮水不止小便如膏

如饮水不止小便如膏者，治法如下：

治法　用小茴香炒、川楝子炒各等量，共研成细末放在清水中化开无渣为度，装入消毒瓶内盖紧不可走失药气，每次取8克空心冲服，日服2~3次，连服数日。

饮水不止小便时流

如饮水不止小便时流者，治法有2个：

治法1　用头窝鸡蛋3枚，共打入碗内调匀，再用烧酒135克，烧开冲入鸡蛋内空心温服，服后睡觉醒来忌风，日服2~3次，连服数日。

治法2　用七味白术散，白术、真高丽人参、茯苓、藿香叶、干葛各4克，炙甘草2克，共加水煎取浓汁空心温服，每日1剂服3~5次，连服1~2月。

消渴水肿

若消渴变水肿者，治法如下：

治法　用苏子、莱菔子各100克，各炒香共研成细末放在清水中化开无渣为度，装入消毒瓶内盖紧不可走失药气，每次取10克用桑白皮50克加水煎取浓汁去渣，取汁冲入空心温服，日服2~3次，连服数日。

血栓闭塞性脉管炎（脱骨疽）

血栓闭塞性脉管炎，是中小动静脉的一种慢性持续性，进行性血管炎症，中医称脱骨疽或十指零落。闭塞性脉管炎的发病原因，多为外受寒湿使热毒内攻，肾阴虚衰营养不良骨质失养，阴寒凝滞经络隔阻，导致磷代谢内分泌失调，引起肉腐筋败。临床表现为患肢发凉、麻木、酸胀疼痛、红肿灼热、头晕心悸、气短乏力、小便短赤、大便燥结、汗毛稀少、肌肉萎缩、皮肤干燥、指趾变形变色时流脓水久不收口，间歇性跛行、严重时肢体广泛坏死、全身感染而致残。治法有2个：

治法1　用毛冬青根150克，白芥子70克，熟地、鸡血藤、丹参各50克，鹿角胶15克，肉桂、甘草各5克，麻黄、姜炭各2克，猪蹄1只，共放入砂锅内煮致猪蹄熟烂，取出趁热吃肉饮汤，日服2~3次，再用活蜗牛数个洗净研如泥敷患处，用湿纱布固定每日换药1次，连续1~2月，此方治连疮其效无比。

治法2　用癞蛤蟆数只去净内脏洗净，放入砂锅内煮致熟烂去净骨，将肉打烂与汤空心温服，每日1剂服2~3次，连服1~2月。

血虚或虚痨（白细胞减少症）

白细胞减少症是指末梢血液中白血球经常低于正常值范围的血液系统疾病，中医称血虚或虚痨。白细胞减少的病因多由射线抑制骨髓造血功能的药物及某些免疫反应异常，或遗传性因素所引起。临床表现轻者头晕、心悸、盗汗、易受感染，重者面色苍白、畏寒肢冷、精神不振或面色晦暗、全身疼痛肢体麻木、腹内有肿块。治法有5个：

治法1　用鸡血藤、太子参、红枣各30克，北芪、枸杞各15克，仙灵脾、巴戟天各10克，红花6克，共加水煎取浓汁空心温服，每日1剂服2~3次，连续服药1~2月。

治法2　用鸡血藤40克，红枣40枚，北芪30克，熟地20克，当归15克，丹参、补骨脂、党参、山萸肉、仙灵脾各10克，炮山甲、木香各5克，共加水煎取浓汁空心温服，每日1剂服2~3次，连续1~2月。

治法3　用黄芪60克，首乌、鸡血藤各30克，枸杞15克，升麻、肉桂各6克，共加水煎取浓汁空心服，每日1剂服2~3次，连续服药2~3月。

治法4　用仙鹤草90克，红枣、赤小豆各50克，黄精、山楂、鸡血藤各30克，甘草、当归、补骨脂各20克，共加水煎取浓汁，加入红糖30克，黄酒10毫升共冲入药汁内空心温服，每日1剂服2~3次，连续1~3月。

治法5　用黄芪30克，当归、三棱各15克，甘草10克，共加水煎取浓汁空心温服，每日1剂服2~3次，连续用药1~2月。

若利福平所致白细胞减少

若利福平所致白细胞减少者，治法如下：

治法　用鸡血藤30克，北芪、党参、丹参、枸杞、首乌各15克，川芎、白术、当归、熟地、甘草、阿胶各10克，共加水煎取浓汁空心温服，每日1剂服2~3次，连续服药2~3周。

化疗所致白细胞减少

若化疗所致白细胞减少者，治法有2个：

治法1　用谷芽、太子参各30克，茯苓、元参、麦冬、生地、女贞子、旱莲草各15克，法夏10克，陈皮3克，共加水煎取浓汁空心温服，每日1剂服2~3次，连续服用3周再专用党参、首乌各20克，菟丝子18克，白芍、麦冬、女贞子各15克，五味子、山茱萸、陈皮各9克，共加水煎取浓汁空心温服，每日1剂服2~3次再服2~3周。

治法2　用黄芪30克，党参、补骨脂、鹿角片各12克，当归6克，共加水煎取浓汁空心温服，每日1剂服2~3次，连续服药1~3周。

抗精神病药所致白细胞减少

若抗精神病药所致白细胞减少者，治法如下：

治法　用女贞子60克，黄芪50克，当归、黄精、鸡血藤各30克，共加水煎取浓汁空心温服，每日1剂服2~3次，连续服药1~2周。

脾肾阳虚型白细胞减少

若脾肾阳虚型白细胞减少者，治法如下：

治法　用鸡血藤30克，白术20克，仙灵脾、补骨脂、黄芪各15克，茯苓10克，共加水煎取浓汁空心温服，每日1剂服2~3次，连续服药1~2月。

气血两虚型白细胞减少

若气血两虚型白细胞减少者，治法如下：

治法　用鸡血藤、元肉各30克，党参、黄芪、熟地各15克，当归、鹿角胶、炮山甲各10克，共加水煎取浓汁空心温服，每日1剂服2~3次，连续服药1~2月。

结　石

胆结石（又名胆胀）

胆结石是常见的急腹痛，中医称胆胀、结胸、胁痛。胆结石的病因是由饮食不当使胆汁中胆固醇含量过高，胆色素胆盐在胆道中沉积成石或疏泄失常，气滞血瘀湿热蕴结胆汁滞留致使热灼胆液日久化石。诱因多为过食油腻或怯惊暴怒所引起。临床表现为胁脘闷胀窜痛或隐痛，腹部持续性剧痛，高热寒战口苦咽干恶心呕吐全身深黄，小便短赤大便秘结四肢厥冷神昏谵语严重者并发出血或腹膜炎。治法有4个：

治法1　用金钱草、海金沙各60克，鸡内金、王不留行、淮牛膝、金樱子各12克，大黄9克，共加水煎取浓汁，另加元明粉10克，冲入药汁内空心温服，每日1剂服2~3次，连服数剂。

治法2　用金钱草50克，绵茵陈、川郁金各25克，川楝子、黄芩、枳壳、木香各15克，大黄后下10克，共加水煎取浓汁饭后温服，每日1剂服2~3次，连服数剂。

治法3　用茵陈、青皮各50克，金钱草、郁金各30克，槟榔20克，大黄、香附、延胡、砂仁、鸡内金各15克，姜黄10克，共加水煎取浓汁食后温服，每日1剂服2~3次，连服7日为一疗程，休息1~2日，连服3个疗程。

治法4　用金钱草、绵茵陈各30克，白芍、槟榔各15克，柴胡、枳实、大黄、法夏、（朴硝冲服）各10克，甘草6克，共加水煎取浓汁食后温服，每日1剂服2~3次，连续1~2周。

胆囊炎并发胆结石

胆囊炎并发胆结石者，治法有7个：

治法1　用茵陈30克，黄芩、木香、白芍、地丁各20克，龙胆草12克，柴胡6克，共加水煎取浓汁，另加元明粉20克，冲入药汁内空心温服，每日1剂服2~3次，连服数剂。

治法2　用石膏、金银花各60克，金钱草、大青叶、大黄各30克，知母24克，赤芍、丹皮、川楝子、川厚朴各15克，枳壳12克，共加水煎取浓汁食后温服，每日1剂服2~3次，连续1~2周。

治法3　用金钱草60克，绵茵陈30克，栀子、延胡各18克，枳壳、龙胆草、海金沙、大黄各10克，共加水煎取浓汁食后温服，每日1剂服2~3次，连续1~2周。

治法4　用茵陈15克，黄芩、木香、枳实、白芍、紫花地丁各10克，龙胆草6克，柴胡3克，共加水煎取浓汁，另加朴硝10克，冲入药汁内空心温服，每日1剂服2~3次，连服7~10剂排出结石。

治法5　用金钱草60克，茵陈30克，栀子、延胡索各18克，共研成细末放在清水中化开无渣为度，装入消毒瓶内盖紧不可走失药气，每次取5克用开水冲入食后温服，日服3~4次，连服3~5周，排出结石。

治法6　用金钱草100克，茵陈24克，姜黄、郁金各12克，共加水煎取浓汁食后温服，每日1剂服2~3次，连服1~2周，排出结石。

治法7　用(《中医治法与方剂》)胆道排石汤：金钱草、茵陈各30克，金银花、柴胡、芒硝各15克，黄芩、枳壳、木香、大黄各9克，共加水煎取浓汁食后温服，每日1剂服2~3次，连服。

胆结石兼胆道炎

如胆结石兼胆道炎，或胆囊炎者，治法有7个：

治法1　用茵陈24克，姜黄、川郁金各12克，共加水煎取浓汁空心温服，每日1剂服2~3次，连服数剂。

治法2　用金钱草、茵陈各50克，木香20克，枳壳、栀子、川厚朴、芒硝后下各15克，大黄10克，随证加减：感染发热加连翘、蒲公英、败酱草各10克，减去木香、枳壳、川厚朴，疼痛剧烈加川楝子、延胡索各10克，久病体虚加党参、黄芪各15克，共加水煎取浓汁食后温服，每日1剂服2~3次，连服5~10剂排出结石。

治法3　用茵陈、青皮各50克，金钱草、郁金各30克，槟榔20克，大黄、香附、延胡索、砂仁、鸡内金各15克，姜黄10克，共加水煎取浓汁食后温服，每日1剂服2~3次，连服数剂排出结石。

治法4　用金钱草50克，海金沙25克，郁金、鸡内金、青皮、柴胡、白芍、赤芍、枳壳、降香各15克，大黄10克，共加水煎取浓汁食后温服，每日1剂服2~3次，连服数剂排出结石。

治法5　用鹅不食草、茵陈、金钱草各15克，蒲公英12克，川楝子10克，柴胡、延胡索、郁金各6克，通草3克，共加水煎取浓汁食后温服，每日1剂服2~3次，连服数剂排出结石。

治法6　用金钱草30克，川楝子、枳壳、木香、黄芩各10克，大黄后下6克，共加水煎取浓汁食后温服，每日1剂服2~3次，连服数剂排出结石。

治法7　用金钱草30克，茵陈、郁金各15克，枳壳、木香、生大黄后下各10克，共加水煎取浓汁食后温服，每日1剂服2~3次，连服数剂排出结石。

胆管结石

如胆管结石者，治法如下：

治法　用金钱草、茵陈各60克，郁金、栀子、枳实、柴胡、大黄各15克，共加水煎取浓汁食后温服，每日1剂服2~3次，连服数剂排出结石。

肝内胆管或胆囊结石

如肝内胆管结石或胆囊结石者，治法如下：

治法　用金钱草50克，茵陈40克，郁金18克，柴胡、赤芍、大黄各15克，枳实、黄芩、栀子各12克，甘草5克，随证加减：右上腹剧痛加延胡索18克，木香9克，呕吐加半夏8克，春砂仁5克，便秘加芒硝12克，共加水煎取浓汁食后温服，每日1剂服2~3次，连服数剂排出结石。

胆总管结石兼梗阻

如胆总管结石兼梗阻者，治法如下：

治法　用金钱草、茵陈各30克，白芍、槟榔各15克，柴胡、枳实、大黄、法夏各10克，生甘草6克，共加水煎取浓汁，另加朴硝10克，冲入药汁内空心温服，每日1剂服2~3次，连服3~5周排出结石。

泌尿系结石

泌尿系结石是指肾结石、输尿管结石、膀胱结石等疾病，中医称砂淋、石淋、血淋、气淋等。泌尿系结石的发病原因是由尿路梗阻，尿液中晶体物质过多与尿液中的胶体物质结合沉淀。细菌感染脓液积聚成团，营养障碍使肾盂上皮细胞角化脱落。甲状腺功能亢进甲状旁腺激素分泌过多，肾脏排出尿钙尿磷盐酸过多。久病卧床尿液淤积等因素导致气滞血瘀脾肾两虚，膀胱湿热壅阻蕴结所形成。临床表现分为肾盂和输尿管结石，绞痛由腰部沿输尿管放射至膀胱生殖器大腿内侧，排尿困难，血尿恶心呕吐大汗淋漓。单纯肾盂结石仅有腰部钝痛，下段输尿管结石常见尿频。膀胱结石的特征是排尿困难涩痛，尿流中断或终末血尿。治本病，治法有8个：

治法1　用金钱草、鹅不食草各50克，王不留行30克，冬葵子25克，车前草、海金沙、滑石粉、淮牛膝、瞿麦、泽泻、木通各15克，淡竹叶、栀子、甘草梢各10克，共加水煎沸，大黄10克，琥珀5克后下、共煎取浓汁、另加鸡内金适量研成细末放在清水中化开无渣为度，装入消毒瓶内盖紧不可走失药气，每次取10克，冲入药汁内空心温服，每日1剂服2~3次，连服数剂排出结石。

治法2　用金钱草、鸡内金各50克，车前草、金沙藤、赤芍各25克，布渣叶、土牛膝各20克，金沙牛5克，田螺7枚，共加水煎取浓汁空心温服，每日1剂服2~3次，连服数剂排出结石。

治法3　用金钱草150克，先加水煎取浓汁去渣，再下鸡内金50克，车前草、金沙藤、赤芍各25克，布渣叶根、土牛膝各20克，金沙牛5克，田螺7枚，共煎取浓汁空心温服，每日1剂服2~3次，连服数剂排出结石。

治法4　用金钱草50克，冬葵子25克，车前子、海金沙、滑石、牛膝各15克，淡竹叶、栀子、甘草梢、大黄后下各10克，共加水煎取浓汁，加鸡内金10克，琥珀5克共研成细末放在清水中化开无渣为度，分次冲入药汁内空心温服，每日1剂服2~3次，连服数剂排出结石。

治法5 用冬葵子30克，穿破石15克，海金沙、鸡内金、地龙、滑石、车前子、石苇各10克，牛膝6克，沉香3克，随证加减：腹部绞痛加白芍30克，甘草10克，血尿加白茅根30克，琥珀10克，尿道涩痛加金钱草30克，共加水煎取浓汁空心温服，每日1剂服2~3次，连服数剂排出结石。

治法6 用鹿角霜50克，金钱草、冬葵子、海金沙各30克，滑石20克，车前子、石苇、萹蓄各10克，琥珀研末冲服6克，随证加减：热重加白茅根30克，大黄10克，痛甚加白芍30克，延胡索10克，瘀血明显加泽兰30克，丹参10克，气虚加党参、北芪各30克，阳虚加附片，肉桂各6克，阴虚加生地、炒鳖甲各30克，共加水煎取浓汁空心温服，每日1剂服2~3次，连服数剂排出结石。

治法7 用丹参、金钱草、滑石各30克，连翘20克，海金沙、赤芍、白茅根各15克，牛膝12克，猪苓10克，随证加减：尿血加小蓟、白茅根各20克，腰痛加续断、杜仲各20克，结石下移绞痛加台乌30克，川楝子、乳香、没药各10克，结石久不移动加桃仁、三棱、莪术、皂角刺各15克，共加水煎取浓汁空心温服，每日1剂服2~3次，连服数剂排出结石。

治法8 用金钱草30克，路路通20克，茯苓18克，冬葵子、车前子、石苇各15克，炮山甲12克，赤芍、泽泻各10克，牛膝9克，随证加减：气滞加延胡索、三棱、莪术各12克，血瘀加五灵脂、丹参、桃仁各10克，湿热加木通、白茅根各20克，肾阳虚加淫羊藿20克，肾阴虚加熟地、山萸肉各15克，共加水煎取浓汁空心温服，每日1剂服2~3次，连服数剂排出结石。

肾膀胱或尿道结石

如肾膀胱或尿道结石者，治法有3个：

治法1 用威灵仙、白茅根各60克，薏米、桑寄生、忍冬藤、车前草、灯心球、鱼腥草、金钱草、石苇各30克，淡竹叶20克，滑石粉18克，海金沙12克，杉树尖7条，共加水煎取浓汁，另加元明粉12克，冲入药汁内空心温服，每日1剂服2~3次，连服数剂排出结石。

治法2 先用麻油120克，将核桃仁20克炸酥、与鸡内金50克，冰糖120克，共研如泥与麻油调成糊状，用时先用玉米须150克，加水煎取浓汁，与前药冲入空心温服，日服2~3次，连服数剂排出结石。

治法3 用鲜葫芦1个研取自然汁100毫升，加蜂蜜50克，先将鱼脑石15克研成细末放在清水中化开无渣为度，与前药共调匀，再用杨桃5枚切片，加甘草5克，共加水煎取浓汁与前药兑服，每日1剂服2~3次，连服数剂排出结石。

肾结石

如肾结石者，治法如下：

治法 用金钱草50克，石苇、琥珀各20克，车前草、滑石、木通、海金沙、瞿麦、川楝子各15克，桃仁、鸡内金、冬葵子各10克，共加水煎取浓汁空心温服，每日1剂服2~3次，连服数剂排出结石。

肾结石小便刺痛

如肾结石小便刺痛者，治法如下：

治法 用金钱草45克，滑石18克，海金沙、玄明粉各12克，甘草梢6克，肉桂粉2克冲服，共加水煎取浓汁与前药兑服，每日1剂服2~3次，连服数剂排出结石。

膀胱结石

膀胱结石者，治法如下：

治法 用鲜鹅不食草300克，洗净加水煎取浓汁，加入白糖50克，用白酒空心送服，每日1剂服2~3次，连服数剂排出结石。

尿路结石

尿路结石者，治法有2个：

治法1 用三棱、莪术、苡仁各15克，牛膝12克，炮山甲、皂角刺、枳壳、青皮各9克，共加水煎取浓汁空心温服，每日1剂服2~3次，连服数剂排出结石。

治法2 用金钱草60克，海金沙35克，萹蓄、瞿麦、生地、甘草梢各15克，车前子12克，石苇、大黄、栀子各10克，牛膝9克，共加水煎取浓汁，加鸡内金15克，琥珀8克共研成细末放在清水中化开无渣为度，装入消毒瓶内盖紧不可走失药气，分次冲入药汁内空心温服，每日1剂服2~3次，连服数剂排出结石。

输尿管结石

如输尿管结石者，治法有3个：

治法1 用海金沙、车前草、萹蓄、金钱草各30克，共加水煎取浓汁空心温服，每日1剂服2~3次，连服数剂排出结石。

治法2 用金钱草、车前草、萹蓄、白芍各30克，海金沙、滑石、三棱、红花各15克，大黄、甘草各10克，随证加减：腹痛重加台乌、延胡各30克，血尿加仙鹤草、大蓟、小蓟各15克，气虚脾弱加黄芪、党参、白术各20克，腰痛重加川断、杜仲、枸杞各30克，共加水煎取浓汁空心温服，每日1剂服2~3次，连服数剂排出结石。

治法3　用金钱草30克，石苇20克，巴戟天15克，大黄、甘草各10克，随证加减：腹部绞痛加延胡、琥珀各10克，血尿加茅根、田七各10克，肾阳虚加肉苁蓉、枸杞各10克，肾阴虚清利药减量、加熟地、山萸肉、黄精各10克，结石大加桃仁、三棱、莪术各10克，尿道灼痛加川芎、金银花各10克，共加水煎取浓汁空心温服，每日1剂服2~3次，连服数剂排出结石。

输尿管结石腰部剧痛

输尿管结石腰部剧痛者，治法如下：

治法　用王不留行50克，滑石30克，石苇25克，牛膝20克，瞿麦、泽泻、车前子、木香各15克，共加水煎取浓汁空心温服，每日1剂服2~3次，连服数剂排出结石。

输卵管结石

输卵管结石，治法有2个：

治法1　用(《上海中医药杂志》)温阳利水饮：黄精15克，车前子、车前草、泽泻、女贞子各30克，补骨脂、川续断、川椒各9克，附子6克，肉桂3克，共加水煎取浓汁空心温服，每日1剂服2~3次，连服数剂排出结石。

治法2　用(《山东中医杂志》)葵苓排石汤：茯苓、石苇各30克，冬葵子12克，瞿麦、泽泻各9克，川楝子6克，血余炭、炙甘草各3克，共加水煎取浓汁空心温服，每日1剂服2~3次，连服数剂排出结石。

梅　毒

梅毒（原名为杨梅结毒）是由梅毒螺旋体主要通过性交而引起的一种慢性传染病，梅毒螺旋体通过性交侵入人体内大约2~3天即进入血液循环传遍全身，但不产生症状，约在传染后3周左右才在螺旋体进口处，一般是外生殖器出现第一个损害叫做硬下疳，由于局部产生抵抗力，下疳可不医自愈。但隐藏在身体其他处的螺旋体尚在继续繁殖，到传染后8周左右又大量进入血液，产生全身性的第二期梅毒疹，此时由于机体的全面抵抗梅毒疹也可不医自愈。但这种抵抗力既不能消灭全部螺旋体又不能持久，以致残留下来的螺旋体还可以继续繁殖而引起梅毒的反复发作。在早期主要侵犯损害广泛皮肤。到晚期螺旋体常仅侵犯人体一种组织，如皮肤黏膜、骨胳、心脏、血管或神经系统产生有严重的症状。由于每个人的素质情况不一样所产生的症状也各有不同，如有的感染后终身不发病，有的只有晚期症状而无早期表现。如果只是梅毒血清反应阳性并未发现任何梅毒病变的称为隐性梅毒。梅毒一般分为自得梅毒和胎传梅毒两大类型。希图速效疮痂净落一时侥幸而愈，不知遗害，久远引毒潜脏腑骨髓关窍之中，其毒积久因经虚外攻故名（结毒），倒发其始，先从筋骨疼痛随处结肿皮色如常，腐烂时色方紫红，腐臭不堪，以致头顶塌陷、腮唇、鼻梁损坏、穿喉蚀目，手足拘变等，因为杨梅疮最毒治时不得法，多致缠绵不救，而且此疮最忌服轻粉，服则毒留筋骨难以断根，而且不能生子，如已误服难以收功，其毒参入经络或口齿肿烂，或筋骨疼痛变缩，久而溃烂长年累月，甚至终身不愈致成残废，凡患者终成痼疾。解救之法可用土茯苓30克，木瓜5克，苡米、金银花、防风、木通、白鲜皮、台党各3克，当归2克，皂角子1克，共加水煎取浓汁空心温服，每日1剂服2~3次，并忌茶、牛羊鸡鹅鱼肉，烧酒面食辣椒及一切发物，并戒房事半年，连续服数十剂其毒自解而愈。若初起结肿筋骨疼痛者，治法有9个：

治法1　用木瓜一枚切片焙至焦枯存性，取出研成细末放在清水中化开无渣为度，炼蜜为丸阴干，装入消毒瓶内盖紧不可走失药气，每次取3克用开水空心送服，再用土茯苓2千克浸入童便中一日夜后取出晒干，每日取120克加水煎取浓汁当茶饮，日以为常连续数日自然毒净而愈。

治法2　用羊角、核桃壳各80克，各烧存性取出共研成细末放在清水中化开无渣为度，装入消毒瓶内盖紧不可走失药气，每次取5克用温开水冲服，日服2~3次，服至四五日毒从大便排出如脓如血，渐渐减少每日服一次，连服半月毒出净再服熟地、白芍、当归、人参、白术、云茯苓、炙甘草各15克，共加水煎取浓汁空心温服（名人参、茯苓汤），每日1剂服2~3次，连服数十剂其毒自解而愈。

治法3　用大黄30克，炮山甲、川厚朴、白芷、川椒、甘草、大枫子各10克，共加水煎取浓汁空心温服，每日1剂服2~3次，连服1~2月。

治法4　用土茯苓30克，人参、当归各2克，白鲜皮、金银花、薏米、防风、木通、木瓜各1.5克，皂角子1.2克，共加水煎取浓汁空心温服（名搜风解毒汤），每日1剂服2~3次，连服数十剂其毒自解而愈。

治法5　用土茯苓5克，西牛黄用布包好3克，共加水煎取浓汁，珍珠研成细末放在清水中化开无渣为度1克冲入药汁内空心温服，每日1剂服2~3次，连服数十剂其毒自解而愈。

治法6　用水调干净黄土1千克澄清取清水，蚯蚓泥60克，生大黄30克，甘草、萱草根各15克，共加水煎取浓汁与黄泥水兑服，日服2~3次，服后便泻隔日再服，凡此药服3~5周其毒自消而愈。

治法7　用水牛角一对羊角两对各用粗草纸厚包好，浸入童便内一日后取出放入炭火中烧至焦枯存性取出，去净纸加入炒山甲30克共研成细末放在放在清水中化开无渣为度，装入消毒瓶内盖紧不可走失药气，每次取10克用好酒冲入空心温服，日服2~3次，连服数十剂其毒自解而愈。

治法8　用绍兴酒10千克，小磨麻油7千克共调匀每次空服饮适量再用荷叶适量加水煎取浓汁当茶饮，每日各饮3~5次，连服数十剂其毒自解而愈。

治法9　先用黑豆500克，甘草节60克共加水煎取浓汁去渣，取汁趁热熏洗患处，后用鲤鱼胆汁涂搽患处，用油纸将药盖上外用纱布包扎固定，日作3~5次，连作数十日其毒自解而愈。

二期梅毒

如二期梅毒者，治法有10个：

治法1　用土茯苓、金银花、苦参、白鲜皮、威灵仙各30克，苍耳子15克，用法：共加水前取浓汁空心温服，每日1剂，服2~3次，连服1~2月，外用滑石、石膏各120克，黄柏、大黄、苦参、青黛、轻粉各60克，共研成细末放在清水中化开无渣为度，装入消毒瓶内盖紧不可走失药气，每次用适量药粉，加入真麻油调成膏状敷患处，用油纸将药盖上外用纱布包扎固定，每日换药1次，连敷数十剂其毒自解而愈。

治法2　用白花透骨草阴干、山芝麻、羌活、独活、小黑豆、紫葡萄、槐角子、白糖、六安茶、核桃肉各5克，生姜3片，红枣去核3枚，共加水3升煎至1升，取出露一宿去净火毒，空心温服，盖被睡觉出汗避风（名透骨搜风散），每日1剂服2~3次，连服数十剂其毒自解而愈。

治法3　用山羊肉1千克，用河水煮熟取汁，加黄酒各一半，再加入麻黄蜜炙30克，威灵仙24克，大黄21克，羌活、白芷、皂刺、金银花、炮穿山甲研、蝉蜕各15克，防风10克，共煎取浓汁用淡羊肉送药空心温服，避风、盖被睡觉取汗（名杨梅一剂散），每日1剂服2~3次，连服数十剂其毒自解而愈。

治法4　用土茯苓100克，升麻、皂刺各12克，若疮生头顶加白芷、咽内加桔梗、胸腹加白芍、肩背加羌活、下部加牛膝、共加水煎取浓汁加入香油30克量病上下饭前后服（名升麻解毒饮）每日1剂服2~3次，连服数十剂其毒自解而愈。

治法5　用土茯苓60克，人参、木瓜、白术土炒、金银花、防己、花粉、白鲜皮、薏米、当归、熟地、白芍酒炒、川芎各3克，威灵仙2克，甘草1.5克，元气虚者倍加参归，毒气盛者倍加银花蒲公英，下部加牛膝1.5克，共用水煎取浓汁量病上下食前后服（名归室内托散），外用土茯苓30克，麦冬去心、薏米各15克，煎水当茶饮，每日1剂服2~3次，连服数十剂其毒自解而愈。

治法6　用女人头发煅存性、雄黄各10克，共研成细末放在清水中化开无渣为度，装入消毒瓶内盖紧不可走失药气，每次取出1克药粉用香油50克调匀，以热黄酒冲服（名双面散），日服2~3次，连服数十剂其毒自解而愈。

治法7　用轻粉、石膏煅各30克，胆矾、铜绿各15克，共研成细末放在清水中化开无渣为度，装入消毒瓶内盖紧不可走失药气，湿疮撒干药，干疮用猪胆汁将药调成膏状涂敷患处（名翠云散），用油纸将药盖上外用纱布包扎固定，每日换药1次，连敷数十剂其毒自解而愈。

治法8　用轻粉、煅石膏、黄柏各等份，共研成细末放在清水中化开无渣为度，装入消毒瓶内盖紧不可走失药气，干撒患处（名鹅黄散），用油纸将药盖上外用纱布包扎固定，每日换药1次，连敷数十剂其毒自解而愈。

治法9　用杨梅大疮第一仙方：土茯苓50克，人参、当归各15克，薏米、金银花、防风、木通、木瓜、白鲜皮、皂角子各5克，共加水煎取浓汁空心温服，每日1剂服2~3次，连服1~3月。

治法10　用土茯苓600克，金银花、皂角刺、蝉蜕、白僵蚕各20克，杏仁去净皮尖7粒，共加水煎取浓汁空心温服，每日1剂服2~3次戒茶避风，每隔二日再服一剂连服数剂自愈除根。

偏身破烂其臭难闻

若偏身破烂，其臭难闻、筋骨疼痛、气实毒盛者，治法如下：

治法　用生大黄30克，炮穿山甲、当归尾各15克，白僵蚕炒10克，蜈蚣炙黄1条，共研成细末放在清水中化开无渣为度，装入消毒瓶内盖紧不可走失药气（名化毒散），每次取6克用烧酒冲入空心温服，日服2~3次，连续数剂。

结毒肿块

若结毒肿块、经年久不愈而诸法无效者，治法如下：

治法　用乳香、没药、儿茶、丁香各30克，血竭、阿魏、白花蛇各12克，共研成细末放在清水中化开无渣为度，加入飞罗面适量炒黄，用炼蜜180克煮沸、入香油120克，红枣20枚去核，取肉研如泥共和为丸弹子大阴干（名西圣复煎丸），装入消毒瓶内盖紧不可走失药气，每次取1丸用土茯苓60克，加水煎取浓汁，加入药丸再煎30分钟取出空心温服，日服2~3次，连续数剂。

预防梅毒传染

凡生杨梅疮者在傍近身之人难免传染，治法如下：

治法　急用雄黄、川花椒去子各15克，杏仁去净皮尖100粒炒熟，共研成细末放在清水中化开无渣为度，用好酒煮面糊为丸阴干，装入消毒瓶内盖紧不可走失药气，每次取5克用开水空心送服，日服2~3次，连服数日可预防梅毒传染。

横　痃

生在小腹两傍大腿缝中形如腰子，皮色不变按之坚硬而微痛者（名横痃），治法有5个：

治法1　用皂角刺适量研成细末放在清水中化开无渣为度，装入消毒瓶内盖紧不可走失药气，每次取18克用纱布包好，与糯米煮粥食日服2~3次，连服3~4日。此病最忌开刀，开则唯出白浆，在300日内必死无生。

治法2　用五倍子适量放新瓦上焙至干枯，取出研成细末放在清水中化开无渣为度，装入消毒瓶内盖紧不可走失药气，每次取出适量药粉用陈醋调成膏状涂敷患处，用油纸将药盖上外用纱布包扎固定，每日换药1次，连敷数日。

治法3　用鲜生怀山药15克，活鲫鱼一条共研如泥厚敷患处，用油纸将药盖上外用纱布包扎固定，每日换药1次，连敷数日。

治法4　用鲜瓦松（又名石苇）适量，加冰片少许共研如泥，用鸡蛋清调成膏状涂敷患处，用油纸将药盖上外用纱布包扎固定，每日换药1次，连敷数日。

治法5　用核桃2枚连壳研碎、泽兰、白及、松萝茶各10克，共用井水河水各半煎取浓汁，用白酒冲服，每日1剂服2~3次，连服数剂。

鱼口疮

若生鱼口毒疮者，治法有2个：

治法1　用芙蓉花叶连根各适量，洗净切碎加少许白矾共研如泥，厚敷患处用油纸将药盖上外用纱布包扎固定，每日换药1次，连敷数日。

治法2　用雄黄、乳香各60克，黄药30克，共研成细末放在清水中化开无渣为度，装入消毒瓶内盖紧不可走失药气，每次取出适量药粉用矿泉水调成膏状厚敷患处，用油纸将药盖上外用纱布包扎固定，每日换药1次，连敷数日自愈。无论患者已否溃烂者均可用夏枯草15克，苍耳子10克共加水煎取浓汁熏洗患处，另用生荔枝核去皮取仁，青果核中仁、桃仁各10克共研碎浸入好醋中，一日后取醋搽患处，然后用黄柏适量焙至焦枯存性，取出加松花粉适量共研成细末放在清水中化开无渣为度，装入消毒瓶内盖紧不可走失药气，每次取出适量药粉涂敷患处，用油纸将药盖上外用纱布包扎固定，每日换药1次，连敷数十剂其毒自解而愈。

油滋疮

生油滋疮，治法如下：

治法　用槟榔、青蒿、兜茶各30克，共加水煎取浓汁趁热熏洗患处，洗后用棉布浸透药汁厚敷患处，用油纸将药盖上外用纱布包扎固定，每日1剂洗3~5次，连洗数日。

骨　癌

骨癌又称恶性骨肿瘤，包括原发性和转移性两类，中医称骨疽或骨瘤。骨癌初期表现是局部有肿块皮色不变，日轻夜重、迁寒加重、营养不良、贫血或无明显症状。中期的症状是骨瘤增大，有刺痛或灼痛感，压痛明显、皮肤呈酱紫色、皮紧发亮、肢体活动障碍、容易引起病理性骨折、舌有瘀点、大便干结。晚期特征是局部肿胀明显疼痛难忍，皮色暗红发热口干、贫血消瘦、行走不便、全身衰弱并迅速转移到肺部。治法有2个：

治法1　用生牡蛎30克，海藻、昆布、生半夏、白芥子、当归、山慈菇、半枝莲、炮山甲各20克，僵蚕、全蝎、守宫、番木鳖各5克，雄黄3克，大蜈蚣3条，共加水煎取浓汁温服，每日1剂服2~3次，再用地龙20克，龙骨、白及、儿茶、海螵蛸各12克，寒水石6克，黄丹3克，大活田螺2个，共研如泥加白酒调成膏状涂敷患处，用油纸将药盖上外用纱布包扎固定，每日换药1次，连续服药3~4月。

治法2　用鸡血藤、熟地各15克，北芪、党参各12克，土鳖虫、白花蛇、当归、徐长卿各10克，乳香、没药各9克，露蜂房、炙甘草各6克，大蜈蚣3条，共加水煎取浓汁温服，每日1剂服2~3次，连续服用3~4月。

骨癌疼痛剧烈不可忍

若疼痛剧烈不可忍者，治法如下：

治法　用川乌、威灵仙、全蝎、蜈蚣、守宫各10克，雄黄5克，制马钱子3克，冰片2克，麝香1克，蟾酥0.2克，共研成细末放在清水中化开无渣为度，装入消毒瓶内盖紧不可走失药气，每次取3克，用温开水冲入空心温服，每日早晚各服一次，连续用药可让患者不疼痛。

后阴部

肛门部疾病

肛管与直肠下端的静脉怒胀名痔疮，是指直肠下端及肛门内外的静脉胀大使静脉血液不易回流，出现青紫色圆形或椭圆形块状物体的疾患，肛门以内者叫内痔，肛门以外有病灶者称外痔，肛门周围软组织急性感染形成脓肿的，叫肛围脓肿，脓肿破溃经久不愈而形成瘘管的叫肛瘘，肛管周围皮肤裂开的叫肛裂，直肠下端脱出肛门以外的叫脱肛，内外痔的起病原因是腹内压力过大，或因腹水、怀孕、大便秘结、久坐不动等因素都可使肛门内外的静脉，血流受阻所致而成。临床上内痔分为3期：第一期无明显自觉症状。第二期排便时间歇性出血。第三期大便时常有柔软肿物脱出肛门之外，检查可见肛门皮肤或直肠黏膜内，有一个或几个大小不等的蓝色肿物，是内痔疮脱出肛门，不能自行返回常需用手轻轻托回肛门内。内痔共分三种类型：一血管肿型表面的痔核小易出血。二静脉瘤型：症状是痔核中等大小、如损伤时可喷射出血。第三种是纤维肿型：特征是痔核较大，黏膜有结缔组织增生，不常出血。外痔亦分结缔组织型、静脉曲张型、血栓型、炎性型，表现为多种胀不出血。肛围脓肿全身会发冷发热，局部有红肿热痛及波动感，如深部脓肿早期外面不易发现。肛瘘在肛门部患处经常有脓水流出，伤口不易愈合而有的还通过瘘管排气或排出稀便，检查可见有小瘘管通入肛门内。肛裂在排便时有剧烈疼痛，有时可见有少量血出，检查会看见肛门周围有裂痕。脱肛在初起每次只有很短一段脱出肛门外，便后能自行缩回肛门内，病久者脱出较长而需用手托回，再严重者脱出较长缩回困难，在直肠黏膜发生红肿糜烂，甚至可使直肠坏死。治法有7个：

治法1　外痔可用杉树根500克，鲜无花果树叶、鲜红薯藤叶、蒲公英、鱼腥草、紫花地丁各200克，芒硝150克，明矾15克，共加水煎取浓汁熏洗患处，日洗2~3次，连洗1~2周。

治法2　用炮山甲20克，金银花5克，大黄、甘草各3克，槐角子10粒，共加水煎取浓汁，空心温服，另加蒲黄30克煎水外洗，每日1剂服2~3次，连服数剂。

治法3　用松香、樟树皮各适量，共研成细末放在清水中化开无渣为度，装入消毒瓶内盖紧不可走失药气，每次取出适量药粉用生猪油调成糊状烤热敷患处，用油纸将药盖上外用纱布包扎固定，每日换药1次，连敷数日。

治法4　用银花、升麻、杜仲用盐水炒、大黄、甘草节、花粉、荆芥、防风、黄柏、山豆根、赤芍各3克，共加水煎取浓汁空心温服，每日1剂服2~3次，连服数剂。

治法5　用韭菜根、南瓜籽各1千克，共研如泥加水煎取浓汁，趁热熏洗患处，再用茄子焙至干枯10克，黑木耳30克，共研成细末放在清水中化开无渣为度，装入消毒瓶内盖紧不可走失药气，每次取5克药粉用开水冲入空心温服，日服2~3次，每日1剂熏洗2~3次，连洗数日，在用药期间，禁忌一切发物。

治法6　用大活鲫鱼250~300克洗净，开膛取净内脏，装满韭菜，加入少许酱油和盐，放入盖碗内隔水蒸1小时，取出趁热吃肉饮汤，每日1剂服2~3次，连服数剂。

治法7　用鳗鲡（又名白鳝）适量放入开水锅内，煮取鱼油搽患处，日搽2~3次对痔疮、漏疮、瘰疬、阴疽、顽癣、斑秃等都有一定疗效。

如外痔肿痛者，治法有6个：

治法1　先用连翘50克，加水煎取浓汁，趁热熏洗，后用绿矾20克，麝香2克，共研成细末放在清水中化开无渣为度，装入消毒瓶内盖紧不可走失药气，每次取少许药粉搽患处，用油纸将药盖上外用纱布包扎固定，日搽3~5次，连搽数日。

治法2　用石膏6克，苦丁茶、乳香、没药、龙骨各5克，金银花、土茯苓、金樱根、黄柏、黄芩、甘草、草蔻仁各3克共加水煎取浓汁，趁热先熏后泡洗患处，每日1剂洗2~3次，连洗数剂。

治法3　用甘草15克，槐花、土茯苓各10克，枯矾6克，共加水煎取浓汁去渣，趁热先熏后泡洗患处，每日1剂洗2~3次，洗后再用儿茶、乳香、没药、大黄、姜黄、花粉各3克，朱砂1克，共研成细末放在清水中化开无渣为度，加入茶油调成膏状搽患处，用油纸将药盖上外用纱布包扎固定，日搽2~3次，连搽数剂。

治法4　用川椒30克，兜茶2克，葱柏10条，共加水煎汁趁热熏洗患处，每日1剂洗3~5次，连洗数日。

治法5　用高粮须根250克，洗净切碎装入猪大肠头内，用绳扎紧两头放入砂锅内，加水煮至熟烂取出，空心吃肠饮汤，每日1剂服2~3次，连服数剂。

治法6　用金银花、升麻、杜仲用盐水炒断丝、大黄、甘草、天花粉、荆芥、防风、黄柏、山豆根、赤芍各3克，共加水煎取浓汁空心温服，每日1剂服2~3次，连服3~5剂。如痔疮出血者，可用酸浆草60克，加水煎取浓汁空心温服，每日1剂服2~3次，连服数剂。

若内痔落出肛外者，治法有2个：

治法1　用水鱼（又名团鱼）头一个放新瓦上焙至焦枯存性，取出研成细末放在清水中化开无渣为度，装入消毒瓶内盖紧不可走失药气，每次取适量药粉涂在患处少时自然收回。

治法2　用冬青树叶（又名白腊树叶）适量，加水煎取浓汁熏洗患处少时自然收回。

若外痔疼痛异常坐卧不安，治法有3个：

治法1　用大田螺10个用针挑开盖，放入冰片与白矾末放在清水中化开无渣为度，装入消毒瓶内盖紧不可走失药气，每次取出适量药粉，放在螺内将田螺尖埋入土中，令其盖仰上经一宿螺化为水，用毛笔蘸螺水涂在痔上少时自然收回。

治法2　用槐花100克，加水煎取浓汁频洗患处并内服，每日1剂早晚各洗服一次，连续数日。

治法3　用番木鳖一枚用醋磨取汁液，马齿苋适量研成细末放在清水中化开无渣为度，装入消毒瓶内盖紧不可走失药气，每次取出适量药粉调成膏状涂敷患处，用油纸将药盖上外用纱布包扎固定，每日换药1次，连敷数日。

血痔者，治法有4个：

治法1　用鲜益母草叶适量研取汁液每次取50毫升空心饮服，日服2~3次，连服数日。

治法2　用棉花籽适量炒至黄黑色取出去壳研成细末放在清水中化开无渣为度，用陈米浓汁加黑砂糖适量调和为丸阴干，装入消毒瓶内盖紧不可走失药气，每次取10克用开水空心送服，每日早晚各服一次，连服3 000克。

治法3　用鸡冠花50克加水煎取浓汁，空心温服，每日1剂服2~3次，连服数剂。

治法4　用生豆腐渣适量放入锅内炒至干枯，取出加入白砂糖适量共研成细末放在清水中化开无渣为度，装入消毒瓶内盖紧不可走失药气，每次取15克用开水冲入空心温服，日服2~3次，连服数日。

酒痔者，治法有2个：

治法1　用青蒿叶适量研成细末放在清水中化开无渣为度，装入消毒瓶内盖紧不可走失药气，如粪前出血者每次取15克，用冷水冲入空心服下，如粪后出血者每次取15克，用烧酒冲入空心服下，日服2~3次，连服数日。

治法2　用丝瓜适量切碎，放新瓦上焙至焦枯存性，取出研成细末放在清水中化开无渣为度，装入消毒瓶内盖紧不可走失药气，每次取6克用开水冲入空心服下，日服2~3次，连服数日。

痔核肿痛者，治法如下：

治法　用老牌花露水适量，用少许药棉浸透敷患处用油纸将药盖上外用纱布包扎固定，少时肿消痛止极效。

痔疮作痒者，治法如下：

治法　用猪大肠180克洗净、活大蚯蚓15条装入肠内，加水煮至熟烂取出蚯蚓，趁热吃肠饮汤，每日1剂服2~3次，连服数剂。

鸡冠痔，治法如下：

治法　用黄连、赤小豆各20克，共研成细末放在清水中化开无渣为度，装入消毒瓶内盖紧不可走失药气，每次取出适量药粉用麻油调成膏状涂敷患处，每日换药1次，连敷数日。

痔核脱出肛门外，治法如下：

治法　用川木瓜适量研成细末放在清水中化开无渣为度，装入消毒瓶内盖紧不可走失药气，每次取少许用活鳝鱼身上的涎调成膏状涂敷患处，用油纸将药盖上外用纱布包扎固定，每日换药1次，连敷数日。

痏痔

如痏痔者，治法有2个：

治法1　用硫磺15克，雄黄6克，红砒3克，共研成细末用面粉适量，与药末共调成糊状，摊在碗底内阴干，再用艾火熏至药焦枯，取出研成细末放在水中化开无渣为度，装入消毒瓶内盖紧不可走失药气，每次取1克放在手心，用真麻油调匀，两手摩擦至大热，然后将热手擦痔疮处，擦至痔疮处发热为止，日搽2~3次，连搽数日，每次擦药后，必服荆防败毒散，连用1~2剂。

治法2　用熨洗法：不分内痔、外痔、混合痔等，均可用杉树根500克，无花果树叶、红薯叶各200克，芒硝、蒲公英、鱼腥草、紫花地丁各150克，明矾15克，共加水煎二小时取浓汁，趁热先熏后泡洗肛门处，每日1剂洗2~3次，连洗15~20剂。

内痔与混合痔

如内痔与混合痔者，治法有5个：

治法1 用石膏30克，当归18克，柴胡15克，麻黄12克，黄芩、杏仁各9克，甘草6克，升麻4.5克，大黄3克，共加水煎取浓汁空心温服，每日1剂服2~3次，将药渣再加入苍术、赤芍、荆芥、五倍子、蛇床子、苦参、黄柏各9克，共加水煎取浓汁，趁热先熏后泡洗肛门处，日洗2~3次，连续15~20剂。

治法2 用苦参60克，鸡蛋2枚，共加水煎取浓汁去渣，再加入红糖60克，将鸡蛋取出去壳，再放入药汁内煎15分钟，取出吃蛋饮汤，每日1剂服2~3次，连服12~20剂。

治法3 用川黄连240克研成细末放在清水中化开无渣为度，取入公猪大肠头50公分洗净装入药粉，两头扎紧放入砂锅内，加烧酒适量用慢火煮2~3小时至酒干取出研如泥为丸阴干，装入消毒瓶内盖紧不可走失药气，每次取10克空心用温酒送下（名黄连丸），日服2~3次，连服数剂。

治法4 用猪大肠头长40公分，洗净装入金针菜、红糖各120克，槐花50克，无花果2枚，扎紧两头放入砂锅内，加水煮至肠熟烂，取出趁热吃肠饮汤，每日1剂服2~3次，连服数剂。

治法5 用地榆、天冬各100克，装入猪大肠头内，用砂锅煮至熟烂，取出趁热空心食肉饮汤，每日1剂服2~3次，连服数日。

肛门痛痒

肛门痛痒者，治法如下：

治法 用北杏仁适量研如泥涂敷患处用油纸将药盖上外用纱布包扎固定，每日换药1次，连敷数日。

若肛门有虫蚀者，治法如下：

治法 用大枣适量去核蒸熟，取出50克加水银10克共研如泥用纱布包成条状晚上睡觉时放入肛门处，早上取出每晚放一次，连续3~5日自有虫出，出净自愈。

内痔肿痛

如痔疮肿痛或脱肛者，治法有2个：

治法1 用人参15克，升麻、柴胡、黄芩、白芷各6克，黄连、川芎、当归各5克，白术土炒、北芪、陈皮、甘草各3克，共加水煎取浓汁空心温服，每日1剂服2~3次，连服数剂。

治法2 用擦痔散。制作：滑石粉18克，甘草3克，枯矾、梅花冰片各1克，共研成细末用真麻油调成膏状，每次取少许放在手心内两手合擦，擦至发热，用热手擦痔疮处，日搽2~3次，连搽数剂自愈。或加入白糖10克调匀分二次，用开水空心冲服，每日1剂服2次，连服数剂。

血尖痔出血

如血尖痔出血者，治法如下：

治法 用鲜益母草适量，洗净研取自然汁100毫升，分成两份，每次取1份用开水冲入空心温服，日服2~3次，连服数日血止。

肛瘘已破流浓血

肛瘘已破流出浓血者，治法如下：

治法 用白鲜皮30克，加水煎取浓汁空心温服，每日1剂服2~3次，连服数剂。

痔漏者，治法有4个：

治法1 用鲫鱼一条去净内脏，装满白矾封口将鱼放新瓦上焙至焦枯存性，取出研成细末放在清水中化开无渣为度，装入消毒瓶内盖紧不可走失药气，每次取出适量药粉用麻油调成膏状涂敷患处，用油纸将药盖上外用纱布包扎固定，每日换药1次，连敷数日。

治法2 用故蚕纸适量晒干用小刀刮去纸上的蚕空壳，放入阴阳瓦上焙至老黄色取出研成细末放在清水中化开无渣为度，装入消毒瓶内盖紧不可走失药气，每次取一张纸的粉用烧酒空心服下，日服2~3次，连服数日。

治法3 用款冬花适量，每次放少许入口内嚼烂厚敷患处，用油纸将药盖上外用纱布包扎固定，每日换药1次，连敷数日。

治法4 用刺猬皮两张全放新瓦焙至香脆，取出加入槐花45克，象牙屑、绿豆各30克，青黛10克，陈茶叶15克，共研成细末放在清水中化开无渣为度，用陈糙米煮饭为丸阴干，装入消毒瓶内盖紧不可走失药气，每次取10克用金银花20克加水煎浓汁空心送服，日服2~3次，连服数日。

肛门肿痛

如肛门肿痛者，治法有3个：

治法1 用生宁麻根适量去净皮，研如泥厚敷患处用油纸将药盖上外用纱布包扎固定，每日换药1次，连敷数日。

治法2 用木鳖子肉5枚研成细末放在清水中化开无渣为度，装入消毒瓶内盖紧不可走失药气，一半泡汤洗患处，一半干末涂患处用油纸将药盖上外用纱布包扎固定，每日换药1次，连作3~5日，若痒者可用北杏仁适量研如泥敷患处。

治法3　用马齿苋叶、三叶酸草各150克加水煎取浓汁，去渣趁热熏洗患处，日洗2~3次，连洗数日。

痔漏生管

痔瘘管者，治法有8个：

治法1　用苦参120克，黄连60克，当归、槐花、荜澄茄各30克，五倍子15克，以上六味共研成细末放在清水中化开无渣为度，装入消毒瓶内盖紧不可走失药气，另用马蹄鳖2只，各重250克左右，柿饼120克，二味共加水煮至熟烂，与前药末调合为丸黄豆大阴干，装入消毒瓶内盖紧不可走失药气，每次取12克用开水空心温服（名双鳖丸），日服2~3次，连服数剂其管自出，出净自愈。

治法2　用退管散。制作：蔓荆条上子500克，炒黄研成细末放在清水中化开无渣为度，加入白糖500克共调匀，装入消毒瓶内盖紧不可走失药气，每次取15克用陈酒冲入空心温服，日服2~3次，连服数剂其管自出，出净自愈。

治法3　用退痔收功丸。制作：穿山甲用真麻油炙120克，胡黄连30克，蚕茧20枚炒焦存性，石决明煅、槐花炒黄各15克，共研成细末放在清水中化开无渣为度，炼蜜为丸黄豆大阴干，装入消毒瓶内盖紧不可走失药气，每次取3克用开水空心送服，日服2~3次，连服数剂。

治法4　用没药、血竭各15克，露蜂房、蝉蜕、麝香各3克，共研成细末放在清水中化开无渣为度，黄蜡30克烊化为丸黄豆大阴干，装入消毒瓶内盖紧不可走失药气，每次取1丸用陈酒空心送服，日服2~3次，连服数剂。

治法5　用猪苦胆4枚，九里明适量研如泥，榨取自然汁200毫升，与胆汁共熬成膏，再加梅花冰片、枯矾、雄黄各1克，共研成细末放在清水中化开无渣为度调入膏内，再煮30分钟取出用油纸摊在地上去净火毒，装入消毒瓶内盖紧不可走失药气，每日早晚各取5克用黄酒空心送服，连服1~2剂。

治法6　用土茯苓120克，黄连、黄柏、黄芩、皂角、苦参、白鲜皮、归尾、僵蚕、升麻、桂枝、淮牛膝各6克，防风、蝉蜕、荆芥各5克，甘草3克，加入黄酒1 000毫升，水500毫升共煎取浓汁去渣，再加白酒300毫升入药汁内，再煎30分钟取出，放在室外露一日夜退净火毒，每次取50毫升用开水冲入空心温服，日服2~3次，连服1~2剂。

治法7　用白鸡粪1 000克，装入瓦桶内冲入开水搅匀，让患者坐在桶口上忍痛蒸熏患处，每日1次，连作数次其管自出而脱，数日即收口。

治法8　用地榆、槐角各100克装入猪大肠头内煮至熟烂，取出研如泥，象牙60克，牛骨腮炙脆、猪脚爪甲炙脆、刺猬皮用蜜炙脆各30克，人脚趾甲放新瓦上焙至黄脆15克，共研成细末放在清水中化开无渣为度，与前药共调和为丸阴干，装入消毒瓶内盖紧不可走失药气，每次取10克用开水空心送服，日服2~3次，连服数日。

脱肛

治脱肛者，治法有6个：

治法1　先用韭菜根、南瓜籽各1千克，石榴皮60克，明矾15克，共研如泥加水煎取浓汁趁热熏洗患处，再用大田螺1~2枚漂净泥沙，用钉刺数个小孔，搽入明矾末，放入杯中待过24小时，取出杯中液汁用鸭毛蘸汁搽患处，用油纸将药盖上外用纱布包扎固定，日搽数次，连搽数日。

治法2　用鳖鱼适量，每次取鳖鱼血搽患处，日搽数次，连搽数日。

治法3　先将五倍子适量焙香取出，研成细末放在清水中化开无渣为度，装入消毒瓶内盖紧不可走失药气，用万年青适量加水煎取浓汁，去渣趁热熏洗患处，搽干然后涂上药粉，用油纸将药盖上外用纱布包扎固定，每日1次，连作数日。

治法4　用大鳖鱼头一个放新瓦上焙至焦枯，加五倍子适量共研成细末，放在清水中化开无渣为度，用麻油调成膏状，装入消毒瓶内盖紧不可走失药气，用万年青适量加水煎取浓汁，去渣趁热熏洗患处，洗后搽干用药膏涂敷患处，用油纸将药盖上外用纱布包扎固定，每日换药1次，连敷数日。

治法5　用蝉蜕适量研成细末，放在清水中化开无渣为度，用麻油调成膏状，装入消毒瓶内盖紧不可走失药气，用万年青适量加水煎取浓汁，去渣趁热熏洗患处，洗后搽干用药膏涂敷患处，用油纸将药盖上外用纱布包扎固定，每日换药1次，连涂数日。

治法6　用磁石适量煅透研成细末，放在清水中化开无渣为度，装入消毒瓶内盖紧不可走失药气，每次取3克用米汤冲入空心温服，日服2~3次，外用铁屑150克加水煎取浓汁去渣，趁热熏洗患处，日洗2~3次，连续数日。

脱肛后坚便难收

若脱肛后坚便难收者，治法如下：

治法　先用连须葱500克，加水煎取浓汁装入桶内趁热熏洗，软后用大鳖鱼头一个放新瓦上焙至焦枯，加五倍子适量共研成细末放在清水中化开无渣为度，用麻油调成膏状，装入消毒瓶内盖紧不可走失药气，每次取出适量药膏涂敷患处，用油纸将药盖上外用纱布包扎固定，每日换药1次，连敷数日。

虚冷脱肛

若虚冷脱肛者，治法如下：

治法　用石灰2千克，炒热用棉布厚包，让患者坐上冷后即换，日坐3~5次，连坐数日。

痔痢脱肛

若痔痢脱肛者，治法如下：

治法　用黄连适量研成细末放在清水中化开无渣为度用冷水调成膏状，装入消毒瓶内盖紧不可走失药气，每次取出适量药膏涂敷患处，用油纸将药盖上外用纱布包扎固定，每日换药1次，连敷数日。

久痢脱肛

若久痢脱肛者，治法如下：

治法　用诃子、赤石脂、龙骨各6克，共研成细末放在清水中化开无渣为度用茶，将药调成膏状，装入消毒瓶内盖紧不可走失药气，每次取出适量药膏涂敷患处，用油纸将药盖上外用纱布包扎固定，每日换药1次，连敷数日。

大便下血

消化道血液经由肛门排出称为便血。便血是下消化道出血的特殊症状。引起便血的原因很多，有肛门疾病如痔疮脱肛肛裂肠风脏毒等，肠道急性或慢性感染，如细菌性痢疾、阿米巴痢疾、血吸虫病、肠结核、肠伤寒、败血症和流行性出血热等。肠道肿瘤如直肠癌、结肠癌、直肠或乙状结肠息肉等。肠道炎症如非特异性溃疡性结肠炎和克隆病等。血液病如白血病、血小板减少性紫癜、血友病、再生障碍性贫血等，以及肠套叠、肠系膜动脉栓塞或血栓形成，门静脉血栓形成、尿毒症和含重金属如砷汞等药物中毒。越近肛门部位的消化道出血，便血的颜色越鲜红。远离肛门部位的出血便血的颜色则暗红。如常有少量鲜血于便后滴出，血液不与粪便相混匀，且有肛门部位疼痛而全身情况良好者，是痔疮和肛裂的可能性最大。粪便中混有血和黏液应考虑直肠或结肠癌、息肉、血吸虫病或慢性结肠炎等。如排便次数显著增多伴发热及里急后重感，粪便不成形并混有血黏液或脓则应考虑为痢疾。如便血而腹部扪及肿块时应考虑肠套迭、结肠癌或血吸虫病肉芽肿等。若腹部剧烈绞痛为主要症状而伴便血者应考虑系膜动脉栓塞或血栓形成的可能。泻血：血在身有阴有阳，阳者是顺气而行循流脉中，调和五脏酒陈六腑为营血。阴者居于络脉专守脏腑滋养神气濡润筋骨，若脏感内外之邪伤者，或循经之阳血至伤处为邪气所阻漏泄经外，或居络之阴血因着留之邪辟裂而出渗入肠胃而泄，世俗每见下血率以肠风，名之不知风为六淫中之一，风有从肠胃经脉而入，亦有肝经风木之邪内乘于肠胃者可为之肠风，若其他不因风邪，而肠胃受火热二淫与寒燥湿怫菀其气，饮食劳力伤其阴络之血者亦为肠风，如下清血色鲜红者为肠风，血浊色暗者为脏毒，肛门射血线为脉痔，如肠风浃湿者下如豆汁或紫黑色瘀血。治法有2个：

治法1　用鲜荸荠适量研取自然汁，每次取50克，加白酒适量冲服，每日早晚各服一次，连服数日。

治法2　用旱莲草、炒米各100克，共研成细末放在清水中化开无渣为度，用槐花适量煎浓汁调为丸（名旱莲丸），阴干，装入消毒瓶内盖紧不可走失药气，每次取18克，用人参10克，煎汤送服，日服2~3次，连服数日。

大便下血日夜数次

如大便下血日夜数次而多年久病者，可用雄猪大肠进肛门处长50公分一段洗净，用元肉100克，白扁豆花120克，共研如泥，加糯米拌匀共装入肠内，两头扎紧放于砂锅内，煮至熟烂取出，再用人中白20克，炙脆研成细末拌肠上，将猪肠点酱油食之，每日1条连服6~7条自愈（此方忌铁）。或用甘草500克，青盐200克，共研成细末放在清水中化开无渣为度，滴水为丸阴干（名甘草青盐丸），装入消毒瓶内盖紧不可走失药气，每次取5克，用温开水送服，日服2~3次，连服数日。治法有7个：

治法1　用茯苓12克，白术10克，干姜6克，甘草3克，共加水煎取浓汁空心温服（名甘草干姜茯苓白术汤），每日1剂服2~3次，连服数剂。

治法2　用桑白皮、地骨皮、粳米各12克，甘草5克，共加水煎取浓汁空心温服（名泻白散），每日1剂服2~3次，连服数剂。

治法3　用党参12克，白术10克，干姜6克，炙甘草3克（名理中汤），加木香、当归各10克，共加水煎取浓汁空心温服，每日1剂服2~3次，连服数剂。

治法4　用茜草30克，七星猪脚1只洗净切碎加水与药同煮至熟烂，取出茜草，吃肉饮汤，每日1剂服2~3次，连服数日。

治法5　用黑芝麻、扁柏叶各30克，猪肚肠1条用水洗净将药装入肠内两头扎紧放入锅内加水煮至熟烂，取出去净药，切碎空心食肉饮汤，每日1剂服2~3次，连续数剂。

治法6　用柿饼适量烧至焦枯存性取出研成细末放在清水中化开无渣为度，装入消毒瓶内盖紧不可走失药气，每次取6克用米汤冲入空心温服，日服2~3次，连服数日。

治法7　用醋制香附焙至干枯、百草霜各30克，麝香0.3克，共研成细末放在清水中化开无渣为度，用米饭为丸阴干，装入消毒瓶内盖紧不可走失药气，每次取10克用米汤空心送服，日服2~3次，连服数剂。

肠风脏毒

肠风与脏毒，治法有2个：

治法1　用侧柏叶、槐花、荆芥、枳壳各15克，共加水煎取浓汁空心温服（名槐花散），每日1剂服2~3次，连服数剂。

治法2　用槐角子、地榆、侧柏叶、炒黄芩、黄连、栀子、生地、阿胶、当归、川芎、白芍各10克，共加水煎取浓汁空心温服，每日1剂服2~3次，连服数剂。

肠风脏毒风湿重

若风湿重者，治法如下：

治法　用秦艽、防风、荆芥、苍术、茯苓各10克，有瘀血者加桃仁、红花、苏木各5克，宽肠者加枳壳，升举加升麻、柴胡，生血补气加人参、北芪、白术、炙甘草各10克，共加水煎取浓汁空心温服，每日1剂服2~3次，连服数剂。

粪后出血

如粪后出血者，治法如下：

治法　用五倍子3克研成细末放在清水中化开无渣为度，再用艾叶30克，加水煎取浓汁，冲入前药粉空心温服，每日1剂服2~3次，连服数日。

臂部生疮痒不可忍

臂部生疮痒不可忍者，治法如下：

治法　用薄荷50克，加水煎取浓汁，趁热熏洗患处，每日1剂洗2~3次，连洗数剂。

臂部生赤疹

如臂部生赤疹者，治法如下：

治法　用胡麻散：胡麻仁70克，荆芥、首乌各35克，威灵仙、防风、石菖蒲、莪术、甘菊、蒺藜、蔓荆子、甘草各25克，共研成细末放在清水中化开无渣为度，装入消毒瓶内盖紧不可走失药气，每次用薄荷10克加水煎取浓汁，再取药粉6克，冲入空心温服，日服2~3次，连服数剂。

臂部生白疹

如白疹者，治法如下：

治法　用消风散，石膏、知母、生地、胡麻仁各15克，当归、苦参各10克，苍术8克，木通、防风、荆芥、蝉蜕、牛子各5克，甘草3克，共加水煎取浓汁空心温服，每日1剂服2~3次，连服数剂。

肛门处痒

如肛门处痒者，治法如下：

治法　用苦楝树根皮、蛇床子、桔梗各30克，共加水煎取浓汁，趁热先熏后泡洗肛门处，每日1剂洗2~3次，连洗数剂。

大便不通

大便不通者，治法有6个：

治法1　用连须葱白3根、淡豆豉7粒，共研如泥贴在患者肚脐眼上，用油纸将药盖上外用纱布包扎固定，每日换药1次，连贴数日。

治法2　用草乌一枚研成细末放在清水中化开无渣为度，装入消毒瓶内盖紧不可走失药气，每次用鲜葱白1根切去根点上草乌末塞入肛门内少时即通。

治法3　用松子仁适量去衣研如泥，每次取50克，陈酒5克，共用开水冲入空心温服，日服2~3次，连服数日。

治法4　用雄猪苦胆汁适量，每次取1枚将胆汁用小管灌入肛门内，日灌1~3次，连续数日。

治法5　用白萝卜苗1~2千克加水煎取浓汁装入桶内，趁热让患者坐桶口上熏，日熏3~5次，连熏数日。

治法6　用南杏仁适量研如泥每晚临睡觉前取30克用开水冲服，连服数日。

大便燥结

大便燥结、胸中不利、痰咳喘满者，治法如下：

治法　用大黄、川厚朴各60克，玄明粉、人参、当归、藿香、枳实、甘草各30克，木香、槟榔各23克，共研成粗末分成10份，每次取1份加水煎取浓汁空心温服，每日1份服2~3次，连服数剂。

若大便热结者，治法有2个：

治法1　用北杏仁、松子仁、火麻仁、柏子仁各10克，共研如泥加甘蔗汁适量用水煎取浓汁当茶饮，每日1剂饮数次，连饮数日。

治法2　用皂角刺适量炒至焦枯存性，研成细末放在清水中化开无渣为度，装入消毒瓶内盖紧不可走失药气，用蜂蜜调合做成3～5公分条状，冷后塞入肛门内用油纸将药盖上，外用纱布包扎固定，少时自通而愈。

大便秘里急后重

如大便秘、里急后重、而不便、或胃寒泄泻者，治法如下：

治法　用升麻除湿防风汤：防风7克，苍术6克，茯苓、白术、白芍各3克，益智仁、法夏各2克，红枣5枚，生姜3片，共加水煎取浓汁空心温服，每日1剂服2～3次，连服数剂。

便毒

凡生便毒者，治法如下：

治法　用隔年陈水仙花头，一枚用口水在粗石上磨成浓汁搽患处，日搽3～5次未溃者即散，已溃者即提出脓，再用野菊花适量加水煎取浓汁熏洗患处，后用生肌药涂敷数日自愈。或用棉地榆120克，炒山甲5克，共用烧酒适量煎取浓汁空心温服，每日1剂服2～3次，连服数剂。

便毒或骑马痈

便毒或骑马痈者，治法如下：

治法　用大黄10克，僵蚕6克，归尾、赤芍、金银花、花粉、白芷各3克，炮山甲2克，木鳖子1枚，共用白酒500毫升，煎至200毫升时加入朴硝6克，再煎3分钟取出，放在室外露一日夜，在五更时用来煎热空心温服，服后盖被取汗，每日1剂服1次，连服数剂。

大肠癌

大肠癌是指发生在结肠、直肠或肛管部位的癌肿，中医称肠辟或脏毒。大肠癌的早期表现多为食欲不振、气短面黄、大便习惯改变、次数增多、里急后重或便秘、间歇腹痛或便下脓血等，与痢疾或痔疮相似之症，容易误诊。中期症状是面色晦暗、经常发热、舌面有瘀斑、腹部有包块、肠鸣腹胀、剧烈腹痛。晚期特征是形寒肢冷、倦怠无力、面色苍白、久泻久痢、形体消瘦。当癌细胞侵犯骶骨神经同时，骶骨部和下腰部剧痛，转移到腹膜时可引起严重腹水，扩散到肝脏时出现黄疸、水肿、贫血、消瘦等重症。早期多能治愈，及早治愈结肠息肉、血吸虫病、溃疡性结肠等疾病是预防肠癌的关键。治疗大肠癌者，治法有3个：

治法1　用金银花、生贯众各35克，蒲公英、紫花地丁各18克，当归、黄芩各13克，白芍、黄连、薏米、地龙、毛菇、甘草各10克，随证加减：肛门肿胀加郁李仁10克，木香7克。大便燥结加大黄18克，火麻仁13克。肛门内瘤加乳香、没药各20克，白芷10克。大便脓血加桃仁10克。大便鲜血加藕节炭18克，血余炭13克，生地10克。共加水煎取浓汁空心温服，每日1剂服2～3次，连续服用1～3月。

治法2　用半枝莲、牡蛎、海藻、昆布、白花蛇舌草、白石英各25克，山慈菇、木香、僵蚕、炮山甲、全蝎、守宫、黄连、黄柏各10克，制木鳖子5克，共加水煎取浓汁空心温服，每日1剂服2～3次，连续1～3月。

治法3　用鲜牛蒡子根60克，赤小豆15克，当归、蒲公英各9克，大黄6克，共加水煎取浓汁空心温服，每日1剂服2～3次，连服2～3月可获显效。

前阴部

急性尿路感染（泌尿系感染）

如急性尿路感染又称泌尿道感染，是由细菌侵入泌尿道引起肾脏膀胱及输尿管的常见炎症，病菌是以大肠杆菌占多数，其次为副大肠杆菌变形杆菌等革兰阴性杆菌，少数为葡萄球菌及霉菌等，由于女性尿道口位于会阴部接近肛门，比较潮湿所以大肠杆菌、副大肠杆菌、变形杆菌等肠道细菌较为容易在此繁殖而污染尿道口。病菌可经膀胱或输尿管上升达肾盂及肾脏实质从而引起各部感染性炎症。因女性尿道要比男性尿道短，细菌更易从尿道口上行，故发病率会比男性高，尤其是生育年龄的妇女因受分娩房事等因素影响发病机会更多，此外细菌也可从体内已经存在的感染病灶如扁桃体炎或皮肤感染，如疮疖通过血液或淋巴侵犯肾脏。如结石、肿瘤、前列腺肥大或妊娠时因肿大的子宫阻塞或压迫尿路时使尿液引流不畅而发生潴留细菌在此易于繁殖。还有部分人肾脏及输尿管有先天性畸形及糖尿病等慢性疾病，病人局部或全身抵抗力下降细菌也可乘虚而入，在泌尿道中大量繁殖而致病。泌尿系感染一般分肾盂肾炎和膀胱炎二类。肾盂肾炎常分急性期和慢性期两个阶段，在急性期起病大多急骤，表现为发热、腰痛、尿频、尿急、尿痛等，腰胁肋脊角有叩击痛感，小便常规检查可见大量脓细胞而尿蛋白及红细胞虽也存在但一般不多。尿培养可发现有致病菌而且血液中白细胞数量增加。慢性肾盂肾炎症状一般较轻，大多数因肾盂肾炎反复发作所致，少数可因急性期控制不佳而演变成慢性，病人常有膀胱输尿管返流（正常尿流由输尿管流入膀胱，而有些人膀胱在收缩时尿液可返流入输尿管到达肾盂，若膀胱中有细菌上行从而引起肾盂感染）。慢性期一般症状较轻但肾脏实质可受到损害，严重时发生肾脏功能衰竭（即尿毒症）。膀胱炎病人常无肋脊角叩痛及腰痛，全身症状轻微，但尿频尿急尿痛症状较明显，有时因膀胱黏膜损伤可出现血尿。如泌尿系感染者，治法有10个：

治法1　用鲜马齿苋150克，鲜桉树叶90克，鲜千里光60克，凤尾草30克，冰糖适量，共加水煎取浓汁空心温服，每日1剂服2~3次，连续数日。

治法2　用白茅根、车前草、野菊花、金钱草各50克，羊蹄草、地胆头、金沙藤各30克，白花蛇舌草25克，金银花、石苇各15克，共加水煎取浓汁空心温服，每日1剂服2~3次，连服数剂。

治法3　用白茅根30克，萹蓄20克，车前子、瞿麦、泽泻各15克，木通10克，共加水煎取浓汁空心温服，每日1剂服2~3次，连服数剂。

治法4　用马齿苋、石苇、蒲公英各30克，柴胡18克，苦参15克，黄柏9克，共加水煎取浓汁空心温服，每日1剂服2~3次，连服8~10剂。

治法5　用茯苓、淮山、瞿麦各30克，天花粉20克，附片10克，共加水煎取浓汁空心温服，每日1剂服2~3次，连服1~2周。

治法6　用红藤30克，生地、知母、土茯苓、金银花、石斛各15克，黄柏、连翘各10克，当归8克，木通、甘草各5克，共加水煎取浓汁空心温服，每日1剂服2~3次，连服2~3周。

治法7　用地榆30克，白茅根、川太、瞿麦、大黄各15克，石榴皮12克，丹皮、黄柏、石苇各9克，琥珀6克，甘草5克，共加水煎取浓汁空心温服，每日1剂服2~3次，连续2~3周。

治法8　用马齿苋150克，凤尾草、石苇、蒲公英各30克，柴胡18克，苦参15克，黄柏9克，共加水煎取浓汁，用冰糖调入空心温服，每日1剂、服2~3次，连服数剂。

治法9　用桉树叶90片，分成三次后下，千里光60克先煎，共取浓汁空心温服，每日1剂服3次，连服数日。

治法10　用水牛肉500克，冬瓜250克，地胆头、葱白各100克，玉米须、豆豉各50克，车前子、秋海棠各25克，蚬肉20克，向日葵根15克，甘草10克，柿饼2枚，灯心球6克，共加水煮至熟烂取出吃肉饮汤，每日1剂服2~3次，连服数日。

小便尿血

小便尿血，或小便不通者，治法有7个：

治法1　均可用莴苣适量、研如泥敷在患者肚脐上，用油纸将药盖上外用纱布包扎固定，每日早晚各换药1次，连敷数日。

治法2　用大小蓟各150克，加水煎取浓汁备用，再用活地龙40条，洗净放入清水中，水里加入香油2~3滴，使地龙吐出腹中泥杂后，取出地龙加入适量白糖，让地龙与白糖溶化，取液与前药汁兑入空心温服，日服2~3次，连服数剂。

治法3　用鲜旱莲草250克，鲜大小蓟各50克，共研如泥加入面粉适量调成膏状，厚敷患者肚脐部，用油纸将药盖上外用纱布包扎固定，每日换药1次，连敷数日。

治法4　用白术10克，茯苓6克，共加水煎取浓汁，加青盐、元明粉各3克，冲入药汁内空心温服，每日1剂服2~3次，连服数剂。

治法5　用地榆6克，槐角子、黄连、枳壳各3克，共加水煎取浓汁空心温服，每日1剂服2~3次，连服数剂。

治法6　用金钱草30克，大田螺10个、猪肉适量，共加水煲至熟烂空心温服，每日1剂服2~3次，连服数日自愈。或用上方煲猪肉吃，每日1剂连服数剂。

治法7　用木通、车前子各6克，茯苓、洋参、黄柏、当归、柴胡、白芍各5克，麦冬、姜黄、甘草、萹莲、薄荷、地骨皮各3克，灯心球10扎，共加水煎取浓汁空心温服，每日1剂服2~3次，连服数剂。

尿血痛

如尿血痛者，治法如下：

治法　用夏枯草、车前草各适量，各焙枯存性共研成细末放在清水中化开无渣为度，装入消毒瓶内盖紧不可走失药气，每次取10克，加海金沙20克，共用温开水调入空心温服，日服2~3次，连服数日。

尿血或乳糜尿

如尿血或乳糜尿者，治法有2个：

治法1　用斑鸠酸、鸭脚皮、海金沙、崩大腕各20克，栀子15克，扁柏叶炒黑、木通、仙鹤草、射干各10克，共加水煎取浓汁空心温服，每日1剂服2~3次，连服数剂。

治法2　用鲜狗肝菜、马齿苋、荠菜各200克，崩大碗100克，共加水煎取浓汁空心温服，每日1剂服2~3次，连服数剂。

乳糜尿

乳糜尿是指从肠道吸收的乳糜液逆流到淋巴管中，使淋巴管高压曲张破裂而溢入尿中，中医称膏淋或尿浊。乳糜尿的发病原因是过食甘肥厚腻食物或血丝虫病毒感染、结核病、创伤、胸腹部肿瘤或劳累过度，使络损血溢、脾肾两伤膀胱湿热、清浊相混而形成尿浊。临床表现为头晕面色苍白身体消瘦、疲乏无力、畏冷发热、水肿、小腹坠痛、腰部钝痛、小便如脂茎中涩痛，严重时并发尿闭或肾绞痛。治法有2个：

治法1　用芹菜500克，加水煎取浓汁去渣，再加入山楂50克，车前草、锦地落各15克，茯苓、泽泻、猪苓、滑石粉各12克，益智仁、覆盆子、知母、丹参各10克，共加水煎取浓汁，每次另加阿胶24克，烊化冲入药汁内空心温服，每日1剂服2~3次，连服数剂。

治法2　用川萆薢、益智仁、萹蓄、木通、生地、白茅根、台乌、石菖蒲、茯苓、甘草各15克，共加水煎取浓汁空心温服（名萆薢分清饮）每日1剂服2~3次，连服数剂。

男人石灰尿

若男人石灰尿者，治法如下：

治法　用野辣椒根适量，与鸡蛋同煮，吃蛋饮汤，日服2~3次，连服2~3日。

尿血或膀胱血热

若是尿血或膀胱血热者，治法如下：

治法　用生地、白芍、当归各10克，川芎6克（名四物汤），加血余炭10克，茅根15克，共加水煎取浓汁空心温服，日服2~3次，连服数剂特效。

膀胱虚损有热尿血不止

如膀胱虚损有热，尿血不止者，治法如下：

治法　用麦冬、生地各60克，蒲黄炒黑、冬葵子、土茯苓、北芪各30克，车前草、当归炒、蔓荆子各25克，共研成粗末装入消毒瓶内盖紧不可走失药气，分成五份，每次取一份，加水煎取浓汁空心温服，日服2~3次，连服数日。

小便痛或下白泔或成沙粒

如小便痛或下白泔，或成沙粒者，治法如下：

治法　用白芍15克，生地13克，川芎、当归、茯苓各10克，猪苓9克，泽泻、白术各6克，桂枝2克，共加水煎取浓汁空心温服，每日1剂服2~3次，连服数剂。

白浊随小便出

如白浊随小便出者，治法如下：

治法　用陈皮、法夏、茯苓、白术、益智仁盐水炒、苍术各3克，升麻、柴胡各2克，炙甘草1.5克，生姜2片，红枣3枚，共加水煎取浓汁空心温服，每日1剂服2~3次，连服数剂。

小便不通

如小便不通者，治法有6个：

治法1　用独头蒜1个、山栀子21枚，食盐适量，共研如泥敷患者肚脐中及阴茎处，用油纸将药盖上外用纱布包扎固定，少时自通而愈。

治法2　用白萝卜子150克炒香研成细末放在清水中化开无渣为度，装入消毒瓶内盖紧不可走失药气，每次取15克用开水冲入空心温服，日服2~3次，连服数日。

治法3　用葱白300克研碎分成两份放入锅内炒热，取出用棉布包好趁热敷在小便处，用油纸将药盖上外用纱布包扎固定，冷则另换连敷数小时自通。

治法4　用车前草或车前子30克，加水煎取浓汁空心温服，每日1剂服2~3次，连服数剂自通。

治法5　用小麦芽300克加水煎取浓汁空心温服，每日1剂服2~3次，连服数剂自通。

治法6　用白矾15克，朱砂1克，葱白30克，共研如泥作成小饼贴在患者肚脐眼处，用油纸将药盖上外用纱布包扎固定，每日换药1次，连贴数日自通而愈。

治法7　用瓜蒌仁适量研成细末放在清水中化开无渣为度，装入消毒瓶内盖紧不可走失药气，每次取15克，用白酒冲服，日服2~3次，连服数日。

治法8　用田螺10个洗净加盐适量，共研如泥敷在肚脐下三寸处固定，用油纸将药盖上外用纱布包扎固定，每日换药1次，连敷数日。

老年癃闭

老年癃闭者，治法有2个：

治法1　用芒硝100克，加入50毫升开水、共调匀再用纱布浸湿，趁热厚敷患者小腹上，用油纸将药盖上外用纱布包扎固定，干则即换，日敷数次，连敷数日。

治法2　用大田螺1个、麝香0.3克，共研如泥敷在肚脐下2寸处，用油纸将药盖上外用纱布包扎固定，每日换药1次，连续数日。

尿癃闭小腹胀痛

如尿闭小腹胀痛者，治法如下：

治法　用连须葱白500克洗净研如泥，加米醋30毫升，共炒热用布包好，趁热熨患者脐部周围及小腹处，用油纸将药盖上外用纱布包扎固定，冷则即换连熨数小时。

便溺见血

若便溺见血者，治法如下：

治法　用旱莲草、车前草、凤尾草各30克，共加水煎取浓汁空心温服，每日1剂服2~3次，连服数剂。

遗尿

遗尿症是指少年儿童排尿不能控制、睡后小便自遗之病症，中医称遗泄或尿床。遗尿的发病原因是由肾气不足身体虚弱、膀胱湿冷或尿路结石、膀胱炎、尿道炎、阴道炎、直肠息肉、蛲虫病、手术病后精神刺激等因素使膀胱壁膨胀，贮尿容量减少或平滑肌变粗痉挛使尿道不能制约而形成。症状在三岁以下显而易见，因智力不全排尿习惯尚未形成，所致遗尿不属病态。若少年儿童多在青春期不药而愈。有少数老年由于身体虚弱性遗尿，病程较长不愈者，治法有5个：

治法1　用桑螵蛸、补骨脂、金樱子各用盐水炒30克，覆盆子、龙骨、石菖蒲各15克，肉桂10克共研成细末放在清水中化开无渣为度，炼蜜为丸放在清水中化开无渣为度，每次取9克用盐汤空心送服，日服3次，连服1~2月。

治法2　用牛鞭适量洗净切碎加盐炖至熟烂取出趁热吃肉饮汤，每晚服一次，连服数日。

治法3　用金樱子、覆盆子、菟丝子、五味子、山萸肉、仙茅、补骨脂、桑螵蛸各60克，丁香、肉桂各30克，共研成细末放在清水中化开无渣为度，装入消毒瓶内盖紧不可走失药气，每次取1克填敷在患者肚脐中，滴入白酒2滴外用纱布覆盖固定，每3日换药1次，连敷数次。

治法4　用韭菜子、龙骨、桑螵蛸各30克，共加水煎取浓汁空心温服，每日1剂服2~3次，连服数剂。

治法5　用生龙骨30克，牛鞭一条，共加水煎取浓汁，然后放入鸡蛋，煮熟后每次取熟鸡蛋一枚空心温服，日服2~3枚连服数日。

肾虚遗尿

若肾虚遗尿者，治法如下：

治法　用乌龟肉250克，鱼胶25克，冬虫草15克，共放砂锅内煮至熟烂，取出趁热空心服下，每日1剂服2~3次，连服数剂。

虚寒性遗尿

虚寒性遗尿者，治法如下：

治法　用小金桔49粒，晒49日后焙至干枯研成细末放在清水中化开无渣为度，装入消毒瓶内盖紧不可走失药气，每次取6克用开水空心送服，日服2~3次，连服数剂。

失精小便强急阴头寒

如失精、小便强急阴、头寒目眩发落女子梦交者，治法如下：

治法　用龙骨、牡蛎各30克，桂枝、白芍各10克，炙甘草5克，红枣4枚，生姜3片，共加水煎取浓汁空心温服（名桂枝龙骨牡蛎汤），每日1剂服2~3次，连服数剂。

老人遗尿多尿

老人遗尿多尿者，治法有2个：

治法1　用小公鸡1只去净毛及内脏，将乌龟肉250克，鱼胶50克，冬虫草15克，全装入腹内封好放砂锅内，煮至熟烂取出趁热吃肉饮汤，每日1剂服2~3次，连服3~5剂。

治法2　小儿遗尿者可用(《新中医》)遗尿方：桑螵蛸、黄芪各15克，党参、菟丝子各12克，蚕茧10只，金樱子、补骨脂、覆盆子各9克，炙甘草5克，共加水煎取浓汁空心温服，每日1剂服2~3次，连服数剂。

小便频数

小便频数者，治法有8个：

治法1　用地肤子、牡蛎、山萸肉、五味子各20克，共加水煎取浓汁空心温服，每日1剂服2~3次，连服数剂。

治法2　用古方(《千金方》)，北芪28克，煅牡蛎、人参、川厚朴、赤石脂各20克，鹿茸、桑螵蛸各18克，共加水煎取浓汁空心温服，每日1剂服2~3次，连服数剂。

治法3　用古方(《集验方》)，花粉35克，桑螵蛸25克，炙甘草、黄连各20克，人参、大枣各10克，生姜5片，共加水煎取浓汁空心温服，每日1剂服2~3次，连服数剂。

治法4　用益智仁300克，用盐水炒黄研成细末放在清水中化开无渣为度，装入消毒瓶内盖紧不可走失药气，每次取20克，用米汤冲入空心温服，日服2~3次，连服数剂。

治法5　用北芪30克，人参20克，当归、茯苓各15克，川芎、桃仁、陈皮、黄芩各10克，共放入猪肚内，煲至熟烂饮汤吃肚，日服2~3次、空心温服连服数剂。

治法6　用古方(《本草演义》)桑螵蛸散：覆盆子、益智仁各15克，桑螵蛸、远志肉、石菖蒲、龙骨、党参、茯苓、当归、炙龟版各10克，共加水煎取浓汁空心温服，每日1剂服2~3次，连服数剂。

治法7　用桑螵蛸、远志肉、石菖蒲、龙骨、人参、茯苓、当归、炙龟版各30克，共研成细末放在清水中化开无渣为度，装入消毒瓶内盖紧不可走失药气，每次取15克，用温盐汤空心送服，日服2~3次，连服数剂。

治法8　用古方（缩泉丸），首乌、益智仁各100克共研成细末，放在清水中化开无渣为度，用淮山粉煮糊为丸阴干，装入消毒瓶内盖紧不可走失药气，每次取6克用盐汤空心温服，日服2~3次，连服数剂。

小便数多或健忘

如小便数多，或健忘者，治法如下：

治法　用桑螵蛸散，本方用桑螵蛸、茯苓、远志、石菖蒲、人参、当归、龙骨、鳖甲炒各50克，共研成细末放在清水中化开无渣为度，装入消毒瓶内盖紧不可走失药气，每晚临睡前取10克，用人参汤冲入空心温服连服数剂。

小便频数量小而灼热刺痛腹胀者

若小便频数量小而灼热刺痛腹胀者，治法如下：

治法　用茯苓15克，猪苓、大腹皮、黄芩、滑石各10克，白蔻仁、通草各3克，共加水煎取浓汁空心温服（名黄芩滑石汤），每日1剂服2~3次，连服数剂。

各种虚劳暑热

治各种虚劳暑热、已伤元气脉绝短气者，治法如下：

治法　用生脉散：麦冬、人参、五味子各30克，共研成细末放在清水中化开无渣为度，装入消毒瓶内盖紧不可走失药气，每次取10克用开水冲入温服，日服2~3次，连服数日。

尿崩

尿崩症是指下丘脑神经脑垂体机能减退，使抗利尿激素分泌过少而引起的病症，又称神经垂体功能减退症，或精神性多饮多尿症，中医称消渴。尿崩症的病因多由饮食不节、精神刺激、劳欲体虚、耗伤肾精或脑震荡、脑膜炎、上呼吸道感染、肿瘤、手术损伤、颅内出血等因素导致阴虚燥热、耗精伤液形成尿崩。典型症状是头痛、疲乏、极度口渴、尿多便秘、肌肉痛、循环障碍、饮水过多则出现水中毒、恶心呕吐失眠烦躁、精神错乱、严重时惊厥昏迷甚至虚脱。遗传因素致先天不足之原发病因比较少见。如尿崩者，治法有5个：

治法1　用桑螵蛸、益智仁各50克，用盐水炒香，牡蛎30克，龟版20克，共加水煎半小时，后下菟丝子、金樱子各30克，莲子、甘草各20克，覆盆子、白术、人参、北芪、怀山药、熟地、巴戟天各15克，升麻、柴胡各3克，共加水煎取浓汁空心温服，每日1剂服2~3次，连服数剂。

治法2　用北芪15克，益智仁、覆盆子、白术、当归、人参各10克，陈皮、五味子各6克，炙甘草5克，升麻、柴胡各3克，共加水煎取浓汁空心温服，每日1剂服2~3次，连续数剂。

治法3　用生地、巴戟天、山茱萸、石斛、肉苁蓉、制附子、五味子、肉桂、茯苓、麦冬、石菖蒲、远志肉各9克，大枣去核5枚，薄荷3克，生姜3片，共加水煎取浓汁空心温服，每日1剂服2~3次，连续数剂。

治法4　用生地、熟地、怀山药、龟版、甘草各30克，葛根12克，火麻仁10克，黄连、黄柏各6克，共加水煎取浓汁空心温服，每日1剂服2~3次，连续数剂。

治法5　用桑螵蛸、怀山药、牡蛎各30克，莲子、甘草各20克，党参、龟版各15克，北芪、益智仁各10克，共加水煎取浓汁空心温服，每日1剂服2~3次，连服15~20剂。

小便随身而流

若小便随身而流者，治法如下：

治法　用活鲤鱼1条300克左右去净鳞甲及内脏，用盐姜醋生油共煎熟用陈醋泡服，每日1条服2~3次，连服数日。

尿毒

尿毒症，是指人体内代谢产生的废物不能从尿中排出，使血液中废物大量积留而发生全身中毒的一种急性肾脏疾病，中医称癃闭或湿阻。尿毒症是慢性肾功能不全的临床过程而引起尿毒症，发病原因是慢性肾炎、肾盂肾炎、尿路结石、前列腺炎、多囊肾、红斑狼疮、肾结核、恶性高血压、肿瘤等疾病使尿道梗阻。诱因是各种感染或严重失血、失水、休克，蛋白质摄入过多、药物中毒、外伤手术、心力衰竭、过度疲劳、精神刺激等因素所引起。临床表现头痛、嗜睡、多尿、少尿、食欲减退、恶心、呕吐、腹泻、血压升高，鼻衄、齿衄、贫血或消化道出血、心力衰竭、呼吸急迫昏迷抽搐。早期不易发现而容易误诊，发生尿毒后的急性肾衰竭者多可治愈，慢性者治疗较差。

慢性肾衰又叫慢性尿毒症，病因主要是由肾小球肾炎、慢性肾盂肾炎、肾结石、肾结核、前列腺肥大、恶性高血压、多囊肾、遗传性肾炎等肾脏疾病持续进展而形成。临床表现为面色苍白、萎黄或灰黯、眼睑浮肿、血压升高、心律紊乱、皮肤干燥、瘙痒、皮疹、鳞屑或紫癜、口带尿臭、倦怠、眩晕、嗜睡、腿多动综合症，晚期出现腹泻、严重贫血、胃肠道穿孔出血、扑翼样震颤、并发心包炎、胸膜炎、大呼吸、病理性骨折等重症。治法如下：

治法　用滑石粉450克，茵陈、黄芩各300克，石菖蒲、伸筋草、淮牛膝、大黄各180克，木通、川贝母各150克，射干、连翘、薄荷、白豆蔻各120克，共研成细末放在清水中化开无渣为度，滴水为丸黄豆大阴干，装入消毒瓶内盖紧不可走失药气，每次取9克，用温开水送服，日服2~3次，连服数剂。

各型淋病

淋病是由淋巴双球菌引起的，以泌尿生殖器黏膜化脓性炎症为主，发病率高，检出率低，误诊率高的性传播传染病，中医称白浊、痨淋或膏淋、俗称花柳病。淋病的发病原因主要是，由性生活行为不检点而寻花问柳所致。慢性者病变在肾，急性者属膀胱湿热所致。典型症状有男性生殖器大量排脓，女性黏脓性白带增多、外阴瘙痒、尿频尿急、排尿困难、灼痛，阴茎痛性勃起、阴囊或女阴肿痛，腰腹剧痛、头痛、恶心呕吐高热寒战，眼膜溢脓咽喉红肿，严重者并发败血症、心肌炎、关节炎、脑膜炎、中毒性肝炎等严重病变。

淋浊分类

若淋浊分类者，小便不利为淋，利而小便前有浆出者为浊，色白为白浊，色赤为赤浊，兼尿管痛者，治法有5个：

治法1　用鲜芥菜适量，研取汁液加入蜂蜜适量调服，每次取80毫升空心饮服，日饮2~3次，连续数日。

治法2　用白果仁适量时时煮食，日服2~3次，连服2~4周。

治法3　用葵花根适量加水煎取浓汁空心温服，（此药不可久煎）每日1剂服2~3次，连服数剂。

治法4　用滑石300克，甘草50克共研成细末放在舌头上化开无渣为度，装入消毒瓶内盖紧不可走失药气，每次取7克用豆浆冲入空心服下，日服2~3次，连服数日。

治法5　每日用清水煮冬瓜食，日食3大碗连续食10余日。

各型淋病通治者，治法有4个：

治法1　用白茯苓、赤茯苓、川太、鱼腥草、滑石粉各30克，瞿麦、萹蓄各20克，栀子、木通各12克，大黄、甘草各6克，共加水煎取浓汁空心温服，每日1剂服2~3次，连服数剂。

治法2　用金钱草、车前草、海金沙各20克，瞿麦、滑石、木通各15克，郁金、射干各13克，泽泻、猪苓、冬葵子、石苇、通草、琥珀各10克，灯心球10扎、共加水煎取浓汁空心温服，每日1剂服2~3次，连服数剂。

治法3　将银硝适量研成细末放在清水中化开无渣为度，装入消毒瓶内盖紧不可走失药气，每次取6克，劳淋用葵子适量煎汤冲服，血淋、热淋用冷水冲服，气淋用木通适量煎汤冲服，石淋用温水冲服，日服2~3次，连服数日。

治法4　用血珀适量研成细末放在清水中化开无渣为度，装入消毒瓶内盖紧不可走失药气，每次取13克用好酒冲入空心服下，日服2~3次，连服数日。

若淋痛者，治法如下：

治法　用海金沙、瞿麦各90克，滑石、甘草梢各60克，共加水煎取浓汁空心温服，每日1剂服3~5次，连服数剂。

若红白淋者，治法如下：

治法　用葵花根适量加水煎取浓汁空心温服，每日1剂服3~5次，连服数剂。

如一切淋症者，治法如下：

治法　用瞿麦、栀子、射干、大黄、滑石、木通、车前子、甘草、灯心球各4克，共加水煎取浓汁空心温服（名八正散），每日1剂服2~3次，连服数剂。

若赤浊者，治法有2个：

治法1　用菟丝子、麦冬各50克，共加水煎取浓汁加食盐适量空心温服，每日1剂服2~3次，连服数日。

治法2　用干红莲子连心衣180克，炙甘草30克共研成细末放在清水中化开无渣为度，装入消毒瓶内盖紧不可走失药气，每次取3克用灯心球汤空心送服，日服3~5次，连续数日。

若白浊者，治法有7个：

治法1　用猪脊筋、青鱼胆各适量共研如泥为丸每次取3克用开水空心送服，日服3~5次，连续数日。

治法2　用芡实适量去壳取仁，研成细末放在清水中化开无渣为度，装入消毒瓶内盖紧不可走失药气，每次取10克用雪梨适量煎汤空心送服，日服3~5次，连续数日。

治法3　用干冬瓜子适量炒香取出研成细末放在清水中化开无渣为度，装入消毒瓶内盖紧不可走失药气，每次取15克用米汤冲入空心温服，日服3~5次，连续数日。

治法4　用盐炒川太30克加水煎取浓汁，再用琥珀适量研成细末放在清水中化开无渣为度，装入消毒瓶内盖紧不可走失药气，每次取3克冲入药汁内空心温服，每日1剂服2~3次，连服数日。

治法5　用野芝麻适量炒至黑色取出研成细末放在清水中化开无渣为度，装入消毒瓶内盖紧不可走失药气，每次取15克用烧酒冲入空心温服，日服3~5次，连续数日。

治法6　用生白萝卜一个挖去心装满吴茱萸，盖好固定放糯米饭上蒸至熟透，取出去净吴茱萸，将空萝卜壳焙至干枯，取出研成细末放在清水中化开无渣为度，煮糊为丸阴干，装入消毒瓶内盖紧不可走失药气，每次取10克用盐汤空心送服，日服3~5次，连服数日。

治法7　在三月取鲜柳枝适量，切碎加水煎取浓汁空心温服，日服3~5次，连续数日。

若赤白浊者，治法有3个：

治法1　用生半夏适量，研成细末放在清水中化开无渣为度，用鸡蛋清调和为丸阴干，装入消毒瓶内盖紧不可走失药气，每次取10克用生姜汤送服，日服2~3次，连服数日。

治法2　用鸡蛋适量，每次取一枚将顶上开一小孔，放入生大黄末1克，用湿纸封口煮熟空心服下，日服2~3次，连服数日。

治法3　用石菖蒲、川太、益智仁、台乌各30克，共加水煎取浓汁空心温服，每日1剂服2~3次，连服数日。

急性淋病

若急性淋病，治法有4个：

治法1　用土茯苓30克，黄柏25克，金银花、滑石、甘草、车前子、泽泻、萆薢各20克，瞿麦、萹蓄、栀子、石苇、木通、海金沙各15克，共加水煎取浓汁内服外洗，每日1剂服2~3次，连续数剂。

治法2　用冬瓜1个洗净榨取自然汁，每次取100毫升空心服下，日服2~3次，连服数日。

治法3　用田螺1千克，炒熟倒入白酒1千克，煮40分钟取出趁热吃螺饮汤，每日1剂服2~3次，连服数日。

治法4　用嫩柳枝皮120克，葡萄根、芹菜根、白茅根、玉米根各100克，芥菜花50克，生地、向日葵梗中白心各20克，滑石粉、甘草各10克，共加水煎取浓汁加白糖适量空心温服，每日1剂服2~3次，连服数日。

癃闭五淋

如癃闭五淋者应分为沙、膏、气、血、痨五种之分。如小便点滴不通及喘呃等症者，治法如下：

治法　用黄柏、知母各30克，肉桂1.5克，共研成细末放在清水中化开无渣为度炼蜜为丸（名滋肾丸），阴干，装入消毒瓶内盖紧不可走失药气，每次取10克，用温开水空心送服，日服2~3次，连服数剂。

小便淋沥

小便淋沥，或沙石痛不可忍者，治法有2个：

治法1　用玉米根叶适量，加水煎取浓汁空心温服，每日1剂，服2~3次，连服数日。

治法2　用鲜宁麻根200克，加水煎取浓汁空心温服，每日1剂服2~3次，连服数日。

石淋

若小腹急胀茎内痛如刀割万分痛苦，尿如沙石者（名石淋），治法有5个：

治法1　用瓦松又名石苇50克，加水煎取浓汁趁热熏洗小腹，冷则另换连续熏洗2~3小时自通痛止而。

治法2　用水牛角适量烧至焦枯存性，取出研成细末放在清水中化开无渣为度，装入消毒瓶内盖紧不可走失药气，每次取6克用烧酒冲入空心服下，日饮5~6次，连续服用数日。

治法3　用银硝适量放入锅内隔纸炒至纸焦为度，取出加入等量滑石共研成细末放在清水中化开无渣为度，装入消毒瓶内盖紧不可走失药气，每次取12克用开水冲入空心服下，日饮5~6次，连续服数日。

治法4　用古方(《医学衷中参西录》）砂淋丸：鸡内金30克，黄芪、知母各24克，白芍、硼砂各18克，朴硝、硝石各15克，共研成细末放在清水中化开无渣为度，炼蜜为丸阴干，装入消毒瓶内盖紧不可走失药气，每次取9~15克用温开水，空心送服日服2~3次，连续服数日。

治法5　用古方(《和剂局方》）五淋散：土茯苓180克，血余炭、当归、甘草各150克，赤芍、栀子各60克，共研成细末放在清水中化开无渣为度，装入消毒瓶内盖紧不可走失药气，每次取6克用开水冲入空心温服，日服2~3次，连续服数日。

石淋小腹绞痛者

石淋小腹绞痛者，治法如下：

治法　用石苇、滑石各12克，桑白皮、赤茯苓、冬葵子、车前子、瞿麦各10克，木通5克，甘草3克，共加水煎取浓汁空心温服（名石苇散），每日1剂服2~3次，连服数日。

膏淋

膏淋，治法如下：

治法　用古方(《世医得效方》）海金沙散：海金沙、滑石各30克，甘草7.5克，共研成细末放在清水中化开无渣为度，装入消毒瓶内盖紧不可走失药气，每次取6克用开水调入空心送服，日服2~3次，连续服数日。

气淋

若小腹急满而小便欲解不出，解后常有点滴者（名气淋），治法有2个：

治法1　用淮牛膝30克，乳香3克，共用白酒适量煎取浓汁空心温服，每日1剂服2~3次，连服数剂。

治法2　用甘蔗上青尖适量榨取汁液每次取80毫升对烧酒空心服下，日饮2~3次，连续饮数日。

热淋

若小便热而赤短涩，脐下急痛者（名热淋），治法有2个：

治法1　用滑石18克，甘草3克共研成细末放在清水中化开无渣为度，用冷水冲入空心服下(名六一散)，日服2~3次，连服数日。

治法2　用白茅根2 500克加水煎取浓汁去渣，用慢火熬成膏状取出放地上去净火毒，每次取80毫升服下，日服3次夜服2次，连服数日。

溲血

溲血总论：痛者为血淋，不痛者为溺血，是悲哀太胜使胞络绝，胞络绝者阳气内动，发使心下崩数而为溲血，是胞脉热于膀胱而成，仲景认为是热在下焦者尿血，是心脉热于小肠所以血从精窍中出，血虽主于心，但五脏凡有损伤者该行之血，都得如心下崩者渗于胞中，五脏之热都得如膀胱之脉，热传于下焦因肺金是肾水之母为之连脏，所以由水道通调下输膀胱，若肺有损伤气逆妄行血上为吐，气不逆而水道下降入胞中，其热亦直抵肾与膀胱，脾土是胜水之脏若水精不布则壅成湿热，湿热必下陷伤于水道肾与膀胱俱受其害，受害则阴络伤，伤则血散入胞中。肝属阳主生化主疏泄主纳血，肾属阴血闭脏而血不固必渗入胞中，正与内经中所为伤肝血枯症，时时前后血之类，大抵溺血淋血便血三者，虽以前后阴所出亦有受病不同，其治法虽用散血止血之药亦要分标本而治之。

血淋

若小便内有血点或血丝者（名血淋），治法有7个：

治法1　用瞿麦、赤芍、土茯苓、车前子、桑白皮、生地、白茅根、石苇、滑石、黄芩、甘草炙各6克，共加水煎取浓汁，另加阿胶6克烊化，血余炭8克研成细末放在清水中化开无渣为度，共冲入前药汁内空心温服，每日1剂服2~3次，连服数剂。

治法2　用淮牛膝30克，乳香3克，共用白酒适量煎取浓汁空心温服，每日1剂服2~3次，连服数剂。

治法3　用槟榔适量加水煎取浓汁，取出加入白蜂蜜适量空心温服，日服2~3次，连服数日。

治法4　用血余炭适量研成细末放在清水中化开无渣为度，装入消毒瓶内盖紧不可走失药气，每次取6克用鲜藕汁调入空心服下，日饮2~3次，连服数日。

治法5　用白色荷花50克加水煎取浓汁空心温服，每日1剂服2~3次，连服数剂。

治法6　用棕角炭适量研成细末放在清水中化开无渣为度，装入消毒瓶内盖紧不可走失药气，每次取15克用开水冲入空心服下，日饮2~3次，连服数日。

治法7　用生旱莲草、生车前草各等份，洗净研取自然汁，每次取50毫升空心饮下，日饮2~3次，连饮数日。

血淋疼痛难忍

如血淋疼痛难忍者，治法有5个：

治法1　用芭蕉根、旱莲草各100克，共加水煎取浓汁空心温服，每日1剂服2~3次，连服数剂。

治法2　血淋痛胀者，可用血余炭适量研成细末放在清水中化开无渣为度，装入消毒瓶内盖紧不可走失药气，每次取10克，用鲜藕汁冲服，日服2~3次，连服数日。

治法3　用石苇适量，炒香研成细末放在清水中化开无渣为度，装入消毒瓶内盖紧不可走失药气，每次取15克，用白酒冲入空心温服，日服2~3次，连服数日。

治法4　用牛皮胶、木通各6克，石膏3克，灯心球10扎，共加水煎取浓汁空心温服，每日1剂服2~3次，连服数剂。

治法5　用古方(《圣惠方》）甘露旱莲汤：芭蕉根、旱莲草各30克，共加水煎取浓汁空心温服，每日1剂服2~3次，连续服数日。

劳淋

若小便不出而小腹急痛，尿出白汁一点一滴者（名劳淋），治法有2个：

治法1　用淮牛膝30克，乳香3克，共用白酒适量煎取浓汁空心温服，每日1剂服2~3次，连服数剂。

治法2　用胡桃适量连壳用黄泥包好，放炭火中烧至黄泥变成黑色，取出胡桃净肉有油者不用，研成细末放在清水中化开无渣为度，装入消毒瓶内盖紧不可走失药气，每次取10克用盐汤调入空心温服，日服2~3次，连服数日。

前列腺炎

前列腺炎是青壮年男性生殖系统的常见疾病，中医认为是劳淋、精浊或白浊等范畴。前列腺炎分急性细菌性、慢性细菌性和非细菌性等不同类型。其发病原因是受细菌感染表皮葡萄球菌，免疫反应关节炎、虹膜炎、上呼吸道或泌尿系感染、性机能变化或饮食不节，喜怒下时引起湿热内蕴、败精浊腐，导致腺体发炎或脓肿。急性期的典型症状是发冷发热体温升高，恶心呕吐尿频尿急尿痛尿浊排尿困难而便秘，会阴及下背部胀痛和前列腺肿痛。慢性期的临床表现是头晕、头昏、腰部酸痛、尿频、尿急、排尿不尽，尿后排出黏液、性欲减退、阳痿早泄睾丸肿痛。如治前列腺炎，治法有3个：

治法1　各方均加此方外用，本方用苦参、败酱草、白花蛇舌草各90克，大黄60克，明矾50克，三棱、莪术各30克，蜈蚣10条，共研成细末放在清水中化开无渣为度，装入消毒瓶内盖紧不可走失药气，分成十份每次取一份加水煎取浓汁，趁热先熏后坐泡一小时，日泡3~4次，连泡数月。

治法2　用紫茉莉根去净粗皮100克，乌桕树叶、金樱子、野菊花、冬瓜皮、火炭母各25克，金银花、黄芩、黄柏、赤芍各15克，甘草10克，共加水煎取浓汁空心温服，每日1剂服2~3次，连服1~2月。

治法3　用黄柏、知母各100克，肉桂10克共研成细末放在清水中化开无渣为度，炼蜜为丸（名通关丸、又名滋肾丸），阴干，装入消毒瓶内盖紧不可走失药气，每次取10克用盐开水空心送服，日服2~3次，连服数月。

气滞血瘀型慢性前列腺炎

如气滞血瘀型慢性前列腺炎，或细菌性前列腺炎者，治法有2个：

治法1　用丹参、益母草、白花蛇舌草、车前草各30克，枳壳、浙贝母、王不留行各15克，泽泻、生地各12克，柴胡、川芎、桃仁、淮牛膝、赤芍各10克，当归、栀子、黄芩各9克，木通、龙胆草各6克，共加水煎取浓汁，另加琥珀适量研成细末放在舌头上化开无渣为度，装入消毒瓶内盖紧不可走失药气，每次取9克冲入前药汁内，空心温服、每日1剂服3~4次，连服1~2月。

治法2　用蒲公英30克，益母草25克，菟丝子、丹参、白芍各20克，王不留行、淫羊藿、锁阳各15克，桃仁、川楝子、鸡内金各12克，青皮、小茴香各10克，共加水煎取浓汁空心温服，每日1剂服5~6次，连服1~2月。

湿热下注型慢性前列腺炎

如湿热下注型慢性前列腺炎者，治法如下：

治法　用蒲公英30克，石连子、益母草各20克，败酱草、王不留行各15克，川太12克，川厚朴、黄柏、知母各10克，共加水煎取浓汁空心温服，每日1剂服5~6次，连服1~2月。

肾虚型慢性前列腺炎

如肾虚型慢性前列腺炎者，治法如下：

治法　用人参、丹参各20克，锁阳、菟丝子、淫羊藿、炮山甲、枸杞子、王不留行各15克，白术、益智仁各12克，桃仁10克，共加水煎取浓汁空心温服，每日1剂服5~6次，连服1~2月。

前列腺及肾阴疾病

治男女交合精脱气绝而死者，可先作人工呼吸，有呼吸后，治法如下：

治法　用人参35克，熟附子15克，共加水煎取浓汁灌下，日服2~3次。

前列腺肥大

前列腺肥大是老年男性生殖系统的一种常见性疾病，中医称癃闭。前列腺肥大的发病原因是由于老年男性下丘脑垂体性腺轴功能减退，性激素的生成、代谢失调紊乱和退化，使前列腺处于超负荷状态而引起腺内充血或瘀血，使结缔组织增生形成腺体肥大。临床表现为尿急尿后余沥不尽、排尿无力、困难、细涩、夜间尿多腰部酸痛。如治前列腺肥大者，治法有2个：

治法1　用甘遂9克，冰片3克，共研成细末放在清水中化开无渣为度加面粉适量调成膏状，装入消毒瓶内盖紧不可走失药气，每次取出适量药膏敷患者脐下四寸处（名中极穴），再用明矾、食盐各7.5克，共研成细末放在清水中化开无渣为度，装入消毒瓶内盖紧不可走失药气，每次取出适量药粉填入患者肚脐中，然后滴冷水数滴，周围用纸围住固定，每日早晚各换药1次，连作数日。

治法2　用北芪100克，滑石粉、鱼腥草、金银花、地丁、千里光各30克，知母20克，炮山甲15克，黄连12克，肉桂、赤芍、大黄各10克，桃仁、淮牛膝、甘草各9克，桂枝6克，共加水煎取浓汁，另加琥珀适量研成细末放在清水中化开无渣为度，装入消毒瓶内盖紧不可走失药气，每次取3克冲入前药汁内，空心温服，每日1剂服5~6次，连服1~2月。

前列腺肥大所致尿潴留

如前列腺肥大所致尿潴留者，治法如下：

治法　用北芪30克，人参、冬葵子各25克，茯苓12克，白术、知母、石斛各10克，柴胡6克，升麻、肉桂、通草、甘草各3克，共加水煎取浓汁空心温服，每日1剂服2~3次，连服1~2月。

急性肾炎（阳水）

急性肾炎又称急性肾小球肾炎，是一种以肾脏病变为主的全身变态反应性疾病，简称急性肾炎，中医称为阳水或风水。急性肾炎的发病原理是受溶血性链球菌感染后所产生的抗体，或过敏性因素，作用于肾脏和全身毛细血管的一种变态反应，使肺脾肾三脏功能受累，清浊相混而导致肾脏炎症。临床表现轻者症状不明显，重者眼睑、面部、下肢、全身浮肿、腹水、胸腔积液、食欲不振、疲乏腰痛、血压升高、尿量增多、水肿消退时血压下降，恶寒发热、口干、尿少或血尿、蛋白尿或管形尿，严重时并发高血压脑病，心力衰竭或肾功能衰竭，凡是治疗本病者首先宜控制感染消除病因，同时清热利水、忌盐限水、解毒化湿多能很快痊愈。治法有10个：

治法1　用半边莲、石苇、白茅根各100克，车前草、马鞭草、山菠萝各30克，一点红、大小蓟各24克，白花蛇舌草、鱼腥草、鹿含草各20克，汉防己、蝉蜕、地龙、白鲜皮、地肤子各15克，甘草3克，共加水煎取浓汁，空心温服，每日1剂服2~3次，连服数剂。

治法2　用白花蛇舌草、海金沙各50克，马鞭草、忍冬藤、车前草、旱莲草各25克，石苇20克，凤尾草、珍珠草、木贼各15克，共加水煎取浓汁空心温服，每日1剂服2~3次，连服数剂。

治法3　用半边莲、石苇、车前草、白马鞭、山菠萝各30克，一点红、大蓟各24克，甘草3克，共加水煎取浓汁空心温服，每日1剂服2~3次，连服数剂。

治法4　用白茅根、石苇各100克，益母草30克，鹿含草20克，车前草、鱼腥草、白花蛇舌草各15克，苍术12克，麻黄4克，共加水煎取浓汁空心温服，每日1剂服2~3次，连服数剂。

治法5　用汉防已、浮萍各15克，蝉蜕、僵蚕、地龙、白鲜皮、地肤子各10克，共加水煎取浓汁空心温服，每日1剂服2~3次，连服数剂。

治法6　用白茅根30克，白花蛇舌草27克，鱼腥草18克，茯苓、车前子各15克，猪苓、白术、金银花、牛膝各12克，泽泻、赤芍各9克，桔梗6克，共加水煎取浓汁空心温服，每日1剂服2~3次，连服数剂。

治法7　用白茅根、石苇各100克，玉米须、赤小豆各20克，车前草15克，金银花、冬瓜皮、连翘名12克，浮萍10克，蝉蜕6克，共加水煎取浓汁空心温服，每日1剂服2~3次，连服数剂。

治法8　用白茅根、石苇各100克，土茯苓25克，茜草根、黑白丑、紫荆皮、地龙、白鲜皮各15克，蝉蜕、炮山甲、白果、商陆、蒲黄炭各10克，共加水煎取浓汁空心温服，每日1剂服2~3次，连服数剂。

治法9　用白茅根、石苇各100克，丹参、车前子各30克，北芪、赤芍、红花、小蓟各15克，川芎、郁金各9克，共加水煎取浓汁空心温服，每日1剂服2~3次，连服数剂。

治法10　用白茅根、石苇各100克，党参15克，地榆、葛根、黄柏、苡米、木香、赤小豆各10克，共加水煎取浓汁空心温服，每日1剂服2~3次，连服数剂。

急性血管球性肾炎

急性血管球性肾炎者，治法如下：

治法　用古方《济生方》赤小豆汤：赤小豆、当归、商陆各12克，泽泻、连翘、白芍、猪苓、泽漆各6克，桑白皮4.5克，共加水煎取浓汁空心温服，每日1剂服2~3次，连服数剂。

肾炎水肿

肾炎水肿者，治法如下：

治法　用蝼蛄（又名土狗）去头足、焙干研成细末放在清水中化开无渣为度，装入消毒瓶内盖紧不可走失药气，每次取8克，用白酒冲服，日服2~3次，连服数日。

慢性肾炎

慢性肾炎是指具有进行性倾向的慢性肾脏炎症，是慢性肾小球肾炎的简称，中医认为是水肿或虚痨范畴。慢性肾炎的病因多由饮食不节、后天失养使病毒感染或药物中毒等原因，免疫反应使肾气失固、浊阴不降所致。少数则由急性肾炎转变而成。临床表现为早期有头痛、目眩、手足浮肿、面色苍白、软弱无力、贫血消瘦、多尿夜尿等症状，晚期有贫血、全身浮肿、腹水、胸积液、血尿、耳鸣眼花、视物模糊、口干咽燥、腰酸膝软、血压升高等特征，严重时并发尿毒症或慢性肾功能衰竭。病程短者在数月或1~2年内发展到终末期，长者可稳定20~30年。治法有8个：

治法1　慢性肾炎者，可用蓖麻子30粒，大蒜头一枚，共研如泥贴在患者两足心涌泉穴处，用油纸将药盖上外用纱布包扎固定，每日早晚各换药1次，连敷数日。

治法2　用蜈蚣一条去头足，焙枯研成细末放在清水中化开无渣为度，用鸡蛋一枚，穿一小孔放入药末搅匀、外用湿纸包蛋，再用黄泥厚包放入火中，烧熟空心温服，日服2~3枚连服数日。

治法3　用地榆30克，大黄15克，活鲫鱼2条重100克，去肠杂洗净、与药共煎取浓汁，每晚睡前一小时温服鱼及汤，每日1剂连服数日。

治法4　用益母草、马齿苋各100克，山白芷（又名白面风）50克，金钱草25克，炒山甲5克，共加水煎取浓汁、空心温服，每日1剂服2~3次，连服数剂。

·治法5　用鲫鱼2条，鲤鱼1条，甲鱼1只，大蒜100克，灯心1根，赤小豆500克，冬瓜1 000克，共加水煮至熟烂空心温服，每日1剂服2~3次，连服数剂。

治法6　用北芪、白茅根各50克，丹参30克，伸筋草20克，茯苓、焦白术、甘草各15克，共加水煎取浓汁，空心温服，每日1剂服2~3次，连服1~2月。

治法7　用泽泻24克，党参、黄芪各20克，茯苓15克，鹿角霜、白术、金樱子、芡实、山茱萸各9克，肉桂后下3克，共加水煎取浓汁空心温服，每日1剂服2~3次，连服1~2月。

治法8　用半边莲、苏叶、益母草各30克，黄芪、熟地、泽泻各15克，山药、茯苓各10克，山萸肉、丹皮各6克，共加水煎取浓汁空心温服，每日1剂服2~3次，连服1~2月。

肾绞痛

若肾绞痛者，治法如下：

治法　用(《江苏中医杂志》)加味疝气方：荔枝核、吴茱萸、川楝皮、青皮、枳壳、枳实、山楂、牛膝、栀子、白芍、甘草各12克，共加水煎取浓汁空心温服，每日1剂服2~3次，连服数剂。

肝肾阴虚型慢性肾炎气滞血症

肝肾阴虚型慢性肾炎气滞血症者，治法如下：

治法　用白术、茯苓、香附、砂仁、生地、牛膝、旱莲草、石决明各12克，竹茹、陈皮、半夏各9克，炙甘草6克，共加水煎取浓汁，空心温服，每日1剂服2~3次，连服1~2月。

肾盂肾炎

肾盂肾炎是一种由细菌侵入肾盂、肾小管及肾间质引起的化脓性炎症，分急慢性两类，中医称为急淋、热淋或痨淋。肾盂肾炎的发病原因是由大肠杆菌、链球菌、葡萄球菌等病原细菌的感染，肾脏邻近组织发炎，扁桃体炎、中耳炎、败血症等菌血症之细菌从血流进入肾脏，阑尾或结肠的炎症经淋巴管侵损肾脏等因素所致。诱因是机体抵抗力减弱，尿路先天畸形，尿路结石、梗阻、妊娠、前列腺肥大、糖尿病、败血症、肿瘤等疾患。临床表现急性为突然起病，发热恶寒，食欲减退，恶心呕吐，腹胀腹泻，尿频尿急，尿液混浊，腰部钝痛，严重者惊厥，抽搐、并发肾绞痛，久治不愈则形成慢性，症状复杂多样，多表现为轻度厌食，不规则低热、贫血、血压升高、头晕头痛腰酸乏力，夜间尿多或水肿，甚至发展成肾功能不全。治肾盂肾炎者，治法如下：

治法　用车前子、竹茹、茯苓各9克，黄芩、知母各6克，法夏、枳实、琥珀、青蒿各5克，滑石、青黛、甘草各3克，共加水煎取浓汁，空心温服，每日1剂服2~3次，连服数日。

急性肾盂肾炎

急性肾盂肾炎者，治法如下：

治法　用金银花、连翘、石苇、川太、萹蓄、白茅根各15克，黄柏、木通、西瓜皮、黄瓜皮、白豆蔻各10克，甘草6克，共加水煎取浓汁，空心温服，每日1剂服2~3次，连服数日。

慢性肾盂肾炎

如慢性肾盂肾炎者，治法有2个：

治法1　用车前草、半边莲各15克，泽泻12克，黄芩、栀子、车前子、生地、木通各9克，龙胆草、柴胡、生甘草各6克，当归3克，共加水煎取浓汁，空心温服，每日1剂服2~3次，连服1~2月。

治法2　用半边莲、满天星各15克，防己、灯心草、车前草各12克，田基黄、三白草、马齿苋、矮茶树、金银花、大青叶各9克，羌活、铁牛尾各6克，甘草3克，共加水煎取浓汁，空心温服，每日1剂服2~3次，连服1~2月。

滴虫性肾盂肾炎

滴虫性肾盂肾炎者，治法如下：

治法　用当归、苦参、茯苓、滑石各15克，浙贝母、白术、陈皮各10克，随证加减：血尿加白茅根15克，蛋白尿加黄芪15克，呕恶加法夏10克，水肿加食盐6克，共加水煎取浓汁，空心温服，每日1剂服2~3次，连服15~20剂。

肾盂肾炎女性菌尿

肾盂肾炎女性菌尿者，治法如下：

治法　用车前子、瞿麦、萹蓄、滑石、山栀子各20克，金银花、黄芩、木通各15克，大黄、炙甘草各6克，柴胡3克，共加水煎取浓汁，空心温服，每日1剂服2~3次，连服15~20剂。

肾功能衰竭

肾功能衰竭是多种慢性肾脏病，逐渐发展到晚期，使肾实质受到严重损害所致的一种临床综合征，分急慢两类，中医称为关格或癃闭。发生急性肾功能衰竭的病因是由严重呕吐、腹泻、利尿过度而大出血、灼伤、创伤、腹膜炎、胰腺炎、充血性心衰、心肌梗塞、肾动脉栓塞严重感染、败血症、休克、过度降压、胎盘早剥、产后急性肾衰、颅脑外伤、大手术、肾脏毒性药物、氰化物、蜂毒、蛇毒、蕈毒、生鱼胆、肾小球肾炎、肾间质炎等疾病引起肾缺血、肾细胞坏死而形成。临床表现为水肿、嗜睡、血压升高、少尿或无尿，面色苍白形寒肢冷，短气呕恶严重时抽搐，昏迷并发肺水肿、心衰等危象。

慢性肾功能衰竭

慢性肾功能衰竭，久治不愈者，治法有3个：

治法1　用北芪、白术、防风、大黄各30克，生地20克，桃仁、益母草、半边莲各15克，淮山、杞子各12克，茯苓、泽泻、法夏、枳实各10克，木通9克，丹皮、熟附子各6克，陈皮5克，甘草3克，共加水煎取浓汁，空心温服，每日1剂服2~3次，连服1~2月。

治法2　用黄芪20克，生地15克，山药、枸杞各12克，茯苓、泽泻各10克，丹皮6克，共加水煎取浓汁空心温服，每日1剂服2~3次，连服1~2月。

治法3　用黄芪、益母草、半边莲各15克，法夏、茯苓、枳实、大黄各10克，熟附片6克，陈皮5克，甘草3克，随证加减：水肿加泽泻、车前子各10克，肝肾阴虚加牛膝、杜仲名10克，湿浊化热减去熟附子、加黄连10克，共加水煎取浓汁空心温服，每日1剂服2~3次，连服1~2月。

肾结核

肾结核者，治法有2个：

治法1　用荠菜干100克，鸡屎藤75克，共加水煎取浓汁，空心温服，每日1剂服2~3次，连服1~2月。

治法2　用鲜马齿苋3千克洗净研如泥，加白酒2升浸入搅匀三日后过滤去渣，每次取20毫升空心温服，日服2~3次，连服1~2月。

急性睾丸炎

如急性睾丸炎者，治法有2个：

治法1　用贯众60克，加水煎取浓汁，每日早晚各空心温服一次，连服数剂。

治法2　用黑胡椒7粒研成细末，加面粉适量、用姜汁调成膏状，敷在会阴处固定，再用红枣20克去核装入，橘核20克包好，橄榄核、荔枝核、山楂核各20克，共研成细末放在清水中化开无渣为度，装入消毒瓶内盖紧不可走失药气，小茴香20克，加水煎取浓汁，每次取10克药末冲入药汁内空心温服，日服2~3次，连服数剂。

男子阴肿核痛

如男子阴肿核痛者，治法如下：

治法　用鲜马鞭草适量、研如泥厚敷患处，用油纸将药盖上外用纱布包扎固定，每日早晚各换药1次，连敷数日。

色欲过度

如色欲过度，赤浊白浊小便青长而不痛，及女人虚寒淋滞崩漏等症者，治法如下：

治法　用生龙骨、生牡蛎各研成细末水飞，生菟丝子、生韭菜子各50克，共研成细末放在清水中化开无渣为度，不可见火用冷水调合为丸（名龙牡韭丸），阴干，装入消毒瓶内盖紧不可走失药气，每日早晚各取10克用陈酒送服连服数剂。

疝气（又名小肠气）

疝气（又名睾丸肿痛七症）者，治法有26个：

治法1　用胡芦巴适量，研成细末放在清水中化开无渣为度，装入消毒瓶内盖紧不可走失药气，每次取10克，用小茴20克，加水煎浓汁冲服，日服2~3次，连服数日。

治法2　用老丝瓜一条焙至焦枯存性取出，研成细末放在清水中化开无渣为度，装入消毒瓶内盖紧不可走失药气，每次取10克用烧酒冲入空心温服，日服2~3次，连服数日。

治法3　用小茴香500克，炒热分成两份，用布包好趁热熨患处，冷则即换，每次熨2~3小时，日熨2~3次，连熨数日。

治法4　用川楝子、吴茱萸、小茴香各10克，共炒香研成细末放在清水中化开无渣为度，装入布袋内扎在小腹上，用油纸将药盖上外用纱布包扎固定数日。

治法5　用荷花苞或藕根适量，研成细末放在清水中化开无渣为度，装入消毒瓶内盖紧不可走失药气，每次取10克，用醪糟冲入空心温服，日服2~3次，连服数日。

治法6　用干荷叶蒂21个焙至焦枯存性，海金沙1克，共用好酒适量煎一沸，取汁空心温服以醉为度，每日1剂服一次，连服数剂。

治法7　用鲜牛蒡子根叶适量研取汁液，每次取100毫升加酒冲入空心服下，盖被睡觉汗出。

治法8　用霜打葫芦瓜适量，放新瓦上焙至焦枯存性取出，研成细末放在清水中化开无渣为度，装入消毒瓶内盖紧不可走失药气，每次取10克冲入烧酒内空心温服，日服2~3次，连服数日。

治法9　用荔枝核适量焙至焦枯研成细末放在清水中化开无渣为度，装入消毒瓶内盖紧不可走失药气，每次取10克冲入陈烧酒内空心温服，日服2~3次，连服数日。

治法10　先将左脚膝盖内侧，高骨直度至大腿三寸处大筋，用艾条2庄灸，后至脚大母指顶1庄灸，然后再用菠萝一个去净皮，切片煲猪肉内服，再用西米300克，炒熟淬酒服，每日1剂服2~3次，连服数剂。

治法11　用天仙藤（又名青木香，即是野葛）、叶背有白毛者是，用藤30克，加水煎浓汁，用白酒冲服，每日1剂服2~3次，连服数剂。

治法12　用鲜地胆头适量，洗净研如泥榨汁，每次取汁一杯冲入白酒内空心温服，日服2~3次，连服数日。

治法13　用白芷、香附、淮牛膝各6克，黄芩、小茴各5克，黄柏、甘草各3克，共加水煎取浓汁空心温服，每日1剂服2~3次，连服数剂。

治法14　用川楝子10克，大腹皮、小茴各5克，升麻、木通、橄榄核、橘核、青皮、车前子各3克，木香1克，共加水煎取浓汁空心温服，每日1剂服2~3次，连服数剂。

治法15　用老丝瓜1条，烧枯存性研成细末放在清水中化开无渣为度，装入消毒瓶内盖紧不可走失药气，每次取10克用黄酒冲服，日服2~3次，连服数日。

治法16　用荔枝核、橘核、龙眼核、橄榄核、山楂核、小茴香、川楝子各15克，各焙至干枯共研成细末放在清水中化开无渣为度，装入消毒瓶内盖紧不可走失药气，每次用葱衣90克，青茄蒂10个，共加水煎取浓汁，取药末15克冲入黄酒内兑服，日服2~3次，连服数剂。

治法17　用茯苓135克，炮附子、川楝子净肉、沙参、木香、藁本各35克，大茴香、槟榔、食盐各18克同炒，共研成细末放在清水中化开无渣为度，炼蜜为丸桐子大阴干（名三曾茴香丸），装入消毒瓶内盖紧不可走失药气，每次取10克，用温酒或盐汤送服，日服2~3次，连服数剂。

治法18　用荔枝核、小茴香、青皮，各煅存性90克，共研成细末放在清水中化开无渣为度，装入消毒瓶内盖紧不可走失药气，每次取10克，用白酒冲入空心温服，日服2~3次，连服数日。

治法19　用鲜地胆头适量研取自然汁，每次取50毫升用白酒冲服，日服2~3次，连服数日。

治法20　用白芷、香附、牛膝各6克，黄芩、小茴各5克，黄柏、甘草各3克，共加水煎取浓汁空心温服，每日1剂服2~3次，连服数剂。

治法21　用川楝子10克，小茴、大腹皮各5克，升麻、木通、橄榄、橘核、青皮、车前子各3克，木香1克，共加水煎取浓汁空心温服，每日1剂服2~3次，连服3~5剂。

治法22　用茯苓、猪苓各10克，泽泻、白术各6克，桂枝5克（名五苓散），加木通、川楝子、橘核、木香各10克，加水煎取浓汁空心温服，可通治七种疝气有效，每日1剂服2~3次，连服数剂。

治法23　用当归、枸杞各10克，小茴香、茯苓、台乌各6克，肉桂、沉香各3克，生姜3片，共加水煎取浓汁空心温服（名暖肝煎）每日1剂服2~3次，连服数剂。

治法24　用台乌、木香、炒小茴香、青皮、高良姜各15克，槟榔10克，川楝子10枚，巴豆70粒，先将巴豆打破同川楝子用麦麸炒黑，去巴豆与麦麸，将川楝子与其他药共加水煎取浓汁空心温服（名天台乌药散），每日1剂服2~3次，连服数剂。

治法25　用炒橘核、海藻、昆布、海带、炒川楝子、桃仁各30克，川厚朴、木通、枳实、延胡索、肉桂、广木香各15克，共研成细末放在清水中化开无渣为度，水泛为丸（名橘核丸），阴干，装入消毒瓶内盖紧不可走失药气，每次取10克用盐汤空心送服，日服2~3次，连服数日。

治法26　用川楝子、醋炒延胡索各50克共研成细末放在清水中化开无渣为度，装入消毒瓶内盖紧不可走失药气（名金铃子散），每次取10克用小茴香、木香、吴茱萸各10克，加水煎取浓汁冲入药粉空心温服，每日1剂服2~3次，连服数日。

寒疝

寒疝痛连小腹及睾丸偏缩者，治法如下：

治法　用胡椒2克研成细末放在清水中化开无渣为度，放在胶布上烘热贴在阴茎上痛即止，若偏缩者须贴小半边用油纸将药盖上外用纱布包扎固定，盖被睡卧出汗。

疝气偏坠者，治法有5个：

治法1　用丝瓜子15克，橘络3克，小茴香2克，各炒至黄色共研成细末放在清水中化开无渣为度，用生鸡蛋一枚加陈酒少许，与药末调匀煎熟取出趁热服下，盖被睡卧出汗为度，日服2~3剂连服数日。

治法2　用炮穿山甲、小茴香各适量共研成细末放在清水中化开无渣为度，装入消毒瓶内盖紧不可走失药气，每次取6克用烧酒冲入空心温服，日服2~3次，连服数日。

治法3　用大茴香、莱菔子炒各50克，共研成细末放在清水中化开无渣为度水调为丸朱砂为衣，阴干装入消毒瓶内盖紧不可走失药气，每次取15克用盐汤空心送服，日服2~3次，连服数日。

治法4　用附子去皮、延胡索炒各30克，生木香15克，共研成粗末每次取12克，生姜7片加水煎取浓汁空心温服，日服2~3次，连服数日。

治法5　用鲜荔枝核、橘核、小茴香、高粱各30克各焙至干枯、加红糖适量共研成细末放在清水中化开无渣为度，装入消毒瓶内盖紧不可走失药气，每次取3克用开水冲入空心温服，日服2~3次，连服数日。

如男人阴茎肿大核中痛者，治法有2个：

治法1　用雄黄、明矾各35克，甘草5克，共加水煎取浓汁熏洗患处，日洗3~5次，连洗数日。

治法2　用连须鲜葱头70克，川椒、麦冬炒焦、地肤子各35克，共加水煎取浓汁熏洗患处，日洗3~5次，连洗数日。

热疝

热疝痛处如火烧赤便坚口干畏热多郁火，热药忌用，治法有2个：

治法1　用芙蓉叶、黄柏各10克，木鳖子仁一粒，共研成细末放在清水中化开无渣为度，用醋调成膏状，装入消毒瓶内盖紧不可走失药气，每次取出适量药膏敷患处，用油纸将药盖上外用纱布包扎固定，每日换药1次，连敷数日。

治法2　用鲜芙蓉树根皮、大黄各适量共研如泥厚敷患处，用油纸将药盖上外用纱布包扎固定，每日换药1次，连续数日。

小肠疝

小腹引睾丸连成脊痛者名（小肠疝），治法如下：

治法　用四制香附、小茴香各等份共研成细末放在清水中化开无渣为度，装入消毒瓶内盖紧不可走失药气，每次取10克用烧酒冲入空心温服，日服2~3次，连服数日。

若茎缩囊肿者，治法有2个：

治法1　用海浮石适量研成细末放在清水中化开无渣为度，装入消毒瓶内盖紧不可走失药气，每次取6克，用木通、赤茯苓、麦冬各15克，共加水煎取浓汁冲入空心温服，日服2~3次，连服数日。

治法2　先将秤锤烧红淬入醋中，再用生鸡蛋一枚搅碎倒入铜器中，再将醋倒在鸡蛋上，收好鸡蛋冷后临睡觉时服下，每日服一次，连服数日。

横梁疝

小腹有块直衡心胸，此症名横梁疝（最难医治），治法如下：

治法　用补骨脂1千克，黑芝麻200克拌炒至焦黄，去净芝麻不用，将补骨脂用石器研成细末放在清水中化开无渣为度，好酒调合为丸阴干，装入消毒瓶内盖紧不可走失药气，每次取10克用温开水空心送服，日服2~3次，连服数日。

膀胱气疝

小腹肿痛不能小便者名（膀胱气疝），因肺气不化膀胱热邪所滞，而小便不通，小腹与睾丸胀痛，治法如下：

治法　用北沙参500克，茯苓皮、生姜皮、大腹皮、陈皮、白术各20克，川楝子、小茴香各15克，葱白5寸，共加水煎取浓汁加盐适量空心温服，每日1剂服2~3次，连服数日。

痃癖疝

生脐旁左右有一筋疼痛，大者如臂小者如指，突起状如弓弦乃痃证之名，若僻在两肋之间名癖，高起如山疝病之称。此病必引少腹腰胁痛，其三证皆因风冷客于胞中而成，或作或止皆因再受寒而发，在痛时方见，不痛则平复如初。妇人痃癖腹肋疼痛，皆因风冷与血气搏结而成。治法如下：

治法　用熟地、白芍、当归、川芎、人参、茯苓、枳壳、肉桂、厚朴、干姜、木香、青皮、莪术、三棱、小茴香、神曲、麦芽、川楝子各10克，葱白10条，食盐适量共加水煎取浓汁空心温服，每日1剂服2~3次，连服数剂，大便自利或大便燥结去食盐加大黄（名葱白散）。

男人阴茎肿大不消

如男人阴茎肿大不消者，治法如下：

治法　用荔枝核适量，煅枯存性研成细末放在清水中化开无渣为度，装入消毒瓶内盖紧不可走失药气（名荔枝散），每次取15克用烧酒冲服，日服2~3次，连服数日。

若男人阴囊青肿者，治法有5个：

治法1　用鲜马鞭草适量，研如泥厚敷患处，用油纸将药盖上外用纱布包扎固定，每日换药1次，连敷数日。

治法2　用蛇床子适量研成细末放在清水中化开无渣为度，装入消毒瓶内盖紧不可走失药气，每次取出适量药粉用生鸡蛋黄调成膏状涂敷患处，用油纸将药盖上外用纱布包扎固定，每日换药1次，连敷数日。

治法3　用牡蛎壳适量煅透研成细末放在清水中化开无渣为度，装入消毒瓶内盖紧不可走失药气，每次取出适量药粉用水调成膏状涂敷患处，用油纸将药盖上外用纱布包扎固定，每日换药1次，连敷数日。

治法4　用鲜葱白适量研取汁液加面粉调成膏状涂敷患处，用油纸将药盖上外用纱布包扎固定，每日换药1次，连敷数日。

治法5　用鲜葱白适量研取汁液，用乳香末调成膏状涂敷患处，用油纸将药盖上外用纱布包扎固定，每日换药1次，连敷数日。

睾丸肿大

睾丸肿大者，治法有2个：

治法1　用韭菜地中的红头蚯蚓数条，搽净泥沙放入碗内加白砂糖适量，少时糖化成糊状，先用棉花子100克研碎加水煎取浓汁洗净患处，再将此物涂敷患处，用油纸将药盖上外用纱布包扎固定，每日换药1次，连敷数日。

治法2　用白萝卜、朴硝各90克，荆芥30克，共加水煎取浓汁去渣趁热熏洗患处，日洗3~5次，连洗数日。

阴囊潮湿

阴囊潮湿者，治法如下：

治法　用石斛10克，生姜2片，共加水煎取浓汁当茶饮，日饮数次，连饮数日。

阴囊痒

阴囊痒者，治法有3个：

治法1　用川花椒、北杏仁各适量，共研如泥加生鸡蛋清调成膏状，先用葱头100克加水煎取浓汁洗净阴部，再用药膏涂敷患处，用油纸将药盖上外用纱布包扎固定，每日换药1次，连敷数日。

治法2　用陈葫芦适量烧枯存性研成细末放在清水中化开无渣为度，装入消毒瓶内盖紧不可走失药气，每次取出适量药粉用葱白汁调成膏状，先用葱头100克加水煎取浓汁洗净阴部，再用药膏涂敷患处，用油纸将药盖上外用纱布包扎固定，每日换药1次，连敷数日。

治法3　用肥皂角适量烧至焦枯存性研成细末放在清水中化开无渣为度，装入消毒瓶内盖紧不可走失药气，每次取出适量药粉用麻油调成膏状，先用葱头100克加水煎取浓汁洗净阴部，再用药膏涂敷患处，用油纸将药盖上外用纱布包扎固定，每日换药1次，连敷数日。

肾满

肾满又名强中，系时时阴茎直立精出后不立，治法有2个：

治法1　用韭菜子、破故纸各适量炒黄，共研成细末放在舌清水中化开无渣为度，装入消毒瓶内盖紧不可走失药气，每次取10克用开水冲入空心温服，日服2~3次，连服数日。

治法2　用甘草100克加水煎取浓汁去渣，加入黑豆适量煮至熟烂不时食之久久自愈。

肾囊风

若肾囊风者，治法如下：

治法　用鳖甲、蛇床子、白芷各50克，共研成细末放在清水中化开无渣为度，装入消毒瓶内盖紧不可走失药气，每次取出适量药粉用香油调成膏状涂敷患处，用油纸将药盖上外用纱布包扎固定，每日换药1次，连续数日。

气虚下陷

如一切气虚下陷者，治法有2个：

治法1　用黄芪15克，党参、白术各10克，当归6克，升麻、炙甘草、陈皮各5克，柴胡3克，共加水煎取浓汁空心温服（名补中益气汤），每日1剂服2~3次，连服数剂。

治法2 用茯苓、泽泻、木通各10克，猪苓、栀子、枳壳、车前子、甘草梢各4克，共加水煎取浓汁（名大分清饮）空心温服，每日1剂服2~3次，连服数剂。

胁痛口苦耳聋筋痿阴湿热痒阴肿白浊溲血

如胁痛口苦、耳聋、筋痿、阴湿、热痒、阴肿、白浊、溲血者，治法如下：

治法 均可用龙胆草、栀子、泽泻、生地各10克，黄芩、木通、车前子、当归、柴胡各6克，甘草3克，共加水煎取浓汁空心温服（名龙胆泻肝汤），每日1剂服2~3次，连续数剂。

外伤所致睾丸发炎

如外伤所致睾丸发炎者，治法如下：

治法 用子母方，本母方用薏米20克，滑石18克，茯苓15克，龙胆草、柴胡、黄芩、黄柏、大黄、丹参、栀子、生地、丹皮、皂角刺各10克，共加水煎取浓汁空心温服，每日1剂服2~3次，连服2~3剂。再用子方，薏米20克，茯苓、龙胆草、柴胡、黄芩、黄柏、大黄、丹参、栀子、赤芍、川楝子、丹皮、皂角刺各15克，青皮10克，甘草5克，共加水煎取浓汁空心温服，每日1剂服2~3次，连服数剂。

疳疮

疳疮统名，有三原欲火、禾达溲淋、难房衍、涂药痛痒、紫光亮亦肿是梅毒，此症统名疳疮又名柘精疮生于前阴，经云前阴者宗筋之所主，督脉络循阴器合篡间，大云肾开窍于二阴是疮生于此，属肝胃肾三经，若生马口之下名下疳，生茎之上名蛀疳，茎上生疮外皮肿胀、包里名袖口疳，疳久而编溃名蜡竹疳，痛引睾丸阴囊肿胀名罗症疳，痛而溃形如刮皮烂杏者，名瘙疳，生马口旁有孔如棕眼，眼内作痒捻之有微脓出，名鏇根疳，生杨梅时，或误用薰搽等药以致腐烂如臼者，名杨梅疳，又有生杨梅时服轻粉水银打成刮药，以致便溺尿管内刺痛者，名杨梅内疳。诸疳原由有三，（一）由男子欲念萌动、淫火猖狂未经发泄以致败精，浊血留滞中途结而为肿，初起必先淋漓溲溺涩痛，次流黄浊败精阳物渐损甚则肿痛腐烂。治当疏利肝肾邪火，治法有5个：

治法1 用滑石6克，萹蓄、大黄、甘草、瞿麦、车前子、栀子、木通各3克，共加水煎取浓汁空心温服（名八正散），每日1剂服2~3次，连续服药数剂。

治法2 用萹蓄12克，瞿麦10克，滑石、大黄各6克，甘草3克，灯心50寸，共加水煎取浓汁空心温服（名清肝道滞汤），每日1剂服2~3次，连续数剂。

治法3 用白鹅一只用白米养4~5日后，取鹅粪放新瓦上焙至干枯取出，每10克加丹砂、冰片各1克共研成细末放在清水中化开无渣为度，装入消毒瓶内盖紧不可走失药气，先用洗米水洗净患处拭干，再将前药用麻油调成膏状涂敷患处，用油纸将药盖上外用纱布包扎固定，每日早晚各换药1次，如疮干者可用雄猪胆汁润之连敷数日。

治法4 先用甘草、银花、葱头各15克，共加水煎取浓汁洗净患处，再用生橄榄核3枚放入火中烧至焦枯存性取出，加入梅花冰片1克共研成细末放在清水中化开无渣为度，装入消毒瓶内盖紧不可走失药气，每次取出适量药粉用麻油调成膏状涂敷患处，用油纸将药盖上外用纱布包扎固定，每日换药1次，虽臭烂不堪连敷数日。

治法5 用炉甘石30克放入炭火中煅至红色淬入醋内，再烧再淬连续7次取出，加入儿茶10克共研成细末放在清水中化开无渣为度，装入消毒瓶内盖紧不可走失药气，每次取出适量药粉用麻油调成膏状涂敷患处，用油纸将药盖上外用纱布包扎固定，每日换药1次，虽臭烂不堪连敷数日。

（二）由房事热药涂抹玉茎、洗搽阴器久战不衰、久不射精以致火郁结肿，初起阳物痒痛坚硬，渐生疙瘩、色紫腐烂、血水淋漓不时，治法有2个：

治法1 用黄芩、黄柏、栀子各10克，黄连6克，共加水煎取浓汁空心温服（名黄连解毒汤），每日1剂服2~3次，连服数剂。

治法2 用胡黄连、鹤虱、芦荟、雷丸、黄连、青皮、芜荑各30克，木香10克，麝香3克，共研成细末放在清水中化开无渣为度，用面糊为丸（名芦荟丸），阴干，装入消毒瓶内盖紧不可走失药气，每次取3克，用温开水空心送服，日服2~3次，连服数日。

若玉茎龟头生疮人不能治者，治法如下：

治法 用龟甲适量烧至焦枯存性，取出研成细末放在清水中化开无渣为度，装入消毒瓶内盖紧不可走失药气，每次取出适量药粉用生鸡蛋清调成膏状涂敷患处，用油纸将药盖上外用纱布包扎固定，每日换药1次，连敷数日。

由娼家妇人阴器瘀精浊气未净，强与交配以

致淫精傅染，变成杨梅疮，杨梅初起皮肿红亮，甚如水晶、破流腥水麻痒、时发肿痛日增，治法有2个：

治法1　用龙胆草、栀子、泽泻、生地各10克，黄芩、木通、车前子、当归、柴胡各6克，甘草3克，共加水煎取浓汁空心温服（名龙胆泻肝汤），每日1剂服2~3次，连服数剂，次服土茯苓240克，猪脂60克，金银花10克，南杏仁去皮尖炒、僵蚕炒、蝉蜕各7枚，牛膝、荆芥、防风各3克，皂角子7粒、猪牙皂角1条，共加水煎取浓汁空心温服（名二子消毒散），若袖口疳加黄蘖3克，皂角子倍之，若杨梅疳加侧柏叶、绿豆、糯米各10克，薏米、皂角各3克，若杨梅内疳加海金沙、五加皮、白丑各5克，每日1剂服2~3次，连续数日。

治法2　外通用黑豆500克，甘草50克，赤皮葱头3枚，槐树枝16寸，共加水煎取浓汁趁热取出薰洗患处（名大豆甘草汤），每日早晚各洗一次，连续数日以愈为度。

甘疮红肿热痛

若红肿热痛可用鲤鱼胆汁敷之，损破腐烂者，治法有6个：

治法1　用凤凰衣、黄丹各3克，轻粉1.2克，冰片0.6克，共研成细末放在清水中化开无渣为度，装入消毒瓶内盖紧不可走失药气，每次取出适量药粉用鸭蛋清调成膏状敷患处，用油纸将药盖上外用纱布包扎固定（名凤衣散），每日早晚各换药1次，连续数日。

治法2　用白田螺壳煅10克，轻粉3克，冰片、麝香各1克，共研成细末放在清水中化开无渣为度，装入消毒瓶内盖紧不可走失药气，每次取出适量药粉用香油调成膏状敷患处，用油纸将药盖上外用纱布包扎固定（名旱螺散），每日换药1次，连续数日。

治法3　用珍珠、黄连、黄蘖、淀粉、轻粉、象牙、五倍子炒、儿茶、乳香、没药各等份共研成细末放在清水中化开无渣为度，装入消毒瓶内盖紧不可走失药气，先用米泔水洗净患处，再撒上此药粉，用油纸将药盖上外用纱布包扎固定（名珍珠散），每日早晚各换药1次，连续数日。

治法4　用上好锡18克化开，入朱砂6克搅炒，枯后去砂留锡，再化开入水银30克，和匀倒出用淀粉30克，研成细末铺绵纸上卷成一绦，一头点火煨至纸净吹去纸灰，用粉与锡再加轻粉30克，共研成细末放在清水中化开无渣为度，装入消毒瓶内盖紧不可走失药气，先用甘草水洗净患处，拭干后通撒此药，用油纸将药盖上外用纱布包扎固定（名银粉散），每日早晚各换药1次，连续数日。

治法5　用黑铅15克化开，入水银7.5克，研至不见星为度，再加寒水石10.5克，轻粉7.5克，硼砂3克，共研成细末放在清水中化开无渣为度，装入消毒瓶内盖紧不可走失药气，先用葱艾花椒各适量，加水煎取浓汁洗净患处，拭干后通撒此药，用油纸将药盖上外用纱布包扎固定（名回春脱疳散），每日早晚各换药1次，连续数日。

治法6　一切药散因症敷之，惟杨梅疳与杨梅内疳二症，多服钟乳石12克，珍珠放入豆腐内煮10分钟取出、与琥珀各6克，朱砂、冰片各3克，共研成细末放在清水中化开无渣为度，装入消毒瓶内盖紧不可走失药气（名五宝散），每次用时取6克，加飞罗面24克，再研和匀入土茯苓300克，共加水8升煎至4升分5次，每次五宝散0.3克看病上下服，日用10次，如鼻处腐烂者，每日在土茯苓中，加辛夷花10克共煎取浓汁空心温服，在服药期间忌食，海鲜、牛、羊、鹅肉、酒、煎炒、房事，连续数日。

小腹奔豚痛疝气

如治小腹奔豚痛疝气者，治法如下：

治法　用川楝子、小茴香各70克，附子35克，将三味共加白酒300克，煮至酒干焙干，取出研成细末放在清水中化开无渣为度，装入消毒瓶内盖紧不可走失药气，每次取35克，加元胡18克，全蝎炒香18只，丁香18粒，共研成细末放在清水中化开无渣为度，用白酒调为丸桐子大（名苦楝子丸），阴干，装入消毒瓶内盖紧不可走失药气，每次取15克，用当归适量，加酒煎取浓汁空心送服，日服2~3次，连服数剂。

阴茎痒不可忍

阴茎痒不可忍者，治法如下：

治法　用茄子一个、茄树一棵共切碎，加水煎取浓汁去渣趁热熏洗患处，日洗3~5次，连洗数日。

阴痛

阴痛者，治法如下：

治法　用熟地、当归、白芍各10克，川芎、乳香各7克，共研成细末放在清水中化开无渣为度，用布包好塞入阴中，日塞2~3次，连塞数日。

阴肿坚痛

如阴肿坚痛者，治法有2个：

治法1　用明矾15克，大黄、甘草各1克，共研成细末放在清水中化开无渣为度，用布包好塞入阴中，日塞2~3次，连塞数日。

治法2　用艾叶100克，防风90克，红大戟70克，共加水煎取浓汁，趁热先熏后泡洗，每日1剂泡洗3~5次，连洗数剂。

肾阴肿痛

如肾阴肿痛者，治法有4个：

治法1　用橄榄核、荔枝核、山楂核各20克，共研成细末放在清水中化开无渣为度，装入消毒瓶内盖紧不可走失药气，每次取10克，用白酒冲入空心温服，日服2~3次，连服数日。

治法2　用鲜葱叶适量剖开，将内有黏液一面包扎阴茎，用油纸将药盖上外用纱布包扎固定，每4小时换药1次，连续数次。

治法3　用防风10克，蕲艾、大戟各3克，共加水煎取浓汁去渣趁热熏洗患处，每日1剂洗3~5次，连洗数日。

治法4　用枳实、陈皮各50克共研成细末放在清水中化开无渣为度，共放入锅内炒热用棉布包好趁热敷患处，用油纸将药盖上外用纱布包扎固定，冷则另换，每日敷3~5小时连敷数日。

阴部肿大痛

如阴部肿大痛者，治法有4个：

治法1　用诸葛菜适量，研如泥敷患处，用油纸将药盖上外用纱布包扎固定，每日早晚各换药1次，连敷数日。

治法2　用雄黄、明矾各100克，甘草50克，共加水煎取浓汁泡洗患处，每日1剂泡洗5~6次，连泡数日。

治法3　用乳香（又名薰陆香）、葱白各100克，共研如泥厚敷患处，用油纸将药盖上外用纱布包扎固定，每日换药1次，连敷数日。

治法4　用大蜘蛛40只，焙至焦枯存性、桂枝50克，共研成细末放在清水中化开无渣为度，炼蜜为丸黄豆大阴干，装入消毒瓶内盖紧不可走失药气，每日早晚各取10克，用温开水空心送服连服数日。

下阴生疮

下阴生疮者，治法有3个：

治法1　用硫磺适量研成细末放在清水中化开无渣为度，装入消毒瓶内盖紧不可走失药气，每次取出适量药粉用麻油调成膏状搽患处，用油纸将药盖上外用纱布包扎固定，日搽2~3次，连搽数日。

治法2　用独活6克，雄黄、五倍子各5克，川乌、石菖蒲、青礞石、制天南星、青盐各3克，共研成细末放在清水中化开无渣为度，装入消毒瓶内盖紧不可走失药气，每次取出适量药粉用麻油调敷患处，用油纸将药盖上外用纱布包扎固定，每日换药1次，连敷数日。

治法3　用地骨皮300克，加水煎取浓汁，趁热先熏后泡洗，日洗2~3次，连洗数日。

下阴无名肿毒

如下阴无名肿毒者，治法如下：

治法　用黄柏、石膏、牙硝各10克，白芷、大黄、甘草、没药各6克，黄连、朱砂、寒水石各1克，共研成细末放在清水中化开无渣为度，装入消毒瓶内盖紧不可走失药气，每次取出适量药粉用麻油调成膏状搽患处，用油纸将约盖上外用纱布包扎固定，日搽2~3次，连搽数日。

尿急痛

治尿急痛者，治法如下：

治法　用海金沙15克，夏枯草、车前草各10克，共炒焦存性研成细末放在清水中化开无渣为度，装入消毒瓶内盖紧不可走失药气，每次取出适量药粉用开水冲入空心温服，日服2~3次，连服数日。

遗精

遗精是指男性成人，未与女性发生性关系而精液外泄的一种生殖系统病症，又称失精，有梦而遗者称梦遗，无梦而遗者名滑精。遗精的发病原因是劳心太过者心肾不交，淫欲太过、精窍滑脱、饮食不节、脾胃湿热、先天不足、素体虚弱或包皮过长阴茎发炎，前列腺炎肛门瘙痒等因素导致肾失封藏精关不固形成精液外泄。临床表现为头晕、耳鸣、心悸、失眠、口干、口苦、体倦无力，小便短黄腰酸腿软，迁延失治则转变为早泄或阳痿等虚劳重症。遗精有生理与病理之分，未婚男子或夫妇分居者一月遗精1~2次是正常的生理现象，一周两次以上或连日而遗者乃病态反应。治法有11个：

治法1　用刺猬皮一具，焙黄研成细末放在清水中化开无渣为度，装入消毒瓶内盖紧不可走失药气，每晚临睡前取10克，用白酒冲入空心温服连服数剂。

治法2　用金樱子、射干、牡蛎、龙骨各30克，召实20克，麦冬18克，百合、泽泻各15克，萹莲、黄连各12克，枣仁10克，五味子9克，肉桂2克，共加水煎取浓汁空心温服，每日1剂服2~3次，连服数剂。

治法3　用五倍子加青盐煮熟后晒干，茯苓、莲子心、生枣仁、龙骨、牡蛎、桂枝、莲须各20

克，共研成细末放在清水中化开无渣为度，装入消毒瓶内盖紧不可走失药气，每次取10克用温开水冲服，日服2~3次，连服数剂。

治法4　用人参、熟地、山萸肉、炙甘草、金樱子各10克，淮山炒、菟丝子炒各7克，五味子14粒，共加水煎取浓汁空心温服，每日1剂服2~3次，连服数剂。

治法5　用北芪10克，金樱子去核、淮山、芡实、炒枣仁、人参各7克，炒白术、茯苓各5克，炙甘草4克，远志3克，五味子14粒，共加水煎取浓汁空心温服，每日1剂服2~3次，连服数剂。

治法6　用干荷叶100克研成细末放在清水中化开无渣为度，装入消毒瓶内盖紧不可走失药气，每次取15克，用温酒冲服，日服2~3次，连服数日。

治法7　用金樱子、钩藤、鸡血藤、狗脊各25克，松节15克，用酒水各半煎取浓汁，另加鸡内金15克，炒黄研成细末放在清水中化开无渣为度，冲入药汁内空心温服，每日1剂服2~3次，连服数剂。

治法8　用茯苓、远志、石菖蒲、茯神、黄连、生地、当归、甘草、莲子、枣仁、人参各15克，共加水煎取浓汁空心温服，每日1剂服2~3次，连服数剂。

治法9　用五倍子适量研成细末放在清水中化开无渣为度，装入消毒瓶内盖紧不可走失药气，每次取少许药粉，用女人口水调成糊状贴在患者肚脐眼内，用油纸将药盖上外用纱布包扎固定，每日换药1次，连贴数日。

治法10　用荔枝树根100克，洗净装入猪小肚内，封好放入砂锅内煮至熟烂，取出吃肚饮汤，每日1剂服2~3次，连服数剂。

治法11　用古方（赤水玄珠）壮阳丹：淮山60克，莲子心、肉苁蓉、五味子、远志、蛇床子、菟丝子、益智仁各30克，沉香15克，共研成细末放在清水中化开无渣为度，炼蜜为丸阴干，装入消毒瓶内盖紧不可走失药气，每次取15克用温酒空心送服，日服2~3次，连服1~2月。

夜梦滑精

如夜梦滑精者，治法有5个：

治法1　用牡蛎100克，苦参、白术各50克，共研成细末放在清水中化开无渣为度，用雄猪胆汁调合为丸、黄豆大阴干，装入消毒瓶内盖紧不可走失药气，每次取10克，用温开水空心温服，日服2~3次，连服数剂。

治法2　用水陆二仙丹，本方用召实100克研成细末放在清水中化开无渣为度，用金樱子适量熬成膏，共调为丸、黄豆大阴干，装入消毒瓶内盖紧不可走失药气，每次取15克，用温开水空心送服，日服2~3次，连服数剂。

治法3　用韭菜籽100克，荷叶50克，共焙至干枯共研成细末分放在清水中化开无渣为度，装入消毒瓶内盖紧不可走失药气，成三份，每次取一份用白酒冲入空心温服，日服2~3次，连服数剂。

治法4　用白果仁适量，用烧酒煮至熟烂取出趁热吃，日服2~3次，连服数日。

治法5　用春砂仁、黄柏各60克，炙甘草25克，共研成细末放在清水中化开无渣为度，炼蜜为丸阴干，装入消毒瓶内盖紧不可走失药气，每次取10克用盐汤空心送服，日服2~3次，连服数日。

若阴虚夜梦遗精者，治法如下：

治法　用龟壳适量，烧至焦枯存性研成细末放在清水中化开无渣为度，装入消毒瓶内盖紧不可走失药气，每次取1克用白酒、童便各80毫升，葱白7寸，共煎取浓汁空心温服，日服2~3次，连服数日身出臭汗。

若劳心梦遗者，治法如下：

治法　用龙骨、远志肉各80克，共研成细末放在清水中化开无渣为度，炼蜜为丸朱砂为衣阴干，装入消毒瓶内盖紧不可走失药气，每次取10克用莲子汤送服，日服2~3次，连服数日。

遗精滑失

如遗精滑失者，治法有5个：

治法1　用韭菜籽炒香50克，龙骨35克，共研成细末放在清水中化开无渣为度，装入消毒瓶内盖紧不可走失药气，每次取10克，用陈酒空心冲服，日服2~3次，连服数剂。

治法2　用五倍子30克研成细末放在清水中化开无渣为度，装入消毒瓶内盖紧不可走失药气，每次取出适量药粉用陈醋调成饼贴在肚脐眼处，用油纸将药盖上外用纱布包扎固定，少时。

治法3　用菟丝子150克，石莲子、白茯苓各60克共用酒浸后焙至干枯，研成细末放在清水中化开无渣为度，用淮山适量煮糊为丸阴干，装入消毒瓶内盖紧不可走失药气，每次20克用温酒或盐汤空心送服，如感脚膝无力者用木瓜汤送服，日服2~3次，连服数日。

治法4　用熟地180克，鱼鳔蛤粉炒成珠、山萸肉、真淮山各120克，芡实、丹皮、云茯苓各

60克，龙骨生研水飞10克，共研成细末放在清水中化开无渣为度，炼蜜为丸阴干，装入消毒瓶内盖紧不可走失药气，每次取10克用温酒或盐汤空心送服，每日早晚各服一次，连服数剂。

治法5　用六味地黄丸适量，日服2~3次，连服数日。

内热遗精

若内热遗精者，治法如下：

治法　用铁锈适量研成细末放在清水中化开无渣为度，装入消毒瓶内盖紧不可走失药气，每次取3克用冷水冲入空心服下，日服2~3次，连服数日。

肾虚遗精

若肾遗精者，治法如下：

治法　用猪腰一对切开去净膜，入附子末6克用湿纸包好放火中，煨熟取出去净纸，趁热用烧酒空心送服，每日早晚各服一次，连服数日。

滑精不止

如滑精不止者，治法有2个：

治法1　用茯苓100克，五倍子（又名文蛤、蛤粉）50克，共研成细末放在清水中化开无渣为度，滴水为丸黄豆大阴干，装入消毒瓶内盖紧不可走失药气，每次取5克，用温开水空心温服，日服2~3次，连服数日。

治法2　用百合固精丸：熟地10克，生地6克，麦冬、百合、川贝母各5克，人参、白芍、当归、甘草各3克，桔梗2克，共加水煎取浓汁空心温服，每日1剂服2~3次，连服数剂。

若精滑善遗者，治法如下：

治法　用龙骨、莲须、芡实、乌梅肉各60克，共研成细末放在清水中化开无渣为度，淮山适量煮糊为丸阴干，装入消毒瓶内盖紧不可走失药气，每次取10克用米汤空心送服，日服2~3次，连服数日。

梦遗兼白浊

如梦遗兼白浊者，治法如下：

治法　用生大黄适量研成细末放在清水中化开无渣为度，每次用生鸡蛋1枚，将蛋顶开一小孔放入1克大黄末，外用湿纸包蛋煨熟空心服下，每日早晚各服一次，连服数日。

遗精白浊

如遗精白浊是有湿热，治法如下：

治法　用生蚕砂35克，生黄柏4克，共研成细末放在清水中化开无渣为度，装入消毒瓶内盖紧不可走失药气（名蚕砂黄柏汤），每次取10克用温开水冲服，日服2~3次，连服数日。

真元不固下赤白浊

如真元不固下赤白浊者，治法如下：

治法　用川萆薢12克，茯苓、泽泻、木通各10克，猪苓、栀子、枳壳、车前子、甘草梢各4克，共加水煎取浓汁空心温服（名萆薢分清饮），每日1剂服2~3次，连服数剂。

赤白浊症

如赤白浊症者，治法如下：

治法　用川太10克，苍术盐水炒、白术、茯苓、法夏各7克，陈皮、甘草、黄柏、石菖蒲各3克，共加水煎取浓汁（名苍白二陈汤），如赤浊，加丹皮7克，连翘5克，莲心2克，共加水煎取浓汁空心温服，每日1剂服2~3次，连服数剂。

赤白浊症胁痛

如赤白浊症胁痛为肝火，治法有2个：

治法1　用龙胆草、栀子各4克，煎服，如口渴气喘为肺火，加麦冬10克，桑白皮、紫菀各9克共煎服，如咽痛为肾火，加元参10克共煎服每日1剂服2~3次，连服数剂。

治法2　用牡蛎70克，益智仁、菟丝子、茯苓、丹皮、泽泻、黄柏各35克，车前子25克，熟地15克，山萸肉、苍术盐水炒、淮山各7克，共研成细末放在清水中化开无渣为度，炼蜜为丸（名二妙地黄丸），阴干，装入消毒瓶内盖紧不可走失药气，每次取10克用盐汤送服，日服2~3次，连服数剂。

白浊白淫

治白浊白淫者，治法有3个：

治法1　用茯苓、法夏、陈皮、白术、苍术、益智仁用盐水炒、升麻、柴胡、炙甘草各3克，生姜3片，共加水煎取浓汁空心温服，每日1剂服2~3次，连服数剂。

治法2　用桑螵蛸用酒炒、牡蛎、煅龙骨、白石英煅、菟丝子、茯苓、五味子各30克，共研成细末放在清水中化开无渣为度，用酒煮糊为丸（名固髓丸），阴干，装入消毒瓶内盖紧不可走失药气，每次取5克，用淡盐汤空心送服，日服2~3次，连服数日。

治法3　用白腊、海金沙、白及各10克，共加水煎取浓汁空心温服，每日1剂服2~3次，连服数剂。

白浊日滑数次

如白浊日滑数次者，治法有4个：

治法1　用白豆蔻、肉豆蔻、丁香、茯苓、巴戟天、陈皮、苍术、黑附子、桂心各30克，人参、白术、淮山、桔梗、小茴、甘草各15克，共研成细末放在清水中化开无渣为度，装入消毒瓶内盖紧不可走失药气，每次取10克，加苏叶10克，生姜3片，共加水煎取浓汁空心温服，日服2~3次，连服数剂。

治法2　用鹿茸屑适量，炒黄研成细末放在清水中化开无渣为度，装入消毒瓶内盖紧不可走失药气，每次取7克，用温酒冲入空心温服，日服2~3次，连服数日。

治法3　用肉桂、菟丝子各20克，共研成细末放在清水中化开无渣为度，装入消毒瓶内盖紧不可走失药气，每次取5克，放入猪腰内煨熟空心温服，日服2~3次，连服数日。

治法4　用古方(《丹溪心法》)萆薢分清饮：萆薢（川太）、益智仁、石菖蒲、台乌各10克，共加水煎取浓汁，加入食盐适量空心温服，日服2~3次，连服1~2月。

阳痿

阳痿是指男性在性生活中，阴茎不能勃起，或勃而不坚的生殖器官病变，称阳痿。阳痿的发病原因，现代医学认为是神经中枢遭受损害，使神经传导受到影响，变成精神紧张压抑恐惧的创伤，使大脑皮质对阴茎勃起的抑制作用加强，阴茎海绵窦供血不足或先天性畸形，脊髓中枢机能紊乱使性激素分泌不足而引起性欲下降使阴茎萎软。中医认为多因纵欲过度或严重手淫而频繁遗精，过度疲劳、情志抑郁等因素导致命门火衰，湿热下注而成阳痿。临床表现为头晕、目眩、面色苍白、精神不振、畏寒肢冷、腰酸腿软，小便黄赤、阴囊多汗、性欲淡漠。功能性阳痿者起病急骤性功能仍存，有性欲要求阴茎间歇性不能勃起或勃而不坚。器质性阳痿者起病缓慢没有性欲要求，晨起时阴茎没有自发勃起现象。其病原因有三，一、阴茎不能勃起者是肝气不制而强合，造成伤肝所以精流滴而不射。二、阴茎勃而不坚者是肾气不制而强合，造成伤肾其精散漫不粘聚。三、阴茎勃起坚而不热者是心气不制而强合，造成伤心精冷而不热。治法有6个：

处方1　用菟丝子、杞子各240克，覆盆子、五味子、刺蒺藜各120克，车前子60克，各炒香共研成细末放在清水中化开无渣为度，炼蜜为丸（名五子衍宗丸），阴干，装入消毒瓶内盖紧不可走失药气，每次取10克用米汤送服，每日早晚各服一次，连服数剂。

治法2　用真高丽人参、熟地、枸杞各17克，沙苑子、淫羊藿、母丁香各10克，远志肉、洋沉香各4克，荔枝肉7枚，共泡入1升高度酒内，3日后连药连酒瓶共蒸2小时，取出放入冷水中浸泡24小时去净火毒，取出放好不可开盖一月后才可打开瓶盖，每日早晚各饮50克连饮数剂。

治法3　用麻雀蛋适量，每日早晚各煮10枚空心温服连服10~15日。

治法4　用枸杞子1 000克，北五味子500克，元肉2 000克，共研如泥每次取15克，用白汤或温酒空心送服，日服2~3次，连服数剂。

治法5　用母猪子肠适量，放新瓦上焙至干枯研成细末放在清水中化开无渣为度，装入消毒瓶内盖紧不可走失药气，每次取4克用烧酒冲服，每服一次可管一月。

治法6　用蜂房适量，放新瓦上焙枯存性研成细末放在清水中化开无渣为度，装入消毒瓶内盖紧不可走失药气，每次取7克，用烧酒冲服，每日早晚各服一次，连服数日。

如阳举早泻者，治法有4个：

治法1　用韭菜地里的大白头蚯蚓11条，破开洗净，加韭菜汁共研如泥，用烧酒冲服，每日早晚各服一剂连服数日。

治法2　用海狗睾丸10克切片，每次用温酒送服5克，每日1剂服二次、连服7~10剂，同时在夜睡早起时，各用左手按摩右脚心之涌泉穴，右手按摩左脚心涌泉穴，各100次、连续按摩1~2月。

治法3　用当归、白芍、甘草各60克，蜈蚣18克，共研成细末放在清水中化开无渣为度，装入消毒瓶内盖紧不可走失药气，分成40份，每日早晚各取一份，用黄酒送服，在服药期间，忌食生冷之物及暴怒，连服1~2剂。

治法4　用硫磺、蛇床子、仙茅各100克，共研成细末放在清水中化开无渣为度，装入消毒瓶内盖紧不可走失药气，每次取10克，用温酒送服，日服2~3次，连服1~2月。

如男性阴茎不起，或妇不淫者，治法有11个：

治法1　用鹅管石适量研成细末放在清水中化开无渣为度，装入消毒瓶内盖紧不可走失药气，每次取5克，用白酒冲服，每日早晚各服一次，连服数日。

治法2　用锁阳、金樱子、党参、淮山各20克，五味子15克，肉苁蓉、巴戟天各12克，枸杞、熟地各10克，羊肾2条，公鸡1只，去净毛及内脏，将药与羊肾共装入鸡腹内封好，放砂锅内煮至熟烂，取出吃鸡饮汤，每日1剂服2~3

次，连服数剂。

治法3　用麻雀蛋适量炒韭菜空心服下，日服2~3次，连服数日。

治法4　用苦瓜籽1千克，狗阴茎6条，各焙干共研成细末放在清水中化开无渣为度，装入消毒瓶内盖紧不可走失药气，每次取20克，用黄酒空心温服，日服2~3次，连服数剂。

治法5　用泥鳅鱼400克，核桃仁200克，菟丝子、肉苁蓉各25克，熟地、元肉、北芪、党参各20克，杞子、巴戟天、杜仲各15克，红枣6枚，陈皮5克，共放入砂锅内煮至鱼烂，取出滤去药渣，加入狗、猪、牛、羊、鹿五鞭各一对，洗净切片放入药汁内，用小火煮6小时即成，每次取100克，加麻雀蛋5枚，打入药汁内加热，用烧酒空心送服，日服2~3次，连服数剂。

治法6　用小茴香100克，炒香研成细末放在清水中化开无渣为度，加生虾肉300克共研如泥为丸阴干，装入消毒瓶内盖紧不可走失药气，每次取10克，用温酒空心温服，或日服2~3次，连服数剂。

治法7　用锁阳固精方，在行房前将核桃肉30克，用好酒送服，过1~2小时行房可以久战不衰。

治法8　用黄精、熟地、党参各12克，淮山炒、杞子、茯苓各10克，枣仁、巴戟天、菟丝子、炙北芪各6克，炙甘草3克，共用好酒煎取浓汁空心温服，每日1剂服2~3次，连服数剂。

治法9　用蛇床子、五味子、菟丝子各100克炒香共研成细末放在清水中化开无渣为度，炼蜜为丸阴干，装入消毒瓶内盖紧不可走失药气，每次取20克用温酒空心送服，日服2~3次，连服数日。

治法10　用古方(《永类钤方》)九子丸：仙茅、鹿茸、远志、川续断、蛇床子、巴戟肉、车前子、小茴香、肉苁蓉各120克，共研成细末放在清水中化开无渣为度，加鹿骨髓5条共熬成膏，炼蜜为丸阴干，装入消毒瓶内盖紧不可走失药气，每次取9克用温酒空心送服，每日早晚各服一次，连服数剂。

治法11　用(《赵锡武医疗经验方》)加味天雄散：党参30克，淫羊藿、白术、龙骨、牡蛎、肉苁蓉各18克，韭菜籽15克，附子、当归、巴戟天各12克，枸杞9克，冬虫草、肉桂各6克，共加水煎取浓汁空心温服，每日1剂服2~3次，连服数剂。

寒湿阻络型阳痿

如寒湿阻络型阳痿者，治法如下：

治法　用车前子、覆盆子、菟丝子、吴茱萸各15克，柴胡、白芍、枳壳、小茴香各10克，杞子8克，五味子6克，甘草4克，共加水煎取浓汁空心温服，每日1剂服2~3次，连服1~2月。

无精或少精

无精子症，是指男子精液异常，无精或少精之病症，中医称虚劳或精清。无精子症的发病原因主要是先天性肾功能不全，生殖器官畸形体弱多病或内外伤失治，饮食劳倦房事过频引起肾精亏虚精津失化，使下丘脑垂体睾丸轴功能紊乱，导致精道阻塞而形成精少精弱，无精或无法排出。临床表现为头晕失眠神疲乏力夜多小便，小腹不适腰部时有阵发性刺痛，性生活正常但精液量少精冷清稀，日久失治多发展成男性不育症。如无精或少精者，治法如下：

治法　用淫羊藿、熟地、露蜂房、白蒺藜、首乌、黄精各15克，肉苁蓉、当归、川续断、狗脊、锁阳、鹿角霜各10克，共加水煎取浓汁空心温服，每日1剂服2~3次，连服1~2月。

死精

死精者，治法如下：

治法　用金银花、野菊花各15克，蛇床子、牛蒡子各12克，黄柏、苍术各10克，共加水煎取浓汁空心温服，在服药期间，忌食辛辣及房事连服1~2月。

精不射

不射精症，是指阴茎能正常勃起坚硬，但性交时不能在阴道内射精，达不到情欲高潮之男性的性功能障碍疾病，中医称虚劳。不射精症分功能性和继发性两类，前者的病因是肾气亏虚阴虚火旺肝郁不舒，精关失灵或神经病变造成脏器损伤，使高级神经中枢和射精中枢不协调，或射精中枢兴奋阀值太高不能达到兴奋程度而无法射精。后者的原因是精神过度紧张使心理创伤，婚前手淫刺激太强，男女双方配合不和谐使女方分泌液过少，或房事环境不优导致射精中枢兴奋降低形成病态的性交过程。临床表现为口苦咽干、五心烦热、神疲倦怠、腰酸膝软、小便短黄、失眠多梦、时有梦遗。精不射者，治法有2个：

治法1　用细茶叶60克，枣仁30克，人参须6克，共研成细末放在清水中化开无渣为度，装入消毒瓶内盖紧不可走失药气，每次取6克，用温酒冲入空心温服，日服2~3次，连服数剂。

治法 2　用薏米、滑石粉各 18 克，杏仁、车前子各 15 克，法夏、黄柏各 10 克，通草、淡竹叶、川厚朴各 6 克，共加水煎取浓汁空心温服，每日 1 剂服 2～3 次，连服数剂。

肾气亏虚所致不射精

如肾气亏虚所致不射精者，治法如下：

治法　用淫羊藿、杞子各 20 克，白芍 18 克，川续断、淮牛膝各 15 克，巴戟天、女贞子、路路通、王不留行、柴胡各 12 克，红参、肉桂各 9 克，木通、炮山甲各 6 克，生鹿茸 2 克，共加水煎取浓汁空心温服，在服药期间，忌行房事，每日 1 剂服 2～3 次，连服 1～2 月。

各型血精（精囊炎）

血精症，又名精囊炎，是指以排出血性精液为主要特征的生殖系统疾病，西医称为精囊炎。精囊炎的发病原因现代医学认为，是由于精囊与前列腺、输精管、输尿管、膀胱直肠部位接近，易继发于尿路或生殖系统器官的一种炎症。中医认为是因房事过频、五志过极、嗜食肥厚、内有瘀血、年老体衰，使热入血室、损伤血络气不摄血迫血妄行，引起败精内停血随精出。典型症状是口干咽燥、手足心热，头晕耳鸣、尿短色黄、阴部坠胀，精液色红、茎中疼痛、腰腿酸软、少气乏力。各型血精者，治法如下：

治法　用白茅根 30 克，大小蓟各 20 克，小茴香后下 18 克，白芍、生地、栀子各 15 克，黄连、当归各 10 克，共加水煎取浓汁，另加阿胶 10 克烊化，鸡蛋黄 2 枚，共冲入药汁内空心温服，每日 1 剂服 2～3 次，连服数剂。

脾肾气虚型血精

如脾肾气虚型血精者，治法如下：

治法　用北芪、人参各 20 克，龙骨、牡蛎、升麻、淮山、菟丝子、白蒺藜、五味子各 15 克，苍术、当归、陈皮、山萸肉各 10 克，炙甘草 6 克，共加水煎取浓汁，另加田七粉 2 克，冲入药汁内空心温服，每日 1 剂服 2～3 次，连服数剂。

湿热下注型血精

如湿热下注型血精者，治法如下：

治法　用滑石、木通、苍术、藕节、车前子、生地、泽泻各 15 克，黄柏、栀子、大小蓟各 12 克，当归 10 克，共加水煎取浓汁空心温服，每日 1 剂服 2～3 次，连服数剂。

各型男性不育症

男性不育症，是指夫妇同居二年以上，未采用任何避孕措施，由于男性的各种原因，而不能生孕之男科疾病，中医称无子或无嗣。男性不育症的病因十分复杂，常见的内因有肾阳衰竭、肾精不足、气血两虚、阴阳失调、脏腑虚弱以及隐睾或无睾的生理缺陷等。外因有七情内伤、六淫侵袭、跌打损伤、药物射线、疲劳过度、房事过频等，社会和心理因素造成无精、死精、少精、弱精、滞精、精液异常、阳痿早泄等，导致多年不育或终身不育。临床表现为口干咽燥、耳鸣耳聋、面色苍白、四肢乏力，虚烦失眠、腰膝酸软。若治各型男性不育症者，治法有 2 个：

治法 1　用人参 30 克，北芪、阳起石、杞子、川续断、熟地、淮山各 20 克，巴戟天、淫羊藿、肉苁蓉、沙苑子、菟丝子、黄精、山萸肉、当归、首乌、路路通各 15 克，仙茅、柴胡、白术、肉桂、补骨子、女贞子、韭菜籽、生地各 10 克，甘草 5 克，共研成细末放在清水中化开无渣为度，炼蜜为丸黄豆大阴干，装入消毒瓶内盖紧不可走失药气，每日早晚各取 5 克，用温酒空心送服连服 1～2 月。

治法 2　用《新中医》公鸡殖酒合剂：公鸡殖 200 克，仙灵脾、夜交藤、仙茅、路路通、龙眼肉各 100 克，高度酒 2 500 克浸泡一月后每次取 20 毫升空心饮下，日饮 2～3 次，连饮 2～3 月疗效甚佳。

原发性男性不育症

如原发性、男性不育症者，治法如下：

治法　用杞子、肉苁蓉、菟丝子各 150 克，桑椹子、山萸肉各 100 克，龟版、人参、当归各 50 克，柏子仁 30 克，淫羊藿 15 克，生鹿茸 10 克，白酒 10 斤，共浸泡一月后，每日早晚各服 30～50毫升连服 5～6 月。

失溺无子

治失溺无子、心腹冷气不能食，而腰脚冷痛不能行者，治法如下：

治法　用仙茅适量研成细末放在清水中化开无渣为度，炼蜜为丸阴干，装入消毒瓶内盖紧不可走失药气，每次取 10 克用烧酒空心送服，日服 2～3 次，连服 1～2 月自愈，在服药期间忌食牛肉。

性神经功能减退

如性神经功能减退者，治法有 3 个：

治法 1　用淮山、熟地各 30 克，杞子、菟丝子、淫羊藿各 20 克，巴戟天、肉苁蓉、狗脊、鸡血藤、金樱子、牡蛎、仙茅、锁阳各 15 克，猪屎豆、五味子各 10 克，益智仁、露蜂房各 5 克，共加水煎取浓汁空心温服，每日 1 剂服 2～3 次，连服数剂。

治法2　用男人种子方，可用枣仁炒、熟地、山药、当归、杞子各120克，鹿胎肉、酥炙虎骨、酥炙补骨脂、用盐水或酒炒龟版酥炙、茯苓、丹皮、泽泻、天冬各60克，紫河车一具，共研成细末放在清水中化开无渣为度，炼蜜为丸桐子大阴干，装入消毒瓶内盖紧不可走失药气，每次取10克用白酒空心温服，在服药时忌葱头，或加人参20克加水煎取浓汁空心送服（名补天育生丸），日服2~3次，连服3~5周。

治法3　用壮阳种子方之杜仲30克，北五味子、菟丝子酒炒、覆盆子酒炒、熟附子、远志肉、甘草水煮、肉苁蓉酒洗，嫩鹿茸、益智仁、沉香另研、阳起石煅酒淬七次、熟地，若体弱加天雄泡去皮、石斛各15克，共研成细末放在清水中化开无渣为度，用米酒煮糊为丸（名五子菟丝丸），阴干，装入消毒瓶内盖紧不可走失药气，每次取10克，用温酒或盐汤空心送服，日服2~3次，连服数剂。

阳痿囊湿

阳痿囊湿，或女子阴痛、或痒、或生虫者，治法如下：

治法　用蛇床子150克，明矾100克，共加水煎取浓汁，趁热先熏后泡洗一小时，每日1剂泡2~3次，连泡数剂。

男子阴茎肿痛或妇人血结少腹痛

如男子阴茎肿痛或妇人血结少腹痛者，治法如下：

治法　用淮牛膝100克，用白酒煎取浓汁空心温服（名牛膝酒煎），日服2~3次，连服数日。

补肾法

补肾者，治法如下：

治法　用雄公鸡1只去净毛及内脏，将猪肾1对割净网膜，乌龟肉250克，核桃仁100克，巴戟天、杜仲各15克，刀豆籽10粒，各洗净共装入鸡腹内，封好放入砂锅内，加烧酒3升煮至熟烂，取出吃肉饮汤，此方亦可治老人耳聋小便频数，每日1剂服2~3次，连服数剂。

臂痛

臂痛有六条经络可定痛在何经络之间，可用本经药行其气血，气血通则自愈。先以两手伸直臂贴身垂下，大指居前小指居后而定其臂，肘之前廉痛者属阳明经可用升麻、白芷、干葛之类行之。后廉痛者属太阳经可用藁本、羌活之类行之。外廉痛者属少阳经可用柴胡之类行之。内廉痛者属厥阴经可用柴胡、青皮之类行之。内前廉痛者属太阴经处方如下用升麻、白芷、葱白之类行之。内后廉痛者属少阴经，可用细辛、独活之类行之。

脱阳症

脱阳症者，治法有2个：

治法1　急用白胡椒50粒研成细末放在清水中化开无渣为度，用热烧酒冲入灌下，再用老生姜1块，去皮烤热塞入肛门内，少时回生而愈。

治法2　用韭菜汁适量，用热烧酒冲入灌下少时回生，再用鲜虾肉100克，红尖辣椒2~3个切碎，与虾肉炒熟趁热吃下汗出。

缩阳

急救缩阳者此症危险之急，治法如下：

治法　将火药6克加水，研成细末放在清水中化开无渣为度用热酒冲服，少时吐泻即可回生。

精脱

急救之症，男女交感乐极之时精脱而死者，切不可惊走下床，男脱则女用口哺送其热气，女脱则男用口哺送其热气数十口，（人工呼吸）则必然悠悠阳气重回，此时再用，治法如下：

治法　用人参附子汤灌下，若无人参者亦可用黄芪120克，当归60克，附子15克，共加水煎取浓汁灌下。若男子精泻不止者女急咬男的人中，男痛急则精自止而无危险。

悬痈

悬痈生在前后阴中间交界处，初起细粒如连子，渐大如桃李，俗称偷粪老鼠，溃后最易生管难治，初起未成脓时，治法如下：

治法　用生甘草、熟大黄各10克，共用白酒煎取浓汁空心温服，每日1剂服2~3次，连续数剂。

各种虚劳暑热

治各种虚劳暑热、伤元气脉绝气短者，治法如下：

治法　用人参、麦冬、五味子各10克，共加水煎取浓汁空心温服（名生脉饮）每日1剂服2~3次，连续数剂。

急劳烦热

治急劳烦热者，治法如下：

治法　用秦艽、柴胡各32克，甘草16克，共研成细末放在清水中化开无渣为度，装入消毒瓶内盖紧不可走失药气，每次取10克用开水冲入空心温服（名圣惠方）日服2~3次，连服数剂。

五心烦热

如五心烦热者，治法如下：

治法　用水仙花、干荷花叶、赤芍各30克，共研成细末放在清水中化开无渣为度，装入消毒瓶内盖紧不可走失药气，每次取6克用开水冲入空心温服（名金盏银台）日服2~3次，连服数剂。

肥胖症

治肥胖症者，治法有3个：

治法1　用茵陈、海藻各30克，夏枯草、薏米、白芥子、山楂各15克，荷叶、泽泻、茯苓、乌梅、白芍各10克，柴胡6克，共加水煎取浓汁空心温服，每日1剂服2~3次，连服数剂。

治法2　用鲜芹菜200克，枸杞子30克，共加水煎取浓汁空心温服，每日1剂服2~3次，连服数剂。

治法3　用手掌在肚脐下，四指宽处名关元穴，向顺时针方向，和逆时针方向，有节律地自我按摩各200次，以每分钟100次的速度，每日早晚各作一次，连续1~2月必效。

小肠疽

小肠疽生在小腹之内，按之如掌坚硬而热微痛，小便频数，汗出憎寒腹色如故，或块微肿、脉紧实有力是也，治法如下：

治法　用熟地、白芥子各6克，鹿角胶、肉桂、甘草各3克，姜炭、麻黄各1.5克，共加酒水各半煎取浓汁空心温服（名阳和汤），每日1剂服2~3次，连续数剂。

妇科疾病

妇科：男女有生之后，男则气血俱足，女则气有余而血不足，至于受病外感内伤之症未常不同，而且女则别有调经胎前产后之症所以另立一科。调经专以理气补心脾为主，胎前专以清热补脾为主，产后专以大补气血行滞为主，余病与男同者治不重出。

孕妇禁忌用药

孕妇禁忌用药有：芫斑水蛭及虻虫，乌头附子配天雄。野葛水银并巴豆，牛膝薏苡与蜈蚣。三棱芫花代赭麝，大戟蝉蜕黄雌雄。牙硝芒硝牡丹桂，槐花牵牛皂角同。半夏南星与通草，瞿麦干姜桃仁通。硇砂干漆蟹爪甲，地胆茅根都失中。

调经：辨色、查多少、先行、后行、身痛、腹痛、发热、寒热、热入血室、经水不断、经水不利、过期不止。

各种妇科疾病分类

妇科因有调经、崩漏、孕育、胎前、产后、前阴及乳疾等症不同，而另立一科。经水因每三旬必有一下，三旬为一月所以名月经。亦有两月一行者，名并月。三月一行者，名居经。一年一行，名避年。一生不行而能孕者，名暗经。此类不同不须治疗。其他类别均需治疗：

（1）月经异常　月经异常，行经期吐血或衄血上溢而妄行为（逆经）。有受孕之后每月乃行经者（名垢胎）。有受孕数月反下血而胎不损者（名漏胎）。

（2）内因经病　凡妇人处事不得专注为内因经病，例如病多由忧思忿怒而得，郁气伤情所以经病是由于七情所得为多，盖以血的行止顺逆都是由一气率之而行之。

（3）外因经病　外因经病是天地温和者经水自安。天地寒冻者经水亦凝。天地暑热者经水沸。暴风卒起者经水亦必汤，此为六淫之邪入于胞中，任衡损伤妇人经病由此而来也。

（4）无内外因病　无内外因病者乃血是水谷之精气，在男体者化为精，在女体者化为血，上为乳汁、下为经水，若内伤脾胃、健运失织、饮食减少、血何以生、则经必不调，或过淫合则液竭，或产后乳多则血枯，亦有女子天癸既至，谕期不能与男子合，未期思与男子合，如经正行而合者皆为合之非道，致成损伤而得经病。

（5）血色不正病　血色不正之病是因为血属阴从阳化，所以其色正红为正，若色变深紫黑是热之极。或黄如泔水浅淡，深红是湿与虚所化，应当辨其症、有瘀有块色暗与明而治之。若暗而紫兼冷多属寒。若明而紫黑多属热结。

（6）气秽清浊而病　气秽清浊而病者，凡血为热所化者稠黏臭必秽。为寒所化者必清澈臭而腥。若是内溃者，所下之物有五色，似乎脓血更有脏腑败气，且时下不止而多者，命必在倾危。

（7）经来或前或后或多或少　经来或前或后或多或少经来提前不足三旬者为热。退后超过三旬者为血滞兼有虚寒，若色浅淡血少者为气虚乃不胀痛，此血少滞涩属不足之病。若色紫血多腹胀痛者是气实，此血多瘀滞是有余之病。

（8）经行发热时热潮热　经行发热时热潮热如在经前者为血实之热。经后者为血虚之热。发热无时多是外感。在看病之前必须察明各邪之热，如潮热在午后多属里热为阴虚之热。

（9）经来之时恶寒发热　经来之时恶寒发热身体疼痛者，应当分清荣卫与虚实，如发热恶寒而有汗，身不胀痛者属实卫虚荣不足。若发热恶寒无汗而身发胀痛者属荣卫有余。

（10）经行腹痛　经行腹痛，凡腹痛在经后者为气血虚弱。若痛在经前者为气血凝滞，因为气滞血凝腹多胀满，因血滞气必多疼痛，更须辨清原因，因虚、因实、因寒、因热等情况必须分别治之。

（11）行经吐泻　行经吐泻，经行泄泻乃是脾虚。若鸭溏清痛乃是寒湿。行经呕吐乃是胃弱，如饮水所伤多呕出涎液，饮食所伤必痛而吐出其食物。

（12）错经妄行成吐衄崩　错经妄行成吐衄崩，经水逆行上者吐血、衄血而错行，下为血崩是因热盛，伤阴络者崩。伤阳络者吐衄皆为妄行。若去血多者热随血去当用补，若血少热尚未减虽虚亦应清之。

（13）经水过多兼时下白带　经水过多兼时下白带，若经水过多清淡浅红者乃是气虚不能摄血，如稠黏深红者为热盛有余，或经之前后兼有赤白带，而时下臭秽者此为湿热腐化，若形清腥秽者乃是冷湿虚寒所化。

治各种妇科疾病者，治法可用当归、白芍、生地各6克，川芎3克（名四物汤），随证加减用之：如经水行后疼痛者，加人参、白术、茯苓各10克，甘草5克，红枣3枚，生姜3片（名四君子汤），夹寒加干姜10克，经水过期三五日后，腹中绵绵走痛者，加木香、槟榔各10克，共加水煎取浓汁空心温服，每日1剂服2~3次，连服数剂。

调经

月经来源是已先天，天癸开始自父母，后天的精血是吃水谷所化，当女子大多数是在14岁时肾气盛，所以任脉通，太衡脉盛，月经应时而下，每三旬必有一次所以称之为月经，亦有两月一行者称之为并月、三月一行者称之为居经、一年一行者称之为避年，一身不行而能生孕者称之为暗经。凡经行之时禁用苦寒辛散之药物，避免风邪趁虚而入于胞中，伤衡任之脉，损手太阳少阴之经，因衡任之脉起于胞中为经络之海，与心小肠为表里，上为乳汁下为月水，所以说月水为经络之余，只要调理得法经水应时而下。如经不及期而经先行者，或过期而经后行者，或一月而经再行者，或数月而经一行者，或经闭不行者，或崩者或漏下者此为失其常候不可不调。调经有三，一是脾胃虚弱二阳之病发于心脾，在女子为不行月经，二阳是阳明胃经，胃主收纳食物长养血气，灌溉脏腑流行经遂，为水谷之海血气之母，受忧愁思虑则伤心，心气受伤脾气失养，菀结不通腐化不行胃虽能受，所为长养灌溉流行者皆失其合，如脾胃虚弱饮食减少，气渐耗血渐少，自有血枯血闭及血少色淡而数月一行之病。二是衡任损伤气行则血行，气止则血止，女子之性执作偏急忿怒妒忌而伤肝气，肝为血室衡任为血海，衡任失守则气血妄行，若女子血未行而强合以动其血，他日必有难名之疾，或月经未净之时而与男交配使衡任内伤，血海不固由此为崩为漏，有先期而行或一月再行之疾。三是脂痰凝塞，女子之身应肠胃开通无所阻塞，外应经遂流利无所凝滞则血气和畅经水应期而下，唯彼肥硕者膏脂充满，元室之户不开挟痰者痰涎涌滞，血海之波不流所以有过期而经后行，或数月而经一行及为浊为带为经闭为无子之病。

经不及期

如经不及期者，治法有6个：

治法1　用生地、川芎、当归、知母、麦冬、地骨皮、甘草各3克，共加水煎取浓汁空心温服，每日1剂服2~3次，连服数剂。

治法2　用党参、茯苓、当归、陈皮、白术、川芎、丹参、香附、丹皮、炙甘草各4克，生姜3片，红枣3枚，共加水煎取浓汁空心温服，每日1剂服2~3次，连服数剂。

治法3　用全当归60克切片加入好酒1 200克浸泡数日后，每晚睡觉前适量温饮连饮数日。

治法4　用熟地240克，当归60克，黄连30克，共浸入好酒内一日夜取出，焙至干枯研成细末放在清水中化开无渣为度，炼蜜为丸阴干，装入消毒瓶内盖紧不可走失药气，每次取10克用温酒空心送服，日服2~3次，连服数日。

治法5　用丹参适量焙至干枯共研成细末放在清水中化开无渣为度，装入消毒瓶内盖紧不可走失药气，每次取6克用温酒空心送服，日服2~3次，连服数日。

治法6　用竹纸30张焙至焦枯取出研成细末放在舌头上化开无渣为度，加好烧酒300克浸泡澄清，每次取适量清酒空心温服，日服2~3次，连服数日。

若月经不调气血失和，不能受孕或生过一胎停隔多年不孕者，治法如下：

治法　用全当归切片、远志肉各150克，用甘草适量加水煎取浓汁洗净前二味，浸入5 000克烧酒内七日后，每晚临睡前取适量酒温饮，不可间断连饮数日自会胎孕。

经不及期而经先行

如经不及期而经先行者，是血盛有热色必紫，治法有4个：

治法1　用生地、白芍、当归各10克，川芎7克（名四物汤），加黄芩、黄连各10克，共加水煎取浓汁空心温服以清之（名芩连四物汤），每日1剂服2~3次，连服数剂。

治法2　用熟地、香附各5克，当归、川芎、山茱萸肉各3克，白芍酒炒、茯苓、丹皮各2.5克，延胡索、陈皮各2克，生姜3片，加黄芩2.5克，共加水煎取浓汁空心温服，每日1剂服2~3次，连服数剂。

治法3　用熟地5克，当归、白芍、白术、香附、川芎、黄芩酒炒各3克，陈皮2克，砂仁、丹参、炙甘草各1克，加黄连、羌活各2克，共加水煎取浓汁空心温服，每日1剂服2~3次，连服数剂。

治法4　用当归、川芎、生地、白芍各10克

（名四物汤），加生地、黄芩、黄连、香附各10克，共加水煎取浓汁空心温服，每日1剂服2~3次，连服数剂。

痢月经

妇人两乳生核名（痢月经）不调，治法如下：

治法　用夏枯草30克，当归、甘草、川芎、生地、柴胡、香附各5克，陈皮、栀子、赤芍、连翘、桃仁各3克，青皮、桔梗、花粉、乌药、冬花、羌活、银花各2克，肉桂、延胡索各1克，共加水煎取浓汁空心温服，每日1剂服2~3次，连服数剂。

体虚及月经不调脾胃虚寒

若体虚及月经不调脾胃虚寒者，治法如下：

治法　用羊肉、豆腐、生姜各适量，加水煮至熟烂取出，趁热空心温服，每日1剂服2~3次，连服数剂。

滋阴养血补益心脾及月经不调

若滋阴养血、补益心脾及月经不调者，治法如下：

治法　用元肉50克，加水煎取浓汁，加鸡蛋1~2枚冲成蛋花取出趁热空心温服，每日1剂服2~3次，连服数剂。

滋阴养血益脾调经及经血色淡

若滋阴养血益脾调经，经血色淡者，治法如下：

治法　用未孵化出小鸡的鸡胚胎（又名毛鸡蛋）2~3枚，去壳用黄酒200克，生姜25克，共煮熟加白糖调服，如经期提前量多者，加干芹菜50克，金针菜25克共煮，每日1剂服2~3次，连服数剂。

经水时来时断

经水时来时断者，治法有3个：

治法1　用当归、川芎、生地、白芍各10克（名四物汤），加柴胡、法夏各10克，党参、黄芩各6克，甘草3克，生姜3片，红枣2枚，共加水煎取浓汁空心温服（名小柴胡汤），同用，每日1剂服2~3次，连服数剂。

治法2　用人参、当归、肉苁蓉、牛膝、续断、没药、熟地、木香各30克，琥珀、朱砂、阿胶、五味子、石斛、熟附子、肉桂、沉香、川芎各15克，共研成细末放在清水中化开无渣为度，装入消毒瓶内盖紧不可走失药气，每次取10克，用开水冲入空心温服（名妇科百病琥珀丸），日服2~3次，连服数剂。

治法3　用熟地、文党各60克，归身45克，焦白术30克，茯苓、杞子各25克，川芎21克，炙甘草20克，共研成细末放在清水中化开无渣为度，加益母草膏120克炼蜜为丸阴干，装入消毒瓶内盖紧不可走失药气，此为李金昌家传（益母金丹）每次取6克，用好酒空心送服，日服2~3次，连服数剂。

经水时来时断或有往来寒热

如经水时来时断或有往来寒热者，治法有2个：

治法1　先用柴胡、法夏各10克，黄芩、党参各6克，甘草3克，生姜3片，红枣2枚，共加水煎取浓汁空心温服（名小柴胡汤），以去寒热，再用熟地、白芍、当归各6克，川芎3克（名四物汤），和之，每日1剂服2~3次，连服数剂。

治法2　用老母鸡一只去净内脏、取肉加艾叶25克，共用白酒煮至熟烂取出，趁热空心吃肉饮汤，每日1剂服2~3次，连服数剂。

经来五心烦热

经来五心烦热，治法如下：

治法　用当归、川芎、生地、白芍各10克（名四物汤），加元参、黄连各10克，共加水煎取浓汁空心温服，每日1剂服2~3次，连服数剂。

经来似蛤蟆子腹大如鼓

如经来似蛤蟆子腹大如鼓，此症一至三月经水不来，七至八月腹大如鼓人以为孕，一日崩下血胞似蛤蟆子，妇人昏迷不知人事，此症是虚，治法如下：

治法　用人参、茯苓、白术、甘草、当归、熟地、白芍、川芎、北芪各10克，肉桂3克，共加水煎取浓汁空心温服（名十全大补汤），每日1剂服2~3次，连服数剂。

经行或前或后

如经行或前或后应从虚治，治法有4个：

治法1　先将党参、白术、茯苓、当归、熟地、白芍各10克，炙甘草、川芎各5克（名八珍汤），诸药共研成细末放在清水中化开无渣为度，用益母膏调和为丸阴干，装入消毒瓶内盖紧不可走失药气（名八珍益母丸），每次取5克用米汤空心送服，日服2~3次，连服数剂。

治法2　用党参、白术、茯苓、当归、白芍各10克，陈皮、丹皮、丹参、香附各5克，共加水煎取浓汁空心温服，每日1剂服2~3次，连服数剂。

治法3　用台党、茯苓、白术、炙甘草、当归、川芎、陈皮、丹参、香附、丹皮各3克，生姜2片，红枣3枚，共加水煎取浓汁（名加减八味汤），空心温服，每日1剂服2~3次，连服数剂。

治法4　先用白毛乌骨鸡一只吊死去净毛及内脏，加入生地、熟地、麦冬、川芎、白术、丹参、当归、茯苓、黑小豆各60克，杜仲盐水炒断丝、台党、炙甘草、肉苁蓉、固子、小茴香、春砂仁、益母草各30克，香附15克，加酒水各半，共放入砂锅内煮至鸡烂，取出空心温服鸡与汤（名白毛乌鸡汤），日服2~3次，连服数日。

经水或多或少或前或后时来时止

如经水或多或少或前或后，时行时止者，此是气血不合，治法如下：

治法　用熟地120克，当归、白芍、山茱萸肉、淮山、生地、香附各60克，阿胶、丹皮、茯苓、泽泻、栀子、陈皮、春砂仁各45克，益母草、川芎、白术各30克，共研成细末放在清水中化开无渣为度，炼蜜为丸黄豆大阴干，装入消毒瓶内盖紧不可走失药气，每次取10克，用温酒空心送服（名养卫丸），日服2~3次，连服数剂。

经先行性多急燥

如经先行性多急躁者，是气血俱热，治法如下：

治法　用香附炒研、当归、川芎、白芍、黄芩炒、黄连各3克，生地2克，甘草1.5克，共加水煎取浓汁空心温服，每日1剂服2~3次，连服数剂。

经水先行是虚中有热

若经水先行是虚中有热，治法如下：

治法　用当归、川芎、白及、熟地各3克，香附、桃仁、红花、莪术、木通、炙甘草、肉桂各1克，共加水煎取浓汁空心温服（名归经汤），每日1剂服2~3次，连服数剂。

瘦人经先行

如瘦人经先行是血热，素无他疾者，治法如下：

治法　用当归、川芎、生地、赤芍、黄芩、黄连各3克，甘草1.5克，共加水煎取浓汁空心温服，每日1剂服2~3次，连服5~10剂，合并服三黄片连服数日。

湿而虚热

若湿而虚热者，治法如下：

治法　用生地、白芍、当归各10克，川芎7克（名四物汤），加地骨皮、丹皮各12克，共加水煎取浓汁空心温服凉之，每日1剂服2~3次，连服数剂。

血凝者

若血凝者，气必疼、过者胀，治法有9个：

治法1　用三棱、莪术、丹皮、肉桂、延胡、乌药、刘寄奴、当归、赤芍、生地各20克，共研成细末放在清水中化开无渣为度，装入消毒瓶内盖紧不可走失药气（名琥珀散），每次取6克用温开水空心送服，日服2~3次，连服数剂。

治法2　用赤芍、生地、知母、麦冬、地骨皮各3克，当归、川芎各2克，甘草1.5克，共加水煎取浓汁空心温服，每日1剂服2~3次，连服3~5剂。

治法3　用知母、麦冬、地骨皮各3克，生地、川芎、当归、甘草各2克，共加水煎取浓汁空心温服，每日1剂服2~3次，连服数剂。

治法4　用茯苓6克，当归、川芎、白芍、白术、法夏、香附、陈皮、甘草各3克，生姜3片，共加水煎取浓汁空心温服，每日1剂服2~3次，连服数剂。

治法5　用白术60克，枳实、法夏、川芎、香附各30克，黄连15克，桔梗13克，甘草6克，茯苓、神曲各4克，共研成细末放在清水中化开无渣为度，炼蜜为丸绿豆大阴干，装入消毒瓶内盖紧不可走失药气，每次取20丸用开水空心送服，日服2~3次，连服数剂。

治法6　用知母、麦冬、地骨皮各3克，生地、川芎、当归、甘草各2克，共加水煎取浓汁空心温服，每日1剂服2~3次，连服数剂。

治法7　用赤芍、生地、知母、麦冬、地骨皮各3克，当归、川芎各2克，甘草1.5克，共加水煎取浓汁空心温服，每日1剂服2~3次，连服数剂。

治法8　用黄芩、黄连、生地、当归、赤芍各6克，川芎3克，共加水煎取浓汁空心温服（名芩连四物汤），每日1剂服2~3次，连服数剂。

治法9　用地骨皮、丹皮、当归、生地、赤芍各6克，川芎3克，共加水煎取浓汁，空心温服，每日1剂服2~3次，连服数剂。

有瘀者

若有瘀者，治法如下：

治法　用川芎60克，当归90克，共加水煎取浓汁空心温服（名佛手散又名芎归汤），每日1剂服2~3次，连服数剂。

血多无块

如血多无块者，治法有2个：

治法1　用艾叶、阿胶、当归、赤芍、生地

各6克，川芎3克，共加水煎取浓汁空心温服（名胶艾四物汤），每日1剂服2~3次，连服数剂。

治法2　用黄芩、白术、生地、当归、赤芍各6克，川芎3克，共加水煎取浓汁空心温服（名芩术四物汤），每日1剂服2~3次，连服数剂。

经来辨色

经水为阴血，阴必从阳故其色红是火气，血为气之配，气热则热、气寒则寒、气升则升、气降则降、气凝则凝、气带则带、气清则清、气浊则浊，平时见有血成块者是气凝，将行而痛者是气带，来后作痛者是气血俱虚，色淡者亦是虚而有水混入，错经妄行者是气乱，紫色者是气热，黑色者是热甚。

先期血少色浅淡

若先期血少色浅淡者是气虚不能摄血，治法有2个：

治法1　用当归10克，北芪50克，共加水煎取浓汁空心温服（名当归补血汤），每日1剂服2~3次，连服数剂。

治法2　用人参、熟地、白芍、川芎各24克，当归、北芪各15克，共加水煎取浓汁空心温服（名圣愈汤），每日1剂服2~3次，连服数剂。

经水过期色必淡者

经水过期色必淡者，治法有4个：

治法1　用熟地、香附各5克，当归、川芎、山茱萸肉各3克，白芍酒炒、茯苓、丹皮各2.5克，延胡索、陈皮各2克，生姜3片，加肉桂、干姜、艾叶各1.5克，共加水一碗半，煎至八分，经来时服，睡觉时再服，每日1剂服2次，连续服至经止后2~3日，如不效下月再服，连服1~3月必孕。

治法2　用熟地30克，当归25克，白芍酒炒20克，香附盐水炒19克，川芎13克，茯苓、陈皮各10克，吴茱萸、丹皮、延胡索各6克，加肉桂、蕲艾、炮姜各10克，如经先期色紫，加黄芩10克，共加水煎取浓汁空心温服，每日1剂服2~3次，连服数剂。

治法3　用熟地5克，当归、白芍、白术、香附、川芎、黄芩酒炒各3克，陈皮2克，砂仁、丹参、炙甘草各1克，加北芪3克，共加水煎取浓汁空心温服，每日1剂服2~3次，连服数剂。

治法4　用当归、白芍、生地各10克，川芎6克（名四物汤），加生地、茯苓、法夏、陈皮各10克，共加水煎取浓汁空心温服，每日1剂服2~3次，连服数剂。

经来色淡是虚

如经来色淡是虚也，是胞中虚寒之病，治法有2个：

治法1　用麦冬、法夏各6克，吴茱萸、丹皮、白芍、人参、肉桂、当归、川芎、阿胶、甘草各3克，生姜3片，共加水煎取浓汁空心温服（名大温经汤），每日1剂服2~3次，连服数剂。

治法2　用台党、白术、茯苓、归身、川芎、白芍、熟地、北芪蜜炙、香附制各3克，炙甘草2克，生姜3片，红枣3枚，共加水煎取浓汁空心温服，每日1剂服2~3次，连服数剂，并常服六味地黄丸。

经水色淡痰多

如经水色淡痰多，肥人多此症，治法如下：

治法　用枳壳、茯苓、陈皮、法夏、甘草、熟南星、苍术、川芎、香附各5克，滑石1克，共加水煎取浓汁（名加味二陈汤），空心温服，每日1剂服2~3次，连服数剂。

经来如黑豆汁

如经来如黑豆汁者，治法有3个：

治法1　用当归、川芎、生地、白芍各120克，黄芩、黄连各60克，共研成细末放在清水中化开无渣为度，用陈醋调合为丸阴干，装入消毒瓶内盖紧不可走失药气，每次取5克，用温开水空心送服，日服2~3次，连服数剂。

治法2　用赤芍、香附各15克，黄芩、黄柏、丹皮各10克，甘草6克，共研成细末放在清水中化开无渣为度，醋调为丸阴干，装入消毒瓶内盖紧不可走失药气，每次取5克用温开水空心送服，日服2~3次，连服数剂。

治法3　用当归、白芍、生地各10克，川芎6克（名四物汤），加黄连、黄芩各10克，共加水煎取浓汁空心温服，每日1剂服2~3次，连服数剂。

经水后期黑色

若经水后期黑色者，治法如下：

治法　用香附、商陆、生地、白芍、桃仁、红花各10克，川芎、归尾各5克，黄连、三棱各3克，共加水煎取浓汁空心温服，每日1剂服2~3次，连服数剂。

血涩少色赤

若血涩少色赤者是热盛血滞，治法有3个：

治法1　用生地、白芍、当归各10克，川芎7克（名四物汤），加姜黄、黄芩、丹皮、香附、延胡各10克，共加水煎取浓汁空心温服（名姜芩四物汤），每日1剂服2～3次，连服5～6剂通之。

治法2 用姜黄、丹皮、香附、延胡、当归、生地、赤芍各6克，川芎3克，共加水煎取浓汁（名姜芩四物汤），空心温服，每日1剂服2～3次，连服数剂。

治法3 用当归90克，川芎60克，加酒水各半煎取浓汁空心温服（名佛手散），又名（芎归汤），每日1剂服2～3次，连服数剂。

经来紫色是热

经水紫色、或前或后、恶寒喜热，或时感寒腹痛，脉细濡近滑两尺脉重按略洪而滑，此是血热，治法有2个：

治法1 用黄连酒煮120克，香附、当归尾各60克，五灵脂30克，共研成细末放在清水中化开无渣为度，煮粥为丸阴干，装入消毒瓶内盖紧不可走失药气，每次取5克，用温开水空心送服，日服2～3次，连服数剂。

治法2 用归尾、川芎、赤芍、香附、生地、黄连、甘草、丹皮各3克，共加水煎取浓汁空心温服（名四物加香附黄连汤），每日1剂服2～3次，连服数剂。

经来紫色有块

如经来紫色有块者有三，一血热、二气滞、三风冷胜之，若血热气滞必作痛，治法有4个：

治法1 用熟地、白芍、当归各6克，川芎3克（名四物汤），加香附、黄连各5克，共加水煎取浓汁空心温服，每日1剂服2～3次，连服数剂。

治法2 用生地5克，全归、川芎各3克，白芍2克，知母、黄柏、香附、肉桂各1克，共加水煎取浓汁空心温服（名凉淫汤），每日1剂服2～3次，连服数剂。

治法3 用生地、白芍、莪术、桃仁、红花、苏木各10克，川芎、归尾各5克，黄连、三棱各3克，共加水煎取浓汁空心温服，每日1剂服2～3次，连服数剂。

治法4 用羌活、党参各6克，归尾、白芍各5克，独活、川芎、秦艽、蕲艾各3克，防风、荆芥各2克，共加水煎取浓汁空心温服，每日1剂服2～3次，连服数剂。

若德性温和素无他疾血虚少者，治法如下：

治法 用党参、白术、茯苓、当归、熟地、白芍各10克，炙甘草、川芎各5克，共加水煎取浓汁空心温服（名八珍汤），每日1剂服2～3次，连服数剂。

血多有块色紫稠黏

如血多有块而色紫，稠黏乃内有瘀者，治法有2个：

治法1 用桃仁、红花、生地、赤芍、当归各6克，川芎3克，共加水煎取浓汁空心温服（名桃红四物汤），每日1剂服2～3次，连服数剂。

治法2 用生地、白芍、当归各10克，川芎7克（名四物汤），加桃仁、红花各10克，共加水煎取浓汁空心温服（名桃红四物汤），每日1剂服2～3次，连服数剂。

经水紫黑成块及经行不止

如经水紫黑成块及经行不止，或崩中漏下者，治法有2个：

治法1 用龟版120克，黄柏、白芍各90克，黄芩60克，香附、陈皮各45克，共研成细末放在清水中化开无渣为度，用白酒调合为丸阴干，装入消毒瓶内盖紧不可走失药气，每次取5克，用温开水空心送服，日服2～3次，连服数剂。

治法2 用归尾、川芎、赤芍、香附制、生地、黄连、甘草、丹皮各3克，共加水煎取浓汁空心温服，每日1剂服2～3次，连服数剂。

经血色深红量多诸药不效

若经血色深红量多，经期过短者，治法有3个：

治法1 用豆腐250克，加米醋200克，煮熟空心一次吃完，每日服2～3次，连服数剂。

治法2 用熟地、白芍、当归各6克，川芎3克（名四物汤），加胡连2克，共加水煎取浓汁空心温服，每日1剂服2～3次，连服数剂。

治法3 用古方（《金匮要略》）胶艾汤：白芍、生地各12克，阿胶（另烊）、艾叶、当归各9克，川芎、甘草各6克，共加水煎取浓汁空心温服，每日1剂服2～3次，连服数剂。

经水过期而紫黑色成块

如经水过期而紫黑色成块者，治法如下：

治法 用当归、白芍、生地各10克，川芎6克（名四物汤），加生姜、香附、黄连、延胡索、五灵脂、乳香、没药各10克，共加水煎取浓汁空心温服，每日1剂服2～3次，在行经时多服数剂。

经水二月不行而忽来小腹疼痛有块紫色

如经水二月不行，而忽来小腹疼痛有块紫色者，治法如下：

治法 用白芍、白术、陈皮各15克，黄芩、川芎、木通各6克，炙甘草2克，共加水煎取浓汁空心温服，每日1剂服2~3次，连服数剂。

经来似黄水

如经来似黄水者，此是虚症，不可用凉药，宜用温经和血之药，治法有4个：

治法1　用熟地4克，当归、台乌、川芎、延胡索、小茴香、白芍各3克，生姜2片，红枣3枚，共加水煎取浓汁空心温服（名加味四物汤），每日1剂服2~3次，连服数剂。

治法2　用归尾、白芍各15克，川芎、菟丝子、杜仲、首乌、巴戟天各10克，熟地6克，砂仁2克，共加水煎取浓汁空心温服，每日1剂服2~3次，连服数剂。

治法3　用当归、台乌、川芎、元胡、小茴、白芍各24克，熟地3克，生姜3片，红枣3枚，共加水煎取浓汁空心温服，每日1剂服2~3次，连服数剂。

治法4　用老茄子适量阴干研成细末放在清水中化开无渣为度，装入消毒瓶内盖紧不可走失药气，每次取10克用烧酒冲入空心服下，日服2~3次，连服数日。

经来似绿水

如经来似绿水，此症全无血色，乃是大虚大寒之症，不可用凉药，治法如下：

治法　用熟地45克，熟附子、鹿茸、白芍各30克，淮山、肉苁蓉、肉桂、浦黄炒黑、当归、山茱萸各15克，乌鸡肉一只吊死去净毛及内脏，将药装入鸡腹内，不可用水，全用好酒与鸡一同放入砂锅内，煎至熟烂分成2~3次空心温服（名附子乌鸡汤），日服2~3次，连服数剂。

经来全白色而五心烦热

如经来全白色而五心烦热，小便疼痛，此为气血虚也。治法如下：

治法　用熟地45克，熟附子、鹿茸、白芍各30克，淮山、肉苁蓉、肉桂、蒲黄炒黑、当归、山茱萸各15克，乌鸡肉一只吊死去净毛及内脏，将药装入鸡腹内，不可用水，全用好酒与鸡一同放入砂锅内，煎至熟烂分成2~3次空心温服（名附子乌鸡汤），日服2~3次，连服数剂。

经过期而来形似屋漏水

如经过期而来形似屋漏水，头昏目暗、小腹疼痛、或有白带，喉中臭鱼腥、恶心呕吐者，治法如下：

治法　用生地10克，当归6克，香附、延胡醋炒、白芍酒炒、白术土炒各5克，黄芩酒炒3克，川芎2.5克，柴胡2克，共加水煎取浓汁空心温服（名调经四物汤），每日1剂服2~3次，连服3~5剂，后用熟地45克，当归、川续断、白芷、阿胶炒珠、川厚朴、茯苓、肉苁蓉、浦黄炒黑、山茱萸各30克，川芎25克，干姜、甘草各15克，熟附子6克，共研成细末放在清水中化开无渣为度，炼蜜为丸（名补内当归丸），阴干，装入消毒瓶内盖紧不可走失药气，每次饭后取10克，用温酒送服，日服2~3次，连服数剂。

气滞血凝经后下紫口苦大腿外麻

如气滞血凝经期后下，色紫而口苦，两大腿外兼麻木，有时发痒生疮，大便秘滞者，治法如下：

治法　用火麻仁、桃仁、白芍各60克，枳壳、白术、当归尾、威灵仙、诃子肉、生地、陈皮、大黄45克，共研成细末放在清水中化开无渣为度，用粥调合为丸阴干，装入消毒瓶内盖紧不可走失药气，每次取5克，用温开水空心送服，日服2~3次，连服数剂。

经来身发热

如经来身体发热有表邪者，治法如下：

治法　用桂枝、当归、白芍、熟地各6克，川芎、甘草各3克，生姜3片，红枣2枚，共加水煎取浓汁空心温服（名桂枝四物汤），每日1剂服2~3次，连服数剂。

经后发热

如经后发热乃为血虚内热，治法有2个：

治法1　用生地、丹皮、地骨皮、当归各6克，白芍、川芎、胡连各3克，共加水煎取浓汁空心温服（名地骨皮饮加胡连），每日1剂服2~3次，连服数剂。

治法2　用北芪30克，当归、地骨皮、熟地、白芍、川芎各6克。共加水煎取浓汁空心温服（名六神汤），每日1剂服2~3次，连服数剂。

脾虚肝热

如脾虚肝热者，治法如下：

治法　用当归、白术、白芍、柴胡、茯苓各3克，甘草、薄荷各1.5克，共加水煎取浓汁空心温服（名逍遥散），每日1剂服2~3次，连服数剂。

无表症乃血脉涌阻

如无表症乃血脉涌阻，治法如下：

治法　用羌活、桂枝、当归、熟地、白芍各6克，川芎3克，共加水煎取浓汁空心温服（名羌桂四物汤），每日1剂服2~3次，连服数剂。

行经后或血去过多

如行经后或血去过多者，治法如下：

治法　用白芍60克，北芪、肉桂各30克，甘草21克，共研成粗末装入消毒瓶内盖紧不可走失药气，每次取15克，加生姜3片，红枣2枚，共加水煎取浓汁空心温服（名黄芪建中汤），日服3~4次，连服数日。

经水过期而后行是血虚有寒

如经后行是血虚有寒，或因气血凝滞胀痛者，治法有3个：

治法1　用四物汤，加桃仁、红花、香附、莪术、肉桂、甘草、木香、木通各15克共加水煎取浓汁空心温服（名过期饮）、每日1剂服2~3次，连服数剂。

治法2　用当归、白芍、川芎、莪术、人参、牛膝、桂枝、丹皮、甘草各10克，共加水煎取浓汁空心温服，每日1剂服2~3次，连服数剂。

治法3　用当归、红花各10克，桃仁、牛膝各5克，栀子、川芎、五灵脂、蒲黄、延胡、肉桂各3克，炙甘草2克，红枣2枚，共加水煎取浓汁空心温服，每日1剂服2~3次，连服数剂。

经水过期而后行者，是因气血凝滞胀痛，治法有2个：

治法1　用熟地、白芍、当归各6克，川芎3克（名四物汤），加桃仁、红花、香附、莪术、肉桂、木香、木通、甘草各10克，共加水煎取浓汁空心温服（名过期饮），每日1剂服2~3次，连服数剂月经自下。

治法2　用当归、川芎、生地、白芍各10克（名四物汤），加当归、熟地、炙甘草、北芪、桃仁、红花各10克，共加水煎取浓汁空心温服，每日1剂服2~3次，连服数剂。

无他疾而经后行

如无他疾而经后行者，是气血虚少，治法如下：

治法　用川芎、白芍、茯苓、台党、当归、白术、生地、甘草各10克，生姜2片，红枣3枚，共加水煎取浓汁空心温服（名八物汤），每日1剂服2~3次，连服数剂。

肥人经水后期

若肥人经水后期，治法如下：

治法　用当归、川芎、生地、白芍各10克（名四物汤），加人参、北芪、陈皮、半夏、茯苓、香附各10克，去地黄，共加水煎取浓汁空心温服，每日1剂服2~3次，连服数剂。

瘦人经后行素无他疾

如瘦人经后行而素无他疾者，是气血不足，治法如下：

治法　用台党、白术土炒、茯苓、川芎、炙甘草、当归、白芍，以上全部用酒炒，炙北芪、熟地各3克，肉桂1.5克，生姜2片，红枣3枚，共加水煎取浓汁空心温服，每日1剂服2~3次，连服数剂。

瘦人经后行食少

如瘦人经后行食少者，是脾胃虚弱气血不足，治法有2个：

治法1　用台党、白术、茯苓、陈皮、当归、川芎、炙甘草各3克，生姜3片，红枣2枚，共加水煎取浓汁空心温服（名意功散加当归川芎汤），每日1剂服2~3次，连服7~10剂，并合服六味地黄丸。

治法2　用人参、白术、茯苓、陈皮各6克，甘草3克，生姜3片，红枣2枚（名异功散），合用川芎60克，当归90克，共加水煎取浓汁空心温服（名佛手散又名芎归汤），每日1剂服2~3次，连服数剂。

形瘦多疾经后行且热

如形瘦多疾而经后行且热者，是衡任内伤，治法如下：

治法　用当归、白芍、人参、熟地、知母、麦冬各3克，川芎2克，炙甘草1.5克，生姜3片，红枣2枚，共加水煎取浓汁（名四物人参知母汤），空心温服，每日1剂服2~3次，连服3~5剂，并合服地黄丸，制作：熟地250克，淮山、山茱萸各130克，茯苓、丹皮、泽泻各100克，共研成细末放在清水中化开无渣为度，炼蜜为丸黄豆大阴干，装入消毒瓶内盖紧不可走失药气，每次取5克，用开水空心温服，日服2~3次，连服数剂，因地黄丸可治衡任损伤及肾虚、血枯、血少、血闭之症。

形瘦素无他疾而经后行

如形瘦素无他疾，而经后行者是血热，治法如下：

治法　用熟地、白芍、当归各6克，川芎3克（名四物汤），加黄芩、黄连、甘草各2克，共加水煎取浓汁空心温服，兼服三补丸，每日1剂服2~3次，连服数剂。

若气血具不足者，治法有2个：

治法1　用人参、茯苓、白术、甘草、当归、熟地、白芍、川芎、北芪各10克，肉桂3克，共加水煎取浓汁空心温服（名十全大补汤），每日1剂服2~3次，连服数剂。

治法2　用土炒白术、台党、茯苓、炙甘草、当归、川芎、白芍，以上全用酒炒，熟地、炙北芪各3克，肉桂1.5克，生姜3片，红枣3枚，共加水煎取浓汁空心温服，每日1剂服2~3次，连服数剂。

经水过期而血少

如经水过期而血少者，治法如下：

治法　用川芎、当归、人参、白术各10克，与治痰药，色淡者痰多，淡白者血虚，或夹痰水混之，可用法夏、茯苓各10克，陈皮6克，甘草3克（名二陈汤），加川芎、当归各10克，共加水煎取浓汁空心温服，每日1剂服2~3次，连服数剂。

经期推后血虚

若经期推后血虚，滋阴养血调经止痛者，治法有3个：

治法1　用红糖100克加水煎取浓汁，加鸡蛋2~3枚冲成蛋花取出趁热空心温服，每日1剂服2~3次，连服数剂。

治法2　用生山楂肉50克，红糖40克，共加水煎取浓汁取出，趁热空心温服，每日1剂服2~3次，连服数剂。

治法3　用鲜雄鸡冠2~3具、加水煮至熟烂取出，趁热蘸盐空心温服，每日服2~3次，连服数剂。

血虚无血可行而过期不行

若血虚无血可行而过期不行，并无胀痛发热者，治法如下：

治法　用人参、熟地、白芍、川芎各25克，当归、黄芪各15克（名圣愈汤），合党参、茯苓、白术、甘草、当归、熟地、白芍、陈皮、北芪各10克，肉桂3克（名人参养营汤），共加水煎取浓汁空心温服（名双和饮）每日1剂服2~3次，连服数剂。

血虚无血可行

如血虚无血可行，过期不行并无胀痛发热者，治法如下：

治法　用人参、熟地、白芍、川芎各24克，当归、北芪各15克，白术、茯苓、甘草各10克，肉桂3克，共加水煎取浓汁空心温服（名双和饮），每日1剂服2~3次，连服数剂。

经水后行多急躁

如过期而经后行，多急躁者，是气逆血少，治法有2个：

治法1　用炒香附、青皮、川芎、白芍、茯苓、台党、当归、白术、生地、甘草各10克，共加水煎取浓汁空心温服，每日1剂服2~3次，连服3~5剂，并合服苍沙丸以调之，苍沙丸制作：苍术用米水浸泡，香附用童便浸泡，各一日夜取出晒干各100克，黄芩酒炒33克，共研成细末放在清水中化开无渣为度，用米汤调合蒸饼为丸黄豆大阴干，装入消毒瓶内盖紧不可走失药气，每次取10克，用温开水空心送服，日服2~3次，连服数剂。

治法2　用人参、白术、茯苓、熟地、白芍、当归各6克，川芎、甘草各3克，炒香附、青皮各10克，共加水煎取浓汁空心温服（名八物汤），每日1剂服2~3次，连服3~5剂，并合服苍沙丸以调之，每次取10克用温开水空心送服，日服2~3次，连服数日。

经水过期发热倦怠

若经水过期发热倦怠者，治法如下：

治法　用当归、川芎、白芍、生地、黄连各10克，共加水煎取浓汁空心温服（名四物黄连汤），每日1剂服2~3次，连服数剂。

经水二月一行血少而成块

如经水二月一行且少而成块，不知者又用宣药通之两目帛所蔽，脾为诸阴之首，目为血脉之宗此为脾伤，五脏失养不能当于目疾，治法如下：

治法　用黄芪、人参、白术、甘草各3克，当归、陈皮各2克，升麻、柴胡各1克（名补中益气汤），与党参、黄芪、白术、茯神、当归、远志、枣仁、木香、元肉各3克，甘草2克（名归脾汤），加生姜3片，红枣3枚，二汤合用，共加水煎取浓汁空心温服，每日1剂服2~3次，连服数剂。

已服过辛热暖宫之药

如已服过辛热暖宫之药者，是变为衡任伏火，治法如下：

治法　用生地、白芍、当归各10克，黄柏、知母、木通各3克，川芎、甘草各2克共加水煎取浓汁空心温服，每日1剂服2~3次，连服数剂。

身体素弱脾虚不开胃

若身体素弱脾虚不开胃者，是血不生，治法如下：

治法　用人参、白术、归身、熟地各3克，川芎、白芍、香附各2克，炙甘草1克，共加水煎取浓汁空心温服，在经期前10日时多服几剂。

身体虚甚者

若虚甚者，治法如下：

治法　用生地、白芍、当归各10克，川芎7克（名四物汤），加人参、北芪各12克，共加水煎取浓汁空心温服（名圣愈汤），每日1剂服2~

3次，连服5~6剂补之。

身体夹寒

夹寒，治法如下：

治法 用当归、川芎、生地、白芍各10克（名四物汤），加干姜10克，共加水煎取浓汁空心温服，每日1剂服2~3次，连服数剂。

经水未期而发热自汗

如经水未期而发热自汗，服清热止汗之药反而作渴，头痛手掉身麻，此因肝经风热，治法如下：

治法 用四物汤各3克，加柴胡、黄芩炒、黄连炒、栀子炒、丹皮各3克，茯苓、人参、北芪、白术漂炒各5克，炙甘草2克，生姜3片，红枣1枚，共加水煎取浓汁空心温服，每日1剂服2~3次，连服数剂自愈。凡发热久者是阳气自病，须调补之。

经来不止

若经水来不止者，处方有7个：

治法1 用莲蓬壳适量焙至焦枯取出研成细末放在清水中化开无渣为度，装入消毒瓶内盖紧不可走失药气，每次取10克用烧酒冲入空心服下，日服2~3次，连服数日自止。

治法2 用笋叶、故蚕纸各适量焙至焦枯取出共研成细末，放在清水中化开无渣为度，装入消毒瓶内盖紧不可走失药气，每次取6克用热米汤冲入空心服下，日服2~3次，连服数日自止。

治法3 用红鸡冠花一味晒干研成细末放在清水中化开无渣为度，装入消毒瓶内盖紧不可走失药气，每次取6克用烧酒冲入空心服下，日服2~3次，连服数日自止，服此药者忌服鱼腥猪肉。

治法4 用白芍、香附、熟艾叶各5克共加水煎取浓汁空心温服，每日1剂服2~3次，连服数剂。

治法5 用侧柏叶、白芍各适量共研成粗末，装入消毒瓶内盖紧不可走失药气，每次取6克用烧酒适量煎取浓汁空心温服，每日1剂服2~3次，连服数剂。

治法6 经水不止者，可用芙蓉花、莲蓬各50克，共研成细末放在清水中化开无渣为度，装入消毒瓶内盖紧不可走失药气，每次取10克，用米汤冲入空心温服，日服2~3次，连服数日。

治法7 用阿胶适量炒珠研成细末，放在清水中化开无渣为度，装入消毒瓶内盖紧不可走失药气，每次取10克用白酒冲入空心温服，日服2~3次，连服数日。

经水过多不止

如经水过多不止，或前或后，是阴虚内热，治法有9个：

治法1 用北芪6克，黄柏、白芍、黄芩各5克，地榆3克，龟胶炒珠、桔树根皮、香附各2克，共加水煎取浓汁空心温服（名闭经汤），每日1剂服2~3次，连服数剂，如体弱者可去黄柏，加白芍3克共煎服。

治法2 用黄芩、白芍各炒、龟版炙各30克，椿根白皮25克，黄柏炒10克，香附8克，共研成细末放在清水中化开无渣为度，白酒调合为丸阴干，装入消毒瓶内盖紧不可走失药气，每次取3克用温开水空心送服，日服2~3次，连服数剂。

治法3 经来大多者，不问肥瘦皆属热，可用当归、白芍、知母、生地、黄芩、黄连各3克，黄柏2克，川芎、熟地各1.5克，共加水煎取浓汁空心温服（名四物加芩连汤），每日1剂服2~3次，连服数剂并合服三补丸。

治法4 用北芪、川芎、当归、熟地、黄芩、白术、白芍、龟版、黄柏、香附各10克，共加水煎取浓汁空心温服，每日1剂服2~3次，连服数剂。

治法5 用黄柏、黄连、黄芩、知母、生地、熟地、当归、川芎、北芪各5克，共加水煎取浓汁空心温服（名四物加芩连知柏汤），每日1剂服2~3次，连服数剂。

治法6 用当归、知母、黄芩、白芍、生地、川芎各4克，黄柏3克，熟地各2克，共加水煎取浓汁空心温服，每日1剂服2~3次，连服数剂。

治法7 用当归6克，赤芍3克，共加水煎取浓汁，再用旧棕炒炭15克，田七12克，共研成细末放在清水中化开无渣为度，装入消毒瓶内盖紧不可走失药气，每次取出适量药粉冲入药汁内空心温服，每日1剂服2~3次，连服数剂。

治法8 用当归、川芎、生地、白芍各10克（名四物汤），加黄芩、白术各10克，共加水煎取浓汁空心温服，每日1剂服2~3次，连服数剂。

治法9 用当归、白芍、生地各10克，川芎6克（名四物汤），加黄芩、白术各10克。五心烦热，加玄参、黄连各10克。经水过少，加葵花、红花各10克。经水先期，加生地、黄芩、黄连、香附各10克。经水后期，加当归、熟地、炙甘草、北芪、桃仁、红花各10克。肥人经水后期，加人参、北芪、陈皮、法夏、茯苓、香附各10克，去地黄，共加水煎取浓汁空心温服，每日

1剂服2~3次，连服数剂。

若血多者，治法有4个：

治法1　用生地、白芍、当归各10克，川芎7克（名四物汤），加阿胶烊化、艾叶各10克，共加水煎取浓汁空心温服以止之，每日1剂服2~3次，连服数剂。

治法2　用姜炭、荆芥炭、地榆各3克，共加水煎取浓汁空心温服，每日1剂服2~3次，连服数剂。

治法3　如经水过多者是热，宜用北芪、川芎、当归、熟地、黄芩、白术、白芍、龟版、黄柏、香附、知母、黄连、生地各10克，共加水煎取浓汁空心温服，每日1剂服2~3次，连服数剂。

治法4　用五月艾、宁麻根各100克，岗稔根50克，鸡冠花、鸡血藤、狗脊各25克，益母草、火炭母、当归各15克，共加水煎取浓汁空心温服，每日1剂服2~3次，连服数剂。

经行不止来往无时

月水不断淋滴无时，或因劳损气血而伤衔任，或因经行而合阴阳，令气虚不能摄血，若时止时腹痛脉沉细，是寒热邪气客于胞中，非因虚弱所致，若因蒄怒伤肝脾虚火动，而血不归经者，是肝不能藏血脾不能摄血，应清肝火补脾气，治法有3个：

治法1　用人参、黄芪、白术、茯神、当归、远志、枣仁、木香、元肉各3克，甘草2克，当归、白术、白芍、柴胡、茯苓各3克，甘草、薄荷各1.5克（名加味归脾逍遥二方），共加水煎取浓汁空心温服，每日1剂服2~3次，连服数剂。

治法2　用竹纸30张，烧存性研成细末放在清水中化开无渣为度，装入消毒瓶内盖紧不可走失药气，每次取出适量药粉用好酒冲入，分成三次空心温服，日服2~3次，连服数日。

治法3　用禹馀粮60克，紫石英、续断、赤石脂、熟地、川芎各30克，鹿角胶、鹿角霜炒珠各25克，干姜炮、北芪、艾叶、侧柏叶炒、当归炒、人参、茯苓各15克，共研成细末放在清水中化开无渣为度，炼蜜为丸阴干，装入消毒瓶内盖紧不可走失药气，每次取10克，用米汤空心送服，日服2~3次，连服数剂。

经行不止是阴挟热所致

经行不止是阴挟热所致，应补阴清热，治法有2个：

治法1　用生地8克，伏龙肝研4克，黄芩、当归、蒲黄炒黑、侧柏叶、艾叶各1克，生姜1片，共加水煎取浓汁空心温服，每日1剂服2~3次，连服数剂。

治法2　用蚝肉、鸡肉、猪肉各250克，共入砂锅煮至熟烂取出，加入调料空心温服，每日1剂服2~3次，连服数日。

经来不止形如鱼脑

如经来不止形如鱼脑，而足痛不能动者，乃下元虚冷风邪所致，治法如下：

治法　用当归、天麻、僵蚕、台乌、淮牛膝、独活、石楠藤、乳香、紫荆花、骨碎补各3克，川芎2克，生姜3片，葱白3枚，共用好酒煎浓汁（名疏风止痛散），空心温服，每日1剂服2~3次，在服药期间，忌食鱼腥连服数剂。

经来不止形如牛膜昏迷倒地

如经来不止形如牛膜昏迷倒地者，治法如下：

治法　用茯苓30克，朱砂3克，共研成细末放在清水中化开无渣为度，滴水为丸黄豆大阴干，装入消毒瓶内盖紧不可走失药气，每次取10克，用姜汤空心送服，日服2~3次，连服数剂。

经水过多五心烦热

如经水过多、五心烦热、日间潮热者，治法如下：

治法　用生地6克，白芍5克，归身、川芎各3克，黄连1克，共加水煎取浓汁空心温服（名除烦汤），每日1剂服2~3次，连服数剂。

血多因热

若血多因热者，治法如下：

治法　用生地、白芍、当归各10克，川芎7克（名四物汤），加黄芩、白术各10克共加水煎取浓汁空心温服（名芩术四物汤），每日1剂服2~3次，连服数剂。

脉弦而大不数

若脉弦而大不数、形肥初夏时倦怠、经来大多者，治法如下：

治法　用白术5克，北芪、陈皮各3克，人参2克，炙甘草1克，生姜2片，红枣3枚，共加水煎取浓汁空心温服，每日1剂服2~3次，连服数剂。

一月经水二行

如一月经水二行，性急而多怒者，是伤肝动其衡任之脉，治法有4个：

治法1　用当归、川芎、白芍、生地、柴胡、党参、黄芩、甘草、黄连各10克，共加水煎取浓汁（名四物加柴胡汤），空心温服，每日1剂服2~3次，连服3~5剂，并合服补阴丸，补阴丸制作：黄柏、知母各100克共研成细末，放在清水中化开无渣为度，滴水为丸黄豆大阴干，装入消毒瓶内盖紧不可走失药气，每服5~10丸，日服2~3次，连服数剂。

治法2　用当归、川芎、白芍、生地、黄柏、知母各10克，共加水煎取浓汁空心温服（名四物加黄柏知母汤），每日1剂服2~3次，连服数剂，并合服三补丸1~2剂。

治法3　用当归、生地、黄连、黄芩、黄柏、川芎、柴胡、白芍、党参、知母、甘草各10克，共加水煎取浓汁空心温服，每日1剂服2~3次，连服数剂。

治法4　用熟地、白芍、当归各10克，川芎、人参、柴胡、黄芩、黄连、甘草各5克，共加水煎取浓汁空心温服（名四物加柴胡汤），每日1剂服2~3次，并兼用黄柏、知母各等份，共研成细末放在清水中化开无渣为度，炼蜜为丸（名补阴丸），阴干，装入消毒瓶内盖紧不可走失药气，每次取5克用温开水送服以泻其衡任之火，连服数剂。

血崩肾虚不能镇守胆络

若妇人血崩肾虚不能镇守胆络至经水一月二三行者，治法如下：

治法　用生地、当归、黄芩酒炒、白芍、茯苓、秦艽酒洗各30克，炙甘草15克，柴胡蜜炙、荆芥炭各3克，川芎酒炒2克，共研成细末放在清水中化开无渣为度，炼蜜为丸（名凉血地黄丸），阴干，装入消毒瓶内盖紧不可走失药气，每次取10克，用白汤或温酒送服，日服2~3次，连服数剂。

伤衡任之脉

如伤衡任之脉者，治法如下：

治法　用当归、川芎、白芍、生地、党参、知母、麦冬各10克，共加水煎取浓汁空心温服（名四物加党参知母麦冬汤），每日1剂服2~3次，连服数剂或服地黄丸。

服辛热之药伤其衡任

如误服辛热之药伤其衡任者，治法如下：

治法　用当归、川芎、生地、白芍、黄柏、知母各15克，共加水煎取浓汁空心温服，合服三黄片（名四物加黄柏知母汤，合服三补丸），每日1剂服2~3次，连续数剂。

脾胃虚弱衡任损伤

如脾胃虚弱衡任损伤，血气不足、经水不调、以致无子者，治法如下：

治法　用白毛乌骨鸡一只600~700克左右，用粳米养七日不可食其他食物，然后吊死去净毛及内脏，用生地、熟地、天冬、麦冬各60克，共装入鸡腹内封口，放入瓦锅内，加白酒2 500毫升，煮至鸡烂取出，用桑柴火焙干，将药再浸入余酒内浸干，再焙至焦枯加杜仲、人参、甘草、肉苁蓉、破故纸、小茴香、归身、川芎、白术、丹参、茯苓各60克，香附、春砂仁各30克，共研成细末放在清水中化开无渣为度，用白酒调合为丸（名乌鸡丸），阴干，装入消毒瓶内盖紧不可走失药气，每次取3克，用温酒空心送服，日服2~3次，连服数剂。

愁思气菀而血滞

如优思气菀而血滞者，亦可用上方。若风寒伤脾者，治法如下：

治法　用人参、茯苓、白术各10克，炙甘草、陈皮各6克，法夏3克（名六君子汤），加炮姜10克，红枣3枚，生姜2片，共加水煎取浓汁空心温服，每日1剂服2~3次，连服数剂。

思虑伤血

若思虑伤血者，治法如下：

治法　用熟地、白芍、当归各6克，川芎3克（名四物汤），加人参、白术各5克，共加水煎取浓汁空心温服，每日1剂服2~3次，连服数剂。

伤气者

伤气者，治法如下：

治法　用人参、黄芪、白术、茯神、当归、远志、枣仁、木香、元肉各3克，甘草2克（名归脾汤），加柴胡、栀子各5克，共加水煎取浓汁空心温服，每日1剂服2~3次，连服数剂。

菀怒伤血

菀怒伤血者，治法如下：

治法　用当归、白术、白芍、柴胡、茯苓各3克，甘草、薄荷各1.5克，共加水煎取浓汁空心温服（名逍遥散），每日1剂服2~3次，连服数剂。

劳伤气血衡任虚损

若劳伤气血衡任虚损者，治法如下：

治法　用四物120克，加阿胶、艾叶、甘草各15克，共研成粗末装入消毒瓶内盖紧不可走失药气（名胶艾汤），每次取30克，加水煎取浓汁空心温服，日服2~3次，连服数剂。

血气劳伤衡任

若血气劳伤衡任，脉虚经血非时而下，或成豆汁，或成血块，或五色相杂、脐腹冷痛，治法如下：

治法　用当归炒、川芎各8克，熟地、艾叶

炒各5克，伏龙肝、麦冬去心、赤石脂各3克，肉桂、干姜炮、甘草炙各2克，红枣2枚，共加水煎取浓汁空心温服，每日1剂服2~3次，连服数剂。

经水不利是由劳伤气血

若经水不利是由劳伤气血、体虚而冷、风客于胞内，伤于衡任之脉故也，若寸脉弦、关脉沉，是肝病兼腹痛孔窍生疮，若脉滑气血实、经络不利、或尺脉绝不治，兼小腹引腰痛，气攻胸胁脐腹作痛者，治法有2个：

治法1　用牛膝酒蒸30克，桂心、赤芍、桃仁去皮尖、元胡炒、当归酒浸炒、丹皮、木香各25克，共研成细末放在清水中化开无渣为度，装入消毒瓶内盖紧不可走失药气，每次取3克，用温酒冲入空心温服（名牛膝散），日服2~3次，连服数剂。

治法2　用炒大黄、牛膝、白术、石苇、生地、土茯苓各10克，共加水煎取浓汁空心温服，每日1剂服2~3次，连服数剂。

妇女痞疾

治妇女痞疾，而经水不调、面色黄瘦、咳嗽发热、或吐血、或不吐血、不思饮食者，治法如下：

治法　用小黑豆15克，熟地、干姜、当归、蒲黄、赤芍、甘草、肉桂各10克，人指甲7枚，各放新瓦上焙至焦枯存性，共研成细末放在清水中化开无渣为度，装入消毒瓶内盖紧不可走失药气，每晚睡觉前取10克，用黄酒冲服，在服药期间，只能吃糖饭或粥，不可食其他食物，更不能见风，每日服药一次，连服数剂。

肥人饮食过多

如肥人饮食过多是湿痰涌滞，气血虚少，治法有2个：

治法1　用人参、茯苓、当归、白术各10克，川芎、炙甘草、陈皮各6克，法夏3克，共加水煎取浓汁空心温服（名芎归六君子汤），每日1剂服2~3次，连服数剂。

治法2　用二陈治痰湿滞，加参术补气虚、芎归活经血益气，血行则痰行，兼服苍莎丸即效。

素多痰是脾胃虚损

如素多痰是脾胃虚损，气血失养，治法如下：

治法　用山药30克，人参15克，白术、茯苓、陈皮、葙莲、归身、炙甘草各10克，春砂仁、川芎、石苇、石菖蒲各8克，共研成细末放在清水中化开无渣为度，薄荷包米煮饭为丸（名参术大补丸），阴干，装入消毒瓶内盖紧不可走失药气，每次取5克，用米汤空心送服，日服2~3次，连服数剂。

心肺虚损血脉虚弱

如心肺虚损、血脉虚弱、经水过期者，治法如下：

治法　用党参、茯苓、当归、熟地、白芍、淮山、北芪各10克，川芎5克，共加水煎取浓汁空心温服（名滋血汤），每日1剂服2~3次，连服数剂。

血虚气滞

如血虚气滞者，治法如下：

治法　用茯苓、当归、熟地、白芍、川芎、桃仁、红花、肉桂、木通、莪术各3克，共加水煎取浓汁空心温服，每日1剂服2~3次，连服数剂。

肥人多痰血虚气热

如肥人多痰血虚气热者，治法如下：

治法　用炒黄芩、炒香附、黄连各3克，当归、川芎、生地各2克，陈皮、法夏、茯苓、甘草各1.5克，生姜3片，共加水煎取浓汁空心温服，每日1剂服2~3次，连服数剂。

凡妇人血虚有热

凡妇人血虚有热者，均可用，治法如下：

治法　用柴胡6克，台党、茯苓、当归、白芍、生地、麦冬、知母、炮干姜各3克，淡竹叶2克，炙甘草1.5克，有汗加地骨皮，无汗加丹皮各6克共加水煎取浓汁空心温服（名加减八物汤），每日1剂服2~3次，连服数剂。

肥人经不及期素多痰

如肥人经不及期素多痰者，是血虚有热，治法如下：

治法　用南星、白术、苍术、黄连、香附、川芎各15克，共研成细末放在清水中化开无渣为度，滴水为丸阴干，装入消毒瓶内盖紧不可走失药气，每次取3克用温开水空心送服，日服2~3次，连服数剂。

素无他疾

如素无他疾者，是血盛有热，治法如下：

治法　用生地、白芍各10克，知母、麦冬、地骨皮各3克，川芎、当归、甘草各2克，共加水煎取浓汁空心温服，每日1剂服2~3次，连服数剂。

性急躁多怒

若性急躁多怒者是气逆血少，治法有2个：

治法1　用党参、白术、茯苓、当归、熟地、白芍各10克，炙甘草、川芎各5克（名八珍汤），加香附、青皮各5克，共加水煎取浓汁空心温服，再用苍术、香附各100克，黄芩30克，共研成细末放在清水中化开无渣为度，汤浸蒸饼为丸阴干，装入消毒瓶内盖紧不可走失药气，每次取5克用温开水送服（名苍莎丸），每日1剂服2~3次，连服数剂。

治法2　用熟地、白芍、当归各6克，川芎3克（名四物汤），加黄连、黄芩、香附、甘草各2克，共加水煎取浓汁空心温服，每日1剂服2~3次，连服数剂。

肥人及饮食过多之人

如肥人及饮食过多之人，经水后行者，是湿痰涌滞、躯肢迫塞，治法如下：

治法　用台党、白术、茯苓、炙甘草、陈皮、法夏、当归、川芎、香附各3克，生姜3片，红枣5枚，共加水煎取浓汁（名六君子加归芎汤），空心温服，每日1剂服2~3次，连服数剂，并合服苍莎丸。

经水逐日来几滴则止

如经水逐日来几滴则止，或五六日或十日又来几滴，一月常有几次，患者面色黄者，治法如下：

治法　用艾叶10克，熟地、阿胶各3克，川芎2.5克，红枣3枚，共加水煎取浓汁（名艾叶阿胶汤），空心温服，每日1剂服2~3次，连服3~5剂，再用本方加槟榔、春砂仁、红花、莪术各20克，良姜、枳壳、三棱、台乌各2.5克，陈皮1.5克，共研成细末放在清水中化开无渣为度，装入消毒瓶内盖紧不可走失药气，每次取1.5克，用温开冲入空心温服，日服2~3次，连服数剂。

行血祛瘀利水消肿

若行血祛瘀利水消肿者，治法如下：

治法　用黑豆50克炒香，苏木20克，共研成细末放在清水中化开无渣为度，装入消毒瓶内盖紧不可走失药气，每次取出适量药粉加红糖适量，用黄酒冲入空心温服，每日1剂服2~3次，连服数剂。

因经水去太多胞虚受寒所致

因经水去太多胞虚受寒所致，或因受寒、经水过期不行、小腹冷痛者，治法如下：

治法　用当归、川芎、白芍、甘草、人参、肉桂、吴萸、丹参、阿胶、半夏、麦冬各等份，共加水煎取浓汁空心温服，每日1剂服2~3次，连服数剂。

胞中不虚而唯受风寒之病

若胞中不虚而唯受风寒之病，治法有3个：

治法1　用麦冬、法夏各6克，吴茱萸、丹皮、白芍、人参、肉桂、当归、川芎、阿胶、甘草各3克，生姜3片（名大温经汤），加防风、藁本、细辛、干姜、茯苓、木香各3克，减去阿胶、人参、芍药、川芎，共加水煎取浓汁空心温服（名吴萸汤），每日1剂服2~3次，连服数剂。

治法2　用台党、白术、茯苓、当归、川芎、白芍、熟地、北芪炙、香附各3克，炙甘草1.5克，生姜2片，红枣3枚，共加水煎取浓汁空心温服，每日1剂服2~3次，连服数剂，并常服地黄丸。

治法3　用白芍15克，川芎、归尾各10克，川贝、法夏、南星、茯苓、川朴各5克，陈皮3克，共加水煎取浓汁空心温服，每日1剂服2~3次，连服数剂。

经来胞中虚寒

如胞中虚寒之症者，治法如下：

治法　用麦冬、半夏各6克，吴茱萸、阿胶、丹参、甘草、白芍、人参、肉桂、当归、川芎各3克，生姜3片，共加水煎取浓汁空心温服（名大温经汤），每日1剂服2~3次，连服数剂。

经来胞受风寒

如胞中不虚是受风寒者，治法如下：

治法　用当归、肉桂、吴茱萸、丹皮、半夏、麦冬各6克，防风、细辛、藁本、干姜、茯苓、木香、炙甘草各3克，共加水煎取浓汁空心温服（名吴茱萸汤），每日1剂服2~3剂连服数剂。

经来或多或少

如经来或多或少，瘦人经来少者，治法有2个：

治法1　用人参、川芎、白芍、当归、生地、香附、炙甘草各3克，生姜2片，红枣3枚，共加水煎取浓汁空心温服（名四物加人参汤），每日1剂服2~3次，连服数剂。

治法2　用熟地、白芍、当归各6克，川芎3克（名四物汤），加人参、香附各10克，炙甘草8克，共加水煎取浓汁空心温服，每日1剂服2~3次，连服数剂。

经来似禽兽形

如经来似禽兽形，月经来似禽兽形，欲来伤人，可先用棉花塞住阴户，再用，治法如下：

治法　没药30克研成细末放在清水中化开无渣为度，用温开水一次冲服。

经来下血胞似鸡蛋大

如经来下血胞似鸡蛋大，割开内有石榴籽，其妇人昏迷不知人事者，是虚证，治法如下：

治法　用党参、黄芪、白术、茯苓、当归、熟地、白芍各10克，炙甘草、川芎、肉桂各5克（甘草、肉桂用米炒黄），生姜3片，红枣3枚，共加水煎取浓汁（名十全大补汤），空心温服，每日1剂服2~3次，连服数剂。

经来有白米

如经来有白米、如鸡肠而满腹疼痛者，治法如下：

治法　先用杀虫丸：制作：甘遂、芫花各3克，槟榔、二丑、大戟各1.5克，麝香1克，共研成细末放在清水中化开无渣为度，滴水为丸，用酒送一次服下，后用白芍30克，北芪、肉桂、甘草各15克，共研成细末放在清水中化开无渣为度，装入消毒瓶内盖紧不可走失药气，每次取10克，用米汤空心送服（名建中汤），日服2~3次，连服数日。

经来成块或如皂角一条

如经来成块或如皂角一条，痛不可忍、而不思饮食、此为血带，治法如下：

治法　用延胡60克，血余炭50克，共研成细末放在清水中化开无渣为度，装入消毒瓶内盖紧不可走失药气，每次取5克，用好酒送服，日服2~3次，连服数剂。

经来食物即吐

如经来食物即吐者，此症是痰在胸膜，而饮食不能下胃，治法如下：

治法　先用乌梅丸化去痰，再用九仙夺命丹出根，乌梅丸的制作：木香、雄黄各15克，乳香、没药各3克，草果1枚，共研成细末，用乌梅肉为丸，每日早上取3克，放入口中含化，每日服一次，连服5~10日。再用草果1枚，川厚朴、茯苓、枳壳、木香、山楂、陈皮、苍术各3克，生姜3片，共加水煎取浓汁空心温服，每日1剂服2~3次，连服3~5剂。或研成细末放在清水中化开无渣为度，装入消毒瓶内盖紧不可走失药气，每次取5克，用温姜汤送服（名九仙夺命丹），日服2~3次，连服数剂。

经来呕吐不思饮食

如经来呕吐不思饮食者，治法如下：

治法　用丁香、干姜各15克，白术3克，共研成细末放在清水中化开无渣为度，装入消毒瓶内盖紧不可走失药气，每日早上取5克，用米汤送服，每日服一次，连服数日。

经来吐血名逆经（又名行倒经）

若经来吐血名逆经，治法有8个：

治法1　用当归、白芍、生地、熟地、大黄酒炒各6克，郁金、降香各5克，川芎3克，共加水煎取浓汁，加入韭菜汁，热童便各100毫升，冲入药汁内空心温服（名顺气汤），每日1剂服2~3次，连服数剂。

治法2　用麦冬15克，人参、山药、白芍、丹皮、桃仁各10克，甘草6克，法夏5克，红枣3枚，共加水煎取浓汁空心温服（名加减麦门冬汤），每日1剂服2~3次，连服数剂。

治法3　用红高粱花、红糖各50克，共加水煎取浓汁空心温服，每日1剂服2~3次，连服数剂。

治法4　专用韭菜汁，童便各一杯，共蒸热服，日服2~3次，连服数日。

治法5　用当归、白芍、生地、熟地、大黄酒炒各6克，郁金、降香各5克，川芎3克，共加水煎取浓汁，加入韭菜汁，热童便各100毫升，冲入药汁内空心温服（名顺气汤），每日1剂服2~3次，连服数剂。

治法6　用竹纸60克焙至焦枯取出研成细末放在清水中化开无渣为度，装入消毒瓶内盖紧不可走失药气，每次取出适量药粉用开水冲入澄清空心温服清水，日饮2~3次，连饮数日。

治法7　先用京墨适量磨汁饮下后用归尾、红花各3克，共加水煎取浓汁空心温服，每日1剂服2~3次，连服数剂。

治法8　用韭菜适量洗净榨取汁液，每次取100毫升，加热童便100毫升冲入空心温服，日服2~3次，连服数日。

经来潮热不思饮食

如经来潮热不思饮食，此症是经来胃气不开，而不思饮食，治法如下：

治法　即可取雄鸭头顶上血2~3克，调好酒一次饮下即愈神效。

经来狂言似见鬼神

如经来狂言似见鬼神，此症是因家事不顺，而经来独怒，瘀血攻心不知人事，治法如下：

治法　用麝香0.6克，朱砂、远志各18克，共研成细末，放入一猪心内，共煲至熟烂取出焙干，再研成细末放在清水中化开无渣为度，煮粥为丸黄豆大阴干，装入消毒瓶内盖紧不可走失药气，每次取5克，用金银花汤送服，日服2~3次，连服数剂。

经行吐血衄血

如经行吐血衄血者为热涌迫其血，而咳嗽气紧者，治法有2个：

治法1　用当归、川芎、白芍、生地、黄连、黄芩各10克，大黄5克，共加水煎取浓汁空心温服（名三黄四物汤），每日1剂服2~3次，连服数剂。

治法2　用红花、黄芩、苏木各2.5克，花粉2克，共加水煎取浓汁空心温服（名红花散），每日1剂服2~3次，连服3~5剂，并合服（冬花散），制作：桑白皮炒黄、石膏、杏仁各3克，款冬花、罂粟壳、桔梗、苏子、枳壳、紫菀、知母各2.5克，共加水煎取浓汁空心温服，每日1剂服2~3次，连服数剂。

经后吐衄

如经后吐衄仍有热，治法如下：

治法　用生地240克，赤芍210克，黄芩60克，丹皮、犀角各30克，共研成细末放在清水中化开无渣为度，装入消毒瓶内盖紧不可走失药气，每次取15克加水煎服（名犀角地黄汤），日服3~4次，连服数剂。

经来咳嗽此症喉中血出

如经来咳嗽此症喉中血出、是肺经枯燥，治法如下：

治法　用茯苓、川芎、苏叶、前胡、法夏、桔梗、枳壳、干姜、陈皮、当归、生地、白芍各3克，桑白皮2克，台党1.5克，甘草1克，生姜3片，共加水煎取浓汁空心温服（茯苓汤），每日1剂服2~3次，连服3~5剂，后用川贝母130克，莱菔子28克，共研成细末放在清水中化开无渣为度，炼蜜为丸黄豆大（名乌苏丸），阴干，装入消毒瓶内盖紧不可走失药气，每次取5克，用开水空心送服，日服2~3次，连服数剂。

经从大小便出

如经从大小便出者，名差经，是因吃热物过多而得，治法如下：

治法　用猪苓、泽泻、白术、土茯苓各3克，阿胶炒珠、当归、川芎各2.5克，共加水煎取浓汁（名分利苓散），空心温服，每日1剂服2~3次，连服数剂。

衡任衰弱经水行期或前或后或崩漏带下

若衡任衰弱，经水行期或前或后或崩漏带下，小腹急痛每至经水行时，头眩饮食减少气满心烦，肌肉无色彩，治法如下：

治法　用法夏6克，吴茱萸泡去苦水、当归各5克，麦冬去心、干姜炮、茯苓、桔梗、木香、防风、丹皮、甘草各3克，肉桂、细辛各1克，生姜3片，红枣1枚，共加水煎取浓汁空心温服（名加味吴萸汤），每日1剂服2~3次，连服数剂。

若脉不数

若脉不数者，治法如下：

治法　用党参、白术、茯苓、当归、熟地、白芍各10克，炙甘草、川芎各5克（名八珍汤），以上各例调经之法，均宜在行经时连服10余剂，下次自无他疾。

瘦人有火

若瘦人有火者，治法如下：

治法　用苏木、延胡、川朴、茯苓各6克，川芎、归身、赤芍、五灵脂各5克，陈皮2克，加黄芩、黄连各3克，共加水煎取浓汁空心温服，每日1剂服2~3次，连服数剂。

肥人有痰

若肥人有痰者，治法如下：

治法　用苏木、延胡、川朴、茯苓各6克，川芎、归身、赤芍、五灵脂各5克，陈皮2克，加枳壳、苍术各3克，共加水煎取浓汁空心温服，每日1剂服2~3次，连服数剂。

经来肌热渴泻

如经来肌热渴泻者是虚热，治法如下：

治法　用人参、白术、茯苓各6克，甘草、藿香、木香、粉葛各3克，生姜3片，红枣2枚，共加水煎取浓汁空心温服（名七味白术散），每日1剂服2~3次，连服数剂。

经来呕吐痰水

如经来呕吐痰水乃虚中有湿，治法如下：

治法　用人参、白术、茯苓各6克，甘草、陈皮、法夏、藿香、砂仁各3克，共加水煎取浓汁空心温服（名香砂六君子汤），每日1剂服2~3次，连服数剂。

经水过少

如经水过少者，治法有3个：

处方1　用当归、川芎、白芍、生地各10克（名四物汤），加生地、川芎、泽兰叶各10克，共加水煎取浓汁空心温服，每日1剂服2~3次，连服数剂。

治法2　用当归、川芎、生地、白芍各10克（名四物汤），加葵花、红花各10克，共加水煎取浓汁空心温服，每日1剂服2~3次，连服数剂。

治法3　用当归、川芎、生地、白芍各10克（名四物汤），加生地、川芎、泽兰各10克，共加水煎取浓汁空心温服，每日1剂服2~3次，连服数剂。

如经水过少是寒者，治法如下：

治法　用生地、北芪、川芎、当归、熟地、干姜、莪术、木香各13克，共加水煎取浓汁空心温服，每日1剂服2～3次，连服数剂。

如经水过少是血虚者，治法如下：

治法　用当归、熟地各10克，白芍、红花、泽兰各3克，木香1克，共加水煎取浓汁空心温服，每日1剂服2～3次，连服数剂。

经来少腹大似漏胎状

如经来少腹大似漏胎状者，此名肠覃，是因行经之时，寒气从肛门而进入大肠，经血长时必成胀病，治法如下：

治法　用桃仁6克，桂枝、槟榔各5克，白芍、生地、枳壳各3克，炙甘草1.5克，生姜3片，红枣2枚，共加水煎取浓汁空心温服（名桂枝桃仁汤），每日1剂服2～3次，连服3～5剂，并合服四制香附丸，每次取5克，用温开水空心温服，日服2～3次，连服数日。

瘦人经行过少

如瘦人经行少者，治法有2个：

治法1　用人参、党参、川芎、白芍、当归、香附、生地、炙甘草各4克，生姜3片，红枣3枚，共加水煎取浓汁空心温服，每日1剂服2～3次，连服数剂。

治法2　用生地、当归、白芍、川芎、人参、香附各10克，共加水煎取浓汁空心温服（名四物加人参香附汤），每日1剂服2～3次，连服数剂。

肥人经来过少

如肥人经来少者，是痰凝经遂，治法有2个：

治法1　用陈皮、茯苓、当归、川芎、香附、枳壳各5克，法夏3克，甘草1.5克，滑石1克，生姜2片，共加水煎取浓汁空心温服（名二陈加芎归汤），每日1剂服2～3次，连服数剂。

治法2　用生地、当归、川芎各3克，法夏、茯苓、陈皮、黄连、香附、黄芩各2克，生姜3片，共加水煎取浓汁空心温服，每日1剂服2～3次，连服数剂。

经行时来时止血少神衰

如经行时来时止血少神衰，因为月水不来是胞脉闭，胞脉属心而络于胞中，今气上迫于肺，而心气不得下降故月水不来，治法如下：

治法　用柏子仁去油安神养心、卷柏生用破血、炙用止血各15克，泽兰二者活血脉通经络60克，牛膝酒浸15克，川断60克，熟地30克，三者补肝肾而益衡任，共研成细末放在清水中化开无渣为度，炼蜜为丸阴干，装入消毒瓶内盖紧不可走失药气，每次取6克用温米汤送服，日服2～3次，连服数剂。

妇女经水时来时止

治妇女经水时来时止，过期腹痛，或行倒经，或崩漏五色，或赤白带下等症者，治法如下：

治法　用熟地60克，香附、益母草酒炒、蕲艾醋炒、阿胶、蒲黄炒各30克，川芎、当归、陈皮、茯苓、黄芩酒炒、丹皮、续断酒炒、枣仁各15克，小茴、血竭、春砂仁各10克，泽泻、炙甘草各6克，延胡索5克，白芍、白术、吴茱萸水泡后取出各3克共研成细末放在清水中化开无渣为度，炼蜜为丸黄豆大阴干，装入消毒瓶内盖紧不可走失药气，每次取6克，用盐汤或白酒空心送服，日服2～3次，连服数剂。

热入血室

金匮云妇人中风七八日续来寒热发作，此为热入血室，其经滴断是因邪热未净，滴至经来趁虚入于血室而潜藏之，故令血结而寒热，有时如疟状，血室肝主之，肝与胆相表里，胆因肝受邪而病。热入血室大全云妇人伤寒，伤风发热、经水来白天安静，夜晚自语有如疟状或如见鬼状，此为热入血室，治者因犯胃气上冲，二焦不宜汗下。治法如下：

治法　用柴胡、法夏各10克，党参、黄芩各6克，甘草3克，生姜3片，红枣2枚（名小柴胡汤），加当归、生地、丹皮各5克共加水煎取浓汁空心温服，每日1剂服2～3次，连服数剂。

邪气内攻热入血室经水过多无满实

如邪气内攻热入血室经水过多无满实者，治法如下：

治法　用甘草、白芍、黄芩、当归各10克，黄连、大黄、槟榔、木香各6克（名甘草芍药汤），加生地、川芎各10克，共为粗末装入消毒瓶内盖紧不可走失药气，每次取30克用水煎取浓汁，加血余炭15克，研成细末放在清水中化开无渣为度，冲入药汁内空心温服，日服2～3次，连服数日或用针刺足踇指的隐白穴。

热入血室结胸膈

如热入血室结胸膈者，治法如下：

治法　用芒硝30克，海蛤、滑石粉水飞、甘草各15克，共研成细末（名海蛤散），每次取3克，用生鸡蛋白调成糊状空心服下，日服2～3次，小肠通利血结自散，再用桂枝、白芍、红花各10克，炙甘草5克，红枣4枚，生姜3片，共加水煎取浓汁空心温服（名桂枝加红花汤），每日1剂服2～3次，连服数剂。

经来脉漏身凉胸胁满如结胸状

若经来脉漏身凉胸胁满如结胸状，当刺乳旁

一寸半直下又一寸半处，凡用针刺者必用泻法，不能补，肥人刺入2寸瘦人刺入寸半，凡妇人伤寒中风自汗头痛项背强，发热恶寒脉浮而弱者，多是热入血室，治法如下：

治法　用白芍20克，桂枝10克，炙甘草5克，红枣4枚，生姜3片，共加水煎取浓汁食后温服（名桂枝汤倍加白芍），每日1剂服2~3次，连服数剂。

经来伤寒无汗脉浮而紧

如经来伤寒无汗脉浮而紧，以上诸症恐怕是热入血室，治法如下：

治法　用麻黄、桂枝、杏仁、甘草、生地各10克，共加水煎取浓汁空心温服（名麻黄生地汤），每日1剂服2~3次，连服数剂。

伤寒经水时来时断

伤寒经水时来时断，寒热如疟疾狂言见鬼，治法如下：

治法　用柴胡120克，花粉、桂枝各45克，煅牡蛎、炮干姜、炙甘草各30克，共研成粗末装入消毒瓶内盖紧不可走失药气，每次取15克加水煎取浓汁空心温服（名干姜柴胡汤），日服2~3次，初服唯觉心烦，再服汗出而自愈。

伤寒发热经水时来时断

如伤寒发热经水时来时断，日为常人夜则乱语如见鬼状，治法有2个：

治法1　用柴胡、法夏各10克，党参、黄芩各6克，甘草3克，生姜3片，红枣2枚（名小柴胡汤），加生地各10克，共加水煎取浓汁空心温服，每日1剂服2~3次，连服数剂。

治法2　用小柴胡汤，加丹皮与柴胡等量共为粗末装入消毒瓶内盖紧不可走失药气，每次取30克，加水煎取浓汁空心温服，日服2~3次，连服数剂。

经来实满

若经来实满者，治法有2个：

治法1　用川厚朴、枳实、桃仁各10克，酒洗大黄后下12克，玄明粉15克冲入药汁内空心温服（名桃仁承气汤），共加水煎取浓汁空心温服，每日1剂服2~3次，连服数剂。

治法2　用柴胡、法夏各10克，党参、黄芩各6克，甘草3克，生姜3片，红枣2枚（名小柴胡汤），加芒硝、大黄二味共用水煎取浓汁空心温服，每日1剂服2~3次，连服数剂。

经来伤寒表虚自汗身凉四肢拘急

如经来伤寒表虚自汗，身凉四肢拘急，脉沉而漏者，是太阳标病，少阳本病，经水时来时断，治法如下：

治法　用桂枝、白芍各10克，炙甘草5克，附子炮、红花各2克，生姜3片，共加水煎取浓汁空心温服（名桂枝加附子红花汤），每日1剂服2~3次，太阳标病发汗解表除邪连服数剂。

经来泄泻

经来泄泻或不调，或脱血后脉弱食少，水泄一日二次，治法有3个：

治法1　用黄芩6克，黄芪、人参、神曲、酒炒白芍、当归、陈皮、甘草各3克，升麻、柴胡各2克，共加水煎取浓汁空心温服（名益胃升阳汤），每日1剂服2~3次，连服数剂。

治法2　用黄芪、人参、白术、甘草各3克，当归、陈皮各2克，升麻、柴胡各1克（名补中益气汤），加炒神曲10克，秋去黄芩共研成粗末，装入消毒瓶内盖紧不可走失药气，每次取15克，用水煎取浓汁空心温服，日服2~3次，连服数日。若腹痛加白芍、咳嗽去人参，经来必先泻后行，脉濡弱此是脾虚，脾属血属湿，经水将动脾血先已流入血海，然后下流为经，脾血亏者虚而不能运行其湿故泄，可用党参、茯苓、白术、炙甘草、陈皮、淮山各500克，炒扁豆360克，莲肉、薏米、春砂仁、桔梗各120克，共研成细末放在清水中化开无渣为度，装入消毒瓶内盖紧不可走失药气（名参苓白术散），见杂症泄泻，每次取6克，用米汤冲入空心温服，日服2~3次，连服1~2月。

如经来泄而泻乃是脾虚，治法如下：

治法　用党参、茯苓、白术、炙甘草、陈皮、淮山各500克，炒扁豆380克，莲子肉、苡仁、春砂仁、桔梗各120克，共研成细末放在清水中化开无渣为度，装入消毒瓶内盖紧不可走失药气，每次取6克用枣汤冲服（名参苓白术散），日服2~3次，连服数日。

经水过多白带时下

经水过多白带时下，日轻夜重泄泻无时，此为阳虚下陷，而然命曰阳脱，日轻夜重盖曰阳旺而得健运，或故血亦无滞之患，所以日轻夜重是阴旺，而阳不得其任，失其健运，常血亦随滞而下所以夜重，治法如下：

治法　用高丽人参、土炒白术、干姜、附子各10克，肉桂、炙甘草5克，共加水煎取浓汁空心温服（名参术助阳汤），每日1剂服2~3次，连服数剂。

经水不断右手尺脉空虚为大寒

若经水不断，右手尺脉空虚，是气血俱脱，

为大寒之症，轻手切脉数疾举指弦紧或涩，是阳脱之症，阴火亦亡，若见热症口眼鼻都渴，此是阴燥阳先亡，宜常服湿之、举之、升之、燥之药物，治法如下：

治法　用柴胡、当归、白术、北芪各10克，藁本、羌活、防风各6克，红花、白芍、独活各5克，川芎、熟地、人参、附子炮、甘草炙各3克，细辛2克，肉桂1克，桃仁去皮尖10粒，共研成粗末，每次取10克，加水煎取浓汁空心温服，渐加至15克加水煎服（名升阳举经汤），日服2~3次，连服数剂。

肠覃

肠覃：经行时寒气进于肠外，与衡脉相搏，气不得营因有所紧癖而内着，恶气乃起、瘪肉乃生、其始生也，大如鸡蛋逐渐长大成杯子状，久者不眠按之则坚、推则移，经水以时而下，是气病半年之后气胜而除虚，怯者必成胀病，治法有2个：

治法1　用桂枝、槟榔各5克，白芍、枳壳、生地各3克，桃仁去皮尖炒25粒、炙甘草1克，生姜3片，红枣2枚，共加水煎取浓汁空心温服（名桂枝桃仁汤），每日1剂服2~3次，兼服四制香附丸连服数剂。

治法2　用丁香、木香、茴香、川楝子、青皮、陈皮、三棱各12克，共加水煎取浓汁空心温服（名香棱丸），每日1剂服2~3次，连服数剂。

痛经

痛经是指在经前，或行经期间发生难以忍受的下腹疼痛，甚至影响生活和工作。疼痛常为阵发性或持续性而有阵发加剧，有时放射至阴道肛门及腰部并引起尿频及排便感。严重时面色苍白手足冰凉出冷汗恶心呕吐甚至昏厥。一般都在经血畅流后，少数在有膜状物排出后腹痛缓解。生殖器官无明显器质性病变的月经疼痛，称为原发性痛经。常发生在月经初潮后不久，多见于未婚或未孕妇女，往往在婚育后自愈。身体虚弱、有慢性病、精神紧张感觉过敏的妇女常有痛经。子宫颈口比较狭小、子宫过度屈曲使经血不能畅流刺激子宫收缩，子宫发育不良、子宫肌肉与纤维组织比例失调，子宫收缩因而不协调子宫内膜整块脱落因而排出不畅，使子宫收缩增强或发生痉挛性收缩等等都可引起痛经。因此原发性痛经与精神因素体质因素及子宫痉挛性收缩有关。妇女痛经者，治法有4个：

治法1　用活花蟹一只研如泥用热烧酒冲服，日服2~3次，连服数日。

治法2　用熟地5克，当归、白芍、白术、香附、川芎、黄芩酒炒各3克，陈皮2克，砂仁、丹参、炙甘草各1克，加台乌、砂仁各1克，蒲黄2克，茯苓3克，艾叶6克，生姜3片，共加水煎取浓汁空心温服，每日1剂服2~3次，连服数剂。

治法3　用（《经验方》）花香益母汤：益母草18克，赤芍12克，月季花、香附各9克，共加水煎取浓汁空心温服，每日1剂服2~3次，连服数剂。

治法4　用古方（《徐氏胎产方》）紫红活血汤：紫葳（凌霄花）、红花、赤芍各9克，丹皮6克，共加烧酒煎取浓汁空心温服，每日1剂服2~3次，连服数剂。

经水未行腹先痛

如经水未行而腹先痛者，是血中有滞，治法如下：

治法　用全归、香附、延胡索各6克，川芎3克，共用好酒煎取浓汁空心温服（名通经汤），每日1剂服2~3次，连服数剂，若身体强壮者可加入酒炒大黄3克，同煎服更妙。

若经前腹胀痛是气血凝滞为害，治法如下：

治法　用台乌、砂仁、延胡、甘草、木香、香附、槟榔各10克，共加水煎取浓汁空心温服（名加味乌药汤），每日1剂服2~3次，连服数剂。

经来前腰脐腹痛甚

如行经前腰腹脐痛者，治法如下：

治法　用柴胡、丁香、生地、当归、羌活、全蝎各3克，元胡、五灵脂、良姜、蒲黄各2克，共加水煎取浓汁空心温服（名柴胡丁香汤），每日1剂服2~3次，连服数剂。

经前腹痛不可忍者，治法有2个：

治法1　用桂枝、赤芍、生地各60克，桃仁去皮尖49粒、甘草30克，共研成粗末，每次取15克，加生姜3片，红枣1枚，共加水煎取浓汁空心温服（名桂枝桃仁汤），日服2~3次，连服数日。

治法2　用丁香、柴胡、生地、当归、羌活、全蝎、延胡索、五灵脂、高良姜、蒲黄各10克，共加水煎取浓汁空心温服，每日1剂服2~3次，连服数剂。

经前腹胀痛乃气血凝滞为殃

如经前腹胀痛乃气血凝滞为殃，治法有2个：

治法1　用台乌、砂仁、木香、元胡、槟榔、香附、甘草各10克，生姜2片，红枣3枚，共加水煎取浓汁空心温服（名加味乌药汤），每日1剂服2~3次，连服数剂。

治法2　用炮山甲180克，香附制60克待经水来时，共加水煎取浓汁空心温服，每日1剂服2~3次，连服数剂。

经水未行腰胀腹痛气滞血实

经水未行腰胀腹痛气滞血实，治法有2个：

治法1　用归尾、川芎、赤芍、丹皮、香附、元胡各3克，生地、红花各2克，桃仁25粒，共加水煎取浓汁空心温服（名桃仁四物汤），如瘦人有火加黄连、黄芩各炒3克，肥人有痰加枳壳、苍术各3克共煎服，每日1剂服2~3次，连服数剂。

治法2　用苏木、延胡、川朴、茯苓各6克，川芎、归身、赤芍、五灵脂各5克，陈皮2克，共加水煎取浓汁空心温服，每日1剂服2~3次，连服数剂。

妇人经前吐血而腹痛

如经前吐血而腹痛者，治法如下：

治法　用当归酒洗15克，熟地、丹皮各15克，白芍、茯苓、沙参各10克，荆芥炭1克，共加水煎取浓汁空心温服，每日1剂服2~3次，连服数剂。

经来时腰腹脐痛

如经来时腰腹脐痛者，治法如下：

治法　用丁香、柴胡、生地、甘草、当归、羌活、全蝎、延胡索、五灵脂、良姜、蒲黄各10克，共加水煎取浓汁，空心温服，每日1剂服2~3次，连服数剂。

经来时经水不利阴间肿痛

如经来时经水不利阴间肿痛者，治法有2个：

治法1　用菖蒲、当归各30克，秦艽、吴茱萸各15克，共研成粗末装入消毒瓶内盖紧不可走失药气，每次取10克，加葱白5条，共加水煎取浓汁空心温服，日服2~3次，连服数剂。

治法2　用外用方：艾叶100克，防风90克，大戟70克，共加水煎沸热熏冷洗，每日2~3次，连洗数日。

如经水不利阴间肿痛者，治法如下：

治法　用当归、石菖蒲各30克，秦艽、吴茱萸各15克，共研成细末放在清水中化开无渣为度，装入消毒瓶内盖紧不可走失药气，每次取10克，加葱白5寸，共加水煎取浓汁空心温服，每日服2~3次，连服数剂。

妇人月经不调腰腹胀痛头晕四肢无力

妇人月经不调腰腹胀痛头晕四肢无力者，治法如下：

治法　用当归、川芎、白芍、生地、白术、茯苓、山药、杜仲、甘草、乌梅各3克，肥人加半夏3克，瘦人加黄柏3克，胸闷加砂仁3克，腹痛加延胡索、小茴香各3克共加水煎取浓汁空心温服，每日1剂服2~3次，连服数剂。

月经不调白带过多行经疼痛

若月经不调白带过多，行经疼痛、血虚头晕者，治法如下：

治法　用老母鸡与北芪各适量，加水炖至熟烂，取出趁热吃肉饮汤，每日1剂服2~3次，连服数剂。

经期胃痛小腹亦痛

若经期胃痛、小腹痛、腰酸、不思饮食者宜温中散寒，治法如下：

治法　用青皮鸭蛋2~3枚，生姜25克，加黄酒250克，共煮至熟烂取出用白糖调服，每日1剂服2~3次，连服数剂。

经期腰痛小腹胀痛

若经期腰痛、小腹胀痛、宜散寒理气、行血祛瘀、调经止痛者，治法有6个：

治法1　用荔枝核200克，苏木100克，小茴香10克，共打碎加烧酒浸泡20日后，每次取一小杯空心服下，此药酒应在经前5日，或经后5日开始服用，行经时停止服用，日服2~3次，连服数日。

治法2　用山楂40克，红糖30克，向日葵籽去壳取仁20克，共加水煎取浓汁在经前空心温服，每日1剂空心温服，每日1剂服2~3次，连服数剂。

治法3　用枳壳25克，当归20克，共加水煎取浓汁，加小茴香炒香研成细末放在清水中化开无渣为度10克，冲入药汁内空心温服，每次在月经前3~5日服，每日1剂服2~3次，连服数剂。

治法4　用荔枝核、香附各50克，共研成细末放在清水中化开无渣为度，装入消毒瓶内盖紧不可走失药气，每日早晚各取6克，用黄酒冲入药粉空心温服，日服2~3次，连服数日。

治法5　用干芹菜30克，大戟15克，共加水煎取浓汁，在经来前4~5日，开始每日1剂服2~3次，连服数剂。

治法6　用丹参100克，浸泡于500克好酒内，20日后取出，每次在月经前3~5日即可服用，日服2~3次，连服数日。

月经不调经闭经痛及头晕目眩

若月经不调、经闭、经痛及头晕目眩者，治

法如下：

治法　用川芎10克，鸡蛋2~3枚，共加水煮至蛋熟去壳再煮10分钟，取出吃蛋饮汤，每日1剂服2~3次，连服数剂。

妇人经期腹痛不调无子

若妇人经期腹痛、月经不调无子者，治法有2个：

治法1　用蓷莲去心30克，熟地25克，芡实15克，人参、枣仁、茯神各10克，杜仲用盐水炒、当归、川芎、杞子、炙北芪各6克，土炒白术、香附、吴萸、防风、泽泻各5克，延胡索、白芍酒炒、桑椹子、石蟹、蕲艾、川朴、柴胡各3克，枳壳、郁金各2克，炙甘草1克，灯心球10扎，共加水煎取浓汁空心温服，每日1剂连服1~2月。

治法2　用将开而未开足的白玉兰花每岁取一朵（如20岁就取20朵），每日早上加水煎取浓汁空心温服，每日1剂连服1~2月。

经来腹痛不来亦痛

若经来腹痛，不来亦痛，是血不调，要调其血先调其气。百病生于气，经所谓七气，是喜、怒、忧、思、悲、恐、惊，加以寒热二症，共为九气。气之为病，男子妇人多有之，唯妇人血气为患尤甚。盖血随气行，气滞者血与气姘，或经水不调心腹作痛，或将行先作痛，或已行淋沥作痛，或连腰胁，或引上下攻刺吐逆不食，甚者手足搐搦，状类惊痫，或作寒热，或为凝结，肌肉消瘦，非特不能受孕，久而不治，转而为摩疾者多误，因气滞者，治法有3个：

治法1　用陈皮、甘草各45克，干葛、桔梗、苍术漂炒、升麻各30克，白芍25克，大黄酒蒸15克，当归、法夏、白芷、茯苓、白术各10克，枳壳面炒、干姜、香附各2克共研成粗末装入消毒瓶内盖紧不可走失药气，每次取12克加生姜3片，灯心10条，共加水煎取浓汁空心温服，兼用香附500克，用米醋浸24时取出，放瓦锅内煮至醋干，取出研成细末放在清水中化开无渣为度，醋调为丸（名独附丸），阴干，装入消毒瓶内盖紧不可走失药气，每次取5克与药汁同服，日服2~3次，连服数剂。

治法2　用香附500克制法同上，艾叶120克，当归60克，共研成细末放在清水中化开无渣为度，炼蜜为丸（名艾附丸），阴干，装入消毒瓶内盖紧不可走失药气，每次取5克，用温开水空心送服，日服2~3次，连服数剂。

治法3　用熟地、白芍、当归各6克，川芎3克（名四物汤），加香附3克，吴茱萸2克，共加水煎取浓汁空心温服，每日1剂服2~3次，连服数剂。

行经时腹痛

经来腹痛，大全云由风冷客于胞络衡任，或伤手太阳少阴经，衡任虚损经水不调，或来多不已，或过期不行，或崩中去血过多，或经损娠，瘀血停留小腹急痛五心烦热，治法有8个：

治法1　用法夏8克，吴茱萸、丹皮、白芍、肉桂、人参、当归、川芎、阿胶、甘草、麦冬各6克，生姜5片，共加水煎取浓汁空心温服（名大温经汤），每日1剂服2~3次，连服数剂。

治法2　用当归、附子炮各等份研成粗末，装入消毒瓶内盖紧不可走失药气，每次取10克加水煎取浓汁空心温服（名小温经汤），日服2~3次，连服数日。

治法3　用人参、牛膝各6克，当归、白芍、川芎、莪术各5克，桂心、丹皮各3克，甘草2克，共加水煎取浓汁空心温服（名温经汤），每日1剂服2~3次，连服数剂。

治法4　用红花、归尾、莪术、生地、桃仁各3克，共加水煎取浓汁空心温服，每日1剂服2~3次，连服数剂。

治法5　用当归15克，香附、红花、赤芍、延胡索、蕲艾、茯苓、丹皮各5克，杞子3克，炙甘草、川厚朴、陈皮各2克，共加水煎取浓汁空心温服，每日1剂服2~3次，连服数剂。

治法6　用生地10克，赤芍、川芎、黄芩、白术、车前子、延胡、五灵脂、滑石各3克，共加水煎取浓汁空心温服，每日1剂服2~3次，连服数剂。

治法7　用益母草、鸭脚菜、凤尾草、黑老虎各50克，香附、豆豉姜各25克，共加水煎取浓汁空心温服，每日1剂服2~3次，连服数剂。

治法8　用白芍、当归、川芎各10克，加元胡、槟榔、木香、三棱、莪术、川朴、川楝子各6克，肉桂3克，共加水煎取浓汁空心温服，每日1剂服2~3次，连服数剂。

经来胁内一块疼痛

如经来胁内一块疼痛，其色深黄者，治法如下：

治法　用熟地5克，延胡索3.5克，当归、川芎、白芍各3克，生姜3片，共用好酒煎取浓汁，另取沉香1克研成细末放在清水中化开无渣为度，冲入药汁内，每次饭后温服（名四物加延胡索汤），每日1剂服2~3次，连服数剂。

经来疼痛小便似刀割

如经来疼痛小便似刀割，此是血门不开，治法有4个：

治法1　用淮牛膝30克，乳香3克，麝香0.6克，先将牛膝加水煎取浓汁，再将二香共研成细末放在清水中化开无渣为度，冲入药汁内，空心温服，每日1剂服2~3次，连服数剂。

治法2　用花蟹一只研如泥，用热酒冲入空心温服，日服2~3次，连服数日。

治法3　用红花、归尾、莪术、生地、桃仁各3克，共加水煎取浓汁空心温服，每日1剂服2~3次，连服数剂。

治法4　用当归15克，香附、红花、赤芍、延胡索、蕲艾、茯苓、丹皮各5克，杞子3克，炙甘草、川厚朴、陈皮各2克，共加水煎取浓汁空心温服，每日1剂服2~3次，连服数剂。

行经时身体疼痛有表邪

如行经时身体疼痛若有表邪者，治法如下：

治法　用当归、熟地、白芍、麻黄、桂枝、杏仁各6克，川芎、甘草各3克，生姜3片，红枣2枚，共加水煎取浓汁空心温服（名麻黄四物汤），每日1剂服2~3次，连服数剂。

行经时腹痛经水将行时腰胀腹痛

如行经时腹痛，和经水将行时腰胀腹痛，此是气血滞实，治法有2个：

治法1　用桃仁6克，归尾、川芎、赤芍、丹皮、香附、延胡索各3克，生地、红花各1.5克，共加水煎取浓汁空心温服（名桃仁四物汤），每日1剂服2~3次，连服数剂。

治法2　肥人加枳壳、苍术各3克，瘦人加黄连、黄芩炒各3克，共煎服每日1剂服2~3次，连服数剂。

经来腹痛小腹急痛五心烦热

如经来腹痛、小腹急痛、五心烦热者，治法有2个：

治法1　用丹皮、白芍、肉桂、人参、当归、川芎、阿胶、法夏、甘草各5克，生姜2片，共加水煎取浓汁空心温服，每日1剂服2~3次，连服数剂。

治法2　用当归、白芍、川芎、莪术、人参、淮牛膝、桂枝、丹皮、甘草各10克，共加水煎取浓汁空心温服，每日1剂服2~3次，连服数剂。

经后腹痛

如经后腹痛，凡经水过后腹中疼痛者，此是虚中有滞，或去血过多乃血虚，治法有6个：

治法1　用白芍60克，当归、肉桂各30克，甘草21克，共研成粗末装入消毒瓶内盖紧不可走失药气，每次取10克，加生姜3片，红枣2枚，共加水煎取浓汁空心温服（名当归建中汤），日服2~3次，连服数剂。

治法2　用台党、白术、香附、茯苓、当归、川芎、白芍、生地各3克，青皮2克，炙甘草、木香各1.5克，生姜2片，红枣3枚，共加水煎取浓汁空心温服（名加减八物汤），每日1剂服2~3次，连服数剂。

治法3　用当归、川芎、白芍、生地、党参、北芪、茯苓、白术、香附、干姜各10克，共加水煎取浓汁空心温服（名八珍加香附干姜汤），每日1剂服2~3次，连服数剂。

治法4　用丹皮、白芍、肉桂、人参、当归、川芎、阿胶、法夏、甘草各5克，生姜3片，共加水煎取浓汁空心温服，每日1剂服2~3次，连服数剂。

治法5　用党参、白术、茯苓、当归、熟地、白芍、炙甘草、川芎（名八珍汤）各5克，加青皮3克，香附炒3克，木香、甘草各2克，生姜2片，红枣1枚，共加水煎取浓汁空心温服，每日1剂服2~3次，连服数剂。

治法6　用当归、川芎、生地、白芍各10克（名四物汤），加人参、白术、茯苓各6克，甘草3克（名四君子汤），共加水煎取浓汁空心温服，每日1剂服2~3次，连服数剂。

经水行后而腹痛气虚

若经水行后而腹痛者是气虚，治法如下：

治法　用炙北芪10克，白术、茯苓、白芍各6克，人参、川芎、归尾、香附、炙甘草各3克，肉桂1克，共加水煎取浓汁空心温服，每日1剂服2~3次，连服数剂。

经后头痛口干身痛腰更痛

如经后头痛口干身痛腰更痛者，是虚中有热，治法有2个：

治法1　用白芍、生地、白术各3克，川芎、当归尾各2克，黄柏、炙甘草各1克，酒水各半煎取浓汁空心温服，每日1剂服2~3次，连服数剂。

治法2　用当归、白芍、柴胡、茯苓、白术各3克，甘草、薄荷各2克，用法：共加水煎取浓汁空心温服（名逍遥散），每日1剂服2~3次，连服数剂。

行经前后腹痛

如行经前后腹痛者，治法如下：

治法　用荔枝树寄生100克，煲鸡项一只，分2~3次服完，每日服一剂，连服2~3剂。

经来二三日遍身疼痛

如经来二三日遍身疼痛者，此是寒邪入骨，或热或不热，治法有2个：

治法1　用解表发汗之药，可用台乌、僵蚕、白芷、陈皮、枳壳各3克，干姜、甘草各1.5克，麻黄1克，生姜3片，葱白1条，共加水煎取浓汁空心温服（名乌药顺气汤），每日1剂服2~3次，连服数剂。

治法2　用生地、白芍各10克，川芎、归尾、秦艽各5克，僵蚕、防风各3克，肉桂1克，共加水煎取浓汁空心温服，每日1剂服2~3次，连服数剂。

血凝碍气必疼过于胀

如血凝碍气必疼过于胀者，治法如下：

治法　用三棱、元胡、莪术、赤芍、当归各15克，加乌豆50克，同煮熟焙干，刘寄奴、丹皮、熟地、肉桂、台乌各10克，共研成细末放在清水中化开无渣为度，装入消毒瓶内盖紧不可走失药气，每次取6克，用白酒冲入空心温服（名琥珀散），日服2~3次，连服数剂。

经水或多或少或前或后发疼痛

若经水或多或少或前或后时发疼痛者，当辨其阴阳调和气血，使不相胜以平为期，治法如下：

治法　用紫石英研成细末水飞、川乌炮、泽泻、杜仲用盐水炒断丝、馀粮石火煅醋淬、远志去心、桑寄生、桂心、龙骨另研、当归、人参、肉苁蓉酒浸、石斛、炮姜、五味子、炙甘草各30克，牡蛎煅、川椒去目各15克，共研成细末放在清水中化开无渣为度，炼蜜为丸（名紫石英丸），阴干，装入消毒瓶内盖紧不可走失药气，每次取10克，用米汤空心送服，日服2~3次，连服数剂。

鸭溏清澈冷痛

如鸭溏清澈冷痛者，治法如下：

治法　用人参、白术、干姜、甘草各10克，共加水煎取浓汁空心温服（名理中汤），每日1剂服2~3次，连服数剂。

经痛或血崩

若妇人经痛或血崩者，治法如下：

治法　用鸡冠花29克，山楂2克，用水酒各半煎取浓汁，加入白糖适量空心冷服，每日1剂服2~3次，连服数日。

经痛及产后寒症

妇人经痛及产后寒症者，治法如下：

治法　用茯苓、当归各10克，生甘草、木香各6克，川芎5克，炙甘草3克，荆芥、人参、泽兰叶各1克，生姜3片，红枣2枚，共加水煎取浓汁，加肉桂1克研成细末放在清水中化开无渣为度，冲入药汁内空心温服，每日1剂服2~3次，连服数剂。

经痛及产后瘀血不净

若妇人痛经及产后瘀血不净者，治法如下：

治法　用防风、当归、炙北芪各15克，白术10克，川芎、白芍酒炒、炮姜、阿胶炒珠、杜仲酒炒、甘草、木香各6克，五味子5克，血余炭、栀子各3克，共加水煎取浓汁空心温服，每日1剂服2~3次，连服数剂。

虚痨消瘦眩晕腰痛吐血崩漏带下

若虚痨消瘦眩晕腰痛吐血崩漏带下者，治法如下：

治法　用猪肉150克，干淡菜100克，在行经前3~5日煮吃，每日1剂服2~3次，连服数剂。

经水过期三五日后腹中绵绵走痛

经水过期三五日后腹中绵绵走痛者，治法如下：

治法　用当归、川芎、生地、白芍各10克（名四物汤），加木香、槟榔各10克，共加水煎取浓汁空心温服，每日1剂服2~3次，连服数剂。

月经不调而腰胀痛头晕

如月经不调而腰腹胀痛头晕、四肢无力者，治法如下：

治法　用当归、川芎、白芍、生地、白术、茯苓、淮山、杜仲各10克，甘草、乌梅各6克，肥人加法夏3克，瘦人加黄柏3克，心闷加春砂仁3克，腹痛加延胡索3克，小茴3克，共加水煎取浓汁空心温服，每日1剂服2~3次，连服数剂。

妇女经期受寒贫血

妇女经期受寒、或贫血等造成月经不利、疼痛、腰酸、血色暗红有块者，治法如下：

治法　用益母草30克，红枣20枚，红糖15克，共加水煎取浓汁空心温服，每日1剂服2~3次，连服数剂。

闭经

闭经：凡年逾18周岁之女性，月经尚未初潮者，称为原发性闭经。月经周期已经建立后，再发生连续3个月以上停经者，叫做继发性闭经。青春期前、妊娠期、哺乳以及绝经后者，无月经都属于生理现象。至于因生殖道先天性缺陷，或后天性损伤，经血不能外流的情况，不属于闭经范畴。月经的正常来潮有赖于丘脑下部，脑垂体－卵巢轴的功能协调，以及靶器官子宫内膜对性激素，能起周期性反应。其中任何一个环节发生故障，都可导致闭经。因此闭经只是一种症状。引起闭经的原因很多，可归纳为以下几类：子宫因素如先天性无子宫、子宫内膜因严重感染、结核、产后或流产后感染，或物理性创伤、刮宫上镭锭等损坏。卵巢因素如先天性无卵巢或发育不良或卵巢因炎症肿瘤放射等损伤。脑垂体因素如脑垂体因产后大出血而缺血坏死或因炎症肿瘤放射损坏。丘脑下部因素如精神创伤、过度忧虑、抑郁、紧张与恐惧或气候骤变、生活环境突变、经期受寒以及全身性疾病，如严重贫血、营养不良、血吸虫病、慢性肾炎、疟疾等。其他内分泌腺，如肾上腺、甲状腺、胰腺等功能紊乱，都可影响丘脑下部的调节功能，而引起闭经。可见闭经不一定存在器质性病变，大多数是由于功能性紊乱引起。一般女子月经不来者应先泻心火，血自下，二阳的病发自心脾但不可隐曲，若隐瞒其在女子不行经而传为风，消瘦为息、贲者不可救治，因此病是大肠与胃热让心脾受之，心主血心病者血不流，脾主味脾病者味不化，味不化使精不足所以病者不可隐瞒，脾土已亏则风邪胜而气愈消散。妇人以血为主天真气降血脉流通，一月一次来有常规被称为月经，若外被风寒燥湿暑热或内伤生冷，或七情菀结为痰为瘀凝滞于内名血带，或用力太过入房太甚，或服食燥热以致火动邪气盛而精液衰名血枯，或经后被惊使血气错乱而妄行，逆上则出于口鼻水血相搏则为水肿，怒极伤肝则有眩晕、呕血瘰疬疮疡等病，若湿热相搏则为崩带，凝结于内则为癥瘕变症百出，总不出血带血枯之经闭病，经闭不行其候有三，脾胃损伤饮食减少气耗血枯而不行者，应当补其脾胃养其气血以待气充血生而经自行。不可妄用通经之药使中气亦损，阴血亦干至成痨疾不可救。凡妇人女子经闭不通者，治法有19个：

治法1　均可用蚕砂饮，蚕砂130克炒至半黄色，用黄酒750毫升浸泡，后用砂锅煮数沸澄清去渣，每次取50毫升空心温服，日服2～3次、连服1～2剂，并合用台党、白术各6克，当归、白芍、川芎、陈皮各3克，炙北芪、柴胡各2克，神曲、麦芽炒黄、炙甘草各1.5克，生姜3片，红枣2枚，共加水煎取浓汁空心温服（名减补中益气汤），每日1剂服2～3次，连服数剂。

治法2　用当归、香附各10克，生地、桃仁各6克，赤芍、苏木、延胡索、丹皮、续断、苍术、黄芩、砂仁各3克，共加水煎取浓汁空心温服，每日1剂服2～3次，连服数剂。

治法3　用莪术10克，川芎、香附、苏木、白芍各6克，归尾5克，肉桂1克，酒水各半煎取浓汁空心温服，每日1剂服2～3次，连服数剂。

治法4　用白毛乌骨鸡一只600～700克左右，用粳米养七日不可食其他食物，然后吊死去净毛及内脏，用生地、熟地、天冬、麦冬各60克，共装入鸡腹内封口，放入瓦锅内，加白酒2 500毫升，煮至鸡烂取出，用桑柴火焙干，将药再浸入余酒内浸干，再焙至焦枯加杜仲、人参、甘草、肉苁蓉、破故纸、小茴香、归身、川芎、白术、丹参、茯苓各60克，香附、春砂仁各30克，共研成细末放在清水中化开无渣为度，用白酒调合为丸（名乌鸡丸），阴干，装入消毒瓶内盖紧不可走失药气，每次取3克，用温酒空心送服，日服2～3次，连服数剂。

治法5　用茜草根50克，用好酒煎取浓汁空心温服，每日1剂服2～3次，连服数剂。

治法6　用木贼6克，元肉、紫菀、红花、丹皮、香附、苏木各3克，皂刺、金银花各2克，炮山甲、防风、荆芥、甘草、赤芍、瓜蒌、生地、乳香、没药、栀子各1克，共加水煎取浓汁空心温服，每日1剂服2～3次，连服数剂。

治法7　用熟地、北芪、党参、牛膝、杞子、归尾、红枣、远志、白术各10克，炙甘草、川续断、杜仲、巴戟天、白芍、茯苓各6克，酒水各半共煎取浓汁，在经期前后空心温服，每日1剂服2～3次，连服数剂。

治法8　用晚蚕砂300克，一半生用一半炒黄，共加白酒800毫升，放入砂锅内煎15分钟，取出去渣澄清，每日早晚各取50克空心温服连服数剂。

治法9　用人参、柴胡、法夏、黄芩、大黄、甘草各10克，红枣3枚，共加水煎取浓汁，另用芒硝10克，冲入药汁入空心温服，每日1剂服2～3次，连服数剂。

治法10　用熟地、人参、牛膝酒浸、茯苓、地骨皮各50克，共研成细末放在清水中化开无渣为度，炼蜜为丸（名五补丸），阴干，装入消毒瓶内盖紧不可走失药气，每次取10克，用温酒送服，日服2～3次，连服数日。

治法11　用北芪90克，当归、白芍各60克，炙甘草30克，共研成粗末装入消毒瓶内盖紧不可走失药气，每次取15克，加水煎取浓汁空心温服

（名卫生汤），治脾养血，日服2~3次，连服数剂。

治法12　用香附25克，台乌6克，陈皮、紫苏各3克，干姜1克，共研成粗末装入消毒瓶内盖紧不可走失药气，每次取20克，加水煎取浓汁空心温服（名正气天香散），日服2~3次，连服数日。

治法13　用台乌60克，当归、莪术各30克，共研成细末放在清水中化开无渣为度，装入消毒瓶内盖紧不可走失药气，每次取6克用温酒冲入空心温服（名琥珀散），日服2~3次，连服数日。

治法14　用川厚朴50克，用生姜汁炙香，加水煎取浓汁空心温服，每日1剂服2~3次，连服数日。

治法15　用椰子2~3个取自然汁，加大米适量煮粥吃，日服2~3次，连服数日。

治法16　用柴胡、法夏、黄芩、人参、甘草、红枣、大黄各10克，共加水煎取浓汁，另加芒硝10克，冲入药汁内空心温服，每日1剂服2~3次，连服数剂。

治法17　用熟地5克，当归、白芍、白术、香附、川芎、黄芩酒炒各3克，陈皮2克，砂仁、丹参、炙甘草各1克，加桃仁、红花、苏木各10克，气盛可用熟地5克，当归、白芍、白术、香附、川芎、黄芩酒炒各3克，陈皮2克，砂仁、丹参、炙甘草各1克，加台乌、陈皮、香附、柴胡各5克，共加水煎取浓汁空心温服（亦名调经种子方），每日1剂服2~3次，连服1~3月。

治法18　将香附用酒、盐、醋、童便各浸泡一日夜炒至干枯名四制，茯苓、熟地各120克，当归、山药炒香、吴萸汤泡、莙莲去心、阿胶用蛤粉炒各60克，白术土炒、陈皮各45克，川芎、白芍、小茴香、枣仁炒香、黄柏炒各30克，炙北芪15克，熟附子10克，用白毛黑肉鸡一只溢死去净毛及内脏，将全只蒸熟焙至干枯，与药共研成细末放在清水中化开无渣为度，炼蜜为丸（名乌鸡种子丸），阴干，装入消毒瓶内盖紧不可走失药气，每次取6克，空心用米汤送服，从经来之日起日服3次，连服1~2剂自愈。若多服恐生双胎。

治法19　用当归、北芪、羌活、人参各3克，苍术、木通各2克，川芎、独活、柴胡、肉桂、干姜、木通各1克，共加水煎取浓汁空心温服，每日1剂服2~3次，连服数剂。

治法　用鸡骨草150克，月季花根100克，共用好酒煎取浓汁空心温服，每日1剂服2~3次，连服数剂。

经水不通

若经水不通者，治法有2个：

治法1　用墨鱼头适量，涂厚泥放入火中煅至焦枯存性，取出去净泥将鱼头研成细末放在清水中化开无渣为度，装入消毒瓶内盖紧不可走失药气，每次取10克用黄酒空心送服，日服2~3次，连服数日。

治法2　用薏苡仁根50克洗净切碎加水煎取浓汁空心温服，每日1剂服2~3次，连服数剂。

若二三月或半年经行一次者，治法如下：

治法　用火麻仁200克，桃仁60克，共研如泥加烧酒600克浸泡后澄清，每次取清酒适量空心饮服，日服2~3次，连饮数日。

若月经不通腹大如孕，气短欲死者，治法如下：

治法　用虎杖600克去头切片晒干，土瓜根、淮牛膝各适量共研如泥取汁浸泡虎杖，一日夜后共加水煎取浓汁用好烧酒适量兑服，每日早晚各服一次，连服数日。

若因病后身体虚弱久久经闭者，治法如下：

治法　用红枣、红糖、生姜、马南豆根各120克，共加水煎取浓汁用好烧酒适量兑服，每日1剂服2~3次，连服数日。

若石女经闭者，治法有2个：

治法1　用当归尾、没药各3克共研成细末放在清水中化开无渣为度，用红花20克浸入酒中七日后用此酒冲入前药末空心服下，每日1剂服2~3次，连续数日。

治法2　用茜草根10克加烧酒与水各适量，共煎取浓汁空心温服，每日1剂服2~3次，连服数剂。

若石女经闭恍惚烦热者，治法如下：

治法　用铅粉15克加入生地汁调成糊状空心服下，日服2~3次，连服数日。

经水不通身痛

如经水不通身痛者，治法如下：

治法　用当归、川芎、白芍、生地各10克（名四物汤），加白术、牛膝、丹皮、香附、红花各10克，共加水煎取浓汁空心温服，每日1剂服2~3次，连服数剂。

经脉不合三四月经水不行

如经脉不合或三四月经水不来，或一月再来者，治法有2个：

治法1　用白术、山萸肉各45克，当归、川芎、黄芩、白芍各30克，共研成细末放在清水中化开无渣为度，装入消毒瓶内盖紧不可走失药气（名当归散），每次取6克，用温酒空心冲服，日服2~3次，连服数剂。如寒者，去黄芩、加肉桂30克，经水不利小腹胀痛，或一月再见及带下者，可用土瓜根、白芍、桂枝、虻虫各25克，共研成细末放在清水中化开无渣为度，装入消毒瓶内盖紧不可走失药气（名土瓜根散），每次取3克，用温酒冲服，日服2~3次，连服数剂。

《准绳》认为按此方是破坚下血之剂，经不及期有污血，前论俱所未提，不知污血有无，须以小腹胀痛与否别之，如三月一行为居经，若妇人孕娠三月师脉曰，此妇人非孕，今月经当下用脉别之，师曰右寸口脉浮应大而反弱，左脉应弱而反浮大，气强反弱是血少，孤阳独呼阴不能吸，二气不停卫，降荣竭阴为积寒，阳为聚热，阳盛不润、经络不足，阴虚阳实故令少血，时发酒淅咽燥汗出，或溲调数多涎沫，此令重虚，津液漏泄故知非躯畜烦满，阴血盛者泄名居经，经来身痛产宝曰经水者行气血，通阴阳以荣于身者是气血盛，阴阳和则形体通，或外亏卫气之克养，内乏荣血之灌溉，血气不足经候，欲行身骨络先痛，血气虚寒。治法如下：

治法　用虎骨152克，茯苓、甘草炙、续断酒炒、藁本、防风、白芷、当归、赤芍、白术、附子炮各10克，共研成粗末，每次取15克，加生姜3片，红枣3枚，共加水煎取浓汁空心温服（名越痛散），日服2~3次，连服1~2剂。

经量少及经闭是肝肾虚

若月经量少及经闭是肝肾虚，治法有6个：

治法1　用龟版、鳖甲各30克，加水先煎40分钟，次下柏子仁25克，牛膝20克，再煎30分钟去渣取药汁，加白鸽1只，红枣50克，炖至熟烂取出空心温服，每日1剂服2~3次，连服数剂。

治法2　用鲜活大鳖鱼砍头取血，用烧酒冲入空心温服，每日1剂服2~3次，连服数日。

治法3　用鳖鱼与猪肉各半，加水煮至熟烂加好调料取出空心温服，每日1剂服2~3次，连服数剂。

治法4　用羊肉200克，当归、生姜各25克，共加水煮至肉烂取出空心温服，每日1剂服2~3次，连服数剂。

治法5　用白糖100克，绿茶25克，共加水煎取浓汁空心温服，每日1剂服5~6次，连服数剂。

治法6　用木槿花30克，加水煮沸打入鸡蛋2~3枚，取出吃蛋饮汤每日1剂服2~3次，连服数剂。

经闭脐腹腰痛

若经闭脐腹腰痛、腿重寒热往来者，治法有3个：

治法1　用芥菜子60克研成细末放在清水中化开无渣为度，装入消毒瓶内盖紧不可走失药气，每次取6克，用好酒冲入空心温服，日服2~3次，连服数日。

治法2　用猪肉250克，当归、金针菜根各15克，共加水炖至肉烂取出，加入调料空心温服，每日1剂服2~3次，连服数日。

治法3　用白毛乌骨鸡1只，丝瓜100克，鸡内金15克，共加水煮至熟烂取出空心温服，每日1剂服2~3次，连服数剂。

经闭不行骨蒸潮热

月经不行又见骨蒸潮热，自汗盗汗饮食减少，咳嗽为之血风劳，治法如下：

治法　用人参、茯苓、白芍、当归、熟地、甘草、黄芪、半夏、五味子、阿胶各等份（名劫劳散），如经闭不行，骨蒸潮热者，可用石膏10克，当归、白芍、生地、麦冬、知母、柴胡、地骨皮、丹皮各6克，人参、茯苓各4克，炙甘草、淡竹叶各2克，共加水煎取浓汁空心温服，每日1剂服2~3次，连服数剂。

因气郁血闭

如因气郁血闭者，治法有2个：

治法1　用陈皮、茯苓、苍术、香附、川芎各3克，法夏、青皮、枳壳、槟榔各2克，甘草、木香各1.5克，生姜2片，红枣3枚，共加水煎取浓汁空心温服（名加减二陈汤），每日1剂服2~3次，连服数剂。

治法2　用香附500克，先后用酒、醋、盐水、童便各浸泡三日，取出焙干，台乌250克，共研成细末放在清水中化开无渣为度，醋糊为丸黄豆大（名四制香附丸），阴干，装入消毒瓶内盖紧不可走失药气，每次取5克，用开水空心送服，日服2~3次，连服数剂。

血枯经闭无论身体寒热

凡妇人失血过多面与爪甲之色浅淡黄白是为脱血，或因过淫精竭，或因产多乳众伤血造成血枯，经来渐少以致不行经，症见骨蒸肌热面色白，两颧赤，懒于饮食而皮干消瘦，咳嗽频频不已多成虚损之证。若男子之劳应详杂病，或看本书内女子之劳，多因损其阴血传为风消，或因病后伤其阴血，或因身体虚弱阴血不足血枯经闭，咳嗽日久不已遂成血风之症。是阳明属胃、热甚则燥其血、血海干枯月经不下，宜用玉烛散泄其胃热则经自行。若因素有吐衄之症失血过多，或生育过多血海干枯者宜养荣汤。若房劳过伤阴血宜六味地黄汤。若乳众伤血液而造成血枯经闭者宜十全大补汤。无论身体寒热皆治，治法有2个：

治法1　用露党、全归、茯苓、熟地、炒白芍、柏子仁去油各30克，白毛乌骨鸡一只吊死去净毛及内脏，然后将药装入鸡腹内，隔水蒸至熟烂，分成三次空心温服，日服2~3次，连服数剂。

治法2　用人参、白术各7克，当归、白芍、陈皮各4克，蜜炙北芪、神曲炒、麦芽炒、炙甘草、柴胡各2克，生姜3片，红枣3枚，共加水煎取浓汁空心温服，每日1剂服2~3次，连服数剂。

实瘕症兼带表

如实瘕症兼带表者，治法如下：

治法　用当归、肉桂、吴茱萸、丹皮、半夏、麦冬各6克，防风、细辛、藁本、干姜、茯苓、木香、炙甘草各3克，共加水煎取浓汁空心温服（名吴茱萸汤），每日1剂服2~3剂连服数剂温散。

里证多者宜攻里

里证多者宜攻里，治法如下：

治法　用台乌60克，当归、莪术各30克，共研成细末放在清水中化开无渣为度，装入消毒瓶内盖紧不可走失药气，每次取6克用温酒冲入空心温服（名琥珀散），日服2~3次，连服数日。

经闭胃热

如胃有热者，治法如下：

治法　用大黄、芒硝、甘草各3克，共加水煎取浓汁空心温服（名玉竹散），每日1剂服2~3次，连服数剂。

经闭胃热体虚

如经闭胃热体虚者，治法有3个：

治法1　用党参、白术、茯苓、当归、熟地、黄芪、五味子、远志、陈皮、白芍各10克，炙甘草5克，肉桂2克，共加水煎取浓汁空心温服（名养荣汤），每日1剂服2~3次，连服数剂。

治法2　用熟地25克，山萸肉、淮山各12克，丹皮、茯苓、泽泻各10克，共加水煎取浓汁空心温服（名六味地黄汤），每日1剂服2~3次，连服数剂。

治法3　用党参、白术、茯苓、当归、熟地、黄芪、白芍各10克，炙甘草、川芎各5克，肉桂2克，共加水煎取浓汁空心温服（名十全大补汤），每日1剂服2~3次，连服数剂。

石女经闭

石女年幼气血未充，有经来数月而又停止不来，若无他症之苦、不为疾病，应是避年或气血未充足，若见虚损形状者，为血枯经闭之童劳，其命难保。因石女经闭多有气血凝结，治法如下：

治法　用大黄酒蒸、生地各300克，白芍、桃仁、杏仁各120克，甘草100克，水蛭、黄芩各60克，虻虫、蛴螬各45克，金边土鳖虫30克，共研成细末放在清水中化开无渣为度，炼蜜为丸阴干，装入消毒瓶内盖紧不可走失药气，每次取3克用温酒空心送服（名大黄蜇虫丸），日服2~3次，连续数剂，破血行气而经自行。

石女经闭多有气血凝结

因石女经闭多有气血凝结，治法有4个：

治法1　用大黄蒸、生地各300克，白芍、桃仁各120克，甘草90克，水蛭、黄芩各60克，虻虫、蛴螬各45克，土鳖虫炒、干漆各30克，共研成细末放在清水中化开无渣为度，炼蜜为丸阴干，装入消毒瓶内盖紧不可走失药气，每次取3克用温开水空心送服（名大黄虻虫丸），日服2~3次，连服数日破血行气其经自通。

治法2　用枯矾10克，杏仁1克，共研成细末放在清水中化开无渣为度，生蜜为丸枣核大阴干，装入消毒瓶内盖紧不可走失药气，每次取1粒放入阴中，每日换药1次，连放数日经水即下。

治法3　用炒山甲、甘草、丁香、花椒、葶苈子、白附子、牙皂角、草乌各10克，巴豆3克，共研成细末放在清水中化开无渣为度，葱汁为丸弹子大阴干，装入消毒瓶内盖紧不可走失药气，每次取1丸，用纱布包好塞入阴中（名掌金丸），一日白二日赤三日红，每日换药1次，连塞数日。

治法4　用川大黄、当归头各适量，研成细末放在清水中化开无渣为度，用陈醋熬膏为丸如鸡头大阴干，装入消毒瓶内盖紧不可走失药气，每次取1丸用白酒化开，睡觉前温服，服药后大便利一二行后脉红下白，此为治干血气之仙药。

师尼寡妇经闭

师尼室寡之经闭，不与寻常妇女相同，如诊其脉弦出寸口者，知其心志不遂、情志为病，凡欲调治妇女一切经病，若不先识此因者情志错乱病状起能明，治此当以和肝调脾开郁气，清心随证施治，并可痊愈。如师尼寡妇经闭多属郁热。

师尼寡妇经闭多属郁热

至于师尼寡妇经闭多属郁热，治法有2个：

治法1　用当归、白芍、柴胡、茯苓、白术各3克，甘草、薄荷各2克（名逍遥散），加香附、泽兰、丹皮、生地、郁金、栀子、黄芩各10克，共加水煎取浓汁空心温服，和肝理脾清心开郁，每日1剂服2~3次，连服数剂其经自行。

若其人虚弱不足难于攻下者

若其人虚弱不足难于攻下者，治法如下：

治法　用泽兰叶90克，当归、白芍各30克，甘草15克，共研成粗末装入消毒瓶内盖紧不可走失药气，每次取15克，共加水煎取浓汁空心温服（名泽兰叶汤），每日1剂服2~3次，连服数剂。

身体虚弱经闭不可下攻

如身体虚弱不可攻下者，治法如下：

治法　用泽兰、当归、赤芍、香附、丹皮各10克，红花、牛膝、桃仁各6克，青木香5克，共加水煎取浓汁空心温服（名泽兰叶汤），每日1剂服2~3次，连服数剂，或用柏子仁丸。

经来即收腰腹胀痛身倦

若经来即收腰腹胀痛身倦者，治法有5个：

治法1　用木耳、苏木各50克，加黄酒煎取浓汁空心温服，每日1剂服2~3次，连服数剂。

治法2　用乌豆60克，红糖50克，益母草30克，共加水煎取浓汁，用黄酒30克冲入空心温服，每日1剂服2~3次，连服数剂。

治法3　用桑椹子25克，鸡血藤20克，红花5克，用黄酒与水各半，共煎取浓汁空心温服，每日1剂服2~3次，连服数剂。

治法4　用墨鱼200克，桃仁10克，共加水煮至熟烂取出吃鱼饮汤，每日1剂服2~3次，连服数剂。

治法5　用红糖、红枣各100克，生姜25克，共加水煮至熟烂取出空心温服，每日1剂服2~3次，连服数剂。

经来即收经闭而白带

如妇人经闭而白带者，治法有3个：

治法1　用益母草醋炒、香附各60克，熟地、归身各30克，蕲艾醋炒、阿胶炒珠、菟丝子盐水炒各21克，丹参、北芪酒炒各18克，春砂仁、焦术、生地各15克，红花、桃仁、黄芩酒炒各12克，田七10克，炙甘草6克，酒炒白芍、党参、川芎各3克，茯苓2克，共研成细末放在清水中化开无渣为度，炼蜜为丸绿豆大阴干，装入消毒瓶内盖紧不可走失药气，每次取10粒，用温开水空心送服，日服2~3次，连服数剂。

治法2　用通经药：延胡索、淮牛膝、蒲黄、芫花、红花、苏木、刘寄奴、三棱、莪术、川厚朴各5克，共加水煎取浓汁空心温服，每日1剂服2~3次，连服数剂。

治法3　用《常用中草药配方》金银通经汤：当归30克，南蛇藤、金樱子根各15克，佩兰9克，共加水煎取浓汁空心温服，每日1剂服2~3次，连服数剂。

经闭全身浮肿

如石女经闭全身浮肿者，治法如下：

治法　用三棱、莪术、赤芍、川芎、当归、紫菀、刘寄奴各3克，炒山甲1片，共研成细末放在清水中化开无渣为度，煮糊为丸黄豆大阴干，装入消毒瓶内盖紧不可走失药气，每次取5克好酒送服，日服2~3次，连服数剂。

经闭发热喉燥唇干

如经闭发热喉燥唇干者，治法如下：

治法　用四物凉膈散：当归、川芎、赤芍、生地、黄芩炒、黄连酒炒、栀子炒黑、连翘、桔梗各3克，淡竹叶2克，甘草、薄荷各1.5克，共加水煎取浓汁空心温服，每日1剂服2~3次，连服数剂。

经闭小腹实满小便为难而不渴

若经闭小腹实满小便为难而不渴，此为水与血俱结在血室，治法如下：

治法　用大黄12克，甘遂、阿胶各6克，共加水煎取浓汁空心温服（名大黄甘遂汤），每日1剂服2~3次，连服数剂。

经闭成痨

若经闭成痨者，治法有3个：

治法1　用泽兰叶90克，当归、白芍各30克，甘草15克，共研成粗末装入消毒瓶内盖紧不可走失药气，每次取15克，加水煎取浓汁空心温服（名泽兰汤），日服2~3次，连服数剂。

治法2　用鳖甲45克，木香、常山、当归、生地、茯苓、柴胡、人参、半夏、桂心、陈皮、青皮各30克，沉香15克，槟榔6克，甘草5克，共研成粗末装入消毒瓶内盖紧不可走失药气，每次取6克，生姜2片，加水煎取浓汁空心温服（名沉香鳖甲散），日服2~3次，连服数剂。

治法3　用熟地、白芍、当归各6克，川芎3克（名四物汤），加炙北芪、地骨皮、鳖甲各10克，加水煎取浓汁空心温服，每日1剂服2~3次，连服数剂。

血虚经闭为二阳之病

血虚经闭为二阳之病，皆发于心脾气郁不舒，以致二阳胃病饮食日少，血无所生故无月经可行，因女子有不可让人知事多有隐曲之情，故血枯者生内热、愈热愈虚、肌肉消瘦如风消物，所以传名为风消。火盛无制心乘肺金，金气不行不能运化，水精留于胸中津液悉化为痰，咳嗽不已日久成痨，传为息贲者不可治也。

血虚经闭身痛寒热

若妇人血虚经闭遍身疼痛、或腹痛、作寒作热，或经水时来时断，或潮热咳嗽，或崩漏等症，治法如下：

治法　用当归45克，丹参、香附用童便炒、阿胶用蒲黄炒成珠各30克，川贝去心，黄芩酒炒、生地酒炒各25克，川芎20克，炙北芪6克，丹皮3克，橘红1克，共研成细末放在清水中化开无渣为度，用白毛黑肉鸡一只溢死，去净毛及内脏不可用水洗，用布搽干腹腔将药粉装入鸡腹内，用针线封口不可走出药气，将鸡蒸熟焙至干枯存性，取出研成细末放在清水中化开无渣为度，炼蜜为丸（名乌鸡补阴丸），阴干，装入消毒瓶内盖紧不可走失药气，每次取15克用温酒空心送服，日服2~3次，连服3~5月老妇亦可孕育。

衡任虚损经闭肌热如火疗状

如衡任虚损经闭肌热如火疗之状者，治法如下：

治法　用四物120克，加黄芩18克，柴胡15克，青蒿10克，共研成粗末装入消毒瓶内盖紧不可走失药气，每次取15克，加水煎取浓汁空心温服，日服2~3次，连服数剂。

女子14岁经水已下后反断不行

如女子14岁经水已下，后反断不行，治法有2个：

治法1　用山萸肉、鹿茸、当归各120克，麝香30克，共研成细末放在清水中化开无渣为度，酒调为丸阴干，装入消毒瓶内盖紧不可走失药气，每次取3克，用温酒空心送服，日服2~3次，连服数剂。

治法2　用芫花、红花、苏木、刘寄奴、三棱、莪术、川厚朴各5克，共加水煎取浓汁空心温服，每日1剂服2~3次，连服数剂。

月经不行又见骨蒸潮热

如月经不行又见骨蒸，潮热自汗、盗汗、饮食减少而咳嗽者，此症为血风劳，治法如下：

治法　用白芍180克，黄芪120克，甘草、人参、当归、熟地、阿胶、五味子各30克，共加水煎取浓汁空心温服（名劫劳散），每日1剂服2~3次，连服数剂。

月经不通带有五色

石瘕症兼带表者，治法如下：

治法　用当归、肉桂、吴茱萸、丹皮、半夏、麦冬各6克，防风、细辛、藁本、干姜、茯苓、木香、炙甘草各3克，共加水煎取浓汁空心温服（名吴茱萸汤），每日1剂服2~3次，连服数剂温之散之。

胞脉闭

石瘕为寒气客于胞中，子门闭塞寒气不通，恶血当泻不泻，衃以留止日以增大状如杯子，不行经，因胞脉闭塞热气上攻，故迫肺作咳，胞脉属心而络于胞中，今气上迫伤肺，心气不能下通所以血不流通。如胞脉闭者，治法有4个：

治法1　用当归、川芎、黄芩、白芍、生地各10克，栀子、连翘、薄荷、甘草各5克，共加水煎取浓汁空心温服（名三和汤），每日1剂服2~3次，连服数剂。

治法2　用熟地、白芍、当归各6克，川芎3克（名四物汤），合凉膈散、朴硝冲服、大黄后下、连翘、甘草、薄荷、黄芩、栀子各10克，如大便实者去硝黄。如月经不通，或带有五色者，可用生姜汁、童便各100毫升，共蒸热冲服，日服2~3次，连服数剂。此方亦可治产子无痛苦。

治法3　用调理药：茯苓6克，甘草、当归、川芎、白芍、白术、法夏、香附、陈皮各3克，生姜3片，共加水煎取浓汁空心温服，每日1剂服2~3次，连服数剂。

治法4　用白术60克，法夏、川芎、香附、枳实各30克，黄连15克，橘红13克，甘草6克，神曲、茯苓各4克，共研成细末放在清水中化开无渣为度，炼蜜为丸黄豆大阴干，装入消毒瓶内盖紧不可走失药气，每次取4克用温开水空心送服（名调经丸），日服2~3次，连服数剂。

经闭一年小腹腰痛腿沉寒热往来

如妇人经闭一年，而小腹痛腰痛腿沉重，寒热往来者，治法如下：

治法　用白芥子适量研成细末放在清水中化开无渣为度10克，用好酒冲入空心温服，日服2~3次，连服数日。

数月而经一行

治数月而经一行，瘦人是脾胃弱、气血虚，治法有3个：

治法1　用十全大补汤，兼服地黄丸，肥人是痰多，或气血虚。

治法2　用白术、茯苓、陈皮、苍术、当归、香附、枳壳各3克，台党、川芎、法夏各2克，炙甘草1.5克，生姜3片，共加水煎取浓汁空心温服（名六君子汤），兼服苍莎道痰丸，每日1剂服2~3次，连服数剂。

治法3　用香附、苍术、生地各100克，陈皮、茯苓各75克，枳壳、法夏、熟南星、炙甘草各50克，共研成细末放在清水中化开无渣为度，加入生姜汁100克调合为丸黄豆大阴干，装入消毒瓶内盖紧不可走失药气，每次取10克，用温开水空心送服（名苍莎道痰丸），日服2~3次，连服数剂。

妇人经断复来

妇人49岁天癸竭矣，倘若不断又无他疾者是血有余，如已断一年或三五年而复来者，当辨其原因如无他症不须治之，若血热甚者用芩心丸送下益阴煎，若血去过多热随血去，衡任损伤。治法如下：

治法　用党参、黄芪、白术、茯苓、当归、熟地、白芍各10克，炙甘草、川芎、肉桂各5克（甘草、肉桂用米炒黄），生姜3片，红枣3枚（名十全大补汤），与党参、白术、茯苓、当归、熟地、白芍各10克，炙甘草、川芎各5克（名八珍汤），连用共加水煎取浓汁空心温服，每日1剂服2~3次，连服数剂。

经闭不通瘀血凝聚（癥瘕）

凡诸积聚之症，宜先辨身形壮弱，病势缓急而治之，如人身形虚不能攻伐，病势虽盛亦当先扶正气，而后治病。若形证俱实者，应先去病为急。若五脏气积名为积，积有五症为心肝脾肺肾五脏之积症，为血病。六腑气聚名为聚，聚有六症为气病。病皆起于气，必先气聚而后血凝，不必辨凝于黄、青、燥血、脂狐、蛇鳖等名。但以不动有定处者为积，推移转动无定处忽聚忽散者为聚，痞者、痞闷不宣气道壅塞，若腹中未成坚块者，为血瘀之名，蓄之既久不散而成血虫，皆由新产之后、经行之时，以致风冷外乘，邪正相搏结于腹中而成。凡妇人一切癥瘕之病，随气上下攻筑疼痛者。治法如下：

治法　用藿香、益智仁、三棱、莪术、甘草、桔梗、青皮、陈皮、肉桂、木香各21克，共加水煎取浓汁论病情而服（名大七气汤），每日1剂服2~3次，连服数剂。

若妇人行经或产后贪食生冷之物，与脏气相搏聚结成坚硬之块形，牢固不移日渐长大，治法有4个：

治法1　用台乌、桃仁、莪术、木香、当归、青皮、桂心各20克，共研成细末放在清水中化开无渣为度，装入消毒瓶内盖紧不可走失药气，每次取10克用烧酒冲入论病情而服（名乌药散），日服2~3次，连服数剂。

治法2　用当归、川芎、白芍、熟地各6克，大黄后下、芒硝冲服、甘草各3克，共加水煎取浓汁空心温服（名玉烛散），每日1剂服2~3次，连服数剂自然攻之。

治法3　用五灵脂、延胡、桂心、砂仁、桃仁、香附各20克，共研成细末放在清水中化开无渣为度，装入消毒瓶内盖紧不可走失药气（名桃奴散），每次取5克，用热白酒冲入空心温服，日服2~3次，连服数剂。

治法4　用木贼6克，元肉、紫菀、红花、丹皮、香附、苏木各3克，皂角刺、银花各2克，栀子、炒山甲、防风、荆芥、甘草、赤芍、瓜蒌、生地、乳香、没药各1克，共加水煎取浓汁空心温服，如有孕去山甲，每日1剂服2~3次，连服数剂。

腹中有块者

若腹中有块者，治法如下：

治法　用熟地5克，当归、白芍、白术、香附、川芎、黄芩酒炒各3克，陈皮2克，砂仁、丹参、炙甘草各1克，加丹皮、延胡索醋炒各5克，共加水煎取浓汁空心温服，每日1剂服2~3次，连服数剂。

腹中有块发热者

若腹中有块发热者，治法如下：

治法　用熟地5克，当归、白芍、白术、香附、川芎、黄芩酒炒各3克，陈皮2克，砂仁、丹参、炙甘草各1克，加柴胡、地骨皮各5克，共加水煎取浓汁空心温服，每日1剂服2~3次，连服数剂。

妇人经行产后脏气虚弱

若妇人经行产后脏气虚弱，或被风冷相搏，或因饮食生冷内与气血相搏，结成血块坚而牢固，因不移、胁腹胀痛内热而心烦，少食多忘头出汗，治法如下：

治法　用血竭、当归、赤芍、蒲黄、桂心、延胡各15克，共研成细末放在清水中化开无渣为度，装入消毒瓶内盖紧不可走失药气，每次取10克，用烧酒与童便各半，共煮沸冲入药末温服（名血竭散），日服2~3次，连服数剂。

妇人三焦痞满胸膈胀闷

若妇人三焦痞满胸膈胀闷（名痞症）是由于气壅不宣通，治法如下：

治法　用青皮、白术、三棱、莪术、枳壳、槟榔、木香、陈皮各15克，共研成细末放在清水中化开无渣为度，炼蜜为丸阴干，装入消毒瓶内盖紧不可走失药气，每次取5克用温酒送服（名助气丸），日服2~3次，连服数剂。

凡五积六聚

凡五积六聚者，治法如下：

治法　通用白术、茯苓、青皮、陈皮、神曲、麦芽、延胡、香附、砂仁、海粉、山楂、甘草、桔梗各10克，生姜3片，共加水煎取浓汁空心温服（名开积正元散），是治痰饮食积气血搏结之通用之方，每日1剂服2~3次，连服数剂。

妇人腹中有瘀血未成坚形

若妇人腹中有瘀血未成坚形，人必面色萎黄日晡发热脐腹胀痛，是因产后或经行时风冷客于血室之内，必有瘀血内停。若产后恶露不行者，治法如下：

治法　用五灵脂、蒲黄各15克，共研成细末放在清水中化开无渣为度，先用醋调成膏状，再加水煎取浓汁空心温服（名失笑散），日服2~3次，连服数日。

瘀血不行蓄之已久必成血虫

若瘀血不行蓄之已久必成血虫者，治法如下：

治法　用雄鼠粪、延胡、桂心、砂仁、桃仁、香附、五灵脂各10克，共加水煎取浓汁空心温服（名桃奴汤），每日1剂服2~3次，连服数剂。

妇人经水不调而肿（名水分）

如妇人经水不调而肿，先发水肿，而后经闭者，是土不制水，水溢皮肤、水邪泛溢而行，是血化为水，名水分，是水饮内停膀胱气化不行、水溢皮肤故令浮肿经闭，此宜治水，水消肿退经自行。治法有2个：

治法1　用茯苓皮24克，大腹皮12克，桑白皮、生姜皮各10克，陈皮6克（名五皮饮）加桃仁、香附各5克，红花3克，共加水煎取浓汁空心温服，每日1剂服2~3次，连服数剂。

治法2　用茯苓、槟榔、猪苓、砂仁、木香、陈皮、泽泻、白术、木瓜、腹皮、桑叶、苏梗各15克，生姜5片（名茯苓道水汤），腹胀加枳壳，气喘加葶苈子，腿脚肿加防已各10克共用水煎取浓汁空心温服，每日1剂服2~3次，连服数剂，治此病其效如神。

血分

妇人经水先闭后肿者，是衡任阳于寒湿，血涌经道，如妇人经水滴断即肿者，是水化为血，名血分，血分难医，水分易治，应辨明二症。血分肿是血涌不能行，流于四肢故令浮肿，此病非轻，治时不必治肿，但使经通其肿自消。治法有3个：

治法1　用茯苓皮24克，大腹皮12克，桑白皮、生姜皮各10克，陈皮6克（名五皮饮）加当归10克，五灵脂醋炒、香附各5克，共加水煎取浓汁空心温服，每日1剂服2~3次，连服数剂。

治法2　用熟地135克，茯苓100克，山萸肉、淮山、丹皮、牛膝、泽泻、车前子、肉桂各35克，附子18克，共研成细末放在清水中化开无渣为度，炼蜜为丸（名加减肾气丸），阴干，装入消毒瓶内盖紧不可走失药气，每次取10克，用温开水空心送服，日服2~3次，连服数剂。

治法3　用白芍、当归各10克，没药、琥珀、桂心、细辛、木香各3克（名小调经散），加红花、丹皮、牛膝各6克，共加水煎取浓汁空心温服，每日1剂服2~3次，连服数剂。

孕妇养胎

妇人受孕之后最宜调理，不与丈夫接触无难产，生子多贤而少疾病高寿，而今人不知禁忌纵情恣欲致有触动胎气，有胎衣肥厚而难产者，有败精凝聚而碍产者，此子生出多疾病痘疮稠密是多房事之故，其次是饮食七情起居医药皆忌免致伤胎，妇人受孕之后饮食应清淡滋味，避寒暑常以清纯和平之气以养胎，胎儿元气完固生子少有疾病，但如今孕妇喜吃辛酸煎炒肥甘生冷之物，不知禁口所以脾胃受伤胎儿易堕，寒热交杂子亦多病，况且多吃酸则伤肝，多吃苦则伤心，多吃甘则伤脾，多吃辛则伤肺，多吃咸则伤肾。随其食物伤其脏气，血气筋骨失养子病从此而生。古有胎教：凡受孕之妇视听言动莫敢不止，喜怒哀乐莫敢不慎，所以生养子女多贤，此非贤母不能做到，因过喜则伤心而气散，怒则伤肝而气上，思则伤脾而气菀，忧则伤肺而气结，恐则伤肾而气下，母气既伤子气应，未有不伤之理，孕母伤则胎易堕，其子伤则脏气不完病从此多。凡妇人受胎之后常宜行动往来，使血气流通自无难产之苦，若好逸恶劳贫卧骄养则气停血滞临产多难，何况行立坐卧久者筋骨皮肉受伤，子通母气亦必有伤，至登高临深越险负重尤宜禁戒。受孕之后宜忌不可食之物，并非唯有感动胎气之戒，而物理亦有厌忌，若不知禁忌不特延月难产，亦能令儿破形不可不戒。例如鸡肉与糯米合食令儿生寸白虫。食羊肉令儿眼多白睛，食羊肝令儿多厄。鲤鱼与鸡蛋食令儿成疳多疮。食犬肉令儿声哑。

食兔肉令儿缺唇。食鳖鱼令儿项短及损胎。食鸭与桑葚同吃令儿倒生心寒。食螃蟹令儿横生。雀肉与豆酱同吃令儿面生默暗黑子。食山羊肉令儿多病。过食生姜令儿多指而生疮。食驴骡马肉延日难产。

逐月养胎：妇人受胎一月形如露珠乃是太极动而生阳天，一生水为之胚，是足厥阴脉主之，经水即闭而饮食稍异。二月如桃花瓣乃是太极静而生阴地，二生火名始膏为之娠，是足少阳脉所主，若血逆恶食名恶阻是有孕明矣，或偏食一物为一脏之虚。如爱食酸物乃肝经只能养胎而虚。三月名始胎如清鼻涕，先成鼻与雌雄二器乃分男女，属手厥阴相火所主胎最易动。四月始受水精以成血脉形像而手足顺成，是手少阳脉所主。五月始受火精筋骨四肢已成毛发始生，是足太阴脉所主。六月始受金精以成筋耳胃已成，是足阳明脉所主。七月始受木精以成骨由其魂能动，属左手手太阴脉所主。八月始受土精以成皮肤，九窍已成由其魄能动右手，是手阳明脉所主。九月始受各精百节其备三转其身，属足少阴脉所主。十月神气备足应生，属足太阳脉所主。唯手少阴太阳无所主，因君主之宫无为而已。若求其细则受胎在腹七日一变，展转而成各有生相，凡妇人堕胎多在三五七月，脏阴而腑阳，三月属心络，五月属脾，七月属肺阴常易亏虚，所以易于堕胎，例如三五月堕胎是心脾受伤，须先调心治脾即可保胎。惟一月之内堕胎者本人不知有胎，以为不受孕不知已受而堕，一月属肝怒则堕胎，多洗下体则窍开亦堕胎，一次堕胎则肝脉受伤他次亦堕，所以令人无子者大半数是一月堕胎，凡初交配之后最宜保养，勿复交接以扰其子宫，勿令怒气勿令过劳勿令举重勿用冲洗器冲洗阴内，多服养胎平气之药胎儿自然可保安康。

妇人有孕时诸病

胎孕之原天癸，是父母所赋先天生身之真气，由精血水谷所化，是后天化成形之本。男子二八天癸至，因男属阳应日故然日精盛。女子二七天癸至，因女属阴应月所以血一月而通，所以在至期男女交配其先天真气，后天精血阴阳会和才能有子。当此时左道盛而成男，右道盛而成女。男子十六精通但体未壮实，必待三十体乃壮实。女子十四经通体未壮实，必待二十体乃壮实。男女身体壮实后所育子女身体坚实而高寿。妇女受孕之后应分房，宜安静调养，恐动相火致生胎毒。应戒饮食五味，使脾胃安和，母之气血易生而子之形成必育，内可调其喜怒防其惊恐，慎厥起居不可用大力，不安逸多眠，不可登高走险，外避风寒则母无病子亦安康。妊娠胎前之病有恶阻、胞阻、子肿、子满、子气、子烦、子悬、子痫、子嗽、转胞、子淋、激经、漏胎、胎动不安、小产、死胎、胎萎不长、子音、脏燥、鬼胎、连详于后总知须时刻保护胎元为要。妇人受孕月余之后时时恶心呕吐者，名恶阻。若无他病择食者须任其意而兴，轻者过期不药自安，重者须药主之，当以胃弱为主，更应辨其胎气阻逆或痰饮阻逆兼热兼寒而分别施治。因胎气阻逆者，乃受胎后胎门闭塞，脏气内阻、挟胎气上逆于胃所以呕吐，若平时体虚所致虽无他疾，有痰饮寒热相兼亦有恶阻之证，治法有2个：

治法1　用砂仁、白术、香附、台乌、陈皮、甘草各10克，若气弱者量加人参10克，气实者加枳壳10克，生姜3片，共加水煎取浓汁空心温服（名保生汤），每日1剂服2~3次，连服数剂。

治法2　用炙甘草、黄芩、川贝母各6克，枳壳5克，春砂仁2枚，南杏仁2粒，共加水煎取浓汁用白酒冲入空心温服，每日1剂服2~3次，连服数剂。

孕妇外感风寒之邪

若因孕妇外感风寒之邪，治法有2个：

治法1　用当归、川芎、白芍、陈皮、腹皮、苏叶各12克，甘草6克（名紫苏饮）加羌活、独活各10克，共加水煎取浓汁以散之，若内热大小便秘则用蜂蜜、硝黄各10克冲入药汁内空心温服以攻下，每日1剂服2~3次，连服数剂。

治法2　用生地、白芍各6克，川芎、当归各5克，防风、荆芥、川贝、黄芩、羌活、甘草各3克，若头痛加柴胡3克，若夜不能眠加栀子6克，共加水煎取浓汁空心温服，每日1剂服2~3次，连服数剂。

孕妇饮痰恶阻

若孕妇有饮痰恶阻者必吐痰水，且心烦头目眩，此人平素因体虚内中有痰，治法如下：

治法　用人参、白术、茯苓各6克，甘草、陈皮、法夏各3克，生姜3片，红枣2枚（名六君子汤），加枇杷叶、藿香各20克，旋覆花、砂仁、枳壳各10克（名加味六君子汤），若胃热便闭加黄芩、大黄各7克，胃寒喜热加肉桂、干姜各5克，共加水煎取浓汁空心温服，每日1剂服2~3次，连服数剂。

孕妇热恶阻

若孕妇因热恶阻者必恶食喜饮凉浆，心中热烦愦闷。

治法　宜用陈皮、半夏、茯苓、甘草各10克，枳壳、竹茹、黄芩、黄连、芦根、麦冬各8克，生姜5片，共加水煎取浓汁空心温服（名加味温胆汤），每日1剂服2~3次，连服数剂。

孕妇热甚气虚

若孕妇热甚气虚，治法如下：

治法　用黄芩、知母、麦冬、茯苓、黄芪、甘草各12克（名知母饮）加人参10克，口渴加石膏30克，共加水煎取浓汁空心温服，每日1剂服2~3次，连服数剂。

妊娠腹痛

妊娠腹痛，名胞阻。须辨其痛，在心腹小腹之间，若伤食作痛在上心胃，或胎动不安作痛，必在腰腹。若在少腹则因胞血受寒，或停水尿难作痛。孕妇心胃作痛者，多因伤食停滞。治法如下：

治法　用苍术、厚朴、陈皮、甘草各12克（名平胃散），加草果、枳壳、神曲各10克，若大便秘结加大黄7克以攻之，倍加甘草14克以缓其峻性则不伤胎，若腰腹作痛胎动不安者，可用延胡15克加入当归、白芍、生地各10克，川芎6克（名四物汤），共加水煎取浓汁空心温服，每日1剂服2~3次，连服数剂。

腹腰痛甚

胞蒂素于腰，凡腹腰痛甚者须防胎堕，治法如下：

治法　用艾叶20克，阿胶10克烊化、当归、白芍、生地各6克，川芎3克（名胶艾四物汤），加杜仲10克，大豆淋酒50毫升，葱白3条，共加水煎取浓汁空心温服以定痛而保胎，每日1剂服2~3次，连服数剂。

孕妇胸膈胀满

若孕妇胸膈胀满者，名子悬，更加喘甚者，是由胎上逼心，治法如下：

治法　用当归、川芎、白芍、陈皮、腹皮、苏叶各10克，甘草3克（名紫苏饮）如虚加人参10克，共加水煎取浓汁空心温服，每日1剂服2~3次，连服数剂。

孕妇胞血受寒少腹疼痛

若孕妇胞血受寒少腹疼痛者，处方如下：

治法　用人参、吴茱萸、阿胶烊化、艾叶、甘草、当归、川芎各12克，共加水煎取浓汁空心温服（名加味芎归饮）每日1剂服2~3次，连服数剂。

孕妇尿涩而痛

若孕妇尿涩而痛者，是膀胱水病，热甚，治法如下：

治法　用木通、生地、甘草各15克，共加水煎取浓汁空心温服（名道赤散），利之最灵，每日1剂服2~3次，连服数剂。

若孕妇水盛阳虚不化者，治法如下：

治法　用白术、泽泻、肉桂、茯苓、猪苓各20克，共加水煎取浓汁空心温服（名五苓散），渗利之，每日1剂服2~3次，连服数剂。

妇人有孕呕吐

孕妇在妊娠早期6周左右时常有择食、食欲减退、轻度恶心和呕吐，妊娠10~12周后一般自然消失不影响健康。如果呕吐频繁甚至不食亦吐，吐出胆汁或血而出现脱水、电解质紊乱酸中毒等，叫做妊娠剧吐。多见于精神过度紧张，神经系统不稳定的年轻初孕妇女。治法如下：

治法　用生姜35克，糯米30克，莱菔子、柚皮、甘草各15克，芹菜根10克，共用水煎取浓汁，加韭菜汁、甘蔗汁各50毫升，分二次冲服，每日1剂服2~3次，连服数剂。

孕妇水肿

孕妇头面四肢浮肿、小便短少者是水湿之气为病（名子肿），自膝至足肿小便长者是湿气为病（名子气），在六七个月时偏身俱肿腹胀喘满者（名子满），若两脚肿而皮薄者是水（名脆脚），若皮厚者是湿（名皱脚）。

凡水为病者多喘促病在肺。气为病者多胀满病在脾。凡人都有水气湿邪，所以受孕后有肿满之症，儿未成形被水浸渍其胎，未致损坏成形者尚可调理，所以五六月后有此症者多有生育。凡孕妇子肿、子满、子气、脆脚、皱脚等症皆由水气湿邪伤于脾肺之间，若水气盛而浸胎者，必喘而难睡。

若孕妇湿气盛而伤胎者，胀满难堪。均宜用治法如下：

治法　用茯苓15克，木香、木瓜、槟榔、腹皮各10克（名茯苓道水汤），或用四苓散相潜，加桑皮、砂仁、苏叶、陈皮以和脾肺而利水湿，胀甚加枳壳以破结。腿脚肿加防已利下湿。喘者加葶苈子以泄上水治之。

若孕妇水肿者，治法如下：

治法　用鲤鱼400克，赤小豆200克，陈皮10克，大蒜头1枚，共加水煮至熟烂取出空心温服，每日1剂服2~3次，连服数剂。

孕妇口渴多热

如孕妇口渴多热，小便不利为阳水，治法

如下：

治法　用茯苓皮24克，大腹皮12克，桑白皮、生姜皮各10克，陈皮6克（名五皮饮）加滑石、木通、车前子、麦冬各5克，木香2克，共加水煎取浓汁空心温服，每日1剂服2~3次，连服数剂。

孕妇不渴小便自利

如孕妇不渴小便自利，多寒为阴水，治法有2个：

治法1　用茯苓皮24克，大腹皮12克，桑白皮、生姜皮各10克，陈皮6克（名五皮饮）加白术、苍术各7克，熟附子、干姜、木香各4克，共加水煎取浓汁空心温服，每日1剂服2~3次，连服数剂。

治法2　用五皮饮，加白术、苍术、半夏各7克，熟附子、干姜、木香、枳实各4克，白芥子3克，莱菔子2克，共加水煎取浓汁空心温服，每日1剂服2~3次，连服数剂。

孕妇腹胀胎有水声遍身肿

孕妇腹胀胎有水声遍身肿，小便不利及胎死腹中者，治法如下：

治法　用茯苓5克，当归、白芍各3克，橘红1克，鲤鱼一条不拘大小去净鳞甲及内脏，煮取浓汁1升，入药煎取300毫升空心温服，每日1剂服2~3次，连服数剂。

纠正胎位异常者

若纠正胎位异常者，治法如下：

治法　用当归身、酒炒白芍各10克，北芪6克，川芎、菟丝子、川贝母、川厚朴、荆芥、醋炒艾叶各5克，枳壳4克，羌活、炙甘草3克，生姜3片，共加水煎取浓汁空心温服（名保产无忧方），每日1剂服2~3次，连服数剂。

孕妇胎不长

凡孕妇五六月胎萎不长者，是由于身体虚弱失于滋养，若属气血不足者，治法如下：

治法　用党参、茯苓、白术、当归、生地、白芍各10克，川芎、炙甘草各6克，共加水煎取浓汁空心温服（名八珍汤），每日1剂服2~3次，连服数剂身体强壮。

孕妇脾虚胃弱

若脾虚胃弱者，治法如下：

治法　用党参、茯苓、白术、法夏、陈皮各10克，炙甘草6克，共加水煎取浓汁空心温服（名六君子汤），每日1剂服2~3次，连服数剂，应使饮食身体强壮，脾胃水谷运化吸收精微，气血自生胎儿自长健壮。

孕妇脏燥之症

若孕妇无原无故时时悲伤，啼哭伤心，此名脏燥之症，治法如下：

治法　用甘草、小麦、红枣各15克，共加水煎取浓汁空心温服（名甘麦大枣汤），每日1剂服2~3次，连服数剂。

孕妇便秘

若孕妇便秘者，治法有2个：

治法1　用南杏仁、核桃仁、黑芝麻各30克，共研如泥加水煮熟，用红糖兑服，每日1剂服2~3次，连服数日。

治法2　用川厚朴10克，槐花、泻叶各6克，栀子、银花、土茯苓、枳壳各5克，元明粉、黄连、黄芩、泽泻各3克，红枣3枚，共加水煎取浓汁空心温服，每日1剂服2~3次，连服数剂。

孕妇小便不利

若孕妇小便不利者，治法如下：

治法　用玉米衣50克，葵瓜籽25克，共用水煎取浓汁，加冬瓜汁、蜂蜜各50毫升，共分二次冲服，每日1剂服2~3次，连服数剂。

孕妇发痫风

若孕妇发痫风者，治法如下：

治法　用淮山150克，加米煮成粥加入调料空心温服，日服2~3次，连服2~3月。

孕妇子烦

若孕妇心惊胆怯终日心中烦闷不安者（名子烦）是由胎中郁热上攻于心，治法有3个：

治法1　用黄芩、知母、麦冬、茯苓、黄芪、甘草各15克，（加犀角5克），共加水煎取浓汁空心温服（名知母犀角饮），每日1剂服2~3次，连服数剂。

治法2　用党参、茯苓、麦冬、黄芩、知母、生地、竹茹、炙甘草各3克，共加水煎取浓汁空心温服，每日1剂服2~3次，连服数剂。

治法3　用黄连适量研成细末放在清水中化开无渣为度，装入消毒瓶内盖紧不可走失药气，每次取3克用米汤空心送服，日服2~3次，连服数日。

孕妇子音

子音之症是孕妇孕至九月声过细或无音，不是子过而绝然无语音，而是少阴之脉络过于舌体，至九月肾脉养胎之时，因胎盛阻住其脉不能上至舌体，所以造成音细或失音，待胎儿出生后肾脉上通，音自然通。

孕妇子啼

若孕妇腹内有钟鸣声或与婴儿在腹内啼哭者，

名子啼，治法如下：

治法　用鼠穴土与黄连各适量，共加水煎取浓汁空心温服，每日1剂服2~3次，连续数剂。

若小儿在腹内啼哭者，此是儿口离开母血管所致，治法有2个：

治法1　即用筷子一把乱撒满地，使母弯腰手伸向地拾筷子时儿口接血管即愈。

治法2　用黄连10克研碎加水煎取浓汁空心母饮，每日1剂饮2~3次，连续数日。

孕妇子鸣

令孕妇变作男子形状者（名子鸣），此是儿口离开母血管所致，治法如下：

治法　将豆撒在地上令孕妇拾豆则止。

孕妇子肿

若妇人面目身体四肢全浮肿者（名子肿），处方有2个：

治法1　用大腹皮、生姜皮、桑白皮、白茯苓皮、白术、紫苏、木香各10克，红枣去核3枚，共加水煎取浓汁空心温服，每日1剂服2~3次，连服数剂。

治法2　用冬瓜皮50克加水煎取浓汁空心温服，每日1剂服2~3次，连服数剂。

孕妇子悬

孕妇五六月后胎气不和，上凑心腹胀满疼痛（名子悬），治法有2个：

治法1　用紫苏、陈皮、大腹皮、川芎、白芍、归身各3克，潞党、炙甘草各2克，生姜5片，葱白七寸，共加水煎取浓汁空心温服，每日1剂服2~3次，连服数剂。

治法2　用香附适量炒香研成细末放在清水中化开无渣为度，装入消毒瓶内盖紧不可走失药气，每次取6克用苏叶适量，加水煎取浓汁空心温服，每日1剂服2~3次，连服数剂。

孕妇子满

孕妇至七八月时胎已长成，肚大腹满逼迫子户坐卧不安者（名子满），治法如下：

治法　用白术、黄芩、苏叶、枳壳、大腹皮各5克，砂仁2克，炙甘草1克，生姜2片，共加水煎取浓汁空心温服，每日1剂服2~3次，连服数剂。

孕妇子淋

凡孕妇得有小便频浊点滴而出有刺痛感者（名子淋）之症，治法有3个：

治法1　用茯苓、猪苓各10克，泽泻、白术各6克，桂枝5克（名五苓散），加生地、泽泻、车前草、滑石、木通各15克，共加水煎取浓汁空心温服，每日1剂服2~3次，连服数剂。

治法2　用桑螵蛸适量焙至干枯，取出研成细末放在清水中化开无渣为度，装入消毒瓶内盖紧不可走失药气，每次取6克，用米汤冲入空心温服，日服2~3次，连服数日。

治法3　用地肤子、冬葵子各90克共研成细末放在清水中化开无渣为度，装入消毒瓶内盖紧不可走失药气，每次取出适量药粉加水煎取浓汁空心温服，每日1剂服2~3次，连服数剂。

孕妇子痫

孕妇忽然眩晕暴仆卒倒口噤不能言，抽搐不知人事状如中风，少时自醒如常，醒后多次复发（名子痫），是心肝二经风热所致，治法有3个：

治法1　用防风、独活、杏仁、五加皮、枣仁、甘草、薏米、茯苓、木香、羚羊角各15克，共加水煎取浓汁饭后温服（名羚羊角散），每日1剂服2~3次，连服数剂。

治法2　用春砂仁适量炒至焦枯存性，取出研成细末放在清水中化开无渣为度，装入消毒瓶内盖紧不可走失药气，每次取6克，用烧酒冲入空心温服，日一剂服2~3次，连服数日。

治法3　用桑寄生30克，人参、茯苓、当归、桔梗各15克，共加水煎取浓汁空心温服（名钩藤散），每日1剂服2~3次，连服数剂。

孕妇咳嗽（名子嗽）

孕妇咳嗽，名子嗽，嗽久则自伤胎，有阴虚火动痰饮上逆，有感冒风寒之不同，因痰饮者，治法有4个：

治法1　用茯苓、法夏各18克，陈皮、甘草各15克（名二陈汤），加枳壳、桔梗各12克，共加水煎取浓汁饭后温服，每日1剂服2~3次，连服数剂。

治法2　用柿饼3枚，切开夹入川贝末12克，放盖碗内隔水蒸熟，用宁麻根30克，加水煎取浓汁送服，每日1剂服2~3次，连服数剂。

治法3　用贝母适量去心加麦麸炒至黄色，取出研成细末放在清水中化开无渣为度，砂糖调和为丸，阴干装入消毒瓶内盖紧不可走失药气，每次取1克含入口中，日含3~5次，连服数日。

治法4　用台党、白术、茯苓、苏叶、阿胶、桔梗各10克，共加水煎取浓汁饭后温服，每日1剂服2~3次，连服数剂。

孕妇咳嗽风寒咳嗽者

孕妇咳嗽因风寒者，治法如下：

治法　用紫苏、桔梗、桑白皮、麻黄、杏仁、土茯苓、天冬、川贝、百合、前胡各12克，共加水煎取浓汁空心温服（名桔梗汤），每日1剂服2~3次，连服数剂。

若孕妇感寒者，治法如下：

治法　用鲤鱼一尾用米酒煎服，每日1剂服2~3次使汗出。

孕妇久咳阴虚

孕妇咳嗽若久咳阴虚宜滋阴清润之剂，治法如下：

治法　用熟地24克，山萸肉、淮山各12克，丹皮、茯苓、泽泻各10克，共加水煎取浓汁空心温服（名六味地黄汤），每日1剂服2~3次，连服数剂。

妇人有胎胆痛

若妇人有胎，胆痛者，治法如下：

治法　用当归8克，续断、白术各6克，桃仁、阿胶各5克，益母草、川芎、香附、蕲艾、党参、白芍各3克，红枣2枚，共加水煎取浓汁空心温服，每日1剂服2~3次，连服数剂。

妇人有孕腹中常痛难忍

若妇人有孕腹中常痛难忍者，治法如下：

治法　用花粉12克，阿胶、杜仲各10克，菟丝子8克，杞子、白芍、女贞子各5克，熟地、沉香各3克，川厚朴、青皮各2克，甘草1克，共加水煎取浓汁空心温服，每日1剂服2~3次，连服数剂。

妇人产前血崩

若妇人产前血崩者，治法如下：

治法　用生地、当归、白芍用酒炒枯存性、香附、蕲艾、荆芥炭各3克，蒲黄炒炭1克，共加水煎取浓汁空心温服，每日1剂服2~3次，连服数剂。

妇人有胎下血手足冷

若妇人有胎下血手足冷者，治法如下：

治法　用黄明胶60克，蕲艾3克，共加水煎取浓汁加入蜜糖适量空心温服，每日1剂服2~3次，连服数剂。

妇人怀鬼胎

鬼胎者是因其人邪思不遂，情志相感、自身气血凝结而生，腹渐大如同怀胎之形。是此人得有石瘕肠覃之症，肠覃是寒气客于肠外，与卫气相搏，气不得荣因有所石瘕内着，恶气乃起瘜肉乃生，始如鸡蛋大如怀胎，推之不移初为气病，血未病月经以时而行，寒气客于子门，子门闭塞气不通，恶血当下不下衃以留止，日益增大状如怀胎为石瘕，先气病而后血病所以断其月经。治法有2个：

治法1　用当归、肉桂、吴茱萸、丹皮、法夏、麦冬各6克，防风、细辛、藁本、干姜、茯苓、木香、炙甘草各3克，共加水煎取浓汁空心温服（吴茱萸汤），每日1剂服2~3次，连服数剂。

治法2　用红花120克，雷丸10克，共用黄酒煎取浓汁空心温服，每日1剂服2~3次，连服数剂。

妇人胎动漏胎

妇人妊娠、腹有经来者，名激经，为血有余。若漏胎则无故下血。或下黄汁豆汁而腹不痛。若是伤胎而下血者腹必痛。孕妇亦有尿血之证，腹不痛而与漏血不同，因尿血出溺孔，漏血出入门，应辨明而治之。若激经无他病相兼者不须药治，待胎壮子大时自能食其血而经自停。孕妇气血充足壮实则胎自安，若衡任二经虚弱则损胎原。如暴怒伤肝，房劳伤肾，或因患生他病而犯胎气不安，或因跌仆颠伤胎儿，在五至七月胎儿成形者，名小产，三月以下未成形而堕者，名堕胎，若怀孕三五七月无故堕胎至下次受孕亦复如是，数数小产则为滑胎，是房劳太过欲火煎熬而自然滑胎。

若妇人胎动漏胎者，治法如下：

治法　用鲤鱼500克，赤小豆、糯米各100克，阿胶炒珠50克，用水共煮成粥，加入生姜、葱头、陈皮、食盐等调料空心温服，每日1剂服2~3次，连服数剂。

若胎伤腹痛血未下者，治法如下：

治法　用人参、熟地、白芍、川芎各24克，当归、黄芪各15克（名圣愈汤），加杜仲、继断、砂仁各10克，共加水煎取浓汁空心温服，每日1剂服2~3次，连服数剂。

若下血腹痛者，治法如下：

治法　用当归90克，川芎60克，加酒水各半共煎取浓汁（名芎归汤、又名佛手散），加阿胶烊化、蕲艾、杜仲、续断、白术、黄芩各12克，共加水煎取浓汁空心温服，每日1剂服2~3次，连服数剂。

妇人胎动腰痛

若妇人胎动腰痛者，治法有2个：

治法1　用黑豆200克，用水煮至熟烂取出用烧酒送服，每日1剂服2~3次，连服数剂。

治法2　用荷叶蒂、南瓜蒂各2~3枚，烧枯存性共研成细末放在清水中化开无渣为度，装入消毒瓶内盖紧不可走失药气，每次取出适量药粉用糯米粥冲服，日服2~3次，连服数日。

妇人动胎下血腹痛不止

若妇人动胎下血腹痛不止者，治法有4个：

治法1　用鲜葱适量、洗净研取自然汁100毫升冷吹，日饮2~3次。

治法2　用白芍6克，当归5克，北芪、川贝、荆芥、川芎、杞子各3克，枳壳、蕲艾各2克，甘草、羌活各1克，共加水煎取浓汁空心温服，每日1剂服2~3次，连服数剂。

治法3　用莲蓬适量，烧枯存性研成细末放在清水中化开无渣为度，装入消毒瓶内盖紧不可走失药气，每次取10克用温酒冲服，日服2~3次，连服数日。

治法4　用赤小豆芽250克，用水煎取浓汁兑酒空心服下，日服2~3次，连服数日。

胎动腹痛有热

若胎动腹痛有热者，治法如下：

治法　用苦瓜干30克，连翘、木瓜各5克，花粉、甘草、枳壳、桔梗、地榆、青天葵、红枣、淡竹叶、茯苓、麦芽、麦冬各3克，灯心球3扎、川芎、赤芍各2克，栀子1克，共加水煎取浓汁，加朱砂2克冲入药汁内空心温服，每日1剂服2~3次，连服数剂。

因母病而伤胎欲坠

若因母病而伤胎欲坠者，治法如下：

治法　用人参、白术、茯苓、当归、白芍、熟地、川芎、黄芪各10克，甘草、肉桂各6克（名十全大补汤），加续断、砂仁各10克，减茯苓、肉桂（名十圣散），共加水煎取浓汁空心温服，每日1剂服2~3次，连服数剂。

恶血不出凝滞腹胁胀痛

若恶血不出凝滞腹胁胀痛者，治法有2个：

治法1　用大黄500克，苏木90克煎汁3升、大豆3千克浸汁取壳晒干、红花90克入烧酒1千克浸泡取汁，米醋5千克，先用大黄与米醋熬煎，后下苏木汁、大豆汁、红花汁共熬成膏，再加入人参、当归、川芎、香附、羌活、橘红、延胡索、苍术、桃仁、川牛膝、炙甘草、地榆、白芍、木瓜、青皮、乳香、没药、益母草、木香、白术、台乌、高良姜、马鞭草、秋葵子、熟地、三棱、五灵脂、山萸肉各50克共研成细末放在清水中化开无渣为度，炼蜜为丸阴干，装入消毒瓶内盖紧不可走失药气，每次取6克用温开水空心送服（名回生丹），日服2~3次，连服数剂。

治法2　用熟地、文党各60克，归身45克，焦白术30克，茯苓、杞子各25克，川芎21克，炙甘草20克，共研成细末放在清水中化开无渣为度，加益母草膏120克炼蜜为丸阴干，装入消毒瓶内盖紧不可走失药气，此为李金昌家传（益母金丹）每次取6克用好酒空心送服，酌其虚实缓急相当而服之。

因跌仆伤胎

若因跌仆伤胎者，治法如下：

治法　用当归90克，川芎60克，加酒水各半共煎取浓汁（名芎归汤，又名佛手散），合服熟地、文党各60克，归身45克，焦白术30克，茯苓、杞子各25克，川芎21克，炙甘草20克，共研成细末放在清水中化开无渣为度，加益母草膏120克炼蜜为丸阴干，装入消毒瓶内盖紧不可走失药气，此为李金昌家传（益母金丹）每次取6克用好酒空心送服，日服2~3次，连服数剂特效。

若跌撞胎动者，治法如下：

治法　用春砂仁适量炒香去净筋膜，共研成细末放在清水中化开无渣为度，装入消毒瓶内盖紧不可走失药气，每次取6克用烧酒冲服，日服2~3次，连服数日自安。

孕妇疟疾

若先因伤寒而变成疟疾者，治法有2个：

治法1　用高良姜适量研成细末浸入猪胆汁内一日夜取出，加东墙土炒至黑色取出，加红枣14枚去核同焙至干枯，研成细末放在清水中化开无渣为度，装入消毒瓶内盖紧不可走失药气，每次取10克加水煎取浓汁在病发时饮下，连饮数次。

治法2　用夜明砂适量每次取10克用温酒调入空心温服，日服2~3次，连服数日自安。

孕妇痢疾

若孕妇痢疾者，治法有2个：

治法1　用鸡蛋一枚破孔如指头大，加入黄丹2克用银簪搅匀，用湿纸封口蒸熟空心温服，日服2~3次，连服数日。

治法2　用栀子适量炒至焦枯存性研成细末放在清水中化开无渣为度，装入消毒瓶内盖紧不可走失药气，每次取5克用开水冲入空心温服，日服2~3次，连服数日。

孕妇行经

若孕妇行经者，治法如下：

治法　用赤小豆适量研成细末放在清水中化开无渣为度，装入消毒瓶内盖紧不可走失药气，每次取10克用温酒冲入空心温服，日服2~3次，连服数日。

孕妇溺血

若孕妇溺血者，治法有2个：

治法1　用豆浆一大碗，倒入锅内用慢火熬干加入生地60克切碎，共焙至干枯取出研成细末放在清水中化开无渣为度，装入消毒瓶内盖紧不可走失药气，每次取3克用米汤调入空心温服，日服2~3次，连服数日。

治法2　用阿胶适量炒黄取出研成细末放在清水中化开无渣为度，装入消毒瓶内盖紧不可走失药气，每次取6克用米汤调入空心温服，日服2~3次，连服数日。

安胎

安胎之道有二法，母病、胎病要详辨而施治，凡因母病以致动胎者，但治其母，母安则胎自安。或因子病有所触动，以致母病，但宜辨胎之原因胎安则母自愈。安胎辨证而调治，形瘦之人多火用药不宜过于温热，温热之品伤阴血。肥胖之人多痰湿，补气恐壅气动痰，安胎宜用黄芩清热养阴，用白术消痰健脾，二味为要药，若有他证佐以他药，或减白术加黄芩或加白术减黄芩任其加减，若火盛倍黄芩痰盛倍白术，血虚者应合四物汤，气虚者应合四君子汤，或加杜仲、继断、阿胶、艾叶，治胎不安稳，如气盛胎高者加紫苏、腹皮、枳壳、砂仁、陈皮以舒之。胎前当清热养血为主，恐伤阴血宜用理脾则气血易生，疏气则气血调和是为兼以清热养血则胎自安。所为三禁者，如过汗亡阳伤气。过下亡阴伤血。利小便则伤津液。宜随证表理虚实寒热辨证治之不可太过。妇人产前安胎良方，治法有8个：

治法1　用元肉15克，当归酒洗、菟丝子酒泡各5克，川芎酒洗、川贝母去心、荆芥、北芪炙、白芍酒炒各3克，川厚朴姜汁炒、枳壳去心炒、羌活各2克，蕲艾醋炒、炙甘草各1克，生姜3片，共加水煎取浓汁空心温服（名十三太保）每日1剂服2~3次常服更妙。

治法2　用大米10克，白术5克，党参、川芎、黄芩、续断、白芍、熟地、北芪各3克，炙甘草、砂仁各2克，共加水煎取浓汁空心温服，每日1剂服2~3次，连服数剂。

治法3　用炙北芪、杜仲、茯苓、黄芩、续断、阿胶各3克，白术、甘草各1克，若胸中及腹胀加栀子、陈皮各3克，若下血加艾叶、地榆、粳米各3克，水酒各半煎取浓汁温服，每日1剂服2~3次常服更妙。

治法4　用以下十三种中药，元肉15克，杞子6克，熟地、党参、炙北芪、川芎、巴戟天、续断、白术、牛膝、茯神、白芍、杜仲各3克，炙甘草1克，大枣3枚，共加水煎取浓汁空心温服，此药亦名十三太保，每日1剂服2~3次，常服更妙。

治法5　用元肉15克，寄生、北芪、菟丝子各10克，当归6克，白芍、川贝、蕲艾各5克，甘草、羌活、荆芥、枳壳、川厚朴、川芎各3克，春砂仁2克，生姜2片，共加水煎取浓汁空心温服，此药亦名（十三太保）每日1剂服2~3次常服更妙。

治法6　用茯苓15克，北芪、元肉各12克，当归、桑寄生、川贝各10克，蕲艾、川芎、白芍、香附、阿胶各6克，陈皮、春砂仁、甘草各3克，大枣2枚，生姜2片，共加水煎取浓汁空心温服，此药亦名十三太保，每日1剂服2~3次，常服更妙。

治法7　用葙莲子去心不去皮、青宁麻洗净胶、白糯米各10克，共加水煮至熟烂去净麻，每日早上空服一剂或饮汤不吃渣亦可，此方专治妇人惯性流产者可保平安。

治法8　用杜仲90克用盐水炒断丝取出，加水煎取浓汁过滤去渣，加糯米适量煮成粥加红糖调服，每日1剂服2~3次，连服数日即可止红定痛。

若孕妇未足月动胎见血者，治法有7个：

治法1　急取黄鳝一条将尾切去寸许，让孕妇平卧床上，用手紧握住黄鳝使血滴入肚脐眼内，即可胎定血止。

治法2　用南瓜蒂一枚放入火中煅至焦枯存性，取出研成细末放在清水中化开无渣为度，用糯米汤调服，日服2~3剂，连服数日即可胎定血止特效。

治法3　取淡竹沥100毫升一次饮下，日服2~3剂，连服数日即可胎定血止特效。

治法4　用伏龙肝15克，百草霜6克，棱角壳放在新瓦上焙至焦枯存性3克，共研成细末放在清水中化开无渣为度，装入消毒瓶内盖紧不可走失药气，每次取6克，用开水加酒或童便冲服，日服2~3次，连服数日即可胎定血止。

治法5　用大葱白20个加水适量煎取浓汁一次饮下，每日1剂服2~3次，连服数日胎未死者即安，已死者即出。

治法6　取莲蓬适量焙至焦枯存性取出研成细末放在清水中化开无渣为度，调面糊为丸阴干，装入消毒瓶内盖紧不可走失药气，每次取20克酒水送服，日服2~3次，连服数日自安。

治法7　用生地350克研如泥，加酒300克调取汁液，用阿胶60克研成细末放在清水中化开无渣为度，冲入汁内分三次饮，每日1剂饮3次，连饮数日自安。

孕妇月分未足腹痛如产之状者，治法如下：

治法　用知母60克研成细末放在清水中化开无渣为度，炼蜜为丸阴干，装入消毒瓶内盖紧不可走失药气，每次取10克用米粥送服，日服2~3次，连续数日。

若因惊胎动不安者，治法如下：

治法　用莋莲100克研成细末放在清水中化开无渣为度，用白酒煮成糊状温服，日服2~3次，连服数日自安。

胎上衡心者，治法有2个：

治法1　用白萝卜根100克，加水煎取浓汁饮下，每日1剂饮3次，连饮数日自安。

治法2　用好酱油适量用开水调服，日饮2~3次，连服数日自安。

若胎痛欲产者，治法如下：

治法　用鲜菖蒲根适量，研取汁液每次取50毫升用开水冲服，日饮2~3次，连服数日自安。

若滑胎易产者，治法如下：

治法　用车前子适量炒香研成细末放在清水中化开无渣为度，装入消毒瓶内盖紧不可走失药气，每次取10克用烧酒冲服，日服2~3次，连服数日自安。

若毒药伤胎者，腹痛口噤、手强、头低、自汗、似中风者，治法如下：

治法　用生白扁豆适量研成细末放在清水中化开无渣为度，装入消毒瓶内盖紧不可走失药气，每次取10克用米汤冲服，日服2~3次，或加水煎汁服，连服数日自安。

若漏胎者，治法有2个：

治法1　用五倍子适量研成细末放在清水中化开无渣为度，装入消毒瓶内盖紧不可走失药气，每次取6克用烧酒冲服，日服2~3次，连服数日自安。

治法2　用蚕丝壳适量焙至焦枯存性，取出研成细末放在清水中化开无渣为度，装入消毒瓶内盖紧不可走失药气，每次取12克加砂糖适量用烧酒调服，日服2~3次，连服数日自安。

若漏胎下血者，治法如下：

治法　用益智仁20克，春砂仁10克，共研成细末放在清水中化开无渣为度，装入消毒瓶内盖紧不可走失药气，每次取10克用开水调服，日服2~3次，连服数日自安。

若孕妇胎动腹痛或下黄汁，如漆如豆汁者，治法有2个：

治法1　用野宁麻根、金银花根各15克，酒水各半共煎取浓汁温服，每日1剂服2~3次，连续数日。

治法2　用干荷叶一张研成细末用糯米汤调服，每日1剂服2~3次，连续数日。

若孕妇心痛者，治法有3个：

治法1　用大红枣140枚，放入火中煅至焦枯存性取出，研成细末放在清水中化开无渣为度，装入消毒瓶内盖紧不可走失药气，每次取出适量药粉用热童便冲服，每日1剂饮2~3次，连续数日。

治法2　用人参、炮姜各50克共研成细末放在清水中化开无渣为度，用生地汁调和为丸阴干，装入消毒瓶内盖紧不可走失药气，每次取10克用米汤送服，日服2~3次，连续数日。

治法3　取食盐10克放铁上烧成赤色取出，每次取5克用烧酒冲服，日服2~3次，连续数日。

孕妇腰痛者，治法如下：

治法　用黑豆500克炒至焦枯，加入白酒适量煎取浓汁空心饮下，每日1剂服2~3次，连续数日。

若孕妇呕吐者，治法有3个：

治法1　用竹茹10克，陈皮3克，共加水煎取浓汁空心温服，每日1剂服2~3次，连服数剂。

治法2　用香附60克，藿香叶、甘草各6克，共研成细末放在清水中化开无渣为度，装入消毒瓶内盖紧不可走失药气，每次取6克用盐汤送服，日服2~3次，连续数日。

治法3　用马勃适量研成细末放在清水中化开无渣为度，装入消毒瓶内盖紧不可走失药气，每次取3克用米汤冲服，日服2~3次，连续数日。

若孕妇吞酸者，治法如下：

治法　用台党、白术、半夏、陈皮、茯苓、炙甘草、炒枳实、炒神曲、炒砂仁各2克，生姜2片，共加水煎取浓汁空心温服，每日1剂服2~3次，连服数剂。

怒气伤肝房劳伤肾

若怒气伤肝房劳伤肾，以致胎动不安者，治法有3个：

治法1　用当归、白芍、柴胡、茯苓、白术、丹皮、栀子各3克，甘草、薄荷各1.5克，共加水煎取浓汁空心温服（名逍遥散），每日1剂服2~3次，连服数剂。

治法2　用熟地24克，山萸肉、淮山各12克，丹皮、茯苓、泽泻各10克，共加水煎取浓汁空心温服（名六味地黄汤），每日1剂服2~3次，连服数剂。

治法3　漏下黄汁，或如豆汁者，是胎干枯必倚而坠。宜黄芪60克，糯米60克，苎根、纹银各适量，共用白酒煎取浓汁空心温服，每日1剂服2~3次，连服数剂。

安胎吹生

若妇人安胎吹生者，治法如下：

治法　用元肉15克，川芎5克，白芍、北芪、荆芥、当归、艾叶各3克，枳壳2克，羌活、甘草各1克，生姜3片，共加水煎取浓汁空心温服，每日1剂服2~3次，连服数剂。

妇人生产时不痛有力

若妇人有孕三四月时，治法如下：

治法　用续断、杜仲各240克，放入猪肚内炖至烂熟，将药取出焙至干枯研成细末放在清水中化开无渣为度，炼蜜为丸（名先天赞音丸），阴干，装入消毒瓶内盖紧不可走失药气，服此药专治生产时，不痛而有力气，每次取10克，用白汤空心温服，日服2~3次，连服数剂特效。

孕妇性急惯性流产

若妇人性急，惯性流产者，治法有4个：

治法1　用当归12克，续断、元肉各10克，川芎、香附各5克，北芪3克，黄芩酒炒3克，茯苓、桑寄生各2克，陈皮、甘草、阿胶、春砂仁各1克，生姜3片，共加水煎取浓汁空心温服，每日1剂服2~3次，连服数剂。

治法2　用蜂蜜200克，香油100克，山药、龟肉各90克，糯米80克，墨鱼50克，党参30克，杜仲16克，宁麻根15克，川续断6克，母鸡肉1只，共煮成粥空心温服日服2~3次，连服数剂。

治法3　先用嫩玉米衣适量加水煎取浓汁，再加艾叶50克，鸡蛋2~3枚，共煮至蛋熟取出去壳再煮5~10分钟，另用老南瓜蒂2~3枚，烧枯存性研成细末放在清水中化开无渣为度，冲入汤内用蛋送服，每月服药1~2剂，连续至产月特效。

治法4　用白术12克，糯米10克，党参、黄芪、当归身、续断各6克，黄芩、白芍、熟地各5克，川芎、春砂仁、炙甘草各3克，共加水煎取浓汁空心温服（泰山磐石散），每隔3~5日服一剂，连服5~7个月能预防流产。

临产

凡催生非正产之时切不可预先惊动，混服催生之药，直至腰腹一阵痛连一阵痛，极为难忍，粪门挺急如似大便，眼中时见金花，蒙破血出方为正产之时，若未至产时误用催生之药，转动非时以致倒产横产为害无穷，催生之方最多，唯用保产无忧方服后当生即生，不当生即安胎，即有横生倒产、胎死腹中者亦能顺生毫无苦楚，此药百发百中万用万灵，治法有5个：

治法1　用白芍6克，当归用酒炒、川芎各5克，菟丝子去净酒泡、北芪、荆芥穗各3克，羌活、甘草、枳壳麸炒、川厚朴用姜汁炒，蕲艾用陈醋炒各2克，老生姜3片共加水煎取浓汁，加入川贝母3克研成细末冲入药汁内空心温服特效。

治法2　用百草霜10克研成细末放在清水中化开无渣为度，可用热童便、米泔水、陈醋调成糊状日服2~3次，连服数日，有特效。

治法3　用当归30克，川芎18克，荔枝干10枚，共加水煎取浓汁空心温服每日1剂服2~3次，连服数日。

治法4　用黄蜀葵子49粒研如泥，用烧酒冲入空心温服立产，胞衣不下者。

治法5　用大麻根适量加水煎取浓汁，空心温服立产，胞衣不下者。

顺产催生

若要顺产催生者，治法有7个：

治法1　用糯稻草300克洗净，切碎加水煎取浓汁煮鸡肉吃，日服2~3次，连服3~5日特效。

治法2　用当归30克，益母草40克，共用白酒煎取浓汁空心温服，每日1剂服2~3次，连服数剂自下。

治法3　用百草霜、白芷各10克，不可见火共研成细末放在清水中化开无渣为度，装入消毒瓶内盖紧不可走失药气，每次取10克，用白酒煎成浓汁加热童便适量冲服，日服2~3次，连服数日自下。

治法4　用北芪30克，全归15克，龟版、川芎各10克，血余炭、皂角煅各5克，共用白酒煎取浓汁温服，日服2~3次，连服数日即下。

治法5　用全归、菟丝子、川芎各5克，川贝、白芍各3克，羌活、甘草、川厚朴、艾叶，枳壳各2克，北芪、荆芥各1克，共加水煎取浓汁温服，每日1剂服2~3次，连服数日。

治法6　用当归、川芎、大腹皮、枳壳、白芷各10克，共加水煎取浓汁温服（名催生饮），每日1剂服2～3次，少时自下。

治法7　用当归60克，川芎30克，急性子10克，滑石、香附、川朴各3克，朱砂2克，共加水煎取浓汁温服，每日1剂服2～3次，少时自下。

难产

难产之由不止一端，或因胎前喜安逸不爱活动，或过贪眠睡皆令气滞难产，或临产惊恐气怯，或用力太早则产母困乏难产，或胞破血出、血壅产路，或血浆干枯均可造成难产。治法有2个：

治法1　用当归6克，防风、生地、泽兰、延胡、香附酒炒各5克，益母草3克，若发热加炮姜、人参各3克，共加水煎取浓汁温服少时自下。

治法2　用大乌龟壳1个，烧枯存性研成细末放在清水中化开无渣为度，活螃蟹脚300克，加水煎取浓汁冲入药粉用好酒送服，少时自生特效。

诸般难产者

可用，治法有2个：

治法1　用陈年麦草杆，盖在房上露天者最佳，取适量洗净剪成寸段，加水煎浓汁服下。

治法2　用云母石粉15克用温酒冲服，入口即产不顺者即顺。

治法3　在五月五日取黄瓜全藤晒干切碎，用阴阳瓦焙至焦枯存性取出研成细末放在清水中化开无渣为度，装入消毒瓶内盖紧不可走失药气，凡遇一切横生倒产之疑难者，即取6克用开水冲服，少时即可转危为安。

治法4　用兔脑丸二粒，如数日不产热甚者，即用此丸服下少时即可顺产。

凡胎已转动数日不能下，产势甚危急者，治法如下：

治法　用牛尿与新石灰各适量，共放入桶内加入大量开水搅匀盖紧不让走气，数分钟后取盖让产妇坐桶口上如骑马状，让气上熏少时胎与胞衣即下，产妇安然无恙。

若血虚难产者，治法如下：

治法　用当归45克，川芎15克共研成细末放在清水中化开无渣为度，用黑豆适量炒至焦枯存性，用童便煎取浓汁调药末服下，少时即可顺产而产妇安然无恙。

若难产日久浆水早下，多是胞干儿不能下，治法如下：

治法　急用香油白蜜各适量放锅内煮沸，取出加30克滑石粉调服，外用少许油蜜涂敷母脐腹之处，少时即可顺产而产妇安然无恙。

若胎涩不下者，治法有2个：

治法1　急用蜂蜜30克，麻油15克共放砂锅内煮数沸，取出温服少时即可顺产而产妇安然无恙。

治法2　用鲜猪肉1800克洗净加水煮成清汤，刮去上面的浮油取清汤多饮，少时即可顺产而产妇安然无恙。

若产妇子宫受伤者，治法如下：

治法　用活蛤蜊全只连壳，放入火中煅至焦枯存性取出，加冰片少许共研成细末放在清水中化开无渣为度，装入消毒瓶内盖紧不可走失药气，每次取出适量药粉用麻油调成膏状涂敷患处，用油纸将药盖上外用纱布包扎固定，每日早晚各换药1次，连敷数日。

横生倒产

凡有倒产儿必足先下，是因儿在腹中不能得转所以脚先出，如不急治母子俱亡，治法有4个：

治法1　急用小针刺儿足心3～5次再用少许盐涂刺处，胎儿即时收足变为顺产。

治法2　先用盐涂母腹部肚脐下，再用盐搽儿足心少时胎儿即收足变为顺产。

治法3　用妇人旧头绳一条焙至焦枯存性研成细末放在清水中化开无渣为度，用人参30克加水煎取浓汁冲入温服，少时自然顺流而下，特效。

治法4　用益母草180克用烧酒煎取浓汁加童便冲服，少时自然顺流而下，特效。

若胎儿先出手足者，急令产妇仰卧治法如下：

治法　略用盐少许，手出搽手心，足出搽足心，然后抹油轻轻送入推上扶正待儿身转头出自顺。

盘肠生

妇人娩时肠出干不收上者俗名（盘肠生），治法有2个：

治法1　急用好磁石30克加水煎取浓汁温服，再用磨刀水搽患处少时自然收回。

治法2　先用半夏适量研成细末放在清水中化开无渣为度，装入消毒瓶内盖紧不可走失药气，每次取出适量药粉吹入鼻腔内，再用麻油浸纸上烧烟熏患者鼻腔，少时亦可自然收上。

产门不开

若产门不开者，治法如下：

治法　用补中益气汤，加当归10克，北芪6克，白术5克，黑姜3克，人参、川芎、甘草、乌龙尾各1克，共加水煎取浓汁空心温服，每日1剂服2~3次，连服数剂产门自开。

胎死腹中不下

凡一切伤胎子死腹中者须当急下，勿使上奔心胸，如舌青面赤肚腹胀大，腹痛腹冷如冰，时久口中有秽气出者，应辨其人之虚实寒热，或用寒下、热下、峻下、缓下，详斟其平而施之。子死腹中欲下其胎，缓剂处方如下、用佛手散，峻剂用平胃散加芒硝，或宜热下或宜寒下须细辨而投之。应以产妇身体虚实，不可轻率以致误事。

若胎死腹中不下者，治法有7个：

治法1　用燕麦全草300克。

治法加水煎取浓汁空心温服，每日1剂饮2~3次，连服数剂自下。

治法2　用陈醋适量煮黑豆100克，不可用水，煮至熟烂取出一次服完，日服2~3次，连服数日自下。

治法3　用苍术、川厚朴各10克，陈皮8克，甘草5克，共加水煎取浓汁，另用朴硝5克冲入药汁内，空心温服，每日1剂服2~3次，连服数日自下（此药可化去胎儿）。

治法4　用当归60克研成细末放在清水中化开无渣为度，用烧酒冲入一次服下自出。

治法5　用榆树鲜白皮100克，加水煎取浓汁空心温服，每日1剂服2~3次，连服数剂自下，不死亦下。

治法6　用鲜牛粪适量炒热涂敷产妇肚腹上脐下，少时死胎即出而产妇安然无恙。

治法7　用乌鸡一只去净毛，加水煮全鸡数沸后取出鸡，用棉布浸透汁趁热搽产妇腹部脐下冷则即换，少时死胎即出而产妇安然无恙。

若月数未足子死腹中母欲昏绝者，治法有2个：

治法1　用大黑豆1500克，加陈醋煮取浓汁温服，连服2~3次少时死胎即出而产妇安然无恙。

治法2　取红花50克，加酒煎取浓汁空心温服，连服2~3次少时死胎即出而产妇安然无恙。

因子死经断小腹痛阴流白水

如妇人因子死经断，长期小腹痛阴内流出白水，常有实块作痛者，治法如下：

治法　用熟地15克，延胡索10克，泽泻、当归、大黄各5克，川芎、白芍、桃仁、三棱、血竭、炮姜各3克，人参2克，共加水煎取浓汁空心温服，每日1剂服2~3次，连服数剂。

交骨不开胎死不下

孕妇一切垂危之症欲知母子存亡，是可预推的，若面赤舌青子必死。若面青舌赤母命必危。若面舌俱青色口角两边吐涎沫者，子母二命净危之急。产妇交骨不开须细辨清，或因气血不足或因初次胎产，若交骨不开胎死腹中不下者，治法如下：

治法　用当归15克，川芎、自死龟版用醋炙黄、共研成细末放在清水中化开无渣为度各10克，女人头发煅存性15克，气血不足加人参15克，共加水煎取浓汁空心温服（名开骨散），每日1剂服2~3次，连服数日自下。

若孕妇临产时交骨不开者，治法如下：

治法　急用黄牛粪适量炒热加烧酒少许，用棉布袋装好扎紧放在产妇腰间，令人在腹边听着少时如影约有声音交骨即撒开，即时产下胎儿特效。

下胎

如胎儿未死亦想下者，治法有4个：

治法1　用生麦芽1 000克，研成细末放在清水中化开无渣为度，装入消毒瓶内盖紧不可走失药气，分成6份，煮糊当饭吃不可加盐，日服2~3次，连服数日自下而无血出。

治法2　用生附子2枚研成细末放在清水中化开无渣为度，用白酒调成两枚小饼，敷在孕妇两脚心涌泉穴处，每日换药1次，连敷数日自下。

治法3　用生鸡蛋2枚，食盐20克放入蛋内调匀空心服下，每日1次，连服数日自下。

治法4　用红花、赤芍、归尾、牛膝各20克，共加水煎取浓汁空心温服（名免怀散），每日1剂服2~3次，连服数剂自下。

妇人血病

若妇人血病者，治法如下：

治法　用当归、熟地、白芍各6克，川芎3克，共加水煎取浓汁空心温服（名四物汤）。血瘀用赤芍，血热用生地。每日1剂服2~3次，连服数剂。

若风感太阳，卫分表热有汗，治法如下：

治法　用桂枝10克，甘草5克，生姜5片，红枣4枚合当归、熟地、白芍各6克，川芎3克，共加水煎取浓汁空心温服（名桂枝四物汤），每日1剂服2~3次，连服数剂。

若寒伤太阳，荣分表热无汗，治法如下：

治法　用麻黄、杏仁各10克，桂枝6克，炙甘草3克合当归、熟地、白芍各6克，川芎3克，共加水煎取浓汁空心温服（名麻黄四物汤），每日1剂服2~3次，连服数剂。

若邪傅少阳，半表半里往来寒热，治法如下：

治法　用柴胡、法半夏各10克，党参、黄芩各6克，甘草3克，生姜3片，红枣2枚，当归、熟地、白芍各6克，川芎3克，共加水煎取浓汁空心温服（名柴胡四物汤），每日1剂服2~3次，连服数剂。

邪傅阳明，里热便秘，治法如下：

治法　用当归、熟地、白芍各6克，川芎3克，合芒硝15克冲服、酒洗大黄12克后下、甘草10克，共加水煎取浓汁空心温服（名调胃承气汤），每日1剂服2~3次，连服数剂。

产后诸症

如产后诸症者，治法有3个：

治法1　用莱菔子后下30克，薏米15克，鹿角霜10克，白术、桑寄生、生地用姜汁炒、黄芩酒炒各6克，香附、泽泻、全归、地骨皮、续断各5克，知母酒炒3克，共加水煎取浓汁空心温服，每日1剂服2~3次，连服数剂。

治法2　用归身、独活、续断、骨碎补、秦艽、淡竹叶、北芪、人参各5克，共加水煎取浓汁空心温服，每日1剂服2~3次，连服数剂。

治法3　用当归60克，川芎、熟地各30克，人参15克，白术13克，荆芥炭6克，柴胡2克共加水煎取浓汁，另加童便50毫升，冲入药汁内，空心温服，每日1剂服2~3次，连服数剂。

产后胞衣不下

若妇人产后胞衣不下，胞衣不下者或因初产用力劳乏风冷相干致血凝滞，或因下血过多，血枯产路干涩，或血入胞衣腹胀疼痛皆能使胞衣不下。治法有2个：

治法1　均应急服没药、血竭二味为散（名夺命散）。勿使胞衣上冲心胸造成喘息胀满生起其害无穷。

治法2　用米醋10克煮沸，用鹌鹑蛋1~2枚，冲蛋花一次服完，日服1~2次，连服数日自下。

若胞衣不下者看所生之小儿，按男左女右法，治法有5个：

治法1　男者将产妇左足向上抬举，女者将产妇右足向上抬举，少时胞衣自下。

治法2　取生鸡蛋5~6枚去黄，取蛋白生吞服，少时胞衣自下。

治法3　用淮牛膝12克，芒硝8克，共加水煎取浓汁取出，加童便适量冲入温服少时胞衣自下。

治法4　用蓖麻子2粒，巴豆1粒，麝香少许，共研如泥敷在孕妇肚脐中及两足心涌泉穴处，少时胞衣自下。

治法5　用全荷叶一张加水煎取浓汁温服少时胞衣即下，若不小心荷叶扯成几片，到时胞衣下时亦有几片，无须惊慌此方极为效验。

若胞衣不下恶血冲心者，治法如下：

治法　用五灵脂适量，半生半炒共研成细末放在清水中化开无渣为度，装入消毒瓶内盖紧不可走失药气，每次取6克用烧酒冲入空心温服，日服2~3次，连服数日。

产后阳水过多

若产后阳水过多者，治法如下：

治法　用(《中医杂志》)利水饮：冬瓜皮、茯苓、大腹皮、淮山、扁豆、石莲子、车前子、冲天草、葫芦各15克，续断、桑白皮、天仙藤各10克，防己6克，共加水煎取浓汁空心温服，每日1剂服2~3次，连服数剂。

产后出血

一般是在胎儿娩出后24小时内，阴道流血量达400毫升以上的，称为产后出血，大多数病人发生在产后2小时，如发生在分娩24小时后产褥期内的称为晚期产后出血。产后出血是引起产妇死亡的重要原因之一，也是产科常见而严重的并发症之一。如在短期内大量出血，可迅速出现失血性休克，如休克未及时抢救可危及产妇生命。若休克时间过长就会发生肾功能衰竭，有可能在短期内死亡，有的即使挽救了生命可能因脑垂体缺血坏死，日后并发垂体前叶功能减退的后遗症（名席汉综合症）。由于失血产妇抵抗力下降可诱发产褥感染。产后出血的原因有子宫收缩乏力、软产道损伤、胎盘滞留及凝血功能障碍等，其中有90%是由于子宫收缩乏力造成。治法如下：

治法　用生地10克，川芎、麦冬、北芪、当归、白术各3克，人参、陈皮、白芷、甘草、升麻、荆芥炭各2克，共加水煎取浓汁空心温服（名升举大补汤），每日1剂服2~3次，连服数剂。

坠胎后暴下血不止

若坠胎后暴下血不止，而面黄唇白者，名脱荣，治法有2个：

治法1　用人参30克加水煎取浓汁空心温服（名独参汤），竣补其气以生其血，每日1剂服2~3次，连服数剂。

治法2　用生地、白芍、当归各10克，川芎6克（名四物汤），加阿胶烊化、栀子、侧柏叶、黄芩各10克，共加水煎取浓汁空心温服，每日1剂服2~3次，连服数剂。

若小产停瘀在腹中者，治法如下：

治法　用蒲黄90克加水煎取浓汁空心温服，每日1剂服2~3次，连服数剂自下。

若小产血瘀不下更兼狂闷寒热者，治法如下：

治法　用鹿角屑50克研成细末放在清水中化开无渣为度，装入消毒瓶内盖紧不可走失药气，每次取3克用豆豉汤冲入空心温服，日服2~3次，连服数日。

刮宫后出血不止

若刮宫后出血不止、月经过多或大便出血者，治法有5个：

治法1　均可用生地12克，白芍、当归各10克，川芎5克（名四物汤），加阿胶烊化、艾叶炒焦、炙甘草各10克，共加水煎取浓汁空心温服（名胶艾汤），每日1剂服2~3次，连服数剂。

治法2　用益母草30克炒至焦枯，加荆芥10克共用水煎取浓汁，加童便适量冲入空心温服，每日1剂服2~3次，连服数剂。

治法3　用代赭石适量研成细末放在清水中化开无渣为度，装入消毒瓶内盖紧不可走失药气，每次取3克加生地适量，榨取汁液冲入空心服下，日服2~3次，连服数日自止。

治法4　用乌贼鱼腹内的墨囊适量，焙至干枯研成细末放在清水中化开无渣为度，装入消毒瓶内盖紧不可走失药气，每次取2克用醋汤冲入空心服下，日服2~3次，连服数日自止。

治法5　用小蓟根叶与益母草各150克，共加水煎取浓汁加童便适量冲入空心服下，每日1剂服2~3次，连服数剂。

产后瘀血不净

产后瘀血日久不断时时淋漓而行，此或因衡任虚损血不收摄，或因瘀血不净腹中停留随化而行者。应辨其血色或污浊不明，或浅淡不鲜或臭或腥或秽，如虚者，治法有2个：

治法1　用人参、茯苓、白术、甘草、当归、熟地、白芍、川芎、北芪各10克，肉桂3克（名十全大补汤），加续断、阿胶烊化冲服各10克，共加水煎取浓汁空心温服，每日1剂服2~3次，连服数剂。

治法2　用当归、川芎、桃仁各5克，酒炒白芍、姜炭、红花各3克，若肚痛加丹参、香附各5克，共加水煎取浓汁空心温服（名生化汤），每日1剂服2~3次，连服数剂。

产后恶露不行

若因产后恶露不行，败血上攻于肺而喘者，必面色紫黑，虚者，治法有8个：

治法1　用人参、苏木各30克（名二味参苏饮）冲人参末服，或用没药、血竭各15克，共研成细末放在清水中化开无渣为度，装入消毒瓶内盖紧不可走失药气（名夺命散），每次取3克生冲服下便，用童便和酒共煎沸调下良久再服，可下瘀行血免生百病，每日1剂服2~3次，连服数剂瘀去喘自安。

治法2　用台党、白术、茯苓、炙甘草、归身、川芎、赤芍、熟地、元胡、香附各12克，红枣4枚，生姜3片，共加水煎取浓汁空心温服，每日1剂服2~3次，连服数剂。

治法3　用百草霜适量研成细末放在清水中化开无渣为度，装入消毒瓶内盖紧不可走失药气，每次取6克用热酒冲服，日服2~3次，连服数日。

治法4　用生藕适量研取汁液每次取80毫升蒸热服下，日服2~3次，连服数日。

治法5　用山楂80克，加水煎取浓汁用砂糖适量调服，每日1剂服2~3次，连服数日。

治法6　宜用当归90克，川芎60克（名佛手散又名归芎汤），补而行之。

治法7　用当归与血余炭各30克，加鸡蛋2枚共加水同煮，至蛋熟后取出去净蛋壳，再放入药内煮热用纱布包好在患者肚皮上滚旋，冷则即换，连续在肚皮上滚旋数次即通。

治法8　用花蕊石30克研成细末放在清水中化开无渣为度，装入消毒瓶内盖紧不可走失药气，每次取出适量药粉加水煎取浓汁空心温服，每日1剂服2~3次，连服数剂。

产后恶露不止

产后恶露不止，气血瘀滞导致痛经、及月经不调者，治法有4个：

治法1　用益母草30克，加水煎取浓汁，煮鸡蛋2~3枚吃蛋饮汤，每日1剂服2~3次，连服数日。

治法2　用石菖蒲45克加白酒适量煎取浓汁空心温服，每日1剂服2~3次，连服数剂。

治法3　用桑树根150克加白酒适量煎取浓汁空心温服，每日1剂服2~3次，连服数剂。

治法4　取新鲜生羊血适量热饮，每次饮100毫升，日饮2~3次，连饮数日。

产后血晕

凡产后血晕不知人事至危之时不可平卧，可用人在背后撑住坐起，治法有7个：

治法1　急用木炭火浸入醋中，使冒出浓烟吸入患者鼻腔内，然后取花蕊石研成细末放在清水中化开无渣为度，每次取3克用热童便调服，如口已噤者可用乌梅一粒搽牙上少时自开，然后将药灌下少时自醒日服2~3次，连服数日。

治法2　用神曲适量炒黄研成细末放在清水中化开无渣为度，装入消毒瓶内盖紧不可走失药气，每次取12克用烧酒冲服，如口已噤者可用乌梅一粒，搽牙上少时自开，然后将药灌下少时自醒，日服2~3次，连服数日。

治法3　用五灵脂60克，炒至半生半熟研成细末放在清水中化开无渣为度，装入消毒瓶内盖紧不可走失药气，每次取6克用开水调服，如口已噤者可用乌梅一粒，搽牙上少时自开，然后将药灌下少时自醒，日服2~3次，连服数日。

治法4　用郁金90克放入火中，煅至焦枯存性，取出研成细末放在清水中化开无渣为度，装入消毒瓶内盖紧不可走失药气，每次取9克用醋调服，如口已噤者可用乌梅一粒，搽牙上少时自开，然后将药灌下少时自醒，日服2~3次，连服数日。

治法5　用鲜益母草适量洗净研取汁液，每次取60毫升服下，如口已噤者，可用乌梅一粒搽牙上少时自开，然后将药灌下少时自醒，日服2~3次，连服数日。

治法6　用鲜韭菜适量洗净，切断装入干净开水壶内，加醋适量煮热将壶口对向患者鼻部，使醋气冲出让患者吸入少时自醒，醒后用药调理。

治法7　用生半夏适量研成细末放在清水中化开无渣为度，装入消毒瓶内盖紧不可走失药气，每次取出适量药粉用纱布包紧，塞入鼻腔内少时即醒，醒后用药调理。

若产后狂言血晕，烦渴不止者，治法如下：

治法　用制香附适量研成细末放在清水中化开无渣为度，装入消毒瓶内盖紧不可走失药气，每次取6克用姜枣煎汤冲服，如口已噤者可用乌梅一粒搽牙上少时自开，然后将药灌下少时自醒，日服2~3次，连服数日。

若儿出即晕迷不语者，治法如下：

治法　急用银针刺眉心出血者即醒，醒后用药调理。

若产后血滞者，治法如下：

治法　用大量老生姜，打碎加水煎取浓汁温服，日服2~3次，连服数日。

产后血胀

如产后血胀者，治法如下：

治法　用芭蕉根适量研如泥，榨取自然汁100毫升温服，日服2~3次，连服数日。

产后血虚

产后血气暴虚汗出不止者，治法如下：

治法　用淡竹叶90克加水煎取浓汁空心温服，每日1剂服2~3次，连服数日。

产后气喘

若产后气喘者是危症，是因下血过多荣血暴脱，卫气无依而散，造成孤阳上越，宜骤补其气，治法有3个：

治法1　用人参、附子各15克，共加水煎取浓汁徐饮（名人参附子汤），每日1剂服2~3次，连服数剂。

治法2　用苏木60克加水煎取浓汁，人参30克研成细末放在清水中化开无渣为度，冲入药汁内空心温服，每日1剂服2~3次，连服数剂。

治法3　用胡桃肉与人参各适量共研如泥装入消毒瓶内盖紧不可走失药气，每次取12克加水煎取浓汁空心温服，日服2~3次，连服数日。

产后气逆

若产后气逆者，治法如下：

治法　用青橘皮适量研成细末放在清水中化开无渣为度，装入消毒瓶内盖紧不可走失药气，每次取6克用葱白汁调和童便冲服，日服2~3次，连服数日。

产后呃逆

若产后呃逆者，治法如下：

治法　用白豆蔻与丁香各15克共研成细末放在清水中化开无渣为度，装入消毒瓶内盖紧不可走失药气，每次取3克用桃仁适量加水煎取浓汁冲入空心温服，日服2~3次，连服数日。

产后头痛

产后头痛面色黄白，无寒热身痛之表症，又无便秘之里症，是因产后去血过多血虚头痛，若恶露不行兼腹痛者，是属瘀血上攻冲痛。治法如下：

治法　先用桃仁12克，当归、生地、红花、牛膝各10克，赤芍、枳壳各6克，川芎、桔梗各5克，柴胡、甘草各3克，共加水煎取浓汁空心温服（名逐瘀芎归汤），每日1剂服2~3次，连服3~5剂，后用人参、白术、茯苓、甘草、当归、川芎、白芍、熟地各15克（名补虚八珍汤），加蔓荆子7克，生姜3片，红枣3枚，共加水煎取浓汁，饭后温服每日1剂服2~3次，连服数日此药治之。

产后心胃痛

产后心胃痛、四肢厥逆爪甲青白，是风寒凝结气血凝滞，治法如下：

治法　用生地、赤芍、当归、独活、干姜各6克，肉桂、吴茱萸、甘草、远志、细辛各3克，共加水煎取浓汁空心温服（名大严蜜汤），温而行之，每日1剂服2~3次，连服数剂。

产后心痛

若产后心痛者，治法如下：

治法1　用郁金适量焙至焦枯存性，取出研成细末放在清水中化开无渣为度，装入消毒瓶内盖紧不可走失药气，每次取6克用米醋调服，日服2~3次，连服数日。

治法2　用桂心适量研成细末放在清水中化开无渣为度，用狗胆汁调成芡实大的药丸，阴干装入消毒瓶内盖紧不可走失药气，每次取1粒用热酒送服，日服2~3次，连服数日。

若产后恶血冲心腹中成块者，治法如下：

治法　用大黄30克研成细末放在清水中化开无渣为度，加醋适量用慢火熬成膏为丸，阴干装入消毒瓶内盖紧不可走失药气，每次取5克用醋调入空心温服，日服2~3次，连服数日。

若下胎或产后血气上冲心痛欲死者，治法如下：

治法　用郁金适量焙至焦枯存性，取出研成细末放在清水中化开无渣为度，装入消毒瓶内盖紧不可走失药气，每次取6克用米醋调成糊状空心服下，日服2~3次，连服数日。

若产后心腹闷痛或单心痛恶血不净者，治法如下：

治法　用荷叶适量焙至焦枯存性，取出研成细末放在清水中化开无渣为度，装入消毒瓶内盖紧不可走失药气，每次取3克用热童便冲入空心服下，日服2~3次，连服数日。

若产后血冲心胃喘满命在垂危者，治法如下：

治法　急用血竭、没药各适量共研成细末放在清水中化开无渣为度，装入消毒瓶内盖紧不可走失药气，每次取6克加烧酒与热童便各适量共冲服，日服2~3次，连服数日。

产后胁痛

若产后胁痛者是因气血瘀滞而犯肝经，在左属血在右属气要分明治之，因血者，治法如下：

治法　用归尾、赤芍、蒲黄、肉桂、琥珀、红花各10克，共加水煎取浓汁空心温服（名延胡散），每日1剂服2~3次，连服数剂。

若因气者，治法如下：

治法　用党参、茯苓、白术各10克，炙甘草6克（名四味汤），加柴胡与青皮各10克，共加水煎取浓汁空心温服，每日1剂服2~3次，连服数剂。

若属虚痛者，治法如下：

治法　用党参、熟地、当归、白芍、茯苓、白术各10克，炙甘草、川芎各6克（名八珍汤），加肉桂5克，共加水煎取浓汁空心温服补其荣血，每日1剂服2~3次，连服数剂。

产后腰痛

若产后腰痛下注两股皆痛者，是产时风冷趁虚而入使瘀血滞在肝经，治法如下：

治法　用当归90克，川芎60克（名佛手散），加独活、肉桂、续断、淮牛膝、防风、桑寄生各10克，共加水煎取浓汁空心温服，每日1剂服2~3次，连服数剂。

若血去过多使三阴经损伤气血者，治法有2个：

治法1　用熟地24克，山萸肉、淮山各12克，丹皮、茯苓、泽泻各10克（名六味地黄汤），加肉桂、熟附子、续断、杜仲各10克，共加水煎取浓汁空心温服，每日1剂服2~3次，连服数剂。

治法2　用败酱、当归各3克，川芎、白芍、桂心各2克，共加水煎取浓汁空心温服，每日1剂服2~3次，连服数剂。

产后腹痛

产后腹痛若因去血过多而痛者为血虚痛，治法如下：

治法　用白芍18克，当归、桂枝各10克，炙甘草6克，红枣4枚，生姜3片，共加水煎取浓汁空心温服（名当归建中汤），每日1剂服2~3次，连服数剂。

若因恶露去少及瘀血涌滞而痛者为有余而痛，治法如下：

治法　用五灵脂与蒲黄各适量共研成细末放在清水中化开无渣为度，装入消毒瓶内盖紧不可走失药气，每次取10克用黄酒或醋冲入空心温服（名失笑散），日服2~3次，连服数日。

若因伤食而至痛者

必会恶食多胀闷，治法如下：

治法　用党参、茯苓、白术、陈皮各10克，炙甘草6克（名异功散），加山楂、神曲各10克，共加水煎取浓汁空心温服，每日1剂服2～3次，连服数剂。

若因风寒趁虚而入于胞中必见冷痛形状，治法如下：

治法　用肉桂、当归、川芎各适量共研成细末放在清水中化开无渣为度，装入消毒瓶内盖紧不可走失药气，每次取10克用黄酒或醋冲入空心温服（名香桂散），日服2～3次，连服数日。

若产后腹痛因感寒起者，治法有2个：

治法1　用陈艾叶1千克焙干枯研碎，厚铺在患者肚脐上，将热熨斗放在艾叶上熨至口出艾气时寒气自消。

治法2　用大活螃蟹一只放入火中煅至焦枯存性，取出研成细末放在清水中化开无渣为度用温酒冲入空心温服，生男者用尖脐蟹，生女者用圆脐蟹，日服2～3次，连服数日。

若产后腹中绞痛者，治法如下：

治法　用当归末15克，加水煎取浓汁加蜂蜜适量冲入空心温服，每日1剂服2～3次，连服数剂。

若产后腹中空痛者，治法有2个：

治法1　用干莲蓬壳7个，共加水煎取浓汁空心温服，每日1剂服2～3次，连服数剂。

治法2　用鱼腥草50克加水煎取浓汁空心温服，每日1剂服2～3次，连服数剂。

产后小腹微痛

产后小腹微痛者（名儿枕痛），若小腹硬痛尿利者为瘀血痛，治法如下：

治法　用归尾、赤芍、蒲黄、肉桂、琥珀、红花、元胡各10克，共研成细末放在清水中化开无渣为度，装入消毒瓶内盖紧不可走失药气，每次取10克用温酒冲服（名延胡散），日服2～3次，连服数剂。

若产后腹痛，治法如下：

治法　用真蒲黄适量研成细末放在清水中化开无渣为度，装入消毒瓶内盖紧不可走失药气，每次取6克用烧酒冲服或用矿泉水冲服，日服2～3次，连服数日。

若尿涩不利淋痛者

为蓄水证。治法如下：

治法　用猪苓、茯苓各10克，泽泻、白术各6克，桂枝5克，共加水煎取浓汁空心温服（名五苓散），每日1剂服2～3次，连服数剂。

若坚硬红肿而痛须防溃疝瘫之症治法如下：

治法　用党参12克，吴茱萸10克，生姜10片，红枣5枚，共加水煎取浓汁空心温服（名吴茱萸汤），每日1剂服2～3次，连服数剂。

产后腹胀

若产后腹胀者，治法如下：

治法　用炒麦芽适量研成细末放在清水中化开无渣为度，装入消毒瓶内盖紧不可走失药气，每次取20克用热酒冲入空心温服，日一剂服2～3次，连服数日。

产后积血腹中有块

产后积血腹中有块坚硬疼痛，多因新产之后冷气趁虚而入，以致瘀血凝结，治法如下：

治法　用当归、赤芍、蒲黄、桂心、琥珀、红花、延胡索各15克，共用好醋浸一日夜，取出焙至干枯研成细末放在清水中化开无渣为度，装入消毒瓶内盖紧不可走失药气（名延胡散），每次取10克用温酒冲入空心温服化之，日服2～3次，连服数剂。

产后腹硬

若产后腹坚硬喘不能卧者，治法如下：

治法　用商陆根90克，大戟45克，甘遂30克，共研成细末放在清水中化开无渣为度，装入消毒瓶内盖紧不可走失药气，每次取10克用开水冲入空心温服，日服2～3次，连服数日。

产后呕吐胀闷

若呕吐胀闷是伤食症，治法如下：

治法　用山楂30克，法夏、茯苓各15克，麦芽、神曲各10克，莱菔子、陈皮、连翘各5克，共加水煎取浓汁空心温服（名保和汤），每日1剂服2～3次，连服数剂。

产后倦怠气乏

若倦怠气乏是伤气症，治法如下：

治法　用人参、茯苓、白术、甘草、陈皮各15克（名异功散），加山楂、神曲、厚朴各10克，生姜3片，共加水煎取浓汁空心温服，每日1剂服2～3次，连服数剂。

产后气血两虚

气血两虚者，治法如下：

治法　用党参、白术、茯苓、当归、熟地、白芍各10克，川芎、甘草各6克，共加水煎取浓汁空心温服（名八珍汤），每日1剂服2～3次，连服数剂。

产后因饮食停滞中脘作痛

若因饮食停滞中脘作痛，必恶食多呕吐，治法如下：

治法　用神曲、麦芽、木香、砂仁、陈皮、

茯苓、法夏各15克，共加水煎取浓汁空心温服，每日1剂服2~3次，连服数剂。

产后大便燥结

若大便燥结、小便黄赤、口渴喜冷饮，兼内有实热者，治法如下：

治法　用当归、川芎、白芍、熟地各6克，大黄、朴硝、甘草各3克，共研成细末放在清水中化开无渣为度，装入消毒瓶内盖紧不可走失药气，每次取10克用温酒冲服（名玉烛散），攻之，日服2~3次，连服数剂。

若产后汗多大便闭塞难用药者，治法有2个：

治法1　用大麻子仁与紫苏子仁各50克，共加水研成浆过滤去渣，取汁加米煲粥空心温服，每日1剂服2~3次，连服数剂。

治法2　用炒麦芽适量研成细末放在清水中化开无渣为度，装入消毒瓶内盖紧不可走失药气，每次取10克用开水或粥冲入空心温服，每日服2~3次，连服数日。

若产后尿闭者，治法有3个：

治法1　用陈皮30克研成细末放在清水中化开无渣为度，装入消毒瓶内盖紧不可走失药气，每次取6克用热酒冲入空心温服，日服2~3次，连服数日。

治法2　用橘红适量研成细末放在舌头上化开无渣为度，装入消毒瓶内盖紧不可走失药气，每次取6克用热酒冲入空心温服，每日服2~3次，连服数日。

治法3　用洋葱3根，蝗蜷3只共加水煎取浓汁空心温服，每日1剂服2~3次，连服数剂。

产后胃口不开

若妇人产后胃口不开、喜吃冷怕热者，治法如下：

治法　用黄芩酒炒10克，赤芍、干葛、桑寄生、地骨皮、泽泻、白术各6克，荆芥、香附、前胡、归身各5克，知母酒炒、杞子各3克，共加水煎取浓汁空心温服，每日1剂服2~3次，连服数剂。

产后过食肉面伤于饮食

若产后过食肉面伤于饮食者，心下必饱闷恶闻食气，懊侬嘈杂吞酸吐酸，治法如下：

治法　用人参、白术、茯苓各6克，甘草、陈皮、法夏各3克（名六君子汤），加山楂、神曲、香附、砂仁各5克，共加水煎取浓汁空心温服共以消之，每日1剂服2~3次，连服数剂。

产后呕痰涎

若呕痰涎者，必是兼痰兼饮，治法如下：

治法　用茯苓、法夏、陈皮、甘草各15克（名二陈汤），共加水煎取浓汁空心温服，每日1剂服2~3次，连服数剂。

产后去血过多而痛

若去血过多而痛者属虚，治法如下：

治法　用人参、白术、茯苓、甘草、当归、川芎、白芍、熟地各15克（名八珍汤），加肉桂5克，共加水煎取浓汁空心温服补其荣血，每日1剂服2~3次，连服数剂。

产后去血过多、三阴经损伤气血

若产后去血过多、三阴经损伤气血者，治法如下：

治法　用大剂量熟地240克，山茱萸、淮山各120克，丹皮、茯苓、泽泻各90克（名六味地黄丸），加肉桂、附子、续断、杜仲各10克，作为汤剂，共加水煎取浓汁空心温服，每日1剂服2~3次，连服数剂。

产后恶露去少而瘀血壅滞痛

若因恶露去少、而瘀血壅滞痛者，为有余而痛，治法如下：

治法　用五灵脂、蒲黄各等分共研成细末放在舌头上化开无渣为度，装入消毒瓶内盖紧不可走失药气，每次取10克，加陈醋调成膏状加水煎服（名失笑散），大有奇功，每日1剂服2~3次，连服数剂。

产后伤食至痛

若因产后伤食至痛者，必恶食多胀闷，治法如下：

治法　用党参、茯苓、白术各10克，炙甘草6克（名异功散），加山楂、神曲各15克，共加水煎取浓汁空心温服，每日1剂服2~3次，连服数剂。

产后日久不散而成血瘕

若产后日久不散而成血瘕，更有寒疝之症亦在小腹攻而作痛，此是寒气滞涩，治法如下：

治法　用当归、肉桂、吴萸、丹皮、半夏、麦冬各6克，防风、细辛、藁本、干姜、茯苓、木香、炙甘草各3克，共加水煎取浓汁空心温服（名吴茱萸汤），温散其寒，每日1剂服2~3次，连服数剂。

产后尿涩不利淋漓痛

若尿涩不利淋漓痛者为蓄水症，治法如下：

治法　用白术、茯苓、泽泻各6克，猪苓3克，肉桂1克，共研成细末放在清水中化开无渣为度，装入消毒瓶内盖紧不可走失药气，每次取6克用温酒冲服（名五苓散），日服2~3次，连服数剂。

产后坚硬红肿而痛

若坚硬红肿而痛者须防成溃疝瘫之症，治法如下：

治法　宜用当归、肉桂、吴茱萸、丹皮、法夏、麦冬各6克，防风、细辛、藁本、干姜、茯苓、木香、炙甘草各3克，共加水煎取浓汁空心温服（名吴萸汤），温而行之，每日1剂服2~3次，连服数剂。

产后遍身疼痛

产后遍身疼痛多因去血过多荣血不足，若因客邪外感必有表症先形于外，二者均宜用，治法如下：

治法　用当归、黄芪、白术、牛膝、甘草、独活、薤白、桂心各10克，共研成细末放在清水中化开无渣为度，装入消毒瓶内盖紧不可走失药气，每次取10克用温酒冲服（名弥痛散），日服2~3次，连服数剂。

产妇子宫不收而疼痛

如产妇子宫不收而疼痛者，治法有3个：

治法1　用甘草、罂粟壳、白芍各3克，共加水煎取浓汁，另加苏叶10克用醋炒黄，取出研成细末放在清水中化开无渣为度，装入消毒瓶内盖紧不可走失药气，每次取出药粉冲入药汁内空心温服，每日1剂服2~3次，连服数剂。

治法2　用人参苗30克研成细末放在清水中化开无渣为度，装入消毒瓶内盖紧不可走失药气，每次取出适量药粉用真麻油调成糊状敷患处，每日换药1次，连敷数日。

治法3　用吴茱萸、北芪各10克，当归6克，人参、升麻各1克，共加水煎取浓汁空心温服，每日1剂、服2~3次、连服3~5剂，并用川花椒50克，煎水趁热先熏后泡洗患处，每日1剂洗2~3次，连洗数日。

产后血瘀滞

若产后血瘀滞必面唇多紫色、身胀痛，治法如下：

治法　用熟地、白芍、当归各15克，川芎10克（名四物汤），加秦艽、桃仁、没药、红花各10克，共加水煎取浓汁空心温服，每日1剂服2~3次，连服数剂。

产后筋脉拘变

产后阴血去多，阳气炽盛筋无所养必致抽搐、发热恶寒，心烦口渴不作风治，应补气血，治法如下：

治法　用八珍汤加丹皮、生地、钩藤各10克，共加水煎取浓汁空心温服。若抽搐无力戴眼反折大汗不止者难治。产后筋脉拘变疼痛，不能舒展，俗名鸡爪风，是由产后血虚液损不能荣经，又反复乘风故令如此症状。

产后无汗者

产后无汗者，治法如下：

治法　用熟地、当归、白芍名10克，川芎6克（名四物汤），加柴胡、木瓜、桂枝、钩藤各10克，共加水煎取浓汁空心温服，每日1剂服2~3次，连服数剂。

产后有汗者

若产后有汗者，治法如下：

治法　用人参、白术、茯苓、甘草、当归、川芎、白芍、熟地（名八珍汤），加桂枝、北芪、阿胶各10克，生姜3片，红枣3枚，共加水煎取浓汁空心温服以大补荣血，每日1剂服2~3次，连服数剂。

妇人产后经水不止

若妇人产后经水不止者，治法如下：

治法　用艾叶200克，血余炭20克，共加水煎汁洗身，后将二药适量放入阴中，每日2~3次，连作数日。

产后风寒趁虚而入于胞中

若因产后风寒趁虚而入于胞中必见冷痛之状，治法如下：

治法　用肉桂、当归、川芎各10克，共研成细末放在清水中化开无渣为度，装入消毒瓶内盖紧不可走失药气，每次取10克用温白酒冲入药粉空心温服（名香桂散），日服2~3次，连服数剂。

产后肠出

若产后肠出者，治法有2个：

治法1　用酸头草60克，加水煎取浓汁趁热熏洗患处，再用大纸筒，浸透香油点燃火后吹灭，让烟熏患者鼻腔少时自收。

治法2　用全蝎适量焙至干枯，取出研成细末放在清水中化开无渣为度，装入消毒瓶内盖紧不可走失药气，每次取出适量药粉让患者口含冷水再将药粉吹入鼻腔内，日作2~3次，连续数日自上。

产后泻血

若产后泻血者，治法如下：

治法　用干艾叶与老生姜各15克，共加水煎取浓汁空心温服，每日1剂服2~3次，连服数剂。

产后下痢

若产后下痢者不拘赤白均可，治法如下：

治法　先用紫苋莱适量，加水煎取浓汁去渣加入粳米适量煮成粥食，日服2~3次，连服数日。

若产后痢渴、久病津液枯竭、四肢浮肿、口舌干燥者，治法如下：

治法　用冬瓜一个用黄泥厚敷，放入火中煨熟取出绞汁饮，日饮数次，连续数日。

若产后下痢赤白，里急后重者，治法如下：

治法　用桃树胶适量，焙干与蒲黄共炒至香熟，取出共研成细末放在清水中化开无渣为度，装入消毒瓶内盖紧不可走失药气，每次取6克用米汤冲入空心温服，日服2~3次，连服数日。

若产后有赤白带下者，治法如下：

治法　用羊肉1 000克，豆豉大蒜头100克，共加水煮至熟烂，取出吃肉饮汤，每日1剂服2~3次，连服数剂。

若产后淋漓者，治法有2个：

治法1　用红紫草30克研成细末放在清水中化开无渣为度，装入消毒瓶内盖紧不可走失药气，每次取3克用矿泉水冲入空心服下，日服2~3次，连服数日。

治法2　用紫荆皮15克酒水各半煎取浓汁空心温服，每日1剂服2~3次，连服数剂。

产后中风

产后气血大虚虽患中风唯宜大补，即有火热、气闭风痰等症亦当斟酌治之，治法如下：

治法　用人参、白术、茯苓、当归、白芍、熟地、川芎、黄芪各10克，甘草、肉桂各6克（名十全大补汤），为主剂，临证详恭其火、气、风、痰之药治之。

新产气血不足脏腑皆虚，多汗出是腠理不密易中风邪，是痉病而成，手三阳之筋结于颔颊，风入颔颊则口噤、阴阳经络周环于身，风中经络则头项肩背强直，身反折如角弓反张之状，患此症者皆为虚象，治法有6个：

治法1　用八珍汤加北芪、附子、肉桂，大补阴阳少加防风而治之。若摇头喘促汗出不止两手撮空则为真气已去，邪气独流难治。

治法2　用当归、荆芥穗各适量共研成细末放在清水中化开无渣为度，装入消毒瓶内盖紧不可走失药气，每次取6克用烧酒与童便冲服，日服2~3次，连服数日。

治法3　用蚕豆500克炒熟，冲入黄酒500克趁热食之（名豆淋酒）吃后盖被睡觉取汗。

治法4　用香椹（是一种小磨菇的名称）100克煮熟炒香加陈醋150毫升浸泡，让患者食香椹，日服2~3次，连服数日。

治法5　用蚕豆壳适量，炒香研成细末放在清水中化开无渣为度，装入消毒瓶内盖紧不可走失药气，每次取10克，用黄酒冲入药粉内空心温服，日服2~3次，连服数日。

治法6　用棉花籽120克，黑豆60克，槐角籽15克，各炒香加水煎取浓汁空心温服，每日1剂服2~3次，连服数日。

治产后风，亦治女子风疮疥癣、阴中肿痛者，或鼠瘘已破流出浓血者，治法如下：

治法　用白鲜皮一味35克加水煎取浓汁空心温服，每日1剂服2~3次，连服数剂。

若难产后中风危急者，治法如下：

治法　用黑豆500克放锅内炒至焦枯，加入葱白6个黄酒适量共煎取浓汁空心饮下，盖被睡卧使之出汗，每日1剂饮2~3次，连续数日。

若产后中寒遍身冷直，口噤不认人者，治法有2个：

治法1　用白术、泽泻各30克，生姜10片，共加水煎取浓汁空心温服，每日1剂服2~3次，连服数剂。

治法2　用黑豆500克，川乌头150克共放锅内炒至焦枯，加入葱白6个烧酒适量共淋取浓汁空心饮下，盖被睡卧使之出汗，每日1剂饮2~3次，连续数日。

产后惊风

产后惊风者遍身发肿，恶露不行，治法有2个：

治法1　用荆芥穗适量，焙至干枯研成细末放在清水中化开无渣为度，装入消毒瓶内盖紧不可走失药气，每次取6克，用黑豆适量炒至焦枯存性，加入好烧酒煮沸取汁冲入空心温服，日服2~3次，连服数日。

治法2　用老粪坑中的陈年老砖一块，在河水中洗净用炭火烧至红透，取陈酒2 500克装入瓦钵内，将红砖浸入酒内取出再烧再浸连续三次，取出澄清让患者适量饮酒，日饮2~3次，连饮数日。

产后风角弓反张

若产后风角弓反张、牙关紧闭、手足抽搐者，治法如下：

治法　用鸡蛋1枚，打开一小孔，取全蝎1只塞入蛋内，将蛋封好挂在通风处百日之后取下，焙至焦枯存性研成细末放在清水中化开无渣为度，一次吞服，日服2~3枚蛋连服数日。

若产后中风口噤身直面青手足反张者，治法如下：

治法　用鲜竹沥适量，每次取50毫升空心饮下，日饮2~3次，连服数日。

产后身肿

产后浮肿是由于败血趁虚流入经络，血化于水而成，应分气肿、水肿、血肿之别，若轻虚浮肿、心胸胀满者，是因素有水饮所作，为气之形。若水肿则喘嗽小便滞涩，或遍身青肿皮如熟李者是血之情。若妇人产后身肿者，治法如下：

治法　用茄皮、桑白皮、丹皮、大腹皮、葶苈子、苏子、五味子各3克，共加水煎取浓汁空心温服，每日1剂服2~3次，连服数剂。

产后气肿，治法如下：

治法　用白术15克，枳实10克，共加水煎取浓汁空心温服（名枳术汤），每日1剂服2~3次，连服数剂。

产后水肿

产后水肿者，治法如下：

治法　用茯苓、槟榔、猪苓、砂仁、木香、陈皮、泽泻、白术、木瓜、腹皮、桑叶、苏梗各15克，生姜3片，共加水煎取浓汁空心温服（名茯苓道水汤），每日1剂服2~3次，连服数剂。

产后血肿

产后血肿者，治法有2个：

治法1　用当归、白芍、茯苓、陈皮各10克，共加水煎取浓汁空心温服（名小调中汤），每日1剂服2~3次，连服数剂。

治法2　用当归、白芍、琥珀、麝香、细辛、肉桂、没药各2克，共研成细末放在清水中化开无渣为度，装入消毒瓶内盖紧不可走失药气（名小调经汤），每次取2克冲入前药汁内，空心温服可理气调荣，每日1剂服2~3次，连服数剂瘀血自行而愈。

产后自汗头汗

产后血去过多则阴虚，阴虚者、阳气盛，若微微自汗是荣卫调和虽汗却无妨，若周身无汗独头出汗是阴虚阳气上越之象，若周身大汗不止是亡阳。产后阴虚、阳热上蒸头上汗出至颈为止者，治法如下：

治法　用黄芩、黄连、黄柏三味俱炒黑、当归、北芪、生地、熟地各10克，共加水煎取浓汁饭后温服（名当归六黄汤），每日1剂服2~3次，连服数剂。

产后自汗大甚

若自汗大甚者，治法如下：

治法　用牡蛎、白术、茯苓、甘草、熟地、麦冬、防风各10克，共加水煎取浓汁空心温服（名黄芪汤），每日1剂服2~3次，连服数剂。

产后大汗不止

若大汗不止，是阴血大脱而孤阳外越，治法如下：

治法　用大剂人参30克，熟附子15克，生姜3片，红枣3枚，共加水煎取浓汁空心温服（名参附汤），每日1剂服2~3次，连服数剂即可回阳。

产后玉门受伤

若产后玉门受伤是由婴儿体大，或因收身不妥消毒处理问题，或因天气炎热的原因导致玉门肿痛者，治法如下：

治法　取蚌肉适量用湿纸厚包放入火中，煅至焦枯存性取出研成细末放在清水中化开无渣为度，装入消毒瓶内盖紧不可走失药气，每次取出适量药粉涂敷患处，用油纸将药盖上外用纱布包扎固定，日涂2~3次，连涂数日。

若产后受风玉门红肿疼痛者，治法有2个：

治法1　用羌活、防风、陈艾各30克，共加水煎取浓汁熏洗患处，后用乳香15克葱白适量，共研如泥烘热敷患处，每日早晚各作一次，连续数日。

治法2　取大活鲤鱼一条重600克左右，放入童便中浸泡一夜取出，用小火烤至熟透去净皮，取肉趁热空心一次服完，忌用盐醋，每日服一剂连服数剂。

若产后阴肿者，治法有2个：

治法1　用桃仁适量，焙至焦枯存性取出研成细末放在清水中化开无渣为度，装入消毒瓶内盖紧不可走失药气，每次取出适量药粉用麻油调成膏状涂敷患处，用油纸将药盖上外用纱布包扎固定，每日换药1次，连敷数日自消而愈。

治法2　用乳香15克加葱白适量共研如泥炒热敷患处用油纸将药盖上外用纱布包扎固定，每日换药1次，连敷数日。

产后玉门不闭疼痛

凡产后玉门不闭者多由气血不足所致，亦有因初产伤重者必肿而痛。治法有2个：

治法1　用甘草适量，加水煎取浓汁熏洗患处。亦可用甘草、粟壳、白芍各3克，共加水煎取浓汁，加紫苏10克，用陈醋炒香研成细末放在清水中化开无渣为度，装入消毒瓶内盖紧不可走失药气，每次取出适量药粉冲入药汁内空心温服，每日1剂服2~3次，连服数剂。

治法2　用荔枝干15~20枚，加水煎取浓汁空心温服，每日1剂服2~3次，连服数剂。

若产后阴道不闭或阴脱出者，治法有2个：

治法1　用生石灰1千克炒热加入开水适量，调匀澄清后取清汁煮热装入桶内，让患者坐桶口上趁热先熏后洗患处，日作2~3次，连作数日自收而愈。后服党参、白术、茯苓、当归、熟地、白芍、北芪各10克，川芎、甘草各6克，肉桂2克，生姜3片，红枣3枚，共加水煎取浓汁空心温服（名十全大补汤），每日1剂服2~3次，连服数剂。

产后大便出血干燥或恶露不净

产后大便出血有因大肠经热者，治法如下：

治法　用生地、白芍、当归各10克，川芎7克（名四物汤），加黄芩、黄连各5克，共用白酒炒黑、地榆、阿胶、荆芥穗微炒各10克，蜜制升麻、棕榈炭各10克，共加水煎取浓汁空心温服，每日1剂服2~3次，连服数剂。

产后因脾虚不能摄血

若产后因脾虚不能摄血者，治法如下：

治法　用人参、北芪、白术、茯苓、当归、远志、枣仁、木香、元肉各10克，甘草5克，生姜3片，红枣3枚，共加水煎取浓汁空心温服（名归脾汤），每日1剂服2~3次，连服数剂。

产后中气虚而下陷

产后中气虚而下陷者，治法如下：

治法　用北芪、人参、白术、甘草各10克，当归、陈皮各7克，升麻、柴胡各3克，生姜3片，红枣2枚，共加水煎取浓汁空心温服（名补中益气汤），每日1剂服2~3次，连服数剂。

若产后阴脱者，治法有3个：

治法1　先用蛇床子160克，乌梅14枚，共加水煎取浓汁趁热熏洗患处，后用百草霜适量研成细末放在清水中化开无渣为度，装入消毒瓶内盖紧不可走失药气，每次取出适量药粉用羊油调成膏状涂敷患处，用油纸将药盖上外用纱布包扎固定，每日换药1次，连敷数日。

治法2　先用蛇床子160克，乌梅14枚，共加水煎取浓汁趁热熏洗患处，后用蛇床子1千克炒热用棉布袋装好扎紧熨患处，冷则另换连续数日。

治法3　先用蛇床子160克，乌梅14枚，共加水煎取浓汁趁热熏洗患处，后用雄鼠粪适量烧烟熏患处少时即收。

若产后子宫下垂者，治法有2个：

治法1　用白及6克，白牡丹根皮3克，黄绢30公分，共加水煎取浓汁空心温服，每日1剂服2~3次，连服数剂。

治法2　先用淡竹叶根适量加水煎取浓汁熏洗患处拭干，后用五倍子与白矾各适量，共研成细末放在清水中化开无渣为度，装入消毒瓶内盖紧不可走失药气，每次取出适量药粉涂敷患处，用油纸将药盖上外用纱布包扎固定，日涂2~3次，连作数日。

产后大便干燥或恶露不净

若妇人产后大便干燥或恶露不净者，治法如下：

治法　用芋头260克和米适量煮粥空心温服，每日1剂服2~3次，连服数剂。

产后气血两虚荣气不从

若产后气血两虚荣气不从，逆于肉理，或败血留内结，发成痈疽，治法如下：

治法　用当归、川芎、丹参、红花、桃仁、炮姜各15克，共加水煎取浓汁空心温服（名生化汤），加连召、银花、甘草节、乳香、没药各10克，共加水煎服。切不可用寒凉败毒之药，施之过剂会令痈疽溃后腐烂难以治愈。

产后肚痛大便不通

如产后肚痛大便不通者，治法如下：

治法　用熟地15克，延胡索、血竭各6克，当归、桃仁、大黄、泽泻各5克，三棱、槟榔、川芎、白芍、甘草各3克，附子2克，人参1克，大枣3枚，共加水煎取浓汁空心温服，每日1剂服2~3次，连服数剂。

妇人产后便秘

产后便秘者，治法如下：

治法　用火麻仁65克，茯苓32克，共加水煎取浓汁，取汁煲粥食，日服2~3次，连服数日。

产后小便不通

产后有小便淋闭，小腹胀痛是因热邪挟瘀血流渗胞中，治法如下：

治法　用当归、生地、白芍各10克，川芎6克（名四物汤），加蒲黄、瞿麦、桃仁、牛膝、滑石、甘草梢、木香、木通各10克，共加水煎取浓汁空心温服，每日1剂服2~3次，连服数剂。

若妇人产后小便不通者，治法如下：

治法　用梨汁、人乳各50毫升空心温服，日服2~3次，连服数日。

产后尿频

产后气虚下陷多令小便频数，而色白是肾虚不固常自遗尿，是因产时接生员不慎致伤其胞脬多致小便淋沥，气虚频数者宜，治法如下：

治法　用北芪、人参、白术、甘草各10克，当归、陈皮各7克，升麻、柴胡各3克，生姜3片，红枣2枚，共加水煎取浓汁空心温服（名补中益气汤），每日1剂服2~3次，连服数剂。

产后胞伤淋沥

产后胞伤淋沥者，治法如下：

治法　用人参、黄芪、白术、白芍、甘草、当归各15克（名黄芪当归散），加猪小肚一个洗净，共加水与药同煮至熟烂取出，趁热食肚饮汤，每日1剂服2~3次，连服数剂。

产后肾虚遗尿不禁

若产后肾虚遗尿不禁者，治法如下：

治法　用熟地25克，山茱萸、淮山各13克，丹皮、茯苓、泽泻各10克（名六味地黄汤），加肉桂、附子、益智仁、桑螵蛸、补骨脂各10克，共加水煎取浓汁空心温服，每日1剂服2~3次，连服数剂。

产后腹水不收

若妇人产后腹水不收者，治法如下：

治法　用熟地、当归各10克，北芪6克，香附、川芎、白术、阿胶、白芍、蒲黄炒黑、续断炒黑、蕲艾各5克，甘草、砂仁各3克，生姜3片，红枣3枚，共加水煎取浓汁空心温服，每日1剂服2~3次，连服数剂。

产后发热

产后发热原因很多，如饮食太过胸满呕吐恶食者，为内伤饮食发热。若早起劳动感受风寒者，为外感风寒发热。若瘀血内停者，为瘀血发热。若去血过多阴血不足者，为血虚发热。亦有与产时伤其原力劳乏者，为劳力发热。亦有因三朝蒸乳亦当发热，又有阴虚血脱阳气外散发热者。应当辨其有余不足，或攻，或补，或用温药反治，或用凉药正治，应细心分辨。如产后发热多因阴血暴伤阳无所附者，治法有4个：

治法1　用当归、生地、白芍各10克，川芎6克（名四物汤），加炮姜10克，共加水煎取浓汁空心温服，是从阴引阳为正治，每日1剂服2~3次，连服数剂。

治法2　用台党、归身、熟地、肉桂、酒炒白芍各5克，麦冬3克，粳米30克，淡竹叶2克，共加水煎浓汁去渣，取汁加红枣3枚，炮姜3克，再煎取浓汁空心温服，每日1剂服2~3次，连服数剂。

治法3　用黑豆500克放锅内炒至焦枯，加入连须葱头6个酒水各适量，共煎取浓汁空心饮下，盖被睡卧使之出汗，每日1剂饮2~3次，连续数日。

治法4　用生莲藕、生地各适量共研如泥榨取汁液，每次取80毫升饮下，日饮2~3次，连饮数日。

若产后发热不寒者，治法如下：

治法　用真正的葡萄酒适量，每次取适量炖温热饮，日饮2~3次，连饮数日可不药而愈。

产后头痛恶寒发热

若头痛恶寒而发热者，为外感发热，治法如下：

治法　用熟地、当归、白芍名10克，川芎6克（名四物汤），加柴胡10克，葱白5寸，共加水煎取浓汁空心温服为良方，每日1剂服2~3次，连服数剂。

若产后头痛者，治法如下：

治法　用川芎、当归各15克，连须葱头5个，生姜5片焙干，共加水煎取浓汁空心温服为良方，每日1剂服2~3次，连服数剂。

产后脾虚不能化食而停滞发热

若脾虚不能化食而停滞发热者，治法如下：

治法　用人参、茯苓、白术、甘草、陈皮、法夏各10克，共加水煎取浓汁空心温服（名六君子汤），每日1剂服2~3次，连服数剂。

产后因瘀血而发热

若因瘀血而发热者必兼腹痛，治法如下：

治法　用当归、川芎、丹参、桃仁、红花、炮姜各12克，共加水煎取浓汁空心温服（名生化汤），每日1剂服2~3次，连服数剂。

产后亦有因产时劳力过度而发热

产后亦有因产时劳力过度而发热者，治法如下：

治法　用党参、白术、茯苓、当归、熟地、白芍、北芪各10克，川芎、甘草各6克，肉桂2克，生姜3片，红枣3枚，共加水煎取浓汁空心温服（名十全大补汤），每日1剂服2~3次，连服数剂。

产后血脱烦躁干渴面赤而热

如血脱烦躁干渴面赤而热者，治法如下：

治法　用炙黄芪50克，当归15克，共加水煎取浓汁空心温服（名当归补血汤），每日1剂服2~3次，连服数剂。

产后阴血暴脱孤阳无附而外越发热

若阴血暴脱孤阳无附而外越发热者，治法如下：

治法　用人参30克，熟附子15克，生姜3片，红枣3枚，共加水煎取浓汁空心温服（名参附汤），每日1剂服2~3次，连服数剂。若无者必大汗大喘，是阳欲亡有药亦难救。

产后头眩发热诸药不效

若妇人产后头眩发热诸药不效者，治法如下：

治法　用生益母草适量，洗净研取自然汁1升、童便、红酒各半升，共煎至1升，加蜜糖适量，每次取100毫升空心温服，日服2~3次，连服数日。

产后寒热血瘀

产后寒热，其各症不同，或寒热往来或寒去热来、热去寒来互相更换，有乍寒乍热，有时热时寒无定时，有寒热似疟者，或先寒后热、先热后寒按时而发，有壮热憎寒者为其身，既壮热而复时时畏寒。是因产后气血虚损阴阳不和，往来寒热为阴阳相格，如时热时寒是荣卫不调而相乘，如寒热似疟是瘀血不散兼饮食停滞，若壮热憎寒是汗出遇风之表症。若产后有寒热往来阴阳关格者，宜用柴胡四物各半汤，如荣卫不和乍寒乍热者，治法如下：

治法　用当归、白芍、川芎、人参、甘草、干姜各10克，共加水煎取浓汁空心温服（名增损四物汤），每日1剂服2~3次，连服数剂。

产后寒热似疟是瘀兼食

如寒热似疟是瘀兼食，治法如下：

治法　用当归、川芎、丹参、红花、桃仁、炮姜各10克（名生化汤），加柴胡、山楂、神曲各10克，共加水煎取浓汁空心温服，每日1剂服2~3次，连服数剂。

产后感受风寒憎寒壮热

若感受风寒憎寒壮热者，治法如下：

治法　用当归、熟地、川芎、人参、荆芥、干姜各10克，共加水煎取浓汁空心温服（名更生散），每日1剂服2~3次，连服数剂。

产后寒热血瘀头眩腹痛

产后寒热血瘀头眩腹痛，咳嗽气喘吐泻恶风等症，治法如下：

治法　用熟地、元肉各15克，茯苓、牛膝各10克，白术土炒、杜仲姜汁炒各6克，续断、麦冬炒、白芍酒炒各5克，防风、黄芩、丹参各3克，甘草2克，灯心球1扎共加水煎取浓汁空心温服，每日1剂服2~3次，连服数剂。

产后感冒发热

若产后感冒发烧者，治法如下：

治法　用北方粟谷50克炒黄，加水煎取浓汁空心温服，服后盖被睡卧汗出即愈。

产后手臂疼痛

若产后手臂疼痛者，治法如下：

治法　用大活鲫鱼一条250~300克，洗净不去鳞甲及内脏，用香油活炸至焦黄取出，用黄酒送服，一次吃完盖被睡卧汗出即愈。。

产后身麻骨痛

产后身麻骨痛，骨节酸痛者，治法如下：

治法　连用二方即效，松节10克，前胡、柴胡、菟丝子、吴茱萸各7克，海麻雀3克，共加水煎取浓汁空心温服，每日1剂服2~3次，连服2~3剂，再用党参、北芪、熟地各20克，桑白皮、柴胡各12克，白芍、五味子、续断、桂枝、杞子、牛膝、当归、松节各10克，川芎、陈皮、羌活、独活、没药、木瓜、防风、菟丝子、吴茱萸各6克，海麻雀5克，共加水煎取浓汁空心温服，每日1剂服2~3次，连服数剂。

产后子死经断长期小腹痛

妇人因子死经断长期小腹痛，阴中流出白水、常有石硬作痛者，治法如下：

治法　用熟地15克，延胡索10克，当归、大黄、泽泻各5克，川芎、白芍、桃仁、三棱、血竭、炮姜各3克，人参2克，共加水煎取浓汁空心温服，每日1剂服2~3次，连服数剂。

生下一胎不再孕

若妇人久不生育或生下一胎后不再孕者，治法如下：

治法　用紫石英煨、馀粮石用火煅至赤色后取出淬醋、熟地、辛夷花、卷柏、石斛酒炒、当归、续断酒炒、柏子仁、川芎用生姜汁炒、海螵蛸醋炒、丹皮、刘寄奴、桑寄生、淮山、天冬各30克，人参、炙北芪、吴萸酒泡各21克，共研成细末放在清水中化开无渣为度，用陈醋煮糊为丸（名紫石丸），阴干，装入消毒瓶内盖紧不可走失药气，每次取6克，用米汤空心送服，日服2~3次，连服数剂。

产后补身

妇人产后补身者，治法有3个：

治法1　用熟地20克，炙北芪10克，当归、炙甘草各6克，茯苓5克，蕲艾、苍术、防风、炮姜各3克，白芍2克，红枣2枚，共加水煎取浓汁空心温服，每日1剂服2~3次，连服数剂。

治法2　先用荔枝干100克，红枣10枚，红糖适量，共加水煎取浓汁，用鸡蛋1~2枚冲蛋花空心温服，日服2~3次，连服数日特效。

治法3 用羊肉500克，当归60克，生姜30克，共加水炖至熟烂取出空心温服，每日1剂服2~3次，连服数日特效。

妇人血虚气旺

若妇人血虚气旺者，治法如下：

治法 用当归、熟地、白术各60克，白芍、川芎、黄芩、香附各45克，陈皮、川贝、茯苓、麦冬、阿胶各30克，炙甘草15克，黑豆炒熟去皮49粒，共研成细末放在清水中化开无渣为度，炼蜜为丸（名加味养荣汤），阴干，装入消毒瓶内盖紧不可走失药气，每次取10克，用温酒空心送服，日服2~3次，连服数剂。

崩漏总括

崩漏总括：妇人女子阴虚阳胜为崩，阳络伤则血外溢，阴络伤则血内溢，脾充血肝藏血，肝脾二经为多，凡非行经之时淋沥不断为之漏经，行经时忽然大下为之崩，崩有五色应五脏，衡任为经脉之海若无损伤则阴阳和平血气自调，若劳动过度损伤脏腑使衡任气虚不能约制经血所以经多暴下，由阴虚阳盛为热所乘攻伤衡任，血得热则妄行或清或浊或纯下瘀血或沸热不止，症状非一所感亦异，血崩甚则腹痛多凝恶血未净，其见色有紫黑成块腹痛多属瘀热，若日久不止血行过多而无痛块者，多系损伤衡任更有忧思伤脾，而脾虚不能摄血亦有中气下陷不能固血，或暴怒伤肝，肝不藏血，血即妄行，所以应须详细辨证，虚者补之瘀者消之热者清之而自愈。

一般崩漏出血过多者

一般崩漏出血过多者，治法有3个：

治法1 用当归、熟地、白芍各6克，川芎3克（名四物汤），加阿胶烊化冲服、艾叶各10克，共加水煎取浓汁空心温服，每日1剂服2~3次，连服数剂补之。

治法2 用炒蒲黄、生地、黄芩、阿胶、艾叶、续断各10克，共加水煎取浓汁空心温服，如淋漓不断者、加熟附子、赤石脂各10克共煎，如赤白色者，加香附、肉桂各3克，共加水煎取浓汁空心温服，每日1剂服2~3次，连服数剂。

治法3 用当归、川芎、生地、白芍各10克（名四物汤），随证加减用之。

崩漏属热多者

若属热多者，治法如下：

治法 用黄柏、知母、当归、熟地、白芍各6克，川芎3克，共加水煎取浓汁空心温服（名知柏四物汤），每日1剂服2~3次，连服数剂清之。

崩漏热少者

若热少者，治法如下：

治法 用荆芥、黄芩、当归、熟地、白芍各6克，川芎3克，共加水煎取浓汁空心温服，（各荆芩四物汤），每日1剂服2~3次，连服数剂和之，和之自愈。

崩漏血少者

若漏血少者，此属血滞，治法如下：

治法 用当归、熟地、白芍各6克，川芎3克（四物汤），加香附、桃仁、红花各10克，共加水煎取浓汁空心温服，每日1剂服2~3次，连服数剂破之。

崩血初起胀痛属瘀凝

若崩血初起胀痛属瘀凝，治法如下：

治法 用台乌60克，当归、莪术各30克，共研成细末放在清水中化开无渣为度，装入消毒瓶内盖紧不可走失药气，每次取6克，用温酒冲入空心温服（名琥珀散），日服2~3次，连服数日攻之。

崩漏日久脾伤食少

崩漏日久脾伤食少，中气下陷不能载血，治法如下：

治法 用黄芪、党参各10克，炙甘草5克（名保元汤），加升麻、柴胡、当归、白术、陈皮各10克，共加水煎取浓汁空心温服（名补中益气汤），每日1剂服2~3次，连服数剂举升。

崩漏气血已亏损伤衡任

若气血已亏损伤衡任者，治法有4个：

治法1 用党参、白术、茯苓、当归、熟地、白芍各10克，炙甘草、川芎各5克（名八珍汤），连用共加水煎取浓汁空心温服，每日1剂服2~3次，连服数剂。

治法2 用党参、黄芪、白术、茯苓、当归、熟地、白芍各10克，炙甘草、川芎、肉桂各5克（甘草、肉桂用米炒黄），生姜3片，红枣3枚，共加水煎取浓汁空心温服（名十全大补汤），每日1剂服2~3次，连服数剂。

治法3 用人参、黄芪、白术、茯苓、当归、熟地、白芍各10克，炙甘草、陈皮、肉桂各5克（甘草、肉桂用米炒黄），生姜3片，红枣3枚，共加水煎取浓汁空心温服（名人参养荣汤），每日1剂服2~3次，连服数剂。

治法4 用黄芪、人参、白术、甘草各3克，当归、陈皮各2克，升麻、柴胡各1克（名补中益气汤)，加黄芩、炒神曲10克，腹痛加白芍、寒加肉桂、咳嗽减去人参（名益胃升阳汤)，秋去黄芩共研成粗末，每次取15克，用水煎取浓汁空心温服，日服2~3次，连服数日补之。

愁思伤脾而崩血者

若愁思伤脾而崩血者，治法如下：

治法　用人参、北芪、白术、茯苓、当归、远志、枣仁、木香、元肉各10克，甘草5克，生姜3片，红枣3枚，共加水煎取浓汁空心温服（名归脾汤)，每日1剂服2~3次，连服数剂。

怒气伤肝而崩血者

若怒气伤肝而崩血者，治法如下：

治法　用当归、白芍、柴胡、茯苓、白术各3克，甘草、薄荷各2克（名逍遥散)，加香附、青皮各10克，共加水煎取浓汁空心温服，每日1剂服2~3次，连服数剂平之。

若崩漏夹水

若崩漏夹水或每日水泻一二次，形气不甚虚弱者宜调经，治法如下：

治法　用黄芪、苍术、羌活、防风、藁本、升麻、柴胡、甘草、独活、蔓荆子各10克，共加水煎取浓汁空心温服（名升阳除湿汤)，每日1剂服2~3次，连服数剂。

形虚气弱者

若形虚气弱者，治法如下：

治法　用黄芪、苍术、羌活、防风、藁本、升麻、柴胡、甘草、独活、蔓荆子各10克，加入人参、陈皮各10克，共加水煎取浓汁空心温服（名补中胜湿汤)，每日1剂服2~3次，连服数剂。

崩血心腹痛甚者

若崩血心腹痛甚者，名杀血心痛是血滞不散，治法如下：

治法　用蒲黄、五灵脂各50克共研成细末放在清水中化开无渣为度，装入消毒瓶内盖紧不可走失药气，每次取15克用烧酒冲入空心服下（名失笑散)，先定其痛，日服2~3次，连服数日。

崩血不已

若崩血不已补之防其滑脱者，治法有2个：

治法1　用地榆30克，用醋适量煎取浓汁露一夜，取回空心温服（名地榆苦酒煎)，每日1剂服2~3次，连服数日止其崩自愈。

治法2　用古方(《医学衷中参西录》) 固冲汤：白术30克，龙骨、牡蛎、山茱萸各24克，黄芪18克，白芍、海螵蛸各12克，茜草10克，棕榈炭6克，五倍子1.5克，共加水煎取浓汁空心温服，每日1剂服2~3次，连服数剂。

素多痰而崩血

治素多痰而崩血者，是脾胃虚损气血失养，治法如下：

治法　用淮山36克，大米20克，台党、川芎、春砂仁、石菖蒲各18克，荷叶15克，炙甘草10克，白术、茯苓、陈皮、当归、莲子肉各5克，共加水煎取浓汁空心温服，每日1剂服2~3次，连服数剂。

老妇血崩

老年妇人血海大崩不止者名为倒经，治法有2个：

治法1　用陈阿胶30克用米粉拌炒成珠，加全当归、西红花各30克，冬瓜子15克，共用天泉水煎取浓汁空心温服，每日1剂服2~3次，若少年妇女者应减去红花一半煎服，每日1剂服2~3次，连服数剂。

治法2　用人参、白术、茯苓各6克，甘草、陈皮、法夏各3克（名六君子汤)，当归、白芍各3克，生姜3片，红枣3枚，共加水煎取浓汁空心温服，每日1剂服2~3次，连服数剂。

妇人血崩漏下五色

如妇人血崩漏下五色者，治法有10个：

治法1　用露蜂房适量，焙枯存性研成细末放在清水中化开无渣为度，装入消毒瓶内盖紧不可走失药气，每次取1.5克，用热酒冲入空心温服，日服2~3次，连服数日。

治法2　用阿胶、蚕砂炒各30克，伏龙肝15克，共研成细末放在清水中化开无渣为度，装入消毒瓶内盖紧不可走失药气，每次取10克用好烧酒冲入空心温服，日服2~3次，连服数日。

治法3　用白麻5克，旧蒲扇头3个、用麻缠住扇头烧枯存性，加百草霜10克，共研成细末放在清水中化开无渣为度，装入消毒瓶内盖紧不可走失药气，每次取出适量药粉用温白酒冲入药粉空心温服，每日1剂服2~3次，连服数剂。

治法4　用当归12克，艾叶3克，生地2克，五灵脂、阿胶、黄芩、白芍、香附、甘草、地榆、沉香、益母草各1克，共加水煎取浓汁空心温服，每日1剂服2~3次，连服数剂。

治法5　先取黑木耳120克洗净，用水煮至熟烂加入红糖60克，取出趁热空心温服，每日1剂服2~3次，连服数日。

治法6　用老高粱霉（又名高粱火眼炮）50克，加水煎取浓汁空心温服，每日1剂服2~3剂连服数剂。

治法7　用活鲫鱼1大条去净内脏，装入当归15克，血竭、乳香各5克封口，外用黄泥厚包，放入火中烧至焦枯存性，取出研成细末放在舌头上化开无渣为度，装入消毒瓶内盖紧不可走失药气，每次取5克，用黄酒冲入空心温服，日服2~3次，连服数日。

治法8　用向日葵花盘1~2个去净籽，放新瓦上焙至焦枯存性研成细末放在清水中化开无渣为度，装入消毒瓶内盖紧不可走失药气，每次取3克，用黄酒冲入空心温服，日服2~3次，连服3~5日。

治法9　用狗头骨1个烧枯存性，煅龙骨、棉花籽炒香、百草霜各18克，共研成细末放在清水中化开无渣为度，装入消毒瓶内盖紧不可走失药气，每次取24克，用黄酒冲入空心温服，日服2~3次，连服数剂。

治法10　用猪皮200克洗净切碎，用水酒各半共装入砂锅内，煮成膏时，加入红糖适量取出趁热空心温服，每日1剂服2~3次，连服数日。

血崩不止

血崩不止者，治法有24个：

治法1　用黑药，煎醋服之，每日1剂服2~3次，连服数日无不效也。

治法2　用葵扇头炭、旧棕炭、百草霜各10克，宁神丸1粒，共研成细末放在清水中化开无渣为度，装入消毒瓶内盖紧不可走失药气，每次取出适量药粉用温酒冲入空心温服，日服2~3次，如经痛加陈皮、波蔻各1克，共加水煎取浓汁空心温服，每日1剂服2~3次，连服数日。

治法3　用旱莲草60克，田七10克，共加水炖白毛乌骨鸡，至熟烂取出空心温服，每日1剂服2~3次，连服数剂。

治法4　用当归、川芎、生地、白芍、荆芥炭、黄芩酒炒、防风、升麻、白术、蒲黄、阿胶、地榆各1克，共加水煎取浓汁，另加凌霄6克研成细末放在舌头上化开无渣为度，冲入药汁内空心温服（名升举止崩汤），每日1剂服2~3次，连服数剂。

治法5　用北芪、淮山、薏米炒各21克，阿胶用蛤粉炒成珠15克，当归炭12克，莲蓬炭、老棕炭各10克，白芍炒6克，荆芥炭5克，共加水煎取浓汁空心温服，每日1剂服2~3次，连服数剂。

治法6　在两足大趾外侧，甲缝中烧灯火每日烧2~3次，连烧1~3日。

治法7　在患者头顶上看，必有红发数条，拔下烧灰研成细末放在清水中化开无渣为度，装入消毒瓶内盖紧不可走失药气，每次取出适量药粉用好酒冲入空心温服，无不止也。

治法8　用莲蓬、棉花籽各15克，各烧存性，共研成细末放在清水中化开无渣为度，装入消毒瓶内盖紧不可走失药气，每次取15克用好酒空心冲服连服数次。

治法9　用贯众12克去净皮毛，放入陈醋内用小火煮熟，取出焙干研成细末放在清水中化开无渣为度，装入消毒瓶内盖紧不可走失药气，每次取6克用米汤冲入空心温，连服数次。

治法10　用百草霜10克研成细末放在清水中化开无渣为度，装入消毒瓶内盖紧不可走失药气，每次取出适量药粉用好酒冲入空心温服，日服1~2次，连服数日。

治法11　用肉桂去净外皮，放新瓦上焙枯存性，研成细末放在清水中化开无渣为度，装入消毒瓶内盖紧不可走失药气，每次取10克，用米汤冲入空心温服，日服2~3次，连服数日。

治法12　用小公鸡一只500克左右，吊死去净毛及内脏，装入田七15克，将鸡放入砂锅内，用小火炖至3~4小时，取出空心温服，日服2~3次，连服数只无不效也。

治法13　用白芍炭15克，荆芥炭6克，共研成细末放在清水中化开无渣为度，装入消毒瓶内盖紧不可走失药气，每次取出适量药粉用米汤冲入空心温服，日服2~3次，连服数日。

治法14　用南杏仁去净皮尖，炒枯存性研成细末放在清水中化开无渣为度，装入消毒瓶内盖紧不可走失药气，每次取出适量药粉用热酒冲入空心温服，日服2~3次，连服数日。

治法15　用当归10克，苏木、炮姜各6克，延胡、川芎、地丁各5克，枳壳、桃仁、炙甘草各3克，红花2克，共加水煎取浓汁空心温服，每日1剂服2~3次，连服数剂。

治法16　用鲤鱼1条500克，取肉切片、用黄酒煮至熟烂取出，趁热空心温服，鱼骨焙至干枯研成细末放在清水中化开无渣为度，装入消毒瓶内盖紧不可走失药气，每次取出适量药粉用黄酒冲服，每日1剂服2~3次，连服数剂。

治法17　用陈高粱根30~50克，加水煎取浓汁空心温服，每日1剂服2~3次，连服数日。

治法18　用猪肉50克，益母草10克，共加水煮至熟烂取出空心温服，每日1剂服2~3次，连服数剂。

治法19　用乌梅肉10克，五倍子3克，共研成细末放在清水中化开无渣为度，水调为丸阴干，装入消毒瓶内盖紧不可走失药气，每次取6克用开水空心送服，日服2~3次，连服数剂。

治法20 凡血崩不止诸药不效者，可用多年旧旱烟杆内有黑色油透者佳，每次取一寸烟杆放入火中烧至焦枯存性，取出研成细末放在清水中化开无渣为度，用黄酒冲服下喉即止而愈。

治法21 用旧棕垫适量放新瓦上焙至焦枯，取出研成细末放在清水中化开无渣为度，装入消毒瓶内盖紧不可走失药气，每次取12克，用开水冲入空心温服，每日1剂服2~3次，连服数剂。

治法22 用当归、荆芥各30克用烧酒煎取浓汁空心温服，每日1剂服2~3次，连服数剂。

治法23 用灯芯一根，沾香油点燃火烧两脚大趾外侧甲缝内中间，不上不下即是（名大敦穴），各烧10次即止，如止而复发者即在原处再烧，若原处起泡者可将泡挑破再烧。此法治血崩之症为第一效方。

治法24 用(《中医妇科治疗学》)清热止崩汤：椿白皮、柏叶炭各30克，地榆、生地各24克，龟版、黄芩各15克，丹皮、栀子、黄柏各9克，共加水煎取浓汁空心温服，每日1剂服2~3次，连服数日。

血崩及经血过多

若血崩及经血过多者，治法如下：

治法 用阿胶炒珠、艾叶、当归、白芍、熟地、川芎、黄连、黄芩、生地、栀子、地榆、白术、甘草各10克，共加水煎取浓汁空心温服（名胶艾调经丸），每日1剂服2~3次，连服数剂。

血崩不思饮食

若血崩不思饮食者，治法如下：

治法 用当归、熟地、川芎、白芍、阿胶、艾叶、丁香各3克，共加水煎取浓汁空心温服（名丁香阿胶汤），每日1剂服2~3次，连服数剂。

远年血崩及经血不止

若远年血崩及经血不止者，治法如下：

治法 用棕炭、槐花炭各120克，侧柏叶、苍耳叶各60克，棉花子炭、牡蛎、栀子炭、黄连各30克，共研成细末放在清水中化开无渣为度，炼蜜为丸阴干，装入消毒瓶内盖紧不可走失药气，每次取6克用白酒空心温服，日服2~3次，连服数日。

久崩诸药不效

如久崩诸药不效者，治法有5个：

治法1 用人参、茯苓、白术、甘草、当归、生地、白芍、川芎、北芪、肉桂各15克，共加水煎取浓汁空心温服，每日1剂服2~3次，连服数剂。

治法2 用北芪、淮山、薏米炒黄各35克，阿胶炒珠、蛤粉各25克，当归炭20克，莲蓬炭、老棕炭各15克，赤芍10克，荆芥炭8克，共加水煎取浓汁空心温服，每日1剂服2~3次，连服数剂。

治法3 用艾叶炭30克，研成细末兑粥服，日服2~3次，连服数日。

治法4 用侧柏叶、地榆、陈棕皮、枯矾各25克，共加水煎取浓汁空心温服，每日1剂服2~3次，连服数剂。

治法5 用当归12克，艾叶3克，生地2克，白芍、五灵脂、阿胶、黄芩、香附、甘草、地榆、沉香、益母草各1克，共加水煎取浓汁空心温服，每日1剂服2~3次，连服数剂。

带下五色

五色带下总括：妇人带下其名有五，因经行产后风邪于胞四传于脏腑，若伤足厥阴肝经色如青泥，伤于少阴心经色如红津，伤手太阴肺经色如白涕，伤足太阴脾经黄如烂瓜，伤足少阴肾经色黑如坏血。人有带脉横于腰间如束带之状，病生于此故名为带，妇人平居血欲常多，气欲常少百疾不生，或气倍于血者，气倍生寒血不化赤，遂成白带，若气平血少者，血少生热，血不化红遂成赤带，如寒热交并则赤白俱下，若右手尺脉浮者，浮为阳阳绝者无子，若足冷带下，轻则漏下重则崩中，白属气而赤属血，血崩久则亡阳所以滑之，物下流未必全是带脉，亦有湿痰流入下焦，成肝肾阴淫之湿盛，或因惊恐而木盛土位使浊液下流，带下是由劳伤任与衡脉，风邪入于胞中血受其邪随入藏气湿热湿寒所化，故有五色之分青属肝为风湿，黄属脾为虚湿，白主肺为清湿，黑属肾为寒湿，赤属心为热湿，皆随入五脏皆兼湿化，治法应从补从泻从燥从寒从湿，随辨其带久远淋沥之物，或臭或腥秽，乃败血所化是胞中病，若似疮浓是内痈脓，非瘀血所化，虽别有如米泔兼尿窍不利者，是膀胱白浊病也，若尿窍通利从精窍而出，如胶粘是胞中与白淫病也，带下是因六淫之邪入于胞中，若色赤黄而粘者是热。

各经带辨有五色

病在各经带辨五色：青色伤肝，红色伤心，白色伤肺，黄色伤脾，黑色伤肾。滞因风寒湿热所伤，为12徵9痛7害5伤3固共36疾：1如膏、2如青血、3如浓痂、4如紫汁、5如赤皮、6

如豆汁、7 如葵羹、8 如凝血、9 如青血似水、10 如米泔、11 如月浣、12 如经变不应期、13 九痛之症、14 阴中伤痛、15 阴中淋痛、16 小腹时痛、17 阴中寒冷痛、18 月水来腹痛、19 气满来时足痛、20 汗出阴中如虫咬痛、21 胁下皮痛，22 腰痛、23 害食、24 害气、25 害冷、26 害劳、27 害房、28 害孕、29 害睡、30 伤窍孔痛、31 伤中寒热痛、32 伤小腹急牢痛、33 伤脏不仁痛、34 伤子门不正引肾痛、35 肥人有滞多湿痰、36 瘦人有滞多湿热。此 36 种疾是由子脏寒热劳损而下起于阴中。治法有 2 个：

治法 1　用当归、肉桂、吴茱萸、丹皮、半夏、麦冬各 6 克，细辛、藁本、干姜、茯苓、木香、炙甘草、防风各 3 克（名吴茱萸汤），加黄连、山栀各 8 克，生姜 5 片，红枣 5 枚，色青者加防风、栀子 8 克，共加水煎取浓汁空心温服，每日 1 剂服 2~3 次，连服数剂。

治法 2　用益母草酒炙、四制香附、熟地用姜汁炒各 120 克，阿胶用蛤粉炒珠 60 克，法夏用香油炒、白术用土炒、黄芩用酒洗、白芍酒炒各 45 克，艾叶醋炒、陈皮去白用盐水炒、茯苓、丹皮、续断、麦冬去心、山药、大枣去核各 30 克，归尾、吴萸用汤泡、元胡、小茴、没药各 15 克，炙甘草 10 克，共研成细末放在清水中化开无渣为度，用酒煮糊为丸（名种子济阴丸），阴干，装入消毒瓶内盖紧不可走失药气，可顺气养血调经疗腹痛除带下奇功难述，每次取 10 克用温酒空心送服，日服 2~3 次，连服数剂。

五色带下为湿热所化

如五色带下为湿热所化，治法如下：

治法　用当归、川芎、生地、白芍各 10 克（名四物汤），加姜炭、甘草、黄蘖、椿皮各 15 克（名清白散），共加水煎取浓汁空心温服，每日 1 剂服 2~3 次，连服数剂。

五色带下湿重

湿重者，治法如下：

治法　用生地、白芍、当归各 10 克，川芎 7 克（名四物汤），加白术、苍术各 10 克共加水煎取浓汁空心温服，每日 1 剂服 2~3 次，连服数剂。

五色带下滑者

滑者，治法如下：

治法　用生地、白芍、当归各 10 克，川芎 7 克（名四物汤），加龙骨、牡蛎各 30 克共加水煎取浓汁空心温服，每日 1 剂服 2~3 次，连服数剂。

带下有余

若带下有余者皆从湿化，若小腹胀痛污水绵绵者，治法如下：

治法　用牵牛、滑石、黄芩、大黄各 8 克（名道水丸），共加水煎取浓汁空心温服，每日 1 剂服 2~3 次，连服数剂。

热有余属湿寒

治热有余属湿寒者，治法如下：

治法　用牵牛、胡椒、小茴香、木香各 12 克（名黄安丸），共加水煎取浓汁空心温服，每日 1 剂服 2~3 次，连服数剂。

带下有因瘀血所化

带下有因瘀血所化或疮疡脓出，及白浊白淫者皆带之类，其病有虚实寒热者，治法有 3 个：

治法 1　用茯苓 150 克共研成细末放在清水中化开无渣为度，黄腊适量溶化为丸（名威喜丸），阴干，装入消毒瓶内盖紧不可走失药气，每次取 6 克用温开水空心送服，日服 2~3 次，连服数剂。

治法 2　用菟丝子、五味子、桑螵蛸、茯苓、龙骨、牡蛎、赤石脂各 30 克，共研成细末放在清水中化开无渣为度，炼蜜为丸（名固精丸），阴干，装入消毒瓶内盖紧不可走失药气，每次取 6 克用温开水空心送服，日服 2~3 次，连服数剂。

治法 3　用生地、赤芍、当归、川芎各 12 克（名四物汤），加姜炭、黄蘖、椿根白皮、甘草各 10 克，共加水煎取浓汁空心温服，每日 1 剂服 2~3 次，连服数剂。

带下五色年久不愈

如带下五色年久不愈者，治法有 16 个：

治法 1　用古砖一块烧红，以油煎面饼七个，共放砖上，再用黄瓜根适量研成细末放在清水中化开无渣为度，装入消毒瓶内盖紧不可走失药气，每次取出适量药粉铺在面饼上，然后再用棉布二张盖在饼上，让患者坐在布上，使药气熏入腹内。日坐 2~3 次，连坐数日。

治法 2　用冬天经霜雪打过的小丝瓜适量，放新瓦上焙至干枯，取出研成细末放在清水中化开无渣为度，装入消毒瓶内盖紧不可走失药气。每次取 6 克用开水冲入空心温服，日服 2~3 次，连服数日。

治法 3　用鲜白菜 1 000 克，用好酒煮至熟烂，取出去净心膜晒干研成细末放在清水中化开无渣为度，装入消毒瓶内盖紧不可走失药气，每次取 7 克，用开水冲入空心温服，日服 2~3 次，连服数剂。

治法 4　用荆芥穗炒黑、屋梁上尘（名乌龙尾）烧存性各50克，共研成细末放在清水中化开无渣为度，装入消毒瓶内盖紧不可走失药气，每次取10克冲入茶内空心温服，日服2~3次，连服数剂。

治法5　用生地、白芍、当归各10克，川芎7克（名四物汤），合人参、白术、茯苓各6克，甘草3克（名四君子汤），共加水煎取浓汁空心温服（名八珍汤），每日1剂服2~3次，连服数剂。

治法6　用夏枯草适量研成细末放在清水中化开无渣为度，装入消毒瓶内盖紧不可走失药气，每次取6克用米汤冲入空心温服，日服2~3次，连服数日。

治法7　用白葵花30克，人参8克，干姜7克，柴胡、郁李仁、炙甘草各3克，黄芩后下3克，陈皮2克，共加水煎取浓汁空心温服，每日1剂服2~3次，连服数剂。

治法8　用云母石粉10克，用热酒冲入空心温服，日服2~3次，连服数日。

治法9　用白芍一味炒黑、研成细末放在清水中化开无渣为度，装入消毒瓶内盖紧不可走失药气，每次取10克，用热酒冲入空心温服，日服2~3次，连服数日。

治法10　用乌龙尾（是旧屋梁上的尘土）、荆芥穗各10克，共炒枯存性研成细末放在清水中化开无渣为度，装入消毒瓶内盖紧不可走失药气，每次取出适量药粉用好热酒冲入空心温服，日服2~3次，连服数日。

治法11　用椒目、白芷各70克，共研成细末放在清水中化开无渣为度，装入消毒瓶内盖紧不可走失药气，每次取10克，用米汤冲入空心温服，日服2~3次，连服数剂。

治法12　用蔓荆子炒焦存性研成细末放在清水中化开无渣为度，装入消毒瓶内盖紧不可走失药气，每次取10克，用米汤冲入空心温服，日服2~3次，连服数日。

治法13　用炮姜、艾叶各20克，共炒焦存性，用好酒煎取浓汁空心温服，日服2~3次，连服数日。

治法14　用白果1 000克，去净心膜，用好酒煮熟取出，晒干研成细末放在清水中化开无渣为度，装入消毒瓶内盖紧不可走失药气，每次取7克，用开水冲入空心温服，日服2~3次，连服数剂。

治法15　用白扁豆适量研成细末放在清水中化开无渣为度，装入消毒瓶内盖紧不可走失药气，每次取10克，用米汤冲入空心温服，日服2~3次，连服数日。

治法16　用云母石100克，研成细末放在清水中化开无渣为度，装入消毒瓶内盖紧不可走失药气，每次取10克用开水冲入空心温服，日服2~3次，连服1~2剂。

赤白带下

如赤白带下者，治法有12个：

治法1　用白蔹、丹皮各50克，共研成细末放在清水中化开无渣为度，装入消毒瓶内盖紧不可走失药气，每次取15克，用白酒冲入空心温服，日服2~3次，连服数日。

治法2　用杜仲盐水炒150克，川续断、白蒺藜各90克，共加水煎取浓汁空心温服，每日1剂服2~3次，连服数剂。

治法3　用蔓荆子适量炒至焦枯存性取出研成细末放在清水中化开无渣为度，用米糊调为丸阴干，装入消毒瓶内盖紧不可走失药气，每次取6克用灯心草15扎加水煎取浓汁空心送服，日服2~3次，连服数日。

治法4　用白果仁适量去皮加水煮至熟烂，取出加蜂蜜拌匀，每日早上空心服7粒再吃炒马料豆30克开水送服连服数日。

治法5　用豆蔻仁适量每一粒加一小块乳香，共用面包好放火中煨至焦黄，取出研成细末放在清水中化开无渣为度，装入消毒瓶内盖紧不可走失药气，每次取6克用米汤空心送服，日服2~3次，连服数日。

治法6　用生贯众状如刺猬者一个全用不切，只去揉毛及花萼，用好醋浸透后用慢火煨至香熟，取出研成细末放在清水中化开无渣为度，装入消毒瓶内盖紧不可走失药气，每次取6克用米汤空心送服，日服2~3次，连服数日。

治法7　用无娘藤100克，炖竹丝鸡空心温服，每日1剂服2~3次，连服数剂。

治法8　用酒500毫升，川槿皮100克，共煎至300毫升，白带用红酒，赤带用白酒，每日1剂服2~3次，连服数剂。

治法9　用白术15克，鸡冠花10克，（白带用赤花，赤带用白花，反色而用之）、茯苓6克，车前子3克，共加水煎取浓汁空心温服，每日1剂服2~3次，连服数剂。

治法10　用白芍炒炭60克，干姜15克，共研成细末放在清水中化开无渣为度，装入消毒瓶内盖紧不可走失药气，每次取10克，用米汤冲入空心温服，日服2~3次，连服数剂。

治法11　用夏枯草120克研成细末放在清水

中化开无渣为度，装入消毒瓶内盖紧不可走失药气，每次取6克，用米汤空心调服，日服2~3次，连服数剂。

治法12　用熟地5克，当归、白芍、白术、香附、川芎、黄芩酒炒各3克，陈皮2克，砂仁、丹参、炙甘草各1克，加柴胡、升麻全用酒炒各2克，法夏、苍术、知母、黄芩、炮姜各5克升阳除湿，肥人加南星、半夏、苍术、茯苓各10克，瘦人体弱是血少，加川芎、当归各10克，共加水煎取浓汁空心温服，每日1剂服2~3次，连服数剂。

赤白带下腹不痛多怒气

如带下腹不痛多怒气是肝经湿热而成，治法有3个：

治法1　用椿根白皮醋炒60克，香附醋炒、白术、白芍各30克，侧柏叶炭15克共研成细末放在清水中化开无渣为度，装入消毒瓶内盖紧不可走失药气，每次取10克，用米汤冲入，空心温服（名解带散），日服2~3次，连服数日。

治法2　用黄柏酒炒、黄连酒炒各15克，白芷10克，共研成细末放在清水中化开无渣为度，装入消毒瓶内盖紧不可走失药气，每次取10克，用米汤冲入空心温服（名解带散），日服2~3次，连服数日。

治法3　用煅牡蛎45克，龟版醋炒12克，阿胶、白马毛火煅各6克，共研成细末放在清水中化开无渣为度，装入消毒瓶内盖紧不可走失药气，每次取3克用温酒冲入空心温服，日服2~3次，连服数日。

诸痢及赤白带下

如诸痢及赤白带下者，治法如下：

治法　用干姜、艾叶各50克，各炒焦存性研成细末放在清水中化开无渣为度，装入消毒瓶内盖紧不可走失药气，每次取10克，用好酒冲入空心服下，日服2~3次，连服数剂。

血海虚冷白带射下脐腹刺痛

若妇人血海虚冷、白带射下、脐腹刺痛者，治法有2个：

治法1　用当归、人参、北芪、鹿茸、枣仁、鹿角霜、元胡、柏子仁各30克，乳香、没药、干姜、沉香、肉桂各15克，琥珀、木香各10克，共研成细末放在清水中化开无渣为度，炼蜜为丸（名特效拱神丸），阴干，装入消毒瓶内盖紧不可走失药气，每次取5克，用温酒空心送服，日服2~3次，连服数剂。

治法2　用归身12克，昆布、海藻酒炙、泽兰酒炙各6克，酒炒白芍、酒炒三棱、醋炒莪术、川芎、血竭各5克，共研成细末放在清水中化开无渣为度，装入消毒瓶内盖紧不可走失药气，每次取5克，用温酒空心送服，日服2~3次，连服数剂。

子宫虚冷赤白带下面色萎黄

若妇人子宫虚冷、赤白带下、面色痿黄，四肢酸痛无力、饮食减少，经脉不调、腹中时痛、意怒，治法如下：

治法　用香附醋炒120克，蕲艾醋炒、川芎、白芍各100克，当归、吴萸汤泡各60克，续断45克，熟地、炙北芪各30克，肉桂6克，共研成细末放在清水中化开无渣为度，用醋煮糊为丸（名艾附暖宫丸），阴干，装入消毒瓶内盖紧不可走失药气，每次取20克用醋汤空心送服，日服2~3次，连服数剂。

带色白黑而清稀

如带色白黑而清稀者，是虚寒，白色者，治法有5个：

治法1　用北芪15克，党参、白术各10克，当归6克，炙甘草、陈皮、升麻各5克，柴胡3克，共加水煎取浓汁（名补中益气汤），空心温服，每日1剂服2~3次，连服数剂。

治法2　用茯苓60克，陈石灰30克，共研成细末放在清水中化开无渣为度，煮糊为丸阴干（名双白丸），可止妇人白带如神，装入消毒瓶内盖紧不可走失药气，每次取20克，用白汤空心温服，日服2~3次，连服数日。

治法3　用白芷、川芎、苍术、大生附子、用面包好放火中煨熟取出，各15克，共研成细末放在清水中化开无渣为度，装入消毒瓶内盖紧不可走失药气，每次取15克，用热酒冲入空心温服（名四仙散），日服2~3次，连服数剂。

治法4　用甘草、滑石各3克，石莲子20粒，共打碎加水煎取浓汁空心温服，每日1剂服2~3次，连服数剂。

治法5　用活鲤鱼一条，加陈醋煲至熟烂取出空心温服，每日1剂服2~3次，连服数日。

带色赤

带色赤者，治法有2个：

治法1　用当归、川芎、生地、白芍各10克（名四物汤），加地榆、荆芥、黄芩各12克，共加水煎取浓汁空心温服，每日1剂服2~3次，连服数剂。

治法2　用红鸡冠花适量晒干研成细末放在清水中化开无渣为度，装入消毒瓶内盖紧不可走失药气，每次取10克用烧酒冲入空心温服，日服2~3次，连服数日。

经带色黑

若经带色黑者，治法如下：

治法　用熟地240克，山萸肉、山药各120克，泽泻、茯苓、丹皮各90克，共研成细末放在清水中化开无渣为度，炼蜜丸（名六味地黄丸），装入消毒瓶内盖紧不可走失药气，每次取6克，用温开水空心温服，日服2~3次，连服数剂。

带黄而淡

若带黄而淡者，治法有2个：

治法1　用人参、白术、茯苓各6克，甘草、陈皮、法夏各3克，生姜3片，红枣3枚，共加水煎取浓汁空心温服（名六君子汤），每日1剂服2~3次，连服数剂。

治法2　用人参、北芪、白术、茯苓、当归、远志、枣仁、木香、元肉各3克，甘草1.5克，生姜3片，红枣3枚，共加水煎取浓汁空心温服（名归脾汤），每日1剂服2~3次，连服数剂。

带下胞中热痛

若带下胞中热痛是湿热，今胞中冷痛是寒湿，治法如下：

治法　用熟地、赤芍、当归、川芎各10克（名四物汤），加附子、肉桂、干姜各3克，若臭腥者加知母、黄柏各10克，若日久怕滑脱者，可加升麻、柴胡、龙骨、牡蛎、赤石脂各15克，共加水煎取浓汁空心温服，每日1剂服2~3次，连服数剂。

带下腰腿痛

如带下腰腿痛者，治法如下：

治法　用生地、白芍、当归、川芎（名四物汤）各3克，加羌活、防风各3克，水煎服，若肥人再加苍术、南星、半夏各3克，共加水煎取浓汁空心温服，每日1剂服2~3次，连服数剂。

带下腹痛

若带下腹痛是湿热瘀结，治法如下：

治法　用生地、白芍、当归各10克，川芎7克（名四物汤），加干姜、吴茱萸、元胡、木香各1克，共加水煎取浓汁空心温服，每日1剂服2~3次，连服数剂。

带下气血虚弱

若带下气血虚弱者，治法如下：

治法　用熟地、丹皮、茯苓各5克，山萸肉、北芪、人参、白术、当归、山药、陈皮各3克，升麻、泽泻、炙甘草各1克，共加水煎取浓汁空心温服（名补阴益气汤），每日1剂服2~3次，连服数剂。

孕妇带下如黄水或豆汁

孕妇带下如黄水或豆汁者，治法有2个：

治法1　用粟米、北芪各50克，共加水煎取浓汁空心温服，每日1剂服2~3次，连服数剂。

治法2　用小黑豆50克，白果去壳7粒，共炒香用水酒各半，煎取浓汁空心温服，每日1剂服2~3次，连服数剂。

带下有脓

若带下有脓者，治法如下：

治法　用单叶红蜀葵根60克，白芷30克，白芍、枯矾各15克，共研成细末放在清水中化开无渣为度，用黄蜡溶化调药为丸阴干，装入消毒瓶内盖紧不可走失药气，每次取10克用开水空心送服，日服2~3次，连服数日。

白淫

若白淫者，治法有2个：

治法1　用炒车前子90克，白蒺藜60克，共加水煎取浓汁空心温服，每日1剂服2~3次，连服数剂。

治法2　用糙糯米、川花椒各50克炒香共研成细末放在清水中化开无渣为度，用陈醋煮糊为丸阴干，装入消毒瓶内盖紧不可走失药气，每次取15克用醋汤空心送服，日服2~3次，连服数日。

白浊

若妇人白浊者，治法如下：

治法　用鹿角屑适量，炒黄研成细末放在清水中化开无渣为度，装入消毒瓶内盖紧不可走失药气，每次取6克用烧酒空心送服，每日早晚各服一次，连服数日。

白沃

经水不利子脏坚僻，中有干血即下如浆者（名白沃），治法如下：

治法　用枯矾、杏仁各适量共研如泥炼蜜为丸如枣核大，每次取一丸用纱布包好放入子脏中，每日换药1次，连续数日。

白带

若白带者，治法有8个：

治法1　用人乳拌稀粥空心温服，日服2~3次，连服数日。

治法2　用鲜白木槿花适量装入猪肚内封口，放入砂锅内煮至熟烂取出趁热吃肚连花，每日1剂服2~3次，连服数日。

治法3　用白鸡冠花50克加水煎取浓汁空心温服，每日1剂服2~3次，连服数剂。

治法4　用真荞麦面150克用鸡蛋清调和为丸，每日早晚各取10克用开水空心送服连服数日。

治法5　用白棉花子仁120克烘晒九次，研成细末放在清水中化开无渣为度，用米糟为丸阴干，装入消毒瓶内盖紧不可走失药气，每日早晚各10克用开水空心送服连服数日。

治法6　用干莲蓬壳适量焙至焦枯存性研成细末放在清水中化开无渣为度，装入消毒瓶内盖紧不可走失药气，每次取10克加鸡蛋白用开水冲入空心温服，日服2~3次，连服数日。

治法7　用活青牡蛎适量，放火中烧红取出冷定又烧，连煅七次后取出研成细末放在清水中化开无渣为度，装入消毒瓶内盖紧不可走失药气，每次取6克用热豆浆冲入空心温服，日服2~3次，连服数日。

治法8　用沙参适量研成细末放在清水中化开无渣为度，装入消毒瓶内盖紧不可走失药气，每次取6克用热豆浆冲入空心温服，日服2~3次，连服数日。

白带过多

如白带过多者，治法如下：

治法　用益母草、羊蹄草、白扁豆各50克，鸡冠花、马齿苋、草决明、雀不站各25克，车前子、当归各15克，肉桂5克，共加水煎取浓汁空心温服，每日1剂服2~3次，连服数剂。

若石女白带者，治法有2个：

治法1　用金毛狗脊烧去毛，加白蔹各30克，鹿茸用酒炒60克，共研成细末放在清水中化开无渣为度，用艾叶适量加醋煎取浓汁，加糯米粉与药共调为丸阴干，装入消毒瓶内盖紧不可走失药气，每次取10克用好酒空心送服，日服2~3次，连服数日。

治法2　用古方(《傅青主女科》）完带汤：车前子、白术各9克，党参、苍术、淮山、柴胡、白芍、荆芥穗、炙甘草、陈皮各6克，共加水煎取浓汁空心温服，每日1剂服2~3次，连服数日。

白带色清似水

若寒性白带色清似水、面色苍白口淡无味者，治法如下：

治法　用胡椒7粒、炒焦研成细末放在清水中化开无渣为度，取鸡蛋1枚，开一小孔装入胡椒粉，用湿纸厚包鸡蛋放火中，煨熟取出空心温服，日服2~3次，连服数日。

若白带年久不愈者，治法如下：

治法　用白果仁10枚，加猪油3克共研如泥，用热豆浆冲入空心温服，日服2~3次，连服5~7周。

白带腥臭

白带是阴道排液，是阴道黏膜渗出物，是由宫颈腺体及子宫内膜腺体分泌物混合而成，内含阴道上皮脱落细胞、白细胞和一些非致病性细菌。正常情况下阴道排液的质与量随月经周期而变。月经净后阴道排液量少色白呈糊状。在月经中期卵巢即将排卵时由于宫颈腺体分泌旺盛，白带增多透明微黏似蛋清样。排卵2~3天后阴道排液变混浊稠黏而量少。行经前后因盆腔充血阴道黏膜渗出物增加白带也会增多。如果白带色质量发生异常改变又称白带异常，出现异常白带总有原因，不同疾病引起的白带异常也不同。如无色透明黏液性的白带外观与排卵期前的正常白带相似只是量多而已，常见于应用雌激素类药物后。脓性白带色黄或黄绿如脓样有臭味，是由感染造成，常见于幼女阴道炎、老年性阴道滴虫性阴道炎、慢性宫颈炎或子宫内膜炎。豆腐渣样白带是霉菌性阴道炎的特征。血性白带是指白带如染血一样，是老年性阴道炎、宫颈息肉、重度慢性宫颈炎或宫内节育器和黏膜下子宫肌瘤等良性病变，宫颈癌、宫体癌等恶性肿瘤亦可出现此症状。脓血样白带是阿米巴性阴道炎的特征。黄水样白带多是由于病变组织坏死所致，常见于黏膜下子宫肌瘤、子宫颈癌或输卵管癌等所致。

若妇人白带腥臭者，治法如下：

治法　用桑寄生50克炖竹丝鸡空心温服，每日1剂服2~3次，连服数剂。

白带长年不净身体虚弱

若白带长年不净身体虚弱者，治法有10个：

治法1　用莲子、荞麦各200克，共研成细末放在清水中化开无渣为度，用鸡蛋清调合为丸绿豆大阴干，装入消毒瓶内盖紧不可走失药气，每次取10克，用温开水空心送服，日服2~3次，连服数剂。

治法2　用连子、芡实各100克，鲜荷叶50克，糯米50克煮粥，加糖适量空心温服，每日1剂服2~3次，连服数剂。

治法3　用荞麦炒香500克，甘草60克，共研成细末放在清水中化开无渣为度，用鸡蛋清调合为丸绿豆大阴干，装入消毒瓶内盖紧不可走失药气，每次取30克，用温开水空心送服，日服2~3次，连服数剂。

治法4　用向日葵梗或根、荷叶各12克，共加水煎取浓汁空心温服，每日1剂服2~3次，连服数剂。

治法5　用赤茯苓50克，白茄花30克，共加水煎取浓汁空心温服，每日1剂服2~3次，连服数剂。

治法6　用花生米120克，冰片1克，共研如泥早晚各取60克，用温开水空心送服，每日1剂服2~3次，连服数剂。

治法7　用陈年高粱根适量研成细末放在清水中化开无渣为度，装入消毒瓶内盖紧不可走失药气，每次取15克，用红糖适量冲入空心温服，日服2~3次，连服数日。

治法8　用白扁豆去皮、淮山各50克，共加水煮至熟烂，加红糖适量取出空心温服，每日1剂服2~3次，连服数日。

治法9　用芹菜籽30克研成细末放在清水中化开无渣为度，加水煎取浓汁用好酒冲服，每日1剂服2~3次，连服数日。

治法10　用冬瓜仁50克，白果仁10粒，共加水煎取浓汁空心温服，每日1剂服2~3次，连服数日。

小腹胀痛污水绵绵

若小腹胀痛污水绵绵为之带有余，为湿热有余，治法如下：

治法　用二丑、滑石、黄芩、大黄各20克，共研成细末放在清水中化开无渣为度，滴水为丸（名道水丸），阴干，装入消毒瓶内盖紧不可走失药气，每次取5克，用温开水空心送服，日服2~3次，连服数日。

小腹胀痛属湿寒者

若属湿寒者，治法如下：

治法　用二丑、胡椒、小茴香、木香各20克，共研成细末放在清水中化开无渣为度，滴水为丸（名黄安丸），阴干，装入消毒瓶内盖紧不可走失药气，每次取5克，用温开水空心送服，日服2~3次，连服数日。

小腹有硬块按之痛者

若小腹有硬块按之痛者，治法如下：

治法　用大黄10克，桃仁、大金边土鳖各6克，用水酒共煎取浓汁空心温服（名下瘀血汤），每日1剂服2~3次，连服数剂。

小腹拘急胀满疼痛拒按

若小腹拘急胀满疼痛拒按、大便色黑者，治法如下：

治法　用桃仁10克，桂枝、甘草各6克，大黄后下12克，芒硝冲入药汁内6克共加水煎取浓汁空心温服（名桃仁承气汤），每日1剂服2~3次，连服数剂。

子宫肌瘤

若子宫肌瘤，治法如下：

治法　用(《中医杂志》) 宫症汤：薏米30克，昆布15克，当归、炮山甲、桃仁、莪术、香附、续断、夏枯草、牛膝各12克，王不留行、三棱各9克，共加水煎取浓汁空心温服，每日1剂服2~3次，连服数剂。

子宫肌瘤卵巢囊肿者

若子宫肌瘤卵巢囊肿者，治法如下：

治法　用桂枝、茯苓、丹皮、桃仁、赤芍各12克（名桂枝茯苓丸），加三棱、莪术、丹参、鳖甲各10克，共加水煎取浓汁空心温服（名桂枝茯苓丸），每日1剂服2~3次，连服1~3月。

慢性盆腔炎

若慢性盆腔炎者，治法有2个：

治法1　用(《经验方》) 凤颈白鱼汤：马鞭草60克，白花蛇舌草、鱼腥草各30克，共加水煎取浓汁空心温服，每日1剂服2~3次，连服数日。

治法2　用古方(《金匮要略》) 大黄牡丹汤：冬瓜子30克，大黄18克，丹皮、芒硝各9克，共加水煎取浓汁空心温服，每日1剂服2~3次，连服数日。

子宫颈癌

子宫颈癌是指发生于妇女子宫最下端、子宫开口和阴道连接处的恶性肿瘤，中医称带下崩漏或五十倒行经。子宫颈癌的早期表现有月经不规则、性交时出血、无自觉性痛苦。中期表现症状是白带增多有恶臭味、混有血迹、小腹胀痛、胸腹胀满、全身窜痛、口苦咽干食量减少、烦闷忧郁心悸失眠、小便色黄大便干燥。晚期的表现特征是白带剧增、阴道流血、头晕目眩、口苦咽干、手足心热、尿频尿急尿痛尿血，畏风怕冷、腰酸背痛发热、贫血消瘦及恶病质症候，严重时下肢浮肿、并发肾积水、尿毒症、膀胱阴道瘘缩、直肠阴道瘘缩等危象。治法有4个：

治法1　治疗可内服大黄虻虫丸、每次1粒日服3次，外用枯矾、山慈菇各18克，砒霜9克，麝香0.9克，共研成细末放在清水中化开无渣为度，装入消毒瓶内盖紧不可走失药气，每次取出适量药粉加甘油、糯米粉各适量，制成丁字形栓剂塞入阴道中，每日换药1次，连续用药1~3月。

治法2　用蚌壳适量研成细末放在清水中化

开无渣为度，装入消毒瓶内盖紧不可走失药气，每次取出适量药粉用布包好塞入阴内，每日换药2~3次，另外每日早服补中益气汤，晚服龙胆泻肝汤，连服1~2月。

治法3　用(《中西医结合诊疗手册》）加味猪苓汤：半枝莲30克，白花蛇舌草24克，猪苓、莪术、败酱草各15克，太子参、淮山、金银花、茯苓、七叶一枝花、苍术各12克，黄芩9克，共加水煎取浓汁空心温服，每日1剂服2~3次，连服1~2月。

治法4　用(《经验方》）可治多种癌症，参术紫草汤：丹参30克，莪术、紫草、穿破石、地榆、艾叶各20克，守宫5克，共加水煎取浓汁空心温服，每日1剂服2~3次，连服1~2月。

子宫癌疼痛难忍

若子宫癌疼痛难忍者，治法有2个：

治法1　用硼砂、枯矾、冰片、青黛各30克，黄柏、紫草各15克，共研成细末放在清水中化开无渣为度，装入消毒瓶内盖紧不可走失药气，每次取出适量药粉用白酒调成膏状涂敷痛处，每日换药3~5次即可止痛。

治法2　用鲫鱼鳞、鲤鱼鳞、红苋菜各1千克，共加水熬成胶，每次取30克，用温酒冲服，日服2~3次，连服1~2月。

妇人无子孕

凡妇人无子孕者，全在调经理脾胃，气充旺者再调其经候，去其妒忌，再服丸药或汤药自然孕。治法如下：

治法　用熟地5克，当归、白芍、白术、香附、川芎、黄芩酒炒各3克，陈皮2克，砂仁、丹参、炙甘草各1克，共加水煎取浓汁空心温服，每日1剂服2~3次，连服数剂。

若妇人月经不调久不受孕者，治法如下：

治法　用古方(《金匮要略》）温经汤：麦冬、吴茱萸各9克，丹皮、桂枝、川芎、当归、阿胶（另烊）、白芍、人参、法夏、甘草、生姜各6克，共加水煎取浓汁空心温服，每日1剂服2~3次，连服数日。

通经而不孕

凡妇人无子多因七情所伤，致使血虚气盛，经水不调、或前或后或多或少、色淡如水或紫黑成块，或崩中带下、或腹痛、子宫虚冷不能成孕，可在经期前服用调经种子，治法有2个：

治法1　用当归、川芎各12克，白芍、茯苓、陈皮、丹皮、元胡各10克，香附、吴萸炮各6克，熟地3克，如过期经水色淡，是血虚有寒，加肉桂、炮姜、艾叶醋炒各10克，如先期3~5日来，色紫黑是血虚有热，加酒炒黄芩2.5克，酒水各半煎取浓汁空心温服（名调经种子方），每日1剂服2~3次，连服10余剂。

治法2　用红丹参适量研成细末每次取6克，用好酒冲入空心温服，日服2~3次，连服3~5月。

如妇女调经种子、经期腹痛、月经不调者，治法有5个：

治法1　用莲子30克，熟地25克，召实15克，人参、枣仁、茯苓各10克，当归、川芎、杜仲盐水炒断丝、杞子、炙北芪各6克，土炒白术、香附、吴茱萸、泽泻各5克，酒炒白芍、延胡索、桑椹子、石蟹、蕲艾、川厚朴、枳壳、郁金、柴胡、防风、炙甘草各3克，灯心球10扎，共加水煎取浓汁空心温服，每日1剂服2~3次，连服数剂。

治法2　用不孕调经种子汤：熟地、香附各5克，当归、川芎、山茱萸肉各3克，白芍酒炒、茯苓、丹皮各2.5克，延胡索、陈皮各2克，生姜3片，共加水煎取浓汁空心温服，每日1剂服2~3次，连服数剂。

治法3　用古今种子第一方枸杞子、菟丝子各250克，覆盆子去目130克，车前子炒黄65克，五味子30克，共研成细末放在清水中化开无渣为度，用好酒250毫升调匀，炼蜜为丸黄豆大（五子衍宗丸），阴干，装入消毒瓶内盖紧不可走失药气，每次取6克用温酒空心送服，日服2~3次，连服数剂。

治法4　亦可用枸杞子、菟丝子各250克，覆盆子去目130克，车前子炒黄65克，五味子30克，加槐角子同首乌煮七次，桑椹子、冬青子、柏子仁去油，没石子、蛇床子各100克，共用好酒蒸熟，取出焙干研成细末放在清水中化开无渣为度，炼蜜为丸黄豆大（名十子丸），阴干，装入消毒瓶内盖紧不可走失药气，每次取6克，用温酒空心送服，日服2~3次，连服3~5剂。

治法5　用熟附子、茯苓各190克，人参、细辛各15克，川厚朴、杜仲用盐水炒断丝，桂心、秦艽、白薇、法夏、干姜、淮牛膝、北沙参各7克，共研成细末放在清水中化开无渣为度，炼蜜为丸黄豆大（名秦桂丸），阴干，装入消毒瓶内盖紧不可走失药气，每次取3克，空心温酒送服，日服2~3次，连服3~5剂。

妇人体寒虚弱子宫冷而不孕者

若妇人体寒虚弱，子宫虚冷，赤白带下，面

色萎黄，四肢酸痛无力，饮食减少，而经水不调，腹中时痛意怒是由风寒乘虚入于子脏，久之血凝气滞多变他症，且难于受孕。治法有4个：

治法1　用鹿胎肉60克，炙北芪、炙党参各30克，活公鸡一只吊死去净毛及内脏头足，将3味药共装入鸡腹内，用好酒在砂锅内煲熟，取出一日连汁带渣食完，每日1剂服2~3次，连服1~2月。

治法2　用冰糖30克，葱头7条，鸡蛋1枚，共煎熟用甜酒1杯送服，每日早上空心温服，中午用鸡蛋4枚，稻草15克，共加水煎熟吃蛋饮汤，每日1剂服2~3次，连服1~2月。

治法3　用生姜、红糖各500克，共研如泥隔水蒸一小时，取出放阳光下晒一个星期收回再蒸，连续蒸九次即可，在月经来潮的第一天开始服用，每次取50毫升，用温开水冲入空心温服，日服2~3次，在服药期间禁忌房事，连服一至二月不可间断。

治法4　用嫩母鸡1只去净毛及内脏，洗净装入鹿鞭100克，当归25克，北芪15克，生姜3片封口，共放入砂锅内用小火炖至鸡肉熟烂时，再入阿胶25克，加入调味取出空心温服，每日1剂服2~3次，连服1~2月。

如子宫冷而不孕者，治法有7个：

治法1　用吴茱萸、川花椒各250克，共研成细末放在清水中化开无渣为度，炼蜜为丸弹子大阴干，装入消毒瓶内盖紧不可走失药气，每次取一丸，用布包好塞入阴内，每日早晚各换药1次，连塞2~3月。

治法2　用硫磺适量研成细末放在清水中化开无渣为度，装入消毒瓶内盖紧不可走失药气，每次取50克，煎水泡洗阴部，日洗2~3次，连洗3~5月。

治法3　用吴茱萸、川花椒各30克，共研成细末放在清水中化开无渣为度，滴水为丸如鸡蛋黄大阴干，装入消毒瓶内盖紧不可走失药气，次取一丸用布包好塞入阴内，每日换药1次，连放15~20次。

治法4　用香附醋炒120克，蕲艾醋炒、川芎、白芍各100克，吴茱萸汤泡、当归各60克，续断45克，炙北芪、熟地各30克，肉桂6克，共研成细末放在清水中化开无渣为度，醋煮糊为丸黄豆大阴干，装入消毒瓶内盖紧不可走失药气，每次取15克用醋汤空心送服，日服2~3次，连服1~2剂。

治法5　用川芎、炙甘草、党参、桂枝、丹皮、吴萸、白芍酒炒各10克，五味子、麦冬、归尾酒炒6克，法夏3克，生姜3片，共加水煎取浓汁空心温服（名温经汤），每日1剂服2~3次，连服数剂。

治法6　用熟地15克，制香附、当归、白芍、续断、黄芪各10克，炒艾叶6克，吴茱萸、川芎各5克，肉桂3克，共加水煎取浓汁空心温服（名艾附暖宫丸），每日1剂服2~3次，连服数剂。

治法7　用熟地240克，淮山、山茱萸（又名酸枣皮）各120克，丹皮、茯苓、泽泻、附子、肉桂各100克，共研成细末放在清水中化开无渣为度，炼蜜为丸（名桂附地黄丸），阴干，装入消毒瓶内盖紧不可走失药气，每次取6克用姜汤空心送服，日服2~3次。外用远志、干姜、蛇床子、吴萸各适量共研成细末放在清水中化开无渣为度，装入消毒瓶内盖紧不可走失药气，每次取20克，用棉布包固塞入阴中，每日早晚各换药1次，连续用药1~2月。

瘦人无子

如瘦人无子者，治法有3个：

治法1　用肉苁蓉40克，当归、川芎、覆盆子、蛇床子、菟丝子各36克，白芍、牡蛎、海螵蛸、五味子、防风各20克，黄芩15克，艾叶7克，共研成细末放在清水中化开无渣为度，炼蜜为丸黄豆大阴干，装入消毒瓶内盖紧不可走失药气，每次取30丸，用盐汤空心空服，日服2~3次，连服1~2月。

治法2　用专治不育症的调经种子方：熟地、香附各5克，归身、川芎、山茱萸肉各3克，白芍酒炒、茯苓、丹皮各2.5克，若经后行者，色必淡，加肉桂、熟艾各1.5克，共加水煎取浓汁，空心温服，每日1剂服2~3次，连服1~2月。

治法3　用熟地30克，当归25克，白芍酒炒20克，香附盐水炒19克，川芎13克，茯苓、陈皮各10克，吴茱萸、丹皮、延胡索各6克，共加水煎取浓汁空心温服，每日1剂服2~3次，连服1~2月。

避孕

避孕结育者，治法有3个：

治法1　用鲜柿蒂7枚，放新瓦上焙至焦枯存性，用石器研成细末放在清水中化开无渣为度，在经后净身时用黄酒空心冲入一次服下，每服一次避孕一年。

治法2　用紫色茄花蕾14朵，放新瓦上焙至干枯研成细末放在清水中化开无渣为度，在经后身净时用黄酒冲入空心温服，每日服药一次，连服数日。

治法3　用黑木耳500克洗净，加红糖100克，共加水煮烂如膏状取出，每次在经后净身时，取100毫升用黄酒冲入空心温服，日服2~3次，连续服完为止。

绝育断产大方

断产大方，治法有4个：

治法1　用生地、川芎、当归、白芍各15克，云台子6克，共加水煎取浓汁，在行经期净身时空心温服，每日1剂服2~3次，连服数剂。

治法2　用故蚕纸0.35平方米，炒焦存性研成细末放在清水中化开无渣为度，在行经期用好酒冲入，空心温服一次。

治法3　将鹅毛血管适量，烧枯存性与百草霜各10克，共研成细末放在清水中化开无渣为度，装入消毒瓶内盖紧不可走失药气，每次在经后身净时取5克，用黄酒冲入空心温服，每日早晚各服一次，连服数日绝育。

治法4　用明矾适量研成细末每次取2.1克装入一粒胶丸内，在产后胎衣出后空心一次服下绝育。

妇人疝病

若妇人疝病如气攻冲，胁腹刺痛多因风冷寒湿客于胞中，治法如下：

治法　用川芎、鳖甲、吴茱萸、桃仁、赤芍、肉桂、槟榔、青皮、木香、大黄、莪术各6克，共加水煎取浓汁空心温服（名当归散），每日1剂服2~3次，连服数剂。

误服辛热暖宫之药

治误服辛热暖宫之药，而使衡任伏火者，治法如下：

治法　用当归、赤芍、生地、黄柏炒、知母、木通各3克，川芎2克，甘草1.5克，共加水煎取浓汁空心温服（名四物加黄柏知母汤），每日1剂服2~3次，连服数剂并合服三补丸。

身体虚弱元气不足

若身体虚弱元气不足者，治法如下：

治法　用人参、白术、茯苓各10克，甘草5克，红枣3枚，生姜3片，共加水煎取浓汁空心温服（名四君子汤），每日1剂服2~3次，理气加陈皮（名翼功散）。治脾虚痰饮加橘红、半夏（名六君子汤）。治胃虚呕吐加砂仁、藿香（名香砂六君子汤）。治脾虚渴泻用四君子汤、加藿香、葛根、木香（名七味白术散）。治脾胃虚泻用四君子汤加薏米、桔梗、淮山、砂仁、扁豆（名参苓白术散）。治思虑伤脾损其心血者用四君子汤加当归、北芪、枣仁、远志、木香（名归脾汤）。四君子汤减去人参加柴胡、当归、白芍、薄荷（名逍遥散）。调肝理脾用四君子汤合四物汤（名八珍汤）。兼补血用八珍汤加北芪、肉桂（名十全大补汤），大补气血。减去人参、茯苓、白术、（名双和饮）平补气血。去川芎加陈皮（名人参养营汤），用于补气兼养血。四君子汤减去茯苓加干姜（名理中汤），治脾胃虚寒而吐泻，每日1剂服2~3次，连服数剂。

美尼尔症

如美尼尔症者，治法如下：

治法　用代赭石（先煎）50克，仙鹤草30克，车前草、夏枯草、法夏、猪苓、钩藤各18克，大枣15克，共加水煎取浓汁空心温服，每日1剂服2~3次，连服数剂。

妇人伤中淋露

治妇人伤中淋露，亦治胎前产后遗尿不知时者，治法如下：

治法　用白薇、白芍各100克，共研成细末放在清水中化开无渣为度，装入消毒瓶内盖紧不可走失药气，每次取10克用白酒冲入空心温服（名白薇散），日服2~3次，连服数剂。

妇女阴内生翻花疮

如妇女阴内生翻花疮者，治法有2个：

治法1　先用黄花适量，煎水熏洗患处，再用黄柏、黄芩、黄连各30克，共研成细末放在清水中化开无渣为度，用猪胆汁调成糊状敷患处，用油纸将药盖上外用纱布包扎固定每日换药1次，后用土茯苓500克熬成膏，每次取30克，用白糖兑服，日服2~3次，连服数剂。

治法2　用独活6克，雄黄、五倍子各5克，川乌、石菖蒲、金礞石、熟南星、青盐各3克，共研成细末放在清水中化开无渣为度，装入消毒瓶内盖紧不可走失药气，每次取出适量药粉用麻油调成膏状敷患处，用油纸将药盖上外用纱布包扎固定每日换药1次，连敷数剂。

女子风疮疥癣及阴中肿痛

如女子风疮、疥癣及阴中肿痛者，治法如下：

治法　用白鲜皮30克，加水煎取浓汁空心温服，每日1剂服2~3次，连服数剂。

阴门生疮

如阴门生疮者，治法如下：

治法　用蛇床子50克，川花椒、白矾各15克，共加水煎取浓汁，趁热熏洗患处，每日1剂洗2~3次，连洗数日。

阴中生疮

如阴中生疮者，是由七情郁火损伤肝脾，气血凝滞湿热下注，久而虫生乃至成疮，脓水淋漓时疼时痒，有如虫行少腹胀闷，小便黄赤、食少体倦、内热晡热、日蒸、经后不调赤白带下。治法如下：

治法　用当归、白芍、生地各10克，川芎6克（名四物汤），加栀子、柴胡、丹皮、龙胆草各10克，共加水煎取浓汁空心温服，每日1剂服2~3次，连服数剂。

若阴内生疮痛痒难堪者，治法有5个：

治法1　先将川花椒10克，樟脑2克共研成细末放在清水中化开无渣为度，再将鲜猪肝适量切成条放入香油锅内，微烫取出抹上前药粉塞入阴内，每两小时换药1次，连塞数日。

治法2　用杏仁、雄黄、明矾各3克，冰片1克共研成细末放在清水中化开无渣为度，装入消毒瓶内盖紧不可走失药气，每次取出适量药粉用纱布包紧塞入阴内，每日早晚各换药1次，连塞数日。

治法3　用鲜桃树叶适量研如泥，每次取适量用纱布包紧塞入阴内，每日早晚各换药1次，连塞数日。

治法4　用北杏仁适量，焙至焦枯存性研如泥，每次取少许用纱布包紧塞入阴内，每日早晚各换药1次，连塞数日。

治法5　用桃树叶、地柏、夏枯草各50克，共加水煎取浓汁空心温服，每日1剂服2~3次，连服数剂。

若阴痒者，治法有4个：

治法1　取桃仁适量研如泥，每次取适量用纱布包紧塞入阴内，每日早晚各换药1次，连塞数日。

治法2　用蛇床子30克，白矾6克，共研碎加水煎取浓汁趁热熏洗患处，每日早晚各作一次，连续1~2日。

治法3　用鸡肝或猪肝适量加杏仁10克共研如泥每次取适量用纱布包紧塞入阴内，每日早晚各换药1次，连塞数日。

治法4　用大蒜头150克研如泥，加水煎取浓汁趁热熏洗患处，每日早晚各作一次，连续数日。

阴中生疮溃烂出水而痛

若阴中生疮溃烂出水而痛者，治法如下：

治法　用当归、白芍、柴胡、茯苓、白术、丹皮、栀子各3克，甘草、薄荷各1.5克，共加水煎取浓汁空心温服（名逍遥散），每日1剂服2~3次，连服数剂。

妇人阴内肉磨烂

如妇人阴内肉磨烂者，治法有2个：

治法1　用没药10克，儿茶、绿茶各2克，血竭、乳香、甘草各1克，共研成细末放在清水中化开无渣为度，装入消毒瓶内盖紧不可走失药气，每次取出适量药粉用麻油调搽患处，每日换药1次，连搽数日。

治法2　用没药10克，孩儿茶、炉甘石各2克，血竭、乳香、甘草各1克，共研成细末放在清水中化开无渣为度，装入消毒瓶内盖紧不可走失药气，每次取出适量药粉搽患处，日搽2~3次，连搽数剂。

阴户臭烂

若阴户臭烂者，治法有2个：

治法1　取白色螺蛳壳放入火中煅透取出，面粉炒至黄色各30克，加熟乳香、珍珠末、象牙、儿茶、冰片各1克，共研成细末放在清水中化开无渣为度，装入消毒瓶内盖紧不可走失药气，先用洗米水适量加雄黄10克，共煎数沸取出淋洗患处，然后涂敷药粉，每日3~5次，连续数日。

治法2　用牡蛎10克，陈蚌壳6克，龙骨5克，人中白3克前四味各放入火中煅透取出、加滑石粉10克，冰片1克，共研成细末放在清水中化开无渣为度，装入消毒瓶内盖紧不可走失药气，先用洗米水适量加雄黄10克，共煎数沸取出淋洗患处，然后涂敷药粉用油纸将药盖上外用纱布包扎固定，每日3~5次，连续数日。

阴后生疮

若阴后生疮者，治法如下：

治法　将家猫捉住，取胡椒粉少许放入口鼻腔内，将猫倒悬，猫口鼻内即流出涎沫用物盛之，将此物涂敷患处，用油纸将药盖上外用纱布包扎固定，每日换药1次，连涂数日。

阴户不敛

治阴户不敛者，治法有2个：

治法1　用外用方：龟壳一个，夜合草适量，制作：先将夜合草装入龟壳内，然后烧烟熏患处，每日2~3次，连熏3~5日，内服党参、黄芪、白术、茯苓、当归、熟地、白芍各10克，炙甘草、川芎、肉桂各5克（甘草、肉桂用米炒黄），生姜3片，红枣3枚，共加水煎取浓汁（名十全大补汤），空心温服，每日1剂服2~3次，连服数剂。

治法2　用白及、龙骨、诃子、露蜂房、黄柏各30克，共研成细末放在清水中化开无渣为度，装入消毒瓶内盖紧不可走失药气，先用紫苏100克，加水煎浓汁先熏后洗，洗后取适量药粉搽患处，用油纸将药盖上外用纱布包扎固定，日搽2~3次，连搽数日。

妇人阴户不敛肿痛不可忍

如妇人阴户肿痛不可忍，手足不能伸舒者，名小户嫁痛，是由湿热损伤脾肝二经湿热下注所致，治法有2个：

治法1　宜内服当归、白芍、柴胡、茯苓、白术、丹皮、栀子各3克，甘草、薄荷各1.5克，共加水煎取浓汁空心温服（名逍遥散），再用生地、白芍、川芎、当归、乳香各10克，共研如泥用纱布包好放入阴中，每日1剂服2~3次，连服数剂。

治法2　用大蒜头200克，加水煎取浓汁，趁热先熏后泡洗患处，每日1剂洗2~3次，连洗数日。

若阴户不敛肿痛者，治法如下：

治法　用大蒜头适量加水煎浓汁熏洗患处，日洗3~5次，连洗数日。

若妇人阴肿及玉门肿胀坠而兼痛者，是心肝二经火盛湿热下流所致，治法有6个：

治法1　用小麦、朴硝、明矾、五倍子各10克，葱白3条，共加水煎取浓汁，趁热先熏后洗患处，每日2~3次，连洗3~5剂。

治法2　用鲜菊花叶适量，研如泥加水煎取浓汁趁热熏洗患处，每日早晚各作一次，连续数日。

治法3　用葱白适量加乳香10克，共研如泥涂敷患处，每日换药1次，连敷数日。

治法4　用生地、当归、川芎、白芍、乳香各20克，共研如泥每次取少许，用纱布包紧塞入阴内，每日早晚各换药1次，连塞数日。

治法5　用龙胆草、山栀子、泽泻、生地各10克，黄芩、木通、车前子、当归、柴胡各6克，甘草3克，共加水煎取浓汁空心温服（名龙胆泻肝汤），每日1剂服2~3次，连服数剂。

治法6　用蕲艾、防风、大戟各20克，共加水煎取浓汁熏洗患处，后用枳实、陈皮各100克，共研碎炒热熨患处，每日1剂洗2~3次，连作数日。

若重坠者，治法有5个：

治法1　用黄芪15克，党参、白术各10克，当归6克，升麻、炙甘草、陈皮各5克，柴胡3克，共加水煎取浓汁空心温服（名补中益气汤），每日1剂服2~3次，连服数剂。

治法2　用外用方：麻黄、黄连、蛇床子各100克，艾叶45克，乌梅10枚，共加水煎取浓汁，先熏后泡洗，每日2~3次，连洗数日。

治法3　用白芍、白术、茯苓各10克，黄芩、木通、车前子、当归、柴胡各7克，薄荷、甘草各3克，生姜3片，共加水煎取浓汁空心温服，每日1剂服2~3次，连服数剂。

治法4　用北杏仁50克，烧灰存性研成细末放在清水中化开无渣为度，装入消毒瓶内盖紧不可走失药气，每次取出适量药粉拌入适量鸡肝塞入阴道内，日塞2~3次，连塞数日。

治法5　用大田螺一个，去盖加入冰片、胆矾各1克，共放入螺内，让田螺肉化成水，然后用鸭毛沾水搽患处，日搽3~5次，连搽数剂。

妇人肚有块上下走动

若妇人气肚有块上下走动者，治法如下：

治法　用熟地25克，当归15克，桃仁、牛膝各6克，台乌、川厚朴、炮姜各5克，肉桂、泽泻各3克，红花酒炒2克，炙甘草、丹皮、沉香各1克，共加水煎取浓汁空心温服（名精元饮）每日1剂服2~3次，连服数剂。

妇人行房后先见下阴痛后肚又痛

若妇人行房后先见下阴痛，后见肚痛者，治法如下：

治法　用白鸽屎适量，焙至焦枯存性研成细末放在清水中化开无渣为度，装入消毒瓶内盖紧不可走失药气，每次取5克用温白酒冲服，日服2~3次，连服数日。

妇人肝心胃痛

若妇人肝痛、心痛、胃痛等诸症者，治法如下：

治法　用丹参、归尾各15克，木香10克，银花6克，红花、续断、檀香、春砂仁、香附各3克，红枣2枚，共加水煎取浓汁空心温服，每日1剂服2~3次，连服数剂。

子宫发育不全者

若子宫发育不全者，治法如下：

治法　用生地12克，白芍、当归各10克，川芎5克（名四物汤），加首乌、仙茅各6克，共加水煎取浓汁空心温服，每日1剂服2~3次，连服1~2月。

输卵管不通

若输卵管不通者，治法有2个：

治法1　用（《中医杂志》）通阻1号：鸡血藤、当归、川芎、赤芍、香附、丹参、川楝子、川厚朴、台乌、木香各15克，共加水煎取浓汁空心温服，每日1剂服2～3次，连服1～2月自愈。或用(《中医杂志》) 通阻2号：刘寄奴、红花、桃仁、乳香、没药、元胡、炮山甲、血竭、三棱、莪术、水蛭、苏木、土鳖虫、蒲黄、五灵脂各10克，共加水煎取浓汁空心温服，每日1剂服2～3次，连服1～2月。

治法2 用(《中医杂志》) 通阻3号：黄药子、海藻、川贝、海带、昆布、牡蛎、夏枯草各20克，共加水煎取浓汁空心温服，每日1剂服2～3次，连服1～2月。

经期产期前腹痛一二阵经血来

治经期产期前腹痛一二阵经血来，一二日即净、而腹又痛，至经血来时，似血崩，治法如下：

治法 用胶艾四物汤：乌豆20粒，当归、生地、熟地、川芎、白芍、香附、续断、丹皮、益母草各3克，延胡索2克，艾叶、阿胶各2克，甘草1克，共加白酒煎取浓汁，空心温服，每日1剂服2～3次，连服数剂。

女子腹痛阴蚀

若阴户如蚀形者（名阴蚀），治法有3个：

治法1 用肥猪肉适量加水煮浓汁，趁热取出熏洗患处，日洗2～3次，连洗数日。

治法2 用猪肝适量煮熟取出研如泥，用纱布包紧塞入阴内，日换3～5次猪肝内自有虫出连续数日虫净。

治法3 用萹蓄50克，加水煎取浓汁空心温服，每日1剂服2～3次，连续数剂。

女子跌伤阴部流血不止

治女子跌伤阴部流血不止者，治法如下：

治法 用百草霜10克研成细末放在清水中化开无渣为度，装入消毒瓶内盖紧不可走失药气，每次取出适量药粉用温开水冲服，日服2～3次，连服数日。

妇人伤阴或交接出血

妇人伤阴交接出血者，是因伤损心脾二经。治法有5个：

治法1 用人参、北芪、白术、茯苓、当归、远志、枣仁、木香各10克，甘草5克（名归脾汤），加伏龙肝15克，共加水煎取浓汁空心温服，每日1剂服2～3次，连服数剂。

治法2 他物所伤血出不止者，可用血余炭与海螵蛸各适量，共研成细末放在清水中化开无渣为度，装入消毒瓶内盖紧不可走失药气，每次取出适量药粉涂敷患处，日涂2～3次，连续数剂。

治法3 用桂心、釜底墨各15克，共研成细末放在清水中化开无渣为度，装入消毒瓶内盖紧不可走失药气，每次取10克用温酒冲入空心温服，每日服1～2次，连服数日。

治法4 用黑棉布适量烧灰与血余炭共研成细末放在清水中化开无渣为度，装入消毒瓶内盖紧不可走失药气，每次取出适量药粉涂敷患处，日涂2～3次，连续数剂。

治法5 用蛇床子30克研成细末放在清水中化开无渣为度，装入消毒瓶内盖紧不可走失药气，每次取出适量药粉用纱布包紧塞入阴中，每日早晚各换药1次，连塞数日。

撞红

治经来房事撞，俗名撞红，治法有4个：

治法1 用水飞雄黄10克，用好酒冲入空心温服，每日服药一次，连服数日。

治法2 用明矾、雄黄各5克，共研成细末放在清水中化开无渣为度用水飞后，冲入好酒空心温服，每日服药一次，连服数日。

治法3 用穿破石6克，槐花、红花、莲蓬、甘草各3克，煲猪肉吃，每日1剂服2～3次，连服2～3日。

治法4 用粉葛、甘草、穿破石、大黄各12克，共加水煎取浓汁空心温服，每日1剂服2～3次，连服数剂。

妇人小便不出或便血

如妇人小便不出或便血者，治法有2个：

治法1 用紫菀适量研成细末放在清水中化开无渣为度，装入消毒瓶内盖紧不可走失药气，每次取25克，用盐汤冲入空心温服，日服2～3次，连服数日。

治法2 用皂角20克加鲜葱白150克，共加水煎取浓汁取出，趁热熏洗待温泡洗阴户，日洗2～3次，连洗数日。

妇人生血龟

若妇人生血龟者，治法有2个：

治法1 用艾茸围高处日烧数次，后用仙人掌、老虎舌（利）鲜者各50克，煲猪肉空心温服，每日1剂服2～3次，五日后再用艾茸烧一次。

治法2 用牛膝6克，元胡、枳壳各5克，归身、甘草、桃仁各3克，丹参2克，红花1克，共加水煎取浓汁空心温服，每日1剂服2～3次，连服数日。

妇人经血尚行7～8日不止

治妇人经血尚行7～8日不止，并下紫血块，头眩、潮热、腹痛胀闷，脉弦烦乱，是瘀血之症，治法如下：

治法　用生地酒炒5克，当归、香附、蔓荆子、赤芍、延胡索各3克，黄芩、川芎、蒲黄炒黑各2克，秦艽、茯苓、甘草、艾叶酒炒各1克，共加水煎取浓汁，空心温服（名养血行瘀汤），每日1剂服2~3次，连服数剂。

妇女穿尿胞

治妇女穿尿胞者，治法如下：

治法　用活鲤鱼一条200克，用盐、姜、醋、生油，共煎熟泡醋一次空心温服，每日1剂连服数剂。

吊阴痛不可忍

吊阴痛不可忍者，此症是两条筋从阴中至两乳，疼痛而身发热，治法如下：

治法　用川楝子、猪苓、槟榔、泽泻各4克，麻黄3克，木香2克，小茴香、白术、台乌、乳香、延胡索、大茴各5克，生姜3片，葱白1枚，共加水煎取浓汁空心温服（名川楝汤），每日1剂服2~3次，连服数剂。

妇人产门不闭

妇人产门不闭者，治法如下：

治法　用蛇床子1000克，炒热分成二份，用布包好，趁热熨患处冷则即换，每次连熨1~2小时，日熨2~3次，连熨数日。

女子血枯

女子血枯或男子阳虚者，治法如下：

治法　用天雄20克，研成细末放在清水中化开无渣为度，麻雀蛋100枚去壳，与药粉调匀煮熟空心温服，每日1剂服2~3次，连服数剂。

暴怒伤肝忧思伤脾

若暴怒伤肝忧思伤脾，脾不摄血者，治法如下：

治法　用人参、北芪、白术、茯苓、当归、远志、枣仁、木香、元肉各3克，甘草1.5克，生姜3片，红枣3枚，共加水煎取浓汁（名归脾汤），合当归、白芍、柴胡、茯苓、白术各3克，甘草、薄荷各2克（名逍遥散），二方合用，共加水煎取浓汁空心温服，每日1剂服2~3次，连服数剂。

阴道炎宫颈炎外阴湿疹

阴道炎宫颈炎外阴湿疹者，治法如下：

治法　用红紫草适量研成细末放在清水中化开无渣为度，装入消毒瓶内盖紧不可走失药气，每次取出适量药粉用真麻油调成膏状敷患处，用油纸将药盖上外用纱布包扎固定，每日换药1次，连敷数日。

若气血大虚中气下陷

若气血大虚，中气下陷者，治法如下：

治法　用党参、黄芪、白术、茯苓、当归、熟地、白芍各10克，炙甘草、川芎、肉桂各5克（甘草、肉桂用米炒黄），生姜3片，红枣3枚（名十全大补汤），加升麻、柴胡各10克，共加水煎取浓汁空心温服，每日1剂服2~3次，连服数剂。

阴吹

妇人阴中时时出气，有声如肠道转矢气状，是由于肠道气实，胃气下泄之症，名阴吹。治法如下：

治法　用猪皮胶、乱发各30克，共加水煎取浓汁空心温服（名发膏煎）每日1剂服2~3次，连服数剂。

阴痛

若妇人阴痛者，治法有2个：

治法1　用食盐1千克放入锅内炒热，用黑棉布包紧烫患处少时。

治法2　用枯矾、甘草各15克共研成细末放在清水中化开无渣为度，装入消毒瓶内盖紧不可走失药气，每次取出适量药粉用纱布包紧塞入阴内，每日早晚各换药1次，连塞数日。

阴冷

妇人阴冷者，治法有2个：

治法1　用干姜、牡蛎各30克共研成细末放在清水中化开无渣为度，装入消毒瓶内盖紧不可走失药气，每次取出适量药粉用火酒调成膏状涂敷两手心，然后用两手揉两乳房40~50分钟，日作3~5次，连作数日。

治法2　用川花椒、吴茱萸、五味子各120克，共研成细末放在清水中化开无渣为度，炼蜜为丸阴干，装入消毒瓶内盖紧不可走失药气，每次取一丸用纱布包紧塞入阴内，日换2~3次，连塞数日。

阴宽

若阴宽者，治法如下：

治法　先将肥皂子（又名木患子）浸去黑皮，用白肉加入白及、五倍子、蛇床子、石榴皮、甘松、山奈、龙骨、硫磺各20克共研碎加水煎取浓汁，趁热取出熏洗患处，每日1剂洗2~3次阴冷亦效连续数日。

绞肠

若大便由前阴而出者（名绞肠），凡得此病者大怒、大饱、气火错乱、升降失常、溃浊混淆，治法有2个：

治法1　用明矾2克研成细末放在清水中化开无渣为度，用豆腐皮五层包好用淡盐水空心送服，每日1剂服2~3次，连续数日。

治法2　用猪苓、茯苓各10克，泽泻、白术各6克，桂枝5克，共加水煎取浓汁空心温服（名五皮散），每日1剂服2~3次，连服数剂。

恶梦

妇人受七情内伤亏损心脾，神无所护魂魄不宁，致有独悲独笑，畏见人状、神虚夜梦与鬼交，治法如下：

治法　用人参、北芪、白术、茯苓、当归、远志、枣仁、木香、元肉各10克，甘草5克，生姜3片，红枣3枚（名归脾汤），加朱砂、琥珀各2克，共研成细末放在清水中化开无渣为度，装入消毒瓶内盖紧不可走失药气，分3次冲服，每日1剂服3次，连续数剂，志定心清魂魄安宁而无恶梦。

梅核气

妇人咽中如有一物吐之不出，而咽之不下，如梅核结在喉间，故名梅核气，是因内伤七情外伤生冷所致。治法如下：

治法　用半夏、厚朴、苏叶、茯苓各15克，生姜3片，共用水煎取浓汁饭后温服（名半夏厚朴汤），每日1剂服2~3次，连服数剂。

阴痔

阴痔者，治法如下：

治法　用生乌头50克，加陈醋500克共放入砂锅内，煮沸用烟熏患处，每次先熏后泡，每日2~3次，连续数日。

阴毛生虫

阴毛生虫者，治法有2个：

治法1　用槟榔100克，加水煎浓汁，待温泡洗患处，日洗2~3次，连洗2~3日。

治法2　用生地、萹莲、麦冬、甘草、荆芥、山楂、麦芽各5克，蝉蜕、防风、红花、归尾各3克，共加水煎取浓汁空心温服，每日1剂服2~3次，连服数剂。

外阴瘙痒

外阴瘙痒是一种症状，严重时会影响工作和休息，发痒部位大多在阴蒂和小阴唇附近，有时亦会累及大阴唇及会阴和肛门附近。常为阵发性或连续性，一般日轻夜重或月经期加剧，若严重瘙痒时可出现难以忍受的痛苦，局部皮肤和黏膜外观正常，不过长期瘙痒会导致局部皮肤溃破，继发感染会红肿疼痛，日久皮肤变粗糙增厚及发硬。引起外阴瘙痒的原因很多，从局部来讲有过敏性反应与化学性刺激，不注意个人卫生，尤其是月经期不注意局部卫生使阴道分泌物、尿液、粪渍、经血等污垢积存，引起刺痒、多汗、肥胖、内裤过紧不透气使局部皮肤经常受摩擦，皮肤病如湿疹、牛皮癣、神经性皮炎、外阴白色病变等，或阴道炎和子宫颈炎以及滴虫性阴道炎、霉菌性阴道炎、宫颈炎等时排出炎性分泌物富于刺激性，亦有尿瘘、尿失禁、粪瘘、肛裂、肛瘘，由于粪尿刺激外阴和寄生虫类、阴虱、疥疮等都是影响瘙痒的主要原因。治法如下：

治法　用明矾、硫磺、苦参、白鲜皮、蛇床子、地肤子、大枫子各20克，蒲公英、忍冬叶、百部各10克，共加水煎取浓汁先熏后泡洗患处，每日1剂洗3~5次，连洗4~5剂。

如阴痒者多因湿热生虫阴户内痒，甚则肢体倦怠小便淋漓，治法如下：

治法　宜内服龙胆草、栀子、泽泻、生地各10克，黄芩、木通、车前子、当归、柴胡各6克，白芍、茯苓、白术、薄荷、甘草3克（名龙胆泻肝汤及逍遥散），每日1剂共加水煎取浓汁空心温服，日服2~3次，连服3~5剂，外用桃仁、鸡肝各50克，雄黄10克，共研如泥用纱布包好塞入阴中，每日换药1次，连塞数日。

妇人阴痒（滴虫性阴道炎）

由阴道滴虫寄生在阴道内引起。阴道感染滴虫后，一般分泌物较多，呈泡沫状乳白色或黄色，有时血性或脓性物体。外阴瘙痒灼热刺痛性交疼痛。如尿路受感染可出现，尿痛尿频甚至血尿。少数且有全身乏力腰酸及下腹痛。不过亦有感染滴虫，阴道炎症反应而无其他症状的带虫。滴虫在体外环境中的生存力相当顽强，所以传染力也强。可通过性交直接传播，或通过公共浴池浴盆浴巾便桶游泳衣游泳池，或医疗用具等间接传播。因此预防隔离工作需从以下几个方面着手，一患者的内裤毛巾均应用开水烫洗。二在治疗期间禁忌性交，同时需检查丈夫的尿液，如有滴虫应同时治疗。滴虫性阴道炎易于复发，复发的原因可能是藏在阴道皱襞深处的滴虫，未被药物杀死，或丈夫的尿道或膀胱中是否有滴虫，通过性交反复传染，尤其在月经后当阴道内酸性降低时，在治疗结束阴道分泌物内已无滴虫时，仍应每次月经后复查。连续三次复查都为阴性方为治愈。阴痒难忍者，治法有2个：

治法1　用桃仁、雄黄各50克，共研成细末放在清水中化开无渣为度，用鲜鸡肝 100 克与药末共研如泥装入消毒瓶内盖紧不可走失药气，每次取出适量药取纱布包成红枣大，每次取一包塞入阴内，每日 2~3 次，连续数日。

治法 2　用北杏去净皮尖，炒焦存性，雄黄、明矾各 15 克，麝香 1 克，共研成细末放在清水中化开无渣为度，装入消毒瓶内盖紧不可走失药气，每次取出适量药粉用布包好塞入阴内，每日换药 1 次，连塞数剂。

如妇人阴内生滴虫痒不可忍者，治法有 9 个：

治法 1　用鸡肝适量，切成片塞入阴内，1~2 小时换药 1 次，连塞数日。

治法 2　用白术、茯苓、龙胆草、栀子、泽泻、生地、白芍各 10 克，当归、柴胡、车前子、木通、黄芩各 7 克，薄荷、甘草各 3 克，生姜 3 片，共加水煎取浓汁，空心温服，每日 1 剂服 2~3 次，连服数剂。

治法 3　用大蒜头 2 枚去皮研如泥，加水煎取浓汁泡洗阴部，日洗 2~3 次，连洗数日。

治法 4　用北杏仁 100 克炒至焦枯研成细末，放在清水中化开无渣为度，装入消毒瓶内盖紧不可走失药气，每次取出适量药粉用麻油调成膏状，敷在有线的棉球上塞入阴中，每日早晚各换药 1 次，连塞数日。

治法 5　用猪肝 60 克切片，马鞭草 30 克与肝片拌匀，用盖碗装好蒸至熟烂取出空心温服，日服 2~3 次，连服数日。

治法 6　用鲜大白萝卜或青萝卜适量，研如泥用纱布包好塞入阴中，每日早晚各换药 1 次，连塞数日。

治法 7　用蜂蜜、硼砂各适量，调成膏状涂敷在纱布上，将纱布塞入阴中，每日早晚各换药 1 次，连塞数日。

治法 8　用烟叶、明矾各 2 克，雄黄 1 克，共研成细末放在清水中化开无渣为度加猪肝 60 克，共研如泥用纱布包好塞入阴中，每日早晚各换药 1 次，连塞数日。

治法 9　用干地龙 20 克研成细末，放在清水中化开无渣为度，加葱头 50 克共研如泥用蜂蜜调成膏状涂敷在纱布上，将纱布塞入阴中，每日早晚各换药 1 次，连塞数日。

尿潴留（癃闭）

尿潴留是指排尿困难点滴而出或小便闭绝的泌尿系病症，中医称癃闭。尿潴留的发病原因是嗜食辛辣酒热之物以及肥甘厚味之品，使邪热伤阴，让精浊瘀血砂石阻塞水道，体虚久病肾阴枯伤小便传送无力，精神紧张腹腔妇科肛肠疾患使气机闭滞，导致膀胱气化不利而形成潴留。临床表现为面色萎黄、神疲乏力、四肢不温、头晕气短、烦渴欲饮、小腹胀满、小便不通、大便不畅，严重时发生喘急呕吐、肿胀昏厥等危象。

治尿潴留者，治法有 4 个：

治法 1　用鲜青蒿 300 克，大蒜头一枚，栀子七枚，食盐少许共研如泥厚敷患者肚脐孔上，用油纸将药盖上外用纱布包扎固定，每日换药 1 次，连敷数日。

治法 2　用大蒜 1 枚，栀子 7 粒，食盐少许共研如泥敷在肚脐孔上固定，再用葱头 250 克研如泥，加食盐 500 克共炒热，用棉布包好熨肚脐上，用油纸将药盖上外用纱布包扎固定冷则即换，连续 6~8 小时，每日 1 次，连作数日。

治法 3　用老生姜、红葱头各 600 克，莱菔子 200 克共研如泥分成两份，分别放入锅内炒热装入棉布袋内趁热敷在小腹上，用油纸将药盖上外用纱布包扎固定，冷则另换连续热敷 6~8 小时，每日一次，连续用药数日。

治法 4　用古方(《外台秘要》) 人参补肾汤：薤白 20 克，生姜 15 克，杜仲、白术各 12 克，人参、桂心、陈皮、炙甘草、茯苓 9 克，羊肾、猪肾各 1 具，共用水煎取浓汁空心温服。

若急性尿潴留者，治法如下：

治法　用大黄 15 克，桃仁 12 克，水蛭 9 克，虻虫 6 克，随证加减：外伤加归尾、生地、红花、田七、姜黄各 10 克。腹部手术后加枳实、厚朴、银花、木香各 10 克。前列腺炎加黄柏、知母、川太、石苇、党参、北芪、丹皮各 10 克。尿路结石加海金沙、金钱草、鸡内金、木通、车前子各 20 克，共加水煎取浓汁空心温服，每日 1 剂服 2~3 次，连续数剂。

前列腺肥大所致的尿潴留

若前列腺肥大所致的尿潴留者，治法如下：

治法　用北芪 30 克，党参、冬葵子各 20 克，茯苓 12 克，白术、知母、石花各 10 克，柴胡 6 克，升麻、肉桂、通草、甘草各 3 克，共加水煎取浓汁空心温服，每日 1 剂服 2~3 次，连续数日。

子宫脱垂

子宫从正常位置沿阴道下降，子宫颈外口达坐骨棘水平以下甚至子宫全部脱出阴道口外称为子宫脱垂。根据脱垂程度的轻重可分为三度。如果子宫向下移至子宫颈外口，虽已低于坐骨棘水平，但仍在阴道内为第一度。如子宫颈已脱于阴道口外，但子宫体仍在阴道内，为第二度。要是整个子宫全脱出阴道口外，为第三度。子宫脱垂常由综合因素造成，如分娩时过早下劲、急产滞产尤其是困难的阴道手术，生产都有可能使子宫韧带及子宫旁组织和骨盆底肌肉与筋膜过度伸展或撕裂。如产后不注意保健，这些组织或产伤恢复不良，都会影响子宫的支托，成为日后子宫脱垂的主要因素。如产后经常仰卧由于支持组织松弛子宫常向后倾，子宫后倾的结果使子宫轴与阴道轴一致，也是为子宫脱垂创造了条件。如产后过早参加重体力劳动，或有慢性咳嗽，习惯性便秘或长期从事蹲站的工作，迫使腹压增加引起子宫向下移位。子宫脱垂常发生于晚年，或在绝经后方始加剧，这是因为年老后，雌激素水平下降，子宫支持组织萎缩和缺乏张力的缘故。若体质虚弱，或先天性盆底组织发育异常的妇女，即使年轻未婚未孕，亦有发生子宫脱垂的可能。子宫下垂牵拉腹膜韧带及盆底组织，必然引起腰酸和下坠感，并在行走和劳累时加重。病情较重时自觉似有块物从阴道脱出，久站咳嗽排便或劳动时块物更脱出，卧床休息后块物变小回缩。随着病情的进展脱出块物逐渐增大，并且不再自动缩回必须用手推纳，最后甚至一站起就脱在外面。脱出的块物即子宫颈，由于长期暴露在外，经常受到摩擦而变肥大，易破损感染或溃烂而分泌血性脓样液体。子宫脱垂使膀胱变位和尿道受压，常伴尿频或排尿困难，尿潴留或尿失禁。子宫脱垂后由于血液循环发生障碍，子宫瘀血往往会使月经过多。子宫脱垂者，治法有21个：

治法1　用金樱子100克，北芪40克，枳壳25克，升麻20克，共加水煎取浓汁空心温服，每日1剂，服2~3次、连服7~10剂，外用蓖麻子75克研如泥、加烧酒调成膏状，敷在患者肚脐下三寸关元穴处，用油纸将药盖上外用纱布包扎固定，每日换药1次，连敷数日无不效。

治法2　用竹叶、竹根各200克，加水煎取浓汁，趁热先熏后泡洗患处，日泡2~3次，连泡数日。

治法3　用棉花根200克，茜草根、白茅根、败酱草各50克，枸杞根25克，共加水煎取浓汁空心温服，每日1剂服2~3次，连服7~10剂，外用苏叶、小茴香各25克，共研成细末放在清水中化开无渣为度，装入消毒瓶内盖紧不可走失药气，每次取出适量药粉用真麻油调成膏状敷患处，用油纸将药盖上外用纱布包扎固定，每日换药1次，连敷数日。

治法4　用棉花根200克，益母草、生枳壳各25克，升麻15克，共加水煎取浓汁空心温服，每日1剂服2~3次，连服7~10剂，外用鲜韭菜300克，加水煎取浓汁，趁热先熏后泡洗患处，每日2~3次，连洗数日。

治法5　用艾叶100克，益母草、橘红各50克，共加水煎取浓汁，趁热先熏后泡洗患处，日洗2~3次，连洗数日。

治法6　用五倍子、荆芥、蛇床子、枳壳各6克，共加水煎取浓汁，趁热先熏后泡洗患处，日洗2~3次，连洗数日。

治法7　用硫磺、海螵蛸各15克，五味子8克，共研成细末放在清水中化开无渣为度，装入消毒瓶内盖紧不可走失药气，每次取出适量药粉搽患处，外用蛇床子200克，炒热用棉布包好熨患处，每日2~3次，连续用药数剂。

治法8　用龟肉250克，枳壳炒香20克，共加水放入砂锅内煮至熟烂，取出趁热吃肉饮汤，每日1剂服2~3次，连服数剂。

治法9　用老丝瓜壳适量，烧枯存性研成细末放在清水中化开无渣为度，装入消毒瓶内盖紧不可走失药气，每次取10克，用好烧酒冲服，日服2~3次，连服数日。

治法10　用鳖鱼头适量，烧枯存性研成细末放在清水中化开无渣为度，装入消毒瓶内盖紧不可走失药气，每次取6克，用好烧酒冲服，日服2~3次，连服数日。

治法11　将青山羊耳后血管用针取血5毫升，用烧酒冲服，日服2~3次，连服数日。

治法12　用活黄鳝鱼适量，每次取2~3条，加水煮至熟烂，取出趁热空心温服，日服2~3次，连服数日。

治法13　先用北芪20克，炒枳壳8克，共加水煎取浓汁去渣，加入活鲫鱼200克，煮至熟烂取出趁热空心温服，日服2~3次，连服数日。

治法14　用老母鸡肉一只，首乌50克，共加水炖至熟烂取出趁热空心温服，每日1只服2~3次，连服5~6只。

治法15　用黄芪15克，党参、白术、青皮、栀子各10克，当归6克，陈皮、甘草、升麻各5克，柴胡3克，共加水煎取浓汁空心温服（名补中益气汤加青皮栀子），每日1剂服2~3次，连服数剂。

治法16　外用硫磺、海螵蛸各15克，五味子

8克，共研成细末放在清水中化开无渣为度，装入消毒瓶内盖紧不可走失药气，每次取出适量药粉搽患处，另用蛇床子500克，炒热用布包熨患处，内服煅牡蛎40克，当归、黄芩各30克，白芍18克，刺猬皮烧存性8克，共研成细末放在清水中化开无渣为度，装入消毒瓶内盖紧不可走失药气，每次取8克，用好酒冲服（名二天散），日服2~3次，连服数剂。

治法17　用人参、吴萸、北芪各10克，当归6克，升麻1克，共加水煎取浓汁空心温服，再用花椒20克，五倍子、荆芥、蛇床子、枳壳各6克，共加水煎取浓汁熏洗患处，日洗3~5次，连洗数日。

治法18　用蛇床子150克，乌梅40粒共加水煎取浓汁熏洗患处，日洗3~5次，连洗数日。

治法19　用食盐60克，桂心、吴茱萸各30克，共炒至变色取出研成细末放在清水中化开无渣为度，装入消毒瓶内盖紧不可走失药气，每次取出适量药粉用纱布包紧塞入阴内，日换2~3次，连塞数日。

治法20　先用淡竹叶根150克加水煎取浓汁熏洗患处，后用五倍子、白矾各50克共研成细末放在清水中化开无渣为度，装入消毒瓶内盖紧不可走失药气，每次取出适量药粉涂敷患处，用油纸将药盖上外用纱布包扎固定，日涂2~3次，连涂数日。

治法21　用古方(《脾胃论》)补中益气汤：黄芪15克，人参、当归、白术各10克，陈皮6克，炙甘草5克，柴胡、升麻各3克，共用水煎取浓汁空心温服连服数剂。

妇人阴延

如妇人阴延者，治法有5个：

治法1　用当归、北芪、刺猬皮各60克，煅牡蛎45克，赤芍15克，炮山甲、蒲黄、升麻、柴胡各10克，朱砂3克，共研成细末放在清水中化开无渣为度，装入消毒瓶内盖紧不可走失药气，每次取10克，用好酒冲入空心温服，日服2~3次，连服数剂。

治法2　用煅牡蛎40克，当归、黄芩各30克，白芍18克，刺猬皮炒黄8克，共研成细末放在清水中化开无渣为度，装入消毒瓶内盖紧不可走失药气，每次取10克，用开水冲入空心温服（名二天散），日服2~3次，连服数剂。

治法3　用茄子树根适量焙至焦枯存性，取出研成细末放在清水中化开无渣为度，装入消毒瓶内盖紧不可走失药气，每次取出适量药粉用猪油调成膏状，涂在纸筒上塞入阴内，日换2~3次，连塞数日。

治法4　用水仙花瓣、红糖各适量共研如泥涂在纸筒上塞入阴内，日换2~3次，连塞数日。

治法5　用肥大活鲫鱼放在锅内生煎出油，将油涂在纸筒上塞入阴内，日换2~3次，连塞数日。

宫颈炎

子宫颈因分娩、流产、手术或性交受到损伤时，细菌乘机入侵而引起急性发炎，由于宫颈腺体分支复杂，宫颈管内膜皱褶多，感染后不易彻底清除，所以急性期过后常遗留慢性炎症。急性发炎时宫颈充血红肿，一触即痛，阴道流出大量黄色脓样物小腹胀痛，有时体温上升，炎症如向周围扩散到盆腔，可有腰骶部疼痛和下坠感，转变为慢性炎症后，宫颈有糜烂、肥大、变硬或腺体囊肿形成等病变，主要症状为阴道分泌物增多、色白或黄或染红呈黏液状或脓状。因炎症范围及程度不同而伴腰酸骶痛、下坠感，每次月经前后、排便和性交后加重，而且可引起痛经和月经失调。治疗者治法有2个：

治法1　用猪苦胆1枚，白矾9克，共焙至干枯研成细末放在清水中化开无渣为度，装入消毒瓶内盖紧不可走失药气，每次取出适量药粉涂入宫颈患处，每日早晚各换药1次，连涂数日。

治法2　用鲜无花果树叶适量切碎，加水煎取浓汁趁热熏洗阴部、腹部，每日1剂洗2~3次，连洗数日。

外阴炎

如外阴炎、外阴湿疹、外阴溃疡者，治法如下：

治法　用樟脑7克，煅蛤壳5克，冰片2克，共研成细末放在清水中化开无渣为度，装入消毒瓶内盖紧不可走失药气，每次取出适量药粉用石蜡油调成膏状涂敷患处，用油纸将药盖上外用纱布包扎固定，每日换药1次，连敷数剂。

子宫出血

如子宫出血者，治法有6个：

治法1　用鲜辣椒根50克洗净切碎加鸡脚适量，共放入砂锅内加水煮至鸡脚熟烂，取出空心吃鸡脚饮汤，本方对直肠出血、内痔出血、月经不调等均有较好的疗效，每日1剂服2~3次，连服数剂。

治法2　用丝瓜络炭、棕炭各15克，共研成细末放在清水中化开无渣为度，装入消毒瓶内盖紧不可走失药气，每次取出适量药粉用开水冲入空心温服，日服2~3次，连服数日。

治法3　用豆腐500克，加入陈醋240克，用小火煮半小时取出空心温服，每日1剂服2~3次，连服数剂。

治法4　用麦麸1千克，百草霜100克，共研成细末放在清水中化开无渣为度，装入消毒瓶内盖紧不可走失药气，加红糖250克溶化，调合作成饼蒸熟空心温服，日服2~3次，连服数日。

治法5　用干柿饼适量，用黄酒空心送服，日服2~3次，连服5~6斤。

治法6　用海螵蛸适量，炒香研成细末放在清水中化开无渣为度，装入消毒瓶内盖紧不可走失药气，每次取1克，用黄酒冲入空心温服，日服2~3次，连服数日。

宫颈糜烂

如宫颈糜烂者，治法有3个：

治法1　先用pp粉适量开水冲洗干净，然后取鸡蛋清适量浸湿纱布，塞入宫颈口患处，每日早晚各换药1次，连续数日。

治法2　用干石榴皮适量研成细末放在清水中化开无渣为度，装入消毒瓶内盖紧不可走失药气，每次取出适量药粉用猪胆汁调成膏状，涂敷在有线的棉球上，将棉球塞入阴中，每日早晚各换药1次，连敷数日。

治法3　将石榴皮末装入猪胆内，阴干取出研成细末放在清水中化开无渣为度，装入消毒瓶内盖紧不可走失药气，每次取出适量药粉用花生油调成膏状，将有线的棉球敷上药塞入阴中，每日早晚各换药1次，连塞数日。

子宫肌瘤

子宫肌瘤是最常见的女性生殖器良性肿瘤。多见于中年妇女，由于子宫肌瘤常与卵巢卵泡囊肿、子宫内膜增生过长等与雌激素有关的疾病并存，由于妊娠后及服用雌激素加速肌瘤的生长，绝经后随着雌激素的降低，子宫肌瘤常逐渐萎缩，一般认为长期持续的雌激素刺激是子宫赘生肌瘤的主要原因。子宫肌瘤是球形实质性肿瘤，可生长在子宫任何部位。开始时子宫肌层里的不成熟平滑肌，细胞增生形成小结节，逐渐长大后如仍在原位，称为肌壁间肌瘤，若向子宫腔膜方向发展，突出于子宫表面，甚至只有一蒂与子宫相连，叫做浆膜下肌瘤。若向子宫腔方向发展与黏膜层直接接触，而突入子宫腔为黏膜下肌瘤。肌瘤单个较少常为多发性，并且大小不等生长部位不同。子宫肌瘤引起的症状，与肌瘤的大小个数不成比例，却与生长部位关系密切。浆膜下肌瘤可长得很大而无症状，往往由患者偶然发现腹部肿块而就医。较大的肌壁间肌瘤使子宫内膜面积增加，又妨碍子宫收缩，常伴月经过多而经期延长和白带增多。黏膜下肌瘤如果发生坏死溃疡感染，必然导致不规则阴道出血及脓性白带。肌瘤增大后可压迫膀胱，引起尿频或尿潴留，可压迫输尿管以致输尿管积水，使肾盂积水而出现腰痛，亦可压迫直肠造成便秘。浆膜下肌瘤发生蒂扭转时会引起急性腹痛。黏膜下肌瘤可刺激宫缩引起痉挛性疼痛。肌瘤红色变性时会引起剧痛之外，还伴有恶心呕吐发热而有白细胞增多，约1/3的子宫肌瘤患者不孕。不孕的原因，可能是由于肌瘤妨碍卵床受精，或由于子宫增大变形，表面高低不平质硬，使肌瘤压迫输卵管入口，妨碍精子进入输卵管。治法有10个：

治法1　用吴茱萸、当归、麦冬、莪术、阿胶、王不留行各9克，人参、赤芍、川芎、桂枝、丹皮、半夏、炮山甲、甘草各6克，生姜3片，共加水煎取浓汁空心温服，每日1剂服2~3次，连续服药2~3月。

治法2　用丹参25克，赤芍、荔枝核、橘核、山豆根各20克，桃仁15克，香附、吴茱萸、山慈菇各12克，三棱、莪术、桂枝各10克，共加水煎取浓汁空心温服，每日1剂服2~3次，再用生川乌、土鳖、乳香、没药各18克，生南星12克，制马钱子50粒、大蜈蚣12条，共研成细末放在清水中化开无渣为度，装入消毒瓶内盖紧不可走失药气，每次取出适量药粉加白酒调成膏状，摊在布上贴患者脐孔和肿块处，每次贴1~3小时，每日贴一次，连续用药2~3月。

治法3　用生牡蛎30克，北芪、续断、青皮、艾叶、卷柏、鳖甲、赤芍、丹皮、桃仁、茯苓、桂枝各10克，黄柏6克，共研成细末放在清水中化开无渣为度炼蜜为丸，阴干装入消毒瓶内盖紧不可走失药气，每次取10克用温盐开水空心送服，日服2~3次，连续服药2~3月。

治法4　用丹参、赤芍、夏枯草各15克，生蒲黄、五灵脂、酒炒香附、灯心草各10克，乳香、没药各5克，共加水煎取浓汁空心温服，每日1剂服2~3次，连续服药2~3月。

治法5　用卷柏30克，益母草15克，归尾12克，五灵脂、生蒲黄、延胡索、桃仁、红花、没药各10克，三棱、莪术各8克，川芎、肉桂、小茴香各6克，共加水煎取浓汁空心温服，每日1剂服2~3次，连续服药2~3月。

治法6　用赤芍20克，白术、延胡索各15

克，台乌、茯苓、桂枝各10克，丹皮6克，桃仁、甘草各5克，共加水煎取浓汁空心温服，每日1剂服2~3次，连续服药2~3月。

治法7　用当归、赤芍、三棱、莪术、没药各12克，延胡索、生蒲黄、桃仁各9克，肉桂、五灵脂各6克，干姜、小茴香、田七粉冲服各3克，共加水煎取浓汁空心温服，每日1剂服2~3次，连续服药2~3月。

治法8　用海藻、橘核、荔枝核各20克，续断、首乌、川楝子各15克，杜仲、仙灵脾、桑寄生、大茴香、台乌各12克，菟丝子9克，共加水煎取浓汁空心温服，每日1剂服2~3次，连续服药2~3月。

治法9　用鲜桃树根100克洗净切片，加猪肉适量共放入砂锅内，加水煮至猪肉熟烂取出空心温服，每日1剂服2~3次孕妇禁服，连服2~3月。

治法10　用(《浙江中医杂志》) 逐瘀消瘤汤：丹参、牡蛎各15克，天葵子、三棱、莪术、昆布、海藻、鳖甲、鸡内金、桂枝、茯苓、白芍各12克，丹皮、桃仁、牛膝各9克，共加水煎取浓汁空心温服，每日1剂服2~3次，连服2~3月。

女性绝经前后更年期综合征

如女性绝经前后，更年期是卵巢功能逐渐衰退到最后消失的一个过渡时期。在此期间最突出的征象是月经发生变化，终于停止来潮。绝经的年龄是因人而异，一般在45~50岁之间。有部分妇女在绝经前后会出现一些雌激素减少引起的植物神经系统功能失调的征候，诸如阵发性轰热、出汗胸闷、气短心悸眩晕、血压忽高忽低等心血管症状，以及易于激动紧张，有时忧郁好哭，或皮肤异样感觉等精神性的神经症状。更年期是人生必须经过的一个正常的生理过程，因此即是出现一些症状也不必过分焦虑。但要注意劳逸结合稳定情绪，适当限制脂类和糖类食物，时常加大进行体育锻炼就可减轻症状。如综合症所出现心跳、心慌、脾气急躁者，治疗治法有6个：

治法1　用夜交藤30克，茯苓、白芍、枣仁炒、香附各15克，生地、当归、龙齿各12克，远志、合欢皮、陈皮、紫贝齿、桔络各10克，菖蒲、柴胡各6克，共加水煎取浓汁空心温服，每日1剂服2~3次，连服1~2月。

治法2　用淫羊藿、仙茅各12克，巴戟天、当归各10克，知母、黄柏各6克，共加水煎取浓汁空心温服（名淫羊仙茅汤，又名二仙汤），每日1剂服2~3次，连服1~2月。

治法3　用生地、熟地、枣仁各15克，共加水煎取浓汁去渣，加鲜百合150克，煮至熟烂取出空心温服，每日1剂服2~3次，连服2~3月。

治法4　用猪心1枚挖干血水，洗净加朱砂2克在内，用盖碗蒸至熟烂，取出空心温服，每日1剂服2~3次，连服2~3月。

治法5　用浮小麦30克，红枣10枚，甘草4克，共加水煎取浓汁空心温服，每日1剂服2~3次，连服2~3月。

治法6　用(《新中医》) 解郁汤：小麦50克，磁石24克，牡蛎、龙骨各15克，佛手、白术、茯苓、白芍、当归、降香、柴胡、甘草、远志各9克，琥珀3克，大枣10枚，共加水煎取浓汁空心温服，每日1剂服2~3次，连服2~3月。

乳　部

乳症如乳痈、乳疽、乳中结核、内外乳吹等，初起时治法均可用青皮30克，石首鱼脊翅15克，焙至焦枯存性共研成细末放在舌头上化开无渣为度，煮米粥调和为丸，阴干装入消毒瓶内盖紧不可走失药气，每次取10克加葱头1个用温酒空心送服，饮酒随量醉卧盖被让出汗，避风为要，每日早晚各服一次，连服数日。

乳痈

妇人乳房忽然红肿坚硬疼痛，憎寒壮热头痛者，此是乳痈将成。乳痈者，是阳明厥阴二经风热壅盛，初起治法有9个：

治法1　用青皮、白芷、当归、柴胡、浙贝、僵蚕、花粉、银花、甘草节各10克，共加水煎取浓汁饭后温服（名消毒饮）每日1剂服2~3次，连服数剂。

治法2　用益母草适量研成细末放在清水中化开无渣为度，装入消毒瓶内盖紧不可走失药气，每次取出适量药粉用水调成糊状厚敷患处，用油纸将药盖上外用纱布包扎固定，每日换药1次，连续敷药数日肿消。

治法3　用蒲公英30克，金银花15克，北芪、当归各12克，赤芍、续断各10克，香附6克，皂角刺5克，炒山甲、甘草各3克，生姜1片（名加味四妙汤），如已溃者去山甲、角刺，共加水煎取浓汁饭后温服，每日1剂服2~3次，连服数剂。

治法4　用鲜蒲公英、鲜凤尾草各30克共研如泥，加好白酒适量煮数沸后取汁尽量饮服，每日1剂服2~3次，连续数剂。

治法5　用虾酱适量加陈醋调成膏状蒸熟，

取出涂敷患处用油纸将药盖上，外用纱布包扎固定，每日换药1次，连敷数日。

治法6　取豆腐沥下的水（俗名黄泔汤），适量放入锡锅内煎成膏状涂敷患处，用油纸将药盖上外用纱布包扎固定，每日换药1次，连敷数日。

治法7　用柳树根适量刮去粗皮，共切碎研如泥炒热用棉布包好趁热熨孔上，冷则另换，每次轮熨3~4小时连续数日。

治法8　用新鲜黄鱼背棘扯下贴墙上，阴干放新瓦上焙至焦枯存性，取出研成细末放在清水中化开无渣为度，装入消毒瓶内盖紧不可走失药气，每次取10克，再用青皮5克加白酒适量，煎取浓汁冲入空心温服，每日1剂服2~3次，连服数剂。

治法9　用(《新中医》) 归母汤：益母草、当归、川芎、泽兰、苍耳子各12克，共加水煎取浓汁饭后温服，每日1剂服2~3次，连服数剂。

乳痈肿至头面

如乳痈肿至头面者，应按瘟疫门的大头瘟，治法如下：

治法　用蚯蚓方治之。

如乳痈肿痛日久不愈者，治法如下：

治法　用虾酱适量，用陈醋调成糊状，蒸热厚敷患处，用油纸将药盖上外用纱布包扎固定，每日换药1次，诸药不效者用此方数日。

乳痈腹痛便毒耳痛

若乳痈腹痛便毒耳痛者，治法如下：

治法　用青皮、陈皮各120克，蒌仁、炒山甲各60克，金银花、连翘、生炙甘草各30克，共研成细末放在清水中化开无渣为度，装入消毒瓶内盖紧不可走失药气（名复元通气散），每次取6克，用好酒冲入温服，日服2~3次，连续数剂。

乳痈已溃

如乳痈已溃多至2~300头者，治法如下：

治法　用柳树根适量刮去外层粗皮，取二层白皮研如泥，用棉布包好蒸热熨患处，用油纸将药盖上外用纱布包扎固定，冷则即换连熨1~2小时，每日早晚各作一次，连作数日。

乳痈久不收口

如乳痈久不收口者，治法如下：

治法　用茅屋上陈年旧茅草适量，加冰片少许研成细末放在清水中化开无渣为度，装入消毒瓶内盖紧不可走失药气，每次取出适量药粉干敷患处，用油纸将药盖上外用纱布包扎固定，每日换药1次，连敷数日。

乳痈憎寒壮热者

如憎寒壮热者，治法如下：

治法　用荆芥、防风、羌活、独活各5克，共加水煎取浓汁饭后温服以散之，若不消是脓已成，应加皂角刺、穿山甲各20克，共加水煎取浓汁饭后温服，每日1剂服2~3次，连续服药数剂自穿。

乳房有肿块及乳房胀痛者

若乳房有肿块及乳房胀痛者，治法如下：

治法　用柴胡、白芍、青皮、当归、炒山甲、丝瓜络、制香附各10克，陈皮、川芎各5克，炙甘草3克，共加水煎取浓汁饭后温服（名加减柴胡疏肝散），每日1剂服2~3次，连服数剂。

若乳块积久不消者，治法如下：

治法　用活鲫鱼一尾去净鳞骨，取肉加酒糟适量共研如泥厚敷患处，用油纸将药盖上外用纱布包扎固定，每日换药1次，连敷数日。

乳痈溃后气血虚者

若溃后气血虚者，宜用益气养荣汤补之。若妇人被儿鼻风吹入乳孔，以致闭结，内生一块红肿作痛，大为痈，小为结，治法有8个：

治法1　用紫河车、浙贝母各适量，共研成细末放在清水中化开无渣为度，装入消毒瓶内盖紧不可走失药气，每次取10克，加黄糖适量用陈酒送服，日服2~3次，连续数日。

治法2　用炒白芷、乳香、没药、浙贝、归身各30克，共研成细末放在清水中化开无渣为度，装入消毒瓶内盖紧不可走失药气，每次取15克，用温白酒冲入空心温服，日服2~3次，连续1~2剂。

治法3　用生红薯适量，研如泥厚敷患处，用油纸将药盖上外用纱布包扎固定，每日早晚各换药1次，连敷数日自愈，若无红薯用藤叶。

治法4　用炒白芷、制乳香、制没药、大贝母、当归身各50克，共研成细末放在清水中化开无渣为度，装入消毒瓶内盖紧不可走失药气，每次取18克，用烧酒冲服，日服2~3次，连服数日如未溃者即消。

治法5　如已溃烂者，加用醒消丸，烧酒送服，外用洞天膏敷之，用油纸将药盖上外用纱布包扎固定，如溃烂已久色不红者，可用洞天救苦丹适量，内服外敷连续10~15日后，再服大枣丸。

治法6　用生蒲公英适量，洗净研如泥，取汁50毫升，用烧酒冲服，渣敷患处用油纸将药盖上外用纱布包扎固定，敷后睡觉，每日早晚各换药1次，连服数日。

治法7　用豆腐店做豆腐时淋滴之水一桶，倒入锅内用慢火熬成膏，取出放地上冷3~5日，去净火毒装入消毒瓶内盖紧不可走失药气，每次取出适量药膏厚敷患处，用油纸将药盖上外用纱布包扎固定，每日换药1次，连敷5~10日，此方（名五百金方）专治乳痈，乳上结块、乳岩，均为神效。

治法8　用适量葱头，连根洗净研如泥，炒热厚敷患处，用油纸将药盖上外用纱布包扎固定，每日早晚各换药1次，此方亦治乳吹连敷数日。

急性乳腺炎

若急性乳腺炎，或化脓性扁桃体炎者，治法有6个：

治法1　用露蜂房适量，用砂锅焙至焦枯存性研成细末放在清水中化开无渣为度，装入消毒瓶内盖紧不可走失药气，每次取2克，用温酒冲服，日服2~3次，连服数日。

治法2　用榧子仁与韭菜叶各半，共研如泥用米醋调成膏状敷患处，用油纸将药盖上外用纱布包扎固定，每日换药1~2次，连敷数日。

治法3　用仙人球适量，除去外皮研如泥厚敷患处，用油纸将药盖上外用纱布包扎固定，每日换药1~2次，连敷数日。

治法4　用茄子晒干研成细末放在清水中化开无渣为度，装入消毒瓶内盖紧不可走失药气，每次取出适量药粉用凡士林调成膏状敷患处，用油纸将药盖上外用纱布包扎固定，每日换药1~2次，连敷数日。

治法5　用橙子适量榨汁，每次取100毫升，加黄酒适量冲服，日服2~3次，连服数日。

治法6　用朴硝30克，加热水用毛巾浸湿敷患处，用油纸将药盖上外用纱布包扎固定，冷则另换连敷数次。

乳汁自流不止

产后乳汁时时暴涌出不止者，是气血大虚，治法有3个：

治法1　用人参、北芪各25克，白术、茯苓、当归、川芎、熟地、白芍各10克，陈皮7克，肉桂5克，共加水煎取浓汁食后温服（名十全大补汤），每日1剂服2~3次，连服数剂。

治法2　用党参、白术、茯苓、当归、熟地、白芍、黄芪各10克，炙甘草、川芎各5克，肉桂1.5克，共加水煎取浓汁饭后温服，每日1剂服2~3次，连服数剂。

治法3　用麦芽30克炒熟，加水煎取浓汁时时当茶饮之，每日1剂服2~3次，连服数剂。

食少乳多者应即回乳

若食少乳多者应即回乳，治法如下：

治法　用红花、当归、川芎、牛膝各10克，共加水煎取浓汁食后温服（名免怀散），每日1剂服2~3次，连服数剂。

若无儿吃乳者，治法有2个：

治法1　用麦芽100克炒熟，加水煎取浓汁时时服之，每日1剂连服数剂以断其乳。

治法2　用(《中医杂志》）回乳方：茯苓、牛膝各30克，苍术、白术、滑石各20克，瞿麦、泽泻、车前子各15克，共加水煎取浓汁饭后温服，每日1剂服2~3次，连服数剂。

乳汁多发胀

如乳多发胀者，治法如下：

治法　用红花、归尾、赤芍、淮牛膝各4克，共加水煎取浓汁饭后温服，每日1剂服2~3次，连服数剂。

妇人乳头忽然缩入

如妇人乳忽然缩入者，是危症，治法如下：

治法　急用两手紧紧抓住，用雄公鸡一只重330克，连毛活破开，去净内脏，加入真麝香4克，搽在鸡腹内，将鸡盖在患者肚脐上少时即愈。

两乳伸长（名乳悬）

如妇人产后两乳忽然伸长，细小如肠，垂过小腹痛不可忍者，此乃瘀血上攻（此症名乳悬），是产后瘀血上攻之症，治法如下：

治法　用篦麻仁适量研如泥贴在头顶天王星穴，少时乳收立刻洗去，再用当归、川芎各135克，共加水用瓦具煎取浓汁，时时服之，让患者伏在桌上，用川芎、当归各1千克，切成片放在炉中，将炉放在桌下，用慢火烧烟，让病人的口鼻两乳吸烟气，再用水磨蓖麻子1粒，敷在患者头印堂穴处，少时乳即缩回，洗去头上药。

乳吹

如妇人两乳时时吹出气体而有声者（名乳吹），治法如下：

治法　用连须葱头适量，研如泥炒热敷患处，用油纸将药盖上外用纱布包扎固定，盖被取汗，日作2~3次，连作数日。

乳被儿口中气吹

乳被儿口中气吹，以致乳房内有结核坚硬不通，名为吹乳，若吹乳结核不散者应早消之，久则成痈，治法如下：

治法　用瓜蒌、乳香、没药、当归、甘草各10克（名瓜蒌散），共用好酒煎服，若加角刺10

克（名立效散），已成脓即溃，未成脓即消。外用南星、半夏、僵蚕、白芷、角刺、草乌各15克，共研成细末放在清水中化开无渣为度，装入消毒瓶内盖紧不可走失药气，每次取出适量药粉加蜜与葱汁调成膏状厚敷患处，用油纸将药盖上外用纱布包扎固定，每日换药1次，连敷数日。

乳痛

若乳痛者，治法有2个：

治法1　用生半夏10克，细辛3克，共研成细末放在清水中化开无渣为度，加鲜车前草、连须葱各20克，白糖5克共研如泥，装入消毒瓶内盖紧不可走失药气，每次取出适量药用纱布包好塞入鼻腔内，左乳痛塞右鼻右乳痛塞左鼻，每日早晚各换药1次，连敷数日。

治法2　用白芷、木通、小茴香各10克，共加水煎取浓汁空心温服，每日1剂服2~3次，连服数剂自通而愈。此方对小儿吃乳吹风入乳内，以致母乳红胀肿痛服此立效。

乳头胀痛

如产妇乳头胀痛者，治法如下：

治法　用核桃肉适量研如泥每次取50克用滚酒冲服，日服2~3次，连服数日。

男子乳房痛肿

如男子乳房忽然痛肿，亦按女人乳房者治之，治法有2个：

治法1　用金银花、蒲公英各35克，花粉、白芥子各18克，白芍、通草、山栀子、茯苓各10克，柴胡7克，白附子、木通各4克，共加水煎取浓汁饭后温服，每日1剂服2~3次，连服数剂。

治法2　用鲜葡萄叶适量洗净滤干水，研如泥厚敷患处，用油纸将药盖上外用纱布包扎固定，每日换药1次，连续敷药数日肿消。

乳汁不通

产后去血过多而致血虚，乳汁少而不行者，是因瘀血停留气脉壅塞，乳必胀痛，治法有12个：

治法1　用熟地、白芍、当归各10克，川芎7克（名四物汤），加花粉、王不留行、木通各10克，用猪蹄熬浓汤煎药饭后温服，每日1剂服2~3次，连服数剂自通有乳。

治法2　用黄芪15克，木通3克，七星猪脚1支，共加水煮至熟烂趁热取出吃肉饮汤，每日1剂服2~3次，连服数剂自然有乳。

治法3　用白丁香、王不留行、花粉、漏芦、僵蚕各10克，用猪蹄熬浓汤煎药饭后温服。外用鲜葱白100克加水煎取浓汤，趁热熏洗乳房，每日2~3次以通为度。

治法4　用川贝母、知母、牡蛎各10克，共研成细末放在清水中化开无渣为度，装入消毒瓶内盖紧不可走失药气，每次取10克，用猪蹄汤送服，日服2~3次，连服数剂自通有乳。

治法5　用鲜生虾仁300克，用热酒送服，服后再饮猪蹄汤，每日1~2次，连服数日自通有乳。

治法6　用通草50克，猪前脚一对共加水煮至熟烂趁热取出吃肉饮汤，每日1剂服2~3次，连服数剂自然有乳。

治法7　用赤砂糖适量加豆腐煮熟，趁热取出吃豆腐饮汤，每日1剂服2~3次，连服数剂自然有乳。

治法8　用赤小豆适量加水煮至熟烂食，每日1剂服2~3次，连服数剂。

治法9　用丝瓜适量连子烧至焦枯存性，取出研成细末放在清水中化开无渣为度，装入消毒瓶内盖紧不可走失药气，每次取6克用温酒冲入空心温服，服后盖被睡卧取汗，日服2~3次，连服数日。

治法10　用干胡荽适量加水煎取浓汁空心温服，每日1剂服2~3次，连服数剂。

治法11　用通草60克，七星猪脚1只加水酒盐煮至熟烂，取出趁热食猪脚饮汤，每日1剂服2~3次，连服数剂。

治法12　用古方(《傅青主女科》）通肝生乳汤：白术、当归、白芍、麦冬各15克，熟地、甘草各6克，远志、通草、柴胡各3克，共加水煎取浓汁空心温服，每日1剂服2~3次，连服数剂。

产妇乳少或停乳

若产妇乳少或停乳者，治法有16个：

治法1　用黄芪24克，当归、党参各12克，麦冬、通草、桔梗各6克，葱白3寸，用公猪前蹄一只煮汤，去净浮油以汤煎药食后温服（名通乳汤），每日1剂服2~3次，连服数剂。

治法2　用黄花菜（又名金针）与猪肉各适量作成肉饼趁热服食，日服2~3次，连服数日。

治法3　用猪蹄1只煮熟，下豆腐2块，丝瓜150克，香菇20克，再煮半小时，加入调料取出空心温服，每日1剂服2~3次，连服数剂。

治法4　用猪蹄（脚）2只，花生米、黄豆各60克，共加水煮至熟烂取出空心温服，每日1剂服2~3次，连服数剂。

治法5　用黑芝麻适量炒香研成细末放在清水中化开无渣为度，装入消毒瓶内盖紧不可走失药气，再用猪脚适量煮取浓汁，每次取芝麻末25克，用猪脚汤冲入空心温服，日服2~3次，连服数日。

治法6　用猪脚1只，薤白50克，通草15克，共加水煮至熟烂取出空心温服，每日1剂服2~3次，连服数日。

治法7　用猪脚、火腿、木耳、香菇各适量，共加水煮至熟烂取出空心温服，每日1剂服2~3次，连服数剂。

治法8　用猪脚1只，大鲫鱼或鲢鱼1条，通草15克，共加水煮至熟烂取出空心吃肉饮汤，每日1剂服2~3次，连服数日。

治法9　用当归15克，麦冬12克，北芪10克，木通9克，桔梗6克，人参3克，猪脚1只，共加水煮至熟烂取出空心吃肉饮汤，每日1剂服2~3次，连服数日。

治法10　用当归、王不留行、通草各30克，莴苣20克，猪脚1只，共加水煮至熟烂取出空心吃肉饮汤，每日1剂服2~3次，连服数剂。

治法11　用带鱼适量煮至熟烂取出空心吃肉饮汤，每日1剂服2~3次，连服数日。

治法12　用大鲤鱼1条焙至干枯存性，取出研成细末放在清水中化开无渣为度，装入消毒瓶内盖紧不可走失药气，每次取10克用烧酒空心送服，日服2~3次，连服数日。

治法13　用赤小豆、粳米各适量，加水煮成稀粥空心温服，日服2~3次，连服5~6日。

治法14　用鲜橘叶、青橘皮、鹿角霜各25克，共加水煎取浓汁用烧酒冲入空心温服，每日1剂服2~3次，连服数剂。

治法15　用红糖、豆腐各120克，共加水煮半小时，取出空心一次服完，日服2~3剂连服数日。

治法16　用活大虾适量，用烧酒煮至熟烂，取出空心吃虾饮汤，日服2~3次，连服数日。

如治乳头不通者，治法有3个：

治法1　用黄瓜根适量，晒干研成细末放在清水中化开无渣为度，装入消毒瓶内盖紧不可走失药气，每次取10克，用烧酒冲入空心服下，日服2~3次，连服数日自通。

治法2　用猪蹄甲、通草各30克，共加水煎取浓汁空心温服，每日1剂服2~3次，连服1~2日自通。

治法3　用归尾12克，通草6克，王不留行、炒山甲各3克，共加水煎取浓汁温服，每日1剂服2~3次，连服数日奶如涌泉。

乳腺阻塞胀痛

乳腺阻塞胀痛乳水不通者，治法如下：

治法　用酒酿1杯，菊花叶适量榨取汁液1杯，共冲入空心温服，渣敷乳房处，用油纸将药盖上外用纱布包扎固定，每日1剂服1~2次，连作数日。

断乳

如断乳者，治法有3个：

治法1　用炒麦芽100克研成细末，放在清水中化开无渣为度，装入消毒瓶内盖紧不可走失药气，每次取出适量药粉用开水冲入空心温服，日服2~3次，连服数日。

治法2　用川花椒20克研成细末，放在清水中化开无渣为度，装入消毒瓶内盖紧不可走失药气，每次取出适量药粉用红糖水冲入空心温服，每日1剂服2~3次，连服数日。

治法3　用神曲适量炒黄研成细末，放在清水中化开无渣为度，装入消毒瓶内盖紧不可走失药气，每次取6克用烧酒冲服，日服2~3次，连服数日。

乳头不出

若乳头不出吮吸疼痛者，治法如下：

治法　用鲜南瓜藤上卷须（名瓜蔓）50克，加水煎取浓汁加食盐少许食后温服，每日1剂服2~3次，连服数日。

乳头裂痛

如妇人乳头裂痛有脓血者，治法有5个：

治法1　用冬天经霜雪打过的茄子花适量，焙至干枯研成细末放在清水中化开无渣为度，装入消毒瓶内盖紧不可走失药气，每次取出适量药粉用麻油调成膏状涂敷乳头患处，用油纸将药盖上外用纱布包扎固定，每日换药1次，连敷数日。

治法2　用荸荠5枚，冰片0.3克，共研如泥涂敷乳头患处，用油纸将药盖上外用纱布包扎固定，每日换药1次，连敷数日。

治法3　用红糖、白酒各适量，共用小火熬成膏状（名红白膏）取出放地上去净火毒，涂敷乳头患处，用油纸将药盖上外用纱布包扎固定，每日换药1次，连敷数日。

治法4　用鲜荷花瓣适量，放入陈醋内浸泡1~2小时，取出贴乳头患处，用油纸将药盖上外用纱布包扎固定，干则即换连贴数次。

治法5　用黑、白芝麻各20克，共炒香研成细末放在清水中化开无渣为度，装入消毒瓶内盖紧不可走失药气，每次取出适量药粉用麻油调成膏状，涂敷乳头患处，用油纸将药盖上外用纱布包扎固定，每日换药1次，连敷数日。

乳头裂开流出脓血渗液

若乳头裂开流出脓血渗液，疼痛难忍者，治法如下：

治法　用干芝麻粉涂敷，用油纸将药盖上外用纱布包扎固定，日涂3~5次，连敷数日。

乳头破裂者

乳头破裂者，治法有4个：

治法1　用胭脂、蛤粉各适量用温开水调敷患处，用油纸将药盖上外用纱布包扎固定，每日换药1次，连敷数日。

治法2　用鸡屎白适量，炒枯研成细末放在清水中化开无渣为度，装入消毒瓶内盖紧不可走失药气，每次取4克，用烧酒送服，日服2~3次，连服数日。

治法3　用霜茄子开裂者适量阴干焙至焦枯存性，取出研成细末放在清水中化开无渣为度，装入消毒瓶内盖紧不可走失药气，每次取出适量药粉用开水调成膏状厚敷患处，用油纸将药盖上外用纱布包扎固定，每日换药1次，连敷数日。

治法4　用未落水的鲜黄鱼翅脊骨适量焙至焦枯存性，取出加入冰片少许共研成细末，放在清水中化开无渣为度，装入消毒瓶内盖紧不可走失药气，每次取出适量药粉用真麻油适量调成膏状厚敷患处，用油纸将药盖上外用纱布包扎固定，须忍痛让小儿每日吸食1~2次，如停止不食恐防乳水闭塞变成重症，每日换药1次，连敷数日。

乳头咬破

若乳头咬破者，治法如下：

治法　用北瓜蒂适量焙至焦枯存性，取出研成细末放在清水中化开无渣为度，装入消毒瓶内盖紧不可走失药气，每次取出适量药粉用麻油调成膏状涂敷患处，用油纸将药盖上外用纱布包扎固定，每日换药1次，连敷数日。

无子吃乳肿痛难消

如无子吃乳，肿痛难消者，治法有4个：

治法1　用炒麦芽35克，当归、白芍各10克，生地7克，川芎4克，共加水煎取浓汁饭后温服，每日1剂服2~3次，连服数剂。

治法2　用炒麦芽100克，加水煎取浓汁当茶时时饮用，每日1剂饮用数次，连服数剂。

治法3　用丈夫穿过的旧袜，贴乳上过夜肿消痛止，用油纸将药盖上外用纱布包扎固定，连贴数日自然而愈。

治法4　用本人穿过的旧布鞋，包乳上用油纸将药盖上外用纱布包扎固定，过夜亦可肿消痛止，每日换一次，连续数日自然而愈。

火革

如乳上湿疮脓血淋漓，成片痛痒难忍者（此名火革），治法有2个：

治法1　用蜂房煅枯18克，轻粉2克，冰片0.3克，共研成细末放在清水中化开无渣为度，装入消毒瓶内盖紧不可走失药气，用金银花适量，煎取浓汁调敷患处，用油纸将药盖上外用纱布包扎固定，每日早晚各换药1次，连敷数日。

治法2　用芝麻适量，炒枯研成细末放在清水中化开无渣为度，装入消毒瓶内盖紧不可走失药气，每次取出适量药粉用灯油调敷患处，用油纸将药盖上外用纱布包扎固定，每日换药1次，连敷数日自然而愈。

妒乳

乳头生小细疮痛者名妒乳，治法有2个：

治法1　用防风、升麻、元参、白芍、白蔹、射干各10克，大黄、甘草、杏仁各6克，共加水煎取浓汁，加朴硝10克冲服（名连翘散），每日1剂服2~3次，连服数日。

治法2　外用甘草、鹿角各适量，共研成细末放在清水中化开无渣为度，装入消毒瓶内盖紧不可走失药气，每次取出适量药粉用鸡蛋黄油调成膏状敷患处，用油纸将药盖上外用纱布包扎固定，每日换药1次，连续敷药数日。

乳腺增生

若乳腺增生者，治法有2个：

治法1　用(《中医杂志》）消结坚：白花蛇舌草、黄芪各15克，王不留行、柴胡、香附、白芍、丹参、白芥子各12克，海藻、当归各9克，共加水煎取浓汁饭后温服，每日1剂服2~3次，连续服药1~2月。

治法2　用(《新医药杂志》）乳一方：赤芍15克，夏枯草、茜草各12克，漏芦、郁金、橘核、山慈菇、香附各9克，柴胡、当归各6克，丝瓜络4.5克，甘草3克，共加水煎取浓汁饭后温服，每日1剂服2~3次，连续服药1~2月。

乳房结核

若乳房结核如梅李之形，按之不移，色不红时时隐痛，此为肝脾郁火结成，治法有9个：

治法1　用香附醋炒3克，当归、生地、白芍酒炒、川芎、陈皮、法夏各2.4克，川贝去心、茯苓、青皮、远志去心、桔梗、苏叶各1.8克，栀子、木通、甘草各1.2克，生姜1片，共加水煎取浓汁空心温服（名清肝解郁汤），每日1剂服2~3次，连续服药1~2月。

治法2　用未落水的鲜黄鱼翅脊骨适量焙至焦枯存性，取出研成细末放在清水中化开无渣为度，装入消毒瓶内盖紧不可走失药气，每次取10克用好酒空心送服，日服2~3次，连续服药1~2月。

治法3　用人参、白术土炒、枣仁、元肉、茯苓各6克，黄芪5克，当归酒洗3克，远志去心、木香研末、甘草炙各1.5克，生姜3片，红枣3枚，共加水煎取浓汁空心温服（名归脾汤），每日1剂服2~3次，连续服药1~2月。

治法4　用木香15克研成细末放在清水中化开无渣为度，加生地30克共研如泥，作成饼子贴在患处，用油纸将药盖上外用纱布包扎固定（名木香饼子）外用热水袋熨之，每日换药1次，连续服药1~2月。

治法5　先用山慈菇4克，核桃肉3枚，共研如泥用烧酒送服，日服2~3剂，连服数日以结散为度。

治法6　用蓖麻子14粒去壳加雄黄0.3克，共研如泥再取鸡蛋2枚，在蛋上刺一小孔使蛋白流净，惟剩蛋黄，将药装入用纸封口蒸熟，取出用烧酒送服，每日早晚各服1枚连服数日汗出。

治法7　用水仙花适量研成细末放在清水中化开无渣为度，装入消毒瓶内盖紧不可走失药气，每次取出适量药粉用开水调成膏状涂敷患处，用油纸将药盖上外用纱布包扎固定，每日换药1次，连续数日。

治法8　用白头翁草根10克，加好酒适量煎取浓汁空心温服，若成脓者用青木香1克研成细末放在清水中化开无渣为度用烧酒送服，日服2~3次，连续服药1~2月。

治法9　用蚯蚓粪适量晒干研成细末，放在清水中化开无渣为度，装入消毒瓶内盖紧不可走失药气，每次取出适量药粉加陈醋，调成膏状涂敷患处，用油纸将药盖上外用纱布包扎固定，每日换药1次，连续服药1~2月。

若乳结硬痛者，治法有2个：

治法1　先用手揉，再用大鲫鱼头适量，放新瓦上焙至焦枯存性，取出研成细末放在清水中化开无渣为度，装入消毒瓶内盖紧不可走失药气，每次取10克用烧酒冲入饭后温服，日服2~3次，连续服药1~2月。

治法2　用百药煎适量研成细末放在清水中化开无渣为度，装入消毒瓶内盖紧不可走失药气，每次取10克用烧酒冲入饭后温服，日服2~3次，连续服药1~2月。

乳房纤维腺瘤

若乳房纤维腺瘤者，治法如下：

治法　用蒲公英35克，天葵子15克，白芍、当归、制香附、青皮、橘核各10克，炮山甲、甘草各6克，柴胡5克，共加水煎取浓汁空心温服（名乳癖方）每日1剂服2~3次，连续服药1~2月。

若急性乳腺炎者，治法如下：

治法　用蒲公英30克，金银花15克，连翘12克，柴胡、香附、青皮、皂角刺、天花粉各10克，黄芩、牛蒡子、荆芥、防风各6克，甘草5克（名荆防牛蒡汤），乳汁不畅加炒山甲、王不留行各10克，红肿不甚去黄芩、天花粉、加全瓜蒌、当归各10克，体弱加黄芪、当归各10克，无恶寒发热表症者去防风、荆芥，共加水煎取浓汁空心温服（名荆防牛蒡汤），每日1剂服2~3次，连续服药1~2月。

乳部生疮

若乳部生疮及阴囊湿疹者，治法有4个：

治法1　用南瓜蒂适量，晒干研成细末放在清水中化开无渣为度，装入消毒瓶内盖紧不可走失药气，每次取出适量药粉用麻油调成膏状敷患处，用油纸将药盖上外用纱布包扎固定，每日换药1~2次，连敷数日。

治法2　用葱须焙至干枯100克，枯矾20克，共研成细末放在清水中化开无渣为度，用葱汁为丸黄豆大阴干，装入消毒瓶内盖紧不可走失药气，每次取5丸，用温开水送服，日服2~3次，连服数日。

治法3　用绿豆30克，血余炭15克，共研成细末放在清水中化开无渣为度，装入消毒瓶内盖紧不可走失药气，每次取出适量药粉用温开水调成膏状敷患处，用油纸将药盖上外用纱布包扎固定，每日早晚各换药1次，连敷数日。

治法4　用芝麻适量炒至焦枯存性，取出研成细末放在清水中化开无渣为度，装入消毒瓶内盖紧不可走失药气，每次取出适量药粉用灯油调成膏状敷患处，用油纸将药盖上外用纱布包扎固定，每日早晚各换药1次，连敷数日。

若乳毒初起，治法有2个：

治法1　用鲫鱼胶适量，放新瓦上焙至焦枯存性，取出研成细末放在清水中化开无渣为度，装入消毒瓶内盖紧不可走失药气，每次取10克用烧酒冲入饭后温服，日服2~3次，连服数日。

治法2 用死龟版适量放新瓦上焙至焦枯存性，取出研成细末放在清水中化开无渣为度，装入消毒瓶内盖紧不可走失药气，每次取12克用烧酒冲入饭后温服，日服2~3次，连服数日。

乳上生疮痛不可忍

如乳上生疮痛不可忍者，治法如下：

治法 用生鹿角20克，甘草6克共研成细末放在清水中化开无渣为度，装入消毒瓶内盖紧不可走失药气，每次取出适量药粉用鸡蛋黄与药拌匀，放入铜具内炙温敷患处，用油纸将药盖上外用纱布包扎固定，每日早晚各换药1次，连敷数日。

乳上生疮发冷发热

若乳上生疮初起发冷发热者，治法有2个：

治法1 用艾火灸肩尖穴，右疮灸左肩，左疮灸右肩少时。

治法2 用瓜蒌、银花、薏米各6克，知母4克，香附、木通、乳香、防风、陈皮各3克，没药、川芎、浙贝、归身各1克，鲜橘叶20张，共加水煎取浓汁，饭后温服，每日1剂服2~3次，连服数剂。

乳岩（又名乳腺癌）

初起乳内结核如围棋子样，不肿不痛坚硬不散，年深日久而内溃者为之乳癌，其症极凶。乳岩结核日久，或三五年、十余年、从内溃破，嵌空玲珑、洞窍深陷有如山岩，故名乳岩。是由抑郁不舒或性急多怒损伤肝脾所致。乳腺癌多发生于40~60岁未婚或婚后不孕和产后未哺乳的女性，中医称乳岩。乳腺癌的临床表现显而易见，多在乳房外上方有一个或几个圆形、扁形或不规则形肿块，多数无痛感、少数有刺痛或钝痛，两胁作胀心烦易怒、口苦咽干头晕目眩，月经失调腰腿酸软，严重时肿块增大红肿溃烂皮肤呈酱紫色，发热口干心烦便秘贫血，乳头回缩或溢液、淋巴结肿大甚至沿血管转移到体内其他器官。乳腺癌有一定的遗传易感性，早期症状与乳腺囊性增生病症的，经前乳房和腋窝明显胀痛而且有颗粒状结节。如乳腺纤维瘤有圆形无痛性肿块，边界清楚而来回滚动。如乳腺导管乳头状瘤肿块很小按压时有血性或浆液性液体从乳头流出等，与良性肿瘤有相似之处。如真乳腺癌，此症在乳房内生一小粒或几小粒初如豆大，渐大如围棋子、如枣、如块不痛不痒，至几年后渐渐肿痛溃烂孔深，亦有初起白色坚硬一块作痛，此是阴疽最为险恶宜早治之，治法有22个：

治法1 用当归、白芍、人参、北芪、川芎、防风、苏叶、白芷、枳壳、桔梗、甘草、槟榔、台乌、厚朴、肉桂、木通各10克（名十六味流气饮）共加水煎取浓汁食后温服，每日1剂服2~3次，连续服用2~3月。外用木香、生地各适量，共研如泥炒热敷患处，用油纸将药盖上外用纱布包扎固定，冷则另换，再用青皮、甘草各适量，煎水当茶时饮。

治法3 如初生时可用夏枯草、蒲公英、漏芦、橘叶、雄鼠屎（两头尖者是也）、甘菊、川贝母、地丁、山慈菇、连翘、白芷、瓜蒌仁、炙甘草、陈皮、茜草根、乳香、没药、金银花各20克，共研成细末放在清水中化开无渣为度，另用夏枯草1千克加水熬取浸膏，调药末为丸阴干，装入消毒瓶内盖紧不可走失药气，每次取18克用温开水送服，日服2~3次，连续服用2~3月。

治法4 用黄芪60克，当归、苁蓉各30克，延胡索、茯苓各15克，五灵脂12克，川芎、露蜂房、炮山甲、乳香、蛇蜕各9克，田七3克，大蜈蚣2条，共加水煎取浓汁食后温服，每日1剂服2~3次，连续服用2~3月。

治法5 用瓜蒌、贯众、蒲公英各35克，当归、夏枯草、香附各13克，白芍、青皮、漏芦、生地、川贝、毛菇各10克，随证加减：肿块坚硬加海藻、昆布18克，牡蛎10克。肿块已溃去生地、青皮，加熟地、鹿角胶各10克，人参9克。剧痛加乳香、没药各10克，共加水煎取浓汁食后温服，每日1剂服2~3次，连续服用1~2月。

治法6 用生地32克，赤芍12克，丹皮10克，共加水煎取浓汁，犀角研成细末1.5克冲服，每日1剂服2~3次（名犀黄丸），或各取适量，共研成细末放在清水中化开无渣为度，装入消毒瓶内盖紧不可走失药气，每次取10克，用温酒送服，日服2~3次，连续服用2~3月。

治法7 用熟地32克，鹿角胶（另烊）10克，白芥子炒6克，肉桂研成细末放在清水中化开无渣为度，生甘草各3克，姜炭、麻黄各1.5克（名阳和汤），加大贝母18克，共加水煎取浓汁，饭后温服，每日1剂服2~3次，连服1~2月。

治法8 用二药，每日早晚轮服，服至自破而痛时，再用癞蛤蟆适量，每日早晚各用一只，破开在各部用针刺多孔去胆，连肠杂一起贴在患处，用油纸将药盖上外用纱布包扎固定，以拔其毒，每日早晚各换一只，换药时用葱汤温洗患处连贴数日。

治法9 用熟地32克，浙贝母18克，茯苓、法夏、陈皮各15克，鹿角胶（另烊）10克，白芥子炒6克，肉桂研成细末、甘草各3克，姜炭、麻黄各1.5克，共加水煎取浓汁饭后温服（名阳和二陈汤），每日1剂服2～3次，连续服用2～3月。

治法10　用肉桂、炮姜、麻黄、茯苓、法夏、陈皮各10克，共加水煎取浓汁饭后温服（名加味二陈汤），每日1剂服2～3次，连续服用2～3月。

治法11　用当归、白芍、人参、黄芪、川芎、防风、苏叶、白芷、枳壳、桔梗、甘草、槟榔、台乌、川厚朴、肉桂、木通各10克，共加水煎取浓汁，饭后温服，外用木香、生地各适量、共研如泥炒热熨患处，用油纸将药盖上外用纱布包扎固定，每日1剂服2～3次，在服药期间戒七情远荤味连续服用2～3月。

治法12　用南瓜蒂2枚焙至干枯，研成细末放在清水中化开无渣为度，用青橘叶、青橘皮、青橘核各25克，加酒水各半煎取浓汁冲服，日服2～3次，连续服用2～3月。

治法13　用大活鲫鱼一条，取肉研如泥厚敷患处，用油纸将药盖上外用纱布包扎固定，用螃蟹2只，杞子、柑桔、李子各4枚，共加水煎取浓汁趁热空心服下，每日1剂服2～3次，连续服用2～3月。

治法14　用熟地30克，白芥子、鹿角胶烊化各9克，肉桂、甘草各3克，麻黄、炮姜各1.5克，共加水煎取浓汁饭后温服，每日1剂服2～3次，连续服用2～3月。

治法15　用大五倍子1枚，大蜈蚣1条，冰片1克，首先将五倍子一头开一小孔将蜈蚣装入五倍子内、外用湿纸包封烤脆，取出加入冰片共研成细末放在清水中化开无渣为度，装入消毒瓶内盖紧不可走失药气，每次取出适量药粉加热酒调成膏状外敷患处，用油纸将药盖上外用纱布包扎固定，每日换药1次，连续敷药数日。

治法16　用大枫子15克，生草乌10克，共研成细末放在清水中化开无渣为度，装入消毒瓶内盖紧不可走失药气，每次取出适量药粉用热酒调成膏外敷患处，用油纸将药盖上外用纱布包扎固定，每日换药1次，连敷数日。

治法17　用守宫1条，冰片1克，鸡蛋1枚，首先将鸡蛋开一小孔将守宫装入蛋内，外用湿纸封固放灰火中煅存性，取出与冰片共研如泥外敷患处，用油纸将药盖上外用纱布包扎固定，每日换药1次，连敷数日。

治法18　凡治本病者须戒七情、远荤味、开郁怒方能愈。若溃后日久不愈者，须培补气血宜用党参、黄芪、白术、茯苓、当归、熟地、白芍各10克，炙甘草、川芎、肉桂各5克（甘草、肉桂用米炒黄），生姜3片，红枣3枚，共加水煎取浓汁空心温服（名十全大补汤），每日1剂服2～3次，连服数剂。

治法19　用党参、白术、茯苓、当归、熟地、白芍各10克，炙甘草、川芎各5克（名八珍汤），或用人参、北芪、白术、茯苓、当归、远志、枣仁、木香、元肉各3克，甘草1.5克，生姜3片，红枣3枚，共加水煎取浓汁（名归脾汤）温服，每日1剂服2～3次，连服数剂。

治法20　用大活鲫鱼肉与鲜山药各等份加麝香1克共研如泥作成饼子贴在患处，用油纸将药盖上外用纱布包扎固定（名李芝鲫鱼膏）外用热水袋熨之，每日换药1次，连续数日。

治法21　用硼砂0.6克，大田螺去壳5枚，冰片0.3克，白砒0.6克，共研如泥作成肉丸中插入针孔贴患处，用油纸将药盖上外用纱布包扎固定，外用热水袋熨之，每十日换一次，连续数日。

治法22　在冬至之日收小鲫鱼适量，肠杂鳞甲一概不去，每条只在背上剖开装入川花椒7粒，挂当风处吹至来年清明节时，每次取一条放新瓦上焙至焦枯存性取出，研成细末放在清水中化开无渣为度，装入消毒瓶内盖紧不可走失药气，每次取出适量药粉用好烧酒冲入空心温服，服后盖被睡卧取汗出，每日服一次，连服数日。

若乳岩坚硬者，治法如下：

治法　用槐花适量炒黄研成细末放在清水中化开无渣为度，装入消毒瓶内盖紧不可走失药气，每次取10克用黄酒送服，日服2～3次，连服数日即消。

乳岩溃后

如乳岩溃后日久不愈者，治法有8个：

治法1　用大贝母、金银花、连翘、分心木各10克，用水酒共煎取浓汁食后温服，每日1剂服2～3次，连服2～3月。

治法2　用蒲公英、全蝎各30克，雄黄20克，血余炭15克，大蜈蚣1条，共研成细末放在清水中化开无渣为度，醋调为丸阴干，装入消毒瓶内盖紧不可走失药气，每次取6克食后用温酒送服，每日服药1次，连续服用2～3月。

治法3　用党参、黄芪、白术、茯苓、当归、熟地、白芍各10克，炙甘草、川芎、肉桂各5克

（甘草、肉桂用米炒黄），生姜3片，红枣3枚，共加水煎取浓汁空心温服（名十全大补汤），每日1剂服2~3次，连服数剂。

治法4　用党参、白术、茯苓、当归、熟地、白芍各10克，炙甘草、川芎各5克，共加水煎取浓汁空心温服（名八珍汤），每日1剂服2~3次，连服数剂。

治法5　用人参、北芪、白术、茯苓、当归、远志、枣仁、木香、元肉各3克，甘草1.5克，生姜3片，红枣3枚，共加水煎取浓汁空心温服（名归脾汤），每日1剂服2~3次，连服数剂。

治法6　用党参、白术、茯苓、当归、熟地、白芍各10克，炙甘草、川芎各5克（名八珍汤），加川贝母、桔梗、香附、陈皮各6克，共加水煎取浓汁空心温服（名香贝养营汤），每日1剂服2~3次，连服数剂。

治法7　用大黑蚂蚁适量放新瓦上焙至焦枯存性，取出研成细末放在清水中化开无渣为度，装入消毒瓶内盖紧不可走失药气，每次取出适量药粉用真菜籽油调成膏状涂敷患处，用油纸将药盖上外用纱布包扎固定，每日换药1次，连敷数日。

治法8　用熟蟹壳适量放新瓦上焙至焦枯存性，取出研成细末放在清水中化开无渣为度，装入消毒瓶内盖紧不可走失药气，每次取出适量药粉用真麻油调成膏状涂敷患处，用油纸将药盖上外用纱布包扎固定，每日换药1次，连敷数日。

乳岩及一切恶疮

若乳岩及一切恶疮、臁疮与烂腿者，治法有2个：

治法1　用鲫鱼肉适量，研如泥敷患处，用油纸将药盖上外用纱布包扎固定，每4小时换药1次，连敷数日。

治法2　用洞天救苦丹适量，每次取10克陈酒冲服，外用阳和解凝膏贴之，用油纸将药盖上外用纱布包扎固定，每2日吃贴药各一次，或用癞蛤蟆贴之连作1~2月。

小儿科疾病

胎毒

小儿胎毒奇痒而湿烂者，治法有3个：

治法1　用淡豆豉10克加水煎取浓汁空心温服，每日1剂服3~5次，连服数剂其毒自下。

治法2　用川花椒、黄柏各10克，铅粉、枯矾各6克，共研成细末放在清水中化开无渣为度，装入消毒瓶内盖紧不可走失药气，每次取出适量药粉用麻油调成膏状涂搽患处，用油纸将药盖上外用纱布包扎固定，日搽2~3次，连搽数日。

治法3　先将松香10克浸入童便中一夜，取出加入百草霜10克，共研成细末放在清水中化开无渣为度，装入消毒瓶内盖紧不可走失药气，每次取出适量药粉用麻油调成膏状涂搽患处，用油纸将药盖上外用纱布包扎固定，日搽2~3次，连搽数日。

若初生小儿胎热或身体黄者，治法有2个：

治法1　用真牛黄0.5克，研成细末放在清水中化开无渣为度，装入消毒瓶内盖紧不可走失药气，每次取出适量药粉加入蜜调成膏状，用乳汁化开时时滴入儿口中，连滴数日。

治法2　用黑豆6克，甘草3克，灯心20公分长、淡竹叶1片，共加水煎取浓汁空心温服，每日1剂服3~5次，连服数剂其毒自下。

若胎寒昼夜啼哭不止者，治法如下：

治法　用当归末小豆大一粒放入乳汁内食，日服3~5次，连服数日。

若小儿初生面青身冷口噤者

名（胎寒），治法有4个：

治法1　用僵蚕、木香、肉桂、陈皮、槟榔、炙甘草各1克，共加水煎取浓汁滴入胎儿口中，每日1剂服3~5次，连服数剂。

治法2　用梨树叶适量加水煎取浓汁滴入胎儿口中，每日1剂服3~5次，连服数剂。

治法3　用豆豉500克，装入纱布袋内，加水煎取浓汁空心温服，每日1剂服3~5次，连服数剂其毒自下。

治法4　用紫甘蔗皮适量，烧枯存性研成细末放在清水中化开无渣为度，装入消毒瓶内盖紧不可走失药气，每次取出适量药粉用麻油调成膏状涂敷患处，用油纸将药盖上外用纱布包扎固定，每日换药1次，连敷数日。

小儿胎毒湿疹

若小儿胎毒湿疹者，治法有2个：

治法1　用南瓜苗适量，烘至干枯120克，枯矾30克，共研成细末放在清水中化开无渣为度，装入消毒瓶内盖紧不可走失药气，每次取出适量药粉用麻油调成膏状涂敷患处，用油纸将药盖上外用纱布包扎固定，每日换药1次，连敷数日。

治法2　用(《浙江中医杂志》）乌白解毒汤：乌韭、白英、半边莲各15克，金银花、葛根各6克，红枣7枚，加水煎取浓汁空心温服，每日1剂服3~5次，连服数剂。

小儿胎黄

若小儿胎黄，治法如下：

治法　用古方(《证治准绳》）地黄汤：生地、土茯苓（赤茯苓）、茵陈、甘草各6克，泽泻、猪苓、赤芍、天花粉各3克，当归2.5克，共加水煎取浓汁滴入胎儿口中，每日1剂服3~5次，连服数剂。

小儿头上囟门陷下不起

若小儿头上囟门陷下不起者，治法有2个：

治法1　用生乌头附子去皮脐6克，雄黄3克，共研成细末放在清水中化开无渣为度，装入消毒瓶内盖紧不可走失药气，每次取出适量药粉用葱白适量研取汁液调成膏状涂敷患处，用油纸将药盖上外用纱布包扎固定，每日换药1次，连续数日自起。

治法2　用生半夏适量研成细末放在清水中化开无渣为度，装入消毒瓶内盖紧不可走失药气，每次取出适量药粉用水调成膏状涂敷患处，用油纸将药盖上外用纱布包扎固定，每日换药1次，连续数日自起。

小儿头上囟门肿

若小儿头上囟门肿起不消者，治法如下：

治法　用黄柏适量研成细末放在清水中化开无渣为度，装入消毒瓶内盖紧不可走失药气，每次取出适量药粉用水调成膏状涂敷患处，用油纸将药盖上外用纱布包扎固定，每日换药1次，连续数日。

小儿头上囟门软

若小儿头上囟门软者，治法如下：

治法　用青黛适量，用冷水调成膏状涂敷患处，用油纸将药盖上外用纱布包扎固定，每日换药1次，连续数日。

小儿解顾

若小儿解顾囟门不合者，治法有3个：

治法1　用天南星炮去皮研成细末放在清水中化开无渣为度，装入消毒瓶内盖紧不可走失药气，每次取出适量药粉用醋调成膏状涂敷囟门处，用油纸将药盖上外用纱布包扎固定，外用热水袋熨药上每日换药1次，连续数日。

治法2　用防风、柏子仁、白及各30克，共研成细末放在清水中化开无渣为度，装入消毒瓶内盖紧不可走失药气，每次取出适量药粉用人乳调成膏状涂敷患处，用油纸将药盖上外用纱布包扎固定，每日换药1次，连续涂敷3~5周。

治法3　用生蟹足、白及各30克，共研成细末放在清水中化开无渣为度，装入消毒瓶内盖紧不可走失药气，每次取出适量药粉用人乳调成膏状涂敷患处，用油纸将药盖上外用纱布包扎固定，每日换药1次，连续涂敷3~5周。

小儿发避

小儿头上少发者（名发避），治法如下：

治法　用茵陈、香薷各300克，共加水煎取浓汁去渣，用小火慢熬成膏状，加入猪油适量收为油膏，涂敷头部用油纸将药盖上外用纱布包扎固定，每日早晚各涂一次，连续涂敷3~5周。

小儿秃头

若小儿秃头者，治法有2个：

治法1　用鲜桃枝、柳枝各300克，共切碎加水煎取浓汁去渣，用小火慢熬成膏状，再加入猪肝汁和收成膏，涂敷头部用油纸将药盖上外用纱布包扎固定，每日早晚各涂一次，连续涂敷3~5周黑发自生。

治法2　每日煮饭时取蒸汽水洗头，每日2~3次，连续洗头3~5周，头上其发自长密黑而润。

小儿头上生热疮

治小儿头上生热疮，治法有2个：

治法1　用白鸽一只去净毛及内脏加绿豆适量，煮至熟烂食后温服，每日1剂服2~3次，连服数日。

治法2　用煮饭时锅盖上的米泡沫搽患处，用油纸将药盖上外用纱布包扎固定，每日2~3次，连搽数日。

若小儿头疮日开出脓，夜即复合者，治法如下：

治法　用大活鲫鱼一条去净内脏，加大附子一枚去皮研成细末放在清水中化开无渣为度装入鱼腹中，将鱼放新瓦上焙至焦枯存性，取出研成细末放在清水中化开无渣为度，装入消毒瓶内盖紧不可走失药气，每次取出适量药粉敷患处，外用蒜泥封鱼，用油纸将药盖上外用纱布包扎固定，每日换药1次，连敷数日。

小儿热疖

小儿生热疖者，治法有3个：

治法1　用黑芝麻适量，研成细末放在清水中化开无渣为度，装入消毒瓶内盖紧不可走失药气，每次取出适量药粉用黄酒浸泡2~3日，取出调成膏状厚敷患处，用油纸将药盖上外用纱布包扎固定，每日换药1次，连敷数日。

治法2　用鲜鳜鱼适量取尾贴患处，用油纸将药盖上外用纱布包扎固定，日贴3~5次，连贴数日。

治法3　用银花适量，加水煎取浓汁，加蜜糖适量冷饮，日饮数次，连饮数日。

小儿面疮

若小儿面疮赤肿者，治法有3个：

治法1　用地榆240克，加水煎取浓汁熏洗患处，日洗3~5次，连洗数日。

治法2　用大麦适量炒至焦枯存性研成细末放在清水中化开无渣为度，装入消毒瓶内盖紧不可走失药气，每次取出适量药粉加香油调成膏状涂敷患处，用油纸将药盖上外用纱布包扎固定，每日换药1次，连敷数日。

治法3　用龙衣（又名蛇蜕）适量放新瓦上焙至焦枯存性，取出研成细末放在清水中化开无渣为度，装入消毒瓶内盖紧不可走失药气，每次取出适量药粉用猪油调成膏状涂敷患处，用油纸将药盖上外用纱布包扎固定，每日换药1次，连敷数日。

小儿诸疮

治小儿诸疮者，治法如下：

治法　用白附子、密佗僧、雄黄各1克，共研成细末放在清水中化开无渣为度，装入消毒瓶内盖紧不可走失药气，每次取出适量药粉用麻油调成膏状厚敷患处，用油纸将药盖上外用纱布包扎固定，每日换药1次，连敷数日。

小儿眼内瞳仁不正

治小儿眼内瞳仁不正者，治法如下：

治法　用石南藤50克，藜芦、甜瓜丁各1克，共研成细末放在清水中化开无渣为度，装入消毒瓶内盖紧不可走失药气，每次取出适量药粉吹入鼻腔内，日吹2~3次（名石南散），内服牛黄平肝散。

小儿赤目

若小儿赤目者，治法有3个：

治法1　先用淡竹沥与人乳各等份调和点入眼内，再用胡黄连30克研成细末放在清水中化开无渣为度，装入消毒瓶内盖紧不可走失药气，每次取出适量药粉用茶调成糊状涂手足心四处，用油纸将药盖上外用纱布包扎固定，每日换药1次，连涂数日。

治法2　用生南星与生大黄各5克，共研成细末放在清水中化开无渣为度，装入消毒瓶内盖紧不可走失药气，每次取出适量药粉用醋调成糊状敷两足心，用油纸将药盖上外用纱布包扎固定，每日换药1次，连涂数日。

治法3　用蚯蚓泥适量晒干研成细末放在清水中化开无渣为度，装入消毒瓶内盖紧不可走失药气，每次取出适量药粉用水调成糊状涂敷小儿头顶囟门之处，用油纸将药盖上外用纱布包扎固定，每日换药2~3次，连敷数日。

若小儿出生艰难血众眦睚至眼睛不见瞳仁，轻则外眼包赤瞳仁上下玄烂，治法如下：

治法　用杏仁2枚去皮尖，放入口中嚼烂吐出加乳汁30毫升，再加黄连、朴硝各1克，轻粉0.5克共研成细末放在清水中化开无渣为度，装入消毒瓶内盖紧不可走失药气，每次取出适量药粉调入乳汁内，每次取汁点入眼内，每日点3~5次，连续数日。

小儿流口水

治小儿流口水者，治法如下：

治法　用灯心草50克，加水煎取浓汁空心温服，每日1剂服3~5次，连服数剂。

婴儿虎口白

即是初生婴儿啼哭时，舌上及上腭处所出现块状白膜（名虎口白），治法如下：

治法　用香油50克，倒入锅内加热，取鸡蛋1枚打入油内炸至黄色后，取出鸡蛋不用，待油凉后备用，再用鸡蛋壳7枚，五倍子10克，共炒至黄色取出，加冰片5克，共研成细末放在清水中化开无渣为度，装入消毒瓶内盖紧不可走失药气，每次取出适量药粉调入香油内，用白棉布卷在食指上，蘸药油搽在小儿口中患处，每日2~3次，连续数日。

小儿口噤

若小儿口噤体热者，治法如下：

治法　用青竹茹90克，加醋适量煎取浓汁空心温服，每日1剂服2~3次，连服数日。

若小儿口噤牙关不开者，治法如下：

治法　取天南星一枚煨熟，急用纸封固不令透气，即将近上尖处的纸剪一小孔令热气出，将孔对住小儿鼻腔中熏其牙自开。

小儿唇紧

若小儿唇紧者，治法有2个：

治法1　用赤苋菜适量研取汁液洗患处，日洗3~5次，连洗数日。

治法2　用葵花根适量焙至焦枯存性，取出研成细末放在清水中化开无渣为度，装入消毒瓶内盖紧不可走失药气，每次取出适量药粉用酥油调成膏状涂患处，用油纸将药盖上外用纱布包扎固定，日涂3~5次，连续数日。

小儿口疮

若小儿口疮者，治法有3个：

治法1　用冬天过霜后的茄子适量，晒干研成细末放在清水中化开无渣为度，装入消毒瓶内盖紧不可走失药气，每次取出适量药粉搽在患处，日搽3~5次，连续数日。

治法2　用血余炭、胡须炭、黄连、干姜各5克，共研成细末放在清水中化开无渣为度，装入消毒瓶内盖紧不可走失药气，每次取出适量药粉吹入患处，日吹2~3次，连吹数日。

治法3　在端午日取老黄瓜一条，将瓜蒂处开口装入冰片适量，挂在当风处数日后瓜皮上自有白霜长出，将此霜收下涂患处，日涂2~3次，连续数日。

小儿雪口疳

若小儿雪口疳者，治法有2个：

治法1　用硼砂6克放炭火中煨熟，取出研成细末放在清水中化开无渣为度，装入消毒瓶内盖紧不可走失药气，每次取出适量药粉用桑树浆调成膏状涂患处，日搽3~5次，连续数日。

治法2　取新鲜桑树皮内汁适量，每次取少许涂敷患处，日搽3~5次，连续数日。

小儿口内生疳

若小儿口内生疳者，治法有2个：

治法1　用红枣去核30克加雄黄15克装入枣内，放新瓦上焙至焦枯存性，取出研成细末放在清水中化开无渣为度，装入消毒瓶内盖紧不可走失药气，每次取出适量药粉吹入患处，日吹3~5次，连续数日。

治法2　用青果核放入火中煅至焦枯存性、石榴皮各10克，西黄、冰片各1克共研成细末放在清水中化开无渣为度，装入消毒瓶内盖紧不可走失药气，每次取出适量药粉吹入患处，日吹3~5次，连续数日。

小儿牙疳

若小儿牙疳者，治法有2个：

治法1　取房顶上露至白色的干猫粪45克，麝香、冰片各1克，共研成细末放在清水中化开无渣为度，装入消毒瓶内盖紧不可走失药气，每次取出适量药粉吹入患处，日吹3~5次，连续数日。

治法2　用茄子蒂适量晒干放瓦上焙至焦枯存性，取出10克加入冰片1克共研成细末放在清水中化开无渣为度，装入消毒瓶内盖紧不可走失药气，每次取出适量药粉用水调成膏状涂敷患处，每日换药1次，连敷数日。

小儿走马牙疳

若小儿走马牙疳者，治法有5个：

治法1　用大活鲫鱼一条破腹去净内脏，加入生地30克，白砒0.3克，用湿纸将鱼包好放入炭火中煅至焦枯存性，取出加入枯矾、麝香各少许，共研成细末放在清水中化开无渣为度，装入消毒瓶内盖紧不可走失药气，每次取出适量药粉涂患处，日涂2~3次，连涂3~5日。

治法2　用五倍子、青黛、枯矾、黄柏各10克共研成细末放在清水中化开无渣为度，装入消毒瓶内盖紧不可走失药气，每次取出适量药粉先用温盐水洗净患处搽干再涂药粉，日涂2~3次，连续数日。

治法3　用青黛、黄柏各10克，冰片1克共研成细末放在清水中化开无渣为度，装入消毒瓶内盖紧不可走失药气，每次取出适量药粉先用温盐水洗净患处搽干再涂药粉，日涂2~3次，连续数日。

治法4　用红枣100粒去核加入白砒3克共放入炭火中煅至焦枯烟尽，取出共研成细末放在清水中化开无渣为度，装入消毒瓶内盖紧不可走失药气，每次取出适量药粉吹入患处，日吹2~3次，连续数日。

治法5　用紫口蛤蜊壳放入炭火中煅至焦枯存性10克，冰片6克，硼砂、儿茶、人中白各3克，共研成细末放在清水中化开无渣为度，装入消毒瓶内盖紧不可走失药气，每次取出适量药粉吹入患处，日吹2~3次，连续数日。

马牙

小儿初生忽患撮口不饮，便看儿齿龈上有小白泡如粟米状（名马牙），不治者百无一生，治法有3个：

治法1　急用针挑出血用墨磨薄荷汁搽患处，日搽3~5次，连续数日。

治法2　急用针挑出血用白僵蚕2枚焙至干枯，研成细末放在清水中化开无渣为度，装入消毒瓶内盖紧不可走失药气，每次取出适量药粉加蜂蜜调成膏状涂患处，日搽3~5次，连续数日。

治法3　急用针挑出血用甘草1克，加水煎取浓汁灌入儿口中，令儿吐出痰沫秽物后用猪胆汁搽入儿口中，日搽3~5次，连搽数日。

吐乳

若初生小儿吐乳不止者，治法有2个：

治法　用石燕适量研成细末放在清水中化开无渣为度，装入消毒瓶内盖紧不可走失药气，每次取出适量药粉用蜜调成膏状，每次取少许搽在小儿唇上，日搽3~5次，连续数日。

治法2　用蚯蚓粪适量焙至干枯研成细末放在清水中化开无渣为度，装入消毒瓶内盖紧不可走失药气，每次取1克用米汤调入空心温服，日服2~3次，连服数日。

小儿痰厥

若小儿痰厥者，治法有2个：

治法1　用明矾适量研成细末放在清水中化开无渣为度，装入消毒瓶内盖紧不可走失药气，用开水调和温后洗小儿腹部及足，洗后再取明矾研成细末加入小麦面粉各10克，用醋调成膏状烘热敷两足心，用油纸将药盖上外用纱布包扎固定，每日早晚各换一次，连敷数日痰从大便排出。

治法2　用生半夏适量研成细末，放在清水中化开无渣为度，装入消毒瓶内盖紧不可走失药气，每次取出适量药粉加水调成膏状，敷在小儿两足心涌泉穴处，用油纸将药盖上外用纱布包扎固定，每日早晚各换一次，连敷数日，痰从大便排出。

小儿咽喉肿痛

治小儿咽喉肿痛者，治法如下：

治法　用鲜牛蒡子根适量，洗净研如泥榨取自然汁，每次取30克慢慢咽下，日咽2~3次，连服数日。

螳螂子

若婴儿体内有痰火者，吃乳数日腮间必肿，（俗名螳螂子），治法如下：

治法　用元明粉、硼砂、薄荷尖、青黛、冰片各少许，共研成细末放在清水中化开无渣为度，装入消毒瓶内盖紧不可走失药气，每次取出适量药粉吹入肿处，日吹2~3次，连续数日。

小儿伤风鼻塞

如小儿伤风鼻塞者，治法如下：

治法　用青葱叶适量划破贴在小儿鼻梁上，少时自通。

小儿风寒感冒畏寒头痛鼻塞

小儿风寒感冒，畏寒头痛鼻塞流清涕者，治法有4个：

治法1　用生姜50克，研如泥加红糖30克共加水煎，连须葱头30克后下，取浓汁空心温服，每日1剂服2~3次，连服数剂。

治法2　用连须葱头、香菜根、白菜根各30克，豆豉10克，共加水煎取浓汁空心温服，每日1剂服2~3次，连服数剂。

治法3　用连须葱适量研如泥取汁涂敷人中，每日3~5次，连涂数日。

治法4　用连须葱头50克研如泥，加入开水趁热熏鼻腔，日熏2~3次，连熏数日。

小儿流感

若流感者，治法如下：

治法　用生白萝卜250克，鲜橄榄30克，共研如泥加水煎取浓汁空心温服，每日1剂服3~5次，连服数剂。

小儿风热感冒

若小儿风热感冒者，治法如下：

治法　用连须葱白适量研如泥取汁与麻油各半调匀，用手沾油搽患儿手足心，前后背心及头面各处，搽至皮肤潮红为度，日搽2~3次，连搽数日。

小儿夏季感冒

治小儿夏季感冒者，治法如下：

治法　用大青叶、佩兰、黄芩、贯众、连翘、茵陈、薄荷、滑石、藿香、木通各9克共加水煎取浓汁温服，每日1剂服2~3次，连服数剂。

小儿感冒

小儿感冒者，治法有4个：

治法1　用淡豆豉10克，防风6克，藿香、僵蚕、钩藤、川贝母、橘红各3克，春砂仁2克，生姜3片，葱白2条，共加水煎取浓汁空心温服，每日1剂服2~3次，连服数剂。

治法2　用吴茱萸、明矾各7克，共研成细末放在清水中化开无渣为度，用鸡蛋清调成两饼，贴在小儿脚底涌泉穴处，用油纸将药盖上外用纱布包扎固定，每日换药1次，连贴数日。

治法3　用桔树叶、生姜、葱头各30克，共研如泥作成两饼，用麻油炒热贴两边太阳穴处，用油纸将药盖上外用纱布包扎固定，每日换药1次，连贴数日。

治法4　用芥菜子60克研成细末放在清水中化开无渣为度，用开水调成糊状摊在棉布上，贴前后背心处，半小时将药取下，每日贴一次，连贴数次。

小儿夏季热

治小儿夏季热者，治法如下：

治法　用火炭母30克，生地、半边莲、谷芽各20克，扁豆衣、薏米、西瓜皮各15克，荷叶、野菊花、佩兰、淡竹叶、布渣叶各10克，共加水煎取浓汁空心温服，每日1剂服2~3次，连服数剂。

小儿夏季热口渴

若小儿夏季热口渴者，治法如下：

治法　用干姜6克，人参、白术、茯苓、炙甘草、藿香、木香各3克，共研成细末放在清水中化开无渣为度，装入消毒瓶内盖紧不可走失药气，每次取1克用温开水冲服，日服2~3次，若按此方小儿虚热作渴无吐泻之症者，当减去木香、藿香用之。

小儿上呼吸道炎

治小儿上呼吸道炎者，治法如下：

治法　用枇杷叶30克，桔梗、天冬、麦冬、崩大碗、苏叶各10克，百部、苏子、甘草各5克，共加水煎取浓汁饭后温服，每日1剂服2~3次，连服数剂。

小儿天哮

如小儿天哮及一切风湿燥热咳嗽痰喘症者，并治成人等症，治法如下：

治法　用海浮石、滑石水飞、杏仁各15克，薄荷7克，共研成细末放在清水中化开无渣为度，装入消毒瓶内盖紧不可走失药气（名海浮石滑石散），每次取7克，用百部煎汤冲入空心温服，日服2~3次，连服数日。

成人或小儿咳嗽

如成人或小儿咳嗽者，治法如下：

治法　用款冬花10克，冰糖20克，将二味共放入茶杯内，用开水泡当茶饮，日饮数次，连饮数日。

小儿肺热咳喘

若小儿肺热咳嗽、咽干、咽痛、血热鼻衄、咳喘者，治法有7个：

治法1　用鲜藕汁、蜂蜜各50克调匀饭后服下，每日1剂服3~5次，连服数日。

治法2　用鸭梨3~4枚洗净切碎，加水煮至梨烂去渣，加粳米适量煮成粥取出空心温服，每日1剂服2~3次，连服数日。

治法3　用生姜汁150毫升，加蜂蜜50克共调匀炖熟，取出趁热空心温服，每日1剂服2~3次，连服数剂。

治法4　用核桃仁、南杏仁各25克共研如泥加生姜汁150毫升，蜂蜜50克，共隔水蒸熟取出趁热空心温服，每日1剂服2~3次，连服数剂。

治法5　用干柿饼3~5枚加水煮熟用蜂蜜冲服，每日1剂服2~3次，连服数日。

治法6　用冰糖30克，南杏仁15克共研如泥加水煎取浓汁空心温服，每日1剂服2~3次，连服数日。

治法7　用古方（《小儿药证直诀》）泻白散：地骨皮、桑白皮、粳米各30克，炙甘草3克，加水煎取浓汁空心温服，每日1剂服2~3次，连服数剂。

小儿百日咳

百日咳是一种急性呼吸道传染病，病程较久甚至长达100天，所以叫百日咳。百日咳的起病原因是由百日咳杆菌引起的，主要由飞沫传染使细菌侵入气管黏膜的上皮细胞内，细菌侵入人体呼吸道生长繁殖，呼吸道黏膜发生炎症产生大量黏稠分泌液，百日咳流行较广一年四季都可发生，但以冬末春初之时多见，任何年龄的人群都可能发生，尤其是1~6岁的小孩更为多见。患者受传染后10日左右发生症状，初起仅有少许咳嗽伴有微热流涕，胃口不好与上呼吸道炎相似。所不同的是咳嗽逐渐加重，一个星期后咳嗽从一声声转变成一阵阵，咳嗽剧烈而带痉挛性质，每日发作连续咳十几声至几十声，由于空气只出不入，常咳得面红耳赤涕泪交流，眼睑浮肿舌向外伸，头向前倾额上青筋怒张，有时弯腰或蹲下咳嗽甚至大小便失禁，精疲力竭痛苦万分，最后咳出大量黏痰继而用大力吸气，产生特有的高音调像鸡鸣样吸气，有时伴有呕吐，这种发作一昼夜少则十多次，多则数十次而且夜间发作较多，可因哭吵、刺激性食物或煤烟气味者都会刺激发作。年龄较大身体健康的儿童咳完过后能照常活动游戏，年龄小病情重的新生儿，或3个月以内的婴儿常无典型痉咳，也常没有吸气时鸡鸣声，常表现为阵发性，屏气青紫窒息甚至抽搐。百日咳患儿阵发性痉挛性，咳嗽平均继续5~6周，也有长达3个月之久的，痉咳期过后咳嗽逐渐减轻而进入恢复期。因为咳嗽严重可产生多种并发症，肺炎是最常见的一种，除咳嗽外还有出高热气急等症状，过于剧烈咳嗽可使毛细血管破裂而引起出血，最多见的是眼结膜下出血，眼睛周围皮肤出现血点，也有鼻出血脑出血等，由于严重痉咳引起脑缺氧出血。如细菌毒素引起脑损害，也可发生百日咳脑病变，由于咳嗽时舌头常常伸出，舌系带与门齿经常摩擦而引起舌系带溃烂，由于病程拖延，夜间剧咳睡眠不好，进食减少再加呕吐，常使小儿健康受到影响，变得消瘦苍白所以此病宜早治。治法有8个：

治法1　用大鸭梨1枚挖去心，装入麻黄末0.5克，放盖碗中隔水蒸熟，取出趁热空心温服，日服2~3次，连服3~5日。

治法2　用大蒜去皮60克研如泥，加冷水300毫升浸泡10小时后过滤去渣，取液加白糖适量，五岁以上每次取15毫升空心饮下，一至二岁每次饮3~5毫升，日饮3~5次，连饮数日。

治法3　用鸭梨150克去核，加核桃仁、冰糖各30克共研如泥，加水煎取浓汁空心温服，每日1剂服2~3次，连服数剂。

治法4　用核桃仁100克炒香研如泥加蜂蜜适量空心服下，每日1剂服2~3次，连服数日。

治法5　用鲈鱼鳃适量晒干，放新瓦上焙至枯黄，取出研成细末放在清水中化开无渣为度，装入消毒瓶内盖紧不可走失药气，每次取5克用开水冲入空心温服，日服2~3次，连服数日。

治法6　用罗汉果半个、柿饼3枚，共用水煎取浓汁，加冰糖适量空心温服，每日1剂服2~3次，连服数日。

治法7　用川贝5克，冰糖适量研成细末放在清水中化开无渣为度，装入青葱叶管内，再将葱叶管放入豆腐内，将豆腐隔水蒸至冰糖溶化后，取出趁热吃葱饮汤，二岁以下者每次吃葱叶3条，二岁以上者每次吃5~7条日服2~3次，连服数日。

治法8　用麻黄30克炒香研成细末放在清水中化开无渣为度，装入消毒瓶内盖紧不可走失药气，每次取出适量药粉用白酒调成糊状，贴在肺俞穴上用油纸将药盖上外用纱布包扎固定，每日早晚各换药1次，连贴数日。

小儿咳嗽

若小儿咳嗽一连咳数十声甚至出血者，治法如下：

治法　用猪小肠加蜜枣煨熟，取出趁热服食，日服2~3次，连续数日。

小儿久咳不止夜不得眠

若小儿久咳不止夜不得眠者，治法有3个：

治法1　用大蒜去皮20克研如泥，加开水1

杯浸泡1小时，再隔水蒸1小时，加入蜜糖适量取出空心温服，每日2~3剂连服数日。

治法2　用鸡苦胆1枚烘至干枯，取出加白糖30克共研成细末放在清水中化开无渣为度，装入消毒瓶内盖紧不可走失药气，一周岁以下者每次取6克，用开水冲入空心温服，日服2~3次，连服数日。

治法3　用生板栗子50克去壳，玉米须10克共用水煎取浓汁，加冰糖50克溶化，取出空心温服，每日1剂服2~3次，连服数日。

小儿支气管哮喘

若小儿支气管哮喘者，治法如下：

治法　用鸡蛋1~2枚去壳，放油锅内煎熟，趁热加入蜂蜜适量，趁热空心温服，日服2~3次，连服数日。

小儿盐哮

若小儿一遇风寒气郁痰涌而发哮者（名盐哮），治法如下：

治法　用芝麻梗适量切碎放新瓦上焙至焦枯存性研成细末放在清水中化开无渣为度，装入消毒瓶内盖紧不可走失药气，每次取出适量药粉用生豆腐蘸吃，日服2~3次，连服数日。

小儿单纯性消化不良

治小儿单纯性消化不良者，治法如下：

治法　用珍珠草15克，火炭母、赤小豆、蒲公英、独脚金、黄蘖叶、豆豉姜各10克，地龙5克，共加水煎取浓汁饭后温服，每日1剂服2~3次，连服数剂。

若小儿不思饮食爱哭，手足心热头发干枯食中饮水，大便干燥或稀溏不消化者（名厌食症）治法有2个：

治法1　用山楂肉20克，红枣10枚，鸡内金炒焦10克，共用水煎取浓汁，加白糖适量空心温服，每日1剂服2~3次，连服数剂。

治法2　用刚煮熟的大米饭适量，拌入胡椒粉1~2克共研如泥取出作成一饼趁热贴在患者肚脐眼上，用油纸将药盖上外用纱布包扎固定，每日早晚各换药1次，连贴数日。

小儿脐风

若小儿面色青白撮口不食者名（脐风），治法有5个：

治法1　用僵蚕3条炒香去丝研成细末，放在清水中化开无渣为度，装入消毒瓶内盖紧不可走失药气，每次取出适量药粉加葱白3根研取汁调成糊状喂儿口中，每日1剂服3~5次，连服数剂。

治法2　用带子蜂房适量放新瓦上焙至干枯，取出研成细末放在清水中化开无渣为度，装入消毒瓶内盖紧不可走失药气，每次取2克用开水冲入空心温服，日服2~3次，连服数日。

治法3　用陈艾叶适量焙至焦枯研成细末，放在清水中化开无渣为度，装入消毒瓶内盖紧不可走失药气，每次取出适量药粉填入儿脐中，用油纸将药盖上外用纱布包扎固定，每日换药1次，连续数日。

治法4　用生地、葱白、莱菔子、田螺肉各适量共研如泥敷在儿脐四周1公分厚，用油纸将药盖上外用纱布包扎固定，每日换药1次，连续数日。

治法5　用古方(《千金要方》) 千金龙胆汤：土茯苓、钩藤各6克，赤芍、柴胡各3克，黄芩、桔梗各2.5克，大黄、龙胆草、甘草各1.5克，蜣螂0.6克，大枣3枚，共加水煎取浓汁空心温服，每日1剂服2~3次，连服数剂。

若小儿脐湿不早治者恐成脐风或赤肿或出水治法如下：

治法　急用当归适量焙至干枯研成细末放在清水中化开无渣为度，装入消毒瓶内盖紧不可走失药气，每次取出适量药粉加麻油调成膏状涂敷患处，用油纸将药盖上外用纱布包扎固定，每日换药1次，连续数日。

若小儿脐中出水者，治法如下：

治法　用附子6克，甘遂5克，蛇床子3克，麝香少许共研成细末放在清水中化开无渣为度，装入消毒瓶内盖紧不可走失药气，每次取出适量药粉填入儿脐中用油纸将药盖上外用纱布包扎固定，每日换药1次，连续数日。

若初生小儿脐中出血者，治法如下：

治法　用白石脂适量研成细末放在清水中化开无渣为度，装入消毒瓶内盖紧不可走失药气，每次取出适量药粉掺在患处，用油纸将药盖上外用纱布包扎固定，每日换药1次，连续数日。

若初生小儿无皮者，色赤筋红此是受胎未足月，治法如下：

治法　用早季水稻白米适量研成细末放在清水中化开无渣为度，装入消毒瓶内盖紧不可走失药气，每次取出适量药粉掺患处，用油纸将药盖上外用纱布包扎固定，每日3~5次，连续数日皮肤自生。

若小儿身有赤斑蔓延红肿者（名游风），治法如下：

治法　用生绿豆15克，大黄6克，共研成细末放在清水中化开无渣为度，装入消毒瓶内盖紧不可走失药气，每次取出适量药粉用蜜调成膏状涂患处，用油纸将药盖上外用纱布包扎固定，日搽3~5次，连续数日。

若初生小儿遍身如鱼鳔，又如水晶破则流水者（名流水）治法如下：

治法　用密陀僧适量研成细末放在清水中化开无渣为度，装入消毒瓶内盖紧不可走失药气，每次取出适量药粉掺患处，用油纸将药盖上外用纱布包扎固定，内服苏合香丸一日2~3次，连续数日。

若初生小儿有乳停不化，膈下硬如有物者（名乳癖）治法如下：

治法　用白芥子适量研成细末放在清水中化开无渣为度，装入消毒瓶内盖紧不可走失药气，每次取出适量药粉用开水调成膏状贴患处，用油纸将药盖上外用纱布包扎固定，用麦芽10克加水煎取浓汁空心温服，日服3~5次，连续数日。

小儿脐突

若小儿脐突多因啼哭所致，须先设法使小儿不哭再用，治法有2个：

治法1　用赤小豆、淡豆豉、天南星、白蔹各3克共研成细末放在清水中化开无渣为度，装入消毒瓶内盖紧不可走失药气，每次取出适量药粉取芭蕉树自然汁调成膏状敷脐四周，用油纸将药盖上外用纱布包扎固定，每日换药1次，连续数日。

治法2　将原断脐带加艾叶10克，共焙至干枯研成细末放在清水中化开无渣为度，装入消毒瓶内盖紧不可走失药气，每次取出适量药粉用麻油调成膏状涂敷患处，用油纸将药盖上外用纱布包扎固定，每日换药1次，连续数日。

若小儿脐腹膨胀者，治法如下：

治法　用古方（《小儿药证直诀》）益黄散：陈皮30克，诃子、青皮、炙甘草各15克，白丁香（别名麻雀粪）6克，共研成细末放在清水中化开无渣为度，装入消毒瓶内盖紧不可走失药气，每次取6~9克用温开水空心送服，日服2~3次，连服数剂。

小儿脐疮

若小儿生脐疮者，治法如下：

治法　用胭脂与海螵蛸各适量共研成细末放在清水中化开无渣为度，装入消毒瓶内盖紧不可走失药气，每次取出适量药粉加麻油调成膏状涂敷患处，用油纸将药盖上外用纱布包扎固定，每日换药1次，连续数日。

若脐疮湿烂者，治法如下：

治法　用羽毛适量，放新瓦上煅存性，取出研成细末放在清水中化开无渣为度，装入消毒瓶内盖紧不可走失药气，每次取出适量药粉掺在患处，用油纸将药盖上外用纱布包扎固定，每日换药1次，连续数日。

小儿便闭

若初生小儿小便不通者，此症（名销肚）是由胎内热毒结于肛门所致，凡儿生之后大便闭而不通者，治法有3个：

治法1　用葱白适量加入麝香少许，共研如泥涂敷肚脐四周固定，用油纸将药盖上外用纱布包扎固定，少时自通而愈。

治法2　用葱白适量研取汁液每次取少许用乳汁调服，日服3~5次，连续数日。

治法3　用麻油30克加入芒硝少许煮沸冷定，徐徐滴入儿口中慢慢咽下少时即通。

若初生儿脱肛者，治法如下：

治法　用百草霜、冰片、雄黄各1克加灶心土3克，共研成细末放在清水中化开无渣为度，装入消毒瓶内盖紧不可走失药气，每次取出适量药粉用麻油调成膏状涂敷患处，用油纸将药盖上外用纱布包扎固定，每日早晚各换药1次，连敷数日。

小儿疳积

治小儿疳积者，治法有9个：

治法1　用珍珠草、独脚金各15克，共加水煎取浓汁空心温服，每日1剂服2~3次，连服数剂。

治法2　用麦冬6克，木香、麦芽、扁豆各5克，香薷、天麻、胆星、木通、猪苓、泽泻、僵蚕、干葛各3克，川厚朴、淡竹叶、陈皮、枳壳各1克，共加水煎取浓汁空心温服，每日1剂服2~3次，连服数剂。

治法3　取活蟑螂适量放入锅内炒香，取出涂上面糊再放入油锅内焙至干脆，取出日日不计时吃，凡是得有疳积者没有不喜爱吃此物，若对此物厌倦之象者其病已愈。

治法4　取川楝树根白皮30克，白丑、黑丑、使君子、生大黄各15克，槟榔、木香各10克，共研成细末放在清水中化开无渣为度，装入消毒瓶内盖紧不可走失药气，每次取3克用砂糖汤冲入空心温服，日服2~3次，连服数日。

治法5　用田鸡（又名青蛙）5~10只去皮及

内脏，切块加米适量煮粥再加食盐及调料，取出空心温服，每日1剂服2~3次，连服数日。

治法6　用鸡内金、山楂、枳壳、白术各100克，共研成细末放在清水中化开无渣为度，装入消毒瓶内盖紧不可走失药气，每次取10克用蜜糖冲入空心温服，日服2~3次，连服数剂。

治法7　在早上采鲜石榴叶、或嫩尖3~5支，用水煎取浓汁空心温服，每日1剂服2~3次，连服数剂。

治法8　用鸭胆汁、淮山粉各30克，蜂蜜15克，共调成膏状隔水蒸熟取出空心温服，每日1剂服2~3次，连服数剂。

治法9　将蚕蛹放在油锅内炒至黄色，取出用调料拌好空心温服30克，日服2~3次，连服数日。

若小儿痞积腹大者，治法有2个：

治法1　在立秋后取大蛤蟆适量，去净头皮足肠用香油涂上用阴阳瓦焙至香熟食之，日食3~5只连服数日。

治法2　用葱白、北杏仁、栀子、红枣各7个，皮硝10克，真头道酒糟30克，白麦面粉10克，共研如泥分成两份，前贴肚脐后贴腰间要对正肚脐之处，用油纸将药盖上外用纱布包扎固定，每日换药1次，连贴数日。

若小儿胸痞腹胀痞积者，治法如下：

治法　用葱汁、生姜汁、生大黄汁、石榴树根皮汁各适量调匀，每次取50毫升空心服下，日服2~3次，连服数日自能饮食渐增胀消痞解。

若小儿伤食膨胀痞积，治法有2个：

治法1　临睡时取盐硝90克用纸包好，用布袋装入贴在儿肚脐眼处固定，每日换药1次，连贴数日自能退胀化积而自愈。

治法2　用寒水石21克，雄黄、青黛各10克，白鸡肺3个共研如泥，每次取10克用开水冲入空心温服，日服2~3次，连服数日。

小儿食积

若小儿食积者，治法如下：

治法　用水仙子30克，甘草5克共研成细末放在清水中化开无渣为度，装入消毒瓶内盖紧不可走失药气，每次取3克用米汤冲入空心温服，日服2~3次，连服数日。

若小儿食积发肿者，治法如下：

治法　用皂矾120克，小麦面炒熟30克共研成细末放在清水中化开无渣为度，装入消毒瓶内盖紧不可走失药气，每次取3克用米汤冲入空心温服，日服2~3次，连服数日。

若小儿食积血痞者，治法如下：

治法　用木贼草适量，研成细末放在清水中化开无渣为度，装入消毒瓶内盖紧不可走失药气，每次取1克用开水冲入空心温服，日服2~3次外用葱白适量研如泥炒热厚敷患处，冷则即换连续数日痞块自散而愈。

小儿虫积

若小儿腹痛时痛时止者是虫积，治法有3个：

治法1　凡患此症的小儿每月从初一至初十日食生榧肉适量最能杀虫，而不伤元气，或用蚕蛹适量炒熟食之。

治法2　用川楝子树根白皮30克加水煎取浓汁空心温服，每日1剂服2~3次，连服数剂。

治法3　用葱白汁、菜籽油各25毫升共调匀空心服下，日服2~3次，连服数日其虫化为水从大小便排出而自愈。

小儿痞块

若小儿痞块者，治法如下：

治法　用木鳖子仁15克，使君子仁10克共研成细末放在清水中化开无渣为度，水调为丸阴干，装入消毒瓶内盖紧不可走失药气，每次取1克用鸡蛋一个破顶将药丸放入蛋内，蒸熟取出空心温服，日服2~3次，连服数日其痞块自散而愈。

若小儿痞块面黄肌瘦者，治法如下：

治法　用白芙蓉花适量阴干，研成细末放在清水中化开无渣为度，装入消毒瓶内盖紧不可走失药气，每次取3克拌入鸡肝内蒸熟取出空心温服，日服2~3次，连服数日。

兼有肚痛发热咳嗽

若兼有肚痛发热咳嗽者，治法如下：

治法　用天麻、胆星、钩藤、前胡、北杏、桔梗、法夏各3克，淡竹叶、蝉蜕、甘草各2克，川厚朴、枳壳各1克，共加水煎取浓汁空心温服，每日1剂服2~3次，连服数剂。

小儿呕吐

若小儿呕吐不定者，治法有2个：

治法1　用五倍子2枚一生一熟加甘草20克，共用湿纸包好放入火中煨至熟透取出研成细末，放在清水中化开无渣为度，装入消毒瓶内盖紧不可走失药气，每次取1.5克用米汤冲入空心温服，日服2~3次，连服数日。

治法2　用鹿角粉加大豆粉各10克调匀，装入消毒瓶内盖紧不可走失药气，每次取2克用人乳冲入让儿服下，日服2~3次，连服数日。

小儿泄泻

若小儿泄泻者，治法有3个：

治法1　用木鳖子1粒煨熟去壳，加丁香3粒共研成细末放在清水中化开无渣为度用米汤调和为丸，贴在小儿肚脐眼中，用油纸将药盖上外用纱布包扎固定，每日换药1次，连贴数日。

治法2　用炒白术、陈皮、川厚朴姜汁炒香各1克，共加水煎取浓汁空心温服，每日1剂服2~3次，连服数剂。

治法3　用荠菜50克，老生姜1片，红枣7枚共加水煎取浓汁，加入红糖适量空心温服，每日1剂服2~3次，连服数剂。

若小儿久泻、腹大脚细、胃口不开者，治法如下：

治法　用水仙子10克，春砂仁、红枣各5粒、槟榔6克，使君子3粒、大癞蛤蟆1只活破其肚不取内脏，将前药共塞入腹内，即用针链其伤口，外用黄泥适量焙干研成细末，加烧酒调成糊状厚敷蛤蟆全身，放入炭火中煅至泥色赤红取出放地上，冷后去净泥土将蛤蟆取出，研成细末放在清水中化开无渣为度用白砂糖拌服一次服完，每日服一剂连服数剂。

兼肚热吐泻

若兼肚热吐泻者，治法有3个：

治法1　用茯苓6克，桑白皮、山楂、神曲、麦芽、槐花、扁豆各5克，枳实3克，川朴、砂仁各1克，若吐加竹茹5克，泻加苍术5克，共加水煎取浓汁空心温服，每日1剂服2~3次，连服数剂。

治法2　用酒芍（是将白芍用酒炒至香脆）、神曲、使君子、山楂、麦芽、芡实、薏米、荆芥、雷丸各5克，炙北芪、炙党参、茯苓、川朴、百草霜各3克，共加水煎取浓汁空心温服，每日1剂服2~3次，连服数剂。

治法3　用钩藤、白头翁各5克，桔梗4克，元参、黄芩、银花、川朴、地龙、知母、猪苓、连翘各3克，草果、枳壳、甘草各2克，水仙子1克，共加水煎取浓汁空心温服，每日1剂服2~3次，连服数剂。

小儿夏天上吐下泻不止

若小儿夏天上吐下泻不止者，治法有3个：

治法1　用绿豆粉9克，用鸡蛋清调成一饼，上吐者贴在囟门穴处，下泻者贴在足心涌泉穴处，用油纸将药盖上外用纱布包扎固定，每日换药1次，连贴数剂。

治法2　用白果仁2粒晒干研如泥，取鸡蛋1枚开一小孔，将白果末装入蛋内，用湿纸包好放在微火上烘至熟透取出趁热空心温服，日服2~3次，连服数日。

治法3　用大红苹果1枚洗净去皮切片，放盖碗内隔水蒸熟，取出空心温服，日服2~3次，连服数日。

小儿脾虚久泻

若小儿脾虚久泻者，治法如下：

治法　用春砂仁3克焙至干枯研成细末放在清水中化开无渣为度拌入猪腰内隔水蒸熟，趁热取出空心温服，每日1剂服2~3次，连服数剂。

小儿遗尿

若小儿遗尿者，治法有9个：

治法1　用公鸡肠3~5具，剪开洗净放新瓦上，焙至干枯研成细末放在清水中化开无渣为度，加面粉适量调合作为3~5枚小饼，隔水蒸熟取出每次1枚空心温服，日服2~3次，连服数日。

治法2　用鸡蛋1枚，开一小孔放入胡椒7粒，用湿纸厚包鸡蛋放火中煨熟取出，趁热空心温服，本方治妇女白带亦效，日服2~3次，连服数日。

治法3　用韭菜籽100克研成细末放在清水中化开无渣为度加面粉100克，共调合为饼隔水蒸熟，取出趁热空心温服，每日1剂服2~3次，连服数剂。

治法4　用召实20克，金樱子、菟丝子、车前子、桂枝各15克，白芍、甘草各10克，共加水煎取浓汁空心温服，每日1剂服2~3次，连服数剂。或用硫磺50克，葱白10条，共研如泥敷在肚脐眼处，用油纸将药盖上外用纱布包扎固定，每日换药1次，连敷数日。

治法5　用猪小肚1具，洗净装入槐花、车前子各25克，封口共放入砂锅煮至熟烂，取出趁热空心吃肚饮汤，每日1剂服2~3次，连服数剂。

治法6　用大活乌龟肉1只，加入调料清蒸当菜吃，每日1只服2~3次，连服数只。

治法7　用紫河车100克，焙至干枯研成细末放在清水中化开无渣为度，装入消毒瓶内盖紧不可走失药气，每次取3克，用开水冲入空心温服，日服2~3次，连服数剂。

治法8　用金樱子、覆盆子、菟丝子、五味子、山萸肉、仙茅、补骨脂、桑螵蛸各60克，丁香、肉桂各30克，共研成细末放在清水中化开无渣为度，装入消毒瓶内盖紧不可走失药气，每次取1克，填在患者肚脐中，倒入白酒二滴，用油纸将药盖上外用纱布包扎固定，每三日换药1次，连换数次。

治法9　用猪肚1具洗净，将乌龟肉250克，鱼胶、核桃仁、韭菜籽各25克，红枣、元肉、益智仁各20克，补骨脂、冬虫夏草各15克，杞子、淮山、党参、熟附片、荔枝各10克，胡椒3克，鸡肠2套、羊小肠1套，全装入肚内，放入砂锅内煮至熟烂，取出趁热吃肉饮汤，每日1剂服2~3次，连服数剂。

小儿久咳引起遗尿

若小儿久咳引起的遗尿、气喘、眼面微肿者，治法如下：

治法　用核桃肉100克炒焦，研成细末放在清水中化开无渣为度，装入消毒瓶内盖紧不可走失药气，每次取出适量药粉加入蜂蜜15克，共调匀空心服下，每日1剂服2~3次，连服数剂。

小儿麻痹症

治小儿麻痹症者，治法有2个：

治法1　用粉葛、银花、全蝎、天麻各10克，秦艽6克，紫草、升麻、桔梗、茯苓、钩藤、白芍各5克，黄连、甘草、槟榔、赤芍、波蔻、山楂、黄芩各3克，灯心2克，蜈蚣2条，共加水煎取浓汁空心温服，每日1剂服2~3次，连服数日，再外用荆芥、陈艾、石菖蒲、生姜、葱头各500克，共加水煎取浓汁熏洗全身，每日1剂熏洗3~4次，连用数剂。

治法2　用茯苓10克，当归、牛黄、蜈蚣去头足焙、地龙、党参各6克，黄连、白术各5克，朱砂、生甘草、陈皮、炙甘草各3克，共研成细末放在清水中化开无渣为度红枣5枚研如泥，用米糊为丸阴干，装入消毒瓶内盖紧不可走失药气，每次取2克用温开水送服，日服2~3次，连服数剂。

小儿麻痹症恢复期

如小儿麻痹症恢复期者，治法如下：

治法　用肉苁蓉、菟丝子、川木瓜、枸杞、当归各25克，白芍、川牛膝、千年健各20克，杜仲用盐水炒、知母、龟版、土茯苓各15克，虎骨6克，共研成细末放在清水中化开无渣为度，炼蜜为丸阴干，装入消毒瓶内盖紧不可走失药气，每次取6克用温开水送服，日服3~4次，连服数剂。

小儿麻痹后遗症

如小儿麻痹后遗症者，治法有3个：

治法1　用猪脚筋100克，牛大力、巴戟天、豨莶草、千斤拔、骨碎补、豆豉、姜各25克，鸡血藤、九节茶各20克，紫背金牛、樟树根、姜黄、大风艾各15克，羌活、独活各10克，共加水炖，每日1剂服2~3次，连服50~60剂，再用玉竹、太子参、沙参、首乌、当归各5克，每日1剂煎水当茶饮。再用鹅不食草、大风艾各1 000克，生姜400克，红花250克，桃仁150克，共研如泥加酒炒热敷患处，用油纸将药盖上外用纱布包扎固定，每日1剂敷2~3次，连敷1~2月。

治法2　用牛膝、川太、防风、杜仲用姜汁炒、肉苁蓉酒洗、菟丝子酒浸、白蒺藜各60克，肉桂30克，桂枝、土鳖各10克，马钱子用油炸黄1克，共研成细末放在清水中化开无渣为度，用猪腰6对，加入白酒煮至熟烂研如泥调药为丸阴干，装入消毒瓶内盖紧不可走失药气，每次取5克用温开水送服，日服3~4次，连服1~2月。

治法3　用北芪60克，归尾12克，赤芍、地龙各10克，川芎、桃仁各6克，红花3克，共加水煎取浓汁空心温服，每日1剂服2~3次，连服1~2月。

小儿骨蒸潮热

治小儿骨蒸潮热、食减瘦弱者，治法如下：

治法　用秦艽、甘草各50克，薄荷25克，共研成细末放在清水中化开无渣为度，装入消毒瓶内盖紧不可走失药气，每次取7克用开水冲入空心温服，日服2~3次，连服数剂。

小儿夜哭

治小儿夜哭者，治法有2个：

治法1　用黑丑50克研成细末放在清水中化开无渣为度，装入消毒瓶内盖紧不可走失药气，每次取出5克药粉用开水调成膏状，敷在小儿肚脐处，用油纸将药盖上外用纱布包扎固定，每日换药1次，连敷数日。

治法2　用灯心草10克焙至焦枯存性取出研成细末，放在清水中化开无渣为度，装入消毒瓶内盖紧不可走失药气，每次取出1克药粉用乳汁调服，亦可搽在乳头上让儿吮乳，日服3~5次，连服数日。

小儿惊风

若小儿惊风者，治法有3个：

治法1　用生大黄1克，甘草0.6克，朱砂0.3克，共研成细末放在清水中化开无渣为度，装入消毒瓶内盖紧不可走失药气，每次取出适量药粉加入黑砂糖5克，用开水调和徐徐滴入口中慢慢咽下，日服2~3次，连服数日。

治法2　用鲜车前草根与鲜野菊花根各8克共研如泥，共加水煎取浓汁空心温服，日服2~3次服药后须忌风连服数日。

治法3　用母丁香、葱头、蓬头各7个共研如泥敷在肚脐中，用油纸将药盖上外用纱布包扎固定，每日早晚各换药1次，连敷数日。

若胎惊病

是受自母腹者状如急惊风，惟面现青白色，治法如下：

治法　用小干蝎49只，每一只蝎用4片薄荷叶包好，放新瓦上焙至焦枯存性取出，加入朱砂与麝香各少许共研成细末，放在清水中化开无渣为度，装入消毒瓶内盖紧不可走失药气，每次取0.3克用金银汤送服，日服2~3次，连服数日。

预防惊风

若初生小儿三日用，治法如下：

治法　鸡蛋煮熟按在手心，从小儿背上及臀部左右揉搽至啼哭为止，少时看揉搽处有无生毛将毛钳去，如初次不生毛至7~8日后再搽一次，可使诸邪自退永无惊风。

小儿急惊风

若小儿急惊风者，在搐搦身仰之时不可用力紧抱，只用手扶住让他可以自抽自止，才不会伤其筋络而变成废人，治法有5个：

治法1　先用通关散每次取少许吹入鼻腔内取嚏，次用鲜竹沥或梨汁或用石菖蒲汁适量灌下，火降痰消则病。

治法2　用远年白田螺壳适量放入火中煅透取出，加入麝香少许共研成细末，放在清水中化开无渣为度，装入消毒瓶内盖紧不可走失药气，每次取1克用开水调和灌下，日服3~5次，连服数日。

治法3　用露蜂房一个加米适量共炒香熟，取出研成细末放在清水中化开无渣为度，装入消毒瓶内盖紧不可走失药气，每次取出5克药粉用温开水冲服，日服2~3次，连服数日。

治法4　用鱼鳔15克，加黄酒120克，用砂锅煮成胶汁趁热空心服下，每日1剂服2~3次，连服数剂。

治法5　用桃仁、栀子各30克，共研如泥加白面适量，用鸡蛋清调成膏状，涂敷两足心涌泉穴处，用油纸将药盖上外用纱布包扎固定，每日换药1次，连敷数日。

小儿慢惊风

若小儿慢惊者此病是由吐泻之后，脾胃虚弱所致，所以精神不振手足微搐无力，粪色青白面色痿黄，治法如下：

治法　急用煨生姜、红枣各20克共加水煎取浓汁灌服，日服2~3次，连服数日。

小儿急慢惊风

治小儿急慢惊风吊眼撮口，搐搦不定不省人事者，治法有6个：

治法1　用生土牛膝适量研如泥榨取自然汁，每次取20克用烧酒冲入服下，日服2~3次，渣敷小儿颈项处，外用布包好。

治法2　用代赭石适量放入火中烧淬十次，取出研成细末放在清水中化开无渣为度，用水飞后晒干，装入消毒瓶内盖紧不可走失药气，每次取3克煎真金汤调服，日服2~3次，连服数日，看儿脚胫上有赤斑点者即是惊气已出，病可自愈。若无斑点者难治。

治法3　用有子小丁香、葱头各7个共研如泥敷在小儿肚脐内，用油纸将药盖上外用纱布包扎固定，每日换药1次，连敷数日。

治法4　用鲜芥菜与老生姜各适量洗净共研取汁液，每次取适量蒸热兑酒温饮下，日饮2~3次，连续数日。

治法5　用大活田螺数个洗净搽干放在小儿肚脐周围，让田螺自行爬动吸去惊风而螺死儿病自愈。

治法6　将小儿肚上用手巾盖上，取一只真白毛乌骨鸡令人捧住，让鸡站立肚上少时其鸡自然蹲伏肚上，经数小时后此鸡自然走下小儿自愈，唯鸡吸惊毒急用香油灌下解其毒，不然少时此鸡自死。

小儿慢惊风兼水泻

若小儿慢惊风兼水泻者，治法如下：

治法　用露蜂房一个焙至焦枯存性、苦瓜仁去壳25粒、共研成细末放在清水中化开无渣为度，装入消毒瓶内盖紧不可走失药气，每次取出适量药粉用温开水冲服，日服2~3次，连服数日。

惊痫抽动

若小儿惊痫抽动者，治法有2个：

治法1　用羊角削片30克，加水煎取浓汁空心温服，每日1剂服3~5次，连服数剂。

治法2　用羊角300克烧枯存性，取出研成细末放在清水中化开无渣为度，装入消毒瓶内盖紧不可走失药气，每次取出30克药粉用温开水冲入空心温服，日服2~3次，连服数日。

佝偻病手足抽搦

若小儿佝偻病者，治法有3个：

治法1　将鸡蛋内皮洗净焙至干枯，取出研成细末放在清水中化开无渣为度，装入消毒瓶内盖紧不可走失药气，1周岁以内者每次取0.5克用开水冲入空心温服，1~2岁者每次取1克，用开水冲入空心温服，日服2~3次，连服1~2月。

治法2　用蛤壳、炮山甲、炮鳖甲各150克，共研成细末放在清水中化开无渣为度，炼蜜为丸阴干，装入消毒瓶内盖紧不可走失药气，每次取10克用米汤空心送服，日服2~3次，连服3~5月。

治法3　用虾皮适量焙至干枯研成细末，放在清水中化开无渣为度，每次取鸡蛋1枚，加虾皮末10克调匀隔水蒸熟空心服下，日服2~3次，连服2~3月。注：虾皮含钙量最高，是其他任何食物都无法可比的，而且虾皮还含有较多的糖原等物质，因此对儿童来说，虾皮是补充钙质的一种最好食品。

卒得痫症

治卒得痫症者，治法如下：

治法　用钩藤的钩（不可用藤），炙甘草各10克，共加水煎取浓汁空心温服，每日1剂服2~3次，连续服药15~20剂。

小儿癫痫

小儿癫痫者，治法有3个：

治法1　用羊苦胆适量用黄酒洗净，每个胆内装9只蜜蜂外用黄表纸厚包，再用黄泥包好放入木炭火中烧赤取出，去净泥纸将胆研成细末放在清水中化开无渣为度，装入消毒瓶内盖紧不可走失药气，每次取5克用黄酒冲服，日服2~3次，连服1~2月。

治法2　用青橄榄2 500克去核取肉，加郁金250克，共研如泥加水煎取浓汁去渣，再加明矾250克，研成细末放在清水中化开无渣为度加水用慢火共熬成膏状，取出用油纸摊在地上去净火毒，装入消毒瓶内盖紧不可走失药气，每次取30毫升用温开水冲服，日服2~3次，连服1~2月。

治法3　用红茎红叶蓖麻根60克，加陈醋适量，鸡蛋2枚共煮30分钟，取出吃蛋饮汤，每日1剂服2~3次，连服1~2月。

小儿软骨病

若小儿软骨病者，治法有2个：

治法1　用猪脊腿骨适量加水煎取浓汁后，放入菠菜适量空心温服，每日1剂服2~3次，连服1~2月。

治法2　用龟版12克，海螵蛸10克，茜草根6克，共加水煎取浓汁，加入红糖适量取出空心温服，每日1剂服2~3次，连服1~2月。

若因钙代谢失调而引起的小儿软骨病者，治法如下：

治法　用田螺洗净放水煮至熟透，取出螺肉加入调料空心温服，多食常吃者。

小儿手软

如小儿手软者，治法如下：

治法　用薏米、当归、秦艽、枣仁、防风、羌活各18克，共研成细末放在清水中化开无渣为度，炼蜜为丸黄豆大阴干，装入消毒瓶内盖紧不可走失药气，每次取2粒用荆芥汤送服，日服2~3次，连服数剂。

小儿下肢痿软无力

若小儿下肢痿软无力者，治法如下：

治法　用干黄精100克洗净，放砂锅内加水煮至熟烂水干，再加入蜂蜜200克煮沸，调匀待冷装入瓶中，每次取20克用开水冲入空心温服，日服2~3次，连服1~2月。

小儿多病体虚筋骨不健软弱无力

若小儿多病体虚、筋骨不健、软弱无力者，治法如下：

治法　用生板栗2千克放锅内，加水煮半小时熟透待冷后剥去皮，再放入锅内煮40分钟，趁热加白糖1千克，共研如泥做成小饼，供患儿常服。

若小儿髋关节暂时性骨膜炎者，治法如下：

治法　用(《新中医》)小儿舒筋汤：桑枝24克，忍冬藤12克，白术、丝瓜络各9克，车前子、秦艽、僵蚕、防己、黄柏各6克，牛膝3克，甘草1.5克，共加水煎取浓汁空心温服，每日1剂服2~3次，连服1~2月。

婴儿肛后溃疡

若婴儿肛后溃烂者，治法如下：

治法　用鲜羊肉适量，切成片贴患处，用油纸将药盖上外用纱布包扎固定，每日早晚各换一次，连贴数日。

小儿疳疮

若小儿疳疮身面成孔臼者，治法有2个：

治法1　用口嚼芝麻适量涂敷患处，用油纸将药盖上外用纱布包扎固定，每日换药1次，连敷数日。

治法2　用铅粉适量研成细末，放在清水中化开无渣为度，装入消毒瓶内盖紧不可走失药气，每次取出适量药粉用猪油调成膏状涂敷患处，用油纸将药盖上外用纱布包扎固定，每日换药1次，连敷数日。

小儿鹅口疮

如鹅口疮者，治法如下：

治法　用龙眼树嫩叶50克，鲜竹茹25克，木患根、岗梅根、山栀子树根各15克，共加水煎取浓汁温服，每日1剂服2~3次，连服数5剂。

小儿天泡疮

若小儿生天泡疮者，治法如下：

治法　用韭菜地里的蚯蚓泥适量，取出晒干研成细末放在清水中化开无渣为度，装入消毒瓶内盖紧不可走失药气，每次取出适量药粉用雨水调成膏状敷患处，用油纸将药盖上外用纱布包扎固定，每日换药1次，连敷数日。

小儿生癞

若小儿头上生癞者，治法如下：

治法　用盐西瓜皮适量焙至焦枯存性，取出研成细末放在清水中化开无渣为度，装入消毒瓶内盖紧不可走失药气，每次取出适量药粉用麻油调成膏状涂敷患处，用油纸将药盖上外用纱布包扎固定，每日换药1次，连敷数日。

小儿丹毒

若小儿丹毒者，治法有3个：

治法1　用生猪油适量切成片贴敷患处，用油纸将药盖上外用纱布包扎固定，每日换药1次，连敷数日。

治法2　用绿豆15克，大黄6克共研成细末放在清水中化开无渣为度，装入消毒瓶内盖紧不可走失药气，每次取出适量药粉用生薄荷汁与蜂蜜将药调成膏状涂敷患处，用油纸将药盖上外用纱布包扎固定，每日换药1次，连敷数日。

治法3　用伏龙肝（又名灶心土）适量研成细末放在清水中化开无渣为度，装入消毒瓶内盖紧不可走失药气，每次取出适量药粉用生鸡蛋清调成膏状涂敷患处，用油纸将药盖上外用纱布包扎固定，每日早晚各换药1次，连敷数日。

小儿软疖

若小儿生软疖者，治法有2个：

治法1　取油麦适量炒至焦枯存性，取出趁热放入口中嚼烂涂敷患处，用油纸将药盖上外用纱布包扎固定，每日早晚各换药1次，连敷数日。

治法2　用桑螵蛸适量放新瓦上焙至焦枯存性，取出研成细末放在清水中化开无渣为度，装入消毒瓶内盖紧不可走失药气，每次取出适量药粉用麻油调成膏状涂敷患处，用油纸将药盖上外用纱布包扎固定，每日早晚各换药1次，连敷数日。

预防小儿疮疖，治法如下：

治法　凡小儿每年六月六日照年岁数吞服皂荚子，每岁一粒可免生一切疮疖。

小儿臀红

治小儿臀红者，治法如下：

治法　用崩大碗300克，加水煎取浓汁泡洗患处，每日1剂洗3~5次，连洗数日。

小儿血小板减少者

治小儿血小板减少者，治法如下：

治法　用白花蛇舌草100克，加水煎取浓汁空心温服，每日1剂服2~3次，连续数剂。

小儿泻痢不止

小儿泻痢久不止者，治法有4个：

治法1　用钩藤、山药、蝉蜕、枳壳、木通、桔梗各3克，僵蚕、陈皮、全蝎、腹皮各1克，共加水煎取浓汁温服，每日1剂服2~3次，连服数剂。

治法2　用红枣2枚去核，加绿豆、胡椒各3粒，共研如泥贴在患者肚脐眼上，用油纸将药盖上外用纱布包扎固定，每日早晚各换药1次，连贴数日。

治法3　用绿豆3粒、巴豆10粒、红枣2枚去核，共研如泥取出，贴在患者肚脐眼下1.5寸处，用油纸将药盖上外用纱布包扎固定，每日早晚各换药1次，连贴数日。

治法4　用活大鳝鱼1条，放新瓦上焙至焦枯存性，取出研成细末放在清水中化开无渣为度，装入消毒瓶内盖紧不可走失药气，每次取出适量药粉加入红糖适量，用黄酒冲入空心温服，日服2~3剂连服数日。

小儿久痢肛门脱垂

若小儿久痢肛门脱垂不收，治法如下：

治法　用炙北芪、炙党参、荆芥、山药、薏仁各5克，共研成细末放在清水中化开无渣为度，装入消毒瓶内盖紧不可走失药气，每次取出适量药粉蒸猪肉饼吃，每日1剂服2~3次，连服数日。

小儿下白痢

若小儿下白痢者，治法如下：

治法　用白蜡5克，红枣3枚，柿饼1枚，共加水煎取浓汁，用白酒冲入温服，日服3~5次，连服数日。

红白痢者

若红白痢者，治法有2个：

治法1　用鲜苦瓜5~6条，洗净榨汁空心饮下，每日1剂服2~3次，连服数日。

治法2　用生姜、绿茶各10克，加水煎取浓汁空心温服，每日1剂服2~3次，连服数日。

小儿疴血

若小儿疴血者，治法如下：

治法　用黑芝麻50克，粳米适量煲粥食，日服2～3次，连服数日。

小儿肚泻不止

若小儿肚泻不止者，治法如下：

治法　用薏米、淮山各3克，槐花1克，共炒熟研成细末放在清水中化开无渣为度，装入消毒瓶内盖紧不可走失药气，每次取出适量药粉冲糖粥食，日服3～5次，连服数日。

小儿大小便闭塞

若小儿大小便闭塞者，治法如下：

治法　用白矾50克研成细末放在清水中化开无渣为度，装入消毒瓶内盖紧不可走失药气，每次取出5克药粉令病儿仰卧将矾末填满肚脐眼固定，上用少许温开水滴入少时自通而愈。

小儿心惊夜啼

小儿心惊夜啼者，治法如下：

治法　用人参8克，黄连炒5克，炙甘草、淡竹叶各1克，生姜1片，共加水煎取浓汁温服，每日1剂饮5～6次，连饮数日。

吐泻后惊

若吐泻后惊或泻粪青色者，治法如下：

治法　用人参、白术、茯苓、炙甘草、钩藤各3克，灯心球1扎，共加水煎取浓汁，再加珍珠3克，麝香1克，共研成细末放在清水中化开无渣为度，装入消毒瓶内盖紧不可走失药气，每次取出适量药粉冲服，每日1剂服2～3次，连服数日。

小儿胃寒吐泻

小儿脾胃寒弱食热乳即吐泻，治法如下：

治法　用北芪6克，人参3克，白芍2克，茯苓、陈皮、黄连、生甘草、炙甘草各1克，共加水煎取浓汁空心温服，每日1剂服2～3次，连服数剂。

小儿吐泻不思乳

若小儿吐泻不思乳者为虚冷病，治法如下：

治法　用附子3克，人参、白术、茯苓、炙甘草、木香、橘红各1克，生姜1片，共加水煎取浓汁空心温服，每日1剂服2～3次，连服数日。

小儿吐泻不食乳多啼

若小儿吐泻不食乳多啼，或发慢惊者，治法如下：

治法　用人参、陈皮、木香、藿香、香附、炙甘草各3克，生姜2片，共加水煎取浓汁温服，每日1剂服2～3次，连服数剂。

小儿出世安康药

小儿出世安康药，治法如下：

治法　用全归10克，川芎酒炒5克，桃仁去皮尖2克，红花酒炒5克，炙甘草1克共加水煎取浓汁温服，日服3～5次，连服数日。

小儿热气

若小儿热气者，治法如下：

治法　用连子10克，木耳5克，老茶叶2克，柿饼1枚，共加水煎取浓汁温服，日服3～5次，连服数日。

小儿哮喘

如小儿哮喘者，治法有2个：

治法1　用陈皮、桑白皮、苏子各10克，共用蜜糖炒，葶苈子5克，共加水煎取浓汁，每次饭后温服，每日1剂服2～3次，连服数剂。

治法2　用竹黄、胆星、郁金、海螵蛸、川贝母、法夏、橘红各10克，枯矾3克，共研成细末放在清水中化开无渣为度，装入消毒瓶内盖紧不可走失药气，每次取出适量药粉用白糖适量调匀，每次饭后取5克，温开水冲服，日服2～3次，连服数剂。

流行性腮腺炎（痄腮）

流行性腮腺炎（中医名痄腮），是流行性腮腺炎病毒引起的急性呼吸道传染病，病毒存在于病人唾液中主要通过飞沫传染给他人。病毒由呼吸道侵入人体引起腮腺或颌下腺肿胀，很少通过用具间接传染。此病传染性较强常在幼小人群中流行。成人和两岁以下的小孩很少或偶可有人得病。一般一生只患一次，但患两次或两次以上的人也曾有过，往往都是由其他原因所引起，如柯萨奇病毒、副流感病毒或疱疹病毒等引起的腮腺炎，或其他原因引起的腮腺肿胀。本病在冬春两季较为多见。本病潜伏期约14～21天。病孩先觉一侧耳下腮腺肿大疼痛，咀嚼更痛。2～3日后另一侧腮腺也肿大疼痛，肿块以耳垂为中心边缘界限不清。表面发热手压时有弹性感和压痛。4～5日后逐渐消退，也有少数病人颌下腺和舌下腺有时也有肿胀疼痛，在腮腺高度肿胀时还有发热食欲不好全身不适，或有头痛呕吐嗜睡抽痉等神志改变，此时应检查颈部，如颈部发硬者应考虑并发脑膜脑炎。此种脑膜脑炎大多愈后良好。亦有少数男孩或成人可并发睾丸炎，近年观察这两种并发症不影响日后生育能力。此外还偶见并发胰腺炎、肾炎，怀孕妇女患流行性腮腺炎时，导致死胎流产、或引起娩出小儿患原发性心内膜弹力纤维增生症等。根据与腮腺炎病人的接触史，和腮腺肿痛的过程，本病是很容易诊断的。但需注意和颈部淋巴结炎和化脓性腮腺炎相区别。如有急性扁桃体炎或咽炎，并有颌下部肿痛、肿块发硬、皮肤发红或中心有波动感乃是淋巴结炎。如先患麻疹伤寒等病不注意口腔卫生以一侧腮腺肿痛，用手挤压腮腺时口内流出脓液，那是化脓性腮腺炎。在流行性腮腺炎病症期间不宜吃酸辣食物，常漱口保持口腔清洁。治法有25个：

治法1　用夏枯草40克，板蓝根、岗梅根各25克，共加水煎取浓汁，每次饭后温服，每日1剂服2~3次，连服3~5日，外用重楼20克研成细末放在清水中化开无渣为度，装入消毒瓶内盖紧不可走失药气，每次取出适量药粉用醋调成膏状敷患处，用油纸将药盖上外用纱布包扎固定，每日换药1次，连敷数日。

治法2　用仙人掌去刺，切成两半贴在患处，用油纸将药盖上外用纱布包扎固定，每日换药1次。或用了哥王鲜叶适量，研如泥敷患处用油纸将药盖上外用纱布包扎固定，每日换药1次，连敷数日。

治法3　用金银花、连翘、天花粉各10克，淡竹叶、荆芥、牛蒡子、薄荷、桔梗、淡豆豉、乳香、没药、白僵蚕、甘草各5克，鲜芦根一尺，共加水煎取浓汁，每次饭后取浓汁温服，每日2剂，一剂内服，一剂煎浓汁用毛巾浸湿外敷患处。

治法4　用威灵仙15克，加米醋150克，与药同煎十分钟，取一半药汁，用纱布浸湿贴患处，另一半药汁，加水一碗再煎五分钟，分两次饭后饮，每日1剂服2~3次，连服数剂。

治法5　用淡盐水洗净患处，再用白头蚯蚓6~10条，搽净泥勿用水洗，放入碗内加白糖25克，待半小时后，用纱布浸汁贴患处，用油纸将药盖上外用纱布包扎固定，每日换3~4次，连贴数日。

治法6　用生石膏15克，柴胡12克，葛根、天花粉、黄芩、牛蒡子、连翘、桔梗、升麻、甘草各9克，共加水煎取浓汁，每次饭后温服，每日1剂服2~3次，连服数剂。

治法7　用重楼15克研成细末放在清水中化开无渣为度，装入消毒瓶内盖紧不可走失药气，每次取出适量药粉用陈醋调成膏状敷患处，用油纸将药盖上外用纱布包扎固定，每日早晚各换药1次，连敷数日。

治法8　用蒲公英60克加水煎浓汁，加白糖适量，每次饭后温服，每日1剂服2~3次，连服数日。

治法9　用赤小豆50克研成细末放在清水中化开无渣为度，装入消毒瓶内盖紧不可走失药气，每次取出适量药粉用鸡蛋白调成膏状敷患处，用油纸将药盖上外用纱布包扎固定，每日换药1次，连敷数日自愈。

治法10　用黄角树自然汁搽患处，用油纸将药盖上外用纱布包扎固定，每日2~3次，连搽数日。

治法11　用鲜鱼腥草适量研如泥敷患处，用油纸将药盖上外用纱布包扎固定，每日换药1次，连敷数日。

治法12　用青黛10克，用鸡蛋白调敷患处，用油纸将药盖上外用纱布包扎固定，或用烧酒冲服，每日1次，连续数日。

治法13　用鲜仙人掌、芭蕉根各50克研如泥，白芷、黄柏各15克，五倍子、甘草、苏叶、天冬各10克，共研成细末放在舌头上化开无渣为度，装入消毒瓶内盖紧不可走失药气，每次取出适量药粉用陈醋调成糊状厚敷患处，用油纸将药盖上外用纱布包扎固定，每日换药1次，连敷数日。

治法14　用明矾、芋艿各30克，共研如泥贴患处，用油纸将药盖上外用纱布包扎固定，每日换药1次，连贴数日。

治法15　用雄黄、明矾各15克，共研成细末放在清水中化开无渣为度，装入消毒瓶内盖紧不可走失药气，每次取出适量药粉用陈醋或鸡蛋白调敷患处，用油纸将药盖上外用纱布包扎固定，每日换药1次，连敷数日。

治法16　用雄黄、蛇蜕各5克，共研成细末放在清水中化开无渣为度，装入消毒瓶内盖紧不可走失药气，每次取出适量药粉用纱布包好塞入耳道内，每日换药1次，连续数日。

治法17　用青黛15克，薄荷、元明粉各10克，冰片2克，共研成细末放在清水中化开无渣为度，装入消毒瓶内盖紧不可走失药气，每次取出适量药粉用蜂蜜调成糊状敷患处，用油纸将药盖上外用纱布包扎固定，每日换药1次，连敷数日。

治法18　用银花、夏枯草、蒲公英、板蓝根各30克，玄参20克，连翘、花粉各15克，甘草、大黄各10克，共加水煎取浓汁饭后温服，每日1剂服2~3次，连服数日。

治法19　用陈醋与大蒜头，共研如泥敷患

处，用油纸将药盖上外用纱布包扎固定，每日换药1次，连敷数日。

治法20　用胡椒1克研成细末放在清水中化开无渣为度加白面8克，共调成糊状敷患处，用油纸将药盖上外用纱布包扎固定，每日换药1次，连敷数日。

治法21　用白头蚯蚓数条，加白糖适量，让白糖化成糊状敷患处，用油纸将药盖上外用纱布包扎固定，每日换药1次，连敷数日。

治法22　用柴胡、干葛、煅石膏、花粉、黄芩各6克，牛子炒研、连翘去心、桔梗各3克，甘草1.5克，升麻1克，共加水煎取浓汁空心温服，每日1剂服2~3次，连续数剂。

治法23　用蚯蚓泥（又名蚯蚓粪），适量晒干研成细末放在清水中化开无渣为度，装入消毒瓶内盖紧不可走失药气，每次取出适量药粉用麻油调成膏状涂敷患处，用油纸将药盖上外用纱布包扎固定，每日换药1次，连敷数日。

治法24　用陈年酸茄子一枚破成两半，每次取一半用湿纸包好，放灰火中煨热取出去尽纸，将茄子趁热贴在患处，用油纸将药盖上外用纱布包扎固定，每日换药1次，连贴数日。

治法25　用辣椒粉适量，用麻油调成膏状敷患处，每日换药1次，连敷数日。

腮腺炎破皮者

如未破皮者，治法如下：

治法　用食盐、川椒各50克共研成细末，放在清水中化开无渣为度，装入消毒瓶内盖紧不可走失药气，每次取出适量药粉加陈醋调成糊状敷患处，用油纸将药盖上外用纱布包扎固定，每日换药1次，连敷3~5日。如已破皮者，不可用本方。

腮腺炎破皮如红肿不甚者，按阴疽门各方，治法如下：

治法　用鸡塘屎敷之，或用鲜桑叶适量研如泥厚敷患处，用油纸将药盖上外用纱布包扎固定，每日换药1次，连敷数日。

手术后伤口不愈合

若促进手术后伤口快愈合者，治法如下：

治法　用牛肉500克，红枣去核50克，共加水炖至熟烂，取出空心温服，每日1剂服2~3次，连服数日。

预防小儿痧痘

若预防小儿痧痘者，治法有3个：

治法1　用雄黄适量，用麻油调成膏状涂敷小儿鼻孔口处，每日1次，连敷数日。

治法2　用老丝瓜近蒂处10公分切下焙至焦枯存性，取出研成细末放在清水中化开无渣为度，装入消毒瓶内盖紧不可走失药气，每次取出适量药粉用砂糖汤调入空心温服，每日服一次，连服数日。

治法3　用橄榄1 800克连核焙至干枯，取出研成细末放在清水中化开无渣为度，装入消毒瓶内盖紧不可走失药气，每次取10克用米汤冲入空心温服，日服2~3次，连服数日甚效。若每遇痘疫流行时怕传染者，可用生麻油、凉开水各半用柳枝搅稠加蜂蜜适量，空心服下让大便排泻其毒气，每周服一次，连服数次。

若小儿痧痘、发痧子、出天花、发斑、伤寒及一切内炎不透者，治法有2个：

治法1　均可在七月内收取野茄树全株阴干，焙至焦枯取出研成细末，放在清水中化开无渣为度，装入消毒瓶内盖紧不可走失药气，每次取10克用开水冲入空心温服，日服2~3次，连服数日。此物功效胜红枣数倍。

治法2　将金银花中选出白色者30克（黄色不用）阴干，加入饭锅巴（又名饭焦）150克晒干共研成细末，每次取10克加白砂糖适量，用开水冲入空心温服，日服2~3次，连服数日。

若小儿出痘不快者，治法有3个：

治法1　用鲜韭菜根适量，加水煎取浓汁空心温服，每日1剂服2~3次，连服数日。

治法2　用莱菔子适量生研成细末，放在清水中化开无渣为度，装入消毒瓶内盖紧不可走失药气，每次取6克拌在米饭内服，每日服一次，连服数日。

治法3　用贯众、赤芍各3克，升麻、甘草各2克，淡竹叶3片，共加水煎取浓汁空心温服，每日1剂服2~3次，连服数日。

若小儿出痘烦渴者，治法如下：

治法　用炙甘草、天花粉各5克，共加水煎取浓汁空心温服，每日1剂服2~3次，连服数日。

若小儿出痘狂者，治法如下：

治法　用水飞滑石粉180克，甘草30克，朱砂6克，冰片1克，麝香0.3克，共研成细末放在清水中化开无渣为度，装入消毒瓶内盖紧不可走失药气，每次取10克，加蜜糖适量用灯心草煎汤冲服，日服2~3次，连服数日。

若小儿出痘作痒者，治法如下：

治法　用蝉蜕5枚，炙甘草3克，共加水煎

取浓汁空心温服，每日1剂服2~3次，连服1~2日，外用茶叶适量，放入房间烧烟熏之，每日1次，连熏数日。

若小儿痘出目中者，治法有7个：

治法1　用新象牙适量，加水磨取浓汁滴入眼内，每日3~4次，连滴数日其痘自退而愈。

治法2　用大活蜒蚰虫（又名鼻涕虫）一条放在眼皮上，让它周围走动吐出涎水，每日作1~2次，连作数日其痘自退而愈。

治法3　用鲤鱼胆适量取汁点入眼内，日点3~5次，连续数日其痘自退而愈。

治法4　用白雄鸡冠血点入眼内，日点3~5次，连续数日其痘自退而愈。

治法5　用猪热血点入眼内，日点3~5次，连续数日其痘自退而愈。

治法6　用活鳝鱼尾血点入眼内，日点3~5次，连续数日其痘自动移开。

治法7　先取浮萍焙干10克研成细末放在清水中化开无渣为度，装入消毒瓶内盖紧不可走失药气，每次取出适量药粉用羊肝适量加水煮至熟烂取出拌浮萍末食，日服2~3次，连服数日其痘自退而愈。

若痘疮稠密者，治法如下：

治法　用生犀角加水磨取浓汁空心饮下，日饮2~3次，连服数日。

若痘疮黑陷者，治法如下：

治法　用玳瑁与生犀角，共加水同磨取浓汁，加入猪心血适量用紫草汤等量调服，日饮2~3次，连服数日。

若痘疮溃烂者，治法如下：

治法　先用枇杷叶150克，加水煎取浓汁熏洗全身，后用荞麦与黑大豆各适量共研成细末，放在清水中化开无渣为度，装入消毒瓶内盖紧不可走失药气，每次取出适量药粉涂敷患处，用油纸将药盖上外用纱布包扎固定，每日涂2~3次，连涂数日。

若痘疮生蛆者，治法如下：

治法　取鲜嫩柳树叶适量铺床上，让患者睡在柳叶上，疮蛆自然净出。

若痘疮成疔者，治法有2个：

治法1　用紫草10克，雄黄3克，共研成细末放在清水中化开无渣为度，装入消毒瓶内盖紧不可走失药气，每次取出适量药粉加胭脂汁调成膏状，先用银针将疔挑破再搽上药膏，用油纸将药盖上外用纱布包扎固定，日搽2~3次，连搽数日。

治法2　用甘蔗渣晒干用真香油点灯烧至焦枯存性，取出研成细末放在清水中化开无渣为度，装入消毒瓶内盖紧不可走失药气，每次取出适量药粉用口水调成糊状，先用银针将疔挑破再涂敷患处，用油纸将药盖上外用纱布包扎固定，日搽2~3次，连搽数日。

若痘后生疮者，治法如下：

治法　用生黄豆适量研成细末放在清水中化开无渣为度，装入消毒瓶内盖紧不可走失药气，每次取出适量药粉用麻油调成膏状涂敷患处，用油纸将药盖上外用纱布包扎固定，日搽2~3次，连搽数日。

若小儿痘后目生障翳者，治法有2个：

治法1　用黑大豆、绿豆、赤小豆各1 800克，枸杞子、甘菊花去蒂各240克，共用泉水煎三次去渣，取汁用慢火熬成膏状加蜂蜜120克共收为膏，装入瓷瓶内每次取10克用开水冲服，日服2~3次，连服数日。

治法2　用白菊花、谷精草、绿豆皮各150克共研成细末，放在清水中化开无渣为度，装入消毒瓶内盖紧不可走失药气，每次取3克用干柿饼一枚，共用粟米泔适量同煮食，日服3~4次，连续数周。

若痘毒入心者，治法如下：

治法　开始有白泡忽搐入腹而渐作紫黑色无脓日夜抖乱，可用甘草8克，郁金1枚加水50毫升煮干去甘草，将郁金切片焙至干枯取出加入龙脑2克共研成细末放在清水中化开无渣为度，装入消毒瓶内盖紧不可走失药气，每次取3克加入生猪血2毫升，共用泉水调入空心服下，日服2~3次，连服数日。

若小儿痘后余毒者，治法如下：

治法　用蚕豆壳适量，焙至焦枯存性取出研成细末放在清水中化开无渣为度，装入消毒瓶内盖紧不可走失药气，每次取出适量药粉用麻油调成膏状涂敷患处，用油纸将药盖上外用纱布包扎固定，日涂2~3次，连涂数日。

若小儿生痘不起浆或浆起后复收者，治法有2个：

治法1　急取癞虾蟆一个用手捏住，将虾蟆头对住小儿之口一寸左右，用布将小儿眼睛遮住以免虾蟆吐浆喷入眼内，每小时换一只连换4~5只其毒已被虾蟆吸净，可灌浆水，儿饮后调理。

治法2　用顶好烧酒烧热用丝巾或棉巾浸透熨患处，冷则即换连续数次毒气已出，可灌浆水，儿饮后调理。

若小儿生痘不落痂者，治法有2个：

治法1　用白砂糖适量用开水冲服，日服2~3次，连服数日。

治法2　用最好蜂蜜适量用开水调稀，用鹅毛蘸蜜涂搽患处，用油纸将药盖上外用纱布包扎固定，日涂3~5次，连续数日其痂自落而无疤痕。

若小儿生痘疮后留有疤痕者，治法有3个：

治法1　用鸡蛋一枚用酒醋浸七日，取出加白僵蚕7条研成细末放在清水中化开无渣为度，装入消毒瓶内盖紧不可走失药气，每次取出适量药粉调入蛋内用鹅毛蘸蜜涂搽患处，用油纸将药盖上外用纱布包扎固定，日涂3~5次，连续数日自愈而无疤痕。

治法2　用黄明胶适量炒枯取出研成细末放在清水中化开无渣为度，装入消毒瓶内盖紧不可走失药气，每次取3克用温酒冲入空心温服，日服2~3次，连续数日自愈而无疤痕。

治法3　用密陀僧适量研成细末放在清水中化开无渣为度，装入消毒瓶内盖紧不可走失药气，每次取出适量药粉用人乳调成膏状，涂敷患处用油纸将药盖上外用纱布包扎固定，夜涂早洗每日1次，连续数日自愈而无疤痕。

预防麻疹

如预防麻疹者，治法有5个：

治法1　用牡蛎、贯众、夏枯草、牛子、连翘、板蓝根、红紫草各10克，共加水煎取浓汁空心温服，每日1剂服2~3次，连服数剂即可达到预防效果。

治法2　用南瓜蔓适量，加水煎取浓汁，加入白糖适量，取出让患儿空心温服，每日1剂服2~3次，连服数剂即可预防麻疹。

治法3　用赤小豆、绿豆、黑豆各25克，甘草15克，共加水煮至熟烂，取出晒干研成细末放在清水中化开无渣为度，装入消毒瓶内盖紧不可走失药气，1岁以上者每次取3克，2岁以上者，每次取6克，3岁以上者每次取9克，用开水冲入空心温服，日服2~3次，连服数日即可预防麻疹。

治法4　每日用冷水煮鸽蛋2~3枚空心服下亦可预防麻疹传染。

治法5　用老丝瓜连皮去籽，切碎焙至干枯研成细末放在清水中化开无渣为度，加入等量朱砂拌匀，3岁以下每次取1克，4岁以上每次取1.5克，用开水冲入空心温服，每日早晚各服1次，连服数日即可预防麻疹。

麻疹水痘

若麻疹水痘及暑疖痱子过多者，治法如下：

治法　用紫草根5克，用水浸泡二小时后，煎取浓汁加入白糖适量空心温服，每日1剂服2~3次，连服数剂在冬春时小儿常服，有预防麻疹之功效。

疹后低热不退

若疹后低热不退者，治法如下：

治法　用甘庶500克，荸荠、红萝卜各250克，共加水煎取浓汁空心温服，每日1剂服2~3次，连服数剂。

麻疹应出不出或出而不透

如麻疹应出不出或出不透者，治法有11个：

治法1　用地肤子、蝉蜕、桑叶、粉葛各6克，苏叶2克，共加水煎取浓汁空心温服1~2次即可出透。

治法2　用鲜香菜全株、荸荠各20克，红紫草5克，共加水煎取浓汁，在麻疹即将现点时温服1~2次即可出透。

治法3　用葱头5条研如泥，贴在患者肚脐中，用油纸将药盖上外用纱布包扎固定，少时麻疹即出透。

治法4　用火麻仁12粒、白萝卜叶适量、研如泥敷在前后背心处，用油纸将药盖上外用纱布包扎固定，少时麻疹即出透。

治法5　用党参、甘草、红花、红紫草各10克，共加水煎取浓汁温服，1~2次麻疹即可出透。

治法6　用羊肉、香菜各50克，共加水煮至羊肉熟烂时，加入白酒10克，取出空心温服，每日1剂服2~3次，连服1~3剂自出透。

治法7　用大红枣200~300克，放入火盆中烧烟熏房间，让患儿闻烧枣之气味时间长者佳。

治法8　用樱桃核、香菜各50克，共加水煎取浓汁趁热搽全身少时自出而透。

治法9　将荞麦面50克，用鸡蛋清加麻油5克，共调成一饼，用此饼搓患儿全身，少时自出而透。

治法10　用古方(《幼科直言》)松肌透表汤：羌活、葛根各6克，红花、荆芥、连翘、山楂、牛子、蝉蜕、陈皮、甘草各3克，荸荠3枚，共加水煎取浓汁温服，每日1剂服2~3次，连服。

治法11　用古方(《先醒斋医学广笔记》)竹叶柳蒡汤：竹叶30克，柽柳15克，麦冬9克，玄参6克，葛根5克，知母、荆芥、薄荷、蝉蜕、甘草各3克，共加水煎取浓汁温服每日1剂服2~3次，连服。

小儿麻疹风疹水痘

若小儿麻疹，风疹、水痘初起、发热口渴、小便不利者，治法有2个：

治法1　用鲜活鲫鱼1条，去净内脏不去鱼鳞，加竹笋、鲜蘑菇各30克，共加水煎取浓汁趁热空心温服，日服2~3次少时自出而透。

治法2　用荸荠5枚，洗净研如泥取汁，加酒酿100克，隔水炖温空心服下，日服2~3次少时自出而透。

麻疹时咳嗽呼吸迫促

如麻疹时咳嗽呼吸迫促者，治法有2个：

治法1　用桑白皮30克，莱菔子7克，共加水煎取浓汁，再用黄荆梗30克，用稻草火烧取荆汁，冲入药汁内温服，每日1剂服2~3次，连服数剂。

治法2　用古方(《阎氏小儿方论》）升麻葛根汤：白芍6克，升麻、葛根、炙甘草各3克，共加水煎取浓汁温服，每日1剂服2~3次，连服数剂。

出麻疹时咽痛声哑

如出麻疹时咽痛声哑者，治法如下：

治法　用山豆根、牛子各3克，胖大海2枚，共加水煎取浓汁温服，每日1剂服2~3次，连服数日。

麻疹透齐而大热不退

如麻疹透齐而大热不退毒火尚炽者，治法如下：

治法　用绿豆20克，野菊花15克，丝瓜络、山栀子各10克，共加水煎取浓汁温服2~3次自退。

麻疹已出齐但收没太速者

如麻疹已出齐但收没太速者，治法如下：

治法　用炮山甲、牛子、粉葛各6克，共加水煎取浓汁，每2~3小时饮一次，连饮数日方为安全。

麻疹现后突然隐没

如麻疹现后突然隐没，热毒攻心者，治法有2个：

治法1　用红紫草30克，栀子、银花、大黄、杏仁、麦冬、玄参各10克，红花5克，共加水煎取浓汁温服，每日1剂服2~3次，连服数日方为安全。

治法2　用向日葵盘1~2枚，洗净隔水蒸20~30分钟，取出趁热揉搓患者全身少时即出。

麻疹不出或出后反隐

如麻疹不出，或既出后受寒反隐酿成重症，患儿面青目闭牙关紧闭者，治法如下：

治法　急用黑芝麻500克，炒香用棉布包好，趁热熨头面胸背及全身，再用杏仁、桃仁、栀子各10克，共研成细末放在清水中化开无渣为度，装入消毒瓶内盖紧不可走失药气，每次取出适量药粉用鸡血调成糊状贴前后胸部，用油纸将药盖上外用纱布包扎固定，每日换药1次，连作数日。

麻疹收回太早使人烦躁不安

如麻疹收回太早使人烦躁不安，腹痛腹泻口渴呛咳作恶，或引起肺炎者，治法如下：

治法　用黄芩15克，白芍10克，甘草7克，共加水煎取浓汁温服，每日1剂服2~3次，连服数剂。

麻疹出后声哑失音

麻疹出后声哑失音者，治法如下：

治法　用儿茶17克，硼砂7克，共研成细末放在清水中化开无渣为度，装入消毒瓶内盖紧不可走失药气，每次取出适量药粉用凉水冲服，日服2~3次，连服数日。

麻疹出后喘气

如麻疹出后喘气者，治法如下：

治法　用桔子叶50克，炒至焦枯研成细末放在清水中化开无渣为度，装入消毒瓶内盖紧不可走失药气，每次取出适量药粉用米酒调和成饼，贴在患者肚脐眼中用油纸将药盖上外用纱布包扎固定，每日换药1次，连贴数日。

麻疹出后腹痛

如麻疹出后腹痛甚者，治法如下：

治法　用皮硝、冰片、雄黄各3克，共研成细末放在清水中化开无渣为度，装入消毒瓶内盖紧不可走失药气，每次取出适量药粉用开水调成糊状，敷在肚脐眼上用油纸将药盖上外用纱布包扎固定，每日换药1次，连敷数日。

麻疹出后皮肤发痒

如麻疹出后皮肤发痒起疹，抓破出血如疮，而每年春到即发，秋凉收没终身不愈者，治法如下：

治法　用柳树枝1~2千克，蚕砂300克，共加水煎取浓汁洗澡，每日早晚各洗1次，连洗5~10日。

麻疹痧疹

痧疹一名麻疹，红点发自肤间不凸起，而寒热头痛者，治法如下：

治法　用芝麻300克研碎用鲜开水泡入趁热

熏头面，每日3~4次，连续数日。

若小儿痧疹咽喉肿痛者，治法如下：

治法　用苦参10克，白僵蚕6克共研成细末放在清水中化开无渣为度，装入消毒瓶内盖紧不可走失药气，每次取出适量药粉吹入喉中，日吹3~5次，连吹数日。

若小儿痧后咳嗽者，治法如下：

治法　用枇杷叶适量去净毛加水煎取浓汁加白蜜少许调入空心温服，日服2~3次，连服数日。

各种汗症

治止各种汗症者，治法有2个：

治法1　用北芪18克，白术12克，防风6克，共加水煎取浓汁空心温服（名玉屏风散），每日1剂服2~3次，连服数剂。

治法2　用煅牡蛎、浮小麦各25克，北芪12克，麻黄根6克（名牡蛎散），自汗加党参、白术各10克，盗汗加熟地、枣仁各10克，一般常加太子参或五味子10克，共加水煎取浓汁空心温服，每日1剂服2~3次，连服数剂。

多汗症

正常人在体力劳动后，或在热天出汗增多的现象，不应称多汗症，多汗症是指皮肤出汗过多，大多数多汗症是由于精神紧张、恐怖、焦虑、愤怒时出现局限性多汗。通常对称地发生于手掌、脚底、前额和腋部、外阴等处。轻微的多汗症只是皮肤湿润而黏腻，严重的则汗珠呈点滴状不停地滴流下来，不少患者手足湿冷，掌跖皮肤青紫。掌部多汗可以影响写字绘画和其他手工劳动。足跖部多汗由于汗液不能很快蒸发，皮肤浸渍变白尤以趾间最明显，严重时起疱和过度角化妨碍行走，由于汗液的分解如不注意卫生常会产生臭味。如心律不齐所致大汗者，治法如下：

治法　用龙骨、牡蛎、山茱萸肉各45克，首乌30克，北芪、枣仁、金樱子各20克，台乌15克，共加水煎取浓汁空心温服，每日1剂服2~3次，连服数剂。

虚劳自汗

如治虚劳自汗者，治法有2个：

治法1　用人参20克，白芍18克，桂枝10克，炙甘草6克，生姜3片，红枣4枚，共加水煎取浓汁，另加饴糖30克烊化冲入空心温服（名人参建中汤），每日1剂服2~3次，连服数剂。

治法2　用古方(《和剂局方》）牡蛎散：麻黄根、牡蛎、黄芪、浮小麦各30克，共加水煎取浓汁空心温服，每日1剂服2~3次，连服数剂。

妇人血虚自汗

如治妇人血虚自汗者，治法如下：

治法　用当归20克，白芍18克，桂枝10克，炙甘草6克，红枣4枚，生姜3片，共加水煎取浓汁，另加饴糖30克烊化冲入空心温服（名当归建中汤），每日1剂服2~3次，连服数剂。

自汗

如自汗者，治法有5个：

治法1　用人参、北芪、熟附子各15克，共加水煎取浓汁空心温服，每日1剂服2~3次，连服数剂。

治法2　用北芪、浮小麦各50克，人参、白术、麻黄根各20克，淮山15克，五味子3克，红枣5枚，共加水煎取浓汁空心温服，每日1剂服2~3次，连服数剂。

治法3　用猪心1具、韭菜根100克，泥鳅鱼90克，浮小麦、红枣各50克，糯稻根30克，黑豆20克，淮山15克，黄芪、党参各12克，元肉10克，五味子4克，共加水煎取浓汁空心温服，每日1剂服2~3次，连服数剂。

治法4　用猪肚1具洗净，装入泥鳅鱼120克，浮小麦、胡萝卜各60克，糯米30克，黑豆、麻黄根各20克，红枣15克，元肉10克，猪腰1对，用线封口共放入砂锅内，煮至熟烂取出空心温服，每日1剂服2~3次，连服数剂。

治法5　用川郁金30克，五倍子9克，共研成细末放在清水中化开无渣为度，装入消毒瓶内盖紧不可走失药气，每次取15克，加入蜂蜜调成糊状敷在患者两乳头处，用油纸将药盖上外用纱布包扎固定，每日换药1次，连敷数日。

如脚汗者，治法有8个：

治法1　用明矾30克，干葛20克，共加水煎取浓汁泡洗患处，每日1剂洗2~3次，连续7~10剂。

治法2　用北芪25克，白术炒7克，防风2克，共加水煎取浓汁（名玉屏风散），空心温服，每日1剂服2~3次，连服数剂。

治法3　用北芪、白术、人参、附子各20克，共加水煎取浓汁空心温服，每日1剂服2~3次，连服数剂。

治法4　用五倍子适量，研成细末放在清水中化开无渣为度，装入消毒瓶内盖紧不可走失药气，每次取出适量药粉用口水调成丸，贴在患者肚脐眼中，男人有汗用女人口水调药，女人有汗用男人口水调药，用油纸将药盖上外用纱布包扎固定，每2日换药1次，连贴数次。

治法5　用龙骨、煅牡蛎各100克，共研成细末放在清水中化开无渣为度，装入消毒瓶内盖紧不可走失药气，每次取出适量药粉用布包好搽汗身，日搽5~6次，连搽数日。

治法6　用古方(《内外伤辨惑论》)生脉散：麦冬15克，人参10克，五味子6克，共加水煎取浓汁空心温服，每日1剂服2~3次，连服数剂。

治法7　用古方(《沈氏尊生书》)地骨皮饮：地骨皮、太子参、银柴胡、鳖甲各9克，知母、赤芍各6克，黄芩3克，共加水煎取浓汁空心温服，每日1剂服2~3次，连服数剂。

治法8　用古方(《伤寒论》)复脉汤：生地30克，炙甘草、胡麻仁各12克，麦冬、桂枝、生姜各9克，人参、阿胶各6克，大枣10枚，共加水煎取浓汁空心温服，每日1剂服2~3次，连服数剂。

邪在半表半里无汗者

如邪在半表半里无汗者，治法如下：

治法　用羌活、麻黄、川芎、防风、枳壳麸炒、茯苓、煅石膏、黄芩、细辛、甘菊花、蔓荆子、前胡、甘草各2克，白芷、薄荷各1.5克，生姜3片，共加水煎取浓汁空心温服（名羌麻汤），每日1剂服2~3次，连续数剂。

头汗多出而身无汗者

若头汗多出而身无汗者不可发汗，治法如下：

治法　用防风、地榆、紫花地丁、马齿苋各15克，共研成细末放在清水中化开无渣为度，装入消毒瓶内盖紧不可走失药气，每次取10克，用热米汤冲入空心温服（名榆丁散），日服2~3次，连服数剂。

自汗不止二便秘赤者

若自汗不止二便秘赤者，治法如下：

治法　用黄芩、羌活、大黄各6克，川芎3克，共加水煎取浓汁空心温服（名大芎黄汤），每日1剂服2~3次，连续数日。

亦有发表太过脏腑虽和自汗不止者

亦有发表太过脏腑虽和自汗不止者，治法如下：

治法　用防风、当归、川芎、生地各8克，共加水煎取浓汁空心温服（名防风当归散），每日1剂服2~3次，连续数剂。

阴阳俱脱汗出不止

如阴阳俱脱汗出不止者，治法如下：

治法　用熟地、人参各35克，附子18克，当归、炙甘草、茯苓各10克，炮干姜7克，乌梅2枚，共加水煎取浓汁（名加味回阳汤），空心温服，每日1剂服3~4次，连服数剂。

漏汗

如漏汗者，治法如下：

治法　用白芍30克，熟附子15克，桂枝9克，炙甘草6克，人参3克，生姜3片，红枣3枚，共加水煎取浓汁空心温服，每日1剂服2~3次，连续数剂。

盗汗

如治盗汗者，治法有3个：

治法1　用黄芪炙7克，当归、熟地、生地、黄柏、黄芩、黄连、浮小麦、牡蛎各4克，共加水煎取浓汁（名当归六黄汤），空心温服，每日1剂服2~3次，连服数剂。

治法2　用(《浙江中医杂志》)碧桃二黄汤：黄芪、生地各15克，当归12克，碧桃干、黄芩、黑豆衣各9克，共加水煎取浓汁，空心温服，每日1剂服2~3次，连服数剂。

治法3　用(《陕西中医》)二子龙牡散：没食子、五倍子、赤石脂、龙骨、牡蛎各100克，朱砂5克，共研成细末放在清水中化开无渣为度，装入消毒瓶内盖紧不可走失药气，每次取出适量药粉加醋调成膏状，分次贴敷脐部，每日换药1次。

阴虚盗汗

如阴虚盗汗者，治法有2个：

治法1　用人参、熟地、五味子、炙甘草、胡连、茯神各15克，共加水煎取浓汁空心温服，每日1剂服2~3次，连服数剂。

治法2　用古方(《兰氏秘藏》)当归六黄汤：黄芪6克，当归、生地、熟地、黄芩、黄连、黄柏各3克，共加水煎取浓汁空心温服，每日1剂服2~3次，连服数剂。

阴缩多汗

如治中气不足手脚冷、小腹便急或腹满不食、阴缩多汗、腹中寒痛或唇干、精出寒热而四肢酸痛，及无根之火出于肌表，为疹为斑等症，治法如下：

治法　用半夏、附子炮各8克，北芪、当归、桂心、酒炒白芍、人参、炙甘草各3.3克，生姜3片，共加水煎取浓汁空心温服，每日1剂服2~3次，连服数剂。

阳虚盗汗

如阳虚盗汗者，治法有4个：

治法1　用北芪、牡蛎各20克，柴胡、首乌、熟地、生地各15克，法夏12克，桂枝、麻黄根、浮小麦各9克，人参、白芍各6克，甘草4.5克，生姜2片，红枣2枚，共加水煎取浓汁空心温服，每日1剂服2~3次，连服数剂。

治法2　用千斤拔30克加入瘦猪肉60克，共加入水500毫升，隔水蒸一小时取出，再加入桑叶9克研成细末放在清水中化开无渣为度，装入消毒瓶内盖紧不可走失药气，每次取出适量药粉冲入药汁内空心温服，每日1剂服2~3次，连续数剂。

治法3　用文蛤（又名五倍子）适量焙枯存性研成细末，放在清水中化开无渣为度，装入消毒瓶内盖紧不可走失药气，每次取少许药末，用自己的口水调成糊状敷在肚脐处，用油纸将药盖上外用纱布包扎固定，每日换药1次，连敷数日。

治法4　用硫磺100克加水煎取浓汁洗身，日洗2~3次，连洗数日。

无汗

无汗症是指局部或全身少汗或完全不出汗，常表现为某些部位或全身皮肤异常干燥终年不见汗液。在热天由于不出汗散热不良引起体温升高稍一活动即感疲劳。大部分病人是因继发于某些皮肤病如鱼鳞病、银屑病、硬皮病、疤痕疙瘩、放射线皮炎等而引起，有的是由于神经病变或调节功能障碍如脊髓炎或麻风等而引起得病，也是全身性疾病的一种表现，如糖尿病、慢性肾炎、黏液性水肿、皮肤黏膜干燥和关节综合征等。亦有极少数人是由于先天性外胚叶发育不良所致，常伴毛发指甲牙齿发育不良。老年人汗腺萎缩汗液分泌量也会减少。如治无汗者，治法如下：

治法　用生石膏50克，麻黄18克，杏仁15克，桂枝、甘草各7克，大枣6枚，生姜3片，共加水煎取浓汁空心温服，每日1剂服2~3次，连服数剂。

狐臭（又名臭汗症）

臭汗症又名狐臭。主要是由分泌一种带有臭味的汗液所引起。多数在发育期以后发生，到老年气味逐渐减轻。本病有一定遗传性，不少患者有家族史。一般认为臭汗症是大汗腺分泌物和局部细菌作用的结果。大汗腺主要分布在腋窝、外阴和肛门周围，所以这些地方也容易发生臭汗症。臭汗气味轻重不同，轻的在不出汗时几乎没有气味。在出汗多蒸发又较困难的部位如腋窝臭味往往较重，尤其是在夏季多汗时最为明显。治法有8个：

治法1　用密陀僧适量研成细末放在清水中化开无渣为度，装入消毒瓶内盖紧不可走失药气，每次取出适量药粉用真麻油调成膏状搽患处，用油纸将药盖上外用纱布包扎固定，每日早晚各搽一次，连搽1~2月。

治法2　用馒头切开搽入密陀僧末再蒸热夹在腋下患处，用油纸将药盖上外用纱布包扎固定，冷则另换，日夹2~3次，连续数日。

治法3　用大田螺5枚烧存性，加入冰片2克共研成细末放在清水中化开无渣为度，装入消毒瓶内盖紧不可走失药气，每次取出适量药粉用真麻油调成糊状搽患处，用油纸将药盖上外用纱布包扎固定，每日早晚各搽一次，连搽数日。

治法4　用鲜蒸饼一个切作两片，密陀僧研成细末放在清水中化开无渣为度7克，趁热夹在腋下用油纸将药盖上外用纱布包扎固定睡觉，冷则另换连夹数日。

治法5　用顶大活蜘蛛一只，用黄泥包好，放在火内烧至泥赤色，取出冷后去净泥土，取出蜘蛛加轻粉4克，共研成细末放在清水中化开无渣为度，装入消毒瓶内盖紧不可走失药气，每次取出适量药粉搽腋下，用油纸将药盖上外用纱布包扎固定，每日早晚各搽一次，连搽7~10日。

治法6　用密陀僧、樟脑各150克，枯矾70克，轻粉10克，共研成细末放在清水中化开无渣为度，装入消毒瓶内盖紧不可走失药气，每次取出适量药粉搽腋下，用油纸将药盖上外用纱布包扎固定，日搽数次，连用数剂。

治法7　用麝香0.03克，胆矾0.06克，水粉1克，共研成细末放在清水中化开无渣为度，活大田螺2枚，取开螺盖，将药末填入两枚螺内，将螺立放在杯内过一日夜，螺化为水，每次用此水搽入腋下，日搽数次，连搽数日其狐臭从大便排出臭不可闻，如有人闻则即时头晕，排净臭毒。

治法8　用石膏15克，三仙丹1克，紫花地丁0.6克，共研成细末放在清水中化开无渣为度，装入消毒瓶内盖紧不可走失药气，每次取出适量药粉搽患处，用油纸将药盖上外用纱布包扎固定，每日早晚各搽1次，连搽数日。

汗斑

若生汗斑者，治法有3个：

治法1　先用水洗净患处的汗垢，然后将密陀僧适量研成细末放在清水中化开无渣为度，装入消毒瓶内盖紧不可走失药气，用黄瓜蒂沾药末搽患处，用油纸将药盖上外用纱布包扎固定，每日早晚各搽一次，连搽数日。

治法2　用密陀僧、干葛、硫磺、海螵蛸、

川花椒各15克，共研成细末放在清水中化开无渣为度，装入消毒瓶内盖紧不可走失药气，先用老生姜搽去患处的汗垢，然后搽上药粉，用油纸将药盖上外用纱布包扎固定，每日早晚各搽一次，连搽数日。

治法3　用雄黄、雌黄、硫磺、轻粉、蛇床子、密陀僧各30克共研成细末放在清水中化开无渣为度，装入消毒瓶内盖紧不可走失药气，每次洗浴后用药粉搽患处，用油纸将药盖上外用纱布包扎固定，连搽数次。

丹毒（又名天火）（荨麻疹）

荨麻疹又名丹毒、天火、多云片、风疹块，是局限性暂时性水肿风团，发得快退得快伴有瘙痒或灼热感，少数病人可有发热腹痛等症状。在机体敏感的情况下诱发荨麻疹的因素很多，如动物性的鱼、虾、羽毛，植物性的花粉、荨麻、漆树，化学性的青霉素、血清、痢特灵、疫苗、水杨酸盐等药物，物理性的冷热日光，机械性的摩擦，压力感染性的病灶肠寄生虫，胃肠道功能障碍内分泌紊乱以及精神因素均可诱发本病。多见于中青年人群，中医认为是风火湿寒在肉分，凝胸腹四肢分顺逆清火消风，孙真人曰丹毒（亦名天火），肉中忽有赤色如丹涂之状，其大如掌，甚者遍身又痒又痛，而无定处，丹名虽多其理者一，形如鸡冠者（名鸡冠丹），若皮涩起如麻豆粒者（名茱萸丹），亦有偏身起泡遇水湿搏之，透露黄色状如有水在皮中名（水丹），此虽小疾能令人死，须当速治不可忽也，色赤者名（游丹），色白者名水丹，小儿多生之，但有干湿痒痛之殊，有夹湿夹风夹寒之别，诸丹总属心火三焦风邪而成。治法有8个：

治法1　用芝麻梗12根切碎放入砂锅内，加水2升煎取浓汁用纱布过滤去渣，加糯米200克煮成粥空心温服，每日1剂服2~3次，连服数剂。

治法2　用芋头茎100克，与猪排骨一同煮至熟烂，趁热取出空心温服，每日1剂服2~3次，连续数日。

治法3　用芝麻梗适量加水煎取浓汁，趁热先熏后搽洗全身，每日早晚各洗一次，连续数日。

治法4　用韭菜1大扎放火中烤热涂搽全身，日搽数次，连续数日。

治法5　用生菜籽油适量，每次取少许涂搽患处，每日早晚各搽一次，连续数日。

治法6　用僵蚕、荆芥各10克，蝉蜕5克，共加水煎取浓汁空心温服，每日1剂服2~3次，连续数日。

治法7　用古方(《验方集》）浮萍麻黄汤：浮萍、地肤子、白蒺藜、苦参、薏米各10克，蝉蜕、僵蚕各5克，麻黄4克，甘草3克，共加水煎取浓汁空心温服，每日1剂服2~3次，连服数剂。

治法8　用（赵炳南方）麻黄汤：丹参、白鲜皮各15克，陈皮、丹皮、僵蚕各9克，杏仁5克，麻黄、浮萍、姜黄各3克，共加水煎取浓汁空心温服，每日1剂服2~3次，连服数剂。

赤游丹

如色赤而干发忽作痒形如云片者，名赤游丹属血分有火而受风，治法有11个：

治法1　用蓝叶（又名大青叶）、川芎、赤芍、知母、生地、白芷、川升麻、柴胡、干葛、南杏仁炒去皮尖、甘草、黄芩、元参各3克，煅石膏、栀子仁各1.5克，共研成粗末装入消毒瓶内盖紧不可走失药气，每次取24克，加水煎取浓汁空心温服（名蓝叶散），日服2~3次，连续数日。

治法2　用赤小豆25克，牛膝、黄柏各15克，共加水煎取浓汁空心温服，每日1剂服2~3次，连服数剂。

治法3　用苦瓜藤叶适量，研取汁液搽患处，日搽3~5次，连搽数日。

治法4　用活泥鳅鱼适量，研如泥敷患处，用油纸将药盖上外用纱布包扎固定，每日换药1次，连敷数日。

治法5　用赤小豆末加鲫鱼肉，共研如泥敷患处，用油纸将药盖上外用纱布包扎固定，每日换药1次，连敷数日。

治法6　用青鱼胆适量，焙至干枯加青黛适量，共研成细末放在清水中化开无渣为度，装入消毒瓶内盖紧不可走失药气，每次取出适量药粉用香油调成糊状敷患处，每日换药1次，连敷数剂。

治法7　用鲜淮山适量加蓖麻籽5粒，共研如泥敷患处，用油纸将药盖上外用纱布包扎固定，每日换药1次，连敷数日。

治法8　用白菜帮子、绿豆芽、马齿苋各50克，共研如泥敷患处，用油纸将药盖上外用纱布包扎固定，每日换药1次，连敷数日。

治法9　用芸苔鲜叶适量，研如泥敷患处，用油纸将药盖上外用纱布包扎固定，每日换药1次，连敷数日。

治法10　用鲜青苔适量加陈醋适量，共研如泥敷患处，用油纸将药盖上外用纱布包扎固定，每日换药1次，连敷数日。

治法11　用豆豉适量，用香油炒焦研成细末放在清水中化开无渣为度，装入消毒瓶内盖紧不可走失药气，每次取出适量药粉用香油调成糊状敷患处，用油纸将药盖上外用纱布包扎固定，每日敷一次，连敷数日。

若颜面丹毒者，治法如下：

治法　用古方（东垣试效方）普济消毒饮：黄芩、黄连各15克，玄参、柴胡、桔梗、陈皮、甘草各6克，连翘、板蓝根、马勃、牛蒡子、薄荷各3克，僵蚕、升麻各2克，共加水煎取浓汁空心温服，每日1剂服2~3次，连服数剂。

水丹又名风丹

如初起白斑渐透黄色，充亮胀破流黄水，湿烂多痛者名水丹，又名风丹多生腿膝，属脾肺有热而夹湿，治法如下：

治法　防己90克，朴硝30克，犀角、川芎、黄芩、黄芪、川升麻各3克，共研成粗末，每次取15克加淡竹叶2克，共加水煎取浓汁空心温服（名防己散），每日1剂服2~3次，连续数日。

过敏性风疹

若过敏性风疹者，治法如下：

治法　用红糖、陈醋各100克，生姜50克切丝，共放砂锅内加水煎取浓汁空心温服，每日1剂服2~3次，连服数剂。

若风疹者，治法有3个：

治法1　将赤土研成细末放在清水中化开无渣为度，装入消毒瓶内盖紧不可走失药气，每次取3克用开水冲入空心温服，日服2~3次，连服数日。

治法2　用蚕砂150克加水煎取浓汁洗浴，每日早晚各洗一次，连洗数日。

治法3　用枳实300克，醋浸透炒热用棉布包好熨患处，每日早晚各熨一次，连熨数日。

湿　疹

湿疹是一种常见的过敏性皮肤病，一般可分为急性和慢性两种。急性皮疹呈对称性弥慢性和多形性表现为红斑丘疹、疱疹、糜烂、渗液和结痂等。边界不清炎症反应明显，同时伴有灼热或痒感。慢性皮疹常局限于某一部位皮肤浸润增厚色素增加边界较清楚。湿疹一般认为过敏体质是发病的主要原因。外界各种激发因素如海鲜、某些药物、慢性病等都是发病或加剧的诱因。本病常发于小腿腘窝、阴囊、女阴、肛周、乳头周围、脐窝、头面部和外耳等处。急性皮疹如经适当治疗可在1~2周内治愈。如果治疗不当反复发作转为慢性病程可迁延数月至数年。若湿疹流水瘙痒湿烂者，治法有5个：

治法1　先用紫甘蔗皮200克，焙至焦枯存性，绿豆100克炒黄，共研成细末放在清水中化开无渣为度，装入消毒瓶内盖紧不可走失药气，每次取出适量药粉用香油调成膏状涂敷患处，用油纸将药盖上外用纱布包扎固定，每日换药1次，连续数日。

治法2　用赤茯苓、薏米各12克，防风、赤芍、丹皮、炒栀子、黄芩各10克，蝉蜕、木通各5克（名皮肤疮疹方）。随证加减：如皮疹初起稀疏色淡，或伴有恶寒发热者加薄荷、荆芥各10克，如滋水多或糜烂者加茯苓皮、冬瓜皮、土茯苓各10克，如疹色红甚或鲜红者加生地、大青叶、红花各10克，如化脓或伴脓疱者加金银花、连翘各10克，如烦渴者加知母、石膏各10克，如尿赤者加泽泻、法石、车前子各10克，大便秘结者加番泻叶10克，上半身痒甚者加刺蒺藜、野菊花各10克，下半身痒甚者加苦参、地肤子各20克，时发时止者加土茯苓50克，共加水煎取浓汁空心温服，每日1剂服2~3次，连服数剂。

治法3　用黄柏50克，蚕豆皮30克，大蜈蚣5条，共研成细末放在清水中化开无渣为度，青鱼胆50克，猪苦胆2枚各取汁，加香油适量，共调成膏状涂敷患处，用油纸将药盖上外用纱布包扎固定，每日换药1次，连续数日。

治法4　用核桃仁适量，炒至焦枯存性研成细末放在清水中化开无渣为度，装入消毒瓶内盖紧不可走失药气，每次取出适量药粉用香油调成膏状涂敷患处，用油纸将药盖上外用纱布包扎固定，每日换药1次，连续数日。

治法5　用绿豆粉、陈醋各30克、蜂蜜9克，冰片3克，共调成膏状涂敷患处，用油纸将药盖上外用纱布包扎固定，每日换药1次，连续数日。

水湿之症

治一切水湿之症者，处方如下：

治法　用十枣汤：芫花、甘遂、大戟各10克，大枣10枚，共加水煎取浓汁空心温服，每日1剂服2~3次，连服数剂。此方为张仲景所用之方。

水湿肿胀，处方如下：

治法　水湿肿胀亦可用斗门土方：千金子5克研如泥去净油，取渣加入百草霜3克共研成细末放在清水中化开无渣为度，装入消毒瓶内盖紧不可走失药气，五更时用烧酒送服，每日服1次，忌食盐、醋100日，连服数日。

一切湿痒

治一切湿痒者，处方如下：

治法　用羌活、独活各50克（名消风散），共加水煎取浓汁洗患处，每日1剂洗2~3次，连洗数日。

若皮肤湿痒者，处方如下：

治法　用通心菜1~2千克，加水煎取浓汁浸泡患处，日泡2~3次，连续数日。

湿疹风疹块瘙痒者

若治湿疹、风疹块、瘙痒者，处方如下：

治法　用熟石膏12克，生地、胡麻仁、苦参、知母各10克，苍术、当归、防风、荆芥各6克，蝉蜕、木通、牛蒡子各5克，甘草3克，共加水煎取浓汁空心温服（名消风散），（本方亦可治牙根出血内服，外加盐洗）每日1剂服2~3次，连服数剂。

阴部湿疹

若阴部湿疹者，处方有3个：

治法1　用白糖150克，加清水2升煎取浓汁，趁热先熏后泡洗患处，每日早晚各作一次，连续数日。

治法2　用番薯叶1千克，加水煎取浓汁加食盐适量，过滤去渣取汁趁热先熏后泡洗患处，每日早晚各洗一次，连续数日。

治法3　用鸡蛋10枚，煮熟取黄放在锅内，用小火炒出蛋油，取出冷透，每次用蛋油涂搽患处，日搽2~3次，连续数日。

身痒难忍

如身痒难忍者，处方有9个：

治法1　用荆芥、防风、当归、生地、苦参、苍术炒、蝉蜕、胡麻仁、牛蒡子炒研、煅石膏、知母各5克，甘草、木通各3克，共加水煎取浓汁空心温服，每日1剂服2~3次，连服数剂。

治法2　用老松树根适量煲鸡项，每日1剂服2~3次，连服数剂。

治法3　用松树根叶各适量，加水煎汁熏洗全身，日洗2~3次，连洗数日。

治法4　用熟石膏13克，生地、胡麻仁、知母、苦参各10克，防风、荆芥、当归、苍术各6克，蝉蜕、牛蒡子、木通各5克，甘草3克，共加水煎取浓汁空心温服（名消风散），每日1剂服2~3次，连服数剂。

治法5　用胡麻仁、威灵仙、首乌、苦参、石菖蒲各10克，甘草6克，共加水煎取浓汁用白酒冲服，每日1剂服2~3次，连服数剂。

治法6　用荆芥、防风各4克，赤芍、银花、生地各3克，木通2克，甘草1克，共加水煎取浓汁用烧酒冲服，每日1剂服2~3次，连服数剂。

治法7　用凌霄花适量研成细末放在清水中化开无渣为度，装入消毒瓶内盖紧不可走失药气，每次取7克用烧酒冲服，日服2~3次，连服数日。

治法8　用蚕砂1 000克，苍耳子200克，巴豆50粒，共研如泥加水煎取浓汁趁热熏洗全身，每日早晚各洗一次，连洗数日。

治法9　用古方(《证治准绳》) 当归饮子：当归15克，生地12克，白蒺藜、白芍、川芎、防风各10克，首乌6克，荆芥、黄芪各4.5克，甘草3克，共加水煎取浓汁空心温服，每日1剂服2~3次，连服数剂。

皮肤疮疹燥痒

若皮肤疮疹燥痒，或老人皮肤瘙痒症，以及干燥作痒夜间加剧，或搔破出血者是血虚风燥，治法如下：

治法　均可用生地、生首乌各12克，白芍、刺蒺藜各10克，防风、黄芪、当归各6克，荆芥5克，川芎、甘草各3克，共加水煎取浓汁空心温服（名当归饮），每日1剂服2~3次，连服数剂。

身发沙疹痒不可忍

如身发沙疹痒不可忍者，或沙疹不出喘咳闷乱者，处方如下：

治法　用西河柳枝适量研成细末放在清水中化开无渣为度，装入消毒瓶内盖紧不可走失药气，每次取出药粉12克用烧酒冲入空心温服，日服2~3次，连服数日。

血风疮

妇人遍身起疙瘩如丹毒状，或痒或痛并无时度，搔之成疮此名血风疮，是由风湿兼血燥所致。治法如下：

治法　用当归、白芍、柴胡、茯苓、白术各10克，甘草、薄荷各5克（名逍遥散），加黄连、生地各10克，共加水煎取浓汁空心温服。如疮结痂愈后复起白屑，肌肤强硬是血虚不润，宜用黄芪、党参、白术、茯苓、当归、熟地、白芍各10克，炙甘草、肉桂、五味子、远志肉、陈皮各5克，共加水煎取浓汁空心温服（名益气养荣汤），每日1剂服2~3次，连续数剂。

皮炎

若皮炎或皮肤炎症，阴部浅表溃疡，女阴急性溃疡、湿疹皮炎、糜烂红斑者，治法如下：

治法　用鲜橄榄1~2千克去核，取净肉研如泥，加清水1升，用小火熬至青草色溶液时，过滤去渣，取出冷透去净火毒，每次取液涂敷患处，用油纸将药盖上外用纱布包扎固定，日涂2~3次，连续数日。

神经性皮炎

若神经性皮炎者，治法有2个：

治法1　先将大蒜头去皮研如泥，用纱布包扎紧，浸入米醋中3小时后取出，再用鲜丝瓜叶适量榨汁，用蒜包蘸汁涂搽患处，每次搽半小时，每日2~3次，连续数日。

治法2　用鸡蛋浸泡米醋中，20日后取出去壳，调匀涂敷患处，日涂2~3次，连续数日。

钩虫性皮炎

若钩虫性皮炎者，治法如下：

治法　用鲜甘蔗皮2~3千克，共加水煎取浓汁泡洗患处，每日2~3次，连续数日。

过敏性皮炎

若过敏性皮炎者，治法如下：

治法　用生铁锈50克，腐竹50克，焙至焦枯存性，明矾5克，共研成细末放在清水中化开无渣为度，装入消毒瓶内盖紧不可走失药气，每次取出适量药粉用香油调成膏状涂敷患处，用油纸将药盖上外用纱布包扎固定，每日早晚各换药1次，连续数日。

监游风丹

治监游风丹者，治法如下：

治法　用槟榔适量研成细末放在清水中化开无渣为度，装入消毒瓶内盖紧不可走失药气，每次取出适量药粉用陈醋调成糊状敷患处，用油纸将药盖上外用纱布包扎固定，每日换药1次，连敷数日。

皮肤过敏

若防止皮肤过敏者，治法如下：

治法　用鹌鹑蛋1~2枚破壳生饮，每日1次，连续数日。

见漆皮肤过敏

若见漆皮肤过敏者，治法如下：

治法　用活螃蟹适量，研如泥涂敷患处，用油纸将药盖上外用纱布包扎固定，或加水煎取浓汁熏洗患处，每日2~3次，连续数日。

吃虾过敏者

若吃虾过敏者，治法如下：

治法　用虾壳适量，加水煎取浓汁，趁热熏洗患处，日洗2~3次，连续数日。

血痣

血痣初起如痣色红，渐大如豆刺破时流出血，治法如下：

治法　用活黄蟮血同大蒜汁、京墨汁各等份调匀涂患处，日涂2~3次，连涂数日。

肩痛症

肩痛症是由关节发炎，或关节周围疾病引起的岗上肌腱炎、肩关节周围炎和肩手综合征的总称，中医称漏肩风或肩凝症。肩痛症的发病原因，多由感受风湿瘀血阻络，或颈椎病变、过度用力、或扭伤等因素，使肩关节周围的肌肉、肌腱、滑囊、关节囊等软组织发生炎症和粘连，导致肩部疼痛活动障碍。临床表现为岗上肌腱炎，有体温升高上臂外展内旋受到限制，局部肌肉痉挛疼痛或萎缩等体征。肩周炎有肩周刀割样钝痛夜痛尤甚，可向颈背上臂和手部放射，肩关节不能外展外旋，向后上方抬高，肌肉有明显萎缩等特征。肩手综合征有肩痛范围较宽僵硬，病侧手指肿胀强直萎缩变形等症状。治肩痛症者，治法如下：

治法　用生川乌、生草乌各100克，樟脑90克，白芷60克，共研成细末放在清水中化开无渣为度，装入消毒瓶内盖紧不可走失药气，每次取50克用米醋蜂蜜各半调成糊状敷患处，用油纸将药盖上外用纱布包扎固定，外用热水袋熨之，每2日换药1次，连敷数次。

肩周炎

如肩周炎者，治法有2个：

治法1　用北芪、干葛各20克，秦艽15克，当归、防风各12克，山萸肉、伸筋草、桂枝、姜黄各10克，甘草6克，田七5克，共加水煎取浓汁黄酒冲服，每日1剂服2~3次，连服数剂。

治法2　用北芪30克，党参、山萸肉各20克，桑枝、杜仲、当归、川芎、白芍各10克，生姜3片，共加水煎取浓汁空心温服，每日1剂服2~3次，连服25~30剂。

肩凝症

如肩凝症者，治法如下：

治法　用茯苓15克，白术、白芥子、法夏、桑枝各12克，枳壳、姜黄各10克，生姜3片，共加水煎取浓汁，再加入风化硝6克，冲入药汁内空心温服，每日1剂服2~3次，连服25~30剂。

漏肩风

如漏肩风者，治法如下：

治法　用防风、荆芥、羌活、当归、川芎各15克，桂枝、白芷、红花、苏子、连翘各12克，天麻、红枣、蝉蜕、炮山甲各9克，甘草6克，共加水煎取浓汁空心温服，每日1剂服2~3次，连服15~20剂。

肩背麻木关节酸痛者

若肩背麻木关节酸痛者，治法如下：

治法　用黄芪15克，白芍、桂枝各10克，生姜5片，红枣5枚共加水煎取浓汁空心温服（名黄芪桂枝五物汤），血虚加当归10克，腰痛加续断、狗脊各10克，下肢疼痛加牛膝、木瓜各10克共煎服，每日1剂服2~3次，连服数剂。

臂痛

若臂痛者，治法有2个：

治法1　用全当归150克，加醇酒适量浸泡5日，每日取此酒慢饮数日。

治法2　用桑枝5千克加水浸泡熬取浓汁，去渣用慢火熬成膏状取出用油纸摊在地上去净火毒，装入消毒瓶内盖紧不可走失药气，每次取50毫升用开水冲服，日服2~3次，连服数日。

风湿性关节炎

风湿性关节炎是由甲族乙型溶血性链球菌引起的全身性疾病，中医称痹证。风湿性关节炎的病因是由于风寒湿热等外邪侵袭人体使经脉闭阻，气血运行不畅或素体虚弱及劳倦过度使机体防御功能低下，病菌侵犯关节、心脏，累及脑组织、皮肤、血管、浆膜，引起肢体关节肌肉疼痛，肿胀重着麻木、活动不利。分急性、慢性、风湿性、结核性、梅毒性、继发性和畸型性等类型。临床症状表现不一，急性期突然发高热头痛出汗食欲不振关节游走性疼痛，皮肤有环形红斑阴雨天或气候变化时疼痛加剧。慢性期体温有时上升使关节肿胀浮肿潮红肌肉萎缩，指甲营养障碍，皮肤色素异常关节强直运动障碍。原发性或干性关节炎多侵犯对称关节肿胀，关节腔内存留渗出液运动时有压痛，晨重昼轻皮肤萎缩。畸型性症状缓慢，关节运动时有痛感，好发于膝股关节，晨起时疼痛剧烈夜间无痛感，严重时各型均易并发风湿性心脏病。关节炎是常见多发而致残率高的自身免疫性疾病。治风湿性关节炎者，治法有9个：

治法1　用狗羊腿骨各2条，龟版1只，杜仲50克，各烘至干枯，共研成细末放在清水中化开无渣为度，装入消毒瓶内盖紧不可走失药气，每次取20克用好酒冲服，日服2~3次，连服数日。对暖腰膝、益百脉、益肝肾、强筋骨，治风湿痛腰腿痛肌肉萎缩、筋骨及腰椎痛者均效。

治法2　用当归、芍药、人参、川芎、桔络、白芷、半夏、黄芩、干姜、桂枝、甘草、麻黄、苍术、枳壳、川厚朴、陈皮、枇杷叶各3克，生姜3片，共加水煎取浓汁空心温服，每日1剂服2~3次，连服数剂。

治法3　用桑枝、松节各100克，鸡血藤、豆豉姜、千斤拔、骨碎补、岗稔根、过江龙各50克，牛大力、半风荷、雀不站树根皮各25克，钩藤、山豆根、海风藤各15克，共加水煎取浓汁空心温服，每日1剂服2~3次，连服数剂。

治法4　用生地90克，加水600毫升，煎至300毫升空心温服，每日1剂服2~3次，连服1~2月。

治法5　用狗脊、宽筋藤、石菖蒲各25克，山白芷、黑老虎各20克，共加水煎取浓汁空心温服，每日1剂服2~3次，连服数剂。

治法6　用豨莶草、徐长卿各60克，金钱草、木防已、桑枝各30克，共加水煎取浓汁空心温服，每日1剂服2~3次，连服数剂。

治法7　用陈醋1 000克，先取新砖一块，放火中烧红取出放入醋中，浸透趁热放于痛处熏蒸，再用棉毛巾浸透醋包于患处，每日早晚各作一次，连作数日。

治法8　用老桑枝适量，装满鸡腹内，封好放入砂锅内，加水煮至熟烂取出吃鸡饮汤，再用陈醋1千克煮至500克时，加葱白50克，再煮3~5分钟取出，用棉毛巾浸透热醋包患处，每日早晚各作一次，连续数日。

治法9　用治风湿诸病方：蛇床子1 500克，加水煎取浓汁洗浴，每日1剂洗2~3次，连洗数剂自愈。此方亦可治风痒。

风湿相搏

如风湿相搏各在皮肤关节疼痛，重在腰以下而脉浮自汗恶风等症，治法如下：

治法　用防已、黄芪各10克，白术6克，甘草3克，生姜3片，大枣1枚（名防已黄芪汤），服药后当如虫行皮中，腰以下冷如冰，需坐被中用厚被围腰让出微汗，气喘加麻黄、胃气不和加白芍、气上冲心加桂枝、有除气加细辛，共加水煎取浓汁空心温服，每日1剂服2~3次，连服数剂。

风寒湿痹

如风寒湿痹偏枯脚气者，治法如下：

治法　用独活7克，桑寄生、秦艽、细辛、归身、生地、白芍、川芎、桂心、茯苓、杜仲、淮牛膝、人参、甘草各4克（名独活寄生汤），共加水煎取浓汁空心温服，每日1剂服2~3次，连服数剂。

如气血凝滞手脚，拘变风寒湿三痹者，治法如下：

治法　用人参、北芪、当归、川芎、白芍、生地、杜仲、续断、防风、桂心、细辛、秦艽、茯苓、淮牛膝、独活、甘草各15克，生姜3片，红枣1枚（名三痹汤），共加水煎取浓汁空心温服，每日1剂服2~3次，连服数剂。

风寒湿三气

如气血亏损风寒湿三气乘虚内侵，筋骨利节痹痛之极，或痢后鹤膝风痛不可忍者，治法有3个：

治法1　用人参、白术各20克，熟地18克，麻黄、当归、枸杞、杜仲、附子各7克，淮牛膝、茯苓、白芍酒炒、肉桂、细辛、独活、白芷、炙甘草各4克（名三气饮），共加水煎取浓汁空心温服，每日1剂服2~3次，连服数剂。

治法2　用薏米15克，当归10克，苍术、防风各6克，川芎、制川乌、麻黄、桂枝、羌活、独活各5克，甘草3克，生姜3片，共煎取浓汁空心温服（名薏苡仁汤），每日1剂服2~3次，连服数剂。

治法3　用桑枝10克，杜仲、蚕砂各7克，归身、狗脊、虎骨各5克，羌活、桂枝、秦艽、防风、续断、附子各4克，川芎3克，生姜2片，大枣2枚（名羌活桂归酒）共用烧酒1升、浸泡2日夜，煎取浓汁空心温服，每日1剂服2~3次，连服数剂。

若因气血瘀阻所致腰肩腿，及全身痛经久不愈者，治法如下：

治法　用古方(《医林改错》）身痛逐瘀汤：红花、牛膝、当归、没药各9克，川芎、五灵脂、地龙、甘草各6克，秦艽、羌活、香附各3克，共加水煎取浓汁空心温服，每日1剂服2~3次，连服数剂。

风湿痛

风湿痛者，治法有3个：

治法1　用鲜土烟叶适量榨汁烧酒少许共与松香粉调成糊状，涂棉布上贴患处，每日换药1次，连贴数日。

治法2　用古方(《百草镜》）玫瑰饮：玫瑰花9克，红花、当归各3克，共加水煎取浓汁空心温服，每日1剂服2~3次，连服数剂。

治法3　用古方(《备急千金要方》）独活寄生汤：独活9克，桑寄生、杜仲、牛膝、细辛、防风、秦艽、茯苓、桂心、川芎、人参、当归、白芍、生地、甘草各6克，共加水煎取浓汁空心温服，每日1剂服2~3次，连服数剂。

血痹

如血痹阴阳俱微，寸关上微尺中小紧，是外症身体不仁状如风痹，治法如下：

治法　用北芪15克，桂枝、白芍各10克，生姜3片，大枣5枚（名黄芪桂枝五物汤），共加水煎取浓汁空心温服，每日1剂服2~3次，连服数剂。

湿热痹证关节疼痛

湿热痹证关节疼痛、灼热红肿屈伸不利，发热恶风小便短赤、舌苔黄腻者，治法有2个：

治法1　用薏米、赤小豆、滑石各15克，木防己12克，法夏、蚕砂、连翘、栀子、杏仁各10克，共加水煎取浓汁空心温服（名宣痹汤），每日1剂服2~3次，连服数剂。

治法2　用苍术、黄柏、牛膝、薏米各50克，共研成细末放在清水中化开无渣为度，水泛为丸（名四妙丸），阴干装入消毒瓶内盖紧不可走失药气，每次取6克用温开水空心送服，日服2~3次，连服数剂。

急性风湿性关节炎疼痛甚者

治法如下：

治法　用薏米、赤小豆、滑石各15克，木防己12克，法夏、蚕砂、连翘、栀子、杏仁各10克（名宣痹汤），加姜黄、桑枝、海桐皮各12克，共加水煎取浓汁空心温服，每日1剂服2~3次，连服数剂。

风湿关节炎疼痛剧烈

如风湿关节炎疼痛剧烈者，治法如下：

治法　用生半夏、威灵仙、雪上一枝蒿、地下明珠各15克，共研成细末放在清水中化开无渣为度，装入消毒瓶内盖紧不可走失药气，每次取出适量药粉用烧酒调成糊状敷患处，用油纸将药盖上外用纱布包扎固定，每日换药1次，连敷数剂。

寒痛型风湿关节炎

如寒痛型风湿关节炎者，治法如下：

治法　用徐长卿9克，骨碎补、淮牛膝、五加皮、白首乌各3克，共加水煎取浓汁空心温服，每日1剂服2~3次，连服数剂。

变形性关节炎

如变形性关节炎者，治法如下：

治法　用乌蛇、白花蛇、眼镜蛇各30克，浸泡烧酒500毫升10日后，每次取50毫升空心温服，日服2~3次，连服数剂。

长年骨痛四肢酸麻

如长年骨痛、四肢酸麻、风雨作痛、睡后早起疼痛者，治法如下：

治法　用茄根240克，杞子150克，当归、松节、人参、虎骨、鳖甲、淮牛膝、羌活、独活、蚕砂、防风各60克，共用烧酒5 000毫升浸泡15日后，每次取50毫升空心温服，日服2~3次，连服数剂。

腰脚风湿疼痛

腰脚风湿疼痛者，治法有3个：

治法1　用松毛适量烧灰存性，用棉布包好熨患处，每日熨2~3次，连熨数日。

治法2　用松毛适量切碎研如泥，用烧酒浸泡七日后，每次取酒适量饮用，日饮2~3次，连饮数日。

治法3　用老生姜、紫苏、葱白连根各150克，陈皮20克，共研如泥加菜籽油或烧酒炒热，用棉布包好熨患处，冷则另换，每次连续2~3小时，每日1~2次，连续数日。

膝关节痛

膝关节痛，治法如下：

治法　樟脑、烧酒各适量，调成糊状敷患处，用油纸将药盖上外用纱布包扎固定，如有紫黑块者，刺出恶血少许即效。

顽固性风寒湿痹

治顽固性风寒湿痹者，治法如下：

治法　用马钱子、砂子与绿豆炒制去皮100克，制南星、僵蚕、独活、川乌、当归、乌蛇、桑寄生、川芎、淮牛膝、伸筋草、白附子、蜈蚣、全蝎各10克，共研成细末放在清水中化开无渣为度，装入消毒瓶内盖紧不可走失药气，每次取2克用黄酒空心送服，日服2~3次，连服数剂。

单纯型痛风

如单纯型痛风者，治法如下：

治法　用梧桐树根120克，加入猪肉适量共煮至熟烂，趁热空心吃肉饮汤，每日1剂服2~3次，连服数剂。

行痹

如行痹者，治法如下：

治法　用七里香木120克，加入猪脚一只共加水煮至熟烂，趁热空心吃肉饮汤，每日1剂服2~3次，连服数剂。

腰胁引痛不可忍

如腰胁引痛不可忍者，治法如下：

治法　用风仙花适量，研如泥作成饼晒干，研成细末放在清水中化开无渣为度，装入消毒瓶内盖紧不可走失药气，每次取10克用烧酒空心冲服，日服2~3次，连服数日。

急性关节炎红肿疼痛

若急性关节炎红肿疼痛、疔疮丹毒者，治法如下：

治法　用活泥鳅鱼1 000克，先漂净泥土然后加入红糖粉300克，用竹不断搅动，使鱼的涎液溶于糖中，10分钟后将鱼捞出，用此液涂患处干则再涂，日涂数次，连涂数日。

类风湿关节炎

类风湿关节炎是一种由链球菌感染所致，以关节病变为主的慢性全身免疫性疾病，是现代难治病之一，中医称顽痹或骨痹。类风湿关节炎的病因和发病机理现代医学认为与自身免疫有关，祖国中医学认为是由于气血亏虚，风寒湿热之邪侵袭经络使气血不畅久而成痹。临床表现为周围型四肢关节呈棱形肿胀疼痛活动受限，由四肢小关节开始逐渐蔓延至大关节，皮下有结节肌肉痉挛或萎缩，晚期关节畸型强直，急性发作时食欲减退，低热、贫血、口渴、出汗、头胀、身冷、尿少、便溏、胸闷腹满、脉搏加快全身不适。中枢型者下背酸痛，腰部活动受限，穿鞋脱裤困难，不能直立前视甚至驼背，严重时造成残废。治类风湿关节炎者，治法有4个：

治法1　用黄芪、豨莶草、老关草、伸筋草各20克，乌蛇15克，独活、羌活、当归各10克，防风、细辛各6克，共加水煎取浓汁空心温服，每日1剂服2~3次，连服1~2月。

治法2　用白花蛇、地龙各150克，土鳖虫、蜈蚣炙、僵蚕炙各30克，炮山甲20克，随证加减：关节剧痛加全蝎30克，关节变形加蜣螂30克，共研成细末放在清水中化开无渣为度，装入消毒瓶内盖紧不可走失药气，分成40份，每次取一份用烧酒冲入空心温服，每日早晚各服一次，连服1~2月。

治法3　用麻黄、牛蒡子各12克，用雌乌鸡一只吊死去净毛及内脏，将药用棉布包好，与鸡同放瓦锅内煮至熟烂，取出空心温服，每日1剂服2~3次，连服1~2月。

治法4　用黄芪30克，熟地、白术、白芍各

15克，桂枝、知母、防风各12克，熟附片、炙甘草各9克，麻黄6克，生姜5片，随证加减：寒热夹杂者加黄柏10克，痰凝血瘀者加制南星、归尾、赤芍各10克，全身关节疼痛去熟附片、防风，加鸡血藤30克，草乌6克，关节冷痛加川乌6克，关节走窜剧痛加威灵仙12克，羌活10克，关节肿大减白术加薏仁30克，苍术、制南星各10克，气血亏虚加熟地、当归、川芎各10克，肾虚加巴戟天10克，口干咽燥加淫羊藿、石南藤、千年健各15克，共加水煎取浓汁空心温服，每日1剂服2~3次，连服1~2月。

各种瘫痪

瘫痪为之四肢不能动弹，顽痹不仁筋骨挛缩，治应先分清原因而异，如因中风而致瘫痪者，治法如下：

治法　用炒山甲、炮川乌、红海蛤各100克，共研成细末放在清水中化开无渣为度，装入消毒瓶内盖紧不可走失药气，每次取25克，用葱白汁调成膏状贴左右脚心固定，以脚浸入热水盆中待全身麻汁出即去药，半月再作一次自能痊愈。

风湿而瘫痪

如因风湿而瘫痪者，治法如下：

治法　用凤仙花、柏子仁、朴硝、木瓜各1千克，共加水煎取浓汁趁热取出先薰后洗，每日1剂洗2~3次，连续数日。

风湿瘫痪筋骨疼痛

如风湿瘫痪筋骨疼痛者，治法有2个：

治法1　用生甘草、威灵仙各500克，加水煎取浓汁趁热熏洗患处及全身至出汗为度，每日1剂洗2~3次，洗后不可见风连洗数剂。

治法2　用鹿筋、红枣各60克，熟地、毛豆炒、薏米炒各30克，炒山药、炒苍术、杞子、酒炒杜仲、归身各15克，菟丝子、川木瓜、首乌、骨碎补、续断、海风藤、专地风各12克，酒炒白芍、茯苓、威灵仙、川乌、千年见、草乌、蕲蛇炙各10克，炙北芪、桑寄生、牛膝、半夏、桂枝、泽泻各6克，防风、川芎、羌活、香附、木香、陈皮、炙甘草、独活酒炒各5克，桔梗3克，大蜈蚣3条去净头足，共加烧酒浸泡七日，每次取30毫升空心温服，日服2~3次，连服1~2月。

风热而瘫痪

若因风热而起瘫痪者，治法如下：

治法　用羌活、蒲公英各1千克，共研成细末放在清水中化开无渣为度，装入消毒瓶内盖紧不可走失药气，每次取10克，用好酒冲入空心温服，日服2~3次，连服1~2月。

暑湿而瘫痪

若因暑湿而为瘫痪者，治法如下：

治法　用自然铜烧红浸入酒内一日夜，川乌头、五灵脂、苍术各35克，当归10克。用酒浸后焙至干枯存性，共研成细末放在清水中化开无渣为度，烧酒调合为丸桐子大阴干，装入消毒瓶内盖紧不可走失药气，每次取7丸用烧酒空心送服，服至觉四肢麻木为止，日服2~3次，连服1~2月。

骨质增生

骨质增生，又称增生性关节炎，是常见的慢性关节病，中医称骨痹或骨痛。骨质增生的转变病理，是从关节软骨变化开始，由变色软化至碎裂脱落，软骨消失后关节面骨硬化，导致软骨的边缘关节囊韧带的附着处，因关节活动的刺激而形成骨刺。发生本病的外因多为跌仆骨折后，整复不良或膝足畸形、脊柱侧弯等因素。内因是风寒湿邪阻塞经络使肝肾亏虚气滞血瘀所致。临床表现为关节酸痛晨起久坐后尤甚，局部无肿胀肌肉无痉挛而有轻度压痛，严重者关节变形活动受限。骨质增生不危及生命但病程甚长使病人痛苦连绵。治骨质增生者，治法有4个：

治法1　用淫羊藿、鸡血藤、鹿含草各30克，木瓜、骨碎补各15克，当归、熟地、鳖甲、龟版、甘草各10克，桂枝、细辛各5克，随证加减：颈椎加干葛10克，腰椎加熟附片5克，膝关节加淮牛膝10克，共加水煎取浓汁温服，每日1剂服2~3次，连服1~2月。

治法2　用白芍50克，淫羊藿、鹿含草各30克，骨碎补、鸡血藤、威灵仙各15克，木瓜12克，当归、熟地、鳖甲、龟版、甘草各10克，桂枝、细辛各3克，共加水煎取浓汁温服，每日1剂服2~3次，连服20~30剂，外用活地龙30克加入白糖90克溶化后敷患处，用油纸将药盖上外用纱布包扎固定，再用热水袋放在上面，熨至药液干后即换连续数日。

治法3　用白芍30克，木瓜、威灵仙、当归各15克，五加皮、甘草各6克，随证加减：颈椎增生加羌活10克，腰椎增生加续断20克，脚跟骨质增生加牛膝10克，共加水煎取浓汁温服，每日1剂服2~3次，连服1~2月。

治法4　用乌梢蛇90克，威灵仙72克，透骨草、当归、防风、金边土鳖各36克，没药、降香各20克，共研成细末放在清水中化开无渣为度，装入消毒瓶内盖紧不可走失药气，每次取3克用温开水送服，日服2~3次，连服1~2月。

颈椎骨质增生

若颈椎骨质增生者，治法如下：

治法　用鸡血藤、桑枝、威灵仙、葛根、木爪、白芍各20克，牛膝15克，川芎、陈皮各9克，共加水煎取浓汁温服，每日1剂服2~3次，连服1~2月。

腰椎骨质增生

若腰椎骨质增生者，治法有3个：

治法1　用海桐皮30克，秦艽18克，独活、续断、牛膝各15克，巴戟天12克，杜仲、威灵仙、当归、地龙各10克，狗脊、骨碎补、甘草各9克，随证加减：热盛加防己、丝瓜络各10克，寒盛加黑附片、川乌各10克，湿盛加苡仁、豨莶草各10克，风盛加防风、羌活各10克，剧痛加延胡索、没药各10克，便秘加大黄后下10克。共加水煎取浓汁温服，每日1剂服2~3次，连服1~2月。

治法2　用丹参30克，肉苁蓉18克，杜仲15克，仙灵脾、当归、鹿含草各12克，补骨脂、红花、莱菔子各10克，共加水煎取浓汁温服，每日1剂服2~3次，连服1~2月。

治法3　用桑寄生30克，熟地20克，当归、续断、杜仲、羌活、炒乳香、炒没药各15克，乌梢蛇、丹参、牛膝各12克，细辛、甘草各6克，蜈蚣2条，共加水煎取浓汁温服，每日1剂服2~3次，连服1~2月。

急性骨质增生

若急性骨质增生者，治法如下：

治法　用用鸡血藤20克，威灵仙15克，骨碎补、牛膝各12克，赤芍10克，炮山甲、鹿角粉冲入药汁内各6克，蜈蚣2条，共加水煎取浓汁温服，每日1剂服2~3次，连服1~2月。

慢性骨质增生

若慢性骨质增生者，治法有2个：

治法1　用白芍60克，鸡血藤、狗脊各30克，木瓜、鹿角胶烊化、威灵仙、甘草各15克，独活12克，没药10克，共加水煎取浓汁温服，每日1剂服2~3次，连服1~2月。

治法2　用(《新中医》）熨敷方：樟脑、大黄、生南星、半夏各15克，川乌、草乌、羌活、独活各10克，红花、归尾、桃仁、檀香各6克，细辛、牙皂各5克，白芥子、冰片各3克，共研成细末放在清水中化开无渣为度，装入消毒瓶内盖紧不可走失药气，每次取出适量药粉加烧酒调成膏状厚敷患处，用油纸将药盖上外用纱布包扎固定，每日换药1次，连敷数次。

增生型膝关节炎

如增生型膝关节炎者，治法如下：

治法　用干葛、淮牛膝、川花椒、羌活、透骨草、苍术、丹参、细辛、川乌、草乌、艾叶各30克，共加水煎半小时后取药汁，加入米醋250毫升再煎浓缩，取出待温后用手沾药汁揉搽患处，搽至皮肤潮红为度，每日早晚各搽一次，连搽数日。

脚跟骨骨刺

若脚跟骨有骨刺者，治法有5个：

治法1　用熟地25克，牛膝、木瓜、杜仲、归尾、枸杞各9克，汉防己、炙甘草各6克，共加水煎取浓汁温服，每日1剂服2~3次，连服1~2月。

治法2　用赤芍、姜黄、栀子、白芷各12克，炮山甲6克，冰片3克，共研成细末放在清水中化开无渣为度，装入消毒瓶内盖紧不可走失药气，每次取出适量药粉用陈醋调成膏状厚敷患处，用油纸将药盖上外用纱布包扎固定，每3日换药1次，连敷10~15次。

治法3　用没食子400克，猪牙皂角200克，共研成细末放在清水中化开无渣为度，装入消毒瓶内盖紧不可走失药气，每次取60克用陈醋调成膏状厚敷患处，用油纸将药盖上外用纱布包扎固定，每日换药1次，连敷10~15日。

治法4　用威灵仙60克，石菖蒲、乌梅各30克，羌活、独活、蜀羊泉、艾叶各20克，红花15克，米醋50毫升，先将醋拌入诸药内20分钟，然后加水适量煎取浓汁倒入盆内趁热熏洗患处，每日1剂熏洗5~7小时连续10~15剂。

治法5　用生川乌30克研成细末放在清水中化开无渣为度，装入消毒瓶内盖紧不可走失药气，每次取出适量药粉用白酒调成膏状厚敷患处，用油纸将药盖上外用纱布包扎固定，每日换药1次，连续数日。

血瘀型骨质增生

若血瘀型骨质增生者，治法如下：

治法　用威灵仙60克，川乌、草乌、马钱子、麻黄、延胡索、鹿含草各30克，全蝎、骨碎补、乳香、没药各20克，金边土鳖、细辛各15克，肉桂8克，大蜈蚣15条，麝香3克，共研成细末放在清水中化开无渣为度，装入消毒瓶内盖紧不可走失药气，每次取12克用生姜汁调成膏厚敷患处，用油纸将药盖上外用纱布包扎固定，每3日换药1次，连贴5~8周。

椎间盘突出或腰椎肥大

若椎间盘突出，或腰椎肥大者，治法如下：

治法　用熟地30克，鹿角胶另烊10克，白芥子炒6克，肉桂研粉、甘草各3克，炮姜炭、麻黄各2克，共加水煎取浓汁空心温服（名阳和汤），每日1剂服2~3次，连服15~20剂。

坐骨神经痛（筋痹）

坐骨神经痛是指沿坐骨神经通路，及其分布区内发生疼痛的病症，中医称筋痹。坐骨神经痛分原发性和继发性两大类。原发性的病因多由感受风寒湿，使坐骨神经感染发炎所致。继发性常由邻近组织病变，或腰椎扭伤所引起。临床表现为起病急下背部酸痛，由上往下扩散呈烧灼样或针刺样疼痛，腰部有僵直感、股后、腘窝、腓骨、外踝有明显压痛，腿筋和小腿肌踝反射减弱或消失，痛处不移时轻时重，触痛更剧入夜尤甚，弯腰咳嗽喷嚏大便时痛势加重。治法有4个：

治法1　用桂枝30克，北芪20克，山萸肉15克，独活、当归、白芍、川续断各10克，共加水煎取浓汁空心温服，重症每日二剂服4~5次，缓解后每日一剂服2~3次，连服30~40剂。

治法2　用党参、干姜各10克，防风、白术、黄芪、牛膝、杜仲、当归、熟地、白芍、川芎、羌活、甘草、制附子各5克，共加水煎取浓汁空心温服（名大防风汤），每日1剂服2~3次，连服15~20剂。

治法3　用白芍30克，桂枝、杜仲、川续断、川乌、草乌、党参、淮牛膝、茯苓、当归、川芎、防风、独活、羌活、桑寄生各10克，细辛、甘草各6克，制马钱子0.7克，共加水煎取浓汁空心温服，每日1剂服2~3次，连服三剂加制马钱0.1克，加至患者肢体有轻微抽动感为止，连服20~30剂。

治法4　用淮牛膝、木瓜各20克，麻黄15克，细辛、川乌、草乌各12克，乳香10克，共加水煎取浓汁空心温服，每日1剂服2~3次，连服15~20剂。

慢性腰腿痛

治慢性腰腿痛、腰肌劳损者，治法有3个：

治法1　用淮牛膝50克，五加皮、千斤拔、宽筋藤、杜仲、鸡血藤各25克，当归、红花、威灵仙、桑寄生、川续断各15克，豨莶草10克，桃仁7粒，共加水煎取浓汁空心温服，每日1剂服2~3次，连服数剂。

治法2　用杜仲250克，白术30克，炮山甲6克，共加水再加白酒200毫升煎取浓汁，连煎三次，每次均加白酒200毫升，将三次药汁调合，每次取50毫升空心温服，日服2~3次，连服数剂。

治法3　用斑鸠酸100克，白茅根50克，半风荷25克，海风藤、钩藤各20克，穿破石10克，松树二层皮5克，共加水煎取浓汁空心温服，每日1剂服2~3次，连服数剂。

肾虚腰腿痛

如肾虚腰腿痛者，治法有2个：

治法1　用金毛狗脊150克，骨碎补、杜仲各100克，核桃仁50克，肉桂10克，红枣10枚，猪尾1条，共加水加盐煎取浓汁，用白酒送，空心温服，每日1剂服2~3次，连服数剂。

治法2　先用纸放在床上再将热稻草灰厚垫在纸上，10公分左右让患者睡在灰上3~5小时，每日1次，连作数次。

筋内疼痛

治一切筋内疼痛者，治法如下：

治法　用松节散：茯神中心木30克，乳香3克，共放在瓦上炒至焦枯研成细末放在清水中化开无渣为度，装入消毒瓶内盖紧不可走失药气，每次取6克用木瓜汤空心送服，日服2~3次，连服数剂。

陈旧性软组织挫伤发痛

若陈旧性软组织挫伤发痛者，治法如下：

治法　用制川乌、制草乌、地龙、胆南星各180克，乳香、没药各66克，共研成细末放在清水中化开无渣为度，炼蜜为丸（名小活络丹）阴干，装入消毒瓶内盖紧不可走失药气，每次取3克用黄酒空心送服，日服2~3次，连服数剂。

筋骨疼痛拘挛麻木腰腿无力

若筋骨疼痛拘挛麻木腰腿无力者，治法如下：

治法　用熟地300克，当归、川芎、赤芍、川木瓜、桂枝、桑寄生、五加皮、秦艽、威灵仙、独活、羌活、防风、天麻、虎骨胶、骨碎补、地龙、制川乌、胆南星各100克，制乳香、制没药各75克，两头尖50克，共研成细末放在清水中化开无渣为度，炼蜜为丸（舒筋活络丸），阴干，装入消毒瓶内盖紧不可走失药气，每次取6克用温开水空心送服，日服2~3次，连服数剂。

更年期综合征

治更年期综合征者，治法如下：

治法　用白芍、陈皮、枳壳、川芎、郁金各9克，柴胡、香附、炙甘草各6克。共加水煎取浓汁空心温服，每日1剂服2~3次，连服15~20剂。

男性更年期综合征

如男性更年期综合征者，治法如下：

治法　用淫羊藿、仙茅各20克，当归、黄柏、知母、巴戟天各10克，共加水煎取浓汁空心温服，每日1剂服2~3次，连服1~2月。

全身疼痛

治全身疼痛者，治法如下：

治法　用木通100克加水煎取浓汁空心温服，每日1剂服2~3次，连服数剂。

身软

身软者，治法如下：

治法　用牛膝5克，沙参、薏米、玉竹、淮山、麦冬各3克，共加水煎取浓汁空心温服，每日1剂服2~3次，连服数剂。

重症肌无力

重症肌无力，是一种骨胳肌与神经肌肉接头处传递功能障碍性疾病，中医称痿证。重症肌无力的发病原因是温热外袭，水湿内侵饮食不节，久病劳欲或先天遗传，诱因有结缔组织病、创伤感染、精神刺激、过度疲劳、分娩、药物过敏等因素，导致气血不足精髓耗伤，所引起筋脉失养弛缓无力。临床表现的典型症状是，受累的横纹肌活动后疲乏无力、眼睑下垂、眼球歪斜、转动障碍、复视面肌无力、说话闭目咀嚼无力、下颌下垂、洗脸梳头无力、颈项抬不起、喝水从鼻中流出、走路困难、面色苍白食少纳呆、形寒肢冷、大便溏薄，病势日轻夜重，严重时可并发心脏病，呼吸衰竭等危象。如进行性肌萎缩者，治法如下：

治法　用黄芪、淫羊藿、鹿含草各100克，海马、海龙、人参、龟胶、当归、白芍、熟地、枸杞、杜仲、川续断、菟丝子、锁阳、白术、薏米、陈皮、淮牛膝、木瓜、秦艽各30克，蕲蛇、豹骨各9克，补骨脂、知母、黄柏、桂枝、羌活、独活、防风各15克，共研成细末放在清水中化开无渣为度，滴水为丸黄豆大阴干，装入消毒瓶内盖紧不可走失药气，每次取6克用温开水空心送服，日服2~3次，连服数剂。

脾虚肌痿眼肌型

如脾虚肌痿眼肌型重症肌无力者，治法有2个：

治法1　用山西炮芪1千克，放锅内炒枯研成细末放在清水中化开无渣为度，装入消毒瓶内盖紧不可走失药气，每次取30克用糖水冲入空心温服，日服2~3次，连服数剂。

治法2　用北芪15克，党参、薏仁、枸杞、菟丝子各12克，白术、茯苓、蚕砂、当归各10克，升麻、桔梗、陈皮、炙甘草各5克，共加水煎取浓汁空心温服，每日1剂服2~3次，连服25~30剂。

痰核红肿寒热

治痰核红肿寒热状者，治法如下：

治法　用石灰火煅赤色取出研成细末放在清水中化开无渣为度，装入消毒瓶内盖紧不可走失药气，每次取出适量药粉用蜂蜜调成糊状敷患处，用油纸将药盖上外用纱布包扎固定，每日换药1次，连敷数日。

一切头疽

头疽生在脑后由小而大是属阴证，断不可服寒凉之药，若医不得法者会即腐烂落头而死，治法有3个：

治法1　急用胡椒30克，真麝香3克，共研成细末放在清水中化开无渣为度，炼蜜调为两丸，病在左者丸放左手，病在右者丸放右手，病在中间者男左女右紧紧握住药丸，用布带将手指捆拢不可放松，每日早晚各换一次，连握数日。

治法2　用黑毛羊骨、露蜂房各适量焙至焦枯存性，取出加冰片少许共研成细末放在清水中化开无渣为度，装入消毒瓶内盖紧不可走失药气，每次取出适量药粉用麻油调成膏状涂敷患处，用油纸将药盖上外用纱布包扎固定，每日换药1次毒水自然流出，毒水流净。

治法3　用黑毛羊粪适量放新瓦上焙至焦枯存性，取出加冰片少许共研成细末放在舌头上化开无渣为度，装入消毒瓶内盖紧不可走失药气，每次取出适量药粉涂敷患处，用油纸将药盖上外用纱布包扎固定，每日换药1次毒水自然流出，毒水流净。

一切阴疽或乳癌

一切阴疽或乳癌者，治法有2个：

治法1　用熟地30克，麻黄15克，鹿角胶10克，白芥子6克，生甘草3克，姜炭1.5克，共加水煎取浓汁，加入肉桂3克研成细末放在清水中化开无渣为度，装入消毒瓶内盖紧不可走失药气，每次取出适量药粉冲入药汁内空心温服（名阳和汤），每日1剂服2~3次，连服5~10周。

治法2　用露蜂房、尖鼠粪、川楝子、青皮各30克，各焙枯共研成细末放在清水中化开无渣为度，装入消毒瓶内盖紧不可走失药气，每次取3克用陈酒冲入空心服下，日服2~3次，连服5~10周自愈。或用艾叶600克加水浸透、硫磺、雄黄各15克研成粗末，共放入锅内炒热用棉布包好趁热熨患处，冷则另换连熨1~2日，知痛者可生，不知痛者难治。

石疽

石疽初起时一核渐大如拳，坚硬如石。治法如下：

治法 应急用阳和汤和犀黄丸，每日早晚轮服，若迟者更大不痛，若现青筋时内服阳和汤，外用活商陆根适量，加食盐少许共研如泥厚敷患处，数日作痒半月见软有脓袋下垂，可用银针穿破用千金托里散，加熟地、黄芪各30克共加水煎取浓汁空心温服，或用人参、黄芪炙、熟地各12克，白术酒炒焦、茯苓、当归、肉桂研末冲服各6克，川芎5克，炙甘草3克，共加水煎取浓汁空心温服，每日1剂服2~3次，连服数剂。外用阳和解凝膏贴上，空出穿针之眼还可治，日久渐红根则不能治，因生斑片者是溃烂在即，溃后即流血三日即死。

脱骨疽

脱骨疽：此症生指头或指节或指缝之处，初生时白色痛极，状如粟米起一黄泡，其皮如煮熟的红枣黑色不退，久则溃烂节节脱落延至手足背腐烂，（如色红者照蛇头疮治之）黑陷痛不可忍，治法有2个：

治法1 用大甘草适量研成细末放在清水中化开无渣为度，装入消毒瓶内盖紧不可走失药气，每次取出适量药粉用真麻油调成糊状厚敷患处，用油纸将药盖上外用纱布包扎固定，每日换药1次，兼用金银花、玄参各100克，当归70克，甘草35克，共加水煎取浓汁温服，每日1剂饮数次，连服数日。

治法2 用甘草适量，用口咬烂厚敷患处，用油纸将药盖上外用纱布包扎固定，干则即换，日夜不断，连敷数日。

附骨疽（骨髓炎）

骨髓炎是化脓性细菌引起的骨髓、骨与骨膜组织的炎症性病变，骨髓炎的病因多为疔毒痈肿、湿热未解或跌仆损伤、伏骨结毒蕴脓腐骨，蚀筋伤肉所致。中医称附骨疽又名贴骨疽，长在大腿外侧，初起不热不红甚则锥痛，难以屈伸转动不便，久则寒变为热，热甚作脓而无头，皮色不变渐透红亮一点此为内脓已成，溃则收口困难，临床表现为急性期发病急骤高热寒战，局部红肿热痛穿破流脓。慢性期多由急性失治迁延不愈而成。症状是局部肿痛不明显溃后流脓久不收口形成窦道，食欲不振倦怠无力夜不能寐。治骨髓炎者，治法有6个：

治法1 用露蜂房、蛇蜕、乱头发各等份，共煅存性研成细末放在清水中化开无渣为度，装入消毒瓶内盖紧不可走失药气，每次取6克，用烧酒冲入空心温服，日服2~3次，连服数日。

治法2 用乌桕根、宁麻根或叶、雀不站叶、榆树叶以上用各种鲜品100克共研如泥，加入适量烧酒调合厚敷患处，用油纸将药盖上外用纱布包扎固定，每日换药1次，连服数日。

治法3 用白芥子适量炒至焦枯存性，研成细末放在清水中化开无渣为度，榨取油汁涂敷患处，用油纸将药盖上外用纱布包扎固定，每日换药1次，连敷数日，再用熟地30克，真鹿角胶10克，肉桂、甘草各3克，麻黄、炮姜各2克，共加水煎取浓汁空心温服（名阳和汤），每日1剂服2~3次，连服数剂。

治法4 用内服熟地30克，真鹿角胶10克，肉桂、甘草各3克，麻黄、炮姜各2克。共加水煎取浓汁空心温服（名阳和汤），外用大戟、甘遂各适量共研成细末放在清水中化开无渣为度，装入消毒瓶内盖紧不可走失药气，每次取出适量药粉用蜂蜜调成膏状涂敷患处，中间留出一个小孔以便排出毒气，用油纸将药盖上外用纱布包扎固定，日换药1次，内服每日1剂服2~3次，连服数剂。

治法5 用蜣螂、大麦粉各适量共研如泥厚敷患处，中间留出一个小孔以便排出毒气，用油纸将药盖上外用纱布包扎固定，每日换药1次，连敷数日。

治法6 用槲树皮适量焙至焦枯存性取出，研成细末放在清水中化开无渣为度，装入消毒瓶内盖紧不可走失药气，每次取10克用米汤冲入空心温服，日服2~3次，连服数日。

化脓性骨髓炎

若化脓性骨髓炎者，治法有3个：

治法1 用蜈蚣适量，研成细末放在清水中化开无渣为度，装入消毒瓶内盖紧不可走失药气，每次取1克用温酒冲服，日服2~3次，外用蜈蚣粉加生桐油调成膏状厚敷患处，中间留出一个小孔以便排出毒气，用油纸将药盖上外用纱布包扎固定，每日换药1次，连续用药1~2月。

治法2 用血竭、象牙丝、乳香、没药、当归各30克，红花15克，全蝎10克，大蜈蚣10条，炙龟版3个，共研成细末放在清水中化开无渣为度，炼蜜为丸阴干，装入消毒瓶内盖紧不可走失药气，每次取10克用温开水送服，日服2~3次，连续用药1~2月。

治法3　用大茴、小茴各10克，加猪脚适量炖至熟烂温服，每日1剂服2~3次，连续用药1~2月自愈。或用生桐油250克，蜈蚣90克，研成细末放在清水中化开无渣为度，用30克浸入油内搅匀，十日后取油搽患处，每次再取1克蜈蚣粉，用温酒冲入空心温服，日服2~3次，连续用药1~2月。

急性化脓性手指骨骨髓炎

若急性化脓性手指骨骨髓炎者，治法有4个：

治法1　用金银花、连翘、紫花地丁、天花粉各9克，当归、赤芍、白芷、乳香、没药各6克，陈皮、甘草各3克，共加水煎取浓汁温服，每日1剂服2~3次，外用白及15克，白芷、海桐皮、天花粉、赤芍、黄柏各6克，陈皮3克，共研成细末放在清水中化开无渣为度，装入消毒瓶内盖紧不可走失药气，每次取出适量药粉加水煮成膏状厚敷患处，中间留出一个小孔以便排出毒气，用油纸将药盖上外用纱布包扎固定，每日换药1次，连续用药1~2月。

治法2　用元参15克，金银花、蒲公英、紫花地丁、赤芍、丹参、甘草、陈皮各9克，象牙粉3克，共加水煎取浓汁温服，每日1剂服2~3次，外用生大黄20克，黄芩15克，黄连8克，共研成细末放在清水中化开无渣为度，装入消毒瓶内盖紧不可走失药气，每次取出适量药粉加水煮成膏状厚敷患处，中间留出一个小孔以便排出毒气，用油纸将药盖上外用纱布包扎固定，每日换药1次，连续用药1~2月。

治法3　用木香、郁金各30克，公丁香15克，沉香、乳香各9克，巴豆霜3克。共研成细末放在清水中化开无渣为度，炼蜜为丸外用朱砂为衣阴干，装入消毒瓶内盖紧不可走失药气，每次取5克食后用温开水送服，日服2~3次，外用鲜女贞树叶与白及各50克，共研如泥厚敷患处，中间留出一个小孔以便排出毒气，用油纸将药盖上外用纱布包扎固定，每日换药1次，连续用药1~2月。

治法4　用金银花、连翘、紫花地丁、天花粉各9克，当归、赤芍、白芷、乳香、没药各6克，陈皮、甘草各3克，共加水煎取浓汁空心温服，每日1剂服2~3次，连服15~20剂，外用白及15克，白芷、海桐皮、天花粉、赤芍、黄柏各6克，陈皮3克，共研成细末放在清水中化开无渣为度，装入消毒瓶内盖紧不可走失药气，每次取出适量药粉用温开水调成糊状敷患处，中间留出一个小孔以便排出毒气，用油纸将药盖上外用纱布包扎固定，每日早晚各换药1次，连续用药1~2月。

慢性指趾骨髓炎

若慢性指趾骨髓炎者，治法有3个：

治法1　用松香120克，樟脑60克，儿茶30克，冰片15克，血竭、乳香、没药各12克，麝香1.5克，黄蜡180克，猪油500克，先将猪油、黄蜡溶化，次将各药共研成细末放在清水中化开无渣为度，加入搅匀，再加冰片、麝香共调成膏厚敷患处，中间留出一个小孔以便排出毒气，用油纸将药盖上外用纱布包扎固定，每日换药1次，连续用药1~2月。

治法2　用田七、土鳖、血竭、乳香、没药、当归、丹皮、红花、桃仁、甘草、大黄、石斛、台乌、枳壳、苏木、秦艽、紫草、金银花各50克，赤芍5克，共研成细末，每次取5克用温酒冲服，日服2~3次，再用五加皮20克，乳香、没药各15克，骨碎补12克，血竭4克，活公鸡1只，制法：先将各药共研成细末放在清水中化开无渣为度，装入消毒瓶内盖紧不可走失药气，次将公鸡拧死，取下大部分鸡皮与药共研如泥膏状，再将药膏用竹刀摊在鸡皮上贴敷患处，中间留出一个小孔以便排出毒气，用油纸将药盖上外用纱布包扎固定，每5日换药1次，连续用药1~2月。

治法3　用当归、元参、鸡血藤各15克，赤芍、桂枝、石斛各12克，党参、陈皮、甘草各9克，共加水煎取浓汁温服，每日1剂服2~3次，再用鲜药：天葵子、紫花地丁、蒲公英、芙蓉叶各适量共研如泥厚敷患处，中间留出一个小孔以便排出毒气，用油纸将药盖上外用纱布包扎固定，每日换药1次，连续1~2月。

腿股骨骨髓炎

如腿股处骨髓炎者，治法如下：

治法　用金银花15克，黄柏12克，归尾、赤芍、炮山甲各9克，川芎、防风各6克，苍术3克，川花椒、甘草各1克，共加水煎取浓汁空心温服，每日1剂服2~3次，连服1~2月，外用黄柏、姜黄、白芷各30克，凤仙花、天花粉各15克，苍术、陈皮、川厚朴、甘草各12克，共研成细末放在清水中化开无渣为度，装入消毒瓶内盖紧不可走失药气，每次取出适量药粉用陈米醋调成糊状敷患处，中间留出一个小孔以便排出毒气，用油纸将药盖上外用纱布包扎固定，每日换药1次，连敷1~2月。

年久型慢性骨髓炎

如年久型慢性骨髓炎者，治法如下：

治法　用五加皮15克，石连子、常青藤、皂角刺各10克，北芪、白术、熟地各9克，茜根、淫羊藿各6克，共加水煎取浓汁空心温服，每日1剂服2~3次，连服1~2月。

骨结核或骨髓炎

骨结核或骨髓炎者，治法有2个：

治法1　先用大活乌龟一个，用线绑紧，外用黄泥厚包放炭火上，煅至焦枯取出，加红枣去核250克，北芪末15克，活虾10只，共研如泥为丸黄豆大，每次取12克，用活虾20只，北芪35克，共加水煎取浓汁送服，每日1剂服2~3次，连续用药1~2月。

治法2　外用烟叶、槟榔、芫菁籽（又名大头菜种籽）各100克，煅牡蛎、白芷、鱼腥草各50克，食盐20克，猫头去皮1具，先用纸包好，外用黄泥厚包放炭火上，煅致焦枯存性取出，加冰片5克，共研成细末放在清水中化开无渣为度，装入消毒瓶内盖紧不可走失药气，每次取出适量药粉用生姜汁煮熟取出调成膏状敷患处，中间留出一个小孔以便排出毒气，用油纸将药盖上外用纱布包扎固定，每日换药1次，连敷1~2月。

脉管炎

脉管炎又名脱骨疽，生在手足各指节，或生在手足第四指，初生如粟米大一小黄泡，皮肤象煮熟的红枣之黑色，久则溃烂节节脱落，延至手足背腐烂黑陷痛不可忍，治法有3个：

治法1　用顶大甘草适量研成细末，用麻油调成膏状厚敷患处，每日换药1次，连敷数日，再用金银花、元参各90克，当归60克，甘草30克，共加水煎取浓汁空心温服，每日1剂服2~3次，连服数剂自愈。亦有生于脚趾渐上至膝，色黑痛不可忍而逐节脱落而死，可用泥蜂窝适量研成细末放在清水中化开无渣为度，用陈醋调成膏状涂敷患处，中间留出一个小孔以便排出毒气，用油纸将药盖上外用纱布包扎固定，每日换药1次，连敷数日。

治法2　用露蜂房适量用阴阳瓦上焙至焦枯存性，取出研成细末放在清水中化开无渣为度，装入消毒瓶内盖紧不可走失药气，每次取出适量药粉用陈醋调成膏状涂敷患处，中间留出一个小孔以便排出毒气，用油纸将药盖上外用纱布包扎固定，每日换药1次，连敷1~2月。

治法3　用鲜药，野牡丹根、算盘草根各100克，共加水煎取浓汁空心温服，每日1剂服2~3次渣敷患处，中间留出一个小孔以便排出毒气，用油纸将药盖上外用纱布包扎固定，连敷1~2月。

若结节性脉管炎者

治法如下：

治法　用（《中医杂志》）穿黄通瘀汤：丹参、薏米各30克，牡蛎18克，玄参、鸡血藤、苍术、牛膝、郁金各12克，穿心莲、黄柏各9克，川贝3克，牛黄2克，白及1克，共加水煎取浓汁送服，每日1剂服2~3次，连续用药1~2月。若血栓闭塞性脉管炎者，治法如下：

治法　用古方（《伤寒论》）当归四逆汤：当归、桂枝、白芍各10克，通草、细辛、炙甘草各6克，大枣5枚，共加水煎取浓汁送服，每日1剂服2~3次，连续用药1~2月。

若溃烂腐臭之血栓闭塞性脉管炎者，治法如下：

治法　用古方（《验方新编》）四妙勇安汤：金银花、玄参各90克，当归30克，甘草15克，共加水煎取浓汁送服，每日1剂服2~3次，连续用药1~2月。

多骨疽

多骨疽是疮内不时长出细骨，此是母受胎未足一月之时与六亲骨内交合，交配后精气所感故有此病，治法有2个：

治法1　用密陀僧适量研成细末放在清水中化开无渣为度，装入消毒瓶内盖紧不可走失药气，每次取出适量药粉用桐油调成膏状涂敷患处，中间留出一个小孔以便排出毒气，用油纸将药盖上外用纱布包扎固定，每日换药1次，连敷1~2月。

治法2　用蜣螂适量焙至干枯取出，每10克加干姜5克共研成细末放在清水中化开无渣为度，装入消毒瓶内盖紧不可走失药气，每次取出适量药粉搽入疮口内，用油纸将药盖上外用纱布包扎固定，每日换药1次逐渐有细骨露出，细骨出净自愈。

诸疮愈后肉长高起

治诸疮愈后还有肉高起不平者，治法如下：

治法　用乌梅肉适量放在瓦上，焙致焦枯存性研成细末放在清水中化开无渣为度，装入消毒瓶内盖紧不可走失药气，每次取出适量药粉用口水调成糊状敷患处，中间留出一个小孔以便排出毒气，用油纸将药盖上外用纱布包扎固定，每日换药1次，连续数日。

贴骨疽

贴骨疽生在环跳穴处，又名缩脚疽，皮色不变，肿硬作痛者，治法有2个：

治法1　用白芥子适量研成细末放在清水中化开无渣为度，装入消毒瓶内盖紧不可走失药气，每次取出适量药粉用白酒调涂患处，中间留出一个小孔以便排出毒气，用油纸将药盖上外用纱布包扎固定，时间不可太长易伤皮肤，每日涂药一次，连续用药1~2月。

治法2　用大戟、甘遂各适量，共研成细末放在清水中化开无渣为度，装入消毒瓶内盖紧不可走失药气，每次取出适量药粉用蜜糖调成膏状涂敷患处，中间留出一个小孔以便排出毒气，用油纸将药盖上外用纱布包扎固定，内服阳和汤每日1剂服2~3次，每日换药1次，连续用药1~2月。

血栓闭塞型脉管炎

如血栓闭塞型脉管炎坏死期者，治法如下：

治法　用党参、北芪各15克，熟附子、桂枝、干姜、白芍各9克，茯苓、白术、甘草各6克，随证加减：冷痛加麻黄，发热去干姜，溃烂加党参、黄芪，下痢加苍术、薏米，共加水煎取浓汁空心温服，每日1剂服2~3次，连服1~2月。

血栓型静脉炎

如血栓型静脉炎或急性静脉炎者，治法如下：

治法　用益母草60克，甘草50克，紫花地丁30克，白紫草、赤芍、丹皮各15克。共加水煎取浓汁空心温服，每日1剂服2~3次，连服1~2月。

各型脉管炎

如各型脉管炎者，治法如下：

治法　均可用外用药，大黄500克，松香220克，芒硝60克，乳香、没药、紫花地丁各30克，露蜂房、透骨草各20克，紫金锭、红花、甘草各10克，黄柏、滑石各6克，共研成细末放在清水中化开无渣为度，装入消毒瓶内盖紧不可走失药气，每次取出适量药粉加入生桐油100毫升再加入猪油适量，调成糊状敷患处，中间留出一个小孔以便排出毒气，用油纸将药盖上外用纱布包扎固定，每日换药1次，连敷1~2月。

疮生附骨

若年久不愈疮毒，内生有附骨者，治法如下：

治法　用白鸡骨煅50克，活土狗50克，鲜蕹菜头适量，共研如泥敷患处，中间留出一个小孔以便排出毒气，用油纸将药盖上外用纱布包扎固定，每日换药1次，连敷数日其骨自出而愈。

硬皮病

初起皮肤不疼不红不肿，一小块皮肤硬似牛皮，慢慢长大到全身，行动不变，名硬皮病，治法如下：

治法　用苦参适量研成细末放在清水中化开无渣为度，装入消毒瓶内盖紧不可走失药气，每次取出适量药粉用白酒调成膏状涂敷患处，用油纸将药盖上外用纱布包扎固定，每日换药1次，连续数日。

皮肤扁平疣

若皮肤生扁平疣者，治法如下：

治法　用酸苦瓜150克，煮黄豆芽当饭吃，不吃其他食物，不放其他调料，外用荸荠、紫色茄子、菱角柄、生芋头各50克，共研如泥榨取汁液，再用未成熟的鲜无花果50克研如泥，乌梅肉50克研成细末放在清水中化开无渣为度，装入消毒瓶内盖紧不可走失药气，取牛倒流口沫50克，共调匀涂敷患处，用油纸将药盖上外用纱布包扎固定，每日早晚各涂一次，连续数日。

鸡　眼

鸡眼多生在足部易受摩擦或压迫的部位，行走时常引起疼痛。穿不合适的鞋子如太紧或太窄或鞋底不平，是产生鸡眼的常见原因，因脚部骨头畸形引起鸡眼的少见。长期行走有时也可产生鸡眼。鸡眼多发在受压部位如足趾背面、小趾外侧、足底趾头或甲下，由于长期的机械刺激使皮肤角质层过度增生象图针一样，向皮肤深部突出坚硬的尖端压迫真皮乳头部的神经线引起疼痛。表面为黄豆大小圆锥形角质，略高出皮面而表面较光滑，皮肤呈淡黄色质坚硬，加压时疼痛。有时也会发生在趾头侧面，因局部潮湿其表面常为灰白色质较软因此被称为软鸡眼。若生鸡眼者，治法有4个：

治法1　用荸荠2枚研如泥，葱汁5克，荞面3克，共调成膏状涂敷患处，用油纸将药盖上外用纱布包扎固定，每日换药1次，连涂数日。

治法2　脚生鸡眼者可用软竹片适量，涂上松节油贴患处，用油纸将药盖上外用纱布包扎固定，每日早晚各换一次，连贴数日，鸡眼自能消失而愈。

治法3　用万年青叶适量研如泥厚敷患处用油纸将药盖上外用纱布包扎固定，每日早晚各换一次，连贴数日，鸡眼自能消失而愈。

治法4　用荸荠一枚加荞麦粉适量，共研如

泥厚敷患处，用油纸将药盖上外用纱布包扎固定，每日早晚各换一次，连贴数日鸡眼自能消失而愈。

破伤风

此症由破伤皮肉，风邪侵入经络，初起先发寒热牙关噤急，甚则身如角弓反张之状，口吐涎沫四肢抽搐无有停时，不省人事伤口锈涩，然而伤风有四，因动受惊受疮溃后受，皆可伤风，动而受者怒则气上，其人跳踬皮肉触破虽被风伤，风入在表因气血鼓旺不致深入属轻，轻受者起作和平之时气不充鼓，偶被破伤风邪易于入里属重，惊受者惊则气陷偶被破伤风邪随气直陷入阴多至不救，属逆。若风邪传入阴经者则身凉自汗，伤处反觉平塌陷缩，甚者神昏不语，嘬口舌短其症应早治，当分风邪在表在里，或半表半里以施汗下和三法，若破伤风初起角弓反张，牙关紧。治法有4个：

治法1　用白芷、南星、白附子、天麻、羌活、防风各30克，共研成细末放在清水中化开无渣为度，装入消毒瓶内盖紧不可走失药气，每次取10克，用热童便冲入空心温服，再用口水将药调成糊状涂敷患处，中间留出一个小孔以便排出毒气，用油纸将药盖上外用纱布包扎固定（名玉真散），日服2~3次，连续数日。

治法2　先用棉花籽去壳90克炒熟研成细末放在清水中化开无渣为度，装入消毒瓶内盖紧不可走失药气，黑扁豆炒焦45克，放入75克火酒内，少时过滤取汁，将棉籽末倒入调成膏状，再用连须老葱白500克切碎，加水煎取浓汁冲入空心温服，每日1剂服2~3次，连服数剂。

治法3　用大活蟹一只洗净研如泥用烧酒冲入空心温服，日服2~3次，连服数日。忌吃柿子。

治法4　治破伤风、刀伤、杖伤者，可用天南星、防风各等份共研成细末放在清水中化开无渣为度，装入消毒瓶内盖紧不可走失药气，每次取出适量药粉搽在伤口处，用油纸将药盖上外用纱布包扎固定，另外每次取6克，伤轻者用温酒冲服，伤重者用童便冲服，日服2~3次（名玉真散），连服数日。此方有起死回生之功。

破伤风邪在表者寒热拘急口噤咬牙

如邪在表者寒热拘急口噤咬牙，治法有3个：

治法1　用行远路骡蹄心，用阴阳瓦焙至焦枯存性研成细末放在清水中化开无渣为度，装入消毒瓶内盖紧不可走失药气，每次取10克，用热黄酒冲入空心温服（名千里奔散），日服2~3次，连续数日。

治法2　用活雄鼠一只铁线缚用阴阳瓦焙至焦枯存性，取出研成细末放在清水中化开无渣为度，装入消毒瓶内盖紧不可走失药气，每次取出适量药粉用热酒冲入，空心一次服下取汗之妙（名雄鼠散），日服2~3次，连续数日。

治法3　蜈蚣2条，江鳔10克，南星、防风各8克，共研成细末放在清水中化开无渣为度，装入消毒瓶内盖紧不可走失药气，每次取6克，用热黄酒冲入空心温服（名蜈蚣星风散），日服2~3次，连续频服追净臭汗自愈。

破伤风邪在里者则惊而抽搐脏腑秘涩

如邪在里者则惊而抽搐脏腑秘涩，治法如下：

治法　用天麻、雄黄各3克，蜈蚣2条，江鳔、僵蚕炒、野鸽粪炒各1.5克，共研成细末放在清水中化开无渣为度分成两份，一份用饭为丸黄豆大朱砂为衣，一份加巴豆霜0.8克以饭为丸黄豆大阴干，装入消毒瓶内盖紧不可走失药气，每次取朱砂丸20丸，加巴豆药1丸，用温开水空心送下（名江鳔丸），日服2~3次，连续数剂。

破伤风发表之后表热不止

发表之后表热不止者，治法如下：

治法　用川芎10克，黄芩6克，甘草1.5克，共加水煎取浓汁空心温服（名小芎黄汤），每日1剂服2~3次，连续数剂。

破伤风攻里之后里热不止

攻里之后里热不止，治法如下：

治法　用瓜蒌仁27克，滑石粉5克，苍术用米泔水浸炒、南星、赤芍、陈皮各3克，白芷、黄柏、黄芩、黄连各1.5克，甘草0.6克，生姜3片，共加水煎取浓汁空心温服（名瓜石汤），每日1剂服2~3次，连续数日。

破伤风受伤时血出过多

若受伤时血出过多者不可再汗，治法如下：

治法　用当归、熟地、川芎、藁本、白芍酒炒，防风、白芷各3克，细辛1.5克，共加水煎取浓汁空心温服（名当归地黄汤），每日1剂服2~3次，连续数剂。

破伤风痰盛抽搐身凉

若痰盛抽搐身凉者，治法如下：

治法　用麻黄炙30克，乌梢蛇酒浸18克，天麻、白附子、干姜、川芎、炙附子草、泡去皮各15克，蝎尾9.5克，共研成细末放在清水中化开无渣为度，装入消毒瓶内盖紧不可走失药气，每次取出适量药粉每次取3克，用热酒冲入空心温服（名黑花蛇散），日服2~3次，连续数剂。

结　核

结核即同果核形，此症生于皮里膜外结凝而成，如果核坚而不痛，或由风大气郁所致，或因怒火湿痰所生，初发令人寒热往来，有表症者，治法有3个：

治法1　先用茯苓10克，荆芥、防风、柴胡、羌活、独活、川芎、前胡、桔梗、枳壳各5克，甘草、薄荷各3克，生姜3片，共加水煎取浓汁空心温服（名荆防败毒散），解之表症，再用连翘、金银花各23克，天花粉、浙贝母、当归尾、赤芍各10克，防风、陈皮、炒山甲、皂角刺各6克，白芷、乳香、没药、甘草节各5克，共加水煎取浓汁空心温服（名连翘消毒饮）。

治法2　若湿痰气郁凝结者，宜行气化痰之剂或用五香流气饮，或用法夏炙120克，茯苓、枳壳麸炒各90克，风化硝10克，共研成细末放在清水中化开无渣为度，用河水煮糊为丸阴干，装入消毒瓶内盖紧不可走失药气，每次取6克，用温开水空心送服（名千金指迷丸），日服2~3次，连续数剂。

治法3　用大田螺洗净研如泥厚敷患处，用油纸将药盖上外用纱布包扎固定，每日换药1次，连续数日。

恶性肿瘤

恶性肿瘤是指从脂肪、肌肉、骨头、淋巴组织、造血组织等部位发生的肉瘤，中医称癥瘕或瘿瘤。恶性肿瘤多由七情神志内伤、六淫外邪侵袭所致。早期症状是低热、食欲不振、体重减轻。晚期则严重消瘦、贫血、发热，特征是浸润性生长迅速，沿血道转移、摸之不动，边界不清、形态不一、切面呈粉红色。治法有4个：

治法1　用枳壳30克，郁金、白矾、仙鹤草、火硝各18克，五灵脂15克，制马钱子12克，炒干漆6克，共研成细末放在清水中化开无渣为度，水调为丸阴干，装入消毒瓶内盖紧不可走失药气，每次取5克用温开水送服，日服2~3次，连续服药1~2月。

治法2　用制马钱子120克，天麻、麻黄、（均用火酒浸泡一日夜）全蝎30克，甘草、木香、陈皮、羌活、杜仲、乳香、没药、巴戟天各15克，共研成细末放在清水中化开无渣为度，加入陈醋、面粉各适量共调为丸阴干，装入消毒瓶内盖紧不可走失药气，每次取0.5克食后用温开水送服，日服2~3次，每周停服药一日，连续服药3~5月。

治法3　用仙鹤草、败酱草各50克，共加水煎取浓汁温服，每日1剂服3~4次，连续服药3~4月。

治法4　用七叶一枝花（又名重楼）适量研成细末放在清水中化开无渣为度，装入消毒瓶内盖紧不可走失药气，每次取5克用温开水冲服，日服2~3次，连续服药3~5月。

皮肤肿瘤

如皮肤肿瘤者，治法有3个：

治法1　用白矾、胆石、磁石、丹砂、雄黄各50克，用升华煅烧的制法共研成细末放在清水中化开无渣为度，装入消毒瓶内盖紧不可走失药气，每次取出适量药粉加入白酒调成膏状，若肿瘤根底大而扁平者由顶部上药，肿瘤大而根底小者用基底围蚀法，用油纸将药盖上外用纱布包扎固定，每日换药1次，连续用药2~3月。

治法2　用山豆根、山慈菇、土茯苓、金银花、连翘、虎仗、栀子、半枝莲、浙贝母、三棱、莪术、丹参、赤芍、炮山甲、鳖甲、人参、北芪、焦三仙各10克（炒神曲、炒山楂、炒麦芽），共加水煎取浓汁温服，每日1剂服2~3次，连续服药2~3月。

治法3　用滑石粉500克，炉甘石粉150克，淀粉100克，朱砂、冰片各50克共研成细末放在清水中化开无渣为度，装入消毒瓶内盖紧不可走失药气，每次取出适量药粉麻油适量共调成膏状，先用白砒条10克在肿块周围刺入基底部，再敷药膏，用油纸将药盖上外用纱布包扎固定，隔日换药1次，连续服药2~3月。

乳腺纤维瘤

若乳腺纤维瘤者，治法如下：

治法　用生川乌、生草乌、蟾酥各3克，共研成细末放在清水中化开无渣为度，装入消毒瓶内盖紧不可走失药气，每次取出适量药粉用蜂蜜调成膏状涂敷患处，中间留出一个小孔以便排出毒气，用油纸将药盖上外用纱布包扎固定，每日换药1次，连续用药1~3月。

血管瘤

若血管瘤者，治法有2个：

治法1　用白及50克，莪术30克，黄芪20克，山慈菇10克，川芎、五倍子、秋石、雄黄各5克，血竭3克，硇砂、木香各2克，共研成细末放在清水中化开无渣为度，装入消毒瓶内盖紧不可走失药气，每次取出适量药粉加白酒10克，米醋5克，开水适量，共调成膏厚敷患处，中间留出一个小孔以便排出毒气，用油纸将药盖上外用纱布包扎固定，每日换药1次，连续服药2~3月。

治法2　用明矾、青矾各150克，砒石、斑蝥、水银各100克，食盐75克，百草霜、鸦胆子油各50克，制法：先将青矾、明矾、砒、盐、斑蝥、百草霜共研成细末，放在清水中化开无渣为度，水银加热溶化不见星点时，再加鸦胆子油与诸药调匀，加水共调成膏状涂敷患处，中间留出一个小孔以便排出毒气，用油纸将药盖上外用纱布包扎固定，每日早晚各换药1次，连续用药数周。

卵巢恶性肿瘤

若卵巢恶性肿瘤者，治法有3个：

治法1　用菝葜70克，土茯苓、白花蛇舌草各35克，香附18克，薄荷10克，共加水煎取浓汁空心温服，每日1剂饮3~4次，再服药期间忌食牛肉、胡椒、房事及辛辣之物，连续服药1~3月。

治法2　用金钱草、算盘草、金银花、白马骨、半枝莲、半边莲、车前子、天花粉、赤小豆、茯苓各35克，郁李仁28克，枳实、鸡内金各20克，山慈菇18克，共加水煎取浓汁空心温服，每日1剂服2~3次，在服药期间忌食牛肉、胡椒、房事及辛辣之物，连续服用1~3月。

治法3　用半枝莲、白马骨各70克，七叶一枝花50克，金钱草、半边莲、白花蛇舌草各35克，赤小豆、金银花各20克，鸡血藤、枳实、天葵子各18克，山豆根10克，共加水煎取浓汁空心温服，每日1剂服2~3次，在服药期间忌食牛肉、胡椒、房事及辛辣之物，连续服药1~3月。

瘿瘤

凡瘿瘤者，五瘿属阳，为血气肉石筋，六瘤属阴，为气血肉指筋骨，瘿瘤二症发于皮肤血肉筋骨之处，瘿者如丝络之状，瘤者随气留住故有此名，多外因六邪内因七情，加山风水气荣卫气血凝滞而成，瘿症属阳色红而高突，皮宽不急且小而下垂，瘿有五种肉色不变者名肉瘿，其筋脉现露者名筋瘿，若赤脉交络者名血瘿，随喜怒消长者名气瘿，坚硬推之不移者名石瘿，五瘿皆不可破，破则脓血崩溃多数伤生。瘤症属阴，色白而漫肿皮嫩而光亮，顶小而根大，瘤有六种，坚硬紫色累累青筋，盘曲如蚯蚓状者，名筋瘤又名石瘤，瘾紫微红软硬间杂，皮肤中隐隐若红丝，绵扎时时牵痛，误有刺破而血流不止者，名血瘤，或柔如丝、或硬如馒、皮色如常，不坚不宽始终只似复肝，名肉瘤，柔而不坚皮色如常，随喜怒消长无寒无热者，名气瘤，日久化脓流出又名脓瘤，形色紫黑坚硬如石，疙瘩叠起推之不移，昂昂坚贴于骨者，名骨瘤，软而不硬皮色淡红者，名脂瘤又名粉瘤，六瘤之形色如此，凡瘿多生于肩项两边，瘤则随处有之，肝统筋怒气动肝则火盛，血燥至生筋瘿筋瘤。治法如下：

治法　用当归、生地酒浸、白芍酒炒、川芎各30克，黄连、青皮、海粉、牙皂、甘草节、昆布酒洗、芦荟各15克，共研成细末放在清水中化开无渣为度，煮神曲糊为丸（名清肝芦荟丸），阴干，装入消毒瓶内盖紧不可走失药气，每次取10克用温开水食前后服之，日服2~3次，连续数周。

血瘿血瘤

若心主血暴戾太甚则火旺逼血沸腾，复被外邪所搏至生血瘿血瘤。治法如下：

治法　用黄芩、黄连、知母、川贝、当归、白芍酒炒、羚羊角、生地、熟地、蒲黄、地骨皮、川芎各30克，甘草15克，共研成细末放在清水中化开无渣为度，用侧柏叶适量，加水煎浓汁调和为丸（名芩连二母丸），阴干，装入消毒瓶内盖紧不可走失药气，每次取10克，用灯心球适量，加水煎取浓汁空心送服，日服2~3次，连续数。

肉瘿肉瘤

若脾主肌肉郁结伤脾，肌肉浇薄土气不行，逆于肉里至生肉瘿肉瘤，治法如下：

治法　用香附、人参、酸枣仁炒、远志去心、当归、黄芪、台乌、陈皮、茯神、白术土炒、川贝去心各30克，木香、甘草炙各10克，共研成细末放在清水中化开无渣为度，用合欢树根皮120克加水煎取浓汁，加老米煮成粥糊调药为丸（名加味归脾丸），阴干，装入消毒瓶内盖紧不可走失药气，每次取10克用温开水空心送服，日服2~3次，连续数周。

气瘿气瘤

若肺主气劳伤元气腠里不密，外寒搏之至生气瘿气瘤，治法如下：

治法　用人参、桔梗、川芎、当归、花粉、黄芩、枳实麸炒、陈皮、法夏、茯苓、胆星、川贝、海藻洗净、香附、石菖蒲、甘草各30克，共研成细末放在清水中化开无渣为度，用荷叶适量加水煎取浓汁，调和为丸阴干，装入消毒瓶内盖紧不可走失药气，每次取3克，用灯心、生姜各适量煎汁空心送服（名通气散坚丸），日服2~3次，连续数周。

石瘿

若肾主骨恣欲伤肾，肾火郁过骨无营养至生石瘿，治法如下：

治法　用海藻洗净、陈皮、川贝、连翘去心、昆布、法夏、青皮、独活、川芎、当归、甘草节各3克，海带洗1.5克，共加水煎取浓汁，量病上下食前后服（名海藻玉壶汤），每日1剂服2~3次，连续数周。

骨瘤

骨瘤，治法如下：

治法　用生地120克酒煮成膏，山萸肉、山药炒、丹皮、茯苓各60克，泽泻、麦冬去心研如泥、人参、当归身、龙骨煅、地骨皮各30克，知母童便炒、黄蘗盐水炒各15克，春砂仁炒、木香各10克，共研成细末放在清水中化开无渣为度，用鹿胶120克老酒化稠，加蜂蜜120克，同煎至滴水成珠时，取出和药为丸阴干，装入消毒瓶内盖紧不可走失药气，每次取20克用温酒空心送服（名调元肾气丸），在服药期间，忌萝卜烧酒房事，日服2~3次，连续数周。

外治之法

外治之法：遇初破之时一二日当用灸法，令汗出，其风邪方解，若日数已多，即禁用灸法，治法如下：

治法　用羊尾适量，油煮微熟时、用丝绸包好，趁热熨患处冷则另换，拔净风邪，若未净者次日再熨，兼用漱口水洗之，日敷（玉真散），至破口不锈生脓时，换贴生肌玉红膏慢慢收。

疔疮

疔疮初起可见一小白泡，根盘如杯，疔疮为最急险的毒疮，若误服猪肉则溃烂愈盛，性命垂危。治法有12个：

治法1　急用木通、滑石、甘草各30克，共加水煎取浓汁空心温服，每日1剂服2~3次，连服数剂。可治一切毒疮消肿止痛，冬季加麻黄10克共煎。

治法2　用鲜芭蕉树头适量研取汁液，每次取100毫升冷服，日服2~3次，连服数日毒解肿消。若疔疮无论已溃未溃均可取米饭一团嚼烂趁热放疔头上，再用桂元肉一枚盖在饭上固定，冷则另换如此数次。

治法3　用鲜白菊花全草适量研如泥取汁50毫升用热酒冲入空心温服，其渣厚敷患处，中留小孔现出疮头，用油纸将药盖上外用纱布包扎固定，每日换药1次，连作数日。

治法4　用桑螵蛸与鲜芥菜叶各适量共研如泥涂敷患处四周，中间留出一个小孔以便排出毒气，用油纸将药盖上外用纱布包扎固定，每日换药1次，连敷数日。

治法5　用鲜鸡粪稀者适量涂敷患处四周，中间留出一个小孔以便排出毒气，用油纸将药盖上外用纱布包扎固定，每日换药1次，连敷数日。

治法6　用旱烟筒内的黑色烟油，取出厚敷疔疮四周，中间留出一个小孔以便排出毒气，用油纸将药盖上外用纱布包扎固定，每日换药1次，连敷数日。

治法7　用鲜百合、白糖各适量共研如泥厚敷患处四周，中间留出一个小孔以便排出毒气，用油纸将药盖上外用纱布包扎固定，每日换药1次，连敷数日。

治法8　用口嚼生黄豆适量厚敷患处四周，中间留出一个小孔以便排出毒气，用油纸将药盖上外用纱布包扎固定，每日换药1次，连敷数日。

治法9　用鲜芙蓉叶、相思豆、菊花叶各适量共研如泥厚敷患处四周，中间留出一个小孔以便排出毒气，用油纸将药盖上外用纱布包扎固定，每日换药1次，连敷数日。

治法10　用生山药去净皮、白糖各适量共研如泥用真菜籽油调合空心内服，日服2~3次，连服数日。

治法11　用大黄、雄黄、巴豆各适量共研成细末放在清水中化开无渣为度，用面糊调和为丸阴干，装入消毒瓶内盖紧不可走失药气，每次取1克用开水空心送服，服后必有腹泻而肿自消，每日服一次若腹泻不止者可饮阴阳水自止。

治法12　用荔枝适量焙至焦枯存性，取出研成细末放在清水中化开无渣为度，装入消毒瓶内盖紧不可走失药气，每次取出适量药粉用真麻油调成膏状厚敷患处四周，中间留出一个小孔以便排出毒气，可敷一切疔疮诸毒，用油纸将药盖上外用纱布包扎固定，每日换药1次，连敷数日。

疔疮初起

若疔疮初起时不分已成未成，都可用，治法如下：

治法　用翻白草50克加水煎取浓汁空心温服，每日1剂服2~3次，连服数剂自消而愈。

疔毒攻心

若疔毒攻心是最为难治，病人如有呕吐、恶心、懊脓等症即是攻心的先兆，治法有2个：

治法1　急饮真菜籽油或真麻油50毫升即可解除此毒。

治法2　将疔头刺破用老葱白点生蜂蜜贴患

处，中间留出一个小孔以便排出毒气，用油纸将药盖上外用纱布包扎固定，每日换药1次，连贴数日。

疔疮走黄

若疔疮走黄，治法有2个：

治法1　用蟑螂一只放在疮头上能吸去毒水，日放数次数日自愈。或用蟑螂开捕十余只共研如泥，用温酒冲入空心温服，虽然毒重痛极也会立该止痛。

治法2　若疔疮出血者可饮真菜籽油或真麻油，每次30毫升日服2~3次，连服数日。

疔根不出

若疔根不出经常复发者，治法如下：

治法　用苍耳子全草及根适量，洗净研如泥厚敷患处，中间留出一个小孔以便排出毒气，用油纸将药盖上外用纱布包扎固定，每日换药1次，连敷数日。

若疔不收口者

治法如下：

治法　用鸡蛋黄350克，放入铜锅内用慢火煎出蛋油去渣，每次取油涂敷患处，中间留出一个小孔以便排出毒气，用油纸将药盖上外用纱布包扎固定，每日换药1次，连续数日。

红丝疔

红丝疔是一种危症，生在足者红丝线逐渐延至膝，生在手者红丝线逐渐延至胸，生在脸面者红丝线逐渐延至喉即不可治，治法如下：

治法　急用银针刺破红丝让出其血，用浮萍适量研如泥厚敷针刺处，用油纸将药盖上外用纱布包扎固定，再用白矾10克，连须葱头7个，共研如泥加好酒冲入空心服下，服后盖被睡卧取汗即愈。

刀镰疔

刀镰疔，疔头如韭菜叶宽，长1~2寸肉色紫黑者是，忌用针刺，刺则毒攻心脏不救，治法如下：

治法　用白矾10克与葱白7个，共研如泥分成7份，每次取1份用热酒冲入空心温服，服后盖被睡卧取汗，如无汗者再用葱汤饮下少时汗自出，然后用溏鸡粪厚敷四周，中间留出一个小孔以便排出毒气，用油纸将药盖上外用纱布包扎固定，每日各作一次，连续数日。

心疔

心疔者发起一时头面肿胀并臂肿腹大，人迷乱不知人事，治法如下：

治法　急用野荸荠、菊花全草各适量，共研取汁液每次取50毫升用热酒冲入空心温服，如牙关紧闭者可先用开关散，然后将药汁灌下，渣厚敷患处，中间留出一个小孔以便排出毒气，用油纸将药盖上外用纱布包扎固定，每日换药1次，连敷数日。

面疔

面疔者，治法有2个：

治法1　用铁锈适量、蜒蚰3条，霜梅一枝，共研如泥厚敷患处，中间留出一个小孔以便排出毒气，用油纸将药盖上外用纱布包扎固定，每日换药1次，连敷数日。

治法2　用蟑螂数个去净足翅加冰片少许，共研如泥涂敷患处，中间留出一个小孔以便排出毒气，用油纸将药盖上外用纱布包扎固定，每日换药1次，连敷数日。

耳疔

耳疔者，治法如下：

治法　用荔枝适量焙至焦枯存性，取出研成细末放在清水中化开无渣为度，装入消毒瓶内盖紧不可走失药气，每次取出适量药粉用真麻油调成膏状涂敷患处，中间留出一个小孔以便排出毒气，可敷一切疔疮诸毒，用油纸将药盖上外用纱布包扎固定，每日换药1次，连敷数日。

人中疔

人中疔，治法如下：

治法　用白菊花根及全草适量，研如泥取汁兑热酒空心温服，外用银珠2克、桂元肉3枚共研如泥敷患处，中间留出一个小孔以便排出毒气，用油纸将药盖上外用纱布包扎固定，每日一次，连续数日。

闭口疔

闭口疔亦生在人中上，初起时，治法如下：

治法　用鸡冠血涂敷患处中间留出一个小孔以便排出毒气，用油纸将药盖上外用纱布包扎固定，每日换药1次，连敷数日。

唇上疔

唇上疔初发时大腿弯中出现紫筋，治法如下：

治法　用银针刺破出血少时。

反唇疔

反唇疔者，治法如下：

治法　用鲜芋艿适量研如泥取汁每次取50毫升空心服下，日服2~3次，连服数日。

羊毛疔

羊毛疔初起头痛发寒热，前胸部后背心均出现红点如疹子形，治法如下：

治法　先用银针挑破，用雄黄10克取黑棉布包紧蘸热酒搽患处，取出的羊毛沾在布上，搽至疮外1~2寸宽四周团团围做搽，其毛即奔至后背心，后背心亦照前法搽，搽后将布包深埋入土下，再用金银花90克，紫花地丁30克，白矾、甘草各10克，共加水煎取浓汁空心温服，每日1剂服2~3次，连服数剂。

蛇头疔

蛇头疔又名指疔，生在指头上，治法有8个：

治法1　用小泥鳅鱼一条，研如泥厚敷患处，中间留出一个小孔以便排出毒气，用油纸将药盖上外用纱布包扎固定，每日换药1次，连敷数日。

治法2　用青蛙1只，雄黄3克共研如泥厚敷患处，中间留出一个小孔以便排出毒气，用油纸将药盖上外用纱布包扎固定，每日换药1次，连敷数日。

治法3　用生鸡蛋一枚开一小孔，加入雄黄3克调匀将蛋套在指上，用油纸将药盖上外用纱布包扎固定，每两小时换药1次，连敷数日。

治法4　用生鸡蛋一枚开一小孔，加入蜈蚣1条研成细末放在清水中化开无渣为度，雄黄3克共调匀装入蛋内，将蛋套在指上，用油纸将药盖上外用纱布包扎固定，每两小时换药1次，连敷数日。

治法5　用面粉30克，雄黄2克，麝香0.15克，共用好酒调成膏状厚敷患处，中间留出一个小孔以便排出毒气，用油纸将药盖上外用纱布包扎固定，每日换药1次，连敷数日。

治法6　用雄黄2克，白芷1克，共研成细末放在清水中化开无渣为度，装入消毒瓶内盖紧不可走失药气，每次取出适量药粉装入雄猪胆内调匀套在指上，用油纸将药盖上外用纱布包扎固定，每日换药1次，连套数日。

治法7　用生芋头适量，加食盐共研如泥敷患处，中间留出一个小孔以便排出毒气，用油纸将药盖上外用纱布包扎固定，每日换药1次，连敷数日。

治法8　用露蜂房、黄连、黄柏、黄芩各5克，焙至干枯共研成细末放在清水中化开无渣为度，装入消毒瓶内盖紧不可走失药气，每次取出适量药粉用麻油调成膏状敷患处，中间留出一个小孔以便排出毒气，用油纸将药盖上外用纱布包扎固定，每日换药1次，连敷数日。

鱼脐疔

鱼脐疔四面赤，中央黑凹者，治法有3个：

治法1　用银珠适量研成细末放在清水中化开无渣为度，水调为丸阴干，装入消毒瓶内盖紧不可走失药气，每次取1克用温酒送服，日服2~3次，连服数日。

治法2　用腊猪头肉皮适量，焙至焦枯存性研成细末放在清水中化开无渣为度，装入消毒瓶内盖紧不可走失药气，每次取出适量药粉用生鸡蛋清调成膏状涂敷患处，中间留出一个小孔以便排出毒气，用油纸将药盖上外用纱布包扎固定，每日换药1次，连敷数日。

治法3　用葱白连须适量研如泥用蜂蜜调成膏状涂敷患处，中间留出一个小孔以便排出毒气，用油纸将药盖上外用纱布包扎固定，每日换药1次，连敷数日。

缧纹疔

缧纹疔，亦有生疔在手指缧纹之间，小则多延时间，大则手腕麻木不仁，治法有3个：

治法1　用白萝卜一个去蒂挖空，加冰片粉少许将手指塞入萝卜内，将萝卜盖在患处用油纸将药盖上外用纱布包扎固定，初时甚痛片刻即止，每日换药1次，连敷数日。

治法2　用马蹄草、大青叶、白紫草各适量共研成细末放在清水中化开无渣为度，装入消毒瓶内盖紧不可走失药气，每次取出适量药粉加白酒浸泡取汁温服，渣厚敷患处，中间留出一个小孔以便排出毒气，用油纸将药盖上外用纱布包扎固定，每日换药1次，连敷数日。

治法3　凡遇患处起有红点者可用红茎马齿苋，患处起有白点者可用白茎马齿苋适量。共研如泥涂敷患处，中间留出一个小孔以便排出毒气，用油纸将药盖上外用纱布包扎固定，每日换药1次，连敷数日。

水疔

水疔生在指甲内痛处异常，初起时，治法有2个：

治法1　用碱适量研成细末放在清水中化开无渣为度，装入消毒瓶内盖紧不可走失药气，每次取出适量药粉用胶布贴患处，中间留出一个小孔以便排出毒气，用油纸将药盖上外用纱布包扎固定，每日换药1次，连敷数日。

治法2　用银针刺破后再用杏仁适量，去净皮尖浸入油内，然后取出研如泥厚敷患处，中间留出一个小孔以便排出毒气，用油纸将药盖上外用纱布包扎固定，每日换药1次，连敷数日。

手脚指趾生蛇头疮

手指生蛇头疮又名鹅公头者，治法有11个：

治法1　用活癞蛤蟆一只，破开腹部去净内脏，套在疮头上，用头发扎住指根部，用油纸将药盖上外用纱布包扎固定，每日换一次，连套数日无脓者自消而愈，有脓者出脓而愈。

治法2　用凤仙花全草适量，加甜酒糟少许共研如泥厚敷患处，中间留出一个小孔以便排出毒气，用油纸将药盖上外用纱布包扎固定，每日换药1次，连敷数日，无脓者自消而愈，有脓者出脓而愈。

治法3　用蜈蚣适量，放瓦上焙枯存性研成细末放在清水中化开无渣为度，装入消毒瓶内盖紧不可走失药气，每次取出适量药粉与猪胆汁共调成糊状敷患处，中间留出一个小孔以便排出毒气，用油纸将药盖上外用纱布包扎固定，每日换药1次，连作数日。

治法4　用鸡蛋一枚穿一小孔，取信石（又名砒石）0.3克研成细末放在清水中化开无渣为度，装入消毒瓶内盖紧不可走失药气，每次取出适量药粉放入蛋内调匀套在疮头上，用油纸将药盖上外用纱布包扎固定，热则再换连套数日。

治法5　用白萝卜一条中挖空，放入雄黄1克，蒸至半熟取出套在疮头上，用油纸将药盖上外用纱布包扎固定，每日换药1次，连作数日。

治法6　用生鸡蛋清，调雄黄末适量厚敷患处中间留出一个小孔以便排出毒气，用油纸将药盖上外用纱布包扎固定，每日换药1次，连敷数日。

治法7　用真乌梅肉适量，用口咬烂敷患处，中间留出一个小孔以便排出毒气，用油纸将药盖上外用纱布包扎固定，每日换药1次，连敷数日。

治法8　用陈柿饼2枚，雄黄末5克，共研如泥厚敷患处，中间留出一个小孔以便排出毒气，用油纸将药盖上外用纱布包扎固定，每日换药1次，连敷数日。

治法9　指趾头生疮名鹅公头，可用铜青30克，蓖麻子、松香各15克，葱白3根，共研如泥厚敷患处，中间留出一个小孔以便排出毒气，用油纸将药盖上外用纱布包扎固定，每日换药1次，连敷数日。

治法10　用古屋上的旧瓦适量研成细末放在清水中化开无渣为度，装入消毒瓶内盖紧不可走失药气，每次取出适量药粉用麻油调成膏状厚敷患处，中间留出一个小孔以便排出毒气，用油纸将药盖上外用纱布包扎固定，每日换药1次，连敷数日。

治法11　初起时服小金丹三次而自消，已溃烂者服7~10丸外贴阳和解凝膏，中间留出一个小孔以便排出毒气，用油纸将药盖上外用纱布包扎固定，每日换药1次，连敷数日。

头上生软结

若头上生软结者，治法如下：

治法　用野芋头适量，加醋生磨如泥厚敷患处，中间留出一个小孔以便排出毒气，用油纸将药盖上外用纱布包扎固定，每日早晚各换药1次，连续数日。

头生秃疮

若头生秃疮者先剃去头发，治法有4个：

治法1　用荸荠、白糖各适量研如泥厚敷患处，中间留出一个小孔以便排出毒气，用油纸将药盖上外用纱布包扎固定，每日早晚各换药1次，连续数日。

治法2　先将羊肉适量切片炒香趁热贴患处冷后用温盐水洗净，再将雄黄与猪胆汁调成膏状涂敷患处，中间留出一个小孔以便排出毒气，用油纸将药盖上外用纱布包扎固定，每日早晚各作一次，连续数日。

治法3　用雄黄适量研成细末放在清水中化开无渣为度，装入消毒瓶内盖紧不可走失药气，每次取出适量药粉加猪胆汁调成膏状厚敷患处，中间留出一个小孔以便排出毒气，用油纸将药盖上外用纱布包扎固定，每日早晚各换药1次，连续数日。

治法4　用白萝卜适量榨取汁液，加醋等量洗患处每日早晚各洗一次，连续数日。

脑疽初起

脑疽初起未溃时急用，治法如下：

治法　用活雄鲫鱼一条，妇女发垢（是头发上的油泥）适量共研如泥厚敷患处，中间留出一个小孔以便排出毒气，用油纸将药盖上外用纱布包扎固定，每日换药1次，连敷数日。

眉疽

眉疽，治法如下：

治法　用生绿豆、五倍子各适量共研成细末放在清水中化开无渣为度，装入消毒瓶内盖紧不可走失药气，每次取出适量药粉用醋调成膏状涂敷患处，中间留出一个小孔以便排出毒气，用油纸将药盖上外用纱布包扎固定，每日换药1次，连敷数日。

眉疮

眉疮者，治法如下：

治法　先用白矾水洗净患处，再用大皂夹适量焙至焦枯存性．加入等量枯矾共研成细末放在清水中化开无渣为度，装入消毒瓶内盖紧不可走失药气，每次取出适量药粉用麻油调成膏状厚敷患处，中间留出一个小孔以便排出毒气，用油纸将药盖上外用纱布包扎固定，每日早晚各换药1次，连续数日。

面上生疮

若面上生疮者，治法有2个：

治法1　将有壳蜗牛适量研如泥摊在纸上贴患处，纸中间留出一个小孔以便排出毒气，用油纸将药盖上外用纱布包扎固定，每日早晚各换药1次，连续数日。

治法2　用金银花、黄柏各10克，冰片1克共研成细末放在清水中化开无渣为度，装入消毒瓶内盖紧不可走失药气，每次取出适量药粉用醋调成膏状厚敷患处，中间留出一个小孔以便排出毒气，用油纸将药盖上外用纱布包扎固定，每日早晚各换药1次，连续数日。

鼻中生疮

鼻中生疮者，治法有3个：

治法1　用薏米50克，冬瓜适量共煎汤服每日1剂服2~3次，连服数剂。

治法2　用密陀僧、白芷各6克共研成细末放在清水中化开无渣为度，装入消毒瓶内盖紧不可走失药气，每次取出适量药粉用蜡烛溶化调成膏状厚敷患处，中间留出一个小孔以便排出毒气，用油纸将药盖上外用纱布包扎固定，每日早晚各换药1次，连续数日。

治法3　用杏仁适量去净皮尖研成细末放在清水中化开无渣为度，装入消毒瓶内盖紧不可走失药气，每次取出适量药粉用人乳调成膏状厚敷患处，中间留出一个小孔以便排出毒气，用油纸将药盖上外用纱布包扎固定，每日早晚各换药1次，连续数日。

羊须疮

羊须疮生在上下唇，痒而出水似脓者，治法有2个：

治法1　用白矾、川花椒各适量，加冰片少许共研成细末，放在清水中化开无渣为度，装入消毒瓶内盖紧不可走失药气，每次取出适量药粉用鸡蛋清和麻油调成膏状涂敷患处，用油纸将药盖上外用纱布包扎固定，每日早晚各换药1次，连敷数日。

治法2　用旧棉花适量，焙至焦枯存性研成细末放在清水中化开无渣为度，装入消毒瓶内盖紧不可走失药气，每次取出适量药粉用麻油调成膏状涂敷患处，用油纸将药盖上外用纱布包扎固定，每日早晚各换药1次，连敷数日。

唇疮

唇疮者，治法如下：

治法　用旋覆花适量焙至焦枯存性，取出研成细末放在清水中化开无渣为度，装入消毒瓶内盖紧不可走失药气，每次取出适量药粉用麻油调成膏状涂敷患处，中间留出一个小孔以便排出毒气，用油纸将药盖上外用纱布包扎固定，每日早晚各涂药一次，连续数日。

口疮

口疮者，治法如下：

治法　用黄连、干姜各等份，共研成细末放在清水中化开无渣为度，装入消毒瓶内盖紧不可走失药气，每次取出适量药粉涂搽患处，每日早晚各换药1次，连敷数日。

舌疮

舌疮者，治法如下：

治法　用山豆根15克，丁香10克，共加水煎取浓汁含入口中稍后吐出，每日1剂含5~6次，连含数日。

对口疽

对口疽，治法如下：

治法　用活鲫鱼一条加白糖适量，共研如泥厚敷患处，中间留出一个小孔以便排出毒气，用油纸将药盖上外用纱布包扎固定，每日换药1次，连敷数日。

对口疮

对口疮生后颈正中者是，偏生者名偏对口，治法有5个：

治法1　用新鲜茄子蒂14个、生何首乌60克，共加水煎取浓汁饭后温服，每日1剂服2~3次，连服数剂未破者消，已破者拔脓生肌。

治法2　用象贝母适量研成细末放在清水中化开无渣为度，装入消毒瓶内盖紧不可走失药气，每次取出适量药粉涂敷患处，中间留出一个小孔以便排出毒气，用油纸将药盖上外用纱布包扎固定，每日早晚各换药1次，连续数日。

治法3　用韭菜地内的活地龙适量，搽净研如泥厚敷患处，中间留出一个小孔以便排出毒气，用油纸将药盖上外用纱布包扎固定，每日早晚各换药1次，连续数日。

治法4　用紫甘蔗皮适量，烧至焦枯存性研成细末放在清水中化开无渣为度，装入消毒瓶内盖紧不可走失药气，每次取出适量药粉用麻油调成膏状敷患处，中间留出一个小孔以便排出毒气，用油纸将药盖上外用纱布包扎固定，每日换药1次，连敷数日。

治法5　用古方(《慈航活人书》)蟑螂解毒方：蟑螂3只，荔枝肉3枚，共研如泥厚敷患处，中间留出一个小孔以便排出毒气，用油纸将药盖上外用纱布包扎固定，每日换药1次，连敷数日。

颈项生疮

若颈项生疮者，治法如下：

治法　取秋冬茄子适量，每次取一个对切两块去心覆盖疮上，中间留出一个小孔以便排出毒气，用油纸将药盖上外用纱布包扎固定，每日换药1次，(夏季茄子因有热毒不能用)连贴数日。

疬疡风

疬疡风是从皮肤生颈项胸腋处，无痒无痛紫白点点不开大皮肤是风邪热结而成，此症发于皮肤多生颈项胸腋处，其色紫白点点相连亦无痒无痛，与白癜风形状相比不延蔓开大，是由风邪郁热皮肤居久不散而成斯疾。治法如下：

治法　用乌蛇90克，酒炒羌活、防风、黄芩、苦参各60克，人参、沙参、丹参、元参、栀子仁、桂心、秦艽、木通、犀角屑、白蒺藜、升麻、枳壳麸炒、白鲜皮、川芎各30克，共研成细末（名乌蛇散），每次取6克，用烧酒冲入空心温服，在服药期间忌鸡、猪、鱼、蒜、面食、热物之类，日服2~3次，连续数剂。

瘰疬成瘘

治多年不愈的瘰疬成瘘者，治法如下：

治法　用露蜂房、蛇蜕、乱头发各等份，共煅存性研成细末放在清水中化开无渣为度，装入消毒瓶内盖紧不可走失药气，每次取出适量药粉用猪油调成糊状敷患处，中间留出一个小孔以便排出毒气，用油纸将药盖上外用纱布包扎固定，每日换药1次，连敷数日。

虾蟆瘟

治天行面赤项肿者，名虾蟆瘟，治法如下：

治法　用金丝蛙一只研如泥用米酒冲入空心一次服下，日服2~3只连服数日。

腋下疖

腋下疖者，治法如下：

治法　用糯米粽子包皮适量，研如泥厚敷患处，中间留出一个小孔以便排出毒气，用油纸将药盖上外用纱布包扎固定，每日换药1次，连敷数日。

腋下一物

肩下（名腋下）如腋下一物，肿硬形如鸭蛋色红者，治法如下：

治法　用鲜菊花全草适量，洗净研如泥厚敷患处，中间留出一个小孔以便排出毒气，用油纸将药盖上外用纱布包扎固定，每日换药1次，连敷数日。

皮肤红肿

若皮肤红肿者，治法如下：

治法　用菠菜适量，加水煎取浓汁趁热熏洗全身，每日早晚各洗一次，连洗数日。

疔毒发背

若疔毒发背者，治法如下：

治法　用蒲公英、金银花各90克，玄参、当归各60克，共用好酒煎取浓汁空心温服，每日1剂服2~3次，连服数日。

发背是痈疽

发背是痈疽中的大患，因为此疮全是对心对肺对脐之故，若误服凉药误贴凉膏定然毒气内攻脏腑难救，治法有7个：

治法1　急用瓜蒌5枚取子去壳，真乳香20克共研成细末放在清水中化开无渣为度，用蜂蜜600克共用慢火熬成膏，取出用油纸摊在地上去净火毒装入消毒瓶内盖紧不可走失药气，每次取10克用温酒冲入空心温服，日服2~3次，连服数日。

治法2　用鲜忍冬藤叶150克，甘草30克共加水煎取浓汁3碗，再加入白酒1碗共煎成450毫升，每次取50毫升空心温服，日服2~3次，连服数剂。

治法3　用金银花150克，甘草30克，共加入水2碗、烧酒1碗共煎后晒干研成细末，放在清水中化开无渣为度，与先煎药汁调合为丸黄豆大阴干，装入消毒瓶内盖紧不可走失药气，每次取10克用烧酒空心送服（名忍冬丸），日服2~3次，连服数剂。

治法4　用皂角适量研成细末放在清水中化开无渣为度，装入消毒瓶内盖紧不可走失药气，每次取出适量药粉加陈醋调成糊状敷患处，中间留出一个小孔以便排出毒气，用油纸将药盖上外用纱布包扎固定，每日换药1次，连续数日。

治法5　初起时用黄明胶120克，用好酒炖化空心温服，日服2~3次，连服数日。

治法6　用古方(《医宗金鉴》)五味消毒饮：金银花20克，紫花地丁、野菊花、蒲公英、天葵子各15克，共加好酒煎取浓汁空心温服，每日1剂服2~3次，连服数剂。

治法7　若溃烂不堪者可用芦叶适量研如泥先用葱椒汤洗净患处搽干，厚敷此药中间留出一个小孔以便排出毒气，用油纸将药盖上外用纱布包扎固定，每日换药1次，连敷数日。

搭手

搭手因手可搭而得名，治法如下：

治法　用瓜蒌5枚取子去壳，真乳香20克共研成细末放在清水中化开无渣为度，用蜂蜜600克共用慢火熬成膏，取出用油纸摊在地上去净火毒，装入消毒瓶内盖紧不可走失药气，每次取10克用温酒冲入空心温服，日服2~3次，连服数日。

背达疮

背达疮者，治法有2个：

治法1　用五倍子150克研成细末放在清水中化开无渣为度，装入消毒瓶内盖紧不可走失药气，每次取出适量药粉加蜂蜜调成膏状厚敷患处，中间留出一个小孔以便排出毒气，用油纸将药盖上外用纱布包扎固定，每日早晚各换药1次，连续数日。

治法2　用野蔷薇花蕊含苞，益母草嫩枝叶各等份阴干，加冰片少许共研成细末放在清水中化开无渣为度，装入消毒瓶内盖紧不可走失药气，每次取出适量药粉用麻油调成膏状涂敷患处，中间留出一个小孔以便排出毒气，用油纸将药盖上外用纱布包扎固定，未溃者敷一夜及消，已溃者敷周围留出疮头即能生肌，每日早晚各换药1次，连续数日。

无名肿毒

若无名肿毒者，治法有10个：

治法1　用荞面适量炒黄用陈醋调成膏状取出用油纸放在地上去净火毒装入消毒瓶内盖紧不可走失药气，每次取出适量药膏敷患处，中间留出一个小孔以便排出毒气，用油纸将药盖上外用纱布包扎固定，每日换药1次，连敷数日。

治法2　用米醋500克煮沸，加乳香、没药末各50克，加面粉煮成膏状取出用油纸放在地上去净火毒装入消毒瓶内盖紧不可走失药气，每次取出适量药膏敷患处，中间留出一个小孔以便排出毒气，用油纸将药盖上外用纱布包扎固定，每日换药1次，连敷数次。

治法3　用炒山甲10克，蟹壳、角刺各5克，共研成细末放在清水中化开无渣为度，装入消毒瓶内盖紧不可走失药气，每次取出适量药粉用黄酒冲服，每日服1~2次，连服数日。

治法4　用首乌或夜交藤200克，用好酒浸泡隔水炖5~6小时，取出随时适量饮用，可治各种痈疽肿毒。

治法5　用乌梅30克去核，轻粉3克共研成细末作成小饼，临用时涂在药膏上贴患处，中间留出一个小孔以便排出毒气，用油纸将药盖上外用纱布包扎固定，每日换药1次，连敷数日。

治法6　用水仙花根、野蔷薇花根、芭蕉根、芙蓉花叶各适量共研如泥厚敷患处，中间留出一个小孔以便排出毒气，用油纸将药盖上外用纱布包扎固定，每日换药1次，连敷数日。

治法7　用紫玉簪花根适量洗净研如泥厚敷患处，中间留出一个小孔以便排出毒气，用油纸将药盖上外用纱布包扎固定，每日换药1次，连敷数日。

治法8　用麦面适量加食盐少许用鸡蛋清调成膏状厚敷患处，中间留出一个小孔以便排出毒气，用油纸将药盖上外用纱布包扎固定，每日换药1次，连敷数日。

治法9　用生藤黄适量磨水涂敷患处中间留出一个小孔以便排出毒气，用油纸将药盖上外用纱布包扎固定，每日早晚各涂药一次，连敷数日消肿。

治法10　用野菊花全草、苍耳子全草各适量共研如泥，加白酒适量绞取汁液空心服下，渣敷患处，中间留出一个小孔以便排出毒气，用油纸将药盖上外用纱布包扎固定，睡卧取汗，每日换药1次，连敷数日。

生疮溃后受风

至于生疮溃后受风者，因生疮溃而未合，失于调理风邪乘虚浸入疮口，先从疮围起粟作痒，重则牙紧项软下视不宜发汗，若误汗令人成痉，治法如下：

治法　用人参、当归、川芎、白芍酒炒、熟地、白术土炒、茯苓、陈皮各3克，炙甘草1.5克，生姜3片，红枣肉2枚，共加水煎取浓汁空心温服（名参归养营汤），加僵蚕主之，每日1剂服2~3次，连续数剂。

先固根本风邪自定

先固根本风邪自定，若手足戟掉不已者，治法如下：

治法　用人手足指甲适量，焙至焦枯存性18克，朱砂、南星、独活各6克，用法：共研成细末放在清水中化开无渣为度，装入消毒瓶内盖紧不可走失药气，每次取出适量药粉每次取12克，用热酒冲入空心温服（名朱砂指甲散），日服2~3次，连续数剂。

皮肤生诸肿毒

若皮肤生诸肿毒者，治法有5个：

治法1　用鲤鱼烧至焦枯存性研成细末，放在清水中化开无渣为度，装入消毒瓶内盖紧不可走失药气，每次取出适量药粉用陈醋调成膏状敷患处，中间留出一个小孔以便排出毒气，用油纸将药盖上外用纱布包扎固定，每日换药1次，连敷数日。

治法2　用绿豆、糯米、小麦各30克，各炒熟共研成细末放在清水中化开无渣为度，装入消毒瓶内盖紧不可走失药气，每次取出适量药粉用开水冲成粥吃，日服2~3次，连服数日。

治法3　用鲜仙鹤草根300克，与糯米共加水煮成粥，加白糖适量空心温服，日服2~3次，连服数日。

治法4　用芫青头（又名大头菜），晒干烧枯存性研成细末放在清水中化开无渣为度，装入消毒瓶内盖紧不可走失药气，每次取出适量药粉用麻油调成膏状敷患处，中间留出一个小孔以便排出毒气，用油纸将药盖上外用纱布包扎固定，每日换药1次，连敷数次。

治法5　用鲜嫩枸杞叶榨汁适量，每次取100毫升用烧酒兑服，日服2~3次，连服数日。

漆疮

治漆毒疮者，治法有3个：

治法1　用肉蟹2~3只加水煎取浓汁空心温服，每日1剂服2~3次，连服数日。

治法2　用肉蟹一只烧灰存性研成细末放在清水中化开无渣为度，装入消毒瓶内盖紧不可走失药气，每次取出适量药粉用麻油调成糊状搽患处，中间留出一个小孔以便排出毒气，用油纸将药盖上外用纱布包扎固定，每日1次，连搽数日。

治法3　用活蟹适量研如泥涂患处中间留出一个小孔以便排出毒气，用油纸将药盖上外用纱布包扎固定，日涂2~3次，连涂数日。

毛囊炎

生毛囊炎者，治法如下：

治法　用麻油适量煮至起泡冒青烟时取出摊冷，装入消毒瓶内盖紧不可走失药气，每次取出适量药油用葱白蘸油搽患处，每次搽30~45分钟，日搽2~3次，连搽数日。

疥疮

疥疮有干、湿、虫、砂、脓五种之分，由各经蕴毒风化而成，治论上下分肥瘦，清风利湿兼杀虫，此症其形有五种之分，总由各经蕴毒日久生火，兼受风湿化生斯疾，或传染而生，凡疥疮先从手小指生起，达遍全身瘙痒无度，如肺经燥盛则生干疥，瘙痒皮枯而起白屑，如脾经湿盛则生湿疥，浮肿作痛破流黄水甚流黑汁，如肝经风盛则生虫疥，瘙痒撒骨烧不知疼，如心血凝滞则生砂疥，形如细砂锨赤痒痛抓之有水，如肾经湿热则生脓窠疥，形如豆粒便利作痒，脓清淡白，或脾经湿盛亦生脓窠疥，但顶含稠脓痒痛相兼为异疥，虽有余之症而体虚之人亦生，以便秘为实便利为虚，亦有盛而便燥者，如风秘则便燥，血分枯燥则便涩，又在疮形、色重色淡及脉息之有力无力辨之，初起有余之人。治法有2个：

治法1　用猪油50克煮沸，加入红枣100克，用水煮至熟烂加白糖适量，取出空心温服，每日1剂服2~3次，连续数日。

治法2　用白矾600克，硫磺120克，共研成细末加烧酒100克炒干，再研成细末放在清水中化开无渣为度，装入消毒瓶内盖紧不可走失药气，每次取出适量药粉用鸡油调成膏状，先用温水洗软揉干再用药膏涂敷患处，用油纸将药盖上外用纱布包扎固定，每日换药1次，连敷数日。

疥疮体实之人

宜用，治法如下：

治法　用滑石90克，甘草、生石膏、黄芩、桔梗各30克，防风、荆芥、麻黄、薄荷、焦栀子、连翘、当归、川芎、白芍、白术、酒炒大黄、芒硝各15克，共研成细末放在清水中化开无渣为度水调为丸（名防风通圣散），阴干装入消毒瓶内盖紧不可走失药气，每次取10克用温开水空心送服，日服2~3次，连续数日。

疥疮体虚之人

体虚之人，治法如下：

治法　用茯苓10克，荆芥、防风、柴胡、羌活、独活、川芎、前胡、桔梗、枳壳各5克，甘草、薄荷各3克，生姜3片，共加水煎取浓汁空心温服（名荆防败毒散），每日1剂服2~3次，连续数剂。

疥疮生透发之

生透发之及形势已定则无论虚实干疥，治法如下：

治法　用煅石膏13克，生地、胡麻仁、知母、苦参各10克，苍术、当归、防风、荆芥各6克，蝉蜕、牛蒡子、木通各5克，甘草3克，共加水煎取浓汁空心温服（名消风散），每日1剂服2~3次，连续数剂。

干疥

或用干疥外，治法如下：

治法　用川椒、轻粉、樟脑、雄黄、枯白矾、水银各6克，共研成细末放在清水中化开无渣为度，加入大风子肉100粒共研如泥，加柏树油30克共调为丸，无桐子大（名肖毪丸），装入消毒瓶内盖紧不可走失药气，每次取一丸放手掌心，两手用力搽化，先用鼻闻次搽患处，每日早晚各搽一次，连续数日。

湿疥

湿疥，治法有2个：

治法1　用南苍术适量，切片放入砂锅内加水煮取浓汁，用慢火熬成膏状，取出用油纸摊在地上去净火毒加入蜂蜜适量，装入消毒瓶内盖紧不可走失药气，每次取20毫升用开水冲入空心温服（名苍术膏）日服2~3次，连续数日。

治法2　用湿疥外治法：宜用硫磺、油核桃、生猪脂油各30克，水银3克共研如泥涂敷患处，用油纸将药盖上外用纱布包扎固定，每日换药1次，连续数日。

虫疥

虫疥，治法如下：

治法　可服芦荟丸，砂疥宜用犀角、赤芍、甘菊花、元参、木通、赤小豆炒、石菖蒲各5克，甘草3克，生姜3片，共加水煎取浓汁，量病上下饭前后服之（名犀角饮子），每日1剂服2~3次，连续数剂。

浓窠疥

浓窠疥，治法如下：

治法　用秦艽、苦参、大黄酒蒸、黄芪各60克，防风、漏芦、黄连各45克，乌蛇肉酒洗烘干15克，共研成细末放在清水中化开无渣为度炼蜜为丸（名秦艽丸），阴干装入消毒瓶内盖紧不可走失药气，每次取15克用温酒空心送服，日服2~3次，连续数日。

脓窠疥经久不愈血燥

若经久不愈是血燥，治法如下：

治法　用当归、生地、白芍酒炒、川芎、首乌、荆芥、防风、白蒺藜各3克，黄芪、甘草各1.5克，共加水煎取浓汁空心温服（名当归饮子）每日1剂服2~3次，连续数剂自愈。润燥杀虫俱效，疥生上体多者、偏风热盛，疥生下体多者、偏风湿盛，肥人多风湿，瘦人多血热详辨治之。

粟疮

粟疮痒症属火生风邪，乘皮肤起粟形，因为火化能作痒，凡诸疮作痒者皆属心火之邪，内郁表虚之人感受风邪兼入皮骨，风遇火化作痒起疹形如粟粒，其色红搔之愈痒，久而不瘥亦能消耗血液，肤如蛇皮，治法如下：

治法　用苦参、荆芥各360克，白芷、大风子肉、防风各180克，大皂角、川芎、当归、首乌、胡麻仁、枸杞、牛蒡子炒、威灵仙、全蝎、白附子、蒺藜炒去刺、独活、川牛膝各150克，草乌汤泡去皮、苍术米泔水浸炒、连翘去心、天麻、蔓荆子、羌活、青风藤、甘草、杜仲酥炙各90克，白花蛇切片用酥油炙黄、缩砂仁炒各60克，人参30克，共研成细末放在清水中化开无渣为度，用醋煮老米糊为丸阴干，装入消毒瓶内盖紧不可走失药气，每次取15克用温酒空心温服（名皂角苦参丸），日服2~3次，在服药期间忌辛辣煎炒之物，连续数剂。

黄水疮

若生黄水疮，治法有9个：

治法1　用蚕豆壳适量，放新瓦上焙至干枯，加黄丹少许共研成细末放在清水中化开无渣为度，装入消毒瓶内盖紧不可走失药气，每次取出适量药粉用麻油调成膏状敷患处，用油纸将药盖上外用纱布包扎固定，每日换药1~2次，连敷数日。

治法2　用芋梗叶适量，焙至干枯研成细末放在清水中化开无渣为度，装入消毒瓶内盖紧不可走失药气，每次取出适量药粉用麻油调成膏状敷患处，用油纸将药盖上外用纱布包扎固定，每日换药1~2次，连敷数日。

治法3　用豆油将红辣椒炸至焦枯研成细末放在清水中化开无渣为度，装入消毒瓶内盖紧不可走失药气，每次取出适量药粉用麻油调成膏状敷患处，用油纸将药盖上外用纱布包扎固定，每日换药1~2次，连敷数日。

治法4　用竹笋壳适量烧枯存性研成细末，放在清水中化开无渣为度，装入消毒瓶内盖紧不可走失药气，每次取出适量药粉用麻油调成膏状敷患处，用油纸将药盖上外用纱布包扎固定，每日换药1~2次，连敷数日。

治法5　用菱角壳适量，烧枯存性研成细末放在清水中化开无渣为度，装入消毒瓶内盖紧不可走失药气，每次取出适量药粉用麻油调成膏状敷患处，用油纸将药盖上外用纱布包扎固定，每日换药1~2次，连敷数日。

治法6　用陈小麦草适量，烧枯存性加白矾、松香各30克，共研成细末放在清水中化开无渣为度，装入消毒瓶内盖紧不可走失药气，每次取出适量药粉用麻油调成膏状敷患处，用油纸将药盖上外用纱布包扎固定，每日换药1~2次，连敷数日。

治法7　用归尾、赤芍、银花、连翘去心、牛蒡子炒、栀子、羌活、白芷、红花、防风、甘草、升麻、桔梗各6克，共加水煎取浓汁空心温服，若疮生头面者，去归尾红花（名升麻消毒饮）每日1剂服2~3次，连续数剂。

治法8　用燕子窝内泥适量研成细末放在清水中化开无渣为度，装入消毒瓶内盖紧不可走失药气，每次取出适量药粉加水调成膏状涂敷患处，用油纸将药盖上外用纱布包扎固定，每日早晚各换药1次，连敷数日。

治法9　用红枣去核焙至焦枯存性24克，黄丹、松香、枯矾各12克共研成细末放在清水中化开无渣为度，装入消毒瓶内盖紧不可走失药气，每次取出适量药粉用麻油调成膏状涂敷患处，用油纸将药盖上外用纱布包扎固定，每日早晚各换药1次，连敷数日。

脓疱疮

若生脓疱疮，治法如下：

治法　用马料豆、赤小豆各50克，共加水煎取浓汁当茶饮，每日1剂饮数次，连饮数日。

血箭

血箭是无定处毛孔射出血，是心火过盛迫血乱行，此症名（肌衄）又名血箭，治法如下：

治法　用生地10克，黄芩6克，黄连、当归各5克，甘草、栀子研、元参各3克，共加水煎取浓汁，量病上下分食先后服（名凉血地黄汤），每日1剂服2~3次，连续数剂。

无头疮

如无头疮，治法如下：

治法　用蚕丝壳煅枯存性研成细末放在清水中化开无渣为度，装入消毒瓶内盖紧不可走失药气，每次取出适量药粉用烧酒冲入空心温服，服一个壳出一个头按数计算。

一切丹瘤恶毒

若治一切丹瘤恶毒者，治法有2个：

治法1　用酒洗大黄6克，皂角刺、羌活、归尾、金银花、天花粉、甘草节各3克，防风、白芷、炮山甲、连翘、沉香、石决明、红花各2克，乳香1.5克，共加水煎取浓汁空心温服（名神效卫生汤），每日1剂服2~3次，连续数剂。

治法2　用皂角刺、柴胡、连翘去心、陈皮、黄芪、苍术、红花各3克，黄芩、川芎、白芍、甘草、当归、防风、大花粉、金银花各1.5克，若妇人加香附用童便炒3克，共加水煎取浓汁空心温服（名清热消风散），每日1剂服2~3次，连续数剂。

若体虚者，治法如下：

治法　用炒白芍、甘草节、当归、人参、黄芪、川芎、熟地、陈皮、粟壳去筋膜蜜炙各3克，乳香、没药各1.5克，共加水煎取浓汁空心温服（名乳香黄芪散），每日1剂服2~3次，连续数剂。

若二便秘舌干口渴者，治法如下：

治法　用大黄6克，炒白芍、栀子、木香、槟榔、连翘、薄荷、黄芩、黄连、桔梗、当归各3克，甘草1.5克，共加水煎取浓汁空心温服（名内竦黄连汤），每日1剂服2~3次，连续数剂。

疮初起时不疼不红不肿不热

若疮初时不疼、不肿、不红、不热、坚如顽石，硬似牛皮、体倦身凉者，治法如下：

治法　用人参、附子、当归、川芎、茯苓、黄芪、枸杞、陈皮、山萸肉各3克，炒苍术、炒川朴、甘草、红花、紫草、独活、木香各1.5克，煨生姜3片，皂角树根白皮6克，共加水煎取浓汁，加白酒冲入空心温服（名回阳三建汤），每日1剂服2~3次，连续数剂。

痈疽肿毒

皮肤红赤肿痛者为痈是热症，毒来自内脏发出。如皮肤不红赤者为疽是阴症，毒来自六腑发出，治法有5个：

治法1　用露蜂房适量炒至焦枯存性，取出研成细末放在清水中化开无渣为度，装入消毒瓶内盖紧不可走失药气，每次取出适量药粉用猪胆汁调成膏状敷患处，中间留出一个小孔以便排出毒气，用油纸将药盖上外用纱布包扎固定，每日换药1次，连敷数日。

治法2　用熟石膏30克，真青黛、红升丹各6克，冰片1克，共研成细末涂敷患处，中间留出一个小孔以便排出毒气，用油纸将药盖上外用纱布包扎固定，每日换药1次，连敷数日。

治法3　用臭梧桐枝叶适量，研如泥厚敷患处，中间留出一个小孔以便排出毒气，用油纸将药盖上外用纱布包扎固定，每日换药1次，连敷数日。

治法4　用野菊花全草适量研如泥加好酒煎取浓汁空心温服取汗出，渣敷患处中间留出一个小孔以便排出毒气，用油纸将药盖上外用纱布包扎固定，每日换药1次，连作数日。

治法5　用龙葵30克，麝香少许共研成细末放在清水中化开无渣为度，装入消毒瓶内盖紧不可走失药气，每次取出适量药粉用麻油调成膏状涂敷患处，中间留出一个小孔以便排出毒气，用油纸将药盖上外用纱布包扎固定，每日换药1次，连敷数日。

一切痈疽未化脓

若一切痈疽未化脓者，治法有4个：

治法1 用金银花20克，天花粉、当归尾、赤芍、浙贝母各10克，防风、陈皮、炮山甲、皂角刺各6克，白芷、制乳香、制没药各5克，甘草节5克，共加酒水各半煎取浓汁空心温服（名消痈饮），每日1剂服2~3次，连服数日。

治法2 用金银花、野菊花、紫花地丁、蒲公英各15克，连翘10克（名五味消毒饮），红肿甚者加黄芩10克，肿硬者加赤芍10克，共加酒水各半煎取浓汁空心温服，每日1剂服2~3次，连服数日。

治法3 用大黄、五倍子、黄柏各适量共研成细末放在清水中化开无渣为度，装入消毒瓶内盖紧不可走失药气，每次取出适量药粉用矿泉水调成膏状涂敷患处，中间留出一个小孔以便排出毒气，用油纸将药盖上外用纱布包扎固定，每日换药1次，连敷数日。

治法4 用干姜适量焙至焦枯取出研成细末放在清水中化开无渣为度，装入消毒瓶内盖紧不可走失药气，每次取出适量药粉用陈醋调成膏状涂敷患处四周，中间留出一个小孔以便排出毒气，用油纸将药盖上外用纱布包扎固定，每日换药1次，连敷数日。

痈疽疔毒肿痛难忍

治一切痈疽疔毒肿痛难忍者，治法有4个：

治法1 用银花6克，防风、浙贝母、没药、陈皮、归尾各5克，蛤粉炒、花粉、甘草节、乳香、赤芍、白芷各3克，山甲炒2克，皂刺炒1克，共用好酒煎取浓汁空心温服，每日1剂服2~3次，连服数剂。

治法2 用银花6克，花粉5克，防风、甘草节、白芷、茯苓、浙贝母、连翘、黄芩、白芍各3克，半夏、乳香、没药各1克，共用好酒煎取浓汁空心温服（名化毒汤），不分已溃没溃均有神效，每日1剂服2~3次，连服数日。

治法3 用杏仁去皮加入轻粉研如泥，用麻油调成膏状涂敷患处，中间留出一个小孔以便排出毒气，用油纸将药盖上外用纱布包扎固定，每日换药1次，连敷数日。

治法4 用葵花根适量，刮去黑皮研如泥厚敷患处，中间留出一个小孔以便排出毒气，用油纸将药盖上外用纱布包扎固定，每日换药1次，连敷数日。

石痈疽坚硬不溃

石痈坚硬不作脓者是，痈疽来势红肿坚硬不溃者，治法有5个：

治法1 用已出蚕蛾的蚕壳一枚，焙至焦枯存性研成细末放在清水中化开无渣为度，装入消毒瓶内盖紧不可走失药气，每次取出适量药粉用烧酒冲入空心温服，少时自溃。

治法2 用莨菪子适量研成细末放在清水中化开无渣为度，装入消毒瓶内盖紧不可走失药气，每次取出适量药粉用醋调成膏状涂敷患处，中间留出一个小孔以便排出毒气，用油纸将药盖上外用纱布包扎固定，每日换药1次，连敷数日。

治法3 用橡子一枚用醋在青石上磨取汁液涂敷患处，中间留出一个小孔以便排出毒气，用油纸将药盖上外用纱布包扎固定，日涂3~5次，连涂数日。

治法4 用龙葵30克研成细末放在清水中化开无渣为度，装入消毒瓶内盖紧不可走失药气，每次取出适量药粉用麻油调成膏状涂敷患处，中间留出一个小孔以便排出毒气，用油纸将药盖上外用纱布包扎固定，少时自溃。

治法5 用黄葵花子研成细末放在清水中化开无渣为度，用烧酒冲服，服一粒破一头服两粒破两头。

一切痈肿疮毒

一切痈肿疮毒、蛇毒、虫毒者，治法有5个：

治法1 用七叶一枝花适量研成细末放在清水中化开无渣为度，装入消毒瓶内盖紧不可走失药气，每次取出适量药粉用陈醋调成糊状涂敷患处，中间留出一个小孔以便排出毒气，用油纸将药盖上外用纱布包扎固定，每日换药1次，连敷数日。

治法2 用芙蓉叶根皮各适量共研成细末放在清水中化开无渣为度，装入消毒瓶内盖紧不可走失药气，每次取出适量药粉用蜜调成糊状敷患处，中间留出一个小孔以便排出毒气，用油纸将药盖上外用纱布包扎固定（名清凉膏、清露散、铁箍散），每日换药1次，连敷数日。

治法3 用隔年小麦适量炒成老黄色研成细末放在清水中化开无渣为度，用陈米醋熬成糊状黑如漆色即成（名乌龙膏），取出用油纸摊在地上去净火毒，装入消毒瓶内盖紧不可走失药气，可用于各大疮毒，及一切痈疽，不论阴阳疮毒未成者即消，已成者即溃，化脓生肌散瘀消肿，是疮毒之圣药外科之首方。

治法4 用炮山甲10克，金银花6克，归尾、陈皮各5克，甘草节、花粉、川贝母、白芷各3克，防风2克，炒赤芍、乳香、没药、皂角刺各1.5克，共加好酒煎取浓汁空心温服（名仙方活命饮），每日1剂服2~3次，连续数剂。

治法5　如脐痈肿大如瓜，脐眼高突者是，红赤者按痈毒治法治之，不红不热者按阴疽治法治之。

痈疽久不收口

若痈疽久不收口者，治法有4个：

治法1　用鲜丝瓜研取自然汁涂患处，中间留出一个小孔以便排出毒气，用油纸将药盖上外用纱布包扎固定，日涂3~5次，连涂数日。

治法2　将熟猪油与熟鸡蛋黄共放瓷盅内调匀，用小火煮，用手不断搅拌待鼓起大量油泡，完全成稀糊状时即可收膏，用时取少许涂患处，中间留出一个小孔以便排出毒气，用油纸将药盖上外用纱布包扎固定，每日涂1~2次，连涂数日。

治法3　用活鲫鱼一条去净内脏不可见水，用山羊粪装满腹内封口，放新瓦上焙至焦枯存性，取出加冰片1克共研成细末放在清水中化开无渣为度，装入消毒瓶内盖紧不可走失药气，每次取出适量药粉涂敷患处，中间留出一个小孔以便排出毒气，用油纸将药盖上外用纱布包扎固定，每日换药1次，连续数日。

治法4　用鲜桐树叶适量用醋蒸熟摊凉贴患处，中间留出一个小孔以便排出毒气，用油纸将药盖上外用纱布包扎固定，每日换药1次，连贴数日。

痈疽久溃生蛆

若痈疽久溃生蛆者，治法如下：

治法　用海参适量焙至焦枯存性取出研成细末放在清水中化开无渣为度，装入消毒瓶内盖紧不可走失药气，每次取出适量药粉涂敷患处，中间留出一个小孔以便排出毒气，用油纸将药盖上外用纱布包扎固定，每日换药1次，连敷数日虫蛆化为水。

一切恶疮

若生大疮者，治法有3个：

治法1　用鲜枸杞叶适量榨汁每次取100毫升，加白糖适量空心饮下，每日2~3次，连饮数日。

治法2　用芫菁，又名蔓青（又名大头菜果），加盐共研如泥厚敷患处，中间留出一个小孔以便排出毒气，用油纸将药盖上外用纱布包扎固定，每日换药1~2次，连敷数日。

治法3　用三七、生大黄、阿魏、儿茶、天竹黄、血竭、乳香、没药各60克，雄黄30克，羊心血15克，冰片、麝香、牛黄各8克，共研成细末放在清水中化开无渣为度，加藤黄用秋荷叶厚包，隔汤煮12次，每次去净浮沉者，取中间部份，用羊心血调成糊状晒干，用秋露水化开藤黄，与药末共调为丸炼蜜为衣阴干，装入消毒瓶内盖紧不可走失药气，病重者每次取3克，病轻者每次取1.5克，用温黄酒空心服下（名黍洞丸），日服2~3次，连续数日自愈。若外用黄酒调敷大小疮毒。

疮结

若身面热疮者，治法有2个：

治法1　用榆树白皮适量，切碎焙至干枯取出研成细末放在清水中化开无渣为度，装入消毒瓶内盖紧不可走失药气，每次取出适量药粉用麻油调成膏状涂敷患处，中间留出一个小孔以便排出毒气，用油纸将药盖上外用纱布包扎固定，每日早晚各换药1次，连续数日。

治法2　用鲜菊花叶适量洗净研如泥，取汁内服渣敷患处，中间留出一个小孔以便排出毒气，用油纸将药盖上外用纱布包扎固定，每日早晚各换药1次，连续数日。

遍体生火疮

若遍体生火疮者，初起似疹渐如水泡热似火烧，疮色紫赤疼痛难忍，治法如下：

治法　用大黄、芒硝、生铁锈各20克，共研成细末放在清水中化开无渣为度，装入消毒瓶内盖紧不可走失药气，每次取出适量药粉取鲜云苔叶适量研取汁液，调成膏状涂敷患处，中间留出一个小孔以便排出毒气，用油纸将药盖上外用纱布包扎固定，每日早晚各换药1次，连续数日。

多年恶疮

若多年恶疮诸药不效者，治法如下：

治法　用马齿苋适量研如泥厚敷患处中间留出一个小孔以便排出毒气，用油纸将药盖上外用纱布包扎固定，每日早晚各换药1次，连续数日。

湿毒结疮

若生湿毒结疮者，治法如下：

治法　用鲜豆腐渣适量厚敷患处中间留出一个小孔以便排出毒气，用油纸将药盖上外用纱布包扎固定，日换数次，连续数日。

湿疮起泡

若生湿疮起泡者，治法如下：

治法　用川楝树根白皮、大黄、白矾、生猪油各适量共研如泥用纱布包紧搽患处，如有泡者可用银针刺破再搽，日搽数次数日。

生软结

若生软结者，治法有2个：

治法1　用露蜂房适量，焙至焦枯存性取出

研成细末放在清水中化开无渣为度，装入消毒瓶内盖紧不可走失药气，每次取出适量药粉用菜籽油适量加入巴豆10克，共煎2～3沸取出巴豆不用，将油与露蜂房粉调成膏状涂敷患处，中间留出一个小孔以便排出毒气，用油纸将药盖上外用纱布包扎固定，每日早晚各作一次，连续数日。

治法2　用孵出小鸡的蛋壳适量，焙至焦枯存性取出加入轻粉少许共研成细末放在清水中化开无渣为度，装入消毒瓶内盖紧不可走失药气，每次取出适量药粉用麻油调成膏状涂敷患处，中间留出一个小孔以便排出毒气，用油纸将药盖上外用纱布包扎固定，每日早晚各换药1次，连续数日。

生实结

若生实结者，治法有2个：

治法1　用菊花全草适量洗净研如泥加蜂蜜调成膏状涂敷患处，中间留出一个小孔以便排出毒气，用油纸将药盖上外用纱布包扎固定，每日早晚各作一次，连续数日。

治法2　用紫薇花50克加猪肉适量，用水煮至熟烂取出空心温服，每日1剂服2～3次，连服数剂。

诸疮生管

若诸疮生管者，治法如下：

治法　用大蒜梗适量焙至焦枯存性，取出研成细末放在清水中化开无渣为度，装入消毒瓶内盖紧不可走失药气，每次取出适量药粉涂敷患处，中间留出一个小孔以便排出毒气，用油纸将药盖上外用纱布包扎固定，每日早晚各换药1次，连续数日。

疮根不消

若疮根不消者，治法如下：

治法　将鲜橄榄切断沾麝香末搽患处，中间留出一个小孔以便排出毒气，用油纸将药盖上外用纱布包扎固定，日搽数次，连续数日自消而愈。

天泡疮

若天泡疮者，治法有5个：

治法1　用水银、硼砂各适量研成细末放在清水中化开无渣为度，装入消毒瓶内盖紧不可走失药气，每次取出适量药粉加猪油调成膏状涂敷患处，用油纸将药盖上外用纱布包扎固定，每日早晚各换药1次，连敷数日。

治法2　用蚕豆夹壳适量，焙至焦枯存性研成细末放在清水中化开无渣为度，装入消毒瓶内盖紧不可走失药气，每次取出适量药粉加菜籽油调成膏状涂敷患处，用油纸将药盖上外用纱布包扎固定，每日早晚各换药1次，连敷数日。

治法3　用莲蓬适量，焙至焦枯存性研成细末放在清水中化开无渣为度，装入消毒瓶内盖紧不可走失药气，每次取出适量药粉加井底泥调成膏状涂敷患处，用油纸将药盖上外用纱布包扎固定，或用鲜荷花适量研如泥贴患处，每日早晚各换药1次，连敷数日。

治法4　用灯笼草籽适量研成细末放在清水中化开无渣为度，装入消毒瓶内盖紧不可走失药气，每次取出适量药粉用麻油调成糊状厚敷患处，用油纸将药盖上外用纱布包扎固定，每日换药1次，连敷数日。

治法5　用鲜莲花适量贴患处用油纸将药盖上外用纱布包扎固定，干则即换，日贴数次，连贴数日。

天蛇疮

天蛇疮，此症生于肌肤似癞非癞，是草中花蜘蛛螯伤腹，被露水所浸而致，治法如下：

治法　用秦艽适量，加水煎取浓汁空心温服，每日1剂饮2～3次，外用硫磺30克，雄黄5克，共研成细末放在清水中化开无渣为度，装入消毒瓶内盖紧不可走失药气，每次取出适量药粉用麻油调成膏状涂敷患处，中间留出一个小孔以便排出毒气，用油纸将药盖上外用纱布包扎固定，每日早晚各涂一次，连续数日。

蜘蛛疮

蜘蛛疮形如蛛网痒不可忍，治法如下：

治法　用豆腐衣（又名腐竹）适量焙至焦枯存性，取出研成细末放在清水中化开无渣为度，装入消毒瓶内盖紧不可走失药气，每次取出适量药粉用麻油调成膏状涂敷患处，用油纸将药盖上外用纱布包扎固定，每日早晚各换药1次，连敷数日。

生蛇疮蛇缠腰龙疮又名蛇胆疮（又名带状疱疹）

此疮多生腰部形如水泡，长1～2寸成碎如饭，或红肿坚硬，治法有11个：

治法1　用胡椒、雄黄各30克，共研成细末放在清水中化开无渣为度，装入消毒瓶内盖紧不可走失药气，每次取出适量药粉用鸡蛋清调成糊状敷患处，用油纸将药盖上外用纱布包扎固定，每日换药1次，连敷数日。

治法2　用通心菜茎适量，放新瓦上焙至干枯研成细末放在清水中化开无渣为度，装入消毒瓶内盖紧不可走失药气，每次取出适量药粉用菜籽油调成膏状涂敷患处，用油纸将药盖上外用纱布包扎固定，每日早晚各换药1次，连续数日。

治法3　用嫩番薯叶适量，加冰片少许，共研如泥厚敷患处，用油纸将药盖上外用纱布包扎固定，每日换药1次，连续数日。

治法4　用老茶树叶适量，焙至干枯研成细末放在清水中化开无渣为度，装入消毒瓶内盖紧不可走失药气，每次取出适量药粉用浓茶调成膏状厚敷患处，用油纸将药盖上外用纱布包扎固定，每日换药1次，连续数日。

治法5　用蛇蜕适量，在新瓦上焙至焦枯存性研成细末放在清水中化开无渣为度，装入消毒瓶内盖紧不可走失药气，每次取出适量药粉用香油调成膏状涂敷患处，用油纸将药盖上外用纱布包扎固定，每日换药1次，连续数日。

治法6　用鲜马齿苋适量，洗净研如泥厚敷患处，用油纸将药盖上外用纱布包扎固定，每日换药1次，连续数日。

治法7　用雄黄粉适量，用陈醋调成膏状涂敷患处，用油纸将药盖上外用纱布包扎固定，每日早晚各换药1次，连敷数日。

治法8　用水缸底地龙适量研如泥涂敷患处，用油纸将药盖上外用纱布包扎固定，每日早晚各换药1次，连敷数日。

治法9　用鲜鱼血适量加雄黄调成膏状涂敷患处，用油纸将药盖上外用纱布包扎固定，每日早晚各换药1次，连敷数日。

治法10　用独脚莲根适量加雄黄共研成细末放在清水中化开无渣为度，装入消毒瓶内盖紧不可走失药气，每次取出适量药粉用黄鳝血调成膏状涂敷患处，用油纸将药盖上外用纱布包扎固定，每日早晚各换药1次，连敷数日。

治法11　用败酱草适量，加水煎取浓汁洗患处，日洗3~5次，连洗数日。

千层疮

千层疮者，治法如下：

治法　用鲜橄榄核适量，烧至焦枯存性取出研成细末放在清水中化开无渣为度，装入消毒瓶内盖紧不可走失药气，每次取出适量药粉用鸡蛋油调成膏状涂敷患处，中间留出一个小孔以便排出毒气，用油纸将药盖上外用纱布包扎固定，每日早晚各换药1次，连续数日。

猫眼疮

猫眼疮形似猫儿眼睛有光彩无脓血，痒痛不常，饮食减少，这是一种寒疮，治法如下：

治法　用生草乌90克，山楂煨60克，白芷炒、天南星各30克，肉桂15克不可见火，共研成细末放在清水中化开无渣为度，装入消毒瓶内盖紧不可走失药气，每次取出适量药粉用烧酒调成膏状涂敷患处，中间留出一个小孔以便排出毒气，用油纸将药盖上外用纱布包扎固定，每日早晚各换药1次（名回阳玉龙膏）连续数日自愈。或多吃鸡鱼葱韭菜等食物亦可。

鱼脊疮

鱼脊疮多生筋骨间，坚硬作痛，初起白泡消长，状如鱼脊破流黄水。初起时治法如下：

治法　用老蒜适量切厚片贴疮头上，用艾团如豆大放蒜上烧，若蒜坏即换，连烧数次不痛为度，后用生草乌90克，山楂煨60克，白芷炒、天南星各30克，肉桂15克不可见火，共研成细末放在清水中化开无渣为度，装入消毒瓶内盖紧不可走失药气，每次取出适量药粉用烧酒调成膏状涂敷患处，中间留出一个小孔以便排出毒气，用油纸将药盖上外用纱布包扎固定，每日早晚各换药1次（名回阳玉龙膏），连续数日。

鱼脐疮

鱼脐疮实而长，肿而黑者，治法如下：

治法　用腊猪头骨适量焙至焦枯取出研成细末放在清水中化开无渣为度，装入消毒瓶内盖紧不可走失药气，每次取出适量药粉用生鸡蛋清调成膏状涂敷患处，中间留出一个小孔以便排出毒气，用油纸将药盖上外用纱布包扎固定，每日早晚各换药1次，连敷数日。

蜂窝疮

蜂窝疮不拘生在何处，形如蜂窝者，治法如下：

治法　用胡椒、朱砂各适量共研成细末放在清水中化开无渣为度，装入消毒瓶内盖紧不可走失药气，每次取出适量药粉用蜂蜜调成膏状涂敷患处，用油纸将药盖上外用纱布包扎固定，每日早晚各换药1次，连敷数日。

痘疮变黑

治痘疮变黑者，治法有2个：

治法1　用百祥丸或百祥丹。制作：大戟一味研成细末放在清水中化开无渣为度，装入消毒瓶内盖紧不可走失药气，每次取6克，用开水冲入空心温服（名百祥丹）日服2~3次，连服数日。

治法2　用大戟300克，红枣30枚共加水煮熟焙干，单用红枣为丸（名百祥丸），每次取5克用开水空心送服，日服2~3次，连服数日。

痘疮不起者

若痘疮不起者，治法如下：

治法　用人参、北芪各20克，甘草10克，生姜3片，共加水煎取浓汁空心温服（名保元汤），每日1剂服2～3次，连续数剂。

一切伤口久不愈合

治一切伤口不愈合者，治法有9个：

治法1　用大象皮适量烧灰存性研成细末放在清水中化开无渣为度，装入消毒瓶内盖紧不可走失药气，每次取出适量药粉用麻油调成糊状敷患处，用油纸将药盖上外用纱布包扎固定，每日换药1次，连敷数日。

治法2　用长肉生肌膏。制作：合欢皮适量加水煎取浓汁，加入适量虫白蜡共熬成膏，每次取少许搽患处，每日换药1次，连搽数日。

治法3　用土茯苓60克，归尾、甘草、银花、荆芥、防风、木通、川芎、赤芍、蒺藜、白芷、牙皂各6克，共加水煎取浓汁空心温服（名败毒散），每日1剂服2～3次，连服数剂。

治法4　用胆矾、黄丹、轻粉、兜茶、冰片、水银、大枫子肉、杏仁去皮尖、丁香、没药、白芍各1克，共研成细末放在清水中化开无渣为度，装入消毒瓶内盖紧不可走失药气，每次取出适量药粉，头上用鹅胆汁调药，手上脚上用猪胆汁调药敷患处，用油纸将药盖上外用纱布包扎固定，每日换药1次，连敷数日。

治法5　用水银、轻粉、海螵蛸、龙骨、铅粉、朱砂、珍珠、大梅片各1克，共研成细末放在清水中化开无渣为度，装入消毒瓶内盖紧不可走失药气，每次取出适量药粉按上方用胆汁调药敷患处，用油纸将药盖上外用纱布包扎固定，每日换药1次，连敷数日。

治法6　用石膏6克，乳香、没药、龙骨、苦丁茶各5克，银花、土茯苓、金樱根、黄柏、黄芩、甘草、草蔻仁各3克，共加水煎取浓汁趁热熏洗患处，每日1剂熏洗5～6次，连洗数日。

治法7　用土茯苓60克，甘草15克，槐花10克，枯矾6克，共加水煎取浓汁趁热熏洗患处，然后再用兜茶、乳香、没药、大黄、姜黄、花粉各3克，朱砂1克，共研成细末放在清水中化开无渣为度，装入消毒瓶内盖紧不可走失药气，每次取出适量药粉用茶油调药搽患处，用油纸将药盖上外用纱布包扎固定，每日1剂熏洗5～6次，连洗数日。

治法8　用鲜豆腐渣适量厚敷患处用油纸将药盖上外用纱布包扎固定，每日换药1次，连敷数日。

治法9　用鲜虾500克，北芪20克，共加水煮熟吃虾饮汤，每日1剂服2～3次，连服数日。

瘰疽

瘰疽生在手足肩背磊磊如赤豆状，治法有5个：

治法1　将痂刮净用火麻仁适量炒香研成细末放在清水中化开无渣为度，装入消毒瓶内盖紧不可走失药气，每次取出适量药粉涂敷患处，中间留出一个小孔以便排出毒气，用油纸将药盖上外用纱布包扎固定，每日换药1次，连敷数日。

治法2　用大鲫鱼一条研如泥，乱发15克，猪脂150克，共煎成膏状取出冷后涂敷患处，中间留出一小孔现出疮头，用油纸将药盖上外用纱布包扎固定，每日换药1次，连敷数日。

治法3　用地骨皮100克，葵花根叶各150克，共加水煎取浓汁加饴糖适量随意饮，日饮3～4次，连饮数日。

治法4　用蛇蜕适量焙至焦枯存性，取出研成细末放在清水中化开无渣为度，装入消毒瓶内盖紧不可走失药气，每次取出适量药粉用真麻油调成膏状涂敷患处，中间留出一个小孔以便排出毒气，用油纸将药盖上外用纱布包扎固定，每日换药1次，连敷数日。

治法5　用鲜药一枝黄花35克，两面针15克，共研如泥敷患处，皮红者用开水调药敷上，皮白者用米酒调药敷上，或用猪胆一只套在患指上，用油纸将药盖上外用纱布包扎固定，每日换药1次，连续3～5日。

下部生阴疮久不收口

若下部生阴疮久不收口者，治法如下：

治法　用葱白适量切片晒干用酒炒至干枯存性研成细末，放在清水中化开无渣为度，装入消毒瓶内盖紧不可走失药气，每次取出适量药粉用麻油调膏状敷患处，中间留出一个小孔以便排出毒气，用油纸将药盖上外用纱布包扎固定，每日换药1次，连敷数日。

臀痈

臀痈，治法有2个：

治法1　用酒糟45克，野宁麻根30克，芙蓉叶适量晒干、胡椒各6克，葱头7个，共研如泥用米醋调成膏状涂敷患处，中间留出一个小孔以便排出毒气，用油纸将药盖上外用纱布包扎固定，每日换药1次，连敷数日。

治法2　用葱白适量连须洗净研如泥，用蜂蜜调成糊状涂敷患处，中间留出一个小孔以便排出毒气，用油纸将药盖上外用纱布包扎固定，每日换药1次，连敷数日。

骑马痈

骑马痈又名偷粪老鼠，生长在前后阴的中间，称为壳道，初发时如松子大，渐如莲子数十日后红肿如桃李大，或一肿即破，破则难愈，一经房事即成漏生管，体弱者患之甚危，诸漏易治独此难治，治则漏管增大难救，一定要在未成脓前，治法如下：

治法　用生甘草、熟大黄各10克用烧酒煎取浓汁空心温服，每日1剂服2~3次，连服数剂。

坐板疮

坐板疮者，治法有5个：

治法1　用铅粉30克，胡椒10克，枯矾3克，共研成细末放在清水中化开无渣为度，装入消毒瓶内盖紧不可走失药气，每次取出适量药粉用生猪油共研成膏状涂敷患处，用油纸将药盖上外用纱布包扎固定，每日早晚各换药1次，连续数日。

治法2　用大蒜苗适量焙至焦枯存性，取出研成细末放在清水中化开无渣为度，装入消毒瓶内盖紧不可走失药气，每次取出适量药粉用麻油调成膏状涂敷患处，用油纸将药盖上外用纱布包扎固定，每日早晚各换药1次，连续数日。

治法3　用松香、宫粉、硫磺、寒水石各30克，共研成细末放在清水中化开无渣为度，装入消毒瓶内盖紧不可走失药气，每次取出适量药粉用生猪油共研成膏状涂敷患处，用油纸将药盖上外用纱布包扎固定，每日早晚各换药1次，连续数日。

治法4　用桑树白汁适量涂敷患处，用油纸将药盖上外用纱布包扎固定，每日早晚各涂药一次，连续数日。

治法5　用蚕豆夹壳适量，焙至焦枯存性研成细末放在清水中化开无渣为度，装入消毒瓶内盖紧不可走失药气，每次取出适量药粉加菜籽油调成膏状涂敷患处，用油纸将药盖上外用纱布包扎固定，每日早晚各换药1次，连敷数日。

便痈

便痈初起时，治法有2个：

治法1　用皂角子7粒，研成细末放在清水中化开无渣为度，装入消毒瓶内盖紧不可走失药气，每次取出适量药粉涂敷患处，中间留出一个小孔以便排出毒气，用油纸将药盖上外用纱布包扎固定，每日换药1次，连敷数日。

治法2　用黄葵花籽49粒、皂角半条共研成细末放在清水中化开无渣为度，加石灰适量用米醋调成糊状涂敷患处，中间留出一个小孔以便排出毒气，用油纸将药盖上外用纱布包扎固定，每日换药1次，连敷3~5日。

翻花疮

翻花疮者内生恶肉如饭粒，血出随生，反出于外，治法有4个：

治法1　用鼠尾草根50克，切碎洗净与猪脂适量共研如泥涂敷患处，中间留出一个小孔以便排出毒气，用油纸将药盖上外用纱布包扎固定，每日1剂服2~3次，连服数剂。

治法2　用鲜苍耳叶适量研如泥厚敷患处，中间留出一个小孔以便排出毒气，用油纸将药盖上外用纱布包扎固定，每日早晚各换药1次，连续数日。

治法3　用鸽粪适量，炒黄研成细末放在清水中化开无渣为度，装入消毒瓶内盖紧不可走失药气，每次取出适量药粉用麻油调成膏状涂敷患处，中间留出一个小孔以便排出毒气，用油纸将药盖上外用纱布包扎固定，每日早晚各换药1次，连续数日。

治法4　用鲜柳枝叶适量，加水煎取浓汁去渣，用慢火熬成膏状取出用油纸摊在地上去净火毒，装入消毒瓶内盖紧不可走失药气，每次取出适量药膏涂敷患处，中间留出一个小孔以便排出毒气，用油纸将药盖上外用纱布包扎固定，每日早晚各换药1次，连续数日。

囊痈

囊痈又名脱囊，是阴囊溃烂肾子落出，治法有3个：

治法1　先用紫苏汤熏洗患处，后用鲜紫苏全草适量研如泥厚敷患处，中留小孔现出疮头，外用鲜荷叶包盖固定，再用归尾、连翘、白茯苓各5克，木通、甘草各3克，黄连2克，共加水煎取浓汁空心温服，每日1剂服2~3次，连服数日。

治法2　用抱小鸡的蛋壳、黄连、轻粉各适量共研成细末放在清水中化开无渣为度，装入消毒瓶内盖紧不可走失药气，每次取出适量药粉用炼过的香油调成膏状涂敷患处，中间留出一个小孔以便排出毒气，用油纸将药盖上外用纱布包扎固定，每日换药1次，连续数日。

治法3　用急性子、生甘草各适量共研成细末放在清水中化开无渣为度，装入消毒瓶内盖紧不可走失药气，每次取出适量药粉用麻油调成膏状涂敷患处，中间留出一个小孔以便排出毒气，用油纸将药盖上外用纱布包扎固定，每日换药1次，连敷数日。

子痈

子痈是肾子作痛，外见红色迟则成脓溃烂致命，治法如下：

治法　急用杞子、川楝子、秦艽、陈皮、赤芍、甘草、防风、泽泻各5克，共加水煎取浓汁空心温服，每日1剂服2~3次，连服数日。

腿痈

腿痈，治法如下：

治法　用老松香适量研成细末放在清水中化开无渣为度，装入消毒瓶内盖紧不可走失药气，每次取出适量药粉用烧酒调成膏状涂敷患处，中间留出一个小孔以便排出毒气，用油纸将药盖上外用纱布包扎固定，每日换药1次，连敷数日。

腿疮

腿疮者，治法如下：

治法　用老桑树上的青苔适量，晒干研成细末放在清水中化开无渣为度，装入消毒瓶内盖紧不可走失药气，每次取出适量药粉用麻油调成膏状涂敷患处，中间留出一个小孔以便排出毒气，用油纸将药盖上外用纱布包扎固定，每日早晚各换药1次，连续数日。

人面疮

人面疮生在两膝，亦有生在两手弯者，治法有2个：

治法1　用雷丸10克，轻粉、白茯苓各3克，共研成细末放在清水中化开无渣为度，装入消毒瓶内盖紧不可走失药气，每次取出适量药粉用麻油调成膏状涂敷患处，中间留出一个小孔以便排出毒气，用油纸将药盖上外用纱布包扎固定，每日早晚各换药1次，连续数日。

治法2　用象贝母适量研成细末放在清水中化开无渣为度，装入消毒瓶内盖紧不可走失药气，每次取出适量药粉用麻油调成膏状涂敷患处，中间留出一个小孔以便排出毒气，用油纸将药盖上外用纱布包扎固定，每日早晚各换药1次，连续数日。

牛头痈

牛头痈是膝上生痈红而肿者，治法如下：

治法　用糯米饭、生葱白连须各适量共研如泥厚敷患处，中间留出一个小孔以便排出毒气，用油纸将药盖上外用纱布包扎固定，每日换药1次，连敷数日。

臁疮

因思郁过度损伤肝脾，或饮食不调损其胃气者，湿热下注更被寒湿外邪所致必生疮，常生在两臁。外臁属三阳为易治。内臁属三阴难治．臁疮多因湿热而引起，又被手甲风毒抓伤，破烂淋漓缠绵不已。臁疮初起红肿者，治法如下：

治法　用羌活、独活、柴胡、前胡各5克，枳实、桔梗、人参、茯苓、川芎各3克，甘草2克，生姜3片，葱头5寸（名人参败毒散），共加水煎取浓汁空心温服，连服数周。

臁疮溃后脓水淋漓

溃后脓水淋漓者，治法有4个：

治法1　用北芪15克，党参、白术各10克，当归6克，升麻、炙甘草、陈皮各5克，柴胡3克，共加水煎取浓汁空心温服（名补中益气汤），每日1剂服2~3次，连服数剂。

治法2　用绿豆适量炒香研成细末放在清水中化开无渣为度，装入消毒瓶内盖紧不可走失药气，每次取出适量药粉用陈醋调成膏状敷患处，中间留出一个小孔以便排出毒气，用油纸将药盖上外用纱布包扎固定，每日换药1次，连敷数日。

治法3　用大白头蚯蚓适量，搽净泥土放入杯中加白糖适量，待白糖变成糊状时去净蚯蚓，取白糖敷患处，中间留出一个小孔以便排出毒气，用油纸将药盖上外用纱布包扎固定，每日换药1次，连敷数次。

治法4　用鲜蚕豆叶适量，研如泥厚敷患处，中间留出一个小孔以便排出毒气，用油纸将药盖上外用纱布包扎固定，每日换药1次，连敷数次。

臁疮晡热

若晡热是阴虚，治法如下：

治法　用熟地240克，山萸肉、怀山药各120克，泽泻、茯苓、丹皮各90克，大剂料作煎剂，共加水煎取浓汁空心温服（名六味地黄丸），每日1剂服2~3次，连服数剂。

臁疮食少体倦畏寒

若食少体倦畏寒是真阳不足者，治法如下：

治法　用熟地250克，淮山、山茱萸各130克，茯苓、丹皮、泽泻各100克，加附子、肉桂各30克，共研成细末放在清水中化开无渣为度，炼蜜为丸黄豆大阴干，装入消毒瓶内盖紧不可走失药气，每次取5克用开水空心温服，（各桂附八味丸，又名金匮肾气丸），日一剂服2~3次，连服数剂。

臁疮溃烂久不愈合

若臁疮溃烂久不愈合者，治法有7个：

治法1　用活鳖鱼将头砍下取血滴于患处，用油纸将药盖上外用纱布包扎固定，日滴3~5

次，连续数日。

治法2　用轻粉、乳香、松香各等份，共研成细末放在舌头上化开无渣为度，装入消毒瓶内盖紧不可走失药气，每次取出适量药粉用香油调成膏状涂敷患处，中间留出一个小孔以便排出毒气，用油纸将药盖上外用纱布包扎固定，每日换药1次，连续数日。

治法3　用佛前多年旧供花，取来洗净晒干用香油浸透贴敷患处，中间留出一个小孔以便排出毒气，用油纸将药盖上外用纱布包扎固定，日换2~3次，连贴数日。

治法4　用龟版100克放火中煅至焦枯存性取出，加黄丹10克共研成细末放在清水中化开无渣为度，装入消毒瓶内盖紧不可走失药气，每次取出适量药粉加葱头3个研如泥，用麻油共调成饼，先用陈茶将疮洗净搽干，然后将药饼摊在棉布上贴患处，中间留出一个小孔以便排出毒气，用油纸将药盖上外用纱布包扎固定，每日早晚各换药1次，连续数日。

治法5　先用白萝卜适量洗净，研如泥厚敷患处，中留小孔现出疮头，每日早晚各换一次，让毒血去净再用松香30克，黄丹24克，杏仁去净皮尖油10克，旧玻璃用火煅透10克，轻粉2克，共研成细末放在清水中化开无渣为度，装入消毒瓶内盖紧不可走失药气，每次取出适量药粉用麻油调成膏状涂敷患处，中间留出一个小孔以便排出毒气，用油纸将药盖上外用纱布包扎固定，每日早晚各换药1次，连续数日。

治法6　用龟版放火中煅至焦枯存性取出，炉甘石放火中煅透取出各10克，轻粉6克，冰片1克，共研成细末放在清水中化开无渣为度，用麻油50克放入铫内煮沸加入白蜡、黄蜡各6克溶化后取出待将凝时，加入前药粉调成膏状装入消毒瓶内盖紧不可走失药气，每次取出适量药膏摊在棉布上，先用葱椒、甘草各适量加水煎取浓汁洗净患处，再将药膏贴敷患处，中间留出一个小孔以便排出毒气，用油纸将药盖上外用纱布包扎固定，每日早晚各换药1次，连续数日。

治法7　用生川乌头、黄柏各等份共研成细末放在清水中化开无渣为度，装入消毒瓶内盖紧不可走失药气，每次取出适量药粉用麻油调成膏状涂敷患处，中间留出一个小孔以便排出毒气，用油纸将药盖上外用纱布包扎固定，每日早晚各换药1次，连续数日。

治法8　先用茶汁洗净患处搽干，再用轻粉适量加葱汁调成膏状涂敷患处，中间留出一个小孔以便排出毒气，用油纸将药盖上外用纱布包扎固定，每日早晚各换药1次，连续数日。

治法9　用伏龙肝、黄柏、黄丹、赤石脂、轻粉各等份，共研成细末放在清水中化开无渣为度，装入消毒瓶内盖紧不可走失药气，每次取出适量药粉用麻油调成膏状涂敷患处，中间留出一个小孔以便排出毒气，用油纸将药盖上外用纱布包扎固定，每日早晚各换药1次，连续数日。

臁疮不干水

若臁疮不干水者，治法如下：

治法　用白泥适量，放火中煅透取出研成细末放在清水中化开无渣为度，装入消毒瓶内盖紧不可走失药气，每次取出适量药粉用麻油调成膏状涂敷患处，中间留出一个小孔以便排出毒气，用油纸将药盖上外用纱布包扎固定，每日早晚各换药1次，连续数日。

下肢溃疡疮面恶臭久不收口

若下肢溃疡疮面恶臭久不收口者，治法如下：

治法　用鲜无花果适量研如泥敷患处，中间留出一个小孔以便排出毒气，用油纸将药盖上外用纱布包扎固定，每日换药1次，连敷数日。

下肢溃疡

若下肢溃疡者，治法如下：

治法　用黄豆适量，去皮研如泥厚敷患处，中间留出一个小孔以便排出毒气，用油纸将药盖上外用纱布包扎固定，每日换药1次，连敷数次。

烂脚疮

烂脚疮者，治法有3个：

治法1　用初生的无毛老鼠适量，破腹吹干焙至焦枯存性，取出加入冰片少许共研成细末放在清水中化开无渣为度，装入消毒瓶内盖紧不可走失药气，每次取出适量药粉用麻油调成膏状涂敷患处，中间留出一个小孔以便排出毒气，用油纸将药盖上外用纱布包扎固定，每日早晚各换药1次，连续数日。

治法2　用大活鲫鱼一条，取冰片2克灌入鱼腹内，将鱼急放入尿缸内让鱼饮饱后取出，放新瓦上焙至焦枯取出加入炉甘石少许，共研成细末放在清水中化开无渣为度，装入消毒瓶内盖紧不可走失药气，每次取出适量药粉用麻油调成膏状，先用葱白汤洗净患处，再用药膏涂敷患处，中间留出一个小孔以便排出毒气，用油纸将药盖上外用纱布包扎固定，每日早晚各换药1次，连续数日。

治法3　用铜绿适量研成细末放在清水中化开无渣为度，装入消毒瓶内盖紧不可走失药气，每次取出适量药粉用黄蜡与猪油各等份溶化共调成膏，摊在纸上贴患处，中间留出一个小孔以便排出毒气，用油纸将药盖上外用纱布包扎固定，每日早晚各换药1次，连续数日。

甲疽

甲疽：凡指甲边生一赤肉突起时常复发，此名甲疽，治法有5个：

治法1　用北芪70克，狼毒35克，共研成细末放在清水中化开无渣为度用陈醋500毫升浸泡24小时，加猪油180克，共煎取浓汁去渣再熬成膏，取出用油纸摊在地上去净火毒，装入消毒瓶内盖紧不可走失药气，每次取出适量药膏敷患处，用油纸将药盖上外用纱布包扎固定，每日换药1次，连敷数日。

治法2　用乳香、胆矾各50克，共研成细末放在清水中化开无渣为度，装入消毒瓶内盖紧不可走失药气，每次取出适量药粉用陈醋调敷患处，用油纸将药盖上外用纱布包扎固定，每日换药1次，连敷数日。

治法3　用皂矾50克用火煅枯研成细末放在清水中化开无渣为度，装入消毒瓶内盖紧不可走失药气，用盐汤洗患处搽干，再用干药末包患处，用油纸将药盖上外用纱布包扎固定，每日换药1次，连敷数日。

治法4　用陈皮适量，加水煎浓汁浸泡患处，再用龙衣烧枯存性，加雄黄各20克，共研成细末放在清水中化开无渣为度，装入消毒瓶内盖紧不可走失药气，每次取出适量药粉用麻油调成糊状敷患处，用油纸将药盖上外用纱布包扎固定，每日换药1次，连敷数日。

治法5　用甘草适量，用口咬烂厚敷患处，用油纸将药盖上外用纱布包扎固定，干则即换，日换数次，连敷数日。

灌甲

灌甲初起，治法如下：

治法　先用磁锋刨去甲上一层，再用枯矾末放在清水中化开无渣为度，装入消毒瓶内盖紧不可走失药气，每次取出适量药粉用麻油调成糊状敷患处，用油纸将药盖上外用纱布包扎固定，每日换药1次，连敷数日。

油灰指甲

如油灰指甲，治法有2个：

治法　每日可用鲜凤仙花全草适量，研如泥厚敷甲上，用油纸将药盖上外用纱布包扎固定，每日换药1次，连敷数日。

治法　用(《新医药杂志》) 鹅掌风浸剂：川槿皮、樟脑、白及、大黄、马钱子各9克，白砒6克，蜈蚣4条，斑蝥1克，米醋适量浸泡浓汁，洗浴患处每日2~3次。

蛀节蛀甲

如指节生疮（名曰蛀节），治法如下：

治法　用生黄豆适量，用口咬烂厚敷患处，用油纸将药盖上外用纱布包扎固定，每日换药1次，连敷数日。

指甲下生疮

如指甲下生疮（名曰蛀甲），治法如下：

治法　用生黄豆适量，用口咬烂厚敷患处，用油纸将药盖上外用纱布包扎固定，每日换药1次，连敷数日。

血馀症

如十指节断坏维有筋连，时有虫出长数尺而全身绿毛（此名血馀症），治法如下：

治法　用赤茯苓、白茯苓、胡连各5克，共加水煎取浓汁温服，每日1剂服2~3次，连服数日。

指缝生疮

如虎口及各指缝生疮，或肿或烂，痛不可忍，若不早治即烂入手，治法有5个：

治法1　用生蒲公英适量，洗净研如泥厚敷患处，用油纸将药盖上外用纱布包扎固定，每日换药1次，连敷数日。

治法2　用生黄豆适量，用口咬烂厚敷，用油纸将药盖上外用纱布包扎固定，每日换药1次，连续数日。

治法3　用通草适量研成细末放在清水中化开无渣为度，装入消毒瓶内盖紧不可走失药气，每次取出适量药粉用鸡蛋清调敷患处，用油纸将药盖上外用纱布包扎固定，每日换药1次，连敷数日。

治法4　用白及30克，蟾酥12克共研成细末放在清水中化开无渣为度，装入消毒瓶内盖紧不可走失药气，每次取出适量药粉用鸡蛋清调敷患处，用油纸将药盖上外用纱布包扎固定，每日换药1次，连敷数日。

治法5　用白芷、滑石、黄丹各20克，共研成细末放在清水中化开无渣为度，装入消毒瓶内盖紧不可走失药气，每次取出适量药粉用鸡蛋清调敷患处，用油纸将药盖上外用纱布包扎固定，每日换药1次，连敷数日。

手指及掌生黄白脓泡，痛痒无时

如手指及掌生黄白脓泡，痛痒无时，治法有2个：

治法1　用猪肝、桃叶各适量，共研如泥厚敷患处，用油纸将药盖上外用纱布包扎固定，每日换药1次，连敷数日。

治法2　先用猪油240克，煮沸加藜芦、苦参各30克，炸至焦枯取出，加入松香30克，溶化后离火，加入枯矾末、雄黄末各30克，搅匀成膏（名藜芦膏）。每次取少许搽患处，用油纸将药盖上外用纱布包扎固定，每日早晚各搽一次，连续数日。

手背生疮

如手背生疮肿大如拳者，治法如下：

治法　用真硼砂、梅花冰片各1克，轻粉0.1克共研成细末放在清水中化开无渣为度，装入消毒瓶内盖紧不可走失药气，每次取出适量药粉掺在患处，少时即化为水流净炎消。

热毒攻手

如热毒攻手，肿痛欲脱者，治法有2个：

治法1　用化猪油与羊屎各适量，共调成膏敷患处，中间留出一小孔现出疮头，用油纸将药盖上外用纱布包扎固定，每日换药1次，连敷3~5日。

治法2　用马屎适量加水煮浓汁浸泡，日泡3~5次，连泡3~5日。

手脚生疮久不收口

如手脚生疮久不收口者，治法有2个：

治法1　用多人撒过尿的烂木板适量烧枯存性加冰片少许共研成细末，放在清水中化开无渣为度，装入消毒瓶内盖紧不可走失药气，每次取出适量药粉搽患处，中间留出一个小孔以便排出毒气，用油纸将药盖上外用纱布包扎固定，日搽2~3次，连搽数日。

治法2　用乌枣60克，白腊10克，柿饼2克，共研如泥加猪油调成糊状厚敷患处，中间留出一个小孔以便排出毒气，用油纸将药盖上外用纱布包扎固定，每日换药1次，连敷数日。

缧纹生疮

如手足指头上缧纹生疮，治法如下：

治法　用生橄榄核适量研成细末放在清水中化开无渣为度，装入消毒瓶内盖紧不可走失药气，每次取出适量药粉用陈醋调成糊状敷患处，用油纸将药盖上外用纱布包扎固定，每日早晚各换药1次，连敷数日。

痱　子

痱子又称红色粟粒疹，主要发生在闷热的夏秋季里，常发于颈部肘窝背部胸部和小儿头面部等处。初起时为针头大小红色丘疹，继之出现成群红色丘疱疹或小水疱，有瘙痒或烧灼感。经常是成批生长，在天气转凉后数日内就可消退。在炎热气候或高温环境下特别是湿度过高时，皮肤出汗过多不能及时排除，汗管口被汗液浸泡肿胀而阻塞，汗液郁积在毛孔内引起真皮内轻度急性炎症反应产生痱子，这时如有细菌侵入即可发展成毛囊炎或小疖疮。出汗过多是发生痱子的起因，但出汗较多的人不一定都会长痱子，这主要决定于皮肤抵抗力的强弱和汗液排除是否及时，如经常啼哭的小儿或衣服穿得又厚又紧密不通风的人或长期卧床的体虚病人都容易生长痱子。若长痱子者，治法有2个：

治法1　用鲜丝瓜叶、黄瓜叶各适量，洗净共研如泥，用纱布包好榨取汁液，加入绿豆粉、滑石粉各半，冰片2~3克，共调成膏状涂搽患处，日搽2~3次，连续数日。

治法2　用枸杞根、叶各适量，加水煎取浓汁搽洗全身，日洗2~3次，连续数日。

治法3　在地下3尺取黄土与冰片各等量，共研成细末放在清水中化开无渣为度，装入消毒瓶内盖紧不可走失药气，每次取出适量药粉涂搽全身，日搽2~3次，连续数日。

治法4　用绿豆粉200克，滑石粉100克，共调匀搽患处，日搽3~5次，连搽数日。

冻　疮

冻疮又名冻伤，是机体由于暴露在寒冷环境中而形成的损伤，严寒是造成冻伤的主要因素，但气候环境和身体本身的抗寒能力也起着重要作用。空气潮湿容易造成冻伤，机体本身对寒冷的耐受力亦因人因时而异，营养不良过度疲劳或饥饿等都是全身性的诱因，而肢体局部血液循环不良，冻伤可分为局部和全身两种，局部冻伤爱发于指趾、鼻尖、耳廓脸颊等暴露部位，而且容易在同一部位复发。根据冻伤程度不同可分为三度，第一度是部分皮肤冻伤，从苍白变为斑块状、蓝紫色后转为红肿充血，并有痒痛麻木等现象，称为红斑型，可在5~10日症状完全消失不留疤痕。第二度冻伤，除红肿外，还出现大小不等的水泡，局部剧痛，对冷热均有针刺感觉，称为水泡型在2~3周后水泡干枯，形成干痂脱落，时有薄的新皮覆盖创面。第三度皮肤从苍白变为紫黑，伤部周围皮肤肿胀，并有水泡大多有剧痛，或有坏死皮肤组织，脱落后创面愈合需二个月以上，且形成疤痕。全身冻伤时，除体表血管收缩，皮肤苍白外伤者，还出现寒战，以增加机体发热，维持体内温度，但当体温继续下降时，伤者就感觉疲乏瞌睡。再进一步就神志迟钝常出现幻觉，若不及时治疗就危及生命。发生冻伤后伤部要迅速复温，可将伤部浸泡在清洁温水中并在5~7分钟内加温到37~42℃左右。冻伤的肢体宜稍抬高以消退水肿，如第一二三度冻伤者，治法有13个：

治法1　用白萝卜、胡萝卜各适量，共研如泥炒热用布包好，趁热涂搽患处，用油纸将药盖上外用纱布包扎固定，日搽2~3次，连续数日。

治法2　用陈醋适量煮热用毛巾浸透热敷患处，用油纸将药盖上外用纱布包扎固定，每日2~3次，连续数日。

治法3　用茄梗、蒜梗各300克，共加水煎取浓汁，趁热熏洗患处，日洗2~3次，连续数日。

治法4　用老丝瓜适量，焙至焦枯存性研成细末放在清水中化开无渣为度，装入消毒瓶内盖紧不可走失药气，每次取出适量药粉用猪油调成膏状涂敷患处，用油纸将药盖上外用纱布包扎固定，每日2~3次，连续数日。

治法5　用尖辣椒15克剪成丝，放入白酒内浸泡10日后，取酒涂敷患处，用油纸将药盖上外用纱布包扎固定，日涂2~3次，连续数日。

治法6　用谷糠适量放盆内点火烧糠烤患处，每日2~3次，连续数日。

治法7　用生山药100克洗净去皮，加蓖麻籽3~5粒去壳，共研如泥厚敷患处，用油纸将药盖上外用纱布包扎固定，每日换药1次，连续数日。

治法8　用螃蟹壳适量，焙至焦枯存性研成细末放在清水中化开无渣为度，装入消毒瓶内盖紧不可走失药气，每次取出适量药粉用香油调成膏状，先用白萝卜苗或甘蔗皮适量，加水煎取浓汁熏洗患处拭干，再将药膏涂敷患处，用油纸将药盖上外用纱布包扎固定，每日换药1次，连续数日。

治法9　用马勃10克，冰片1克共研成细末放在清水中化开无渣为度，装入消毒瓶内盖紧不可走失药气，每次取出适量药粉用香油调成膏状涂敷患处，用油纸将药盖上外用纱布包扎固定，每日换药1次，连续数日。

治法10　用白萝卜与辣椒各适量，加水煎取浓汁熏洗患处，日洗2~3次，连洗数日。

治法11　用生猪脂适量切片浸入烧酒内十日后取出，用此油涂敷患处，用油纸将药盖上外用纱布包扎固定，每日换药1次，连敷数日。

治法12　用棉布浸透羊油包患处，用油纸将药盖上外用纱布包扎固定连包数日。

治法13　凡脚跟生冻疮未溃时可用冷水浸患处，每次浸30~40分钟，每日浸1次，连浸数日。

冻疮溃烂者

若冻疮溃烂者，治法有4个：

治法1　用大活螃蟹适量，烧至焦枯存性取出研成细末放在清水中化开无渣为度，装入消毒瓶内盖紧不可走失药气，每次取出适量药粉用蜜糖调成膏状涂敷患处周围，用油纸将药盖上外用纱布包扎固定，每日换药1次，连续数日。

治法2　用鲜桑螵蛸适量，切断用力挤出黄色液体涂敷患处周围，用油纸将药盖上外用纱布包扎固定，日涂2~3次，连续数日。

治法3　用紫皮大蒜头适量研如泥炒热厚敷患处周围，用油纸将药盖上外用纱布包扎固定，每日换药1次，连续数日。

治法4　用大黄适量研成细末放在清水中化开无渣为度，装入消毒瓶内盖紧不可走失药气，每次取出适量药粉用热水调成膏状涂敷患处周围，用油纸将药盖上外用纱布包扎固定，每日换药1次，连续数日。

预防冻疮

若预防冻疮者，治法有3个：

治法1　将尖辣椒适量研成细末放在清水中化开无渣为度，装入消毒瓶内盖紧不可走失药气，每次取出适量药粉用凡士林调成膏状，搽易冻皮肤处，每日1~2次长期搽用。

治法2　用熟附子适量研成细末放在清水中化开无渣为度，装入消毒瓶内盖紧不可走失药气，每次取出适量药粉加入少量面粉共调成糊状厚敷患处，用油纸将药盖上外用纱布包扎固定，每日换药1次，连敷数日。

治法3　在暑伏时取大蒜适量，研如泥敷在上年生过冻疮之处，用油纸将药盖上外用纱布包扎固定，过一日夜洗去，迟3~4日再敷一次从此不再长冻疮。

五痨七伤

治五痨七伤者，治法有5个：

治法1　用人参、白术、茯苓各6克，甘草、陈皮、法夏各3克，生姜3片，红枣3枚，共加水煎取浓汁（名六君子汤），空心温服，每日1剂服2~3次，连服数剂。

治法2　用人参、白术、茯苓各6克，甘草3克（名四君子汤），共加水煎取浓汁空心温服，每日1剂服2~3次，连服数剂。

治法3　用人参、北芪、白术、茯苓、当归、远志、枣仁、木香、元肉各3克，甘草1.5克，生姜3片，红枣3枚，共加水煎取浓汁（名归脾汤），空心温服，每日1剂服2~3次，连服数剂。

治法4　用熟地250克，怀山药、山茱萸各130克，茯苓、丹皮、泽泻各100克，共研成细末放在清水中化开无渣为度，炼蜜为丸黄豆大阴干，装入消毒瓶内盖紧不可走失药气，每次取5克用开水空心温服（名六味地黄丸），日服2~3次，连服数剂。

治法5　用白芍60克，黄芪、肉桂名30克，甘草21克共研成粗末，每次取15克，生姜3片，红枣2枚，共加水煎取浓汁空心温服（名黄芪建中汤），每日1剂服2~3次，连服数剂。

伤肾腰脚痛

如肾伤腰脚痛下肢冷者，治法如下：

治法　用熟地25克，淮山、山茱萸各13克，茯苓、丹皮、麦冬、五味子、泽泻各10克，共加水煎取浓汁空心温服（名八味汤），每日1剂服2~3次，连服数剂。

伤肺

如伤肺者，治法如下：

治法　用半夏10克，桂枝、白芍各6克，麻黄、干姜各5克，细辛、五味子、炙甘草各3克，共加水煎取浓汁空心温服（名小青龙汤），可加减用之，每日1剂服2~3次，连服数剂。

伤者发落肌枯

如伤者发落肌枯，治法如下：

治法　用桂枝、白芍、北芪各10克，炙甘草5克，生姜5片，红枣4枚，用法：共加水煎取浓汁空心温服（名桂枝加北芪汤），每日1剂服2~3次，连服数剂。

汤火灼伤

治汤火灼伤者，凡经汤火伤者无论轻重，治法有25个：

治法1　急用童便灌服以免火毒攻心，或用白砂糖适量用温开水调服，或用蜂蜜适量用温开水调服均可，切不可用冷水及井泥等物，若用者痛极难忍，若误用冷水淋则热气内逼，轻则烂入筋骨手足弯缩，重则火毒直攻入心，医治困难，可用蓖麻仁、蛤粉各等份研如泥，用麻油调成糊状敷患处，用油纸将药盖上外用纱布包扎固定，每日换药1次，连敷数日。

治法2　用真麻油100毫升，糯米500克加水洗取浓汁倒入麻油内，用木条不停的快速顺搅2~3小时，挑起油成丝状即可用此油涂患处，少时即刻止痛，日搽3~5次数日自愈而无疤痕。

治法3　先用热童便浸泡患处，然后再用蜂蜜和真麻油各适量共调敷患处用油纸将药盖上外用纱布包扎固定，日敷3~5次数日自愈而无疤痕。

治法4　用生大黄适量研如泥敷患处用油纸将药盖上外用纱布包扎固定，即可止痛，每日换药1次，连敷数日自愈，而愈后没有疤痕。

治法5　用活地龙白头者30~50条搽净泥土加白砂糖适量，少时化有汁液，用此搽患处立止其痛，而愈后没有疤痕。

治法6　用白蔹适量研成细末放在清水中化开无渣为度，装入消毒瓶内盖紧不可走失药气，每次取出适量药粉用麻油调成糊状敷患处，用油纸将药盖上外用纱布包扎固定，每日换药1次，连敷数日。

治法7　用馒头焙干烧存性研成细末放在清水中化开无渣为度，装入消毒瓶内盖紧不可走失药气，每次取出适量药粉用麻油调成糊状敷患处，用油纸将药盖上外用纱布包扎固定，每日换药1次，连敷数日。

治法8　用黄瓜适量研如泥厚敷患处，用油纸将药盖上外用纱布包扎固定，每日早晚各换药1次，连敷数日。

治法9　用老南瓜或西瓜心适量，研如泥厚敷患处，用油纸将药盖上外用纱布包扎固定，每日早晚各换药1次，连敷数日。

治法10　用南瓜切碎装入坛内埋入土中数月后即化为水愈久愈佳，如有汤火伤者取此水涂患处，日涂3~5次，连续涂数日。

治法11　用老黄瓜切碎装入坛内埋入土中数月后即化为水愈久愈佳，如有汤火伤者取此水涂患处，日涂3~5次，连续涂数日。

治法12　用地榆适量焙至黄色取出研成细末放在清水中化开无渣为度，装入消毒瓶内盖紧不可走失药气，每次取出适量药粉用麻油调成膏状涂敷患处，用油纸将药盖上外用纱布包扎固定，日涂1~2次，连续涂数日。

治法13　用生桐油100毫升加银珠20克共调匀装入消毒瓶内盖紧不可走失药气，每次取出适量药油涂患处，用油纸将药盖上外用纱布包扎固定，日涂1~2次，连续涂数日。

治法14　先用咸水洗伤处，后用好烧酒频频搽患处，少时立止其痛。

治法15　用活螃蟹一只研如泥敷患处，用油纸将药盖上外用纱布包扎固定，本方对漆疮疥癣亦有效，每日早晚各换药 1 次，连敷数日。

治法 16　取灶心土适量研成细末放在清水中化开无渣为度，装入消毒瓶内盖紧不可走失药气，每次取出适量药粉用人乳调成膏状涂敷患处，用油纸将药盖上外用纱布包扎固定，每日早晚各换药 1 次，连换数日轻者可愈。

治法 17　用马铃薯适量研如泥厚敷患处，用油纸将药盖上外用纱布包扎固定，每日早晚各换药 1 次，连敷数日。

治法 18　用鲜鸡蛋白与白酒各半调匀搽患处，用油纸将药盖上外用纱布包扎固定，日搽数次，连搽数日。

治法 19　用鸡蛋黄油涂患处，用油纸将药盖上外用纱布包扎固定，日涂数次，连续数日。

治法 20　用兔皮适量焙至焦枯研成细末放在清水中化开无渣为度，装入消毒瓶内盖紧不可走失药气，每次取出适量药粉用麻油调成膏状敷患处，用油纸将药盖上外用纱布包扎固定，每日换药 1 次，连敷数日。

治法 21　将狗骨适量烧枯存性研成细末放在清水中化开无渣为度，装入消毒瓶内盖紧不可走失药气，每次取出适量药粉用麻油调成膏状敷患处，用油纸将药盖上外用纱布包扎固定，每日换药 1 次，连敷数日。

治法 22　用胡萝卜适量研如泥厚敷患处，用油纸将药盖上外用纱布包扎固定，每日早晚各换药 1 次，连敷数日。

治法 23　用鲜蒲公英适量加白糖、冰片各 5 克，共研如泥厚敷患处，用油纸将药盖上外用纱布包扎固定，每日换药 1 次，连敷数日。

治法 24　用老白菜干叶适量，焙至干枯取出加冰片 5 克，共研成细末放在清水中化开无渣为度，装入消毒瓶内盖紧不可走失药气，每次取出适量药粉用麻油调成膏状敷患处，用油纸将药盖上外用纱布包扎固定，每日换药 1 次，连敷数日。

治法 25　用烂桔子汁适量，过滤澄清取汁涂患处，用油纸将药盖上外用纱布包扎固定，日涂数次，连涂数日。

眼睛汤火伤

若眼睛汤火伤者，治法如下：

治法　立即倒卧地上用热童便冲眼，然后再取牛口中流出涎沫点入眼患处，日点 2～3 次，连点数日。

防病

防病者，治法如下：

治法　用贯众适量泡入水池内，日用此水可防一切病毒病症发生。

百病一味药

治百病一味药，治法如下：

治法　艾叶适量加入少许硫磺末，共作成艾柱用老光镜在阳光下点火灸患处，每日 1～2 次，连灸数日。

癣　症

癣症：总由风热湿邪侵入皮肤，郁久风盛则化为虫，瘙痒无休，其名共分六种，一干癣瘙痒起白屑，二湿癣瘙痒则出黏汁浸淫如虫行，三风癣即年久不愈之顽癣，瘙则痹顽不知痛痒，四牛皮癣状如牛领之皮厚而坚，五松皮癣状如苍松之皮，红白斑点相连时时作痒，六刀癣轮廓全无纵横不定，总以杀虫渗湿消毒之药。治法有 12 个：

治法 1　用人参、羌活、防风、川芎、茯苓、僵蚕酒洗炒、蝉蜕、藿香各 63 克，川厚朴姜汁炒 16 克，陈皮去白、荆芥、炙甘草各 15 克，共研成细末放在清水中化开无渣为度，装入消毒瓶内盖紧不可走失药气，每次取 10 克，用白酒冲服，日服 2～3 次，连服数剂。

治法 2　用煅石膏 26 克，苦参、知母、生地、火麻仁各 20 克，当归、荆芥、防风各 12 克，牛子、蝉蜕、苍术、木通各 10 克，甘草 6 克共用白酒煎取浓汁空心温服（名消风散），每日 1 剂服 2～3 次，连服数剂。

治法 3　用羊蹄根 24 克，枯白矾各 6 克，共研成细末放在清水中化开无渣为度，装入消毒瓶内盖紧不可走失药气，每次取出适量药粉用醋调成膏状涂敷患处，用油纸将药盖上外用纱布包扎固定（名羊蹄根散），每日换药 1 次，连续数日。

治法 4　用川槿皮 120 克，海桐皮、大黄各 60 克，百药煎 42 克，巴豆去油 5 克，雄黄、轻粉各 12 克，斑蝥 5 克，共研成细末放在清水中化开无渣为度，装入消毒瓶内盖紧不可走失药气，每次取出适量药粉用阴阳水将药调成膏状涂敷患处，用油纸将药盖上外用纱布包扎固定（名必效散），每日换药 1 次，连续数日。

治法 5　用苦参 120 克，大黄炒、独活、防风、枳壳麸炒、元参、黄连各 60 克，黄芩、栀子、菊花各 30 克，共研成细末放在清水中化开无渣为度炼蜜为丸，阴干装入消毒瓶内盖紧不可走失药气，每次取 10 克，饭后用温开水送服（名散风苦参丸），日服 2～3 次，连续数日。

治法 6　用苦参酒洗九晒炒黄 6 克，全蝎土炒、皂刺、牙皂、防风、荆芥穗、金银花、蝉蜕炒各3克，葱白3寸，酒水各半煎取浓汁空心温服（名疏风消热散），每日1剂服2~3次，连续数日。

治法7　用五倍子去净里面的虫，枯矾各30克共研成细末放在清水中化开无渣为度，装入消毒瓶内盖紧不可走失药气，每次取出适量药粉用麻油调成膏状，先用温水洗软搽干再用药膏涂敷患处，用油纸将药盖上外用纱布包扎固定，每日换药1次，连敷数日。

治法8　用斑蝥适量研成细末放在清水中化开无渣为度，装入消毒瓶内盖紧不可走失药气，每次取出适量药粉用蜜调成膏状，先用温水洗软搽干再用药膏涂敷患处，用油纸将药盖上外用纱布包扎固定，每日换药1次，连敷数日一切顽癣。

治法9　用大甘草适量研成细末放在清水中化开无渣为度，装入消毒瓶内盖紧不可走失药气，每次取出适量药粉用芦荟汁调成膏状，先用温水洗软搽干再用药膏涂敷患处，用油纸将药盖上外用纱布包扎固定，每日换药1次，连敷数日。

治法10　用白芷、细辛、樟脑、土槿皮各30克，共用烧酒浸泡半月，然后每日取酒搽患处，用油纸将药盖上外用纱布包扎固定，日搽2~3次，连搽数日。

治法11　用白及、木鳖子、土槿皮、白糖各30克，共研成细末放在清水中化开无渣为度，装入消毒瓶内盖紧不可走失药气，每次取出适量药粉用醋调成膏状，先用温水洗软搽干再用药膏涂敷患处，用油纸将药盖上外用纱布包扎固定，每日换药1次，连敷数日。

治法12　用皂角适量研成细末放在清水中化开无渣为度，加醋用慢火煎熬成膏，先用温水洗软搽干再用药膏涂敷患处，用油纸将药盖上外用纱布包扎固定，每日换药1次，连敷数日。

刀癣春生桃花面上旋

若刀癣春生桃花面上旋者，治法如下：

治法　用绿豆粉90克，白菊花、白附子、白芷各30克，熬白食盐15克，冰片1.5克，共研成细末放在清水中化开无渣为度，装入消毒瓶内盖紧不可走失药气，每次取出适量药粉作成面脂（名消风玉容散），每日早晚各搽一次，连续数日。

各种头癣

若各种头癣者，治法如下：

治法　先用烟叶500克，加水煎取浓汁，再用大蒜头100克研如泥，雄黄粉75克，猪胆5枚，取汁共调成膏状涂敷患处，用油纸将药盖上外用纱布包扎固定，每日换药1次，连续数日。

梅花癣

若梅花癣、钱癣及头癣者，治法如下：

治法　用紫甘蔗皮适量，焙至焦枯研成细末放在清水中化开无渣为度300克，芝麻油200克煎沸，韭菜、大蒜头各50克，共研如泥，猪胆5枚倒汁入油内，牛蹄甲4只烧枯存性研成细末放在清水中化开无渣为度，装入消毒瓶内盖紧不可走失药气，石榴皮100克，明矾50克，共加水煎取浓汁，将诸药共调成膏状涂敷患处，用油纸将药盖上外用纱布包扎固定，每日换药1次，连续数日。

牛皮癣

若牛皮癣者，治法有5个：

治法1　用鸡蛋3~5枚，放入陈醋内浸泡10日取出，荔枝核60克，北杏仁50克，共研如泥用鸡蛋白调成膏状涂敷患处，用油纸将药盖上外用纱布包扎固定，每日换药1次，连续数日。

治法2　用鲜桃树根50克加青矾10克，共研如泥涂敷患处，用油纸将药盖上外用纱布包扎固定，每日换药1次，连续数日。

治法3　用黄牛皮适量放新瓦上焙至焦枯存性，取出研成细末放在清水中化开无渣为度，装入消毒瓶内盖紧不可走失药气，每次取出适量药粉加真麻油调成膏状涂敷患处，用油纸将药盖上外用纱布包扎固定，每日换药1次，连续数日。

治法4　用石榴皮15克，枯矾10克，雄黄2克，共研成细末放在清水中化开无渣为度，装入消毒瓶内盖紧不可走失药气，每次取出适量药粉加真麻油调成膏状涂敷患处，用油纸将药盖上外用纱布包扎固定，每日换药1次，连续数日。

治法5　若牛皮癣、神经性皮炎、鹅掌风者、均可用旧鼓皮适量，烧枯存性研成细末放在清水中化开无渣为度，装入消毒瓶内盖紧不可走失药气，每次取出适量药粉用糠油调成膏状涂敷患处，用油纸将药盖上外用纱布包扎固定，每日早晚各换药1次，连续数日。

鱼鳞癣

若鱼鳞癣者，治法有2个：

治法1　用豆腐1千克蒸熟用小火煨至干枯研成细末放在清水中化开无渣为度，装入消毒瓶内盖紧不可走失药气，用黑豆皮、扁豆皮、蚕豆皮各200克，加水煎取浓汁泡洗患处，再用香油将豆腐末调成膏状涂敷患处，用油纸将药盖上外用纱布包扎固定，每日换药1次，连续数日。

治法2　用宁麻根适量切碎放新瓦上焙至焦

枯存性，取出研成细末放在清水中化开无渣为度，装入消毒瓶内盖紧不可走失药气，每次取出适量药粉用真麻油调成膏状涂敷患处亦治风癣，用油纸将药盖上外用纱布包扎固定，日搽2~3次，连续数日。

挖发癣

若生挖发癣又名蛀发癣者，治法有2个：

治法1　用老生姜适量，浸入高粱酒内3~5日后取姜搽患处，每日早晚各搽一次，连搽数日。

治法2　用铁锈适量研成细末放在清水中化开无渣为度，装入消毒瓶内盖紧不可走失药气，每次取出适量药粉用好醋调成膏状涂敷患处，用油纸将药盖上外用纱布包扎固定，日搽2~3次，连续数日。

烂脚癣

若烂脚癣者，治法如下：

治法　用凤凰衣10克，放新瓦上焙至焦枯存性取出，加枯矾3克，冰片1克，共研成细末放在清水中化开无渣为度，装入消毒瓶内盖紧不可走失药气，每次取出适量药粉搽患处，用油纸将药盖上外用纱布包扎固定，每日早晚各搽一次，连搽数日。

手足癣

手足癣，治法如下：

治法　用(《中医杂志》)手癣方：大枫子、荆芥、防风、五加皮、地骨皮、明矾各15克，皂角刺10克，共加米醋浸泡浓汁洗浴患处，每日洗3~5次，连洗数日。

荷叶癣

若生荷叶癣者，治法如下：

治法　用荷叶蒂适量焙至干枯取出研成细末放在清水中化开无渣为度，装入消毒瓶内盖紧不可走失药气，每次取出适量药粉用真麻油调成膏状涂敷患处，用油纸将药盖上外用纱布包扎固定，日搽2~3次，连续数日脱去皮一层。

年久顽癣

若年久顽癣者，治法有2个：

治法1　用王不留行、五倍子各等份焙至焦枯共研成细末放在清水中化开无渣为度，装入消毒瓶内盖紧不可走失药气，每次取出适量药粉加醋调成膏状涂敷患处，用油纸将药盖上外用纱布包扎固定，日搽2~3次，连续数日。

治法2　用五倍子50克，研成细末放在清水中化开无渣为度放入砂锅内加陈醋适量，用小火慢熬成膏状取出用油纸摊在地上去净火毒，装入消毒瓶内盖紧不可走失药气，每次取出适量药膏涂敷患处，用油纸将药盖上外用纱布包扎固定，日搽2~3次，连续数日。

干湿疥癣

若干湿疥癣者，治法如下：

治法　先用白乳鸽1只，去净毛及内脏，洗净在鸽腹内装入绿豆150克，白酒15克封口，共放入砂锅内，加水煮至熟烂，取出空心温服，外用大活螃蟹1只，焙至干枯研成细末放在清水中化开无渣为度，装入消毒瓶内盖紧不可走失药气，每次取出适量药粉用猪油调成膏状涂敷患处，用油纸将药盖上外用纱布包扎固定，每日换药1次，每日1剂服2~3次，连服数日。

一切疥癣

如治一切疥癣虫疮者，治法有4个：

治法1　用藜芦适量研成细末放在清水中化开无渣为度，装入消毒瓶内盖紧不可走失药气，每次取出适量药粉用麻油调成糊状敷患处，用油纸将药盖上外用纱布包扎固定，每日换药1次，连敷数日。

治法2　用古方(《证治准绳》)羌活散：羌活、独活、明矾、白鲜皮、硫磺、狼毒各30克，白附子、黄丹、蛇床子各15克，轻粉7.5克，共研成细末放在清水中化开无渣为度，装入消毒瓶内盖紧不可走失药气，每次取出适量药粉加油调成膏状，每次取少许涂敷患处，用油纸将药盖上外用纱布包扎固定每日换药1次。

治法3　用墨鱼1大条，去净内脏洗净，用鲜苍耳子叶填满鱼腹内，外用苍耳子叶厚包，共放砂锅内，加水煮至熟烂，取出吃鱼饮汤，每日2~3剂连服数日。

治法4　用巴豆去壳与生猪油各适量共研如泥用纱布包紧搽患处，每日搽2~3次，连搽数日。

如治风癞者，治法如下：

治法　用五灵脂适量研成细末放在清水中化开无渣为度，装入消毒瓶内盖紧不可走失药气，每次取出适量药粉用真麻油调成糊状搽患处，用油纸将药盖上外用纱布包扎固定，每日早晚各搽一次，连搽数日。

癞疥

若癞疥者，治法有3个：

治法1　用野大黄根120克，白矾6克，川花椒壳3克，樟脑2克，共研成细末放在清水中化开无渣为度，装入消毒瓶内盖紧不可走失药气，每次取出适量药粉加入生猪油适量共研如泥，用纱布包紧搽患处，日搽2~3次，连续数日。

治法2　用胡桃仁10克研如泥，加入水银1克，用红烛油调成膏状涂敷患处，用油纸将药盖上外用纱布包扎固定，日搽2～3次，连续数日。

治法3　用鸡蛋适量煮熟取黄放入锅内用小火煎出蛋油，加硫磺末调成膏状涂敷患处，用油纸将药盖上外用纱布包扎固定，日搽2～3次，连续数日。

手足部

腿生流火胀

腿生流火胀者，治法有2个：

治法1　用鲜紫苏、凤仙花各用全草适量，洗净共研如泥放入盆内加入开水，将腿架盆上趁热熏温泡，每日早晚各作一次，连续数日，就数年之久者。此病愈后忌食田螺。

治法2　用木鳖子适量研成细末放在清水中化开无渣为度，装入消毒瓶内盖紧不可走失药气，每次取出适量药粉用陈醋调成糊状涂敷患处，用油纸将药盖上外用纱布包扎固定，每日早晚各换药1次，连敷数日。

脚转筋（又名膀牵筋）

脚筋缩不舒疼痛不止者（又名脚转筋），治法有3个：

治法1　用当归35克，白芍、薏仁、生地、玄参各18克，柴胡、木瓜各5克，共加水煎取浓汁温服，每日1剂服2～3次，连服数剂。

治法2　用吴茱萸60克炒香，加烧酒煎取浓汁空心温服，每日1剂服2～3次，连服数日。

治法3　用大蒜头适量研如泥炒热涂敷脚心涌泉穴处，另用冷水吞大蒜1～2瓣，每日早晚各作一次，连作数日。

手脚患毒

如手脚患毒横纹区处，并现蛇头眼腹等症者，治法如下：

治法　用蜈蚣28克，雄黄15克，共研成细末放在清水中化开无渣为度，装入消毒瓶内盖紧不可走失药气，每次取出适量药粉（名不二散），用雄猪胆汁调成糊状敷患处，用油纸将药盖上外用纱布包扎固定，每日换药1次，连敷数日。

手脚作痛

如手脚作痛者，治法如下：

治法　用白芍、当归、柴胡、茯苓、白术、甘草、薄荷各15克，栀子10克，法夏、白芥子各7克，生姜5片，共加水煎取浓汁空心温服，每日1剂服2～3次，连服数剂。

手脚风湿痛

如手脚风湿痛者，治法有4个：

治法1　用泽兰叶30克，山甲珠6克，共用黄酒煎取浓汁空心温服，每日1剂服2～3次，连服数剂。

治法2　用虎骨、木通各50克（名虎骨木通汤），共加水煎取浓汁空心温服，可治一切麻木痹症痛风利节，每日1剂服2～3次，连服数剂。

治法3　用陈醋调硫磺敷患处，用油纸将药盖上外用纱布包扎固定（名硫磺敷痛膏），每日换药1次，连敷数日。

治法4　用鲜葱白适量研如泥炒热用棉布包好趁热熨患处，冷则即换日熨2～3次，连熨数日。

肢体关节疼痛游走不定

若肢体关节疼痛游走不定，关节伸屈不利，或风寒湿痹风邪偏重者，治法如下：

治法　用秦艽、葛根各12克，防风、黄芩各10克，茯苓、杏仁、当归各6克，羌活5克，桂枝、甘草各3克，共加水煎取浓汁空心温服（名防风汤），每日1剂服2～3次，连服数剂。

项背肩臂拘急肢节麻木疼痛

若项背肩臂拘急，肢节麻木疼痛者，治法如下：

治法　用黄芪、当归各12克，赤芍、姜黄各10克，羌活、防风各6克，炙甘草3克，生姜5片，共加水煎取浓汁空心温服（名蠲痹汤），每日1剂服2～3次，连服数剂。

风寒湿痹肢体关节酸痛

若风寒湿痹肢体关节酸痛者，治法如下：

治法　用桑枝15克，秦艽、海风藤、当归各10克，羌活、独活各6克，桂枝、乳香、木香、甘草各3克，共加水煎取浓汁空心温服（名加味蠲痹汤），游走性痛加防风10克，痛处不移加薏米15克，防已10克，疼痛剧烈如锥刺得热则痛减者加附子10克，细辛3克共煎服，每日1剂服2～3次，连服数剂。

腰膝冷痛下肢伸屈不利

若腰膝冷痛下肢伸屈不利，坐骨神经痛及腰腿痛或麻木者，治法有2个：

治法1　用桑寄生15克，独活、秦艽、杜仲、党参、熟地、当归、白芍、茯苓各10克，防风、牛膝各6克，川芎5克，细辛、甘草、肉桂研成细末冲入药汁内各3克，共加水煎取浓汁空心温服（名独活寄生汤），每日1剂服2～3次，连服数剂。

治法2 用桑寄生15克，独活、秦艽、杜仲、党参、熟地、当归、白芍、黄芪、续断、茯苓各10克，防风、牛膝各6克，川芎5克，细辛、甘草、肉桂研成细末冲入药汁内各3克，共加水煎取浓汁空心温服（名三痹汤），每日1剂服2~3次，连服数剂。

腰脊膝脚浮肿

如腰脊膝脚浮肿不遂者，治法如下：

治法 用桂心100克，茯苓、干姜、泽兰各70克（名温肾汤），共加水煎取浓汁空心温服，每日1剂服2~3次，连服数剂。

手足筋骨疼痛

手足筋骨疼痛者，治法如下：

治法 用熟地150克研如泥，加入烧酒1 000克搅匀，浸泡3日后连酒带渣一起蒸熟，取出放入冰箱内，三日后用熟地送酒，日服2~3次，连服数剂。

肢节疼痛身体消瘦脚肿

如肢节疼痛身体消瘦脚肿如脱，而头眩气短温温欲吐，治法如下：

治法 用桂枝、白芍、知母各15克共加水煎取浓汁空心温服（名桂枝白芍知母汤）。如利节疼痛不可屈伸者，可用乌头汤即可。

疬节风

疬节痛风是由四肢关节从下而上逐节疼痛，先从两踝骨痛起，次日上行至膝，三日行至两股上至肩，肩行至肘，肘行至后每至一骨节疼痛难熬，而且日轻夜重诸药不效，凡患此者关节疼痛不可忍，伸屈不灵是气血两虚受风邪所致，治法有6个：

治法1 用羌活、独活、松节各20克，用好酒煎取浓汁空心温服，每日1剂服2~3次，此方宜风温症均效连续数剂。

治法2 用壁虎3只生研，蛴螬3条纸包煨熟研，地龙5条生研，木香15克，乳香8克，麝香3克，龙脑2克，共研如泥加烧酒少许合调为丸，每次取5克用乳香酒空心送服，日服2~3次，连服数剂。

治法3 用没药210克，老虎胫骨150克用酒炙过，共研成细末放在清水中化开无渣为度，装入消毒瓶内盖紧不可走失药气，每次取6克用温酒空心送服，日服2~3次，连服数日。

治法4 用地龙50克炒、麝香13克，共研成细末放在清水中化开无渣为度，装入消毒瓶内盖紧不可走失药气，每次取3克用温酒空心送服，日服2~3次，连服数剂。

治法5 用生姜汁与黄明胶各适量，共熬成膏摊在棉布上贴患处，每2日换药1次，连贴数日。

治法6 用红花、白芷、防风各18克，威灵仙10克，共用烧酒煎取浓汁空心温服（名红花白芷防风饮），每日1剂服2~3次，连服数剂。

疬节风手足麻木

如疬节风气血俱虚、手足麻木者，治法如下：

治法 用当归70克，虎骨35克，狗脊、川牛膝、海风藤、木瓜、桑枝、松节、川续断、杜仲、秦艽、桂枝、熟地各5克，共加水煎取浓汁温服，每日1剂服2~3次，连服10~15剂。

疬节风四肢痛如针刺

如疬节风四肢痛如针刺者，治法如下：

治法 用防己、白术、桂心、茯苓各15克，甘草10克，人参7克，川乌1枚，生姜3片，大枣1枚，共用烧酒煎取浓汁空心温服，每日1剂服2~3次夜服1次，服后睡觉连服数剂。服用本方应忌醋、桃、李、生葱、猪肉、冷水。

爪甲枯燥肢麻

若爪甲枯燥肢麻是肝血不足，头晕目眩失眠、视力减退者，治法如下：

治法 均可用熟地、白芍、当归各6克，川芎3克（名四物汤），加枣仁、麦冬、木瓜、炙甘草各6克，共加水煎取浓汁温服（名补肝汤），每日1剂服2~3次，连服10~15剂。

脚骨疼痛不安

如脚骨疼痛不安者，治法有2个：

治法1 用穿山甲，左痛用右甲，右痛用左甲5克炮黄研成细末，放在清水中化开无渣为度，装入消毒瓶内盖紧不可走失药气，加入泽兰叶15克用酒蒸服，日服2~3剂连服数日。

治法2 用当归30克，玄胡索、肉桂、天麻各5克，共研成细末放在清水中化开无渣为度，装入消毒瓶内盖紧不可走失药气，每次取5克用烧酒冲服，日服2~3次，连服数剂。

风湿脚肿

若风湿脚肿者，治法如下：

治法 用蚕豆1 000克泡胀、红糖400克，老生姜200克，共加水煮至熟烂，吃豆饮汤日服2~3次，连服数剂。

腿上风湿

若腿上风湿者，治法如下：

治法 用风藤草150克，加3升水煎取浓汁每次取一杯空心温服，其余的药汁趁热熏洗患处，每日1剂吃洗2~3次，连续数日。

赤游风

若脚腿红肿热如火炙（俗名赤游风），治法如下：

治法　用铁锈磨水涂敷患处，用油纸将药盖上外用纱布包扎固定，日敷3~5次，连敷数日。

脚冷如冰

若脚冷如冰者，治法如下：

治法　用生附子6克，好酒曲3克共研成细末放在清水中化开无渣为度，装入消毒瓶内盖紧不可走失药气，每次取出适量药粉用烧酒调成膏状涂敷脚心涌泉穴处，用油纸将药盖上外用纱布包扎固定，每日换药1次，连贴数日。

鸡爪风

若鸡爪风者，治法如下：

治法　用糯米500克，宁麻根焙至焦枯存性，黑木耳各120克，血余炭30克，共研成细末放在清水中化开无渣为度水调为丸蒸熟晒干，装入消毒瓶内盖紧不可走失药气，每次取9克，用温黄酒送服，日服2~3次，连服数剂。

四肢肿痛

四肢肿痛者，治法如下：

治法　用葱头200克，将猪蹄4只洗净，划口共入砂锅内炖至熟烂，取出趁热空心温服，每日1剂服2~3次，连服数剂。

鹤膝风

鹤膝风之初起膝盖骨内作痛如风气一样，久则日见膝肿日粗，而大腿日细痛而无脓颜色不变，即成败症者是也，因形似鹤膝而得名，鹤膝风（腿渐细，膝头肿），此病初起时膝下酸痛，渐至膝盖膨胀股筋憔瘦其病原为肾虚，如风胜则走注作痛，寒胜则如锥刺痛，湿胜则肿屈无力，病在筋则伸不能屈，病在骨则移动困难，极宜速治，治法有9个：

治法1　用首乌100克，用300毫升烧酒煎取浓汁空心温服，每日1剂服2~3次，药渣研如泥厚敷患处，用油纸将药盖上外用纱布包扎固定，连服15~20剂。在服药期间及愈后忌食鳅鱼以免复发。

治法2　用鲜白芷适量用酒煮成膏，每次取10克用陈酒空心送服，再用此膏涂敷患处用油纸将药盖上外用纱布包扎固定，每日吃2~3次外搽一次，连续数日。

治法3　用黄柏、苍术各去皮用盐水炒香，桂枝、白芍、知母各15克，共加水煎取浓汁空心温服，每日1剂服2~3次，连服数剂。

治法4　用苍术120克，枸杞75克，茄根60克，当归、牛膝、死龟版、防风、秦艽、独活、川太、羌活、蚕砂、松节、虎骨酥各30克，共用酒浸2~3日，取出晒干研成细末放在清水中化开无渣为度，用酒调和为丸阴干，装入消毒瓶内盖紧不可走失药气，每次取10克，用温开水空心送服（名换骨丸），日服2~3次，连续1~2剂。

治法5　取新鲜白芷适量研如泥，用白酒加小火熬成膏状，每次取6克用陈酒冲入空心温服，外用适量涂敷患处用油纸将药盖上外用纱布包扎固定，日作2~3次，连续2~3月。

治法6　用熟地、白芥子各6克，鹿角胶、肉桂、生甘草各3克，姜炭、麻黄各1.5克，共加酒水各半煎取浓汁空心温服（名阳和汤），每日1剂服2~3次，外用白芥子适量研成细末放在清水中化开无渣为度，装入消毒瓶内盖紧不可走失药气，每次取出适量药粉用白酒调搽患处，用油纸将药盖上，外用纱布包扎固定连续2~3月。

治法7　用酒糟120克，皂荚去子一条，朴硝、五味子、砂糖各30克，共研如泥加生姜汁、烧酒各适量调成膏状涂敷患处，用油纸将药盖上外用纱布包扎固定，每日换药1次，连敷数日。

治法8　用（《湖南药物志》）大救驾汤：了哥王、接骨草各等量，共加水煎取浓汁空心温服，每日1剂服2~3次，连服1~2月。

治法9　用古方（《外科全生集》）阳和汤：熟地30克，鹿角胶9克，白芥子6克，肉桂、甘草各3克，麻黄、生姜各2克，共加水煎取浓汁空心温服，每日1剂服2~3次，连服2~3月。

鹤膝风初起时膝下酸痛

若初起时膝下酸痛渐至膝盖膨肿，股筋憔悴此是肾虚亏之故，治法有3个：

治法1　用尖嘴磋鳜鱼数尾加白糖适量，共研如泥厚敷患处，用油纸将药盖上外用纱布包扎固定，每日换药1次，连敷数日。

治法2　用乳香、没药、地骨皮、无名异各5克，麝香0.3克，共研成细末放在清水中化开无渣为度，装入消毒瓶内盖紧不可走失药气，每次取出适量药粉，用鲜车前草研取汁液调成膏状蒸热涂敷患处，用油纸将药盖上外用纱布包扎固定，每日换药1次，连敷数日。

治法3　用当归、熟地、芍药、川芎、人参、茯苓、白术、甘草、黄芪、苍术各10克，共加水煎取浓汁空心温服，每日1剂服2~3次，连服数剂。

手指脚趾肿痛

若手指肿痛恐防蛇头疮毒，治法有2个：

治法1　用豆浆水煮热加食盐适量，趁热浸泡患处冷则另换，日泡3~5次，连泡数日。

治法2　用酱油与蜂蜜各半，调匀加热浸泡患处连泡数日。

手指麻木不知痛痒

若手指麻木不知痛痒者。

治法　用经霜桑叶100克加水煎取浓汁，去渣取出趁热浸泡患处，日泡3~5次，连泡数日。

治法　用蟑螂、银珠各适量，共研如泥厚敷患处，用油纸将药盖上外用纱布包扎固定，每日换药1次，连敷数日。

手背皲裂

若手背皲裂，治法有2个：

治法1　用生白果适量，用口嚼烂涂敷患处，用油纸将药盖上外用纱布包扎固定，每日换药1次，连敷数日。

治法2　用老丝瓜一条焙至焦枯存性，取出研成细末放在清水中化开无渣为度，装入消毒瓶内盖紧不可走失药气，每次取出适量药粉用猪油调成膏状涂敷患处，用油纸将药盖上外用纱布包扎固定，每日换药1次，连敷数日。

手足掌痛

若手足掌痛者，治法如下：

治法　用椒盐适量研成细末放在清水中化开无渣为度，装入消毒瓶内盖紧不可走失药气，每次取出适量药粉用醋调成膏状涂敷患处，用油纸将药盖上外用纱布包扎固定，每日换药1次，连敷数日。

脚跟痛及神经痛

足跟从督脉发源之地，足少阴肾经从此所过，若三阴虚热则足跟痛。治法如下：

治法1　用大剂熟地240克，山萸肉、山药各120克，泽泻、茯苓、丹皮各90克，共作煎剂每日1剂服2~3次（名六味地黄丸），连服数剂以滋补其真水。

治法2　用干萝卜叶1千克，黄豆地下根500克，共加水煎浓汁趁热熏洗，每日早晚各洗一次，连洗数日。

治法3　用鹿筋80克，黄豆60克，鸡血藤50克，沙参30克，松子、川木瓜、川续断、杜仲各15克，入地金牛10克，红枣、当归、桂枝、羌活各6克，取乌鸡一只去净毛及内脏洗净，将药装入鸡腹内封好，放入砂锅内煮至熟烂，取出趁热吃肉饮汤用酒送服，每日1剂服2~3次，连服数剂。

久痛不愈肿溃流脓

若久痛不愈肿溃流脓者，治法如下：

治法　用人参、白术、茯苓、熟地、白芍、当归各6克，川芎、甘草各3克，炒香附、青皮各10克，共加水煎取浓汁空心温服（名八珍汤），每日1剂服2~3次，连服数剂大补其气血。

指头畏冷

如指头畏冷，天气不寒而指尖作冷，（此名螺疮），治法如下：

治法　用陈醋与盐各适量，调合浸泡患处，日泡5~6小时连泡数日。

手小指痛不可忍

如手小指痛不可忍者，治法如下：

治法　用通草适量研成细末放在清水中化开无渣为度，装入消毒瓶内盖紧不可走失药气，每次取出适量药粉用鸡蛋清调成糊状敷患处，用油纸将药盖上外用纱布包扎固定，每日换药1次，连敷数日。

手指缝触着纸角衣角痒痛难忍

如手指缝触着纸角、衣角、痒痛难忍，或破烂者，治法如下：

治法　用白芷、黄丹、滑石各20克共研成细末放在清水中化开无渣为度，装入消毒瓶内盖紧不可走失药气，每次取出适量药粉用鸡蛋清调成膏状敷患处，用油纸将药盖上外用纱布包扎固定，每日早晚各换药1次，连敷数日。

手指手掌皮厚如铁

如手指或手掌皮厚如铁，治法如下：

治法　用苦参适量研成细末放在清水中化开无渣为度，装入消毒瓶内盖紧不可走失药气，每次取出适量药粉用烧酒调成糊状厚敷患处，再取苦参20克，用烧酒煎取浓汁饭后温服，每日1剂服2~3次，连服数日。

手掌中红丝断血流不止

如手掌中红丝断之血流不止，治法如下：

治法　用灯火烧之，少时红丝自能渐收平。

穿掌

如手足心中忽然肿起，或痛或不痛或烂或不烂者（此名穿掌，又名擎疽，又名托盘），治法如下：

治法　用生附子切片贴之，或用生附子适量，煎取浓汁浸泡，或用生附子适量，加轻粉0.3克研如泥厚敷患处，每日换药1次，连作数日。

未破皮者

如未破皮者，治法如下：

治法　用食盐、川椒各50克共研成细末放在清水中化开无渣为度，装入消毒瓶内盖紧不可走失药气，每次取出适量药粉加陈醋调成糊状敷患处，用油纸将药盖上外用纱布包扎固定，每日换药1次，连敷数日。如已破皮者，不可用本方。

破皮红肿不甚

如红肿不甚者，治法有2个：

治法1　按阴疽门各方，如鸡塘屎敷之，用油纸将药盖上外用纱布包扎固定，每日换药1次，连敷数日。

治法2　用鲜桑叶适量研如泥厚敷患处，用油纸将药盖上外用纱布包扎固定，每日换药1次，连敷数日。

鹅掌风

鹅掌风是生在手脚掌上，有紫白斑点磊起，白皮坚硬而干燥，甚则叠叠脱皮，血肉外露或痒或痛，久则成癣难治，治法有11个：

治法1　用糠油时时搽之，日搽5~6次，连搽1~2月。

治法2　用真麻油140克，红砒16克研成细末放在清水中化开无渣为度，放入油内煮至烟净为度，取出冷透去净砒石，将油澄清装入消毒瓶内盖紧不可走失药气，每次取出适量药油时时搽之，日搽数次，连搽15~20日。

治法3　用铅弹子（核桃大）2枚，每日将弹子搓热，将弹子握紧日夜不放松连作2~3月。

治法4　用海带120克，肥猪肉100克，共加水煮至熟烂，取出加好调料空心温服，每日1剂服2~3次，连续数剂。

治法5　用大麦草2~3千克烧烟熏患处，在十日之内不可见水，每日早晚各熏一次，连续数日。

治法6　用陈醋适量用，塑料袋装好浸泡患处，指甲亦效，每日换药1次，连续数日。

治法7　用豆腐泔水2升，加透骨草6克共煮数沸，取出浸泡患处，每日浸泡2~3次，连续数日。

治法8　用生地、熟地各120克，白蒺藜、川牛膝酒洗各90克，知母、黄蘗、枸杞子各60克，菟丝子、独活各30克，共研成细末放在清水中化开无渣为度，炼蜜为丸（名祛风地黄丸），阴干，装入消毒瓶内盖紧不可走失药气，每次取10克，用黄酒空心送服，日服2~3次，连续2~3剂。

治法9　用真蕲艾200克，雄黄、炮山甲、五倍子各15克，加水煎取浓汁装入温水瓶内，将手掌放在瓶口上熏，每日1剂熏5~6小时连熏1~2周。

治法10　用白芷、防风、土槿皮、猪牙皂、僵蚕、白茄根各25克，共研碎分成4份，每天取一份加水煎取浓汁装入温水瓶内，将手掌放在瓶口上熏，每日1剂熏5~6小时连熏1~2周自愈。或将前药烧烟手搽陈醋熏手，干者再搽不可下水连熏1~2周。

治法11　用(《新医药杂志》)鹅掌风浸剂：川槿皮、樟脑、白及、大黄、马钱子各9克，白砒6克，蜈蚣4条，斑蝥1克，米醋适量浸泡浓汁，洗浴患处每日2~3次。

脚跟骨刺

如足跟骨刺，治法有2个：

治法1　用熟地25克，淮牛膝、木瓜、杜仲、归尾、枸杞子各9克，汉防己、炙甘草各6克，共加水煎取浓汁空心温服，每日1剂服2~3次，连服5~10剂，外用皂角60克，人发16克用棉布包好，共加水煎取浓汁泡洗患处，每日1剂洗2~3次，洗后再用没食子40克，皂角20克共研成细末放在清水中化开无渣为度，装入消毒瓶内盖紧不可走失药气，每次取出适量药粉用陈米醋调成糊状敷患处，用油纸将药盖上外用纱布包扎固定，每日换药1次，连敷数日。

治法2　用威灵仙60克，石菖蒲、乌梅、生川乌各30克，羌活、独活、蜀羊泉、艾叶各20克，红花15克，加陈米醋50毫升拌入诸药内浸半小时，然后用水煎取浓汁趁热先熏后泡洗患处，每次泡洗时多用手按摩患处，日泡2~3次，每剂药可用2~3日连续数剂。

脚气

脚气，治法有3个：

治法1　用冬瓜300克，猪肝葱头各100克，花生米、赤小豆、红枣各90克，嫩松针、莱菔子各50克，紫菜、车前子各25克，共加水煮至熟烂，取出空心温服，每日1剂服2~3次，连服数剂。

治法2　用米醋1 000克，开水500克，共倒入盆内浸泡双脚，日泡2~3次，连泡数日。

治法3　用食盐3 000克蒸热，用棉布包在脚上，每日包2~3次，连续数日。

脚气初发

如脚气初起发作时从脚至膝胫肿骨痛，治法有2个：

治法1　用水牛尿、牛奶各50毫升空心一次饮下，日饮2~3次，连饮数日。

治法2　用生猪肝一具切成薄片，用淡蒜泥拌入空心服下，每日吃一具连服数剂。

脚气两足肿胀

若脚气两足肿胀或出水者，治法有4个：

治法1　用田螺适量研如泥涂敷两屁股，少时觉有冷气下行至足。

治法2　用甘遂适量研成细末放在清水中化开无渣为度，装入消毒瓶内盖紧不可走失药气，每次取出适量药粉用水调成膏状涂敷患处，再用甘草50克加水煎取浓汁温服，常用杉节、莱菔各适量加水煎取浓汁洗患处，每日换药1次，连服数日。

治法3　用乌龟一个重约500～600克，加大蒜头6～7个共加水清炖，不可另加作料，熟后淡食，每日1剂服2～3次，连服数剂。

治法4　每日早上起床时和晚上睡觉时，用一手握脚趾另一手用掌搽脚心涌泉穴处，每次用力搽至脚心发热为度，连搽数日湿气即化为脚汗，从涌泉穴排出病。

脚上湿气起泡

若脚上湿气起泡者，治法如下：

治法　用苍术、白芷各30克加水煎取浓汁趁热洗脚，每日1～2次，连洗数日。

脚上湿气已溃烂

若脚上湿气已溃烂者，治法如下：

治法　用野桑树根的二层白皮适量研成细末放在清水中化开无渣为度，装入消毒瓶内盖紧不可走失药气，每次取出适量药粉用猪油调成膏状涂敷患处，用油纸将药盖上外用纱布包扎固定，每日用热茶水洗脚换药1次，连敷数日。

脚气遍身浮肿

如脚气遍身浮肿，或小便少者，治法如下：

治法　均可用黄豆500克，桑白皮250克，茯苓70克，槟榔14枚，共用烧酒煎取浓汁空心温服，每日1剂服2～3次，连服数剂。

脚心肿痛

若脚心肿痛是因远行久立所致者，治法如下：

治法　用蚯蚓泥适量用水调成膏状涂敷患处，用油纸将药盖上外用纱布包扎固定，每日换药1次，连敷数日。

若脚心肿痛是因毒热而痛者，治法如下：

治法　用苦参150克加白酒煎取浓汁浸泡患处，日泡3～5次，连泡数日。

寒湿脚气

若寒湿脚气者，治法如下：

治法　用古方(《证治准绳》)鸡鸣散：槟榔15克，陈皮、木瓜各9克，桔梗、生姜各5克，吴茱萸、苏梗各3克，共加水煎取浓汁空心温服，每日1剂服2～3次，连服。

湿脚气

若湿脚气者，治法有4个：

治法1　用油麻骨烧枯存性，取出研成细末500克，过水澄清加旱芋2枚，共煮至熟烂趁热吃芋饮汤，每日1剂服2～3次，连服数日。

治法2　用茵陈20克，白木香、白果皮各10克，共加水煎取浓汁，加白糖冲服，每日1剂服2～3次，连服数日。

治法3　用冬瓜300克，猪肝葱头各100克，花生米、赤小豆、红枣各90克，嫩松针、莱菔子各50克，紫菜、车前子各25克，共加水煮至熟烂，取出空心温服，日服2～3次，连服3～5日，外用米醋1升，加开水500毫升，共调匀浸泡双脚，每次浸泡1～2小时，日泡2～3次，连续数日。

治法4　用食盐3千克蒸热，用布包在脚上睡觉，每晚包1次，连包数日。

干脚气

如干脚气者，治法有2个：

治法1　用白芥子、白芷各100克，共研成细末放在清水中化开无渣为度，装入消毒瓶内盖紧不可走失药气，每次取出适量药粉用生姜汁调成糊状敷患处，用油纸将药盖上外用纱布包扎固定，每日早晚各换药1次，连敷数剂。

治法2　用当归、川芎、生地、白芍、淮牛膝、木瓜、苍术、黄柏、肉桂、泽泻各10克，共加水煎取浓汁空心温服，每日1剂服2～3次，连服数剂。

春秋脚气

如春秋脚气，消肿利尿体质虚冷胀者，治法如下：

治法　用枳实面炒250克，茯苓、白术各180克，桂心10克，共研成细末（名枳实散），每次取3克，用烧酒冲入空心温服，日服2～3次，连服数剂。

脚气攻心

如脚气攻心者，治法有6个：

治法1　用生姜70克，橘皮、吴茱萸、紫苏、木瓜各35克，槟榔7枚，共加水煎取浓汁空心温服，每日1剂服2～3次，连服数剂。

治法2　用白槟榔12枚研成细末，分成两份每次取1份用热童便冲入空心温服，每日服药1次，再用生附子适量研成细末放在清水中化开无渣为度，装入消毒瓶内盖紧不可走失药气，每次取出适量药粉用盐卤调成膏状涂敷涌泉穴处，用油纸将药盖上外用纱布包扎固定，每日换药1次，连作数日。

治法3　用陈皮1 000克，南杏仁去皮尖炒香500克共研成细末放在清水中化开无渣为度，加入蜂蜜适量调和为丸阴干，装入消毒瓶内盖紧不可走失药气，每次取20克用开水空心送服，日服2~3次，连服数日。

治法4　用杉木120克，橘叶90克，大腹皮15克，共加水煎取浓汁，用热童便冲入空心温服，每日1剂服2~3次，连服数剂。

治法5　用黑豆75克，甘草10克，木瓜、槟榔各8克，吴茱萸5克，共加水煎取浓汁空心温服，每日1剂服2~3次，连服数剂。

治法6　用古方(《济生方》)走马汤：巴豆、杏仁各1粒，共研如泥加沸水适量，冲取浓汁1次服下，每日1剂连服。

脚气攻腹

如脚气上攻腹肿者，治法有3个：

治法1　用野川椒根200克用，好酒500毫升浸泡入瓷瓶内，用黄泥封固放火上煮沸，取出空心温服，每日1剂服2~3次，连服数剂。

治法2　用威灵仙适量研成细末放在清水中化开无渣为度，装入消毒瓶内盖紧不可走失药气，每次取6克用烧酒调入空心温服，日服2~3次，连服数日。

治法3　用风引汤或鸡鸣散，加鹿茸治男女脚气均有。

脚多汗

脚多汗者，治法如下：

治法　用大白萝卜3千克，洗净研如泥煮熟，趁热浸泡双脚，日泡2~3次，连续数日。

脚趾湿痒

脚趾湿痒者，治法如下：

治法　用香蕉叶适量，切碎加水煎取浓汁，趁热浸泡双脚，每日2~3次，连续数日。

脚指缝烂

治脚指缝烂者，治法有2个：

治法1　用滑石30克，熟石膏15克，枯矾1.5克，共研成细末放在清水中化开无渣为度，装入消毒瓶内盖紧不可走失药气，每次取出适量药粉搽患处，用油纸将药盖上外用纱布包扎固定，日搽2~3次，连搽数日。

治法2　用茶叶、蚌蛤粉各适量共研成细末放在清水中化开无渣为度，装入消毒瓶内盖紧不可走失药气，每次取出适量药粉用中口调敷患处，用油纸将药盖上外用纱布包扎固定，日搽2~3次，连搽数日。

误断指头

如误断指头者，治法如下：

治法　用降香适量研成细末放在清水中化开无渣为度，装入消毒瓶内盖紧不可走失药气，每次取出适量药粉敷患处，用油纸将药盖上外用纱布包扎固定，外用真丝棉包扎7日，不可见水及感冒风寒即可自愈。

脚底生木硬

脚底生木硬，是脚底突然一处作痛不能行走者，治法如下：

治法　用天南星适量研成细末放在清水中化开无渣为度，装入消毒瓶内盖紧不可走失药气，每次取出适量药粉用牛皮胶、生姜汁各适量调成膏状厚敷患处，用油纸将药盖上外用纱布包扎固定，外用热物熨患处，每日一次，连续数日。

脚不任地

如肝肾虚热淫于内至筋骨痿弱，脚不任地惊恐戟掉、潮热时作饮食无味、不生气力，治法如下：

治法　用肉苁蓉、淮牛膝、木瓜均用酒浸淡、鹿茸酥炙、熟地、杜仲、菟丝子各50克（名加减四斛丸），共研成细末放在清水中化开无渣为度，炼蜜为丸桐子大阴干，装入消毒瓶内盖紧不可走失药气，每次取15克用温酒空心送服，日服2~3次，连服数剂。

跌打损伤部

气行时晨，防伤护身秘笈：子时气行胆经，丑时气进肝经，寅时一刻气行肺经，卯时气行大肠经，晨时气行胃经，巳时气行肝胃经，午时气行心经，未时气行小肠经，申时气行膀胱经，酉时气行肾经，亥时气行三焦。人体上中下四肢，全身共为一百零八穴，三十六大穴，大穴打人死，七十二小穴，小穴打不死人。

跌打损伤

跌打损伤者，治法有5个：

治法1　用活土鳖虫去头足，放新瓦上用文火焙至枯黄16克，自然铜放瓦上，用木炭火烧红淬入陈醋内，连续九次取出10克，取黄色如胶者真乳香，似乳头者33克，用灯心草9克，与乳香共炒至灯心草焦枯，共研成细末后，吹去灯心草，用净乳香7克，真血竭水飞7克，真朱砂水飞7克，巴豆去净油取霜7克，真麝香1克，以上药共研成细末放在清水中化开无渣为度，装入小口瓷瓶内盖紧不可走失药气，大人每次取0.5克，小儿每次取0.25克，用烧酒冲服，或用水酒各半冲服，服药后不可见风，日服2~3次，连服数日。

治法2　先用热童便灌服，后用真麻油、烧酒各等份共煎取浓汁温后灌服，日服2~3次服后睡觉过夜即愈。

治法3　在十一月采野菊花全草阴干，用时每次取30克加无灰酒适量煎取浓汁，用热童便兑服或灌服，每日1剂服2~3次，连服数日青肿自散。

治法4　用大活鲫鱼1条，鲜野宁麻根50克，独核皂荚1条，白胡椒7粒，黄栀子9枚，鲜葱头3枚，老生姜1片，小麦面、酒糟各15克共研如泥加烧酒适量炒热厚敷患处，用油纸将药盖上外用纱布包扎固定，每日换药1次，连敷数日青肿自散。

治法5　用干冬瓜皮、牛皮胶各50克共研成细末放在清水中化开无渣为度，装入消毒瓶内盖紧不可走失药气，每次取15克用热烧酒冲服，醉后盖被睡觉取出汗水，日服2~3次，连服数日青肿自散。

若打至遍体重伤者，治法如下：

治法　取生大活蟹适量研如泥用热烧酒冲入搅取汁液灌下，服至醉后盖被睡觉取出汗水，日服2~3次，连服数日青肿自散。

若打死未绝气者，治法如下：

治法　用大白颈蚯蚓数条，搽净泥土放新瓦上焙至焦枯存性，取出研成细末放在清水中化开无渣为度，装入消毒瓶内盖紧不可走失药气，每次取5克，用热烧酒调成糊状灌下，日灌2~3次，连续数日。

还魂丹

还魂丹，凡是被打伤昏倒在地者，治法如下：

治法　即饮此药，桔梗150克，羌活、防风、元胡、独活各30克，黄柏、三棱、莪术、乳香、槟榔各15克，苏木、红花、归尾、朱砂、血竭、沉香、郁金、甘草各10克，用酒水共煎童便冲服或灌服，每日1剂服3~5次，连服数剂。

各处受伤内服方，治法有2个：

治法1　各处受伤内服方，香附、当归各15克，犀角、川楝子、白术各10克，川芎、川续断、杜仲、郁金、骨碎补、土鳖、海马、白芷、僵蚕、风姜、洋参、台乌各6克，固子5克，没药、川足、桔梗、自然铜、龙骨、田七、猴骨、血竭、虎骨、乳香、茜草、小茴香、苏木、肉桂、木香各3克，用酒水共煎取浓汁童便冲服，每日1剂服2~3次，连服数日。外用大黄、花粉、南星、栀子、紫金皮、草乌、麻根、海桐皮、肉桂，各适量共研成细末放在清水中化开无渣为度，装入消毒瓶内盖紧不可走失药气，每次取出适量药粉酒调敷患处，用油纸将药盖上外用纱布包扎固定，每2日换药1次，内服外敷数日。

上部受伤之引药

上部受伤之引药，药方如下：

药方：头顶受伤用升麻、藁本。太阳受伤用白芷、川芎、北细辛、防风、青木香。咽喉受伤用山豆根。两手受伤用桂枝、威灵仙。手指受伤用桂梢、钩藤。前胸受伤用前胡、枳壳。

护体丹

护体丹，可任打不痛，治法如下：

治法　用木耳、泽泻、狗脊各30克，乳香、没药各15克，草乌、朱砂、辰砂、金泊、五加皮各10克，人中白、猴骨、虎骨、石斛、地龙、无名异、藁本、马钱子各6克，白腊3克，木鳖子4枚，用酒水共煎取浓汁，加童便冲入空心温服。或共研成细末放在清水中化开无渣为度，炼蜜为丸阴干，装入消毒瓶内盖紧不可走失药气，每次取3克用温酒空心送服，即可护体任打不伤。

争魂夺命丹

争魂夺命丹，无论受伤轻重危急，呼吸困难者，治法如下：

治法　服药即活，桔梗、姜黄、泽泻、大黄各60克，莪术、当归、三棱、牛膝、红花、川芎、赤芍、桃仁各30克，桂枝12克，紫苏5克，苏木3克，共研成细末放在清水中化开无渣为度，炼蜜为丸阴干，装入消毒瓶内盖紧不可走失药气，每次取3克用温酒空心送服，日服2~3次，连服数日。

头顶受伤

头顶受伤，治法如下：

治法　用香附12克，台乌10克，羌活、骨碎补、归头、升麻、桂枝各6克，柴胡、防风、藁本、白芷、川芎、荆芥、北细辛、枳壳、赤芍、威灵仙、菖蒲、木香、肉桂各3克，用酒水共煎取浓汁食后温服，每日1剂服2~3次，连服数剂。

若跌破头额者，治法有2个：

治法1　急用生半夏适量研成细末放在清水中化开无渣为度，装入消毒瓶内盖紧不可走失药气，每次取出适量药粉用陈醋调成膏状厚敷患处，用油纸将药盖上外用纱布包扎固定，每日换药1次，连续换药数次。

治法2　用五倍子、白矾各等份共研成细末放在清水中化开无渣为度，装入消毒瓶内盖紧不可走失药气，每次取出适量药粉涂患处，用油纸将药盖上外用纱布包扎固定，少时即能止血止痛，每日换药1次，连续换药数次。

若脑破骨折者，治法有2个：

治法1　急用透明龙脑、人参、生地各10克，冰片1克，土鳖虫20枚，蝼蛄去头翅3枚，先将前5味共研成细末放在清水中化开无渣为度，再与后2味共研如泥，佩身3日干后再研成细末放在清水中化开无渣为度，装入消毒瓶内盖紧不可走失药气，每次取3克用温开水冲服，日服2~3次，连服数日。

治法2　用鲜葱白适量研如泥，加蜂蜜调成膏状厚敷患处，用油纸将药盖上外用纱布包扎固定，每日换药1次，连续换药数次。

太阳两穴受伤，治法如下：

治法　太阳两穴受伤运目中，出血先吃七厘散，自然铜、琥珀、虎骨、土鳖各6克，乳香、没药、朱砂各3克，共研成细末，每次取2克用温酒冲服。后吃八宝丹，闹羊花12克用烧酒蒸晒，自然铜、血竭、罂粟壳、土鳖、马前子各10克，麝香3克，共研成细末放在清水中化开无渣为度，装入消毒瓶内盖紧不可走失药气，每次取2克用好酒冲服，日服2~3次，连服数日。

两耳受伤，治法如下：

治法　两耳受伤名黄蜂窠，耳又名开空穴，宜用当归10克，灵仙头、苍耳子、木通、藁本、田七各6克，川芎、天麻各5克，木香、甘草各3克，共加酒水煎取浓汁食后温服，每日1剂服2~3次，连服数日。

若两耳被挖伤者，治法如下：

治法　急用煅牡蛎10克，胭脂、冰片各2克各煅透共研成细末放在清水中化开无渣为度，装入消毒瓶内盖紧不可走失药气，每次取出适量药粉吹入患处，日吹2~3次，连吹3~5日，或用香油调成膏状涂敷患处。

两眼受伤，治法如下：

治法　凡眼睛打出或跌伤、碰伤、火爆伤者，急用老南瓜瓤适量研如泥厚敷患处，用油纸将药盖上外用纱布包扎固定，每日换药1次数日。如瞳仁未破者愈后仍然能视。

若眼珠打突出者，治法如下：

治法　急将眼珠揉入眼眶内，取当归10克，赤石脂5克，共研成细末放在清水中化开无渣为度，装入消毒瓶内盖紧不可走失药气，每次取出适量药粉用新鲜猪瘦肉切成薄片沾上药粉贴在患处，每日换药1次，连贴数日。

若眼中被打出血者，治法如下：

治法　急取牛口中涎沫点入眼内，日点3~5次，点后唯须避风，忌饮酒及食热性之物连点数日。

鼻中穴受伤

鼻中穴受伤又名天中穴又名死穴，若受伤者，治法如下：

治法　用香附10克，肉桂、升麻、南星、甘草、北防风、苍耳子、法夏、蔓荆子、苏梗6克，陈皮、僵蚕、白芷各5克，红花、茜草、田七、生姜皮各3克，用酒水共煎取浓汁食后温服，每日1剂服2~3次，连服数剂。

鼻梁穴受伤

鼻梁穴受伤，鼻梁穴若受伤两眼泪汪汪，若不快治愈，痛苦难当。治法如下：

治法　用紫金皮、茯苓各10克，肉桂、香附、归尾、苍耳子、赤芍各6克，红花、桔梗、川芎各5克，田七、血竭、甘草各3克，用酒水共煎取浓汁食后温服，每日1剂服2~3次，连服数剂。

打破鼻下人中穴

打破鼻下人中穴、又名烟空穴，流血不止者，治法如下：

治法　用茜草、紫荆皮、白术、苍耳子、藕节、马鞭草各6克，桔梗、半夏各5克，续断、田七、赤芍、红花、甘草各3克，生姜2片，水酒共煎取浓汁食后温服，每日1剂服2~3次，连服数剂。

若舌头咬断者，治法如下：

治法　先用乳香、没药各15克加水煎取浓汁含入口中止痛，后用大活螃蟹1只焙至焦枯存性，取出研成细末放在清水中化开无渣为度，装入消毒瓶内盖紧不可走失药气，每次取出适量药粉厚敷患处外用鸡皮将药盖上外用纱布包扎固定，每日换药1~2次，连续数日。

若舌头割断血流不止者，治法如下：

治法　急用鹅毛沾米醋频刷断处少时其血自止，再用蒲黄、杏仁、硼砂各适量共研成细末放在清水中化开无渣为度，装入消毒瓶内盖紧不可走失药气，每次取出适量药粉用蜂蜜调成膏状含入口中，日含数次，连续数日。

咽喉穴受伤

咽喉穴受伤，咽喉受伤饮食难进，治法有2个：

治法1　用羌活、桃仁、生地各6克，山豆根、木香、田七、茜草、桔梗、薄荷、骨碎补、藕节、甘草各3克，麝香1克，酒水共煎取浓汁食后服。或用生地12克，骨碎补、山豆根、秋石各6克，赤芍5克，白木耳、元参、紫菀、荆芥、红花、田七、茜草、雄黄、胆星各3克，干漆1克烧炭研成细末放在清水中化开无渣为度冲服，用酒水共煎取浓汁食后温服，每日1剂服2~3次，连服数剂。

治法2　外用杉树节、松树节、柏树节、椟树节、苏木各等份共研成细末放在清水中化开无渣为度，装入消毒瓶内盖紧不可走失药气，每次取出适量药粉用酒调成膏状厚敷患处，用油纸将药盖上外用纱布包扎固定，每日换药1次，连敷数日。

若割颈断喉者

急宜早救迟则额冷气绝无救，趁初割时轻轻扶住使仰睡，将头垫起合拢刀口将血拭净，治法如下：

治法　用大雄活鸡1只快手扒去毛生剥鸡皮趁热贴在伤口处固定，不可转动数日自愈而鸡皮自落。

若闪颈者，治法有2个：

治法1　急用旧木梳放火上烘热，取出趁热刮痛处至背心，日刮1~3次，连续数日。

治法2　取真硼砂少许研成细末放在清水中化开无渣为度，装入消毒瓶内盖紧不可走失药气，每次取出适量药粉用灯心草沾药末点入患者眼睛四角内，少时流出热泪，日点2~3次，连续数日。

二仙传道

二仙传道，前项围之下镇骨处（名二仙传道），此穴若伤四肢麻木，治法如下：

治法　用香附、桂枝各10克，当归、羌活、茜草、郁金、血竭、秋石、骨碎补、川厚朴、防风各6克，枳壳、桔梗各5克，五灵脂、猴骨、田七、木香、乳香、没药、伏龙肝、钩藤、红花、桃仁各3克，用酒水共煎取浓汁食后温服，每日1剂服2~3次，连服数剂。

顶圆风傅四穴受伤

顶圆、风傅四穴为小穴，若受伤者，治法有2个：

治法1　用当归10克，川芎、虎骨、骨碎补、自然铜、淮牛膝、紫荆皮各6克，肉桂5克，龙骨、钩藤、土鳖、红藤、乳香、没药、甘草各3克，共加酒水煎取浓汁食后服，每日1剂服2~3次，连服数剂。

治法2　外用土鳖、红曲、桃仁、韭菜根、鲜葛、大黄、葱白各适量共研如泥用酒炒热烫患处，用油纸将药盖上外用纱布包扎固定，冷则即换，日烫3~5小时连烫数日。

捋台血仓四穴受伤

捋台、血仓四穴，打伤此四穴必死，乃三焦不从之意，捋台在喉下二寸处，从中各开一寸半，血仓在捋台下一寸八分处。治法如下：

治法　用香附10克，五灵脂、山羊血、川厚朴、马鞭草各6克，郁金5克，春砂仁、肉桂、陈皮、木香、乳香、茜草、贝壳、田七、甘草（朱砂、辰砂、血竭各冲服）各3克，共加好酒煎取浓汁食后温服，每日1剂服2~3次，连服数剂。

血瘀穴受伤

血瘀穴，血瘀穴在乳下二指是气门，横过四指是血瘀穴，若打伤即时倒地昏死，治法如下：

治法　用血竭、生地各12克，泽兰、归尾、防风、羌活、五灵脂、厚朴各6克，赤芍、川芎、白芷各5克，骨碎补、茜草、木通、槟榔、菖蒲、田七、青皮、木香、郁金、乳香、没药、红花各3克，用酒水共煎取浓汁食后温服，每日1剂服2~3次，连服数剂。

命宫穴受伤

命宫穴，在血瘀穴之下一寸二分名命宫穴，若此处受伤主呼吸疼痛，胸紧吐血呕酸等症，治法如下：

治法　用当归150克，香附120克，川厚朴、郁金、土鳖、甘草各60克，台乌、红花、乳香、没药、青皮各30克，山羊血、五加皮各12克，自然铜、马钱子各10克，泽兰、川芎、血竭、赤芍、秋石、槟榔、五灵脂、骨碎补各6克，木香、白木耳各3克，用酒水共煎取浓汁食后温服，每日1剂服2~3次，连服数剂。

脾骨穴受伤

脾骨穴，仙人夺印之下名脾骨穴，若四穴受伤者五心及腹疼痛，治法如下：

治法　用生地12克，泽兰、香附、紫河车、自然铜、茜草、田七、五灵脂各6克，白木耳、赤芍、肉桂、柏叶各5克，人中白、血竭、没药、乳香、木香各3克，共加酒水煎取浓汁食后温服，每日1剂服2~3次，连服数剂。

左右两胁受伤

左右两胁受伤有瘀血十分痛苦难忍，治法有3个：

治法1　用古方(《医学发明》)复元活血汤：大黄30克，当归、桃仁各9克，红花、炮山甲、甘草各6克，柴胡1.5克，用酒水共煎取浓汁食后温服，每日1剂服2~3次，连服数剂。

治法2　左宜用骨碎补、香附各10克，五灵脂、桃仁、枳壳、泽兰各6克，三棱、郁金、秋石、檀香、木香、沉香、川厚朴各3克，用酒水共煎取浓汁食后温服，每日1剂服2~3次，连服数剂。

治法3　右宜用泽兰、香附、骨碎补各10克，玄胡、紫菀、川厚朴、台乌、五灵脂、枳壳各6克，青皮、郁金、茜草、沉香、莪术、木香、红花、北细辛各3克，用酒水共煎取浓汁食后温服，每日1剂服2~3次，连服数剂。

乳下二穴受伤

乳下二穴，名二指穴又名血痃左右受伤，吐血不止，此处是养命之源，治法如下：

治法　用生地12克，茯苓10克，桂枝、朴硝、海马、香附、紫荆皮、泽泻、五灵脂、茜草、泽兰、桃仁、血竭、川芎各6克，滑石、贝壳、木通、苍术、陈皮、田七、白术、春砂仁、郁金、沉香各5克，台乌、红花、大茴、乳香、没药、朱砂、辰砂各3克，用酒水共煎取浓汁食后温服，每日1剂服2~3次，连服数剂。

腰间三大穴受伤

治腰间三大穴、左右中间同治，治法如下：

治法　用淮山120克，黄连、虎骨各60克，乳香、枳壳、狗脊各30克，熟地15克，川续断10克，威灵仙、杜仲、车前子、附子、黄芪、猴骨、肉桂、土鳖虫、龙骨、固子各6克，川芎5克，木香、玄明粉、泽泻、北细辛、黄精、苏木、血竭各3克，当归2克，黑豆20粒，生姜3片，用酒水共煎取浓汁食后温服，每日1剂服2~3次，连服数剂。

若闪跌伤腰者，治法有3个：

治法1　急用川续断、大黄、骨碎补、没药、归尾、虎骨、赤芍各6克，红花、自然铜醋煅9次，炮山甲、刘寄奴各3克，丝瓜络20克，酒水各半共煎取浓汁温服，每日1剂服2~3次，连服数剂。

治法2　用真橙子核45克，制香附30克共炒香研成细末放在清水中化开无渣为度，装入消毒瓶内盖紧不可走失药气，每次取10克用烧酒冲服，日服2~3次，连服数日。

治法3　用白葡萄干适量每次取50克用好酒煎服，日服2~3次，连服数日。

截伤肠出

若截伤肠出者，治法如下：

治法　急用好醋适量，煮至温热洗肠随洗随入，外用活剥鸡皮贴伤口，用油纸将药盖上外用纱布包扎固定，再服伤药数日自愈而鸡皮自落。

凤尖子筋受伤

凤尖子筋，若此受伤六穴同治，此穴主胀血，成痛、大便不通等症，治法如下：

治法　用寄生、田七、秋石、五龙爪、青木香各6克，青皮5克，赤芍、红花、檀香、台乌、桃仁、枳壳各3克，香附、骨碎补各2克，共用酒水煎取浓汁食后温服，每日1剂服2~3次，连服数剂。

双燕入海受伤

双燕入海，两胁受伤名双燕入海，症主四肢无力、黄瘦吐血、若伤右者主半身不遂，血气走于七孔，治法如下：

治法　用香附10克，田七、赤芍、羌活、茜草、紫苏各6克，青皮、郁金各5克，用酒水共煎取浓汁食后温服，每日1剂服2~3次，连服数剂。

仙人夺印受伤

仙人夺印，穴在双燕入海之下，名仙人夺印，此穴受伤主呼吸疼痛，治法如下：

治法　用生地12克，当归10克，青皮、姜黄、寄生、桃仁、滑石、桂枝各6克，郁金、槟榔、甘草节各5克，苏木、没药、乳香、田七、血竭、赤芍、茜草各3克，用酒水共煎取浓汁食后温服，每日1剂服2~3次，连服数剂。

中管穴受伤

中管穴，心窝下一穴名中管穴，是大穴，若受伤肠肚饮食不纳，或返胃吐食，治法如下：

治法　用桑寄生、滑石各10克，台乌、桃仁、猪苓、泽泻、车前子、香附、高良姜、骨碎补、五灵脂、血竭、破故纸、山楂、槟榔各6克，陈皮、田七各5克，橘核、木香、红花、小茴香3克，川楝子3枚去核，用酒水共煎取浓汁，加荔枝核适量烧枯存性，研成细末放在清水中化开无渣为度，装入消毒瓶内盖紧不可走失药气，每次取2克冲入药汁内，食后温服，每日1剂服2~3次，连服数剂。

心下三穴受伤

心下三穴，又名天平称是大穴，人以心为主此处伤命，治法如下：

治法　用山羊血、归尾、生地各15克，人中白、香附、郁金、茜草、泽兰、川芎、铁马鞭各6

克，赤芍5克，台乌、乳香、没药、红花、枳壳、薄荷、田七、血竭、金砂、银砂各3克，用酒水共煎取浓汁食后温服，每日1剂服2~3次，连服数剂。

肚脐左右各一穴受伤

肚脐左右各一穴、是大穴，若伤者饮食难进、气往上攻痛不可忍，或有尿血，治法有2个：

治法1　用当归10克，骨碎补、桃树寄生、香附、茜草、滑石、台乌、川芎各6克，肉桂、青皮各5克，红花、石斛、木香、高良姜、檀香、莪术、枳实、小茴、赤芍各3克，用酒水共煎取浓汁食后温服，每日1剂服2~3次，连服数剂。

治法2　用黄柏、栀子、姜皮、小桐树根、杨梅树根各适量共研碎用酒炒热烫患处，用油纸将药盖上外用纱布包扎固定，冷则即换连烫3~5小时，每日烫1次，连烫数日。

肚脐上下横过三指处四肋受伤

肚脐上下横过三指处四肋，是大穴若受伤三朝七日气往上攻难治，治法如下：

治法　用当归15克，香附12克，桃符、泽兰各10克，紫荆皮、川厚朴、枳壳、升麻、台乌、木通、肉桂、桃仁、自然铜各6克，郁金、青皮、丹皮各5克，田七、血竭、白木耳、木香、细辛、川芎、红花各3克，吴萸、地榆、槐角子各1克，用酒水共煎取浓汁空心温服，每日1剂服2~3次，连服数剂。

打伤肚腹

若打伤肚腹疼痛难忍，若吐血不止者难治，治法有7个：

治法1　用边条人参、藿香、栀子各15克，血竭、桔梗、枳实各10克，好京墨、核桃肉各6克，甘草、柏子仁、台乌、田七各3克，用酒水共煎取浓汁，加童便冲入空心温服，每日1剂服2~3次，连服数剂。

治法2　用白糖适量，用冷水冲服。（此方为回生仙丹）。

治法3　用加减玉真散，内服外用均可，白附子40克，天麻、羌活、防风、生南星姜汁炒、白芷各35克，共研成细末放在清水中化开无渣为度，装入消毒瓶内盖紧不可走失药气，大人每次取10克，小儿每次取5克，用烧酒或水酒各半冲服，日服2~3次，连服数日。（真玉真散是防风与天南星各半）。

治法4　用少林跌打方：当归、泽泻各16克，川芎、红花、桃仁、丹皮各10克，红苏木7克，酒水各半煎取浓汁温服，头伤加藁本4克，手伤加桂枝4克，胁伤加白芥子4克，腰伤加杜仲4克，脚伤加淮牛膝4克，共加酒煎服，每日1剂服2~3次，连服数剂。

治法5　用白糖饮，白糖100克，加入水酒各半冲入冷饮，少时即可缓解症状。

治法6　用老丝瓜焙至焦枯存性研成细末放在清水中化开无渣为度，活大螃蟹焙至焦枯存性研成细末放在清水中化开无渣为度，黄瓜籽焙至干枯研成细末放在清水中化开无渣为度，茄子焙至干枯研成细末放在清水中化开无渣为度，每次取黄瓜籽末15克，茄子末、螃蟹末各10克，丝瓜末3克，共用烧酒冲服，日服2~3次，外用海棠全草250克，白萝卜100克，葱白60克，烟叶、酒糟各50克，川花椒12克，冰片0.6克，共研如泥加热厚敷患处，用油纸将药盖上外用纱布包扎固定，每1~2日换药1次，连敷数日。

治法7　用橘核炒香去净皮、羌活各6克，桃仁、独活、归尾、黄柏、甘草各3克，肉桂、麻黄、地龙、苏木各2克，共加酒水各半，煎取浓汁温服，每日1剂服2~3次，连服数剂。

胃脘穴受伤

胃脘穴，又名空穴、又名死穴，在肚脐下，若受伤者气血并出闹死在地，治法如下：

治法　用当归10克，威灵仙、秋石、川厚朴、香附、马鞭草、防风、茜草各6克，白芷、川芎各5克，旱莲草、丁香、五灵脂、田七、血竭、赤芍、法夏、木香、山羊血、橘红各3克，用酒水共煎取浓汁空心温服，每日1剂服2~3次，连服数剂。

丹田穴或关元穴受伤

丹田穴或关元穴，此二穴在肚脐之下，若受伤者大小便出血，治法如下：

治法　用赤芍30克，木通、金樱子、地骨皮各6克，白芷5克，川楝子、青皮、陈皮、槟榔、小茴香、甘草、乳香、没药、俱桂子、葵花子各3克，蕲艾叶3张，用酒水共煎，若血流不止加棕炭、血余炭各3克研成细末放在清水中化开无渣为度，装入消毒瓶内盖紧不可走失药气，每次取出适量药粉冲入药汁内空心温服，每日1剂服2~3次，连服数剂。

膝盖上二肋受伤

膝盖上二肋若受伤，治法有2个：

治法1　用白麻150克，防己120克，独活15克，木瓜、五加皮、金边土鳖各12克，牛膝10克，龙骨、虎骨、千里麻、骨碎补、紫荆皮、肉桂各6克，木香、石斛、乳香、没药、千年健各3

克，用酒水共煎取浓汁空心温服，每日1剂服2~3次，连服数剂。

治法2　外用海桐根、五加皮、栀子、姜黄、大黄各适量共研如泥用酒炒热，用棉布包好趁热烫患处，用油纸将药盖上外用纱布包扎固定，冷则即换，连烫3~5小时每日烫1次，连烫数日。

脚背穴受伤

脚背穴，左右脚背伤肿不消者，治法有2个：

治法1　用风硝冲服、牛膝、当归各15克，石斛、五加皮、木瓜各12克，石南藤、独活、薏米各10克，秦艽、骨碎补、专地风各6克，青木香、乳香、没药各3克，用酒水共煎取浓汁空心温服，每日1剂服2~3次，连服数剂。

治法2　外用红花、乳香、没药、川乌、草乌、红曲、姜黄、牙皂、白附子、葱白、生姜各适量共研如泥用温酒调合厚敷患处，用油纸将药盖上外用纱布包扎固定，每日换药1次，连敷数日。

孕妇受伤

孕妇受伤不论何处，治法如下：

治法　用熟地15克，当归12克，白芍、川芎、益母草、炒黄芩、骨碎补、槟榔、阿胶、春砂仁各6克，台乌、玉竹、甘草各3克，用酒水共煎取浓汁温服，每日1剂服2~3次，连服数剂。

金疮

金疮须验伤痕，轻伤皮肉，重伤筋骨，此症有金刃箭铁等多种伤，须看伤痕深浅，轻者皮肉破损血流不止者，治法如下：

治法　用白石灰适量，用清水发成末300克，与大黄片50克，同炒至灰变红色为度，去大黄将石灰筛细，装入消毒瓶内盖紧不可走失药气，每次取出适量药粉用凉水调敷患处，用油纸将药盖上外用纱布包扎固定（名桃花散），每日换药1次，连续数日。

刀伤收口

若刀伤收口者，治法如下：

治法　用古方(《本草纲目拾遗》)七宝散：降香、龙骨、象皮、血竭、三七、乳香、没药各等份，共研成细末放在清水中化开无渣为度，装入消毒瓶内盖紧不可走失药气，每次取3~5克温酒送服，亦可外敷患处，用油纸将药盖上外用纱布包扎固定。

跌蹼之症

跌蹼之症属异常，此症有已破未破之分，未破者，治法如下：

治法　用大黄10克，当归尾6克，柴胡5克，炮山甲、红花、瓜蒌仁各2克，甘草1.5克，桃仁17粒，水酒各半煎取浓汁，空心温服（名复元活血汤），每日1剂服2~3次，连服数剂。

跌打骨折

若骨折者，治法有8个：

治法1　用大活螃蟹焙至干枯200克，鸡蛋内皮焙干150克，共研成细末放在清水中化开无渣为度，装入消毒瓶内盖紧不可走失药气，每次取35克，用烧酒冲服，日服2~3次，外用绿豆，在陶器内炒至紫色100克，研成细末放在清水中化开无渣为度，鲜韭菜根100克，大活螃蟹1只，共研如泥厚敷患处，用油纸将药盖上再用鲜杉树皮盖上或用杉木夹板固定外用纱布包扎固定，每日换药1次，连续换药数次。

治法2　用绿豆粉适量，在陶器内炒至紫色，用水调成膏状厚敷患处，用油纸将药盖上再用鲜杉树皮盖上或用杉木夹板固定外用纱布包扎固定，3~5日换药1次，连续数次。

治法3　用骨碎补适量研成细末放在清水中化开无渣为度，装入消毒瓶内盖紧不可走失药气，每次取出适量药粉用粥调成膏状涂敷患处，用油纸将药盖上再用鲜杉树皮盖上或用杉木夹板固定外用纱布包扎固定，每日换药1次，连续数日。

治法4　用米粉200克炒黄，加乳香、没药各25克，共研成细末放在清水中化开无渣为度，装入消毒瓶内盖紧不可走失药气，每次取出适量药粉用热酒调成膏状涂敷患处，用油纸将药盖上再用鲜杉树皮盖上或用杉木夹板固定外用纱布包扎固定，每日换药1次，连续数日。

治法5　用糯米150克，皂角切碎75克，青铜钱100枚同炒至米焦时取出铜钱不用，将米与皂角共研成细末放在清水中化开无渣为度，装入消毒瓶内盖紧不可走失药气，每次取出适量药粉用烧酒调成膏状厚敷患处，用油纸将药盖上再用鲜杉树皮盖上或用杉木夹板固定外用纱布包扎固定，每日换药1次，连敷数日。

治法6　用生南星、木鳖子各120克，乳香、没药、肉桂各30克共研成细末放在清水中化开无渣为度，加生姜汁300毫升，陈醋30毫升，小麦面粉适量，共调成膏状厚敷患处，用油纸将药盖上再用鲜杉树皮盖上或用杉木夹板固定外用纱布包扎固定，每日换药1次，连敷数日。

治法7　若软组织损伤者，可用赤小豆100克，冰片1.5克，共研成细末放在清水中化开无渣为度，装入消毒瓶内盖紧不可走失药气，每次取出适量药粉用白酒调成膏状敷患处，用油纸将药盖上再用鲜杉树皮盖上或用杉木夹板固定外用纱布包扎固定，每日换药1次，连敷数日。

治法8　用古方(《续本事方》)接骨丸：赤芍、当归、川芎、自然铜各30克，接骨木15克，乳香1.5克，共研成细末放在清水中化开无渣为度，黄蜡熔化为丸阴干，装入消毒瓶内盖紧不可走失药气，每次取3克用温酒送服，日服2~3次，连服数日。

跌打伤筋

若伤筋者，治法有3个：

治法1　用桂枝5克，用好酒煎取浓汁，用生蟹黄冲服，日服2~3次，连服数日。

治法2　用鲜韭菜适量研如泥厚敷患处用油纸将药盖上外用纱布包扎固定，每日换药1次，连续换药数次。

治法3　取生活大螃蟹适量去壳，连黄共研如泥加烧酒少许共炒热厚敷患处，用油纸将药盖上再用鲜杉树皮盖上或用杉木夹板固定外用纱布包扎固定，每日换药1次，连续换药数次。

跌打断筋

跌打伤断筋者，治法有4个：

治法1　用月季花及嫩叶适量，研如泥厚敷患处，用油纸将药盖上再用鲜杉树皮盖上或用杉木夹板固定外用纱布包扎固定，取汁2~3克用烧酒冲服，即可止血止痛消肿，断筋亦能自续而愈。

治法2　用韭菜根适量研如泥厚敷患处，用油纸将药盖上再用鲜杉树皮盖上或用杉木夹板固定外用纱布包扎固定，每日换药1次，连敷数日。

治法3　在丝瓜开花时清晨，采肥厚之叶阴干研成细末放在清水中化开无渣为度，装入消毒瓶内盖紧不可走失药气，每次取出适量药粉用烧酒调成糊状厚敷患处，用油纸将药盖上再用鲜杉树皮盖上或用杉木夹板固定外用纱布包扎固定，每日换药1次，连续换药数次。

治法4　用古方(《少林绝技》)宽筋散：樟木60克，当归、五加皮、艾叶各10克，红花7.5克，紫梢花、刘寄奴、香附、川续断、桂枝、伸筋草、闹羊花各6克，乳香、没药各3克，葱白10根，共加水煎取浓汁趁热先熏后洗患处，用油纸将药盖上再用鲜杉树皮盖上或用杉木夹板固定外用纱布包扎固定，每日1剂熏洗3~5次，连作数日。

筋断血飞

重者筋断血飞系大脉已伤，可用金刀散撒之，内服八珍汤加苏木红花，无论轻重破伤出血者，治法有2个：

治法1　都宜先用藤黄120克，用秋荷叶厚包隔汤，煮10余次去浮沉，取中间，用野山羊血调成糊状晒干，天南星、红芽大戟、刘寄奴、血竭、儿茶、雄黄各90克，归尾45克，朴硝30克，铅粉、水银、乳香、麝香各10克，琥珀6克，将水银与铅粉共放铁锅内、火上热研成粉，后与诸药共研成细末放在清水中化开无渣为度，取净黄蜡720克，放入瓷器内，隔水溶化调药为丸阴干，装入消毒瓶内盖紧不可走失药气，病轻者每次取1.5克，病重者每次取3克，用热黄酒空心送服（名三黄宝蜡丸），日服2~3次，连续数日。

治法2　用古方(《良方集腋》)七厘散：血竭30克，儿茶7.5克，乳香、没药、红花各5克，朱砂4克，麝香、冰片各0.4克，共研成细末放在清水中化开无渣为度，装入消毒瓶内盖紧不可走失药气，每次取1.5克用烧酒调服，每日2~3次亦可外敷。

金疮军营急救

金疮军营急救方，治法如下：

治法　生松香、熟松香、生半夏各10克，共研成细末放在清水中化开无渣为度，装入消毒瓶内盖紧不可走失药气，每次取出适量药粉掺在伤口上，用油纸将药盖上用纱布包扎固定少时即可止血止痛。

高处跌下

若从高处跌下，未曾损破皮肉者，必有瘀血流注脏腑，人必昏沉不醒，二便秘结，治法如下：

治法　用大黄10克，朴硝、枳壳麸炒各6克，川厚朴姜汁炒、当归，红花、木通、苏木、陈皮、甘草各3克，共加水煎取浓汁，加蜂蜜适量冲入空心温服（名大成汤），每日1剂服2~3次，连续数剂。

已破亡血

若已破亡血者，治法有2个：

治法1　用党参、白术、茯苓、当归、熟地、白芍各10克，川芎、炙甘草各5克（名八珍汤），加酒炙骨碎补、续断、红花各5克，共加水煎取浓汁空心温服，每日1剂服2~3次，连服数剂。

治法2　外用花蕊石，用火煅至赤色，淬入童便内七次取出15克，草乌、南星、白芷、川厚朴、紫苏、羌活、没药、轻粉、龙骨煅、细辛、檀香、苏木、乳香、虻虫、寒水石用火煅至赤色、淬入童便内三次，当归、降香各6克，麝香1克，共研成细末放在清水中化开无渣为度，装入消毒瓶内盖紧不可走失药气，每次取出适量药粉撒患处，用油纸将药盖上外用纱布包扎固定（名花蕊石散），每日1剂服2~3次，连续数剂。

四肢跌打损伤

若四肢跌打损伤者，治法有3个：

治法1　用狗脚骨1~2条，玫瑰花根25克，加水煎取浓汁，兑黄豆油9克冲服，日服2~3次，连服数日。

治法2　用韭菜连根80克研如泥，加童便1杯，分2次冲服，外用芥末、丝瓜末各50克，用白酒调成膏状敷患处用油纸将药盖上再用鲜杉树皮盖上或用杉木夹板固定外用纱布包扎固定，每日换药1次，日服2~3次，连服数日。

治法3　用糯稻草适量烧灰用白酒调成糊状厚敷患处，用油纸将药盖上再用鲜杉树皮盖上或用杉木夹板固定外用纱布包扎固定，每日换药1次，连敷数日。

若闪跌手足者，治法有2个：

治法1　先急用当归、荆芥各20克，葱白50克，共加水煎取浓汁洗患处，后用老生姜与葱白各适量，共研如泥加小麦面粉少许共炒热厚敷患处，用油纸将药盖上再用鲜杉树皮盖上或用杉木夹板固定外用纱布包扎固定，每二日换药1次，连敷数日。

治法2　先急用当归、荆芥各20克，葱白50克，共加水煎取浓汁洗患处，后用生大黄适量研成细末放在清水中化开无渣为度，装入消毒瓶内盖紧不可走失药气，每次取出适量药粉用老生姜汁调成膏状厚敷患处，用油纸将药盖上再用鲜杉树皮盖上或用杉木夹板固定外用纱布包扎固定，每二日换药1次，连敷数日。

若腿脚跌打伤痛者，治法如下：

治法　用《经验方》正膏止痛汤：千年健、海风藤、牛膝、木瓜、苏梗各9克，五加皮、陈皮、姜黄、归尾、赤芍、秦艽、防己、独活各6克，共加酒水煎取浓汁空心温服，每日1剂服2~3次，连服数日。

手足指趾砍断

若手指足趾砍断者，治法如下：

治法　急将指趾接上，用红苏木适量研成细末放在清水中化开无渣为度，装入消毒瓶内盖紧不可走失药气，每次取出适量药粉厚敷周围，外用蚕茧包好用油纸将药盖上外用纱布包扎固定，3~5日换药1次，连续换药数次。

破口伤不全断指

若破口伤不全断指者，治法如下：

治法　用降香、荔枝核各20克，共研成细末放在清水中化开无渣为度，装入消毒瓶内盖紧不可走失药气，每次取出适量药粉加鲜杨梅树皮100克研如泥，再加糯米饭适量，共研如泥厚敷患处，用油纸将药盖上再用鲜杉树皮盖上或用杉木夹板固定外用纱布包扎固定，每1~2日换药1次，连续敷药数次。

骨折

若骨折，治法如下：

治法　用煅自然铜100克，田七、骨碎补、土鳖各60克，龙骨、虎骨、豹骨、乳香、没药各50克，麝香2克，先将龙骨、虎骨、豹骨、麝香，分别研极细末后共研成细末放在清水中化开无渣为度，装入消毒瓶内盖紧不可走失药气，每次取2克用温酒送服（名接骨丹），日服2~3次，连服数日。

跌打肿痛

如跌打肿痛者，治法有2个：

治法1　用无名异150克研成细末放在清水中化开无渣为度，装入消毒瓶内盖紧不可走失药气，每次取出15克药粉用烧酒冲服，日服2~3次，连服数日。

治法2　用大茴适量用童便七泡七晒，每次浸泡一日夜，取出研成细末放在舌头上化开无渣为度，装入消毒瓶内盖紧不可走失药气，每次取3克用烧酒冲服，日服2~3次，连服数日。

跌打撞伤

如跌打撞伤、恶血留于胁下，痛不可忍者，治法有3个：

治法1　用制大黄30克，桃仁20克，柴胡15克，当归、炮山甲、花粉、生地各10克，红花、甘草各7克，酒水各半煎取浓汁空心温服（名复元活血汤），每日1剂服2~3次，连服数剂。

治法2　用血竭30克，儿茶8克，乳香、没药、红花各5克，朱砂4克，麝香、冰片各0.4克，共研成极细末放在清水中化开无渣为度，装入消毒瓶内盖紧不可走失药气，每次取2克用温酒送服（名伤科七厘散），日服2~3次，连服数日。

治法3　用水飞朱砂6克，血竭、田七、大土鳖、乳香、没药、肉桂、丁香、三棱、莪术、广木香、延胡索、青皮、枳实、槟榔、大黄、猪牙皂角、苍术、炮山甲、冰片、麝香各3克，共研极细末放在清水中化开无渣为度，装入消毒瓶内盖紧不可走失药气，每次取1克用白糖开水送服（名跌打药），日服2~3次，连服数日。

腰扭伤

如腰扭伤疼痛者，治法有5个：

治法1　用麻黄、黄芩、甘草、车前子包煎各12克，共加水煎取浓汁，另用土鳖虫3枚焙至焦枯研成细末放在清水中化开无渣为度，冲入药汁内空心温服，每日1剂服2~3次，连服数剂。

治法2　急性腰扭伤者，可用大黄30克，冰片1.5克共研成细末放在清水中化开无渣为度，装入消毒瓶内盖紧不可走失药气，每次取出适量药粉用生姜自然汁调成糊状敷患处，用油纸将药盖上外用纱布包扎固定，每日换药1次，连敷数日。

治法3　用生芋头洗净去皮2~3枚嚼食，每日1次，连续数日。

治法4　用当归15克，赤芍、丹皮、制香附、泽兰各10克，延胡索、牛膝、红花、桃仁各6克，青木香5克，田七3克，酒水各半煎取浓汁空心温服（名加减泽兰汤），每日1剂服2~3次，连服数剂。

治法5　用大黄、槟榔各15克，大金边土鳖10克，生姜50克，用酒水各半共煎取浓汁空心温服（名姜黄合剂），每日1剂服2~3次，连服数剂。

跌打损伤有伤口

跌打损伤有伤口者，治法有7个：

治法1　用龙眼核适量去净黑皮研成细末放在清水中化开无渣为度，装入消毒瓶内盖紧不可走失药气，每次取出适量药粉掺在伤口上，用油纸将药盖上外用纱布包扎固定，即定痛止血。不可吃粥。

治法2　用葱白连根、白糖各半，共研如泥厚敷伤口处，用油纸将药盖上再用鲜杉树皮盖上或用杉木夹板固定外用纱布包扎固定，即能止痛，愈后无疤痕。

治法3　用生半夏适量研如泥厚敷伤口上，用油纸将药盖上外用纱布包扎固定，即能止痛而快收口。

治法4　用猪瘦肉切片贴之，即能止血止痛用油纸将药盖上外用纱布包扎固定。

治法5　用炮山甲适量研成细末放在清水中化开无渣为度，装入消毒瓶内盖紧不可走失药气，每次取出适量药粉掺在伤口上用油纸将药盖上外用纱布包扎固定即能止血止痛。

治法6　用竹茹、血余炭各14克，杉树白皮13克，血见愁、薄荷各12克，艾叶11克，蒲黄炭10克，姜炭9克，岗稔8克，紫苏叶7克，三丫苦6克，龙眼核5克，旱莲草4克，金钱草3克，共研成细末放在清水中化开无渣为度，装入消毒瓶内盖紧不可走失药气，每次取出适量药粉掺患处用油纸将药盖上外用纱布包扎固定即可止血止痛。

治法7　用古方(《经验方》）封口金疮散：无名异30克，炉甘石、白芷各9克，象皮、龙骨各4.5克，乳香、没药、血竭、铜绿各3克，冰片1.5克，共研成细末放在清水中化开无渣为度，装入消毒瓶内盖紧不可走失药气，每次取出适量药粉加油调成膏状涂敷患处，用油纸将药盖上外用纱布包扎固定，每日换药1次。

刀伤

若刀伤者，治法有4个：

治法1　用冬桑叶适量研成细末放在清水中化开无渣为度，装入消毒瓶内盖紧不可走失药气，每次取适量干粉撒于患处，用油纸将药盖上外用纱布包扎固定，每日换药1次，连续数日。

治法2　用龙眼核适量去净黑皮研成细末放在清水中化开无渣为度，装入消毒瓶内盖紧不可走失药气，每次取出适量药粉厚敷伤口，用油纸将药盖上外用纱布包扎固定数日。

治法3　用陈年白石灰、生大黄片各等量，同放入锅内炒至粉变淡红色为止，取出摊冷后筛出石灰，凡遇刀伤敷上用油纸将药盖上，外用纱布包扎固定，此物立可止血定痛数日。

治法4　用海螵蛸适量研成细末放在清水中化开无渣为度，装入消毒瓶内盖紧不可走失药气，每次取出适量药粉凡遇刀伤敷上，用油纸将药盖上外用纱布包扎固定，此物立可止血定痛数日。

杖疮

若杖疮者，宜看其形，已破未破要分明，若未破有瘀者，治法有3个：

治法1　内服大成汤，外敷玉红膏，若已破者宜用如意金黄散，或用清凉拈痛膏。若夹伤者禁用药贴敷，先用象皮切碎30克，陈皮、透骨草、南星、天冬、地骨皮、天灵盖各15克，共加水煎取浓汁浸洗患处（名洗杖汤），每日1剂洗2~3次，连续洗用，后可用朱砂适量研成细末水飞后晒干，再用烧酒调敷患处，用油纸将药盖上外用纱布包扎固定，内用闹羊花去梗蒂蕊，取花瓣洗净灰沙晒干，炒至焦枯存性研成细末放在清水中化开无渣为度，装入消毒瓶内盖紧不可走失药气（名琼液散），每次取2克，用醇酒冲入空心服下，酒饮醉为妙，每日1~2次，连续数日。

治法2　用乳香、没药、苏木各6克，蒲黄、木通、枳壳麸炒、甘草、归尾、丹皮、木耳、穿山甲炮研各3克，土木鳖焙5枚，共研成粗末，酒水各半煎取浓汁空心温服（名代杖汤），每日1剂服2~3次，连服数日。

治法3　用丁香、苏木、地龙、无名异、丹皮、肉桂、木鳖子、乳香、没药、自然铜火煅淬醋七次各30克，共研成细末放在清水中化开无渣为度，炼蜜为丸（名代杖丹），阴干，装入消毒瓶内盖紧不可走失药气，每次取6克，用黄酒化开空心温服，日服2~3次，连续数日。

杖伤气血弱者

若气血弱者，治法如下：

治法　用当归大补，樟脑90克，儿茶、乳香、血竭、没药、田七各10克，用法：共研成细末放在清水中化开无渣为度，装入消毒瓶内盖紧不可走失药气，每次取出适量药粉用淡猪油适量，煮化调药涂敷患处，用油纸将药盖上外用纱布包扎固定（名六真膏），每日换药1次，连贴数日。

跌打损伤骨成两断

跌打骨成两断、陷下不起者，治法有8个：

治法1　用花肚晕鱼仔50克，白毛黑肉鸡肉50克，樟木籽3粒，共研如泥厚敷患处，少时陷处自起，后用马鞭草根、黄茅根、鬼灯笼根、自然铜、骨碎补、钱串树根、芹菜根各等份研成细末放在清水中化开无渣为度，再用500克重一只白毛黑肉公鸡，吊死去净毛与内脏，与药末共研如泥加入烧酒炒热，先将断骨处放正，用纸皮一张浸透烧酒贴在患处，然后将药敷在纸上，包扎固定，少时可听到一声骨响，即除去药，其骨已接好。如不去药者，其骨定会高起，再服错骨丹即可。错骨丹制作：降香、乳香、没药、苏木、骨碎补、松节、自然铜、川乌、血竭各30克，地龙去尾用烧酒浸透晒干3克，龙骨3克，活土狗10只放入油内浸死晒干，共研成细末放在清水中化开无渣为度，装入消毒瓶内盖紧不可走失药气，每次取15克用温烧酒冲服，日服2~3次，连服数剂。

治法2　用五加皮、干姜各12克，共研成细末放在清水中化开无渣为度，取活雄鸡一只，破开去净内脏，连毛带肉与药粉共研如泥厚敷患处，用油纸将药盖上外用纱布包扎固定，固定24小时，即可将药取下，此时嫩骨已长好，但不可举动，此药接骨百发百中。如久不取药者骨定会高起。后服调元补气汤：熟地18克，五加皮、川续断、骨碎补、枸杞子各10克，防风6克，手加桂枝、头加川芎、下部加木瓜、牛膝、杜仲各3克，共加水煎取浓汁温服，每日1剂服2~3次，连服数剂。

治法3　用活土狗、活土鳖各10只，用酒糟适量，共研如泥厚敷患处，然后按伤的部位加药饮服，头加川芎、薄荷各6克；伤上肢加白芷、桂枝各6克；伤身及内脏加砂仁、人中白各6克；伤下肢加川木瓜10克，牛膝6克；伤孕妇加凤凰蛋1枚，砂仁10克，共研成细末放在清水中化开无渣为度装入消毒瓶内盖紧不可走失药气，每次取出适量药粉用热酒冲服，每日服药1次，连服数日。

治法4　用鸡头香、泽兰、韭菜头、凤凰衣各适量，共研如泥用烧酒调敷患处，用油纸将药盖上外用纱布包扎固定，二三日换药1次，连敷数次。

治法5　用五倍子120克，生大黄、栀子、生南星、生川乌、生乳香各10克，生半夏、生没药、生桃仁、细辛各6克，共研成细末放在舌头上化开无渣为度，装入消毒瓶内盖紧不可走失药气，用活雄鸡一只400克，破开去净内脏，连毛带肉与药粉共研如泥厚敷患处，用油纸将药盖上外用纱布包扎固定，一二日后其骨自接。

治法6　用杉木炭适量研成细末放在清水中化开无渣为度，装入消毒瓶内盖紧不可走失药气，每次取出适量药粉用白砂糖适量蒸化，加入杉木炭末共调成膏状摊在棉布上趁热贴患处，用油纸将药盖上外用纱布包扎固定，无论破骨伤筋，断指折足无不效也。在用药期间忌吃生冷及发物。

治法7　用古铜钱适量，在木炭火中烧红，淬入陈醋内，反复七次，然后研成细末放在清水中化开无渣为度，装入消毒瓶内盖紧不可走失药气，每次取10克，用烧酒冲服，日服2~3次，连服数日其骨自接而愈。

治法8　用大红月季花、采花阴干研成细末放在清水中化开无渣为度，装入消毒瓶内盖紧不可走失药气，用时一岁用一厘，十岁者每次用0.3克，烧酒冲服，成人每次取0.8克用烧酒冲服，服药后睡觉，两小时后可听见患处有声，不要怕此时其骨自接也，后服调理药。

接骨止痛

制接骨止痛所用之麻药，治法有5个：

治法1　用风仙花根一寸，大者佳，研成细末放在清水中化开无渣为度，装入消毒瓶内盖紧不可走失药气，每次取出适量药粉用烧酒冲服，30分钟后即可麻醉。

治法2　用川椒、石灰、桐子灰各10克，生川乌、生草乌、生半夏、细辛各6克，蟾蜍3克，共研成细末放在清水中化开无渣为度，装入消毒瓶内盖紧不可走失药气，每次取出适量药粉搽患处，30分钟后即可麻醉。

治法3　用胡椒、川椒、川乌各6克，蟾酥、藁本各3克，生半夏、闹羊花各2克，共研成细末放在清水中化开无渣为度，装入消毒瓶内盖紧不可走失药气（名琼酥散），每次取0.15克，用白酒冲入空心服下，少时即可开刀不痛，（本方解药用甘草适量加水煎取浓汁饮下即可）。

治法4　用闹羊花10克，麻黄、胡茄子、姜黄、川乌、草乌各5克，共研成细末放在清水中化开无渣为度，装入消毒瓶内盖紧不可走失药气，每次取1.5克，用白酒冲服，少时即可开刀不痛。（本方解药用甘草适量，加水煎取浓汁饮下少时自醒）。

治法5　用外敷止痛方，胡椒30克，麻黄、川乌尖、草乌尖、生南星、生半夏各15克，蟾酥12克，一方加藁本15克，一方加细辛30克，共研成细末放在清水中化开无渣为度，装入消毒瓶内盖紧不可走失药气，每次取出适量药粉用烧酒调成膏状涂敷患处，少时即可开刀不痛。

任打不痛

想任打不痛者，治法如下：

治法　用无名意、乳香、没药、自然铜、地龙、木鳖子去壳各10克，共研成细末放在清水中化开无渣为度，炼蜜为丸阴干，装入消毒瓶内盖紧不可走失药气，每次取5克用好酒送服，临打日再饮三杯酒就可任打不痛。

横死急救十七方，治法有17个：

治法1　吊死者不可割断绳索，急以衣里手紧抵粪门，若系妇人需连前阴一起抵住，缓缓抱住解下，安稳放倒，一人踏其两肩用手紧提头发不可使头垂下，一人用手微微推拉喉部，一人作人工呼吸又用手轻轻推其肚腹，一人用手摩搽患者手足缓缓弯动，若已硬直但渐渐强弯屈，再用本人内裤紧抵粪门及前阴使不可出气，让两人用小管吹气入耳内，不可停口，再用鸡冠血滴入鼻腔内，滴血时要分男左女右，男用雄鸡女用雌鸡，如此1~2小时即有气从口出，不可松手少时可用淡姜汤灌下令润其咽喉，渐渐能动为止。凡吊死从早至晚虽已冷硬者，亦可救活，总之身体稍软心下微温者全可救活。

治法2　可照前法救治，再将患者两手大拇指并排平正，用软细带缚定，从两指缝中离指甲角一分半处名鬼哭穴，用艾火烧七次并烧两脚心五次即活，1~2小时即有气从口出，不可松手，少时可用淡姜汤灌下，令润其咽喉，渐渐能动为止。

治法3　用食盐2千克放入锅内炒热分成两包，从项喉熨至脐下小腹处，冷则即换不可停手，让其痰净下后并作人工呼吸，1~2小时即有气从口出，不可松手少时可用淡姜汤灌下令润其咽喉，渐渐能动为止。

打死急救

打死急救仙方

治法4　用白麻尖适量，研如泥榨取自然汁一杯，黑木耳煅存性、归尾、田七各5克，共研成细末放在清水中化开无渣为度，装入消毒瓶内盖紧不可走失药气，每次取出适量药粉用白麻汁调入，兑烧酒灌服少时可活，然后用药调理自安。

治法5　急取松节300克槌碎放入铁锅内，炒起青烟时，加入老黄酒适量从锅周围冲入，少时过滤去渣取汁温后，托开牙关灌下，2~4小时后其人自生。

跌死急救

若跌死者急扶起盘脚坐地。

治法6　用手提起头发取生半夏适量研成细末放在清水中化开无渣为度，装入消毒瓶内盖紧不可走失药气，每次取出适量药粉吹入患者鼻腔内，用生姜汁适量灌给患者服下，只要心胸微温者，虽已死一日亦可救活，再用白糖150克，用热童便调服，散其瘀血然后调理。

压死急救

凡压伤之人口耳出血昏迷不醒，只要身体尚软者皆可救活，切忌人多嘈杂急扶起抱定，曲其手足如和尚打坐一样盘脚坐地。

治法7　随时用热童便适量灌下，热马尿更妙，或用白糖150克用热童便调入灌下亦可，但能强灌1~2杯下喉然后轻移于怀中，抱入室内如前坐法，再用脚紧紧抵住患者粪门，若系女性者连阴户一并抵住，恐防真气从下出而不救，并将门窗关上房中以黑暗为佳，伤重者瘀血必多，可急用当归汤或前白糖饮，药最简便易得，切不可令患者排出大便恐防真气脱落而死，必俟其腹中动而有声，上下往来数遍急不能待方可使解，所下净是紫血，毒已解下，方可令睡，倘瘀血未净者宜多用当归汤或白糖饮多服为宜。

惊吓死急救

若惊吓死者。

治法8　先用生半夏适量研成细末放在清水中化开无渣为度，装入消毒瓶内盖紧不可走失药气，每次取出适量药粉吹入患者鼻腔内，再用醇酒，或绍兴陈酒亦可，取50毫升炖至温热灌下，2~4小时后其人自生。

冻死急救

若冬寒冻死之人虽人事不知，但胸前觉有微温者皆可救，尚或微笑应急掩住口，如不掩则笑而不止中气外散不可救治，因冻死之人不可近火，如近火者必见火大笑不止中气外散不可救治。

治法9　先用生半夏末取少许吹入鼻腔内，再用草灰适量炒热用棉布包好熨心腹上，冷则另换，再用热水盆装满热水，放在四周稍能活动，用温酒徐徐润口，再用生姜汁和陈皮适量，加水煎取浓汁温热灌下，2~4小时后其人自生，若落水冻死者，救起时急须脱去湿衣，换其他活人的贴身暖衣包好，其余与冬寒冻死者治法相同。

睡魔死急救

凡因睡魔死者不得近前急唤。

治法10　先用生半夏末少许，吹入患者鼻腔内，男用雄鸡女用雌鸡冠血搽面上，再痛咬其脚根后再呼其名，用口水唾其面再灌入温姜汤，2~4小时后其人自生。

自刎死急救

凡自刎者割颈断喉者，急宜早救迟则额冷气绝，趁初刎时轻轻扶住，将头抬起合拢刀口。

治法11　将血拭去用大雄鸡一只，快手扒去鸡毛，生剥鸡皮趁热贴在刀口上固定数日。

溺死急救

若溺死者捞起时急急将口托开，横放筷子一根使水可出，让两人用小管吹气入耳内，不可停口。

治法12　用生半夏、皂角各适量共研成细末放在清水中化开无渣为度，装入消毒瓶内盖紧不可走失药气，每次取出适量药粉吹入鼻腔内，如夏月应先将溺人肚腹横放牛背上，两边让人扶住牵牛缓缓走动，让腹中的水自然从口中和大小便流出，再用生姜汤调苏合丸灌下，或用生姜汁灌下，并用生姜搽牙，若无牛者可用一人复卧弓腰，令溺人如前将肚腹横伏于活人身上，令活人微微摇动，腹内的水亦可流出，如是冬月即将湿衣更换，一边炒食盐2千克用棉布包好熨脐腹处，一边厚铺棉被，用热草灰厚铺在被上令溺人伏卧于上，脐下用棉枕垫起，上面仍用热草灰厚盖，不可盖眼睛，急将口托开，横放筷子一根使水可出，让两人用小管吹气入耳内，不可停口，用生半夏、皂角各适量研成细末放在清水中化开无渣为度，装入消毒瓶内盖紧不可走失药气，每次取出适量药粉吹入鼻腔内，让腹中的水自然从口中和大小便流出，再用生姜汤调苏合丸灌下，或用生姜汁灌下，冬天醒后宜少饮汤酒，夏天醒后宜少饮粥汤，因灰性悍而能吸水，凡苍蝇溺水死者用灰埋下，少时即活此明验之理。

若初救起时尚有微气，或胸前尚暖速令生人脱贴身热衣更换，将患者抱身上微微倒侧令腹内水流出，若水往外流者即有生机。

治法13　一边用粗纸烧烟熏入鼻腔，稍熏片刻即用（通关散），少许，吹入鼻腔内若有喷嚏即生。

治法14　先打壁泥一大堆放地上，将溺人仰卧泥上，再用壁泥覆盖只露口眼，自然水进入泥中1~2小时后其人自生，虽身僵气绝用此法亦可救生。

治法15　先用陈醋少许灌入鼻腔内，用棉布包白石灰粉少许，塞入肛门和阴户内，水自流出再让他人作人工呼吸，1~2小时后其人自生，虽身僵气绝用此法亦可救生。

中邪死急救

若中邪死者

治法16　用韭菜心，男左女右刺入鼻腔内，大约7寸左右，使死者目开血出，或取韭菜适量研取汁液灌入鼻腔内，看上唇内如有粟米粒者用针挑破，或用生南星、生半夏、牙皂角、北细辛各适量共研成细末放在清水中化开无渣为度（名通关散），每次取少许吹入鼻腔内，或烧炭火一炉用醋适量，每次取少许倒入火炉中，使患者闻其热醋气，如此1~2小时即有气从口出，不可松手少时可用淡姜汤灌下令润其咽喉，渐渐能动为止。

五绝之死

治五绝之死：即是吊死、水溺死、打死、鬼打死、产死者。

治法17　用生半夏研成细末放在清水中化开无渣为度，装入消毒瓶内盖紧不可走失药气，每次取出适量药粉吹入患者鼻腔内少时喷嚏即活，然后再用药调理。

真中风

真中风症是八方之风邪从外致内，有中经、中府、中脏、中血脉之分，各有语病余从发，明而订正之数语，如中经者外有六经之形症。中府者内有便溺之阻隔。中脏者性命危。中血脉者外无六经之形症内无便溺之阻隔。先以中经而言，中经者现出六经之形症，如太阳头痛，脊强、阳明目痛，鼻干多热不能睡，如少阳胸满口苦胁痛，耳聋寒热，如太阴自痢腹痛或便难。如少阴口渴时厥，厥阴囊缩遗溺，如手脚厥逆而面亦现有五色，可诊此中风之深浅，凡卒中风欲死者，身体缓急口目不正，舌强不能语，奄奄急急神情闷乱，凡中风忽然昏倒不省人事须先顺气，然后治风。治法有4个：

治法1　先将麻黄35克，用清水10升煮沸去沫后，再下防己、人参、黄芩、桂心、白芍、甘草、川芎、杏仁各35克，防风18克，附子1枚生姜170克，共煮至3升取出空心温服，每日1剂服3~4次，连续数剂。

治法2　用竹沥、姜汁各适量调苏合丸灌服，若口噤撬不开者可用牙皂、生半夏、细辛各适量共研成细末放在清水中化开无渣为度，装入消毒瓶内盖紧不可走失药气，每次取出适量药粉吹入鼻腔内有嚏则生无嚏则死。

治法3　先用乌梅搽齿令开，有痰声者用白矾3克研成细末放在清水中化开无渣为度，用生姜汁调合灌下，无痰声者可用黑豆500克炒至焦枯用清酒淋取汁液灌下少时自醒。

治法4　用生姜汁搽患者面部及天庭等处，再用姜汁少许滴入患者眼角内，男左女右少时即醒。

若中风不省人事涎沫口噤，语言不出手足无力，宜在得病之日先用处方有2个：

治法1　侧柏叶50克去枝，葱白150克连须，共研如泥，用无灰酒煎取浓汁温服，先服此药可使风退气和不成废人，然后服他药调理方可自愈。

治法2　用乳香研成细末放在清水中化开无渣为度3克，用酒煎苏木30克取浓汁冲入温服，服后少时吐出恶物。

中风各症

治中风各症药方：治中风内有便溺之阻隔，治法有2个：

治法1　用川厚朴、大黄、枳实、羌活各8克，共加水煎取浓汁空心服下，每日1剂服2~3次，连服15~20剂。

治法2　用愈风汤，或用大秦艽汤均可。

面瘫（面神经炎）

西医名面神经炎，认为面神经炎是面部茎乳孔内的急性非化脓性炎症，又称面神经麻痹，中医认为面瘫是中风扯嘴口眼歪斜。面神经炎的发病原因是由头面部感受风寒或上呼吸道感染，使血液循环障碍引起神经功能失调所致。典型症状是初起时口角漏水，不能闭眼皱眉、唾液分泌减少，耳后疼痛耳鸣耳聋食不知味。急性期表现为口眼歪斜面无表情，口角流涎不能示齿语言蹇涩外耳有疱疹，味觉有障碍乳突处有压痛。治法有25个：

治法1　用牛蒡子20克，当归、白芍、白僵蚕各12克，白附子、全蝎、川芎、天麻各10克，蜈蚣5条，共加水煎取浓汁饭后温服，每日1剂服2~3次，连服1~2月。

治法2　用党参、北芪各30克，当归、全蝎、白僵蚕各15克，蜈蚣9条，用法：先将前三味加水煎取浓汁，后三味共研成细末放在清水中化开无渣为度，装入消毒瓶内盖紧不可走失药气，每次饭后取10克药粉冲药汁温服，每日1剂服3次，连服15~20日。

治法3　用活黄鳝一条加面粉适量，先将活黄鳝割去头倒悬挂，沥血入面粉内，将面粉调成膏状，用长头发编成细辫子，环绕健侧至耳后，使发的两端散在面部，然后将调好的面粉顺敷在面部，上用纸固定，每日换药1次，连敷数日。

治法4　用活黄鳝鱼一条，牙皂角研成细末放在清水中化开无渣为度10克，蓖麻子仁49粒，冰片2克共研如泥左斜敷右面，右斜敷左面，每日换药2~3次，以正为度，正后不可再敷。

治法5　用活黄鳝一条大者佳，研如泥敷在反面，左斜者敷右，右斜敷左，口眼正者即将药洗去。

治法6　用乳香适量研成细末加活黄鳝血调成糊状涂敷，健侧地仓、颊车、下关、颧髎、巨髎等穴位周围，每日换药1次，连敷数日。

治法7　用鹅不食草9克研成细末放在清水中化开无渣为度，装入消毒瓶内盖紧不可走失药气，每次取出适量药粉加入凡士林适量调成膏状，敷在面部及健侧处，每二日换药1次，连敷数日。

治法8　用蓖麻子去壳15克，冰片1克，共研如泥敷面部及健侧，外用纱布覆盖固定，每日换药1次，连敷数日。

治法9　用熟附子、制川乌各90克，乳香60克，共研成细末放在清水中化开无渣为度加入生姜自然汁调成膏状，取出用油纸摊在地上去净火毒，装入消毒瓶内盖紧不可走失药气，先用生姜将面部皮肤搽至潮红，取出适量药膏敷在面部及健侧处，外用纱布覆盖固定，每日换药1次，连敷数日。

治法10　用牛蒡子30克，白僵蚕、天麻各15克，当归、白芷、羌活各12克，桂枝、白芍、白附子各10克，川芎、防风各9克，制南星8

克，全蝎、甘草各5克，共加水煎取浓汁饭后温服，每日1剂服2~3次，连服15~30剂。

治法11　用槐花15克，猪牙皂、槐角子、荆芥穗后下、细辛研成细末放在清水中化开无渣为度分次冲服各10克，白附子9克，共加水煎取浓汁饭后温服，每日1剂服2~3次，连服10~15剂。

治法12　用天麻、防风各15克，羌活、白芷各12克，制南星、白附子各10克，共加水煎取浓汁饭后温服，每日1剂服2~3次，连服10~15剂。

治法13　用僵蚕15克，当归12克，桂枝、白芍各10克，川芎、防风各9克，制南星8克，全蝎、甘草各5克，随证加减：血虚加制首乌10克，气虚加党参、黄芪各10克，项强疼痛加葛根、羌活各10克，眼胀加杭菊10克，共加水煎取浓汁饭后温服，每日1剂服2~3次，连服15~30剂。

治法14　用新石灰350克炒后用醋调成膏状涂敷相反的方向，左斜敷右，右斜敷左，健侧地仓、颊车、下关、颧髎、巨髎等穴位周围，每日换药1次，连敷数日。

治法15　用青荆芥、薄荷各1千克共放入砂锅内，加水煎取浓汁，过滤将渣晒干研成细末放在清水中化开无渣为度，将汁用慢火熬成膏状，共调为丸阴干，装入消毒瓶内盖紧不可走失药气，每次取10克用温开水空心送服，日服2~3次，连服数日。

治法16　用巴豆7粒共研如泥左斜敷右手心，右斜敷左手心，然后用温水浸泡住手正后即将药洗净。

治法17　用蓖麻仁49粒研如泥左斜涂右面，右斜涂左面，每日早晚各换药1次以正为度，正后不可再涂。

治法18　用雄鸡冠上血适量，左斜涂右面，右斜涂左面，日涂6~7次以正为度，正后不可再涂。

治法19　用白附子、白僵蚕、全蝎各50克共研成细末放在清水中化开无渣为度，装入消毒瓶内盖紧不可走失药气，每次饭后取10克，用白酒冲服，日服2~3次，连服数日。

治法20　用槐花15克，槐角子、细辛、荆芥各10克，白附子9克，共研成细末放在清水中化开无渣为度，装入消毒瓶内盖紧不可走失药气，分成三份，每次饭后取一份用温开水冲服，每日1剂服3次，连服15~20日。

治法21　用皂角适量研成细末放在清水中化开无渣为度，装入消毒瓶内盖紧不可走失药气，每次取出适量药粉用陈米醋调成糊状敷在反面，左斜者敷右，右斜者敷左，口眼正者即将药洗去。

治法22　用生鹿肉100克，生川椒50克，共研如泥敷患处以正为度。

治法23　用鳗鱼血、鳝鱼血、公鸡血、鲤鱼血各等份，加白糖适量调匀，先将患者患处用面粉围住，用银针将卷中地仓穴刺成十字，见血而不出血，再将调好的四血涂上，以正为度。

治法24　用钩藤15克，蝉蜕、防风各10克，制南星6克，白附子、白芷、僵蚕、全蝎各5克，共加水煎取浓汁，另用白附子、僵蚕、全蝎各50克共研成细末放在清水中化开无渣为度装入消毒瓶内盖紧不可走失药气（名牵正散），每次取3克用热黄酒食后吞服，后饮药，每日1剂服2~3次，连服数剂。

治法25　用古方(《医学衷中参西录》) 镇肝息风汤：牡蛎60克，代赭石、牛膝各30克，生龙骨、生龟版、白芍、玄参、天冬各15克，川楝子、生麦芽、茵陈各6克，甘草4.5克，共加水煎取浓汁饭后温服，每日1剂服2~3次，连服数剂。

风寒型面瘫

若风寒型面瘫者，治法如下：

治法　用制附子30克先煎一小时后下，桂枝12克，白芍9克，甘草6克，蜈蚣4条，细辛3克，共煎取浓汁饭后温服，每日1剂服2~3次，连服15~30剂。

风热型面瘫

若风热型面瘫者，治法如下：

治法　用钩藤30克，秦艽20克，白芍、忍冬藤各18克，牛蒡子12克，甘草6克，共加水煎取浓汁饭后温服，每日1剂服2~3次，连服15~30剂。

中风口噤

如治中风口噤单蛾或双蛾者，治法有3个：

治法1　用巴豆仁6粒分为12片，牙皂10克切片，明矾30克，先将明矾化开放入二味搅匀待矾枯取出，研成细末放在清水中化开无渣为度，装入消毒瓶内盖紧不可走失药气，每次取1克吹入喉中痰涎涌胜者，可用灯心草汤冲服1.5克(名稀涎散)，痰在喉者即吐，痰在隔者即下。

治法2　用半夏40粒，牙皂角炙1条共加水煎取浓汁，加生姜自然汁30毫升冲服，每日1剂服2~3次，连服数剂。

治法3　用大黄、干姜、桂枝、甘草、滑石、石膏、赤石脂、白石脂、龙骨、牡蛎、寒水石、紫石英各30克，共研成细末放在清水中化开无渣为度调水为丸，阴干装入消毒瓶内盖紧不可走失药气，每次取5克用温开水空心送服（名风引汤），日服2~3次，连服数剂。本方治脚亦效。

口眼歪斜语言不清

若口眼歪斜语言不清，口角流涎大便干结，或遗尿小便不禁者，治法如下：

治法　用北芪50克，赤芍、归尾各6克，桃仁、地龙、川芎、红花各3克，共加水煎取浓汁饭后温服（名补阳还五汤），每日1剂服3~5次，连服数日。

若面神经抽搐者，治法如下：

治法　用(《中医杂志》）四季通瘀汤：四季青（又名冬青叶）、丹参、赤芍、车前草各15克，汉防己、玉竹、川芎、七叶一枝花、泽泻、钩藤、白芷、元胡各10克，共加水煎取浓汁饭后温服，每日1剂服3~5次，连服数剂。

中风不语

中风不语者，治法有3个：

治法1　用大蒜头一瓣研如泥涂在牙根上少时自开声。

治法2　用人乳适量用白酒冲服，日服2~3次，连服数日即能开声。

治法3　用人乳适量用陈醋调服，日服2~3次，连服数日自能开声。

中风舌强

若中风舌强者，治法有2个：

治法1　用乌骨雄鸡一只去净毛及内脏，加葱白350克，共加水煮至熟烂取出空心温服，每日1剂服2~3次，连服数日。

治法2　用雄黄、荆芥各适量，共研成细末放在清水中化开无渣为度，装入消毒瓶内盖紧不可走失药气，每次取6克用豆淋酒空心送服，日服2~3次，连服数日。

中风痰厥

若中风痰厥者，治法如下：

治法　用白矾30克，猪牙皂15克，共研成细末放在清水中化开无渣为度装入消毒瓶内盖紧不可走失药气，每次取3克用开水冲入空心温服，日服2~3次少时吐出大量痰沫，连服数日。

中风强直

若中风强直者，治法有2个：

治法1　用鲜橘树皮1千克切细浸入烧酒内，每取此酒适量饮之，日饮2~3次，连饮数日。

治法2　用夜合树枝、柏树枝、槐树枝、桑树枝、石榴树枝各200克加水煎取浓汁，过滤去渣取汁浸泡糯米、黑豆各2千克，浸泡一日后取出加羌活100克，防风30克，共蒸熟后再加适量红曲作成酒，封6~7日后取汁饮，日饮2~3次，连饮数日。

中风头痛头晕

中风头痛头晕、突然手及肢体麻木语言不清者，治法如下：

治法　用生白萝卜适量洗净榨汁1升灌服，每日1剂服2~3次，连续数日。

中风四肢麻木

中风四肢麻木者，治法如下：

治法　用鸡蛋皮、黑木耳、桃仁、蜂蜜各120克，公鸡腿1对，共研如泥每次取20克用黄酒冲服，日服2~3次，连服数剂。

中风休克

中风休克者，治法如下：

治法　用白矾6克研成细末放在清水中化开无渣为度，用生姜汁50毫升冲服，日服2~3剂连服数日。

如治诸风抽搐手足弯曲，小儿惊风大便干结邪热暴甚肌肉弹动，一切风症按此表里通治之轻剂，喻加言曰：汗不伤表，下不伤里治法有3个：

治法1　可多服滑石90克，生石膏、黄芩、桔梗、甘草各30克，荆芥、麻黄、薄荷、栀子炭、连翘、当归、川芎、白芍、白术、酒炒大黄、芒硝各15克，共研成细末放在清水中化开无渣为度装入消毒瓶内盖紧不可走失药气（名防风通圣散），每次取5克用温酒冲入空心温服，日服2~3次，连服数剂。

治法2　服用人参、熟地、黄柏、黄连、羌活、独活、天麻、细辛、全蝎、防风各15克（名防风通圣散），滑石90克，生石膏、黄芩、桔梗、甘草各30克，荆芥、麻黄、薄荷、栀子炭、连翘、当归、川芎、白芍、白术、酒炒大黄、芒硝各15克（名祛风致宝膏），共研成细末放在清水中化开无渣为度，炼蜜为丸阴干，装入消毒瓶内盖紧不可走失药气，每次取3克茶酒任送，日服2~3次，连服数剂。

治法3　用三生饮加人参30克，日服2~3次，连服数日。

中风偏瘫

治中风偏瘫者，治法有3个：

治法1　用山西优质陈醋180毫升，鸡蛋1枚浸入醋内两日后取出打烂去壳，将蛋与醋搅匀再浸两日后，每次取15毫升饭后用温开水送服，日服2~3次，连服1~3月。

治法2　用生附子1枚去净皮脐，羌活、台乌药各30克共研成粗末，装入消毒瓶内盖紧不可走失药气，每次取12克，生姜3片共加水煎取浓汁空心温服，日服2~3次，连服1~3月。

治法3　生吞杏仁不去皮尖，每次吞7粒，一日吞3次逐日加7粒（第一日每次吞7粒，第二日每次吞14粒，第三日每次吞21粒，逐日加至49粒，然后每日减7粒，逐日减至7粒，周而复始），每次用竹沥30毫升送服连服，连服1~3月。

中风不语半身不遂

如中风不语、半身不遂者，治法有2个：

治法1　用生草乌500克，用绿豆2千克，同煮至绿豆熟烂为度，取出草乌去净皮脐后，切片晒干研成细末放在清水中化开无渣为度，装入消毒瓶内盖紧不可走失药气，每次取10克，用烧酒空心送服，日服2~3次，连服数剂。此是祖传秘方。

治法2　用豆豉500克，粉葛根200克，白粟米100克，芝麻壳50克，冬麻子30克，荆芥、黑芝麻各10克，薄荷叶6克，共研成细末放在清水中化开无渣为度，装入消毒瓶内盖紧不可走失药气，每次取20克用好酒冲服，日服2~3次，或用乌龟血3只，冰糖5克，共装碗内隔水蒸熟，加药末20克调匀用好酒冲服，日服2~3次，连服数剂。

中风瘫痪手足不举

如中风瘫痪手足不举者，先将患者安定在密室内坐好，治法有3个：

治法1　用穿山甲、左瘫用右甲，右瘫用左甲，大川乌头、红海蚧各70克，共研成细末放在清水中化开无渣为度，装入消毒瓶内盖紧不可走失药气，每次取18克，加葱白汁调成两个小饼5公分大，贴在患者两脚之心，用布包好不可见风，将双脚放入热水盆内，待患者身麻出汗后，急取下药饼，患者在治疗过程中须忌口色及发物，半月后再作一次。

治法2　用真五灵脂适量用水飞去上面黑浊，下面泥沙研成细末放在清水中化开无渣为度，装入消毒瓶内盖紧不可走失药气，每次取6克用烧酒冲入空心温服，每日早晚各服1次，连服数日。

治法3　用癞蛤蟆1只，切去头足皮及内脏，洗净吹干水研如泥冲入适量烧酒，用竹棍搅匀去渣澄清，将酒炖热1次饮下，每日服1剂连服20~30剂。

中风角弓反张

如中风角弓反张者，治法如下：

治法　用烧酒100克，加入鸡屎白10克，用竹棍顺搅1 000遍后，澄清一次饮下，小儿减半，日服2~3次（此为葛仙方），连服数日。

中风各症及手足痛

若中风各症及手足痛者，治法如下：

治法　用葵扇松叶各500克，用吃乳男婴的小便，煎取浓汁趁热先熏后洗，每日1剂洗3~5次，连洗数日。

左瘫右痪筋脉拘变

如左瘫右痪筋脉拘变身体不遂，脚腿无力、干湿脚气及湿滞经络、久不能宣通诸气者，治法有2个：

治法1　用川木瓜165克，川萆薢、五灵脂、牛膝、续断、白僵蚕炒、松节、白芍、台乌、天麻、威灵仙、北芪、当归、防风、虎骨酒炒各35克，共用无灰酒5千克，浸27日后取药焙干，共研成细末放在清水中化开无渣为度，装入消毒瓶内盖紧不可走失药气，每次取7克用浸药之酒冲服（名舒筋保肝汤），日服2~3次，连服数剂。

治法2　用（《新中医》）补活汤：黄芪30克，丹参15克，川芎、赤芍各12克，桃仁9克，地龙6克，共加水煎取浓汁空心温服，每日1剂服2~3次，连服数剂。

瘫痪病在筋骨

瘫痪者病在筋骨，左瘫右痪将成废人，治法如下：

治法　用乌梅50克，人参30克，黄连、黄柏、干姜各15克，桂枝、当归、川椒、附子各10克，细辛3克，共加水煎取浓汁空心温服，每日1剂服2~3次，连服数剂。

软瘫

若软瘫者，治法如下：

治法　用五加皮60克，杜仲30克切碎，用酒煎取浓汁空心温服，每日1剂服2~3次，连服数日。

风湿瘫痪筋骨疼痛

如风湿瘫痪筋骨疼痛者，治法如下：

治法　用生甘草、威灵仙各1 000克，共加水煎取浓汁，趁热先熏后泡洗，洗至汗出为止，每日1剂洗2~3次，连洗5~10日。

中风无汗恶寒

如中风无汗恶寒者，治法如下：

治法　本方麻黄、杏仁、防风各2千克，共加水煎取浓汁，趁热先熏后泡洗，洗至汗出为止，每日1剂洗2~3次，再用针刺足小指外侧爪甲角处（名至阴穴），进二分，及足外踝后跟骨（名昆仑穴），针透太豁。

如中风有汗而恶风者，治法如下：

治法　本方桂枝、芍药、杏仁各2千克，共加水煎取浓汁，趁热先熏后泡洗，洗至汗出为止，每日1剂洗2~3次，再用针刺项后入发一寸处（名风府穴），刺入三分，以上二症皆为太阳经中风，可用石膏、知母、干葛、黄芩、干姜、甘草、附子、麻黄、杏仁、防风、桂枝、芍药各5克，共加水煎取浓汁空心温服，每日1剂服2~3次，连服数剂。

中风有汗身热不恶寒

如中风有汗身热不恶寒者，治法如下：

治法　用石膏、知母、干葛、黄芩、干姜、麻黄、杏仁、防风、桂枝、芍药各5克，本方加石膏、知母各6克，甘草10克，共加水煎取浓汁空心温服，每日1剂服2~3次，连服数剂。

中风有汗身热不恶风

如中风有汗身热不恶风者，治法如下：

治法　用石膏、知母、干姜、甘草、附子、麻黄、杏仁、防风、芍药各5克，本方干葛、桂枝、黄芩各10克，共加水煎取浓汁空心温服，每日1剂服2~3次，再用银针刺入足大趾次趾外间本节后陷者中（名陷骨穴），刺入五分，可去阳明之贼，兼刺足大趾次趾顶离爪甲一韭菜叶处（名万兑穴），刺入五分，可泻阳明之实，以上二症皆阳明经中风。

中风无汗身凉

如中风无汗身凉者，治法如下：

治法　用石膏、知母、干葛、黄芩、麻黄、杏仁、防风、桂枝、芍药各5克，本方附子10克，干姜、甘草各15克，共加水煎取浓汁空心温服，每日1剂服2~3次，再用银针刺足大趾内侧离爪甲角一韭菜叶处（名隐白穴），可去太阳之贼，此为太阴经中风。

中风有汗不热

如中风有汗不热者，治法如下：

治法　用石膏、知母、干葛、黄芩、干姜、甘草、附子、麻黄、杏仁、防风、桂枝、芍药各5克，本方桂枝、附子、甘草各10克，共加水煎取浓汁空心温服，每日1剂服2~3次，再用银针刺足内踝后跟骨上陷者中（名太溪穴），刺入二分兼刺透昆仑穴，此为少阴经中风。

中风痰迷心窍

如治中风痰迷心窍舌强不能言语者，治法如下：

治法　用人参、茯苓各6克，甘草、法夏、陈皮各3克，加南星、枳实、石菖蒲、竹茹各10克，生姜3片，红枣3枚，共加水煎取浓汁空心服下（涤痰汤），每日1剂服2~3次，连服7~10剂。

偏枯症

偏枯症如树木枯去一枝而津液不能周行灌溉，治法有2个：

治法1　用人参、白术、茯苓各6克，甘草、法夏、陈皮各3克，生姜3片，红枣3枚（名六君子汤），加竹沥10克冲入药汁内，共加水煎取浓汁空心温服，每日1剂服2~3次，连服3~5月。

治法2　用熟地240克，山萸肉、淮山药各120克，泽泻、茯苓、丹皮各90克，共研成细末放在清水中化开无渣为度，炼蜜为丸（名六味地黄丸），装入消毒瓶内盖紧不可走失药气。或用熟地240克，山萸肉、淮山药各120克，泽泻、茯苓、麦冬、五味子、丹皮各90克，共研成细末放在清水中化开无渣为度，炼蜜为丸（名八味丸），阴干，装入消毒瓶内盖紧不可走失药气，加桑寄生、五加皮、淮牛膝、杜仲各60克，以自制虎骨胶120克共为丸，每日早上取15克用黄酒送服，晚服熟地240克，山萸肉、淮山各120克，泽泻、茯苓、丹皮各90克，共分为10剂（名六味地黄汤），可愈十中之一二。

中风六经混淆

如中风六经混淆紧之于少阳厥阴，或肢节弯痛，或麻木不仁者，治法如下：

治法　本方用人参、白术、茯苓各6克，甘草、法夏、陈皮各3克，生姜3片，红枣3枚，加羌活、连翘各10克，再用艾条五壮灸少阳之经，在足外踝上三寸处（名绝骨穴），以引其热，再用银针刺厥阴之井，在足大指甲后长毛之处（名大敦穴），以通其经，此为少阳厥阴之经中风。

中白虎风

此症日夜走动百节如啮，治法如下：

治法　用陈醋3千克煮数沸、加葱白2千克共煮沸用棉布浸此醋包患处，冷后另换连包4~5小时，每日1~2次，连续数日。

中鬼箭风

凡患此者，头顶、肩背、手足、腰肢等处之

筋骨疼痛不安，治法如下：

治法　用泽兰叶10克，炒山甲4克共用好酒煎取浓汁空心温服，每日1剂服2～3次，连续数日。

中大疠风，治法如下：

治法　用凌霄花18克，地龙焙、僵蚕炒、全蝎炒各7只，共研成细末放在清水中化开无渣为度，装入消毒瓶内盖紧不可走失药气，每次取出适量药粉7克其于加水煎取浓汁全身洗透，再用黄酒冲入7克空心温服，每日1剂服洗一次，连续数剂。

中绣球风，治法如下：

治法　用茄树适量连根带叶切碎，加水煎取浓汁薰洗患处，每日1剂作2～3次，连续数日。

中走游风，治法如下：

治法　用风栗壳适量烧枯存性研成细末放在清水中化开无渣为度，装入消毒瓶内盖紧不可走失药气，每次取出适量药粉用香油调成膏状涂敷患处，用油纸将药盖上外用纱布包扎固定，每日换药1次，连续数日。

类中风

如类中风症者舌音不能言足废不能行，治法有10个：

治法1　用熟地、山萸肉各12克，巴戟天、肉苁蓉、石斛、麦冬、茯苓各10克，炮附子6克，石菖蒲、远志各5克，五味子、肉桂各3克，薄荷2克，生姜3片，大枣3枚，共加水煎取浓汁空心温服（名地黄饮子），每日1剂服2～3次，连服数剂。治之神妙无比。

治法2　用白附子（制）、石菖蒲、远志、天麻、全蝎、羌活、胆南星各30克，木香15克，共加水煎取浓汁空心温服（名资寿解语汤），治中风脾缓及舌强不语半身不遂，每日1剂服2～3次，连服数剂。

治法3　用熟地24克，山萸肉、淮山药各12克，丹皮、茯苓、泽泻各10克（名六味地黄汤），加当归、白芍各10克，共加水煎取浓汁空心温服（名八味丸），引火归源，每日1剂服2～3次，连服数剂。

治法4　服熟地240克，山萸肉、淮山各120克，泽泻、茯苓、丹皮各90克，共分10剂（名六味地黄丸），加水煎取浓汁空心温服，每日1剂服2～3次，连服数剂。

治法5　用滑石90克，生石膏、黄芩、桔梗、甘草各30克，防风、荆芥、麻黄、薄荷、焦山栀、连翘、当归、川芎、白芍、白术、酒大黄、芒硝各15克共研成细末放在清水中化开无渣为度，装入消毒瓶内盖紧不可走失药气，每次取10克用开水冲服（名防风通圣散），日服2～3次，连服数剂。

治法6　用柴胡、当归、白芍、白术、茯苓各10克，甘草5克，薄荷3克，生姜3片，共加水煎取浓汁空心温服（名逍遥散），每日1剂服2～3次，连服数剂。

治法7　用三黄汤或白虎汤之类、或用白附子（制）、石菖蒲、远志、天麻、全蝎、羌活、胆南星各30克，木香15克（名资寿解语汤），去羌活，加熟地、首乌、杞子、菊花、黑芝麻、天冬之类治之。共加水煎取浓汁空心温服，每日1剂服2～3次，连服数剂。

治法8　用人参、白术、茯苓各6克，甘草、法夏、陈皮各3克，生姜3片，红枣3枚（名六君子汤），加北芪6克，竹沥、生姜汁各20毫升冲入药汁内，共加水煎取浓汁空心温服，每日1剂服2～3次，连服数剂。

治法9　用黄芪、人参、白术、甘草各3克，当归、陈皮各2克，升麻、柴胡各1克（名补中益气汤），重用白术、人参、北芪、益智仁各15克，共加水煎取浓汁空心温服，每日1剂服2～3次，连服数剂。

治法10　体虚者可用人参、白术、茯苓各6克，甘草、法夏、陈皮各3克，生姜3片，红枣3枚（名六君子汤），加台乌、青皮、白芷各5克，共加水煎取浓汁空心温服，每日1剂服2～3次，连服数剂。

中府而言

又以中府而言之，与伤寒府症略同，内有便溺之阻隔，治法如下：

治法　用川厚朴15克，大黄、枳实各10克，共加水煎取浓汁空心温服（名三化汤），每日1剂服2～3次通之连服数剂。

中府而言如夹有经症者，治法如下：

治法　宜合用滑石90克，生石膏、黄芩、桔梗、甘草各30克，防风、荆芥、麻黄、薄荷、焦栀子、连翘、当归、川芎、白芍、白术、酒炒大黄、芒硝各15克，共研成细末放在清水中化开无渣为度，装入消毒瓶内盖紧不可走失药气，每次取10克，用开水冲入空心温服（名防风通圣散），日服2～3次，连服2～3剂。

中脏而言

又以中脏而言，中脏者多滞九窍，有唇缓失音、耳聋、目瞥、鼻塞、大小便难之症状，或猝然倒地不省人事，有闭脱之别，若口开为心绝、眼合或上视为肝绝、手撒为脾绝、遗尿为肾绝、汗出如油声如鼾睡，为肺绝及面赤如妆，如脉急大皆为虚易脱，为不治之症。治法如下：

治法　用三生饮50毫升，加真高丽人参30克，另煎取浓汁调入灌之，或可救十中之一二。

中暑

中暑者，治法有2个：

治法1　用热土围在肚脐上以小童热尿注土围之中，再用生蒜头适量研如泥取汁饮之，均有起死回生之功。

治法2　用明矾8克研成细末放在清水中化开无渣为度，用阴阳水调服（生水沸水各一半调和名阴阳水），日服1～2次，连服数日。

中暑急暴霍乱吐泻

中暑急暴霍乱吐泻者，治法如下：

治法　用陈皮18克，藿香2克，用黄泥淀清水煎取浓汁（名陈皮藿香汤），空心温服，每日1剂服2～3次，连服1～2日。

中暑霍乱上不吐下不泻

如中暑霍乱上不吐下不泻，身出冷汗危在顷刻者，治法如下：

治法　用食盐30克，生姜5片，同炒至焦枯存性加水煎取浓汁（名盐姜汤），饮一大碗少时吐出自愈，在此期间切不可吃饭，待过4小时后方可饮稀粥，过1～2日。

中暑昏眩烦闷欲绝

如中暑昏眩烦闷欲绝者，可用急救法，治法有3个：

治法1　取田中干泥作一个圈，放在患者肚脐上，用少年男孩将尿撒在圈内，少时即活，但不可饮冷汤，须服温米汤。

治法2　将地挖1米深取下面黄土适量搅水澄清冷饮，日饮2～3次，连续数日。

治法3　用鲜扁豆叶适量研取自然汁（名扁豆饮），每次取50毫升冷饮，日饮2～3次，连饮数日。

中暑汗出恶寒身热大渴

中暑汗出恶寒身热大渴者，治法如下：

治法　用石膏15克，知母、人参各10克，共加水煎取浓汁空心温服（名白虎人参汤），每日1剂服2～3次，连服数剂。

中暑汗出身热足冷

如中暑汗出身热足冷者，治法如下：

治法　用石膏15克，知母、苍术各10克，共加水煎取浓汁空心温服（名苍术白虎汤），每日1剂服2～3次，连服数剂。

中暑牙关紧闭

如中暑牙关紧闭者，治法如下：

治法　用乌梅浸陈醋搽其牙，少时口自开。

中暑痰塞咽喉

如中暑痰塞咽喉者，治法如下：

治法　用巴豆仁6粒分为12片，牙皂10克切片，明矾30克，先将明矾化开放入二味搅匀待矾枯取出，共研成细末放在清水中化开无渣为度，装入消毒瓶内盖紧不可走失药气，每次取1克吹入喉中痰涎涌胜者，可用灯心草汤冲服1.5克（名稀涎散），痰在喉者即吐，痰在隔者即下。

中暑不省人事

如中暑不省人事者，治法如下：

治法　用生半夏适量，研成细末放在清水中化开无渣为度，装入消毒瓶内盖紧不可走失药气，每次取出适量药粉吹入鼻中，少时吐出痰而病自愈。

中血脉

又以中血脉而言，中血脉者外无六经之形症，内无便溺之阻隔，非表非里邪无定居，或偏于左口眼歪斜，半身不遂，治之之法俱戎汗下，治法有2个：

治法1　用秦艽、石膏各5克，甘草、川芎、当归、羌活、独活、防风、黄芩、白芍酒炒、白术土炒、生地、熟地、茯苓各3.5克，北细辛1克，共加水煎取浓汁空心温服（名大秦艽汤），每日1剂服2～3次，连服数日。

治法2　唯有用润药以滋其燥，用静药以养其血，可用川芎、当归各10克，白芍、生地各15克（名四物汤），加桃仁、红花、天麻、羚羊角各10克，竹沥、生姜汁各20毫升冲入药汁内，共加水煎取浓汁空心温服，以补血行血化痰祛风，每日1剂服2～3次，连服数剂。

猝然倒地

如猝然倒地不省人事牙关紧闭，两手握固虽有痰声非漉漉之声，亦无涌起之示，治法如下：

治法　用陈皮、半夏各30克，共加水煎取浓汁加入生姜汁20毫升冲服，或服后再用探吐之药，随以半夏、茯苓各10克，橘红、枳实、胆南星、党参各6克，竹茹5克，石菖蒲、甘草各3克，生姜3片，红枣3枚（名涤痰汤），加天麻、丹参、石菖蒲各10克，共研成细末放在清水中化开无渣为度，装入消毒瓶内盖紧不可走失药气，每次取10克用鲜竹沥或生姜汁调服，日服2～3次，连服数剂。

注夏症

如遇夏即病秋后即愈者，名注夏症，治法如下：

治法　用升麻、柴胡、麦冬各5克，黄柏2克，炮姜1克，共加水煎取浓汁空心温服，每日1剂服2~3次，连服数剂。

注夏症外热甚而二便闭塞者，治法有3个：

治法1　用滑石90克，生石膏、黄芩、枯梗、甘草各30克，防风、荆芥、麻黄、薄荷、焦栀子、连翘、当归、川芎、白芍、白术、酒炒大黄、芒硝各15克，共研成细末放在清水中化开无渣为度，装入消毒瓶内盖紧不可走失药气，每次取10克（名防风通圣散），用开水冲服，日服2~3次，连服数日。

治法2　用大黄、黄芩、连翘各10克，玄明粉、栀子、淡竹叶各6克，甘草5克，薄荷3克（名凉膈散），加石菖蒲、远志、丹参各10克，共加水煎取浓汁加入蜂蜜适量空心温服，每日1剂服2~3次，连服数剂。

治法3　用川厚朴15克，大黄、枳实各10克（名三化汤）之类表里双解之药，共加水煎取浓汁空心温服，每日1剂服2~3次，连服数剂。

阴脏之人素多内寒

如阴脏之人素多内寒而受风邪中之，则风水相遭寒冰撤骨，亦猝倒不省人事口开手撒尿出，脐下冰冷痰声漉漉如水煮沸之示，治法如下：

治法　急用三生饮加人参，或用人参60克，生附子30克，生半夏10克，共加水煎取浓汁，再加入蜂蜜30克，生姜汁25毫升，冲入灌之亦有得生者。如用胆星及驱风之药者必死。

二症愈后语言行动不能如常者，察其水衰或火衰，治法如下：

处方　用熟地24克，山萸肉、怀山药各12克，丹皮、茯苓、泽泻各10克，共加水煎取浓汁空心温服（名六味地黄汤），或用熟地24克，山萸肉、淮山药各12克，丹皮、茯苓、泽泻、当归、白芍各10克，共研成细末放在清水中化开无渣为度，炼蜜为丸阴干，装入消毒瓶内盖紧不可走失药气（名八味丸），每早服12克，下午服用人参、白术、茯苓各6克，甘草、法夏、陈皮各3克，生姜3片，红枣3枚（名六君子汤），加麦冬10克，桑叶3克，共加水煎取浓汁，加鲜竹沥100毫升冲入药汁内、调牡蛎粉15克，共空心温服，每日1剂服2~3次，本方柔润熄风为治风之秘法，连服数剂。

气血两虚

如气血两虚者，治法有2个：

治法1　用党参、白术、茯苓、当归、熟地、白芍各10克，炙甘草、川芎各5克（名八珍汤），再加黄芪10克，肉桂1.5克（名十全大补汤），加钩藤15克，竹沥、生姜汁各50毫升，以补气血则风自除而愈。

治法2　偏于右者，可用党参、茯苓、白术各10克，炙甘草6克（名四味汤），再加法夏、陈皮（名陈夏六味汤，旧名六君子汤），加竹沥、姜汁各30毫升，以补气行痰。

摇头风

若摇头风言语不清口流涎水者，治法如下：

治法　用桑叶6克加水煎取浓汁当茶饮用，日饮数次，连饮数日。

血厥

如血厥：平人居无疾苦，忽如死人气过血还，阴阳复通移时方醒，名血厥妇人多有之，治法如下：

治法　用白薇、当归各7克，人参、炙甘草各2克，共加水煎取浓汁（名白薇汤），空心温服，每日1剂服2~3次，连服数剂。

中湿

中湿者，治法有3个：

治法1　用法夏、茯苓各10克，陈皮6克，甘草3克（名二陈汤），加沙参、苍术、白术各10克，竹沥、姜汁各20毫升冲服，共加水煎取浓汁空心温服，每日1剂服2~3次，连服数剂。

治法2　单用半夏18克，加水煎30分钟，滴入生姜汁3毫升，风化硝6克研成细末放在清水中化开无渣为度，装入消毒瓶内盖紧不可走失药气，每次取出适量药粉冲服，每日1剂服2~3次，连服数剂。

治法3　用鲜竹沥100毫升，生葛汁、生姜汁各60毫升共调匀分成二次空心服下（名竹沥汤），每日1剂服2~3次，连服数剂。

中寒

中寒者，治法如下：

治法　用生葱头150克研如泥放锅内炒热用棉布包好，趁热熨肚脐中，再用艾条灸关元穴30壮，内服人参15克，制附片、干姜各10克，炙甘草5克，共加水煎取浓汁空心温服（名四逆汤），每日1剂服2~3次，连服数剂。

积聚痞

五脏气积名曰积，乃为血病，六府气聚名曰聚乃为气病，病皆起于气，必先气聚而后血凝，古有黄青燥血脂狐蛇鳖等八症之分，但都以不动有定处者为积，而推移转动无定处或忽聚忽散者为聚，痞者是痞闷不宣气道涌塞，若腹中未成坚块者，乃血瘀之名。治法有2个：

治法1　用藿香、益智仁、三棱、莪术、甘草、桔梗、青皮、陈皮、肉桂、木香各15克，共加水煎取浓汁（名大七气汤），空心温服，每日1剂服2~3次，连服数剂。

治法2　用白术、茯苓、青皮、陈皮、神曲、麦芽、延胡、香附、砂仁、海粉、山楂、甘草、桔梗各25克，共研成细末放在清水中化开无渣为度，装入消毒瓶内盖紧不可走失药气（名开积正元散），每次取6克，用开水冲入空心温服，本方为痰饮食积气血搏结之通用剂，每日1剂服2~3次，连服数剂。

聚结成块

如妇人经行产后贪食生冷之物，与脏气互相搏聚结成坚块之形，牢固不移日渐长大者，治法如下：

治法　用台乌、桃仁、莪术、木香、当归、青皮、桂心各20克，共研成细末放在清水中化开无渣为度，装入消毒瓶内盖紧不可走失药气（名乌药散），每次取10克用白酒冲服，日服2~3次，连服数剂。

三焦痞满胸膈胀闷

如三焦痞满胸膈胀闷者，是由于气涌不能宣通，治法如下：

治法　用青皮、白术、三棱、莪术、枳壳、槟榔、木香、陈皮各30克，共研成细末放在清水中化开无渣为度，滴水为丸（名助气丸），阴干，装入消毒瓶内盖紧不可走失药气，每次取5克用开水空心送服，日服2~3次，连服数剂。

气攻胸胁腹刺痛

如气攻胸胁腹刺痛皆为疝病，多因风冷寒湿客于胞中，治法如下：

治法　用川芎、鳖甲、吴萸、桃仁、赤芍、肉桂、槟榔、青皮、木香、大黄、莪术各10克，共加水煎取浓汁空心温服（名当归散），每日1剂服2~3次，连服数剂。

从头麻至心从足麻至膝（名麻症）

如从头麻至心，从足麻至膝者，治法有2个：

治法1　用婴儿干粪适量阴干放瓦上烧至烟净取出，研成细末放在清水中化开无渣为度，装入消毒瓶内盖紧不可走失药气，每次取10克，用热豆浆冲入空心温服，日服2~3次，连服数日。

治法2　用吴茱萸适量研成细末放在清水中化开无渣为度装入消毒瓶内盖紧不可走失药气，每次取20克，用热醋调成两个小饼5公分大，贴在患者两脚心涌泉穴处，外用布包好不可见风，每日换药1次，连贴1~2月。

全身疼痛不可忍

全身疼痛不可忍者，治法如下：

治法　延胡索、当归、肉桂、天麻各15克，共加水煎取浓汁温服，每日1剂服2~3次，连服数剂。

若风寒温痹全身麻木或疼痛者，治法有2个：

治法1　用生川乌12克，薏苡仁6克，共研成细末放在清水中化开无渣为度，放入米粥内加生姜汁、蜂蜜各适量空心温服，日服2~3次，连服数日。

治法2　用紫苏梗60克加水煎取浓汁过滤去渣，加粳米煮成粥加入姜、葱、椒、豆豉当饭吃，日服2~3次，连服数日。

若风缓顽痹诸节不便腹内宿痛者，治法如下：

治法　用蚕砂600克炒至黄色装入棉布袋内，用烧酒浸取汁液饮之，日饮2~3次，连饮数日。

若手足风痹者，治法有2个：

治法1　用皂荚不蛀虫者研细、食盐各500克共放入锅内炒热装入棉布袋内，趁热熨患处少时。

治法2　用威灵仙炒150克，生川乌头、五灵脂各120克，共研成细末放在清水中化开无渣为度，醋煮糊调合为丸阴干，装入消毒瓶内盖紧不可走失药气，每次取3克用盐汤空心送服，此药忌茶，日服2~3次，连服数日。

肩背筋骨疼痛

如肩背筋骨疼痛者，治法如下：

治法　用槐花、核桃仁、芝麻、细茶叶各20克，共加水五碗煎取一碗趁热服下，每日1剂服2~3次，连服数剂。

毒箭二种

还有毒箭二种，人若中之虽伤皮肉，亦便闷脓腐烂而死，可急用，治法如下：

治法　人中黄汁适量灌给患者饮之，外用人中黄涂敷患处，非此不能解毒也，每日早晚各换药1次，连续数日自愈。另一种是以毒药喂箭（名射菌），人若中之甚毒，急用蓝靛汁适量灌之，外亦用此涂敷伤口，如无者可用大豆猪羊血适量，内服外敷亦可解毒。

一切杂物入肉

一切杂物入肉者，治法有2个：

治法1　用蟑螂5~6只研如泥敷患处每日换

药1次，连敷2~3日，其物自出。

治法2　用蝼蛄适量研如泥涂敷患处，用油纸将药盖上外用纱布包扎固定，少时其物自出。

毒蛇骨刺入人体

治毒蛇骨刺入人体痛不可忍者，治法如下：

治法　用死老鼠一只，烧枯存性研成细末放在清水中化开无渣为度，装入消毒瓶内盖紧不可走失药气，每次取出适量药粉用麻油调成糊状敷患处，用油纸将药盖上外用纱布包扎固定，日敷2~3次，连敷数日。

竹木入肉不出

治竹木入肉不出者，治法有2个：

治法1　用瞿麦30克加水煎取浓汁温服，每日1剂服2~3次，连服数剂。

治法2　用鹿角适量焙至焦枯存性，取出研成细末放在清水中化开无渣为度，装入消毒瓶内盖紧不可走失药气，每次取出适量药粉用开水调成膏状涂敷患处，用油纸将药盖上外用纱布包扎固定，不过一夜即出。

铁针入肉

若铁针入肉中，无眼者不动，有眼者随气游走，若走向心胸者险，治法有3个：

治法1　急用乌鸦毛适量，炙至焦黄研成细末放在清水中化开无渣为度，装入消毒瓶内盖紧不可走失药气，每次取6克，用黄酒冲服，外用推车脂油适量研如泥，加磁石粉共调成膏状（名神圣膏），贴患处用油纸将药盖上外用纱布包扎固定，每日早晚各换1次，连贴三五次，其针自出。

治法2　用陈火腿皮适量研如泥厚敷患处，用油纸将药盖上外用纱布包扎固定，每日换药1次，连敷数日铁针自出。

治法3　用瓜蒌根适量洗净研如泥厚敷患处，用油纸将药盖上外用纱布包扎固定，每日换药1次，连敷数日铁针自出。

若铁针入肉随血流动而磁铁不能吸出者，治法如下：

治法　用胡桃肉与白糖各等量，共研如泥厚敷于铁针原入孔处。

箭头在肉中不出

如箭头在肉中钳不出者，治法有3个：

治法1　用白蔹、丹皮、半夏各30克，共研成细末放在清水中化开无渣为度装入消毒瓶内盖紧不可走失药气，每次取10克用烧酒冲服，日服2~3次，连服数日箭头自出。

治法2　用蜣螂、雄黄、象牙各50克，共研成细末放在清水中化开无渣为度，炼蜜为丸如黍米大（名解骨丸），阴干，装入消毒瓶内盖紧不可走失药气，每次取1~2丸，纳入伤口处，外用羊肾脂细嚼贴周围觉痒忍之，极痒时箭头自出，拔去箭头即用人热尿冲洗患处，后贴陀僧膏，每日换药1次，连续数日。

治法3　用老鼠肝，或脑适量，研如泥涂敷患处，用油纸将药盖上外用纱布包扎固定每日换药1次少时其箭自出。

枪子入肉

若枪子入肉者，治法如下：

治法　急用老南瓜适量研如泥厚敷患处，用油纸将药盖上外用纱布包扎固定，每日换药1次，连敷数日枪子自出。

水银入肉

若水银入肉者，治法如下：

治法　用真川花椒适量，研成细末放在清水中化开无渣为度，装入消毒瓶内盖紧不可走失药气，每次取出适量药粉用生姜汁调和厚敷患处，用油纸将药盖上外用纱布包扎固定，每日换药1次，连敷数日水银出净。

磁片入肉

若磁片入肉不出者，治法如下：

治法　用三角形白果适量，去壳与心浸入菜油内过夜取出研如泥厚敷患处，用油纸将药盖上外用纱布包扎固定，每日换药1次虽入肉多年烂而不出者，连敷3~5次磁片自出。

骨刺入肉

若骨刺入肉不出者，治法有2个：

治法1　用象牙适量，研成细末放在清水中化开无渣为度，装入消毒瓶内盖紧不可走失药气，每次取出适量药粉用水煮白梅肉调成膏状涂敷患处，用油纸将药盖上外用纱布包扎固定，每日换药1次，连敷数日骨刺自软而出。

治法2　用山楂适量研成细末放在清水中化开无渣为度，装入消毒瓶内盖紧不可走失药气，每次取出适量药粉用开水调成膏状涂敷患处，用油纸将药盖上外用纱布包扎固定，每日换药1次，连敷数日骨刺自软而出。

麦芒入目

若麦芒入目疼痛非凡，治法有2个：

治法1　急用大麦汁洗患处少时麦芒自出，然后调理。

治法2　用新布盖住眼睛取活蛴螬在布上磨，少时麦芒即沾布上而出，然后调理。

灰尘入目

若灰尘入目不出者，治法有2个：

治法1　用生藕汁适量滴入眼内，日滴2~3次灰尘自出。

治法2　用京墨适量磨取浓汁滴入眼内，日滴2~3次灰尘自出。

沙泥入目

若沙泥入目不出者，治法有2个：

治法1　用牛膝一条长10公分，自己用口嚼烂如泥吐出搓成两粒小丸塞入两眼角内，少时流泪必多，泥沙沾在药丸上自出。

治法2　取手指甲适量焙至焦枯存性，取出研成细末放在清水中化开无渣为度，装入消毒瓶内盖紧不可走失药气，每次取出适量药粉用灯心草沾指甲末点入目中，少时沙泥自出。

白石灰入目

若白石灰入目者，治法有2个：

治法1　用鲜土牛膝适量榨取汁液每次取少许点入眼内少时自能消肿止痛。

治法2　用生山栀适量加水煎取浓汁频频洗眼，不可间断连洗2~3小时自能肿消痛止。

烟油入目

若烟油入目者，治法如下：

治法　不可用他物洗眼，愈洗愈痛，急用干净乱发揉眼，少时烟油沾乱发而出，连揉数次。

飞丝入目

若飞丝入目者，治法有3个：

治法1　取蜂蜜少许灌入葱叶内，将葱叶头剪破少许使葱内的蜜糖可以滴入眼角内，连滴数次飞丝顺眼角流出可保平安。

治法2　用京墨适量磨取浓汁每次取少许滴入眼角内闭目片刻，飞丝顺眼角流出可保平安。

治法3　用雄鸡冠血滴入眼角内闭目片刻，看眼内有红丝卷去，连续2~3次。

蜘蛛丝入目

若蜘蛛丝入目者，治法有3个：

治法1　用明矾末50克，加开水半盆调和手扶于盆上，头上用布盖上让水的热气熏入眼内，少时其丝即落入水中。

治法2　用生白菜适量研取汁液每次取少许滴入眼内闭目片刻，蛛丝顺眼角流出连滴数次。

治法3　用新鲜桑树浆适量，每次取少许滴入眼内闭目片刻，蛛丝顺眼角流出连滴数次。

壁虎入耳

若壁虎进入耳内极为危险，如不急治则其尾进入脑部有性命危险，治法如下：

治法　急用雄鸡冠血滴入耳内，少时其尾自出。

蜈蚣入耳

若蜈蚣入耳者，治法有3个：

治法1　急用雄鸡冠血滴入耳内，少时蜈蚣自出。

治法2　用生姜与韭菜各适量共研取汁液，每次取少许滴入耳内，连滴数次蜈蚣自出。

治法3　用炒肉一盘放于耳前，或蒸鸡亦可，其蜈蚣闻其香味少时自出。

蜒蚰入耳

若蜒蚰入耳者，治法有2个：

治法1　急用白糖少许加热水调取浓汁，每次取少许滴入耳内，少时蜒蚰自化为水，其水出净。

治法2　先用地龙适量研成细末放在清水中化开无渣为度，装入消毒瓶内盖紧不可走失药气，每次取出适量药粉装入葱内少时化为水，将此水滴入耳内少时蜒蚰自化为水，其水出净。

蚂蚁入耳

若蚂蚁入耳者，治法如下：

治法　用炒山甲适量，研成细末放在清水中化开无渣为度，装入消毒瓶内盖紧不可走失药气，每次取出适量药粉用开水调取浓汁灌入耳内，少时蚂蚁自出。

飞蛾入耳

若飞蛾入耳者，治法如下：

治法　急取铜器放耳边鸣，少时飞蛾听得铜器鸣声自然飞出。

飞蝇入耳

若飞蝇入耳者，治法如下：

治法　急取皂角中蛀虫适量，研碎加入鳝鱼血少许，灌入耳内少时飞蝇自出。

臭虫入耳

若臭虫入耳者，治法有3个：

治法1　用鳖甲一大块放火上烤热，取出放耳边熏烤少时虫得熏气自出。

治法2　紧闭口目，用一手掩住鼻孔，一手掩住余耳，用力屏其气，少时臭虫自出。

治法3　用真麻油适量，每次取少许滴入耳内，少时臭虫自出。

咬伤之毒

毒蛇咬伤人

毒蛇具有毒腺能分泌毒素，毒蛇咬人时毒液腺受压毒液就通过毒牙注入伤口。毒蛇的毒液大致可分为两大类，一是神经性中毒能使骨髓中枢和肌肉迅速瘫痪。二是血循环毒能使血液不凝固引起出血和溶血，还可使血管收缩和舒张功能丧失。如不及时抢救均可造成死亡。我国的毒蛇种类很多如眼镜蛇科、蝰蛇科、蝮蛇科以及海蛇科等多种。所含的毒液与毒的性质不同，故被咬伤者所出现的病理变化和症状也不相同。比如蝮蛇科内有蝮蛇、五步蛇、烙铁头、竹叶青等，它们的毒液属于血循毒，被咬伤处剧痛红肿并自伤口不断流出血水。被咬伤的人冒出冷汗恶心晕厥还有多处出血，如鼻血、眼结膜出血、皮下出血、呕血、咯血和尿血等，最后发生循环衰竭而死亡。从咬伤到死亡相隔2~7天不等。眼镜蛇科内包括眼镜蛇、金环蛇、银环蛇等它们的毒液属于神经性毒液，被咬伤处局部初起灼痛后来感觉麻木，以后出现上眼皮下垂走不稳路四肢无力，头重下垂、流涎、恶心呕吐、吞咽困难、言语不清，继之出现四肢瘫痪、呼吸微弱、自觉窒息，最后可因呼吸困难、中枢神经麻痹和心力衰竭而死亡。从咬伤到死亡相隔半小时至30小时不等。辨别哪一类蛇的毒液引起的症状在治疗上非常重要。但又有相同之处，凡遇毒蛇咬伤者恶血攻心。凡蛇咬伤者，治法有14个：

治法1　急取竹木旱烟筒内的烟油用冷水洗出，饮1~2碗。受毒重者美味甘甜而不辣，以多饮为妙，伤口痛甚者是内有蛇牙，多用烟油涂搽必出此物，此为蛇咬第一良方。

治法2　饮陈醋仍宜用绳扎紧患处，再用五灵脂15克，雄黄8克，共研成细末放在清水中化开无渣为度，装入消毒瓶内盖紧不可走失药气，每次取6克，用烧酒冲入即时服下或灌下，少时咬伤处流出黄水，黄水流净则肿消，再用雄黄末掺之伤口自合。

治法3　用五灵脂6克，雄黄、细辛、山慈菇、白芷各3克，手加桂枝3克，上身加川芎3克，下身加牛膝3克，共研成细末放在清水中化开无渣为度，装入消毒瓶内盖紧不可走失药气，每次取出适量药粉用温酒冲服，每日1剂服2~3次，连服数日。

治法4　用梨树叶300克，加水煎取浓汁内服外洗，每日2~3次，连作数日。

治法5　用旱烟油适量，内服黄豆大1粒，外敷患处用油纸将药盖上外用纱布包扎固定，每日换药1次，连续数日。

治法6　用小青蛙10只，雄黄0.5克共研如泥敷患处，用油纸将药盖上外用纱布包扎固定，每日换药1次，连敷数日。

治法7　将明矾适量溶化滴于患处，用油纸将药盖上外用纱布包扎固定，日滴3~5次，连滴数日。

治法8　用通心菜适量榨汁每次取150毫升，用白酒30毫升冲服，日饮2~3次，连服数日。

治法9　用芋头梗适量研如泥敷患处用油纸将药盖上外用纱布包扎固定，每日早晚各换药1次，连敷数日。

治法10　用大葱适量研如泥，用蜂蜜调成膏状敷患处，用油纸将药盖上外用纱布包扎固定，每日换药1次，连敷数日。

治法11　用番薯苗尖适量，加红糖适量共研如泥敷患处，用油纸将药盖上外用纱布包扎固定，可抗五毒有奇效，每日换药1次，连续数日。

治法12　用两刀在水内相磨，取此水饮虽痛苦万分欲死者，多饮此水亦可救治。

治法13　用雄黄15克，五灵脂30克，共研成细末放在清水中化开无渣为度，装入消毒瓶内盖紧不可走失药气，每次取6克用陈酒冲服，过一小时后再服一次，再用真麻油将此药末调成膏状涂敷患处，用油纸将药盖上外用纱布包扎固定，每日换药1次，连敷数日。

治法14　用白凤仙花一全棵，加独头大蒜一枚共研如泥用，伤者口水将药调成膏状厚敷伤处，用油纸将药盖上外用纱布包扎固定，少时毒水自流，毒水流净。

人咬伤人

凡被人咬伤者其牙最毒，若有牙黄入肉则痛不可忍，咬手指者与手掌俱渐渐烂落年久难愈，急宜先用，治法有2个：

治法1　热童便洗净患处的污血，虽洗时痛至不省人事亦须忍住，可用人中黄适量（又名人大便），涂敷患处用油纸将药盖上外用纱布包扎固定，或用人中黄适量加水煎取浓汁淋洗患处，每日换药3~5次，连敷数日。

治法2　先用热童便洗净患处的污血，虽洗时痛至不省人事亦须忍住，急用荔枝核适量去净黑皮焙至焦枯存性，取出研成细末放在清水中化开无渣为度，装入消毒瓶内盖紧不可走失药气，每次取出适量药粉涂在伤处，外用荔枝肉盖贴药上，用油纸将药盖上外用纱布包扎固定，每日换药1次，连作数日。

熊虎狼咬伤人

凡被虎咬伤者血必大出，伤口即时溃烂疼痛不可忍，治法如下：

治法　熊虎狼咬伤者：内用葛根适量加水煎取浓汁空心温服，日服2~3次，外用葛根汤熏洗患处，日洗10余次，后用青棉布烧烟熏患处，让毒水流净，再用生板栗子嚼烂涂敷患处，用油纸将药盖上外用纱布包扎固定，每日早晚各换药1次，连续数日。

凡被虎咬伤者

血必大出，伤口即时溃烂疼痛不可忍，治法有2个：

治法1　急取猪肉片贴住伤口，随贴随化随化随换，再用地榆50克，田七90克，苦参120克，共研成细末放在清水中化开无渣为度，装入消毒瓶内盖紧不可走失药气，每次取出适量药粉掺在患处，用油纸将药盖上外用纱布包扎固定，随湿随掺少时血止痛止，连续数日。

治法2　取樟树嫩叶适量用口嚼至如泥厚敷患处，用油纸将药盖上外用纱布包扎固定，日换3~5次，连续数日。

凡被狼咬伤者，治法有2个：

治法1　急用干姜适量研成细末，放在清水中化开无渣为度，装入消毒瓶内盖紧不可走失药气，每次取出适量药粉掺患处，用油纸将药盖上外用纱布包扎固定，初时觉肿痛难忍，过少时即会肿消痛止，每日早晚各换药1次，连敷数日。

治法2　用胡椒适量研成细末，放在清水中化开无渣为度，装入消毒瓶内盖紧不可走失药气，每次取出适量药粉厚敷患处，用油纸将药盖上外用纱布包扎固定，初时觉肿痛难忍，过少时即会肿消痛止，每日早晚各换药1次，连敷数日。

马咬伤人

马咬伤者，治法有3个：

治法1　先用马齿苋适量，加水煎取浓汁空心温服，日服2~3次外用生板栗子适量，嚼烂涂敷患处，用油纸将药盖上外用纱布包扎固定，每日早晚各换药1次，连续数日。

治法2　用马鞭子适量烧枯存性，研成细末放在清水中化开无渣为度，装入消毒瓶内盖紧不可走失药气，每次取出适量药粉用猪油调成膏状涂敷患处，用油纸将药盖上外用纱布包扎固定，每日换药1次，连续数日。

治法3　用白煮猪肉一大片加米饭适量，让伤者本人用口嚼烂，厚敷伤处少时立止其痛，每日换药1次，连续数日。

猪咬伤人

若被猪咬伤者，治法有2个：

治法1　用生龟版适量焙至焦枯存性，取出研成细末放在清水中化开无渣为度，装入消毒瓶内盖紧不可走失药气，每次取出适量药粉用真麻油调成膏状涂敷患处，用油纸将药盖上外用纱布包扎固定，每日换药1次，连续数日。

治法2　用熟松香适量研成细末，放在清水中化开无渣为度，装入消毒瓶内盖紧不可走失药气，每次取出适量药粉用真麻油，调成膏状涂敷患处，用油纸将药盖上外用纱布包扎固定，每日换药1次，连续数日。

猫咬伤人

若被猫咬伤者，治法有2个：

治法1　急用薄荷叶适量，加水煎取浓汁熏洗患处，日洗3~5次，连续数日。

治法2　用真川花椒适量，加水煎取浓汁熏洗患处，日洗3~5次，连续数日。

鼠咬伤人

若被鼠咬伤者，治法有2个：

治法1　急用荔枝肉适量用口嚼烂厚敷患处，用油纸将药盖上外用纱布包扎固定，每日换药1次，连续数日。

治法2　用麝香、斑蝥各适量共研成细末，放在清水中化开无渣为度，装入消毒瓶内盖紧不可走失药气，每次取出适量药粉用口水调敷患处，用油纸将药盖上外用纱布包扎固定，每日换药1次，连续数日。

蜈蚣咬伤人

蜈蚣咬伤者，治法有4个：

治法1　用活雄鸡一只倒挂让鸡口中流出涎沫涂敷伤处，用油纸将药盖上外用纱布包扎固定立止其痛，再饮生热鸡血。

治法2　用蜒蚰适量研如泥厚敷伤处，用油纸将药盖上外用纱布包扎固定，少时即止其痛，每日换药1次，连续数日。

治法3　用秋海棠子适量研成细末放在清水中化开无渣为度，装入消毒瓶内盖紧不可走失药气，每次取出适量药粉用鸡血调成膏状厚敷伤处，用油纸将药盖上外用纱布包扎固定，每日换药1次，连续数日。

治法4　用十指的指甲磨水涂伤处，用油纸将药盖上外用纱布包扎固定，日涂3~5次，连涂2~3日。

蝎螯蚕伤人

蝎螯蚕咬者，治法如下：

治法　急用大活蜗牛适量，洗净研如泥涂敷患处，用油纸将药盖上外用纱布包扎固定，少时立止其痛，每日早晚各换药1次，连续1~2日。

休蚕咬伤人

休蚕咬伤者，治法如下：

治法　须用鲜宁麻根适量，洗净研如泥涂敷患处，用油纸将药盖上外用纱布包扎固定，少时立止其痛，每日早晚各换药1次，连续数日。

射工伤人

射工（又名杂毛虫或瓦刺虫）人蹲着则能放毛射人，初痒次痛势如火燎，久则外痒内痛骨肉皆烂，诸药不效，治法如下：

治法　用白芷适量，加水煎取浓汁熏洗患处，后用豆豉适量研如泥，加麻油调成膏状涂敷患处，用油纸将药盖上外用纱布包扎固定，每日早晚各换药1次，连续数日。

蚯蚓伤人

蚯蚓咬伤者，治法如下：

治法　受毒气眉发脱落状如大麻风，但夜则蚓鸣于体中为异耳，宜用盐汤浸泡洗之，每日早晚各洗一次，连续数日其毒自去。

蠼螋伤人

蠼螋，此虫又名多脚虫藏于暗处，以尿射人，若射中者其毒令人皮肤起水泡，如豆大痛如火烙，甚者毒延全身瘙痒不休，治法如下：

治法　先用盐开水泡洗，后用硫磺30克，雄黄5克，共研成细末放在清水中化开无渣为度，装入消毒瓶内盖紧不可走失药气，每次取出适量药粉用麻油调成膏状涂敷患处，用油纸将药盖上外用纱布包扎固定，每日换药1次，连续数日。

蜂螫毒虫咬伤人

若蜂螫毒虫咬伤者，治法有2个：

治法1　用鲜茄子切开沾白糖粉搽患处，用油纸将药盖上外用纱布包扎固定，日搽2~3次，连搽数日。

治法2　用活守宫（又名壁虎或蝎虎）一条，将一枚鸡蛋开一个小孔，装入守宫封口埋入地下，20日后取出用此蛋汁加食盐少许调匀搽患处，用油纸将药盖上外用纱布包扎固定，每日搽药一次，连搽数次。

斑蝥毒伤人

如有中斑蝥毒者，治法有2个：

治法1　用蜗牛1~2枚研如泥用烧酒冲服。

治法2　用北杏、葱白、生盐各适量，共研如泥敷患处，用油纸将药盖上外用纱布包扎固定，每日换药1次，连敷数日。

家狗咬伤人

若被家狗咬伤者，治法有3个：

治法1　去刮肉店内砧板上的油腻适量，加入白糖共研如泥厚敷伤处，用油纸将药盖上外用纱布包扎固定，每日换药1次，连敷数日。

治法2　用甘草适量加水煎取浓汁洗净毒气，再用热牛粪厚敷伤处，用油纸将药盖上外用纱布包扎固定少时痛止肿消，每日换药1次，连敷数日。

治法3　用胡椒适量研成细末，放在清水中化开无渣为度，装入消毒瓶内盖紧不可走失药气，每次取出适量药厚敷患处，用油纸将药盖上外用纱布包扎固定，初时觉肿痛难忍，过少时即会肿消痛止，每日早晚各换药1次，连敷数日。

狂犬咬伤中毒伤人

狂犬病又名疯狗病，是狂犬病病毒引起的急性传染病。狗得本病后表现为突然发病狂燥不安、容易发怒。有时离群独居淡漠无情、食欲怪癖、经数日后乱跑乱叫到处乱咬，以后吞咽困难不能进水、尾巴下垂口流唾液，以致全身麻痹，病程约连续2~8日而死亡。本病系动物疾病，人们被病兽或带病毒的动物咬伤而得病。狂犬是主要传染源，其他动物如患本病的猫狼狐和蝙蝠等也能传播本病。狂犬病病毒存在于病或病兽的神经组织和唾液中，病毒通过咬伤处进入人体，沿周围传入神经而到达中枢神经系统，因此头颈部上肢等处咬伤和创口面积大而深的发病机会多。病毒进入神经系统后引起一系列症状，如兴奋、呼吸困难、怕风怕水、麻痹等。病毒又沿传出神经进入唾液腺而出现于唾液中。人被狂犬咬后潜伏期为半月至6个月也有长达一年以上始发病，临床表现可分为三期，前驱期：起病时有低热头痛和食欲不振，以后出现恐惧不安和兴奋现象，对痛、声、光和风比较敏感，并有喉部收紧的感觉，已经愈合的伤口可出现麻木、痛或痒，皮肤有像蚂蚁在爬动的感觉。本期可持续数小时至两天。兴奋期病人躁动不安极度恐惧，虽微风和轻碰亦能引起咽部抽痉和呼吸困难甚至全身痉挛。怕水是本病的特点，病人不能喝水如勉强喝水就会发生咽部和喉头痉挛，严重时甚至看到水或听到水声就会发生同样现象。因此虽渴而不敢饮，流涎满口污及床褥或向四周乱吐。病人有中等发热心率增快、血压升高、声音嘶哑痛苦万分、全身麻木、精神失常。本期可持续1~3日。麻痹期病人变得安静抽痉停止而出现全身麻痹，这时肌肉松弛下颌下坠感觉消退、反射消失、瞳孔散大呼吸不匀，迅速出现心力衰竭和呼吸衰竭而死亡。本病应提早治疗，治法有10个：

治法1　用斑蝥七只去头足，用糯米适量共

炒黄，共研成细末放在清水中化开无渣为度，用烧酒冲入空心温服，每日服1~2次，连服数日。

治法2 用斑蝥者从被咬时算起，每日1只去翅足与糯米同炒黄，去米加滑石粉水飞30克，雄黄3克，麝香0.6克，共研成细末放在清水中化开无渣为度，装入消毒瓶内盖紧不可走失药气，每次取3克，用热酒调入空心温服（名扶危散），日服2~3次，连续数剂。

治法3 用滑石180克，甘草30克，琥珀15克，青黛3克，共研成细末放在清水中化开无渣为度，装入消毒瓶内盖紧不可走失药气，每次取10克，用灯心草适量加水煎取浓汁冲入空心温服（名琥珀碧玉散），日服2~3次，连续数剂。

治法4 用砂酒壶两只各装六层酒，先用一壶放火上煮至酒沸，取出倒去酒，用热空壶口紧盖在伤口上，拔出黑血水，再用次壶按前法紧按伤口，轮流提拔以净为度。

治法5 用杏仁、雄黄各半，共研如泥敷患处，用油纸将药盖上外用纱布包扎固定，每日换药1次，连敷数日。

治法6 将鲜桃树叶用口咬碎敷患处，用油纸将药盖上外用纱布包扎固定，每日换药1次，连敷数日。

治法7 用番薯尖叶适量研如泥敷患处，用油纸将药盖上外用纱布包扎固定，每日换药1次，连敷数日。

治法8 用木鳖子适量磨汁搽患处，用油纸将药盖上外用纱布包扎固定，每日搽药2~3次，连搽数日。

治法9 用制炉甘石3克，好雄精、好火硝各2克，麝香当门子、大冰片各1克，共研成细末放在清水中化开无渣为度，装入消毒瓶内盖紧不可走失药气，每次取少许点入两眼角，少时看伤处有黄水流出，日点数次流净黄水。

治法10 先用草绳扎紧伤处两头，急用热童便冲洗伤处的血水，再用斑蝥7个去净头足用烧酒洗净加入糯米50克，共放入铜器内炒至米黄为度，加滑石50克，甘草10克共研成细末放在清水中化开无渣为度，装入消毒瓶内盖紧不可走失药气，老少虚弱者分为四份，壮年分为二份，用木通与灯心草各适量加水煎取浓汁冲服，当时服一次第二日早上再服一次，看伤者头顶必有红发出现急将红发拔去，服药后用甘草汤漱口，忌食一切晕腥油腻及鸡鸭蛋，百日内忌听锣鼓声及房事，终身忌食小红赤豆与茄子狗肉。

华佗危病附七方

治法有7个：

治法1 用吴萸、木瓜、食盐各18克，共炒至焦枯存性放入砂锅，加水煎取浓汁空心温服每日1剂服2~3次，连续数剂。

治法2 用郁金丸：随常痧症腹痛者一剂见功，可治九种心痛，五灵脂醋炒33克，延胡索26克，春砂仁炒、明矾各17克，木香不见火、郁金各10克，共研成细末放在清水中化开无渣为度，神曲煮糊为丸雄黄为衣阴干，装入消毒瓶内盖紧不可走失药气，每次取3克放口中用口水慢慢咽下，日服2~3次，连续数日。

治法3 用大羌活汤：此是解利两感神方也，若痧症与此相似亦可加减用之，知母、川芎、生地、泽泻各10克，羌活、独活、防风、防己、黄连、黄芩、苍术、白术、细辛、炙甘草各5克，共加水煎取浓汁空心温服，每日1剂服2~3次，连续数剂。

治法4 治伤寒时疫风湿，阴阳两感表里未辨，或外热内寒或外寒内热，肢节拘急，头项腰脊疼痛、发热、恶寒、呕逆喘咳，鼻塞声重食饮生冷，伤在胃脘胸膈饱胀，肠胁胀痛心下痞结，手足逆冷肠鸣腹泻，小便不利等症者，可用莱菔子炒、春砂仁炒、槟榔、陈皮、延胡索各30克，川朴、防风、苍术、藁本、藿香、柴胡、独活、石菖蒲、泽泻、枳壳、细辛各17克，草蔻仁10克，共研成粗末装入消毒瓶内盖紧不可走失药气（名加减圣效散），每次取17克，用水煎取浓汁空心温服，日服2~3次，连服数日。

治法5 治当心而痛遍身骨节牵痛，或呕吐恶心不时发作，兼治疝气劳根者，可用枳壳面炒100克，小茴香炒黄10克，食盐炒红1克，共研成细末放在清水中化开无渣为度，装入消毒瓶内盖紧不可走失药气（名如圣散），每次取7克，用温酒冲入空心温服，日服2~3次，连续数日。

治法6 治血迷心窍不知人事，妇人产后心腹绞痛及腹中瘀积作痛，男女惯发痧怅者可用五灵脂、蒲黄各50克炒黄，研成细末放在清水中化开无渣为度，装入消毒瓶内盖紧不可走失药气（名失笑散），每次取7克用温酒冲入空心温服，日服2~3次，连续数剂。

治法7 治大头伤寒：秦和年间疫疠流行，初时憎寒壮热体重，次传头面肿盛目合喉喘，舌干口燥俗名，大头伤寒诸药不效，后用黄芩、黄连各酒炒17克，牛蒡子、大黄各10克，陈皮去白、玄参、甘草、连翘、板蓝根各7克，马勃、川芎、防风各3克，僵蚕、升麻、柴胡各2.5克，薄荷2克，桔梗1克，共用水煎取浓汁空心温服(名普济消毒饮)，每日1剂服2~3次，连续数剂。

痧 症

痧症又名痧毒，是人体内的风、寒、暑、湿、热、痰、火之瘀气长期存留在五脏六腑，与奇恒之腑和奇经八脉之间，通过经络变化成毒气布散全身内通脏腑外达肌肤无处不在无法排出，此类毒气在血液中流行为最多，称为痧症。轻者致病重者致残或死亡。此症发作时会出现有泻痧水泻不计遍数。吐痧者汤水入口即吐出。慢痧者或十日半月而死，甚至3~4月而死者。晕痧一时晕昏跌倒是痧毒所攻，毒血一衡必坏脏腑，毒血与食积、痰气、结聚心腹胸膈之间，使经络不转、气血不通。乌痧满身胀痛面色尘黑，身有黑斑毒在脏腑，气滞血凝所以疼痛难忍。番痧状如蛟齿粒如倍傴，看头额及胸前两边，或腹上与肩膊处。斑痧头眩、眼花、恶心呕吐、身有紫色斑痧，在肉内急用刮痧法，迟则入里生变。绞肠痧心腹绞肠大痛，如绳缚、如筋吊、如锥、如割、其痛难忍，轻者亦微微绞痛胀闷难受。噤口痧默默不语，语亦无声。角弓痧心胸胀，痧毒内攻故头顶向上，形如角弓反张，是脏腑已坏之危症。紧痧急痛即时晕倒半刻即死。闷痧痧毒冲心，发晕闷似中暑、中风之状。脱阳痧小腹急痛，肾缩面黑气喘出冷汗。羊毛痧、羊筋痧腹胀连背心，或腰胯刺痛浑身板痛，此二症在胸前或腰背。血沫痧胀闷废食，两胁痛甚口吐痰血沫如西瓜汁。铁痧头面手足十指如煤色。心烦意睡痧痧冲心胸。全身青筋痧一月发数次，发时面青如靛，满身青筋胀起如筷子痛至小腹，攻上胸胁困倦难忍。疫痧瘴不分男女老幼。兼别类变十五痧，有兼症、类症、变症，非望闻问切所能净，随看痧筋辨之，夫痧筋所见者青紫之色也，痧症所原者血中之毒也，血中之毒既无可放则百病生。痧变痨疾：痧恶饮热，但有反喜热汤者，症益莫识慢痧，所以渐成痨疾，毒入气血伤肺、喘嗽吐痰、发热声哑等症。疯痧一人犯大麻疯眉毛头发脱，面目败色手足变，腹痛及头疼汗热、腿酸身热自汗咳嗽此为疯痧。暑痧：头眩恶心、自汗如倾、脉洪上吐下泻、腹痛或紧或慢。阴痧、吐痧：腹痛肢冷、汤水入口即吐。阳痧：手脚暖、喉痛、心烦热、出血症、腹痛。痧气急胸腹胀闷痛昏沉。咳嗽呕哕痧：痧入肺经气逆发疮，痰涎呕哕或面目浮肿，或心胸烦闷此乃热毒入气分，痧往往不现刮之间有入血分。痧变臌胀：慢痧长时留带肌肤肠胃中。弱症兼痧：先有劳弱症或时吐血，或干咳唇色鲜红，骨蒸发热不已。痧气内攻：脉伏石三痧内攻。痧毒中肾：腰疼中肾痧。痧气寒凝。痧因食积。痧症大便干结：气血不通烦闷昏沉，便结昏沉。痧食气涌胜。抽筋痧：食积成块，痛久不已推上移下、筋脉抽动，两足抽筋痛甚，忽至全身青筋大起。暗痧：过饮冷水痧不愈者，心中闷闷不已，有头痛发热心中作胀咳嗽。臌胀兼痧：先有臌胀忽痧乘之而入，臌胀益甚痧。落弓痧：忽昏迷不醒、或痰喘眼吊。霍乱痧：痛而不吐泻者、名干霍乱，毒入血分。血痰痧。噤口痧：默默不语，语亦无声此乃痧气涌胜，热痰上升阻逆气管，咽喉闭塞。噗蛾痧：痰涎涌胜、喘急如锯，痛如喉蛾，但痧只痛而无肿胀形，痛则不定。痘前痘后见痧筋，痧症咽喉肿痛。瘟痧：寒气伏在肌肉间至春而发，暑热凝滞血肉中至秋而发皆名瘟痧，其症似疟，腹或痛或不痛，寒热往来或喘急饱闷，头面肿胀或下痢，痧气食积胸中饱闷，腹中绞痛。满痧：初起跌倒牙关紧闭不省人事，捧心拱起鼻扇耳鸣。紫泡痧：痧不内攻则外溃为肿为毒之外，还有发紫泡血泡。蛔结痧：痧毒内攻胃，蛔死入大肠与粪相结腹中大痛，又有胃中热胀之甚。铜痧：浑身上下头面眼珠全如姜黄色，是邪热攻脾胃而土之本色。块痧：气痞痛血块痛，食积块痛因无刮或刮放未净，以致痧毒流滞成块。痧因血实。身重痧：痧症始发虽暴未必身重，若饮热物毒阻筋络全身肿痛，不能转侧。全身肿胀痧：暑热疫毒攻里则为痰喘，唯血瘀昏沉不醒人事，若元气实则内不受邪，即散于肌肉为肿为胀。伤寒兼痧：凡伤寒头痛寒热诸症。痧类伤寒：伤寒中有四症，类伤寒为痧，类伤寒之凶暴，夫伤寒头痛寒热属足太阳膀胱经，是寒从肌表而入，故宜发散为先，若痧症头痛是毒气上攻，不因外感寒气，其寒热虽在肌表，乃在气中由呼吸而入。伤风咳嗽痧：痧感时气咳嗽肺经受伤。痧痰气涌胜。痧患小便不通：毒结膀胱溺水不利，小腹胀痛难忍。老病兼痧：老弱病忽痰涌喘急如锯，六脉不匀如雀啄。小儿夹惊痧：小儿一时痰涌气急不语，眼目上翻发搐胀满，速看痧筋放血，看额上现痧筋急治。半身不遂痧：慢痧犀缓中于血分，未至攻心留滞经络半边疼痛或麻木，遂成半身不遂，见痧筋急刺破出血。内伤兼痧。痧变吐血鼻衄便红：痧毒冲心则昏迷，痧毒冲肺则气喘痰涌甚则鼻衄，痧毒入肝则胸胁疼痛，不能转侧甚者血涌吐出，痧毒流于太阳则大便血，血流于膀胱则小便血。痧气血阻塞。眼目怪症痧：毒火上冲两目红肿如桃。痧后牙疳。妇人倒经痧，急放痧。胎前痧痛，宜先刺出血。产后痧痛：产妇六日遍体疼痛，寒热往来昏闷异常，六脉歇止见指甲带黑色。痘前痧胀。疮症兼痧。痧变肿毒。痧后余毒：流连气血不能即溃者。痧后热毒痈疔疼痛不已。痧退调理。痧后调理。痧症的各种痛处。痧症药物禁忌。一共七十余种症状须细辨各症。

各种痧症特效内服药方

痧症初起时多半腹痛，亦有不痛只觉昏沉胀闷，此时切忌服姜葱，对各种痧症分有金、石、丝、竺、匏、土、革、木各八方。特效内服药：泻痧、紧痧、闷痧、脱阳痧、羊毛痧、羊筋痧、疯痧、血沫痧、铁痧、心烦意睡痧、全身青筋痧、痧症变痨疾、痧后胸膈痛、暑痧、阴痧、吐痧、阳痧、斑痧、乌痧、晕痧、绞肠痧、角弓痧、咳嗽呕哕痧、痧变臌胀、弱症兼痧、抽筋痧、暗痧、臌胀兼痧、落弓痧、霍乱痧、噤口痧、噗蛾痧、痘后痧胀、瘟痧、痧痢、满痧、番痧、紫泡痧、蛔结痧、铜痧、块痧、身重痧、全身肿胀痧、伤寒兼痧、痧类伤寒、伤风咳嗽痧、痧患小便不通、老病兼痧、小儿夹惊痧、半身不遂痧、内伤兼痧、眼目怪症痧、痧后牙疳、妇人倒经痧、胎前痧痛、产后痧痛、痘前痧胀、疮症兼痧、痧变肿毒、慢痧。很多痧症初起时多有腹痛，亦有不痛只觉昏沉胀闷者禁忌服生姜，宜急用石楠藤（又名南蛇藤），适量加水煎取浓汁温服少时自愈。

泻痧

泻痧水泻不计遍数，治法有2个：

治法1　用茯苓、猪苓各10克，泽泻、白术各6克，桂枝5克，共加水煎取浓汁空心温服（名五苓散），每日1剂服2～3次，连续数剂。

治法2　用猪苓、茯苓、泽泻、苍术、车前子、木通各12克，共加水煎取浓汁冷服，每日1剂服2～3次，连续数剂。

吐痧

吐痧者汤水入口即吐出，治法如下：

治法　用伏龙肝（又名灶心土），适量泡水澄清饮下，亦可用此水煎山楂、连翘、枳壳、延胡索各3克，薄荷2克，藿香、香附各1.2克，共加水煎取浓汁冷服，每日1剂服2～3次，连续数剂。

慢痧

慢痧者或十日半月而死，甚至3～4月而死者，必须速治，否则痧毒蔓延便成恶症，初犯痧症邪气胜元气衰，或旬日转发，久则日复一日这是胃气虚弱的原故，数犯者，治法有2个：

治法1　用食盐炒、枯矾各30克，川乌炮、甘草各15克，干姜10克，共研成细末放在清水中化开无渣为度，米饭为丸阴干，装入消毒瓶内盖紧不可走失药气，每次取3克用温开水空心送服，日服2～3次，连服数日自愈。如久犯痧者7～10日。

治法2　用木八治慢痧：慢者十日半日或三四月数患痧者，必待痊愈，然后服之以绝其根，若痧气未除则不可服，恐甘者作胀，热者助邪气，木八能教痧绝根，待痊愈妙方存，宜用食盐适量、白矾、台乌、甘草、干姜各20克，共研成细末放在清水中化开无渣为度，用米饭为丸阴干，装入消毒瓶内盖紧不可走失药气，每次取6克用温汤空心送服，日服2～3次，连续数剂。

晕痧

晕痧一时晕昏跌倒是痧毒所攻，毒血一衝必坏脏腑，毒血与食积、痰气、结聚心腹胸膈之间，使经络不转、气血不通，虽欲刮放而痧不出，应急用药消散，胸膈一松昏迷自醒，治法如下：

治法　刺筋出血，再用莱菔子、枳实、川厚朴各21克，天仙子、陈皮、三棱、莪术各18克，姜黄、沉香、槟榔各15克，波蔻、台乌药各12克，木香10克，共研成细末放在清水中化开无渣为度，水调为丸阴干，装入消毒瓶内盖紧不可走失药气，每次取5克，用砂仁煎汤空心冷服，日服2～3次，连服数日。

乌痧

乌痧满身胀痛面色尘黑，身有黑斑毒在脏腑，气滞血凝所以疼痛难忍，治法有2个：

治法1　用苏木、延胡索、五灵脂、天仙子、莱菔子各30克，三棱、莪术、姜黄、陈皮、槟榔、枳实、厚朴各21克，台乌药15克，香附12克，沉香、降香各10克，阿魏6克，共研成细末放在清水中化开无渣为度，水调为丸阴干，装入消毒瓶内盖紧不可走失药气，每次取5克，用砂仁煎汤空心冷服，日服2～3次，连服数日。

治法2　用金七方治乌痧：全身胀痛面色尘黑，身有黑斑、食积涌阻、痧毒疼痛难忍、头面黑、手脚肿、胸腹胀闷，可用（乌痧金七水丸），本方用苏木、元胡、五灵脂、天仙子、莱菔子各35克，三棱、莪术、姜黄、陈皮、槟榔、枳实、川厚朴各25克，台乌17克，香附13克，沉香、降香各10克，阿魏7克，共研成细末放在清水中化开无渣为度，以水为丸阴干，装入消毒瓶内盖紧不可走失药气，每次取5克用春砂仁汤冷后送服，日服2~3次，连服数日自愈。或外用生姜汁水点眼角。

番痧

番痧状如蛟齿粒如倍儡，看头额及胸前两边，或腹上与肩膊处，治法如下：

治法　用红纸条点燃火照有红点，可用灯心草沾香油点火烧之。

斑痧

斑痧头眩、眼花、恶心呕吐、身有紫色斑痧，在肉内急用刮痧法，迟则入里生变，治法有3个：

治法1　用花粉、丹皮、薄荷、地骨皮、山栀子、元参、细辛各3克，共加水煎取浓汁空心温服，每日1剂服2~3次，连续数剂。

治法2　刮痧法用一块光滑的水牛角片蘸热水或香油润肤，将背心从上至下轻轻向下顺刮，以渐加重刮至痧点起块为止。

治法3　用金六方治斑痧：头眩眼花、恶心呕吐、身有紫斑者，可用花粉、丹皮、薄荷、地骨皮、栀子、玄参、细辛各3克，共加水煎取浓汁冷后空心服下，每日1剂服2~3次，连服数剂。

绞肠痧

绞肠痧心腹绞肠大痛，如绳缚、如筋吊、如锥、如割、其痛难忍，轻者亦微微绞痛胀闷难受，治法有4个：

治法1　先用刮痧法，用一块光滑的水牛角片，蘸热水或香油润肤，将背心从上至下轻轻向下顺刮，以渐加重刮至痧点起块为止。再用细辛30克，荆芥15克，降香10克，郁金6克，共研成细末放在清水中化开无渣为度，装入消毒瓶内盖紧不可走失药气，每次取10克，用开水冲入冷后服下，日服2~3次，连服数日。

治法2　用旱烟筒中油取出，黄豆大一粒放在病人舌下，再用水烟筒内水灌入少许垂死可救。

治法3　用陈马粪适量，放新瓦上焙至焦枯存性，取出研成细末放在清水中化开无渣为度，装入消毒瓶内盖紧不可走失药气，每次取10克用烧酒冲服，日服2~3次，连服数日。

治法4　用石二仙方治绞肠痧：心腹绞肠大痛如板硬，如绳缚、如筋吊、如刺、如割、即放痧，再服石二至石八方。

噤口痧

噤口痧默默不语，语亦无声，治法如下：

治法　先用刮痧法，用一块光滑的水牛角片，蘸热水或香油润肤，将背心从上至下轻轻向下顺刮，以渐加重刮至痧点起块为止或放痧。后用台乌、青皮、陈皮、山楂、川厚朴用生姜汁炒后各10克，共加水煎取浓汁空心温服，每日1剂服2~3次，连续数剂。

角弓痧

角弓痧心胸胀，痧毒内攻故头顶向上，形如角弓反张，是脏腑已坏之危症，治法如下：

治法　急用好烧酒点火烧热搽遍全身，搽至全身发热，然后用木香、沉香、檀香各10克，共研成细末放在清水中化开无渣为度，装入消毒瓶内盖紧不可走失药气，每次取2克，用砂仁10克加水，煎取浓汁冲入冷后灌服，日服2~3次，连服数日。

心胸胀极是角弓痧毒内攻，是脏腑已坏死，死症也，治法如下：

治法　先用白酒洗全身后服石二丝二方，细辛、荆芥、降香、郁金各15克。用法：共研为细末放在清水中化开无渣为度，装入消毒瓶内盖紧不可走失药气，用冷清茶送服3克毋多怕有伤。

紧痧

紧痧急痛即时晕倒半刻即死，治法如下：

治法　应急放痧，再服涤痧丸。

闷痧

闷痧痧毒冲心，发晕闷似中暑、中风之状，治法如下：

治法　急须放痧。

脱阳痧

脱阳痧小腹急痛，肾缩面黑气喘出冷汗，治法如下：

治法　用连须葱白适量研如泥用白酒适量煎取浓汁分三服，再用食盐1千克炒热分成两包熨脐下冷者另换，连续3~5次。

羊毛痧羊筋痧

羊毛痧、羊筋痧腹胀连背心，或腰胯刺痛浑身板痛，此二症在胸前或腰背，治法如下：

治法　用小针挑皮出筋毛，后用涤痧丸自愈。或用盖酒坛之泥土适量，研成细末放在清水中化开无渣为度，用烧酒调成膏状涂敷痛处，用油纸将药盖上外用纱布包扎固定，即有细羊毛粘于泥上少时。

血沫痧

血沫痧胀闷废食，两胁痛甚口吐痰血沫如西

瓜汁，治法如下：

治法 用薰陆香（又名乳香）、刘寄奴、茜草根各等份，共加水煎取浓汁空心温服，每日1剂服2~3次，连续数剂。

铁痧

铁痧头面手足十指如煤色者不治，是血凝也，治法如下：

治法 急用火酒搽洗全身，委中刺出紫黑血两杯。

心烦意睡痧

心烦意睡痧痧冲心胸、故心烦意睡，治法如下：

治法 此症是慢痧以刺血为主，可不药而愈。

全身青筋痧

全身青筋痧一月发数次，发时面青如靛，满身青筋胀起如筷子痛至小腹，攻上胸胁困倦难忍，治法如下：

治法 用针刺曲池、委中黯血如注，用火酒洗全身再服涤痧丸。

疫痧瘴

治时疫痧瘴不分男女老幼，皆用，治法如下：

治法 用川朴、苍术、羌活、防风、陈皮、枳壳、香附、牛子、槟榔、白芷各3克，藿香、川芎各2克，细辛、甘草各1克，生姜2片，葱头3枚，无汗加苏叶、薄荷各3克，口干加花粉、葛根各3克，身重汗出加防己、石膏各3克，温疟加柴胡、半夏各3克，遍身疙瘩肺痈加大青叶、大黄、僵蚕各3克，肌肤发红黑紫斑加玄参、大青叶、连翘各3克，大便秘结加大黄3克，先中热又中暑加白虎、香薷各3克，头痛加川芎3克，风湿身体灼热加芩连、栀子各3克，咳嗽涕唾头目昏眩加荆芥、旋覆花（又名金沸草）各3克，共加水煎取浓汁空心温服，每日1剂服2~3次，连续数剂。

兼别类变十五痧

兼别类变十五痧，有兼症、类症、变症，非望闻问切所能净，随看痧筋辨之，夫痧筋所见者青紫之色也，痧症所原者血中之毒也，血中之毒既无可放则百病生，治法如下：

治法 治之宜刮放，刮放不净者宜用药，先去其痧后理其病，或当兼治之法。

痧变痨疾

痧变痨疾：痧恶饮热，但有反喜热汤者，症益莫识慢痧，所以渐成痨疾，毒入气血伤肺喘嗽吐痰发热声哑等症，治法如下：

治法 宜先放痧三次后再用药调理。

痧后胸膈痛

痧后胸膈痛：痧已退净留于胸膈作痛，治法如下：

治法 用五灵脂、蒲黄各等份，共研成细末放在清水中化开无渣为度，装入消毒瓶内盖紧不可走失药气，每次取10克用温酒冲服（名失笑散），日服2~3次，连续数日。

风痧

金一方治风痧：风痧一人犯大麻风眉毛头发脱，面目败色手足变，腹痛及头疼汗热、腿酸身热自汗咳嗽此为疯痧，治法有2个：

治法1 先放痧后服此方，可用荆芥、防风、细辛、枳壳、陈皮、旋覆花各10克，共加水煎取浓汁冷后空心服下，每日1剂服2~3次，连服数剂。

治法2 用金银花20克，苦参14克，牛膝10克，生地、赤芍、红花各7克，黄芩5克，角刺4克，酒水各半煎取浓汁空心温服，每日1剂服2~3次，连续数剂。

暑痧

金二方治暑痧：头眩恶心、自汗如倾、脉洪上吐下泻、腹痛或紧或慢者，治法如下：

治法 用金二三方，香薷、薄荷、连翘各3克，木通、金银花、川厚朴、木瓜、木香、白扁豆各2克，共加水煎取浓汁冷后空心服下，每日1剂服2~3次，连服数剂。

暑胀痧

金三方治暑胀痧，治法如下：

治法 用莱菔子、香薷、山楂、川厚朴、枳壳、陈皮、青皮、紫苏各10克，共加水煎取浓汁冷后空心服下，每日1剂服2~3次，连服数剂。

阴痧吐痧

金四方治阴痧、吐痧：腹痛肢冷、汤水入口即吐者，治法如下：

治法 用山楂、连翘、枳壳、元胡各3克，薄荷、藿香、香附、春砂仁、木香各1.5克，共加水煎取浓汁冷后空心服下，每日1剂服2~3次，连服数剂。

阳痧

金五方治阳痧：手脚暖、喉痛、心烦热、出血症、腹痛，治法如下：

治法 用荆芥、防风各3克，连翘、陈皮、青皮各2.5克，山楂、三棱、莱菔子、尖槟、川贝、马兜铃、桑白皮、香附、台乌、细辛、薄荷、射干、牛子各2克，川芎1克，共加水煎取浓汁冷后空心服下，每日1剂服2~3次，连服数剂。

痧气急

金八方治痧气急：胸腹胀闷痛昏沉，治法如下：

治法　用莱菔子、枳实、川厚朴各23克，天仙子、陈皮、三棱、莪术各20克，姜黄、沉香、槟榔各17克，波蔻、台乌各13克，木香10克，共研成细末放在清水中化开无渣为度，以水为丸阴干，装入消毒瓶内盖紧不可走失药气，每次取5克，用春砂仁汤冷后送服，日服2~3次，连服数日。

晕痧

石一治晕痧：一时晕倒地，此为痧毒所攻，治法如下：

治法　用（金八石一丸），五灵脂、姜黄、天仙子、三棱、莪术、青皮各10克，枳实、台乌、波蔻、木香、沉香、阿魏各7克，共研成细末放在清水中化开无渣为度，以水为丸阴干，装入消毒瓶内盖紧不可走失药气，每次取5克在进气涌血阻时服下，日服2~3次，连续数日，治气涌血阻昏迷不醒，遍身沉重不能转侧者。

咳嗽呕哕痧

若有咳嗽呕哕痧：痧入肺经气逆发疮，痰涎呕哕或面目浮肿，或心胸烦闷此乃热毒入气分，痧往往不现刮之间有入血分，治法如下：

治法　必刮之后理其痧毒自愈或用石二方。

痧变臌胀

若痧变臌胀：慢痧长时留滞肌肤肠胃中，若不早治即成真胀，治法如下：

治法　急刺脐下青筋出血，后用石二方。

弱症兼痧

若弱症兼痧：先有劳弱症或时吐血，或干咳唇色鲜红，骨蒸发热不已，治法如下：

治法　宜先刮痧后治本病，或用石二方后用人参、北芪、白术、茯苓、当归、熟地、白芍各10克，炙甘草、川芎各5克，肉桂2克，共加水煎取浓汁空心温服（名十全大补汤），每日1剂服2~3次，连续数剂。

痧气内攻

石三治痧气内攻：脉伏石三痧内攻，治法如下：

治法　用元胡、石菖蒲、荆芥、三棱、莲蓬、青皮、台乌、枳壳、红花、香附各5克，共加水煎取浓汁空心温服，每日1剂服2~3次，连续数剂，任是盘肠亦奏功。

痧毒中肾

石四治痧毒中肾：石四腰疼中肾痧，治法如下：

治法　用淮牛膝、白蒺藜各15克，凤仙花、桃花、红花、降香各10克共研成细末，放在清水中化开无渣为度，装入消毒瓶内盖紧不可走失药气，每次取3克，加黑砂糖适量用热童便冲服，日服2~3次，连服数日。

痧气寒凝

石五治痧气寒凝，治法如下：

治法　用石五寒凝腹痛方，细辛、台乌、降香、郁金、木香、沉香各15克，共研成细末放在清水中化开无渣为度，装入消毒瓶内盖紧不可走失药气，每次取1克用冷开水调服，日服2~3次，连服数剂。

痧因食积

石六痧因食积方，治法如下：

治法　用石六痧因食积、因消除腹痛力堪平，青皮、台乌、槟榔、石菖蒲、蓬莪术、三棱、枳实、山楂、神曲各10克，共加水煎取浓汁空心冷服，每日1剂服2~3次，连续数剂。

痧症大便干结

石七治痧症大便干结：气血不通烦闷昏沉，便结昏沉石七通，治法如下：

治法　用灯心汤佐水丸攻，桃仁、火麻仁、川军（大黄）、肉桂、细辛、朴硝、全瓜蒌各10克，共研成细末放在清水中化开无渣为度，以水为丸阴干，装入消毒瓶内盖紧不可走失药气，每次取5克加灯心草适量，用水煎浓汁冷后送服，日服2~3次，连续数日。

痧食气涌胜

石八治痧食气涌胜：食气涌时石八方，治法如下：

治法　用绞肠七剂此分详，青皮、陈皮、山楂、川厚朴、蓬莪术、三棱、枳实、细辛、石菖蒲、连翘各10克，共加水煎取浓汁冷服，每日1剂服2~3次，连续数剂。

抽筋痧

丝一治抽筋痧：食积成块，痛久不已推上移下、筋脉抽动，两足抽筋痛甚，忽至全身青筋大起，治法如下：

治法　即放大筋之痧，后服抽筋丝一荆芥汤送下5克药丸，神曲、山楂、五灵脂、莱菔子、枳实、青皮各15克，蓬莪术、川厚朴、三棱、槟榔、干姜、芍药、波蔻各10克，木香、沉香、阿魏各7克丁香3克共研成细末，放在清水中化开无渣为度，以水为丸阴干，装入消毒瓶内盖紧不可走失药气，每次取5克用冷荆芥汤送服，日服2~3次，连续数日。

暗痧

丝二治暗痧：过饮冷水痧不愈者，心中闷闷不已，有头痛发热心中作胀咳嗽，治法如下：

治法　放痧后用丝二三四方，丝二砂汤末细罗，木香、沉香、檀香各10克共研成细末放在清水中化开无渣为度，装入消毒瓶内盖紧不可走失药气，每次取2克，用砂仁汤冷后空心送服，日服2~3次对暗痧暑被寒水激，刮放兼施气可和连服数剂。

臌胀兼痧

丝三治臌胀兼痧：先有臌胀忽痧乘之而入，臌胀益甚痧宜早治，治法如下：

治法　急刺腿臂出血后用丝三方，食积血瘀成块，日久不愈，丝三瘀食成痧块可用，白蒺藜、延胡索、五灵脂、桃仁各10克，莱菔子、干姜、泽兰、山楂、川贝、银花、槟榔、台乌、青皮各6克，共研成细末放在清水中化开无渣为度，装入消毒瓶内盖紧不可走失药气，每次取3克用好白酒送服，日服2~3次，连服3~5日，或加水煎取浓汁冷后空心服，每日1剂服2~3次，连续数剂。

血瘀不散

丝四治血瘀不散或暗痧：暗痧丝四与前通，治法如下：

治法　血瘀可用桃仁、白蒺藜、延胡索各15克，细辛、没药、降香各10克共研成细末放在清水中化开无渣为度，装入消毒瓶内盖紧不可走失药气，每次取3克用白酒空心服，日服2~3次，连续数日。

落弓痧

丝五治落弓痧：忽昏迷不醒、或痰喘眼吊，治法如下：

治法　宜放痧后用丝五六七方，痧气郁闷未成、郁甚排痧，宜用枳实、石菖蒲、台乌、连翘、郁金各10克，金银花、丹参、山楂各6克共研成细末放在清水中化开无渣为度，装入消毒瓶内盖紧不可走失药气，每次取3克，用清茶冷后服下最为佳，日服2~3次，连续数日。

霍乱痧

丝六治霍乱痧：痛而不吐泻者、名干霍乱，毒入血分，治法如下：

治法　宜放痧，痛而吐泻者毒入气分宜刮痧，如有痧筋者先放之，后用丝六七方或石二方加润下丸，痧因血瘀主方，丝六专攻血瘀方，桃仁、红花、独活、白蒺藜、延胡索、蒲黄、台乌各10克，枳壳、香附、牛膝、川贝各6克共研成细末放在清水中化开无渣为度，装入消毒瓶内盖紧不可走失药气，每次取3克用白酒空心送服，日服2~3次，连服数日。

血痰痧

丝七治血痰痧，治法如下：

治法　用丝七昏迷治血痰，青皮、红花、石菖蒲、枳壳、香附、川贝各10克共研成细末放在清水中化开无渣为度，装入消毒瓶内盖紧不可走失药气，每次取3克用白酒空心送服，日服2~3次，连服数日。

噤口痧

丝八治噤口痧：默默不语，语亦无声此乃痧气涌胜，热痰上升阻逆气管，咽喉闭塞，治法如下：

治法　宜放痧后用丝八方，痧因气阻主方，噤痰语无声，气阻须兼刺放行，台乌、芍药、青皮、陈皮、山楂、紫苏、川厚朴各10克，瘀痰汗渴再加增，血瘀加元胡、香附、桃仁，痰多加贝母、白芥子各6克，头汗加枳实、大黄各5克，口渴加薄荷、花粉各4克，痧筋不现加细辛、荆芥各3克共研成细末放在清水中化开无渣为度，装入消毒瓶内盖紧不可走失药气，每次取3克用白酒空心服下，日服2~3次，连续数日。

噗蛾痧

竺一治噗蛾痧：痰涎涌胜、喘急如锯，痛如喉蛾，但痧只痛而无肿胀形，痛则不定，可用竺一二三方，痧咽喉肿痛，治法如下：

治法　用咽喉竺一热方，天竺黄、硼砂、珍珠、玄明粉、冰片各5克，共研成细末放在清水中化开无渣为度，装入消毒瓶内盖紧不可走失药气，咽喉肿痛时，每次取少许吹入喉内，日吹3~5次，连续3~5日，亦可作为煎方，每日1剂煎2~3次冷后空心服下，连续数日。

痘后痧胀

竺二治痘后痧胀：急用竺二合竺四方治之。痘前痘后见痧筋，只可用药切忌针刺。血带竺二喉疼血气升，治法如下：

治法　用刘寄奴、红花、赤芍、茜草根、丹参、荆芥各10克，蒺藜、乌药、香附各6克，共研成细末放在清水中化开无渣为度，装入消毒瓶内盖紧不可走失药气，每次取3克用白酒送服，气急痰涌不用惊，日服2~3次，连续数日。

痧症咽喉肿痛

竺三痧症咽喉肿痛主方：喉痛竺三理命焦，治法如下：

治法　用菊花、牛蒡子、荷叶、苏梗、川贝、金银花、连翘、枳壳各10克，桔梗、乌药各6克共研成细末放在清水中化开无渣为度，装入消毒瓶内盖紧不可走失药气，每次取3克用热童便冲入空心服下，日服2~3次，连续数日肿消。

瘟痧

竺四治瘟痧：寒气伏在肌肉间至春而发，暑热凝滞血肉中至秋而发皆名瘟痧，其症似疟，腹或痛或不痛，寒热往来或喘急饱闷，头面肿胀或下痢，应用竺四方，痧气食积胸中饱闷，腹中绞痛，治法如下：

治法　用细辛、麦芽、前胡、陈皮、石菖蒲、大腹皮、金钱草各3克，山楂60克加水先煎浓煎汁后下诸药，共煎取浓汁冷后空心服下，每日1剂服2~3次，连服数剂自愈。若（痧痢）夏伤于暑秋必疟痢不痛无痧，如痰喘气急胀闷不已宜刺乳下二针出紫黑血，后用竹四方3剂。

满痧

竺五治满痧：初起跌倒牙关紧闭不省人事，捧心拱起鼻扇耳鸣，可用金七、石一丸、竺五方，痧毒血瘀成块坚硬突起不移者满痧，治法如下：

治法　苏木、红花、桃仁、延胡索、白蒺藜、五灵脂、姜黄各10克，降香、赤芍、川军（又名大黄）台乌、香附、三棱、莪术、青皮、陈皮、皂角、独活、牛膝各6克共研成细末放在清水中化开无渣为度，装入消毒瓶内盖紧不可走失药气，每次取3克用白酒空心送服，日服2~3次，连续数日自愈。若痧变发斑，痧粒不过红点而已，至有浑身成片斑烂发热头晕者用金五方。

紫泡痧

竺六治紫泡痧：痧不内攻则外溃为肿为毒之外，还有发紫泡血泡者应用竹六方，治法如下：

治法　用蓬莪术、泽兰、红花、川芎、桔梗、桃仁、台乌、牛膝各10克共研成细末放在清水中化开无渣为度，装入消毒瓶内盖紧不可走失药气，每次取3克用白酒空心送服，在服前先放血见脉已和，日服2~3次，连续数日。

蛔结痧

竺七治蛔结痧：痧毒内攻胃，蛔死入大肠与粪相结腹中大痛，又有胃中热胀之甚，治法如下：

治法　用竺七方加大黄10克，痧食积气阻，竺七攻蛔积食伤，更兼气阻痛难当，槟榔、陈皮、山楂、石菖蒲、薄荷、连翘、香附各10克，共加水煎取浓汁，砂仁、广木香各5克，共研成细末放在清水中化开无渣为度冲入药汁内空心服，每日1剂服2~3次，连续数剂。

铜痧

竺八治铜痧：浑身上下头面眼珠全如姜黄色，是邪热攻脾胃而土之本色，应用竺八方，痧毒结瘀大肠，竺八能消遍体黄，均除肠毒起垂疆，治法如下：

治法　用茵翘蒌实桃青赤，更共银芩栀子凉。即是大黄、僵蚕、茵陈、连翘、全瓜蒌、枳实、桃仁、青皮、赤芍各10克，金银花、栀子各7克，共加水煎取浓汁空心服，每日1剂服2~3次，连续数剂。

块痧

匏一治块痧：气痞痛血块痛，食积块痛因无刮或刮放未净，以致痧毒流滞成块，治法如下：

治法　在气分者可用夏枯草25克，沉香、砂仁、木香、防风、钩藤各10克共加水煎取浓汁空心服，每日1剂服2~3次，连服数剂。如在血分者可用红花、桃仁、苏木、泽兰、田七各15克，当归、川芎、生地各10克共加水煎取浓汁空心服，每日1剂服2~3次，连续数剂自愈。相并者可用匏一二方，过服冷水痞闷者宜用匏一饮寒结块多，丸须砂蒲与脂和，木沉更倚檀香丸，痞闷时兼竹石瘥。即是用砂仁、石菖蒲、五灵脂、木香、沉香、檀香各10克共研成细末放在清水中化开无渣为度，以水为丸阴干，装入消毒瓶内盖紧不可走失药气，每次3克用白酒空心送服，日服2~3次，连服数剂。

痧因血实

匏二治痧因血实：匏二痧因血实瘀，更将胁块与消除，治法如下：

治法　宜用川军（大黄）、山楂、青皮、川贝、桃仁、五灵脂、赤芍各10克，香附、红花各6克，共加水煎取浓汁空心服，每日1剂服2~3次，连续数剂。

身重痧

匏三治身重痧：痧症始发虽暴未必身重，若饮热物毒阻筋络全身肿痛，不能转侧宜急放痧，后用匏三四方，消食顺气和血，身重匏三解毒先，散瘀顺气食消兼，治法如下：

治法　宜用石菖蒲、山楂、赤芍、枳壳、归尾各10克，川厚朴7克，共加水煎取浓汁空心服，每日1剂服2~3次，连续数剂。

全身肿胀痧

匏四治全身肿胀痧：暑热疫毒攻里则为痰喘，唯血瘀昏沉不醒人事，若元气实则内不受邪，即散于肌肉为肿为胀，应用石二匏四方，血结不散，更因身重寻匏四，治法如下：

治法　血结痧宜白蒺藜、苏木、桑寄生、桃仁、青皮、独活各10克，台乌药5克共加水煎取浓汁空心服，每日1剂服2～3次，连续数剂。

伤寒兼痧

匏五治伤寒兼痧：凡伤寒头痛寒热诸症，先用匏五方去痧后，再治伤寒而自愈。痧因食积血滞，伤寒匏五疗兼痧，治法如下：

治法　宜用石菖蒲、白芍、槟榔各15克，连翘、银花、山楂、桔梗、防风、台乌、延胡索、枳壳各10克，共加水煎取浓汁空心服，先除积滞法不差，每日1剂服2～3次，连服数剂。

痧类伤寒

匏六治痧类伤寒：伤寒中有四症，类伤寒为痧，类伤寒之凶暴，夫伤寒头痛寒热属足太阳膀胱经，是寒从肌表而入，故宜发散为先，若痧症头痛是毒气上攻，不因外感寒气，其寒热虽在肌表，乃在气中由呼吸而入，治法如下：

治法　宜先刺头顶放痧，后用匏六七方，类寒发热攻，头痛烦闷症何凶，宜用泽兰、香附、桃仁、苏木各10克，独活、白蒺藜、山楂、台乌各7克，共加水煎取浓汁空心服，每日1剂服2～3次，连服数剂。

先因伤食发热口干

匏七治先因伤食发热口干等症：匏七类寒伤食先，口干身热就同前，治法如下：

治法　宜用柴胡、连翘、山楂、石菖蒲、红花、荆芥、花粉各10克，枳实、将军酒制各5克，共加水煎取浓汁空心服，每日1剂服2～3次，连续数剂。

伤风咳嗽痧

匏八治伤风咳嗽痧：痧感时气咳嗽肺经受伤，不可同伤风治法，先当刮痧清喉、顺气凉肺散痧为主，后用匏八方，痧似伤风咳嗽，匏八伤风咳嗽痧，治法如下：

治法　宜用荷叶、桑白皮、桔梗、枳壳、石菖蒲、金银花各15克，射干、马兜铃、花粉、玄参、川贝各10克，共加水煎取浓汁，咳嗽甚者须加童便冲入空心服，每日1剂服2～3次，连服数剂。

痧痰气涌胜

土一治痧痰气涌胜：土一痧方暑疟兼，寒热迷闷涌痰涎，治法如下：

治法　宜用葛根、柴胡、知母、枳壳、青皮、陈皮、川厚朴各10克，川贝、藿香、槟榔各7克，共加水煎取浓汁空心服，每日1剂服2～3次，连续数剂。

痰气涌塞

土二治痰气涌塞：土二真头疼有方，清痰理气，治法如下：

治法　宜用川贝、生姜、黄芩、桔梗、细辛各3克，青皮、川厚朴、荆芥、乌药各5克，共加水煎取浓汁，春砂仁适量研成细末放在清水中化开无渣为度，装入消毒瓶内盖紧不可走失药气，每次取2克冲入药汁内空心服，每日1剂服2～3次，连服数剂。

散瘀毒引火下行

土三治散瘀毒引火下行：头痛土三因症施，除瘀引火下行时，治法如下：

治法　宜用牛蒡子、连翘、独活、枳壳、山楂、桃仁、泽泻各10克，赤芍、干姜、石菖蒲各7克，共加水煎取浓汁空心服，每日1剂服2～3次，连续数剂。

痧患小便不通

土四治痧患小便不通：毒结膀胱溺水不利，小腹胀痛难忍者用土四方。痧毒入小肠，土四功同竺八方，痛拘小腹左难伸，治法如下：

治法　宜用牛膝、蒲黄、连翘、白及、木通、金银花、延胡索、佩兰各10克，细辛、丹皮各3克，共加水煎取浓汁空心服，每日1剂服2～3次，连服数剂。

老病兼痧

土五治老病兼痧：老弱病忽痰涌喘急如锯，六脉不匀如雀啄，急放痧后用土五方，痰涎喘急，痰涎土五喘如奔，治法如下：

治法　宜用胆星、天竺黄各5克，雄黄、珍珠、麝香、天然牛黄各2克，共研成细末放在清水中化开无渣为度，以水为丸阴干，装入消毒瓶内盖紧不可走失药气，每用甘草水或淡姜汤，空心送服2克，日服2～3次，连服数日。

若（小儿夹惊痧）小儿一时痰涌气急不语，眼目上翻发搐胀满，速看痧筋放血，看额上现痧筋急治法如下：

治法　用灯火爆，后用土五方每日1剂服2～3次，连服数剂。

半身不遂痧

土六治半身不遂痧：慢痧犀缓中于血分，未至攻心留滞经络半边疼痛或麻木，遂成半身不遂，见痧筋急刺破出血，后用土六方，治法如下：

治法　即是丹参、旋覆花、山楂、桔梗、佩兰、角刺、山甲、干姜、延胡索、赤芍各10克，共加水煎取浓汁空心服，散毒消瘀解痛麻，每日

1剂服2~3次，连续数剂。

内伤兼痧

土七治内伤兼痧：先用土七治其痧后变内伤治其本，烦劳与嗽痰，内伤痧症要兼谙，治法如下：

治法 宜用丹皮、红花、台乌、赤芍、桃仁、泽兰、延胡索各10克，独活、陈皮、沙参各6克，共加水煎取浓汁空心服，每日1剂服2~3次，连续数剂。

痧变吐血鼻衄便红

土八治痧变吐血鼻衄便红：痧毒冲心则昏迷，痧毒冲肺则气喘痰涌甚则鼻衄，痧毒入肝则胸胁疼痛，不能转侧甚者血涌吐出，痧毒流于太阳则大便，血流于膀胱则小便血，治宜先清痧毒用土八革一方，后调理而愈。养血和中，吐衄便红推土八，治法如下：

治法 宜用归身、续断、丹参、青皮、红花、茜草根、赤芍、山楂、连翘、枳壳各10克，共加水煎取浓汁空心服，养血和中力自深，每日1剂服2~3次，连续数剂。

痧气血阻塞

革一治痧气血阻塞：革一同前血阻明，肝心肺部患非轻，治法如下：

治法 宜用蒺藜、荆芥、薄荷、赤芍、青皮、陈皮各10克，金银花、连翘、淮牛膝、益智仁、草决明各8克共加水煎取浓汁空心服、每日1剂服2~3次，连服数剂。

眼自奇疴

革二，眼自奇疴革二方，治法如下：

治法 宜用栀子、连翘、丹皮、石决明、石斛、银花各10克，枳壳、牛子、白芍、茜草根各7克，当归5克，共加水煎取浓汁，加童便适量冲入空心服，每日1剂服2~3次，连续数剂。

眼目怪症痧

革三治眼目怪症痧：毒火上冲两目红肿如桃，宜先刺颠顶出血后用革三方。治法如下：

治法 目症革三宜用莲须、枳壳、谷精、黄连、木通、菊花、木贼、赤芍、羌活、荆芥、羚羊角、生地、生甘草、将军、望月沙、石决明各10克，共加水煎取浓汁空心服，每日1剂服2~3次，连续数剂。

痧后牙疳

革四治痧后牙疳：用革四方神效。牙疳中白主，硼粉青黛共肩差，二茶（二茶：儿茶和雨前茶），荷草黄连等，冰片珠牛拭烂吹。治法如下：

治法 即是硼砂、花粉、青黛、儿茶、雨前茶、薄荷、甘草、黄连各3克，冰片、珍珠、牛黄各1克共研成细末放在清水中化开无渣为度，装入消毒瓶内盖紧不可走失药气，每次取少许吹入眼内，日吹2~3次，连续数日。

妇人倒经痧

革五治妇人倒经痧：急放痧后用革五方。行经散痧，倒经革五妇人科，腹胀痧攻吐衄多，治法如下：

治法 宜用桃仁、香附、青皮、红花、山楂、独活各5克，细辛3克，共加水煎取浓汁，先放痧后用童便适量冲入药汁内空心服，每日1剂服2~3次，连服数剂。

胎前痧痛

革六治胎前痧痛：宜先刺出血后用革六方治之。胎前革六解痧疟，治法如下：

治法 宜用益母草、香附、红花、荆芥、莱菔子、神曲、瞿麦、桑寄生各10克，细辛3克，共加水煎取浓汁，取春砂仁、莲须各3克，研成细末放在清水中化开无渣为度，冲入药汁内空心服，每日1剂服2~3次，连续数剂。

产后虚

革七原知产后虚：散痧须是带消瘀，治法如下：

治法 宜用山楂、银花、丹皮、益母草、柴胡、牛膝、独活、台乌、石斛、陈皮各10克，细辛3克，共加水煎取浓汁空心服后可将绞痛除，每日1剂服2~3次，连服数剂。

产后痧痛

革八治产后痧痛：产妇六日遍体疼痛，寒热往来昏闷异常，六脉歇止见指甲带黑色急刺指七针舌下一针，后用革八方四剂自愈。仍前产症求，治法如下：

治法 宜用山楂、银花、丹皮、益母草、独活、柴胡、牛膝各10克，桃仁、艾叶、苏木、干姜、香附各5克，共加水煎取浓汁空心服，纵有诸邪不用愁，每日1剂服2~3次，连续数日。

痘前痧胀

木一治痘前痧胀：急用木一方治之。痘前木一看筋先，治法如下：

治法 宜用连翘、枳壳、荆芥、防风、牛蒡子、桔梗、青皮、红花、山楂、莱菔子各10克共加水煎取浓汁空心服，可散痧发痘自安全，每日1剂服2~3次，连续数日。

疮症兼痧

木二治疮症兼痧：先刺头顶一针、再刺指头，后用木二三方。痧后热毒流连不已，木二疮疡热毒攻，治法如下：

治法　宜用羌活、牛蒡子、当归、牛膝、荆芥穗、连翘、木通、青皮、蝉蜕、红花各10克，共加水煎取浓汁空心服，肿痛随痧气都空，每日1剂服2~3次，连续数日。

痧变肿毒

宜先放痧后用木三方。红肿纯阳用木三，治法如下：

治法　宜用荆芥、防风、土茯苓、川贝、菊花、银花、甘草各12克，连翘、木通、红花、紫花地丁、桃仁各10克，肉桂3克，共加水煎取浓汁空心服，过发无虚痧毒青，每日1剂服2~3次，连续数日。

痧后余毒

木四治痧后余毒：流连气血不能即溃者，木四留痈毒溃者，治法如下：

治法　宜用犀角、银花、红花、当归、甘草、浙贝、党参、北芪、白芷、山楂、角刺、牛膝、前胡、桃仁、肉桂各10克，共加水煎取浓汁空心服，莫使流连气血移，每日1剂服2~3次，连续数日。

痧后热毒痈疔疼痛不已

木五治痧后热毒痈疔疼痛不已：木五痈疔者，治法如下：

治法　宜用赤芍、大黄、花粉、黄连、乳香、没药、浙贝、雄黄、牛蒡子、穿山甲、生甘草各5克，共研成细末放在清水中化开无渣为度，装入消毒瓶内盖紧不可走失药气，每次取2克调蜜汤空心服，日服2~3次，连续数日。

痧退调理

木七治痧退调理：木七再商痧后药，治法如下：

治法　宜用银花、牛蒡子、川贝、芍药、扁豆、当归、山楂、人参、甘草各10克共研成细末放在清水中化开无渣为度，装入消毒瓶内盖紧不可走失药气，每次取5克用连肉、胡桃肉各适量煎汤冲入空心服，日服2~3次，连续数日。

痧后调理

木六治痧后调理：宜用木六七八方。痧气退净气血虚弱者，用木六七方补之，木六防邪痧后滋，治法如下：

治法　宜用川芎、当归、熟地、白芍、人参、茯苓、白术、甘草、陈皮、北芪各12克，共加水煎取浓汁空心服，好待痧清应后施，每日1剂服2~3次，连续数日。

痧症的各种痛处

治痧症的各种痛处者，治法有6个：

治法1　用郁金7克，枳实、莱菔子、台乌、连翘各3克，共加水煎取浓汁温服，每日1剂服2~3次，连服。

治法2　用青皮、台乌、槟榔、莱菔子、莪术、三棱、枳实各4克，共加水煎取浓汁温服，每日1剂服2~3次，连服。

治法3　用荆芥、防风各4克，连翘、陈皮、青皮各3克，川芎1克，共加水煎取浓汁冷服，每日1剂服2~3次，连服。

治法4　用山楂、连翘、枳壳、延胡索各4克，薄荷3克，藿香、香附各2克，共加水煎取浓汁冷服，每日1剂服2~3次，连服3~5剂。

治法5　用明矾4克，研成细末放在清水中化开无渣为度，用阴阳水冲服，日服2~3次，连服数日。

治法6　用食盐30克，揉搽两手弯、两胁下、心窝、背心、两足弯、两足心共10处，搽出紫黑色或紫红色痧点。

痧症药物禁忌

痧症药物禁忌：用药一差困危立见，如先知其禁忌则思过半矣。治法如下：

参芪、白术、淮山、熟地、白芍、甘草、茯苓、猪苓、法夏、白芷、苍术、升麻、麻黄、肉桂、附子、吴茱萸、干姜、五味子、木瓜、竹沥、杜仲、补骨脂、杞子、茯神、柏子仁、枣仁、肉苁蓉、巴戟天。

痧症急救13方

治法1　用食盐5克放铁铲上烧红，淬入泉水适量饮下，日饮2~3次痧毒自解。

治法2　取白矾10克研成细末放在清水中化开无渣为度，用阴阳水适量冲入饮下，日饮2~3次痧毒自解。

治法3　取十字路上的千脚泥皮适量，研成细末放在清水中化开无渣为度，调入水中澄清，用白纸刮去水上膜后饮下一杯，日饮2~3次痧毒自解。

治法4　取白砂糖适量冲入酸梅汤内，每次饮下一杯，日饮2~3次痧毒自解。

治法5　取细辛3克研成细末放在清水中化开无渣为度，冲入春砂仁汤内冷后饮下一杯，日饮2~3次痧毒自解。

治法6　取蚕砂10克加水煎浓汁，取出放冷后每次饮下一杯，日饮2~3次痧毒自解。

治法7　取莱菔苗适量加水煎取浓汁，取出

放冷后饮下一杯，日饮2~3次痧毒自解。

治法8　取绿豆50克加水煎取浓汁，取出放冷后饮下一杯，日饮2~3次痧毒自解。

治法9　取生豆浆一杯调麻油10克，放冷后一次饮下，日饮2~3次痧毒自解。

治法10　取射干5克研成细末放在清水中化开无渣为度，加菜籽油100克冲入一次饮下，日饮2~3次痧毒自解。

治法11　取鲜丝瓜叶适量，研取自然汁一杯一次饮下，日饮2~3次痧毒自解，本方亦可治霍乱。

治法12　取银珠适量研成细末放在清水中化开无渣为度，装入消毒瓶内盖紧不可走失药气，每次取少许点眼角，日点2~3次痧毒自解。

治法13　取灶心土适量，研成细末放在清水中化开无渣为度，冲入泉水中，澄清用白纸刮去水上膜，每次饮下一杯，日饮2~3次痧毒自解。

放痧十处法

治法1　放头顶百会穴只挑破皮，以泄毒气不用针入略见血，少时痧毒自解。

治法2　放印堂穴，如头痛甚者，可用银针挑破皮不须深入，出血少时痧毒自解。

治法3　放两边太阳穴如头痛甚者，可用银针在两边太阳穴扎入2分略见血，少时痧毒自解。

治法4　放两乳头垂下净处是穴刺青筋，此处不宜多用，不如看乳头上下有青筋刺之略见血，少时痧毒自解。

治法5　放舌下两旁刺出恶血急吐，不可咽下，本方亦可治喉风喉蛾。

治法6　放手十指头用他人双手，不停向下搽至十指发胀时，用线扎住十指根部，在指背近甲处刺出血，或针刺手足无名指顶出血，但不可近甲处，如近甲处者会令人头眩，手足各指同用。

治法7　放两手臂弯中名曲泽穴，用温水排打少时青筋自出，在筋上刺出血，少时痧毒自解。

治法8　放两腿弯中名委中穴，用温水排打少时青筋自出，在筋上刺出血，然后细看腿弯上下前后，有细筋深青或紫红者名痧眼，应刺之，腿上大筋不可刺，如刺者会令人心烦，腿两边硬筋不可刺，如刺者缩筋。

治法9　放脚十指与手十指一样，用他人双手不停向下搽，少时指头发胀，用线紧扎十指根处，然后刺破出血，少时痧毒自解。

治法10　放喉中两旁为虾蟆大头瘟可刺，其他一切症状不可轻用。

制各种药曲甜酒曲13种

治法1　制甜酒曲法者：用淡竹叶全草晒干，研成细末放在清水中化开无渣为度，用米粉调合为饼晒干即成（名甜酒曲）。

治法2　神曲　制神曲者：用白面100公斤、鲜青蒿、鲜苍耳子、鲜野海椒各适量，研如泥榨取自然汁3 000毫升，赤小豆3 000克研成细末放在清水中化开无渣为度，以配成白虎青龙汤调合作饼，外用宁麻叶或楮树叶包好，法如造酱待生黄霉衣后，取出晒干即成（名神曲）。

治法3　酒曲　制酒曲法者：天南星、明矾各等量共研成细末，加入生姜自然汁调合成饼，用楮树叶包好，放在地上七至十日，让生出黄霉后，取出晒干研成细末放在清水中化开无渣为度，再用生姜自然汁调合，做成每10克一块，晒干即成酒曲。

治法4　生姜曲　制生姜曲：半夏研成细末放在清水中化开无渣为度用生姜自然汁调合成饼（名生姜曲），治浅近诸痰症。

治法5　矾曲　制矾曲：半夏研成细末用明矾水煮透，取出晒干再研成细末放在清水中化开无渣为度用生姜自然汁调合成饼（名矾曲），治清水痰。

治法6　皂角曲　制皂角曲：半夏、天南星各等份，加入少许麝香共研成细末放在清水中化开无渣为度，用皂角适量加水煎取浓汁调合成饼（名皂角曲），治风痰开经络。

治法7　竹沥曲　制竹沥曲：半夏、白芥子各等份，加入少许酒曲共研成细末放在清水中化开无渣为度用鲜竹沥调合成饼（名竹沥曲），治皮里膜外之橘核及隐湿之痰。

治法8　麻油曲　制麻油曲：半夏用真麻油浸泡五六日，取出炒干研成细末放在清水中化开无渣为度用酒曲煮糊调合成饼（名麻油曲），治虚热痨咳之痰。

治法9　牛胆曲　制牛胆曲：腊月用黄牛胆放当风处吹干，取出胆汁略加熟蜜合成饼（名牛胆曲），治癫痫风痰。

治法10　开意曲　制开意曲：香附、苍术、川芎各等份，共加水熬成流膏，半夏研成细末放在清水中化开无渣为度调合成饼（名开意曲），治意痰。

治法11　硝黄曲　制硝黄曲：芒硝是半夏的三分之一，共加水煮透取出晒干研成细末，放在清水中化开无渣为度，再用大黄加水熬成膏调合成饼（名硝黄曲），治中风卒厥伤寒由于痰者宜下之。

治法 12　海粉曲　制海粉曲：海蛤粉、雄黄是半夏的二分之一，共研成细末放在清水中化开无渣为度，用炼蜜调合成饼（名海粉曲），治积痰沉痼。

治法 13　霞天曲　制霞天曲：半夏研成细末放在清水中化开无渣为度，再用黄牛肉熬成流膏，名霞下膏，将半夏末与霞下膏共调合成饼（名霞天曲），治沉疴痼痰。以上造曲法全用鲜草包四周，待七日生黄霉衣后取出放通风处吹干，时间久远者佳。

治法 14　制胆星　制胆星法：天南星研成细末放在清水中化开无渣为度，腊月用黄牛胆汁将药末调合成流膏状，再装入牛胆内，将牛胆用牛筋，或麻绳挂在当风处阴干，取下切成一厘米的方块即成，时间久远者佳。

治法 15　万应止痛膏　制万应止痛膏：用鲜苍耳子全草适量洗净切碎共研如泥，榨汁用慢火熬成稠膏，取出推在地上过 2~3 日，去净火毒可，加入冰片及香料适量，收入瓶中即成。

治法 16　猫犬百病　治猫犬百病者，可用台乌 30 克，加水煎取浓汁灌服，每日 1 剂服 2~3 次，连续 1~2 日自愈。

治法 17　古方五石散　治古方五石散者，丹砂、雄黄、石胆、矾石、磁石各等份，共研成细末放在清水中化开无渣为度，装入消毒瓶内盖紧不可走失药气即成，每次用小吸管取少许药粉吸入鼻内，人有入仙之感。（注意此药有隐患不可轻用）。

治法 18　制百药煎　制百药煎者，可用五倍子研成粗末，茶叶各 100 克加水煎取浓汁，加入酵糟 450 克，再发起面状作饼晒干研成细末放在清水中化开无渣为度，用水调和为丸即名白药煎装入消毒瓶内盖紧不可走失药气。

治法 19　制造枪用炸药　制枪用炸药者，可用硝酸钾与雄黄，按体积同等，用鸭毛小心调匀即成，注意防止爆炸为要。

中毒性疾病

解救中毒 203 方

治法 1　治铅中毒解救方：用金钱草 240 克，甘草 105 克，菊花 90 克，共加水煎取浓汁空心温服，每日 1 剂服 2~3 次，连服 7 天间歇 2 天，再服 7 天其毒自解。

治法 2　或用铅解救方：用真麻油适量加蜂蜜调入空心服下，日服 2~3 次，连服 7 天，间歇 2 天，再服 7 天其毒自解。

治法 3　或用铅解救方：用生白萝卜适量研取汁液，每次取 100 毫升空心饮下，日饮 3~4 次，连续饮 2~3 周，其毒自解。

治法 4　若铅粉中毒面青腹肿者解救方：用生荸荠适量研取汁液，每次取 100 毫升空心饮下，日饮 3~4 次，连续饮 2~3 周其毒自解。

治法 5　治慢性铅中毒解救方：用贯众、川太各 24 克，党参 15 克，鸡血藤 12 克，共加水煎取浓汁空心温服，每日 1 剂服 2~3 次，每服 10 剂亭 5 日再服，共服 40~50 剂自解。

治法 6　治汞中毒解救方：用金钱草、夏枯草、蒲公英、忍冬藤各 150 克，谷精草、猪苓、贯众、乳香、川花椒、甘草各 90 克，黄连 45 克，共加水煎取浓汁，加入红糖 100 克制成 1 000 毫升糖浆，每次取 50 毫升，用开水冲入空心温服，日服 2~3 次，连服 1~2 剂自解。

治法 7　治急性苯胺中毒解救方：用金银花、川芎、菊花、夏枯草、茵陈、白术、茯苓、泽泻、沙参各 9 克，甘草 6 克，共加水煎取浓汁空心温服，每日 1 剂服 2~3 次，连服 1~3 剂。

治法 8　若慢性苯胺中毒者解救方：用莲子、冰糖各 10 克，黑木耳 5 克，核桃仁 2 枚，共加水煎取浓汁早上空心温服，每日 1 剂早上服一次，连服 3~4 月自解。

治法 9　治苯中毒致白细胞减少症：解救方：用北芪、当归、熟地、丹参、远志、枣仁炒各 20 克，红参、陈皮、甘草各 10 克，共加水煎取浓汁空心温服，每日 1 剂服 2~3 次，连服 1~2 月自解。

治法 10　治砷中毒解救方：用防风 12 克，绿豆、红糖各 9 克，甘草 3 克，共加水煎取浓汁空心温服，每日 1 剂服 2~3 次，连服 20~30 剂自解。

治法 11　治莨菪类药物中毒解救方：用升麻、通草各 50 克，麦冬 30 克，甘草 10 克，共加水煎取浓汁空心温服，每日 1 剂服 2~3 次，连服 3~5 剂自解。

治法 12　治破伤风中毒所致晕厥解救方：用绿豆 30 克加水煎取浓汁取六一散 10 克，冲入空心温服，日服 2~3 剂连服 20~30 日自解。

治法 13　治酒精中毒解救方：用干葛、金银花、甘草、绿豆、赤小豆各 30 克，共加水煎取浓汁空心温服，每日 1 剂服 2~3 次，连服 5~10 剂自解。

治法14　如慢性酒精中毒解救方：用紫花地丁、红花、玫瑰花、诃子各70克共研成细末放在清水中化开无渣为度，装入消毒瓶内盖紧不可走失药气，每次取3克用温酒冲服，日服2~3次，连服2~3剂自解。

治法15　治鱼胆中毒解救方：用紫苏、金银花、生甘草、绿豆、黑豆、赤小豆各30克，共加水煎取浓汁空心温服，每日1剂服2~3次，连服3~5剂自解。

治法16　治误服白鱼胆中毒解救方：先用炙北芪20克，泽泻、茯苓、白术各15克，白芍10克，炙附片、桂枝各7.5克，生姜5片，共加水煎取浓汁空心温服，每日1剂服2~3次，连服3剂，又改用藿香叶15克，人参、陈皮、香附、春砂仁、法夏、炮姜各10克，白术、茯苓、鸡内金各9克，共加水煎取浓汁空心温服，每日1剂服2~3次，连服3剂，再服金匮肾气丸（成药），日服2~3次，连服10日自解。

治法17　治误服青鱼胆中毒解救方：用藿香正气丸45克研成细末放在清水中化开无渣为度，用开水一次冲服，第二天每次冲服6克，服2~3次自解。

治法18　治地方性氟中毒解救方：用熟地20克，鸡血藤、骨碎补各15克，鹿含草、川芎、海桐皮、肉苁蓉各10克，共研成细末放在清水中化开无渣为度，炼蜜为丸黄豆大阴干，装入消毒瓶内盖紧不可走失药气，每次取6克用温开水空心送服，日服2~3次，连服2~3月自解。

治法19　治误吞金解救方：用鲜韭菜100克洗净用开水煮软吞服，日服2~3次金随大便自出。

治法20　或用金解救方：用露蜂房焙至焦枯存性取出30克，芒硝10克，磁石用醋炙七次取出6克，共研成细末放在清水中化开无渣为度，装入消毒瓶内盖紧不可走失药气，每次取出适量药粉用温开水冲服，其物在24小时内，即可从大便排出此物。

治法21　或用金解救方：在地深数尺处取黄泥适量，每次取10克用冷水调服，日服1~2次，连服1~2日，即从大便泻出此物。

治法22　或用金解救方：用荸荠适量研取汁液，每次取100毫升饮下，每隔半小时饮一次，连饮5~6次，即能消解此物。

治法23　或用金解救方：急取橄榄核适量焙至焦枯存性，取出研成细末放在清水中化开无渣为度，装入消毒瓶内盖紧不可走失药气，每次取20克用温开水调服，日服1~2次，连服1~2日，即从大便排出此物。

治法24　或用金解救方：用巴豆去壳、秋石、雄黄各3克共研如泥为丸，每次取1克用温开水送服，每小时服一次，连服3~5次，即从大便排出此物。

治法25　或用金解救方：用羊胫骨适量焙至焦枯存性，取出研成细末放在清水中化开无渣为度，装入消毒瓶内盖紧不可走失药气，每次取10克用米汤冲服，每小时服一次，连服4~5次，即从大便排出此物，如误吞银用此方治之。

治法26　或用金解救方：用鸡蛋清2~3枚，用新棉花撕极碎拌入蛋清内一次吞服，少时即从大便排出此物。

治法27　误吞铜钱解救方：急取荸荠数斤饱食连服1~2次其铜化解，次日钱即从大便排出。

治法28　或用铜钱解救方：急取胡桃肉适量饱食连服1~2次其铜化解，次日钱即从大便排出。

治法29　若误吞铁骨等物肠中不能传送者，解救方：可多用青菜猪油，服下少时自然将物送入大肠，与粪同出。

治法30　误吞金箔：若金箔吞下或闭喉管，或闭肺管迟则难救。解救方：急取鲜热羊血适量灌服少时金箔自化从大便排出。

治法31　误吞铁针解救方：急取蚕豆、韭菜各适量共加水煮熟饱食，若无蚕豆亦可用盐蛋代之，日服2~3次其铁针化解，次日铁针与韭菜即从大便排出。

治法32　铁针入咽喉：若铁针入咽喉无药可施者，可用癞蛤蟆数只，将头割去倒垂流出血汁适量，灌入喉中少时连针吐出，铁针自软曲，或用饴糖适量，食之亦能化铁。

治法33　误吞铁屑解救方：凡误吞铁屑者急取硬木炭外层皮适量，研成细末放在清水中化开无渣为度，装入消毒瓶内盖紧不可走失药气，每次取15克兑粥服下，日服2~3次炭末必包铁屑，次日从大便排出。

治法34　治误吞玻璃渣解救方：用生山芋500克，煮熟一次空心温服，日服2~3剂玻璃自化，次日从大便排出。

治法35　或用玻璃解救方：急取赤小豆500克加水煮至熟烂，加入朴硝10克共调匀饱食，日服2~3次，次日赤豆包玻璃从大便排出。

治法36　治误吞碗片：若误吞碗片者，解救方：急取羊胫骨适量烧至焦枯存性，取出研成细末放在清水中化开无渣为度，装入消毒瓶内盖紧不可走失药气，每次取20克用开水冲服，日服2~3次碗片即化，次日从大便排出。

治法37　治误吞头发：若误吞长头发者，此物在肠胃中不能消化，反而吸血使人面黄肌瘦。解救方：急取血余炭适量研成细末放在清水中化开无渣为度，装入消毒瓶内盖紧不可走失药气，每次取10克用开水调服，日服2~3次，连服1~2日，血余炭末包头发从大便排出。

治法38　或用头发解救方：急取旧木梳适量烧至焦枯存性，取出研成细末放在清水中化开无渣为度，装入消毒瓶内盖紧不可走失药气，每次取10克用烧酒冲服，日服2~3次，连服1~2日，炭末包头发从大便排出。

治法39　治误吞耳垢：若误吞耳垢会忽然腹绞痛，或已过数日然后腹绞痛而膨胀。解救方：急用黄连10克，人中黄2克，共加水煎取浓汁温服，每日1剂饮2~3次，连服1~2剂愈后可免聋哑之患。

治法40　治砒霜中毒解救方：用防风9克，藜芦、胆矾各6克，共加水煎取浓汁一次冷服，每日1剂服一次，连服1~2日其毒自解。

治法41　或用砒霜解救方：用防风600克加水煎取浓汁去渣，用慢火熬成膏，每次取适量用冷水调服，如牙关紧闭须用乌梅搽开灌下多者为妙，唯灌药后须扶患者行走令其作吐，如不吐者加灌冷开水数碗以吐为度，吐后再灌至吐净为止，如前药膏用完可再用防风300克，加水煎取浓汁灌服，如毒太重的可用加倍药量。

治法42　或用砒霜解救方：用柏子壳、红土泥各10克，共研成细末放在清水中化开无渣为度，生鸡蛋清调成膏状用冷水冲服，服后即作寒颤少时其毒自解，重者两服。

治法43　或用砒霜解救方：用生桐油100毫升灌下少时令其大吐，吐净后用莲蓬50克，加水煎取浓汁温服，每日1剂饮2~3次，连服1~2剂其毒自解。

治法44　或用砒霜解救方：先用防风适量研成细末放在清水中化开无渣为度，装入消毒瓶内盖紧不可走失药气，取12克，食盐10克共用冷开水冲入灌下使其呕吐，可吸去毒物一大半吐出，再用生鸡蛋清5~6枚灌下，鸡蛋清自与腹中剩余的砒毒化合，肠胃即不能消化，后再用吐泻之法即可全部排出。

治法45　治亚硝酸盐类植物中毒解救方：用蛇胆陈皮末（成药），每次服2支，过2小时再服一次其毒自解。

治法46　治误食镪水中毒解救方：用苏打粉20克用开水冲入空心温服，每日1剂服2~3次，连服1~2剂其毒自解。

治法47　或用解救方：取肥皂适量磨水灌服，每日服2~3次，连服1~2日其毒自解。

治法48　或用解救方：用刀将老壁上白石灰刮下50克，用清水冲入一大碗，饮下亦能起死回生。

治法49　治误吞水银中毒解救方：用川花椒12克研成细末放在清水中化开无渣为度，用温开水冲入一次温服，日服2~3次。

治法50　若误吞水银欲死者解救方：用真川花椒5千克炒热铺在床上，将患者脱成光身放在床上盖厚被，过一夜水银从毛孔中排出进入川椒内，其人自醒。

治法51　或用解救方：先用好茶叶60克嚼细咽下，后用紫背天葵60克，加水煎取浓汁空心温服，日服2~3次其毒自解。

治法52　或用解救方：用陈木炭100克，加水煎取浓汁空心温服，日服2~3次其毒自解。

治法53　治误食轻粉（中毒量为200毫克）中毒：若中轻粉毒齿缝出血而肿臭者，速用贯众、黄连各15克加水煎取浓汁，加入冰片少许时时漱口少时其毒自解。

治法54　或用解救方：用生扁豆500克研如泥加入地浆水搅匀，榨取自然汁空心服下，每日1剂服2~3次，连服1~2剂其毒自解。

治法55　或用解救方：用土茯苓、黄连、黑铅、铁浆、陈酱各15克，共加水煎取浓汁空心温服，每日1剂服2~3次，连续2~3剂其毒自解。

治法56　或用解救方：急用真川花椒去净目20克，加水煎取浓汁空心温服，每日1剂服2~3次，连续2~3剂其毒自解。

治法57　或用解救方：若服轻粉口中破烂者，可用3年以上的陈酱适量，用水化开频漱口中日漱2~3次，连续3~5日口烂。

治法58　治煤气中毒：凡煤气中毒死者，其尸必软与夜卧梦魇不能复觉者相似，速抬出室外草地上，令其仰卧用冷水淋洗头部，并作人工呼吸后不醒者，再用解救方：放血疗法，先点刺人中、大椎穴，后用右手从患者肩臂部向十宣穴推压，再点刺各放血5~6滴自解。

治法59　或用解救方：用生白萝卜200克研如泥榨取自然汁一次冷服，日服2~3剂连服1~2日自解。或饮冷水适量亦可解。

治法60　治一氧化碳中毒所致精神病解救方：用熟地24克，山茱萸肉、淮山、川芎、地龙各12克，桂枝、茯苓、泽泻、丹皮各9克，共加水煎取浓汁空心温服，每日1剂服2~3次，连服5~6剂自解。

治法61　治红霉素输液过敏解救方：用六一散每次取30克用冷开水冲服，日服2~3次，连服1~2日自解。

治法62　治链霉素中毒解救方：用骨碎补30克，钩藤、菊花各12克，共加水煎取浓汁空心温服，每日1剂服2~3次，连服2~3月自解。

治法63　治恶性骨肿瘤化疗毒副反应解救方：用粳米50克，竹心、生石膏各15克，人参、麦冬、法夏各10克，甘草6克，随证加减：口舌生疮加石膏50克，呕重加旋覆花、代赭石、竹茹，发斑丘疹加生地、赤芍、白芍、丹皮各6克，气虚多汗加北芪、当归、五味子、龙骨、牡蛎各15克，腰痛加木香、枳壳、白芍各10克，共加水煎取浓汁空心温服，每日1剂服2~3次，连服2~3月自解。

治法64　治食管癌放疗反应解救方：用生石膏60克，金银花30克，生地、玄参、麦冬、南沙参各15克，连翘、桃仁、丹皮、甘草各10克，随证加减：气虚加北芪30克，党参15克，血虚加当归、首乌各10克，胸痛加延胡索、川楝子各10克，恶心呕吐加代赭石30克，旋覆花10克，共加水煎取浓汁空心温服，每日1剂服2~3次，连服10~15剂自解。

治法65　治各种药物过敏解救方：用甘草40克，黄芩20克，泽泻10克，黄连、法夏、干姜各6克，共加水煎取浓汁空心温服，每日1剂服2~3次，外用苦吞60克加水煎取浓汁，趁热先熏后洗，日洗2~3次，连续6~7日其毒自解。

治法66　治误食农药1609~1055中毒解救方：用甘草240克加水煎取浓汁，加入滑石粉60克冲入一次服下其毒即解，再用药物调理自解。

治法67　治误食农药六六六粉中毒解救方：用防风、甘草各30克，共加水煎取浓斗空心冷服，每日1剂服2~3次，连服1~2剂其毒自解。

治法68　治误服农药敌敌畏中毒解救方：用滑石60克，生甘草15克，共加水煎取浓汁冷服，一日用2剂服4次，连服1~2日其毒自解。

治法69　治过食阿托品中毒解救方：用鱼腥草250克加水煎取浓汁，加入红糖30克，搅匀空心温服，每日1剂服2~3次，连服1~2剂其毒自解。

治法70　治误食鸦片中毒解救方：用月石、胆矾各15克，共研成细末放在清水中化开无渣为度，再加入藜芦、黄芩各15克，共加水煎取浓汁冲入药末一次服下，少时即吐，吐后自安，再用药调理自解。

治法71　凡误吞生鸦片中毒者：虽四肢已冷而身体必软无不可救，身体柔软则脏腑筋络之气尚在流通，是因鸦片性烈醉迷的原故，不要认为身体已冷则死不救，治法如牙关紧闭者可用乌梅搽牙齿少时自开，不可见日光一见日照即不可救，急取大活鸭1~2只用鲜热鸭血多多灌下，3~4日后鸦片之气散净自醒，如身体不硬者有在7日之内亦可回生，切不可以为无救装棺入葬，此法曾救人无数，无论服毒轻重虽手足青黑照此救法没有不活之例，最为神效。愈后多服白糖水及生绿豆粉，用开水冲入空心温服。凡服此毒者切忌灌服酱油，恐受盐油之毒反致误事，亦不可乱投药致不能救。

治法72　若吞生鸦片中毒还有气者，用解救方：可用明雄6克，鸡蛋清两个，生桐油30克，如和烧酒吞服者，应加葛花10克炒黄研成细末，各味均用河水调和服下即吐，如不与烧酒吞服者就不需用葛花，或所吐烟毒未净，或不肯速吐者，可用硬鸭毛或硬鸡毛，沾桐油抄入咽喉必令烟毒吐净，然后可服少许稀粥，如胃气未安食之又必作吐，再吐之后即用生甘草、金银花、土茯苓各15克，食盐、白矾各1克，共加水煎取浓空心温服，以追未净之余毒，每日1剂服2~3次，连服数剂，愈后多食柿饼以解桐油之毒。

治法73　或用解救方：用真南硼砂黄色如胶者为真适量，研成细末放在清水中化开无渣为度，装入消毒瓶内盖紧不可走失药气，每次取15克用冷水调服，每日早晚各服一次，连服数日烟毒解净。

治法74　若误吞火柴头中毒者，用解救方：凡吞红头火柴入腹者炎毒猝发脏腑骤灼，其惨毒实过于鸦片，而医书中向无此项急救方法，近人始有发明，用皮丝烟方为最简捷而有效，先将清水一大锅烧至开而不沸时，取皮丝烟120克如下面条一般，约十分钟勿令过性，取出摊在纱布上榨出汁液，放入冷水中冰至温凉滴入口内慢慢咽下，此汤灌人后即扶患者行走不可停住，少时即吐出毒磷，再灌再吐直至吐无红头颜色为止。

治法75　或用火柴解救方：急用大量的生鸡蛋清灌服直至呕吐，因蛋清滑揉脏腑，使火柴头不能发展炎毒，再助以呕吐使之尽情倾吐，亦有起死回生之效。

治法 76　或用火柴解救方：用胆矾适量研成细末放在清水中化开无渣为度，装入消毒瓶内盖紧不可走失药气，每次取 0.3 克溶化于一茶杯清水内，每 5 分钟饮服一次，连饮 5~6 次必将火柴头吐出，再用陈松节油 8 克鸡蛋黄一枚，温水一杯加白糖 50 克共调匀，每隔半小时饮 15 毫升，连饮数次亦有解此毒之效。

治法 77　或用火柴解救方：取硼砂 9 克研成细末放在清水中化开无渣为度，加入生鸡蛋一枚调匀一次服下，日服 1~2 剂连服 1~2 日其毒自解。

治法 78　治硫磺（中毒量为 5 克）中毒解救方：用乌梅肉 30 克研成细末，放在清水中化开无渣为度，加入白砂糖 15 克，用开水冲入空心温服，每日 1 剂服 1~2 次，连服 1~2 剂其毒自解。

治法 79　或用硫磺解救方：可急取生羊热血 200 毫升空心饮下日饮 2~3 次，连饮 1~2 日其毒自解。

治法 80　治食雄黄（中毒量为 0.5 克）中毒解救方：用汉防己 9 克，加水煎取浓汁空心温服，每日 1 剂服 2~3 次，连服 1~2 剂其毒自解。

治法 81　治食碱过量中毒解救方：用酵母粉 60 克，加入酸醋 100 毫升，调匀一次服下，每日 1 剂服 1~2 次，连服 1~2 剂其毒自解。

治法 82　食蒙汗药中毒解救方：凡服蒙汗药中毒者即取冷水适量速饮冷水，或将人放入冷水中即解。

治法 83　或用蒙汗药解救方：用云茯苓 15 克，生甘草 6 克，陈皮 2 克，甜瓜蒂 7 枚，共加水煎取浓汁空心冷服，少时即大吐，吐后自醒。

治法 84　治误食煤油中毒解救方：用南竹叶 1 000 克，加水煎取浓汁空心温服，每日 1 剂服 2~3 次，连服 1~2 剂其毒自解。

治法 85　或用煤油解救方：急用海带适量，加水煮取浓汁，连海带一同饱食，日服 2~3 次，连服 1~2 日其毒自解。

治法 86　治误食桐油中毒解救方：用莲蓬 50 克，加水煎取浓汁温服，每日 1 剂饮 2~3 次，连服 1~2 剂其毒自解。

治法 87　或用桐油解救方：急取干柿饼适量不时食之连服 2~3 日其毒自解。

治法 88　治嗜盐菌感染成畏寒腹痛腹泻呕吐性食物中毒解救方：用仙鹤草 30 克，加水煎取浓汁空心温服，每日 1 剂服 2~3 次，连服 3~5 剂其毒自解。

治法 89　治误食卤水中毒解救方：用生豆浆 200 毫升，空心一次冷服，再用鹅毛搅喉管令吐出毒物，日服 2~3 次，连服 1~2 日其毒自解。

治法 90　或用卤水解救方：用肥皂水适量灌下少时吐出毒物其毒自解。凡中此毒者切忌用热物灌饮。

治法 91　或用卤水解救方：用红色活金鱼一条生研如泥加水搅取汁液灌下，少时吐出涎水，日饮 2~3 次让吐净盐毒其毒自解。

治法 92　或用卤水解救方：用白砂糖 250 克，加冷水调入空心灌下，日灌 2~3 次，连服 1~2 日其毒自解。

治法 93　治食动物蛋白过敏症解救方：用藿香正气丸每次取 6 克用开水送服，日服 2~3 次，连服 2~3 日其毒自解。

治法 94　吃人参过量中毒解救方：可用人参头 5 克，加水煎取浓汁空心温服，日服 2~3 次，连服 1~2 日其毒自解。

治法 95　治长期或过食人参中毒解救方：用莱菔子 25 克，香附、柴胡、麦冬、天冬、五味子、远志、钩藤、生甘草各 15 克，大枣 5 枚，共加水煎取浓汁空心温服，每日 1 剂服 2~3 次，连服 15~20 剂其毒自解。

治法 96　芫花中毒解救方：用大枣 20 枚，加水煎取浓汁，连渣带汁同服，日服 2~3 次，连服 1~2 日其毒自解。

治法 97　治误食闹羊花中毒解救方：用山栀子 50 克，加水煎取浓汁空心温服，每日 1 剂服 2~3 次，连服 2~3 剂其毒自解。

治法 98　治食马钱子（中毒量为 1 克）中毒解救方：用甘草 200 克，黄芩 30 克，共加水煎取浓汁，再加入全蝎 6 克，蜈蚣 3 条，共研成细末放在清水中化开无渣为度，冲入药汁内空心温服，每日服一剂连服 2~3 剂其毒自解。

治法 99　或用马钱子解救方：用红苏木 15 克，加水煎取浓汁空心温服，每日 1 剂服 2~3 次，连服 1~2 剂其毒自解。

治法 100　食木鳖子中毒：（中毒量为 1 克）若木鳖子中毒者，全身发抖颤，可急用真肉桂 6 克，加水煎取浓汁空心温服，每日 1 剂服 2~3 次，连服 1~2 剂其毒自解。

治法 101　或用木鳖子解救方：用香油、白糖各 30 克共调匀一次服下，日服 2~3 剂连服 1~2 日其毒自解。

治法 102　误服断肠草中毒：断肠草有尖圆两种，如服尖叶者不过 1~2 日肉即消化，急用活羊血800~1 000毫升，或灌服羊油150~200毫升，少时可解毒自愈。因此草唯有羊吃之最肥，所以饮活羊血羊油可以即解其毒。

治法103　治误食断肠草圆叶者（又名钩吻）中毒解救方：用金银花100克，红糖30克，共加水煎取浓汁空心温服，每日1剂服2~3次，连服2~3剂其毒自解。

治法104　若过吃木瓜中毒者舌大满口解救方：用陈醋50克加入红糖10克，共调匀含入口中，少时口中自然流出涎沫，日含数次，连续1~2日，涎沫流净其毒自解。

治法105　治过食刘寄奴中毒解救方：用绿豆60克加水煎取浓汁空心温服，日服2~3次自解。

治法106　漆中毒：凡中漆毒者，必然皮肤忽作痛痒甚至溃烂，可用杉树皮适量，加水煎取浓汁洗浴全身，日洗3~4次，连续洗1~2日，其毒自解。

治法107　或用漆解救方：用蟹壳适量，加水煎取浓汁洗浴全身，日洗3~4次，连续洗1~2日，其毒自解。

治法108　或用漆解救方：用生蟹黄适量研如泥用鸭蛋清调和涂敷患处，用油纸将药盖上外用纱布包扎固定干则另换日涂2~3次，连涂3~5日其毒自解。

治法109　或用漆解救方：用活蟹适量研如泥涂敷患处，用油纸将药盖上外用纱布包扎固定干则另换日涂2~3次，连涂3~5日，其毒自解。

治法110　治误食茺蔚子中毒解救方：用赤小豆60克，加水煎取浓汁空心温服，每日1剂服2~3次，连服2~3剂其毒自解。

治法111　治误食草乌中毒解救方：用松树尖15个，加水煎取浓汁空心温服，每日1剂服2~3次，连服1~2日其毒自解。

治法112　治误食生附子中毒解救方：用黑豆250克，甘草60克，共加水煎取浓汁空心温服，每日1剂服2~3次，连服1~2日其毒自解。

治法113　治误食甘遂中毒解救方：用大枣20枚加水煎取浓汁，连渣带汁一同服下，日服2~3次，连服1~2日其毒自解。

治法114　治苍耳子过量（中毒量为100克）中毒解救方：用绿豆60克研成细末放在清水中化开无渣为度，用温开水冲入空心温服，日服2~3剂连服1~2日其毒自解。

治法115　北杏过量中毒解救方：杏仁生熟服之都不为害，若用火烧至半生半熟者，服20克即中毒1~2日致死，死后其尸眼闭，舌唇耳窍手足青色，肚腹有青色块，解救唯急取吐，吐出可解或用杏树皮60克，加水煎取浓汁空心温服，每日1剂服2~3次，连服1~2剂其毒自解。

治法116　或用北杏解救方：取真麝香适量研成细末放在清水中化开无渣为度，装入消毒瓶内盖紧不可走失药气，每次取0.3克用冷水冲服，日服2~3剂连服1~2日其毒自解。

治法117　治食红芽大戟中毒解救方：用鲜石菖蒲100克洗净研如泥榨取自然汁一次饮下，日服2~3剂连服1~2日其毒自解。

治法118　治过食仙茅中毒解救方：用大黄10克加水煎取浓汁，玄明粉10克一次冲入空心温服，每日1剂服2~3次，连服1~2日其毒自解。

治法119　治巴豆（中毒量为0.5克）中毒解救方：用黄连、黄柏各15克，加水煎取浓汁去渣，再加入绿豆60克共煮成粥冷服，每日1剂服2~3次，连服1~2剂其毒自解。

治法120　或用巴豆解救方：可取鲜芭蕉叶适量研取自然汁，每次取100毫升空心饮下，日饮2~3次，连续饮1~2日其毒自解。

治法121　治甜瓜蒂中毒解救方：用麝香0.2克，用温开水冲入空心温服，日服2~3次其毒自解。

治法122　治藜芦中毒解救方：用黄连、黄柏各10克，共加水煎取浓汁空心温服，每日1剂服2~3次，连服1~2剂其毒自解。

治法123　治食生半夏中毒解救方：用防风60克，生姜30克，甘草15克，共加水煎取浓汁一半内服，一半含口内，每日1剂服2~3次，连服1~2剂其毒自解。

治法124　治误食生天南星中毒解救方：用鲜生姜25克，加水煎取浓汁空心温服，日服2~3剂连服1~2日其毒自解。

治法125　治桔梗（中毒量为30~100克）中毒解救方：用伏龙肝（又名灶心土）100克，用开水浸泡搅匀澄清空心温服，每日1剂服2~3次，连服1~2剂其毒自解。

治法126　治食木薯中毒解救方：甘草60克，金银花30克，共加水煎取浓汁空心温服，每日1剂服2~3次，连服1~2剂其毒自解。

治法127　或用木薯解救方：用生白萝卜或生白菜1 000克研如泥榨取自然汁加入红糖50克调匀分饮，每日1剂服2~3次，连服1~2剂其毒自解。

治法128　治过食肉桂（中毒量为水煎10

克，吞服3克）中毒解救方：用寒水石20克，生地15克，黄连10克，水牛角9克，共加水煎取浓汁空心温服，每日1剂服4～5次，连服3～5剂其毒自解。

治法129　治过食雷公藤（中毒量为40克）中毒解救方：用绿豆125克，甘草50克，共加水煮成粥空心温服，每日1剂服2～3次，连服1～2剂其毒自解。

治法130　治食野芋头中毒解救方：用石榴树叶30克，加水煎取浓汁空心温服，每日1剂服2～3次，连服1～2日其毒自解。

治法131　治食蚕豆过多中毒解救方：用桃仁、红花各15克，赤芍、乌药各6克，共加水煎取浓汁，加入朱砂1.5克，冲入药汁内空心温服，每日1剂服2～3次，连服1～2剂其毒自解。

治法132　治食桃仁过量中毒解救方：用桃树皮60克，加水煎取浓汁空心温服，每日1剂服2～3次，连服1～2日其毒自解。

治法133　治食甘蔗过量中毒解救方：用鲜山羊血200毫升，空心一次饮下，日饮1～2次其毒自解。

治法134　治过食棉籽油中毒解救方：用生石膏18克，加水煎取浓汁空心温服，每日1剂服2～3次，连服1～2剂其毒自解。

治法135　吃荔枝过敏者解救方：用荔枝皮适量，加水煎取浓汁内服外洗，每日2～3次，连服1～2日其毒自解。

治法136　治食水莽草中毒解救方：用破铜钱、满天星各60克加入井水，或泉水共研如泥，榨取汁一次饮下，日服2～3剂连服1～2日其毒自解。

治法137　或用水莽草解救方：急取黑豆1千克，加水煮取浓汁冷透灌下，每日1剂饮2～3次，连服1～2剂自解。

治法138　或用水莽草解救方：用金银花100克，红糖30克，共加水煎取浓汁空心温服，每日1剂服2～3次，连服2～3剂其毒自解。

治法139　或用水莽草解救方：急用活羊血800～1 000毫升，灌服或灌服羊油150～200毫升，少时可解毒。

治法140　治过食麻黄过量（中毒量为45～50克）中毒解救方：用甘草50克，绿豆25克，共加水煎取浓汁温服，每日1剂服2～3次，连服1～2日其毒自解。

治法141　治食大黄过量（中毒量为100～150克）中毒解救方：用生地榆、干姜各15克加水煎取浓汁，加入红糖30克调匀一次饮下，每日1剂服2～3次，连服1～2剂其毒自解。

治法142　治过食白果中毒解救方：用白果壳90克，加水煎取浓汁温服，每日1剂饮2～3次，连服1～2剂其毒自解。

治法143　治食曼陀罗花中毒解救方：用茶叶30克加水煎取浓汁，加入豆腐100克冲入茶内一次温服，每日1剂服2～3次，连服1～2剂其毒自解。

治法144　治食藤黄中毒解救方：用黑豆500克，加水煎取浓汁冷服，每日1剂服2～3次，连服1～2剂其毒自解。

治法145　治食野菌中毒解救方：用大蒜头50克，雄黄1克共研如泥，用开水冲入空心温服，日服1～2次，连服1～2日其毒自解。

治法146　或用野菌解救方：用生绿豆适量研成细末放在清水中化开无渣为度，用矿泉水调和空心服下，日服2～3次，连服1～2日其毒自解。

治法147　或用野菌解救方：急挖地窖数尺深，用水注入搅匀澄清，此水名地浆，空心饮下500毫升，日饮3～4次，连饮1～2日其毒自解。

治法148　中鸩毒解救方：凡中鸩毒者，可用犀角适量磨取浓汁每次取100毫升冷服，日服2～3次，连续服1～2日，其毒自解。

治法149　中蛇毒：凡中蛇毒者可取雄黄1克用冷水调服，日服2～3次，连服1～2日其毒自解，再用汉防己9克，加水煎取浓汁空心温服，解其雄黄毒，每日1剂服2～3次，连服1～2剂其毒自解。

治法150　治食斑蝥（中毒量1克，致死量3克）中毒解救方：用绿豆衣、生甘草各60克，黑豆、滑石粉各30克，茶叶、制大黄、黄连各3克，葱白4条共加水煎取浓汁，再加入琥珀3克研成细末放在清水中化开无渣为度，冲入药汁内空心温服，每日1剂服2～3次，连服1～2剂其毒自解。

治法151　治食河豚鱼中毒：若食河豚过多面黄腹胀者，解救方：用芦根、白茅根各30克，甜瓜蒂1.5克，共加水煎取浓汁空心温服，每日1剂服2～3次，连服1～3剂可以症状缓解。

治法152　或用河豚解救方：用鲜芦根1千克榨取汁液，每次取150毫升空心饮下，日饮2～3次，连饮1～2日其毒自解。

治法153　或用河豚解救方：用真麻油适量，每次取300毫升饮下少时即吐出毒物，日饮2～3

次使将毒气吐净其毒自解。

治法154　或用河豚解救方：用槐花微炒香取出加入胭脂等量，共研成细末放在清水中化开无渣为度，装入消毒瓶内盖紧不可走失药气，每次取20克用冷水冲服，日服2～3次，连服1～2日其毒自解。

治法155　或用河豚解救方：用橄榄2 000克，焙至干枯连核共研成细末放在清水中化开无渣为度，装入消毒瓶内盖紧不可走失药气，每次取50克用冷水冲入空心服下，日服2～3次，连服5～6日其毒自解。

治法156　或用河豚解救方：用红曲150克加水煎取浓汁，连渣一同服下，日服2～3剂连服1～3日，即从大便排出毒物臭不可闻，连排2～3日其毒排净。

治法157　食蟹过多中毒：凡食蟹过多寒气凝结，必生腹胀胃钝等症，解救方：用紫苏叶60克加水煎取浓汁，加入生姜适量研如泥，榨取自然汁10克，冲入前汁内空心温服，每日1剂服2～3次，连服1～2日其毒自解。

治法158　或用蟹解救方：用生藕汁50毫升，生大蒜汁30毫升，生黑豆适量加水煎取浓汁，每次取100毫升与前二汁共冲入分3次空心温服，日服3次，连服2～3日其毒自解。

治法159　若螃蟹误与荆芥或柿子同食者必中毒生病，解救方：可用木香15克，加水煎取浓汁空心温服，每日1剂服2～3次，连服1～2日其毒自解。

治法160　治螃蟹与柿子同食（使人抽搐）中毒解救方：用鲜莲藕100克研如泥，榨取自然汁一次冷饮，日服2～3次，连服1～2日其毒自解。

治法161　治螃蟹与五加皮同食（使人抽搐）中毒解救方：用鲜莲藕100克洗净研如泥，榨取自然汁一次冷饮，日服2～3次，连服1～2日其毒自解。

治法162　治误食蚂蝗中毒：凡蚂蝗入腹久必生子，食人肝血面目黄瘦不治必死。解救方：用生蜂蜜60克用开水冲入空心温服，日服2～3次，连服1～2日其虫即死，然后随大便排出。

治法163　用蚂蝗解救方：用龙眼肉内包烟油适量，每次取10粒空心吞服，日服2～3次，连服3～5日其虫即死，然后随大便排出。

治法164　用蚂蝗解救方：取田中泥30克，雄黄6克共为丸，每次取9克用开水空心送服，日服2次，连服2日，其虫入泥随大便排出，亦有人蚂蝗行至鼻孔流血不止，只用田泥泡水一碗，放在鼻腔前必然顺泥而下。

治法165　用蚂蝗解救方：取鲜羊肉适量煮熟取出趁热食下，日服2～3次，连服3～5日其虫化成水随大便排出。

治法166　治食过量甲鱼中毒：因为有一种腹部红色者，是有毒甲鱼，解救方：用兰靛粉（又名青黛）6克，用开水冲入空心温服，日服1～2次其毒自解。

治法167　用甲鱼解救方：取热白马尿适量灌入患者喉中慢慢咽下，日灌2～3次，连续1～2日其毒自解。

治法168　或用甲鱼解救方：用淡豆豉适量研如泥每次取50克用冷水冲服，日服2～3次，连服1～2日其毒自解。

治法169　治食鳝鱼过量中毒解救方：用生螃蟹250克研如泥用开水冲入空心温服，日服1～2次，连服1～2日其毒自解。

治法170　治乌龟肉与薄荷同食（使人小肠疝气）中毒解救方：用桃仁25克，甘草15克，共加水煎取浓汁空心温服，每日1剂服2～3次，连服1～2剂其毒自解。

治法171　治食田螺肉过量中毒：若食田螺肉过量中毒者，可取活鸭一只倒挂取口中涎沫灌入患者喉中慢慢咽下，日灌2～3次，连续1～2日其毒自解。

治法172　用解救方：用冰片适量研成细末放在清水中化开无渣为度，装入消毒瓶内盖紧不可走失药气，每次取1克用冷水冲服，日服1～2次，连服1～2日其毒自解。

治法173　治食死牲畜肉中毒解救方：用黄柏9克研成细末，放在清水中化开无渣为度，用开水冲入空心温服，日服2～3次，连服1～2日其毒自解。

治法174　治食马肉过量中毒解救方：用鲜芦根500克研如泥榨取自然汁一次冷服，日服2～3剂连服1～2日其毒自解。

治法175　用解救方：用人乳适量，每次取50毫升空心饮下，日饮2～3次，连服1～2周其毒自解。

治法176　治食牛肉过量中毒：凡食牛肉过多常有胃不消化，出现身体困倦之病，解救方：用水稻草适量切碎加水煎取浓汁空心温服，每日1剂服2～3次，连服1～2周其毒自解。

治法177　用解救方：用石菖蒲适量研成细末放在清水中化开无渣为度，装入消毒瓶内盖紧不可走失药气，每次取10克，用温开水冲入空心温服，日服2~3次，连服1~2日其毒自解。

治法178　治食猪肉过量中毒：凡食猪肉过量中毒者，腹胀肠鸣大便水泻，解救方：可用白砂糖50克，加温开水调服，日服2~3次，连服1~2日其毒自解。

治法179　用猪肉解救方：用鲜芭蕉树根适量，洗净研取汁液，每次取80毫升空心饮下，日服2~3次，连服1~2日其毒自解。

治法180　治猪肉与芝麻花同吃（可致断肠）中毒解救方：用细辛5克，黄连2.5克，共加水煎取浓汁空心温服，每日1剂服2~3次，连服1~2剂其毒自解。

治法181　治食羊肉过量中毒解救方：可用粟壳、甘草各20克，共加水煎取浓汁空心温服，每日1剂服2~3次，连服1~2周其毒自解。

治法182　治狗肉与绿豆同食（使人腹胀）中毒解救方：用韭菜50克，加水煎取浓汁温服，日服2~3次，连服1~2日其毒自解。

治法183　治食鹅鸭肉过量中毒解救方：可用糯米适量加水洗取浓汁，每次取300毫升空心饮下，日饮2~3次，连饮1~2日其毒自解。

处方184　治食鸡肉过量中毒解救方：可用地浆水适量，每次取300毫升空心饮下，日饮2~3次，连饮1~2日其毒自解。

治法185　治食野鸡肉过量中毒：若食野鸡肉过量中毒者吐泻不止，解救方：可用犀角适量研成细末，每次取1克用冷水50毫升，冲入空心饮下，日饮2~3次，连饮1~2日其毒自解。

治法186　治鸡肉与蜂蜜同食（致患痨病）中毒解救方：用人乳50毫升空心饮下，日饮2~3次，连饮3~5日自解。

治法187　治食各种鸟肉中毒解救方：用生扁豆15克研成细末放在清水中化开无渣为度，用泉水冲入空心冷服，日服2~3次，连服1~2日其毒自解。

治法188　治皮蛋与红糖同食（引起泻痢）中毒解救方：用槟榔30克，烧至焦枯存性研成细末放在清水中化开无渣为度，用开水冲入空心温服，日服1~2剂连服1~2日其毒自解。

治法189　治黄瓜与花生同食（使人吐泻）中毒解救方：用藿香正气丸，每次取6克温开水送服，日服2~3次，连服1~2日其毒自解。

治法190　治蜂蜜与生葱同食（使人断肠）中毒解救方：用陈仓老米30克，炒至焦枯存性加水煎取浓汁，再加入甘草10克研成细末冲入空心温服，每日1剂服2~3次，连服1~2剂其毒自解。

治法191　治田螺与蚕豆同食（致人肠梗阻）中毒解救方：用健康童便100毫升空心一次饮下，日饮1~2次，连服1~2日其毒自解。

治法192　治香蕉与芋头同食中毒解救方：用生桐油10克一次吞服，少时即吐出毒物，此毒即解。

治法193　治水旱烟醉伤中毒解救方：用胡黄连3克，加水煎取浓汁温服，少时其毒自解。

治法194　吸香烟过量中毒：昏眩实过于酒醉，解救方：用盐橄榄适量，加开水浸泡浓汁慢慢咽下，少时其毒自解。

治法195　酒醉中毒解救方：凡酒醉死者，急将醉人头顶放入冷水盆内，再将衣服脱净，用生豆腐适量厚敷全身，每2小时换一次，连敷1~2日即醒。

治法196　或用酒醉解救方：可用樟树子50克加水煎取浓汁温服，日服2~3次，连服1~2日其毒自解而醒。

治法197　或用酒醉解救方：用鲜白萝卜适量榨取汁液，每次取100毫升空心饮下，日饮2~3次，连饮1~2日其毒自解而醒。

治法198　或用酒醉解救方：用健康童便100毫升空心一次饮下，日饮1~2次，连服1~2日其毒自解而醒。

治法199　触电者：若触电手足一部分麻木不能活动者，急取黄土适量用水调成泥浆，将触电部分伸入泥浆中浸泡，若电已通行全身不省人事者，急取沙泥土适量铺地用水淋湿，将触电者卧在泥上再将湿泥土盖在身上，如此1~2小时即有气从口出，不可松手少时可用淡姜汤灌下令润其咽喉，渐渐能动自然苏醒后，再转入室内调理。

治法200　中瘴气急救：天地随在不时之气（名瘴气）出云贵两广多有危害之外，随地都有，解救避瘴之法，取出白酒少许，川花椒适量每日饮酒少许或吞川花椒5~6粒即可。

治法201　如已中瘴气者，觉手足重滞脘痛不舒，急用生熟大蒜各7片共食下，少时吐出血或从大便排出。

治法202　用有锋瓷片将头额及上唇或两手膊刺出血即解。血红而多者病轻，血黑而少者病重，迟则血凝者无救。

治法203　黄土可解百毒：当中毒者可在当地挖地三尺，取地下黄土适量调水澄清空心饮下，日饮2~3次，连续3~5日。